Les cytokines

CHEZ LE MÊME ÉDITEUR

BIOCHIMIE GÉNÉTIQUE. BIOLOGIE MOLÉCULAIRE, par J. ETIENNE. *Collection Abrégés de Médecine.* 3e édition. 1996, 528 pages.

IMMUNOLOGIE GÉNÉRALE, par Ph. LETONTURIER. *Collection Abrégés de Médecine.* 1994, 5e édition revue et complétée, 176 pages, 52 figures, 15 tableaux.

GUIDE DU PRATICIEN EN IMMUNO-ALLERGOLOGIE. L'ALLERGOL, par D.-A. MONERET-VAUTRIN et collaborateurs. 1994, 200 pages, 48 figures dont 15 en couleurs (8 planches h.t.).

ALLERGOLOGIE PRATIQUE, par L-.F. PERRIN, avec la collaboration de H. PERROT, D.-A. MONERET-VAUTRIN, R. CARRON, I. BONNET. *Collection Abrégés de Médecine.* 1994, 2e édition entièrement refondue, 224 pages.

Les cytokines

Sous la direction de

J.-M. CAVAILLON

Préface des Professeurs A. CAPRON et J.-P. REVILLARD

2e édition

MASSON

Paris Milan Barcelone

ISBN : 2-225-**85039**-9

MASSON S.A. — 120, bd Saint-Germain, 75280 Paris Cedex 06

PRÉAMBULE

Trois années séparent la parution du premier volume de cette nouvelle édition. En raison de l'accroissement impressionnant des connaissances de ces dernières années (nouvelles molécules clonées, nouveaux récepteurs identifiés, nouvelles familles définies, nouvelles activités caractérisées, nouveaux signaux de transduction découverts, nouveaux mécanismes de régulations analysés, nouvelles implications cliniques...), dont chacun des co-auteurs fait part dans son chapitre, il s'agit pratiquement d'un nouvel ouvrage. Pour tenir compte des progrès accomplis, de nouveaux thèmes ont été inclus ou développés (récepteurs et signaux de transduction, cytokines et transplantation, cytokines et réponse allergique, cytokines et reproduction). Ce fut ainsi l'occasion d'accueillir de nouveaux co-auteurs francophones qui de Suisse et du Canada, illustrent que la Science, même écrite dans la langue de Molière, n'a pas de frontières. Cependant l'originalité de cet ouvrage ne réside pas uniquement dans le fait que face aux dizaines de livres anglo-saxons sur les cytokines, il s'agisse d'un ouvrage en langue française. En effet, sa conception, l'organisation interne des chapitres, les thèmes traités sont autant d'aspects qui ne sont pas toujours retrouvés dans ses homologues de langue anglaise.

Dans l'espace limité d'un ouvrage, certains lecteurs ne trouveront pas toujours l'information qu'ils recherchent. Aussi, ai-je voulu que ce livre puisse servir de lien interactif entre le lecteur et l'auteur. C'est pourquoi les informations fournies dans la liste des auteurs incluent maintenant, outre les adresses postales, les numéros de téléphone, de Fax et les adresses électroniques. N'hésitez pas à contacter ces auteurs. Outre leur compétence, je peux témoigner qu'ils sont sympathiques et qu'ils seront toujours heureux de vous aider.

Jean-Marc CAVAILLON

TABLE DES MATIÈRES

Autres cytokines

Cytokines et réponse immunitaire

Cytokines et autres sytèmes intégrés

Cytokines et mécanismes physiopathologiques

LISTE DES AUTEURS

Elisabeth BAN
Unité de Pharmacologie Neuro-Immuno-Endocrinienne
Institut Pasteur
28 rue Dr. Roux
75724 Paris Cedex 15
Tél. 1 45 68 86 78
Fax 1 45 61 31 54

Jacques BANCHEREAU
Centre de Recherche
Schering-Plough
27 Chemin des Peupliers
BP 11
69571 Dardilly Cedex
Tél. 72 1727 00
Fax 78 35 47 50

Yasmine BELKAID
Unité d'Immunophysiologie Cellulaire
Institut Pasteur
28 rue Dr. Roux
75724 Paris Cedex 15
Tél. 1 45 68 86 69
Fax 1 40 61 31 69

Jean-Marc CAVAILLON
Unité d'Immuno-Allergie
Institut Pasteur
28 rue Dr. Roux
75724 Paris Cedex 15
Tél. 1 45 68 82 38
Fax 1 40 61 31 60
jmcavail@pasteur.fr

Gérard CHAOUAT
Bât de Gynécologie / Obstétrique
Hôpital Antoine Béclère
Avenue de la Porte de Trivaux
92140 Clamart
Tél. 1 45 37 44 50
Fax 1 45 37 44 50
gchaouat@dialup.francenet.fr

Bernard CHARLEY
Laboratoire de Virologie et d'Immunologie Moléculaires
I.N.R.A.
Domaine de Vilvert
78350 Jouy-en-Josas
Tél. 1 34 65 26 20
Fax 1 34 65 26 21
charley@biotec.jouy.inra.fr

Lucienne CHATENOUD
INSERM U 25
Hôpital Necker
149 rue de Sèvres
75743 PARIS Cedex 15
Tél. 1 44 49 53 71
Fax 1 43 06 23 88

Michel CHEREL
INSERM U211
Institut de Biologie
9 Quai Moncousu
44035 Nantes Cedex 01
Tél. 40 08 47 45
Fax 40 35 66 97
agodard@sante.univ-nantes.fr

Guy DELESPESSE
Université de Montréal
Hôpital Notre Dame
1560 Sherbrooke Street East
Montréal, Québec H2L 4M1
CANADA
Tél. 1 514 876 53 95
Fax 1 514 876 65 89

Jacqueline De MAEYER-GUIGNARD
Institut Curie,
Section de Biologie,
URA CNRS 1343
Centre Universitaire
91405 Orsay Cedex
Tél. 1 69 86 30 30
Fax 1 69 07 83 21

Michel DY
CNRS URA 1461
Hôpital Necker
161 rue de Sèvres
75743 Paris Cedex 15
Tél. 1 44 49 53 92
Fax 1 44 49 06 76
dy@lovclace.infobiogen.fr

Wolf Hervé FRIDMAN
Unité d'Immunologie Clinique
Institut Curie
26 rue d'Ulm
75231 Paris cedex 05
Tél. 1 44 32 42 20
Fax 1 40 51 04 20

Anne GODARD
INSERM U211
Institut de Biologie
9 Quai Moncousu
44035 Nantes Cedex 01
Tél. 40 08 47 23
Fax 40 35 66 97
agodard@sante.univ-nantes.fr

Marie-Lise GOUGEON
Unité d'Oncologie Virale
Institut Pasteur
28 rue Dr. Roux
75724 Paris Cedex 15
Tél. 1 45 68 89 07
Fax 1 45 68 89 09
mlgougeo@pasteur.fr

Allan HANCE
INSERM U82
Faculté de Médecine Xavier Bichat
16 rue Huchard
75018 Paris
Tél. 1 44 85 62 90
Fax 1 42 29 30 27
hance@citiz.fr

Nicole HAEFFNER-CAVAILLON
INSERM U 28
Hôpital Broussais
96 rue Didot
75674 Paris cedex 14
Tél. 1 43 95 81 60
Fax 1 45 45 90 59

France HAOUR
Unité de Pharmacologie Neuro-Immuno-Endocrinienne
Institut Pasteur
28 rue Dr. Roux
75724 Paris Cedex 15
Tél. 1 45 68 86 78
Fax 1 45 61 31 54
fhaour@pasteur.fr

André HERBELIN
INSERM U25
Immunologie Clinique
Hôpital Necker
161 rue de Sèvres
75743 Paris cedex 15
Tél. 1 44 49 53 78
Fax 1 43 06 23 88
bach@necker.fr

Didier HEUMANN
Département de Médecine Interne
Division des maladies infectieuses
Centre Hospitalier Universitaire
Vaudois
1011 LAUSANNE, Suisse
Tél. (41) 21 314 10 25
Fax (41) 21 314 10 36

Dominique HEYMAN
CNRS EP59
Faculté de Chirurgie dentaire
1 place Alexis Ricordeau
44042 Nantes Cedex 01
Tél. 40 41 29 16
Fax 40 08 37 12

Yannick JACQUES
INSERM U211
Institut de Biologie
9 Quai Moncousu
44035 Nantes Cedex 01
Tél. 40 08 47 23
Fax 40 35 66 97
yjacques@sante.univ-nantes.fr

Bernard JÉGOU
GERM / INSERM U435
Université de Rennes I
Campus de Beaulieu
35042 Rennes Cedex
Tél. 99 28 69 11
Fax 99 28 16 13
pineau@univ-rennes1.fr

Claude La BONNARDIERE
Laboratoire de Virologie et
d'Immunologie Moléculaires
I.N.R.A.
Domaine de Vilvert
78350 Jouy-en-Josas
Tél. 1 34 35 26 03
Fax 1 34 65 25 21
clb@biotec.jouy.inra.fr

David LAWRENCE
Institut Curie
Section de Biologie,
Laboratoires 110-112
Centre Universitaire
91405 Orsay
Tél. 1 69 86 30 50
Fax 1 69 86 17 03
lawrence@curie.u-psud.fr

Claude LECLERC
Unité de Biologie des Régulations
Immunitaires
Institut Pasteur
28 rue Dr. Roux
75724 Paris Cedex 15
Tél. 1 45 68 86 18
Fax 1 45 68 85 40
cleclerc@pasteur.fr

François LEFÈVRE
Laboratoire de Virologie et
d'Immunologie Moléculaires
I.N.R.A.
Domaine de Vilvert
78350 Jouy-en-Josas
Tél. 1 34 65 26 17
Fax 1 34 65 26 21
lefevre@biotec.jouy.inra.fr

Maï LEBASTARD
Unité d'Immunophysiologie
Cellulaire
Institut Pasteur
28 rue Dr. Roux
75724 Paris Cedex 15
Tél. 1 45 68 86 69
Fax 1 40 61 31 69

Véronique MACHELON
INSERM U 355
Maturation gamétique et fécondation
32 rue des Carnets
92140 Clamart
Tél.1 46 32 12 14
Fax 1 46 32 48 90

Claire MATHIOT
Laboratoire d'hématologie
Institut Curie
26 rue d'Ulm
75231 Paris cedex 05
Tél. 1 44 32 42 45
Fax 4 44 32 40 91

Jacques MARTAL
I.N.R.A.
Unité d'endocrinologie de
l'Embryon
78352 JOUY-EN-JOSAS cedex
Tél. 1 34 65 23 50
Fax 1 34 65 23 64

Christel MARQUETTE
Unité de Pharmacologie Neuro-
Immuno-Endocrinienne
Institut Pasteur
28 rue Dr. Roux
75724 Paris Cedex 15
Tél. 1 45 68 86 78
Fax 1 45 61 31 54

Geneviève MILON
Unité d'Immunophysiologie
Cellulaire
Institut Pasteur
28 rue Dr. Roux
75724 Paris Cedex 15
Tél. 1 45 68 86 69
Fax 1 40 61 31 69

Adrian MINTY
SANOFI RECHERCHE
Centre de Labège
B.P. 137
31676 LABEGE Cedex
Tél. 61 00 41 67
Fax 61 00 40 01
adrian.minty@tls1.elfsanofi.fr

Stéphane MINVIELLE
INSERM U211
Institut de Biologie
9 Quai Moncousu
44035 Nantes Cedex 01
Tél. 40 08 47 22
Fax 40 35 66 97
sminviel@sante.univ-nantes.fr

Carole OSKERITZIAN
Unité d'Immuno-Allergie
Institut Pasteur
28 rue Dr. Roux
75724 Paris Cedex 15
Tél. 1 45 68 82 67
Fax 1 40 61 31 60
coskerit@pasteur.fr

Claire PIQUET-PELLORCE
GERM / INSERM
Université de Rennes I
Campus de Beaulieu
35042 Rennes Cedex
Tél. 99 28 69 11
Fax 99 28 16 13
pineau@univ-rennes1.fr

Jean-Louis POIGNET
Service de Néphrologie
Centre Médical Edouard Rist
14 rue Boileau
75016 Paris
Tél. 1 40 50 52 00
Fax 1 40 50 53 34

Valérie F.J. QUESNIAUX
Preclinical Research
386 / 155
SANDOZ PHARMA Ltd
CH-4002 BASEL
SUISSE
Tél. (41) 61 324 51 98
fax (41) 61 324 2379

Jean-Christophe RENAULD
Institut Ludwig pour la Recherche sur le Cancer
Avenue Hippocrate 74, UCL 7459
B-1200 Bruxelles, Belgique
Tél. 32 2 764 74 59
Fax 32 2 762 94 05
renauld@licr.ucl.ac.be

Michel SOREL
INSERM U211
Institut de Biologie
9 Quai Moncousu
44035 Nantes Cedex 01
Tél. 40 08 47 22
Fax 40 35 66 97

Eric TARTOUR
Unité d'Immunologie Clinique
Institut Curie
26 rue d'Ulm
75231 Paris cedex 05
Tél. 1 44 32 42 45
Fax 1 44 32 40 91

Abdelatif TAZI
INSERM U82
Faculté de Médecine Xavier Bichat
16 rue Huchard
75018 Paris
Tél. 1 44 85 62 90
Fax 1 42 29 30 27

Laurence WEISS
INSERM U 430
Hôpital Broussais
96 rue Didot
75674 Paris cedex 14
tél. 1 43 95 94 19
fax 1 43 95 95 24

Danielle WOLVERS
Unité de Pharmacologie Neuro-Immuno-Endocrinienne
Institut Pasteur
28 rue Dr. Roux
75724 Paris Cedex 15
Tél. 1 45 68 86 78
Fax 1 45 61 31 54

PREFACE ÉDITION 1993

Le monde des cytokines auquel J-M. Cavaillon et ses collaborateurs nous invitent à accéder, révèle plus que tout autre, l'extraordinaire complexité des systèmes de communication qui régissent la sociologie cellulaire. En quelques années, la découverte d'un monde diversifié de messagers, de signaux et de récepteurs a contribué à l'écriture d'un véritable dictionnaire du langage universel des cellules. Les cytokines ne représentent certes pas les seuls éléments de ce langage auquel contribuent de multiples messagers peptidiques et neuro-médiateurs, mais elles en assurent en grande partie la diversité qui résulte moins de leur nombre que de leur combinaison.

Il est peu de domaines de l'Immunologie moderne qui suscitent autant de fascination que celle qu'a engendré le décryptage moléculaire de ce réseau de messages, ou molécules solubles et constituants membranaires. Grâce à un étonnant pléiotropisme et à l'existence de nombreuses boucles de régulation, ce réseau assure au système immunitaire, à partir de sources cellulaires multiples, une capacité de fluctuation compatible avec la flexibilité de ses fonctions. Messagers privilégiés du système immunitaire dont elles contribuent à faire un système totalement intégré, les cytokines n'en sont pas les messagers exclusifs, et leur intervention dans la régulation d'autres systèmes intégrés, nerveux ou hormonal, en fait des acteurs essentiels de la communication cellulaire. La manière dont est préservée dans ce foisonnement de messages et de récepteurs, une signalisation intelligible reste pour l'essentiel hypothétique, mais la redondance de signaux synonymes et la sélection concertée de signaux compatibles constituent sans doute dans le cas des cytokines les éléments essentiels de leur mode d'action.

Au delà des clés essentielles qu'elles apportent à notre compréhension de la communication cellulaire, les cytokines constituent à la fois des outils et des cibles privilégiées de l'immuno-intervention. Les limites d'utilisation thérapeutique des cytokines sont inscrites à la fois dans leur origine évolutive et la dualité de leur identité fonctionnelle. Issues de signaux relativement élémentaires échangés par les organismes primitifs avec leur environnement, facteur de croissance et de différenciation de nombreux microorganismes (bactéries, virus, parasites), médiateurs essentiels de mécanismes inflammatoires en même temps que de réaction de défense, les cytokines offrent de par leur production en cascade, leur pléiotropisme, et leur redondance, l'image contrastée d'un ange mi-démon si bien illustré par P-Y. Trémois qui témoigne à la fois de l'ambiguité de leur fonction et celle de leur utilisation.

Il faut savoir gré au Docteur J-M. Cavaillon et à ses collaborateurs d'avoir avec beaucoup de talent pédagogique, apporté aux lecteurs de ce livre un reflet aussi vivant de l'Immunologie moderne.

Professeur André Capron

PRÉFACE ÉDITION 1996

Si Blaise Pascal avait pu imaginer l'état de la biologie à la fin du XXe siècle, c'est sans doute le foisonnement du monde vivant dans son imprévisible complexité qui aurait suscité sa frayeur plutôt que "le silence éternel de ces espaces infinis".

La connaissance du langage utilisé par les cellules pour échanger les informations, nécessaires à la cohésion des organismes et à leur adaptation à l'environnement, a fait d'immense progrès dès que l'analyse moléculaire, au début des années 80, a permis de décrypter certains mots, au lieu de se contenter d'observer les effets des messages décrits auparavant sous le nom de "facteurs". Deux grands schémas de communication se sont peu à peu esquissés : d'une part les contacts membranaires directs par des molécules adhésives de signalisation, et d'autre part les médiateurs solubles : hormones stéroïdes et thyroïdiennes, médiateurs lipidiques, complexes moléculaires générateurs d'activités protéolytiques (complément, coagulation, kinines...) et médiateurs peptidiques sécrétés par les cellules. Ces derniers constituent un sensemble aux limites floues dont les principaux éléments appartenaient initialement à diverses disciplines de la biologie: facteurs de croissances, hormones peptidiques, neuropeptides, interférons, puis cytokines...

Peu de domaines défient aussi allègrement nos efforts de classification. La succession des termes lymphokines, monokines, interleukines, cytokines, chémokines, comme la numérotation arbitraire des interleukines parmi près d'une centaine de cytokines et molécules apparentées, montrent que l'accumulation des découvertes récentes dépasse momentanément nos capacités de synthèse et d'organisation des connaisssances. Le désordre du vivant l'emporte sur l'ordre de nos classifications éphémères.

A peine les règles du jeu moléculaire des cytokines étaient-elles appréhendées que de multiples possibilités de manipulation thérapeutique voyaient le jour, qu'il s'agisse de l'injection de cytokines elles-mêmes, de l'administration d'agonistes ou d'antagonistes, du blocage de l'expression des gènes des cytokines ou de leur surexpression dans des cellules transfectées. Nul ne sait aujourd'hui si certains de ces traitements s'imposeront à long terme, exception faite des glucocorticoïdes et de certains immunosuppresseurs. Cependant un ensemble d'informations inattendues et fort utiles a été glané au cours de ces essais thérapeutiques.

La seule connaissance des mots n'est pas suffisante pour acquérir la maîtrise du langage. Après la période actuelle réductionniste et moléculaire commence le temps beaucoup plus incertain de la physiologie. Comprendre les multiples circuits régulateurs de ce réseau de communication, appréhender son fonctionnement dans le temps et dans les espaces fluctuants de ses zones d'activité, imaginer des modalités d'intervention thérapeutique plus subtiles et moins agressives, sont autant de défis à l'intelligence des chercheurs. Au delà du jeu biotechnologique, parfaitement maîtrisé aujourd'hui, il s'agit maintenant d'apprendre à interpréter et à modéliser des évènements complexes.

Dans sa première édition, l'ouvrage de J.-M. Cavaillon et de ses collaborateurs a connu un très grand succès. Cette deuxième édition nous apporte la mise à jour de tous les faits importants. elle accentue l'ouverture vers la dynamique du réseau des cytokines, illustrée par des chapitres sur l'inflammation, l'infection, la reproduction, le cancer et les greffes. Ouvrage de référence dans un domaine qui évolue très rapidement, le livre de J.-M. Cavaillon est un remarquable outil de travail et de réflexion qui s'adresse au-delà de l'immunologie, à de nombreuses disciplines biologiques et à différentes spécialités médicales.

Professeur Jean-Pierre REVILLARD

ABREVIATIONS

a.a.	Acide aminé
Ac	Anticorps
ACTH	hormone adrénocorticotrope
ADCC	Antibody dependent cell-mediated cytotoxicity
Ag	Antigène
α-MSH	Alpha-melanocyte stimulating hormone
AP-1, -2	Activator protein
ARNm	Acide ribonucléique messager
AZT	Zidovudine
bFGF	Basic Fibroblast Growth Factor
BCDF	B Cell Differentiation Factor
BCG	Bacille Calmette-Guérin
BCGF	B Cell Growth Factor
BSF-	B Cell Stimulating Factor
CD	Cluster of differentiation
CDNF	Cholinergic Neuronal Differentiation Factor
CFU	Colony forming unit
CK	Cytokine consensus
CLE	Conserved Lymphokine element
CLMF	Cytotoxic Lymphocyte Maturation Factor
CMH	Complexe majeur d'histocompatibilité
CNTF	Ciliary neurotrophic factor
Con A	Concanavaline A
CRE	cyclic AMP responsive element
CRF	Corticotropin Releasing Factor
CRP	C-reactive protein
CSF	Colony Stimulating Factor
CSIF	Cytokine Synthesis Inhibitory Factor
CTAP III	Connective Tissue Activating Peptide III
DIF	Differentiation Inducing Factor
EBV	Epstein-Barr virus
EGF	Epidermal growth factor
ELAM-1	Endothelial Leukocyte Adhesion Molecule-1
ELISA	Enzyme linked immuno-assay
ETAF	Epithelial derived thymocaytc activating factor
EP	Endogen pyrogen
EPO	Erythropoietin
FADD	Fas-associated death domain
FGF	Fibroblast Growth Factor
FMLP	Formyl methionyl leucyl ester
FSH	Hormone folliculostimulante
GAS	Gamma activated sequence
G-CSF	Granulocyte Colony Stimulating factor
GH	Growth Hormone
GM-CSF	Granulocyte Macrophage Colony Stimulating Factor
GRE	Glucocorticoïde responsive element
GRO $\alpha/\beta/\gamma$	Growth-related oncogene $\alpha/\beta/\gamma$
GVH	Graft versus host
HILDA	Human interleukin DA
HCSF	Histamine Producing Cell Stimulating Factor
HPGF	Hybridoma Plasmocytoma Growth Factor
HSF	Hepatocyte stimulating factor
HSP	Heat Shock Protein
HSR	Hypersensibilité retardée
HTLV-	Human T Lymphotropic Virus

ICAM-1	Intercellular Adhesion Molecule-1
ICE	IL-1β converting enzyme
IFN $\alpha/\beta/\gamma/\omega$	Interféron $\alpha/\beta/\gamma/\omega$
Ig	immunoglobuline
IGF	Insulin-like Growth Factor
IL-	Interleukine-
IL-1ra	IL-1 receptor antagonist
IP-10	Interferon-Induced Peptide
IRF	Interferon Regulatory factor
IRS	Insulin receptor substrate
JAK	Just another kinase / Janus kinase
KHF	Killer Helper Factor
KL	c-kit Ligand
LAF	Lymphocyte Activating Factor
LAK	Lymphokine Activated Killer Cells
LAM-	Leukocyte Adhesion Molecule
LCF	Lymphocyte chemoattractant factor (IL-16)
LECAM-1	Leukocyte Cell Adhesion Molecule
LIF	Leukemia Inhibitory Factor
LFA-	Lymphocyte Function Associated Antigen-
LPS	Lipopolysaccharide
LT	Lymphotoxine
LTB	Leucotriènes B
MAF	Macrophage Activating Factor
MEA	Mast Cell Enhancing Activity
MIP	Macrophage Inflammatory Protein
MCGF	Mast Cell Growth Factor
M-CSF	Macrophage Colony Stimulting Factor
MCP-	Monocyte-Chemoattractant Protein
MIF	Migration Inhibitory Factor
MIP	Macrophage inflammatory protein
MLR	Mixed Lymphocyte reaction
MRP	MIP-related protein
NO	Monoxyde d'azote
NKSF	Natural Killer Cell Stimulating Factor
NGF	Nerve Growth Factor
NAP	Neutrophil Activating Peptide
NF-AT	Nuclear Factor of activated T cells
NF-κB	Nuclear Factor κB
NK	Natural Killer
OAF	Osteoclast Activating Factor
Oct-1	Octamer
OSM	Oncostanine M
PAF	Platelet Activating Factor
PBP	Platelet Basic Protein
PDGF	Platelet Derived Growth Factor
PGE	Prostaglandine E
PF-4	Platelet Factor-4
PHA	Phytohémaglutinine
PMA	Phorbol Myristate Acetate
PWM	Pokeweed Mitogen (PWM)
PKC	Protein kinase C
RANTES	regulated on activation, normal T cell expressed and secreted RIP Receptor interacting protein
SAC	*Staphylococcus aureus Cowan I*
SCF	Stem cell factor
SNC	Système nerveux central
SIDA	Syndrome d'immuno-déficience acquise
SRF	Serum response Factor

SDRA	Syndrome de détresse respiratoire aiguë
STAT	Signal transduction and activation of transcription
TCGF	T Cell Growth Factor
TCR	Récepteur des cellules T
TRADD	TNF R I -associated death domain
TRAP-1	TNF Receptor Associated Protein-1
TRF	T Cell Replacing Factor
TGF–α/β	Transforming Growth Factor
TH	T-helper cells
TNFα/β	Tumor Necrosis Factor
tPA	activateur tissulaire du plasminogène
TRE	TPA-Responsive Element
TRF	T Cell Replacing Factor
TSST-1	Toxic shock syndrome toxin-1
TIL	Tumor infiltrating lymphocytes
VIP	Vasoactive Intestinal Polypeptide
VCAM-1	Vascular Cell Adhesion Molecule-1
VIH	Virus d'immuno-déficience humaine
VLA-4	Very late antigen-4

Chapitre 1

LE MONDE DES CYTOKINES

J.-M. CAVAILLON

LES CYTOKINES : UN LANGAGE UNIVERSEL DES CELLULES

La réponse immunitaire est le fruit de l'interaction entre des lymphocytes T, des lymphocytes B et des cellules présentant l'antigène (cellules dendritiques, monocytes / macrophages). Cette coopération peut aboutir à la prolifération cellulaire, la production d'anticorps, la différenciation de cellules cytotoxiques, l'augmentation de l'activité des cellules phagocytaires et des cellules NK, et à l'accroissement de l'hématopoïèse. La communication entre les cellules est assurée par des contacts cellulaires et des facteurs solubles : les cytokines. Si la caractérisation de ces médiateurs est essentiellement le fruit de la recherche en immunologie, il apparaît aujourd'hui que les cytokines représentent un langage universel dans le dialogue mené entre les différentes cellules de l'organisme. Toute cellule dont l'activité est modifiée à la suite du message d'une cytokine, possède à sa surface un capteur spécifique. Le monde des cytokines est donc constitué tant par des facteurs solubles que par des constituants membranaires : les récepteurs (cf chapitre 2). Ce qui distingue les cytokines des hormones (tableau 1.1), ce sont les nombreuses sources potentielles, le grand nombre de cellules cibles différentes, impliquant un large spectre d'action et des activités qui peuvent être aussi bien autocrine que paracrine, voire

TABLEAU 1.1 — COMPARAISONS ENTRE CYTOKINES ET HORMONES

	Sources	Cibles	Activité	Mode d'action
Hormones	Sécrétées principalement par un seul type de cellule spécialisée et localisée	Spécificité vis à vis d'une cellule cible principale	Essentiellement unique	endocrine
Cytokines	Produites par plusieurs types cellulaires	Cellules hématopoïétiques et de nombreuses autres cellules	Large spectre et redondance	paracrine autocrine juxtacrine endocrine

ne pas nécessiter de sécrétion et agir lors d'un simple contact membranaire (juxtacrine). Certaines cytokines peuvent également agir de façon endocrine (ex. IL-1, IL-6, TNF ...). Enfin, il existe une forte redondance des activités, puisqu'un même effet peut être obtenu avec des cytokines différentes. Une des propriétés commune aux cytokines est une production spontanée relativement réduite, puisque ces médiateurs sont essentiellement produits lors d'une activation cellulaire. Cependant, certaines cellules expriment spontanément les ARN messagers d'une ou plusieurs cytokines et peuvent également les produire (ex. cellules épithéliales thymiques, kératinocytes, cellules stromales, cellules des glandes sudoripares, cellules de Paneth...).

Les cytokines sont regroupées en différents sous-groupes. Pour ce qui est du groupe des interleukines, ces médiateurs n'ont en commun que l'appellation ! Les interleukines n'ont ni parenté biochimique, ni un spectre d'action unique, et peuvent aussi bien être impliquées dans la réponse immunitaire, que dans la stimulation de l'hématopoïèse ou participer aux mécanismes de l'inflammation. Les interférons regroupent des cytokines qui ont en commun leur activité anti-virale. Les "colony stimulating factors" sont des facteurs directement impliqués dans l'hématopoïèse, pouvant également moduler les fonctions des cellules matures auxquelles ils ont donné naissance. La famille du tumor necrosis factor regroupe de nombreuses molécules apparentées biochimiquement, sécrétées (TNFα, TNFβ ou Lymphotoxine-α, Nerve Growth factor) ou constituants membranaires (CD27L, CD30L, CD40L). D'autres cytokines n'ont pas été regroupées en sous-groupes et conservent leurs noms qui leur a été attribué initialement (ex. migration inhibitory factor (MIF), leukemia inhibitory factor (LIF), Oncostatin M, endothelin...). Les nombreux facteurs de croissance (PDGF, FGF, EGF, TGFα...) ne sont généralement pas considérés comme des cytokines dans la mesure où leur production est essentiellement constitutive, et que leurs cibles privilégiées ne sont pas les cellules hématopoïétiques. Il est cependant vrai qu'il existe plus de ressemblance entre les facteurs de croissance et les cytokines qu'il n'y a de différences! Certains, comme le TGFβ, sont d'ailleurs considérés comme des cytokines à part entière. Les cytokines regoupées dans cet ouvrage ont été clonées et existent sous forme de molécules recombinantes. La plupart des gènes des cytokines ont été localisés sur les chromosomes (tableau 1.2).

TABLEAU 1.2 — LOCALISATION CHROMOSOMIQUE DES CYTOKINES HUMAINES

CHROMOSOME	CYTOKINES
1	IL-10, TGFβ2
2	IL-1α, IL-1β, IL-1ra
3	IL-12 (p35), Thrombopoïétine
4	IL-2, IL-8, IL-15, GRO α,β,γ, IP10, MIP-2, PBP, PF4
5	IL-3, IL-4, IL-5, IL-9, IL-12 (p40), IL-13, M-CSF, GM-CSF
6	TNFα, TNFβ (LTα), LTβ
7	IL-6, Epo
8	IL-7
9	IFNα, IFNβ
11	CNTF
12	IFNγ, SCF
14	TGFβ3
17	G-CSF, MCP-1, MIP-1 α/β, I309, NGF, RANTES
19	IL-11, TGFβ1
22	LIF/HILDA, OSM

L'HISTOIRE DES DECOUVERTES

La première découverte d'une cytokine date de 1957; il s'agit de l'interféron [12]. Mais à l'époque on ne parle pas encore de cytokines, mais d'activités biologiques, et en l'occurence d'activité anti-virale. Puis, les sources de ces activités biologiques vont se préciser et le lymphocyte va être identifié comme cellule productrice pour certaines d'entre elles. Le terme de lymphokine sera introduit en 1969 par Dumonde et al. [9]. Le terme de monokine sera alors employé pour décrire les médiateurs produits par les monocytes / macrophages. Par la suite, cette dichotomie va s'avérer inexacte puisque des lymphokines peuvent parfaitement être produites par des monocytes / macrophages et que l'inverse est également vrai. On préféra alors le terme de cytokine proposé dès 1974 par Cohen et al. [6]. En 1979, afin de mettre de l'ordre dans les nombreuses appellations que chaque laboratoire a données pour définir une activité biologique qui correspond en fait à une seule et même molécule, les spécialistes se réunirent à Ermatingen en Suisse lors du 2nd International Lymphokine Workshop, et l'appellation interleukine (IL-) fut donnée aux deux facteurs que sont l'IL-1 et l'IL-2 [1]. En 1992, un nouveau terme, celui de chémokines, est proposé pour définir l'ensemble des cytokines de petits poids moléculaires, apparentées biochimiquement et possédant des propriétés chémoattractantes.

La première lymphokine décrite, en 1966, fut le "migration inhibitory factor" (MIF). Produit par des lymphocytes stimulés par l'antigène spécifique, il inhibe la migration des macrophages *in vitro* [8]. Sa présence était associée aux mécanismes d'hypersensibilité retardée chez l'animal, puis son existence fut confirmée chez l'homme. En raison de leur très forte affinité pour leurs récepteurs, il a souvent été possible de mettre en évidence une activité biologique sans que pour autant il y ait une très grande quantité de molécules produites. Ceci a rendu difficile les caractérisations biochimiques du MIF. Le MIF humain, un polypeptide de 12 000 daltons, fut finalement cloné en 1989 [14]. L'existence de la forme recombinante de la molécule permit d'approfondir les propriétés de cette cytokine, activatrice des macrophages [15]. Il est intéressant de noter que le MIF a récemment été redécouvert comme un produit de l'hypophyse [4], jouant un rôle clé dans le choc endotoxinique. Cette observation illustre la difficulté qui existe à définir une frontière très tranchée entre cytokines et hormones.

La recherche qui permit de caractériser les cytokines connut plusieurs grandes étapes. La première, fin des années 1960 / courant des années 70, permit de décrire dans des surnageants de culture de différentes cellules un grand nombre d'activités biologiques *in vitro*. Au début des années 1980, toutes les techniques de biochimie ont été utilisées afin de purifier des facteurs biologiquement actifs à partir de ces surnageants de culture. Au courant des années 1980 a surgi la révolution technologique que constitue la biologie moléculaire et le génie génétique. Alors furent clonées les différentes molécules dont on possédait les caractéristiques biochimiques. Avec des relations ou beaucoup d'argent (!), il était alors possible de se procurer ces différentes cytokines recombinantes et d'analyser leurs activités biologiques dans différents modèles expérimentaux. Fin des années 1980 / début des années 1990, afin de se rapprocher des conditions physiologiques, les expérimentations mettent en jeu différentes cytokines. En effet, dans la réalité les tissus et les cellules sont exposés à des cocktails complexes de cytokines et d'autres signaux, et non pas à l'action d'une unique cytokine. L'action combinée de plusieurs cytokines s'est montrée plus compliquée, et parfois imprévisible par rapport aux connaissances acquises sur les actions individuelles de chacune de ces cytokines. Pour ce qui est des plus récentes cytokines découvertes, la démarche expérimentale a été complètement différente. En effet, celles-ci furent d'abord identifiées par des techniques de clonage moléculaire aboutissant à l'identification des ADN complémentaires codant pour ces protéines. De ce fait, on isola des médiateurs pour lesquels par la suite il convint d'attribuer des activités biologiques. La construction des "librairies" d'ADNc à partir d'ARN isolés de cellules stimulées a permis d'identifier les molécules inductibles.

La possibilité de disposer des molécules recombinantes permit de faire d'immenses progrès non seulement en recherche fondamentale mais également en recherche appliquée avec l'emploi de ces molécules à des fins thérapeutiques. L'hormone de croissance fut la première molécule recombinante à être utilisée en clinique humaine dès 1980. L'interféron alpha fut la première cytokine administrée chez l'homme en 1981, et l'IL-2 fut la seconde en 1985. Si, en 1984, il fallait 10 000 litres de surnageants de la lignée Jurkat activée pour préparer 30 mg d'IL-2, un an plus tard il ne fallait plus que 10 litres de surnageants d'*Escherichia coli* exprimant le gène de l'IL-2, pour préparer un gramme d'IL-2 !

LE RESEAU DES CYTOKINES

Au fur et à mesure des découvertes, le monde des cytokines est apparu de plus en plus complexe. Et il est parfois encore difficile de démêler tous les écheveaux de ce véritable réseau que forment les cytokines (figure 1.1). En effet, des cytokines produites lors d'une réponse spécifique immunitaire ou lors d'une stimulation non spécifique des cellules par des agents microbiens peuvent agir sur d'autres cellules et induire ainsi en cascade la production de nouvelles cytokines. Mais, la production en cascade peut se produire au niveau d'une seule et même cellule. La cytokine produite peut en effet agir de façon rétroactive sur la cellule dont elle dérive et moduler ultérieurement la production d'autres cytokines, voire d'elle-même. Les cytokines produites peuvent agir en boucle rétro-active soit pour en amplifier la production, soit pour au contraire en inhiber la synthèse. Deux cytokines différentes peuvent agir en synergie au niveau d'une cellule cible commune ou au contraire, l'une peut antagoniser les signaux d'activition induite par une autre.

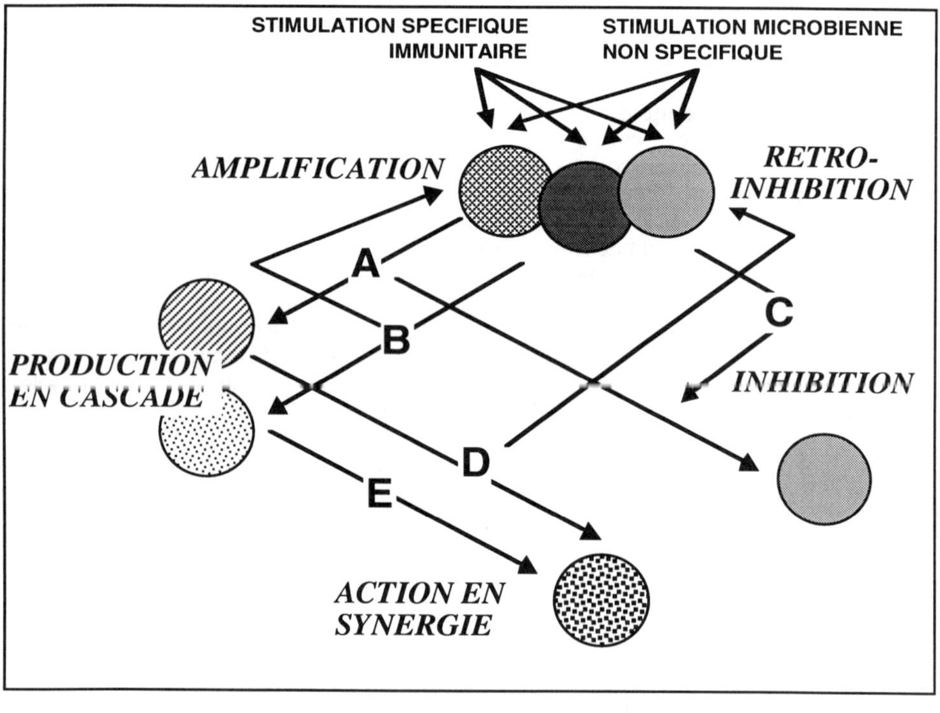

FIG. 1.1 — *Le réseau des cytokines*

Les cytokines produites A, B, C, D, E agissent sur plusieurs cellules cibles différentes, et délivrent des signaux différents comprenant une production en cascade de cytokines, des boucles rétroactives amplificatrices ou inhibitrices, des actions en synergie ou au contraire qui se contrecarrent.

Les activités pléiotropes des cytokines (tableau 1.3) et leur capacité à induire des effets différents parfois même opposés sur des cibles cellulaires diverses ont rendu difficile leur usage en clinique humaine. Ainsi par exemple, l'IL-4 inhibe la production d'IL-8 par les macrophages activés, mais est sans effet sur la production de cette cytokine par les fibroblastes et les cellules endothéliales. Par ailleurs, l'IL-4 inhibe la production d'IL-6 par les macrophages activés alors qu'elle en induit la sécrétion par les lymhocytes B et les cellules endothéliales. De plus, comme pour les mots d'une phrase, la séquence est extrèmement importante pour la nature du message. Ainsi : FAUT PRESSER LE PAS sont quatre mots qui pris dans un autre ordre : FAUT PAS LE PRESSER, non bien entendu pas la même signification. Il en est de même pour l'ordre d'action des cytokines. Ainsi par exemple, l'IL-4 peut réduire la production d'IL-1β par des monocytes humains activés par le LPS. Mais si ces derniers ont été préalablement en contact avec de l'interféron gamma, l'inhibition est marginale [11].

TABLEAU 1.3 — EFFETS PLEIOTROPES DES CYTOKINES

	(co)- activateur lympho. T	(co)- activateur lympho. B	activateur macrophage	(co)- facteur hématopoïèse	cytotoxicité activation NK	inflammation
IL-1 α/β	+	+	+	(+)	±	+
IL-2	+	+	±	o	+	±
IL-3	±	o	+	+	o	o
IL-4	+	+	↓	(+)	o	↓↑
IL-5	o	(+)	o	+	o	±
IL-6	+	+	↓	+	o	+
IL-7	+	+	+	+	o	o
IL-8	o	o	o	o	o	+
IL-9	+	o	o	+	o	o
IL-10	↓	+	↓	(+)	o	↓
IL-11	o	+	o	(+)	o	+
IL-12	+	o	o	o	+	+
IL-13	o	+	↓	(+)	o	↓
IL-14	o	+	o	o	o	o
IL-15	+	+	o	o	+	o
IL-16	+	?	?	?	?	+
IL-17	?	?	?	?	?	+
MCP-1	o	o	+	o	o	+
M-CSF	o	o	+	+	o	o
G-CSF	o	o	o	+	o	o
GM-CSF	o	o	o	+	o	o
TNF α/β	±	±	+	o	+	+
IFNγ	±	+	+	o	+	+
TGF ß	↓	↓	↑↓	o	o	↓
LIF/HILDA	o	o	o	+	o	+
SCF	o	o	o	+	o	o

+/± : effet positif ; o : pas d'effet essentiel décrit à ce jour ; ↓ : inhibition

LES RÉCEPTEURS

La très grande majorité des cytokines ne présente pas de similitudes dans leurs séquences d'acides aminés, exception faite la famille des chémokines et du TNF. Il existe cependant des homologies au niveau des structures tertiaires et quaternaires. Au contraire, un grand nombre de récepteurs dérivent d'un même gène ancestral et présentent de grandes homologies de structure qui ont permis de les classer en différentes familles [2,7]. C'est ainsi que ces caractérisitiques permirent d'identifier des marqueurs de membrane comme étant des récepteurs de cytokines avant que leur ligand naturel ne soit identifié (ex.: c-kit, CD40). Le deuxième chapitre de cet ouvrage leur est entièrement consacré, et ces différents aspects y sont discutés. Il s'agit uniquement de rappeler ici que les récepteurs font partie intégrante du réseau des cytokines. En effet, deux propriétés caractérisent les récepteurs des cytokines. D'une part il existe un phénomène de "transmodulation" des récepteurs. En effet, les cytokines jouent un rôle important dans l'expression de leurs propres récepteurs et de ceux des autres cytokines. Ces modulations positives ou négatives et l'existence de récepteurs solubles, de par leurs phénomènes dynamiques, rendent encore plus complexe l'analyse du réseau des cytokines. D'autre part il existe un phénomène de "délestage" des récepteurs de la surface membranaire. Celui-ci peut être le fruit de l'action d'enzyme protéolytique mais aussi le fruit de néo-synthèse, aboutissant dans chacun des cas à des formes solubles de ces récepteurs qui peuvent se complexer aux cytokines. Diverses fonctions physiologiques ont été attribuées à ces formes solubles des récepteurs. Ils peuvent inhiber la cytokine à laquelle ils se fixent, protéger le ligand naturel de son environnement et accroître sa demi-vie [10], ou enfin, comme dans le cas de l'IL-6, amplifier l'effet de cette cytokine. La figure 1.2 illustre la place des récepteurs au sein du réseau des cytokines.

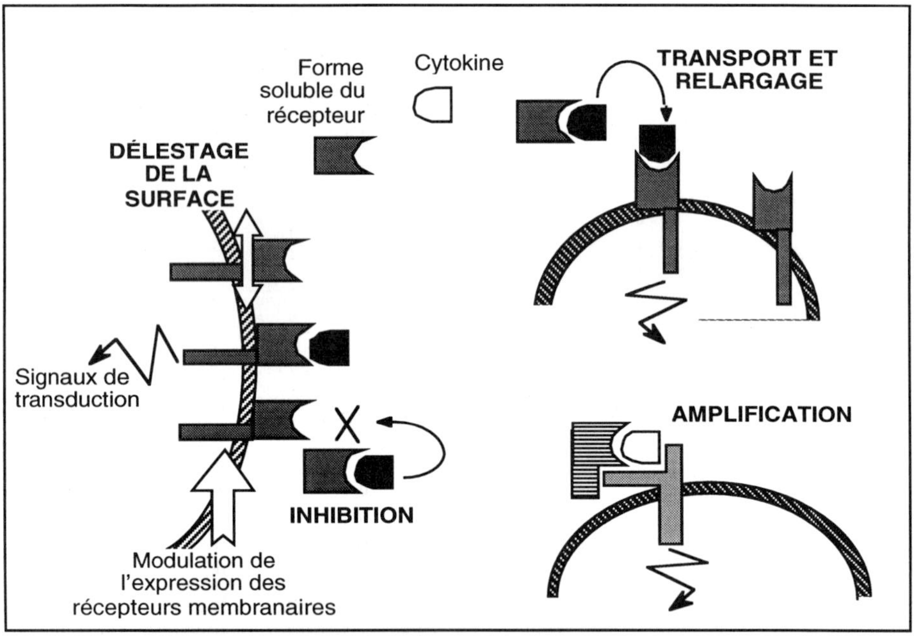

FIG. 1.2 — *La participation des récepteurs au réseau des cytokines. L'expression membranaire des récepteurs peut être amplifiée ou diminuée par divers signaux. Les récepteurs délestés de la surface peuvent, selon les cas, inhiber la fixation et l'action des cytokines, les protéger et les transporter, voire amplifier leur signal.*

L'HÉTÉROGÉNÉITÉ INDIVIDUELLE

Au regard des cytokines, l'hétérogénéité individuelle se manifeste à deux niveaux schématisés sur la figure 1.3. D'une part, de nombreux facteurs génétiques contrôlent la capacité des cellules à produire de plus ou moins grandes quantités de cytokines en réponse à un même stimulus. En effet, il existe pour de nombreuses cytokines des variations génomiques qui apparaissent associées aux taux de productions maximums [13]. Ces différents profils pourraient être associés à certaines pathologies (diabète, neuropaludisme, lupus érythémateux). Dans une analyse de la capacité des cellules périphériques de sujets ayant survécu à une septicémie ou à une méningite, Westendorp et al. [16] ont montré que cette survie était associée à un niveau de production de TNF en réponse au LPS inférieur à celui de sujets normaux. D'autre part, la réactivité des cellules à une même concentration de cytokines peut varier d'un sujet à l'autre. Ceci a été en particulier observé au niveau des cellules endothéliales qui, selon l'individu dont elles proviennent, expriment des taux élevés, intermédiaires ou faibles des molécules adhésives en réponse à une activation par l'IL-1 ou le TNF [3]. Cela est sans doute également vrai de la capacité des cellules à répondre à des signaux négatifs. En outre, différents facteurs (rythme circadien, cycle hormonal, stress, environnement, pathologies) interviennent également dans le niveau de production des cytokines et de réceptivité à leurs messages.

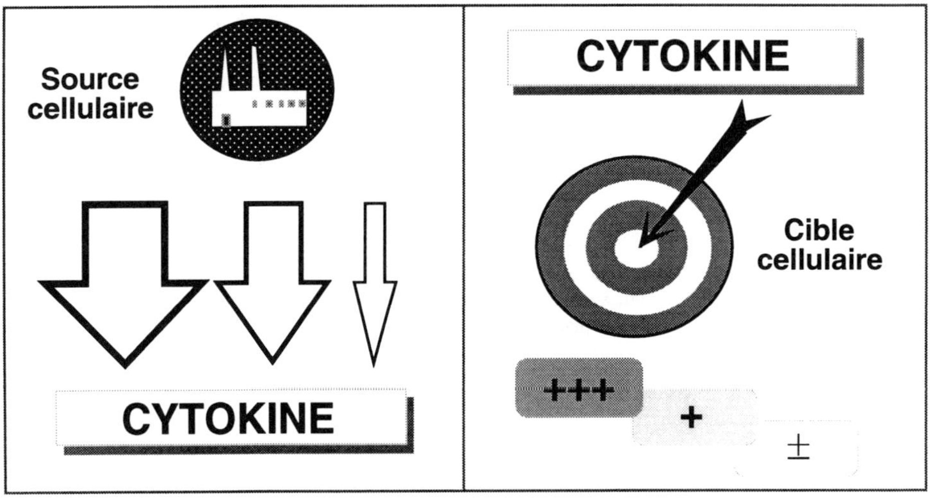

FIG. 1.3 — *L'hétérogénéité individuelle.*
Tout comme il existe, selon les individus dont elles proviennent, des cellules produisant de grande quantité de cytokines, des quantités intermédiaires et de faibles quantités, il existe des cellules cibles fortement, moyennement ou faiblement réactives aux signaux délivrés par les cytokines.

LA VIE SANS CYTOKINES

On sait aujourd'hui que les gènes de certaines cytokines et de leurs récepteurs sont transcrits au cours de l'embryogénèse, tout comme il existe une expression spontanée des ARNm de certaines cytokines à l'homéostasie. Les techniques modernes, toujours plus sensibles (RT-PCR, hybridation *in situ*, immunocytochimie), ont ainsi permis d'identifier les ARNm et/ou les protéines dans les hépatocytes, splénocytes, thymocytes, neurones, cellules épithéliales du rein, de l'intestin et de l'utérus, dans les cellules de Paneth, ou

TABLEAU 1.4 — LES CONSÉQUENCES DE LA DÉLÉTION DE CYTOKINES OU DE RÉCEPTEURS

DÉLÉTIONS	DÉFAUTS ASSOCIÉS À LA DÉLÉTION	RÉFÉRENCES
IL-1β	réponse inflammatoire, fièvre et anorexie altérée	*Immunity 1995,3,9*
IL-2	Réponse mitogénique T altérée Entérocolite ulcérative	*Nature 1991,352,621* *Cell 1993,75,253*
IL-4	Production d'IgG1 et d'IgE amoindrie Production d'IL-3,-5 et -10 amoindrie Résistance au virus du syndrome d'immunodéficience	*Science 1991,254,707* *Science 1993,262,240*
IL-6	Infection virale : diminution des taux d'anticorps et de l'activité cytotoxique. Infection bactérienne : dissémination plus importante de germes intracellulaires. Protéines de la phase aiguë de l'inflammation : Taux moindre après injection de LPS ou de térébentine IgA locale : production altérée	*Nature 1994,368,339* *J.Exp.Med. 1994,180,1243* *Science 1994,264,561* *Infect.Immun. 1995,63,2262*
IL-10	Croissance retardée, anémie, entérocolite chronique.	*Cell 1993,75,263*
TNFβ (LTα)	Absence de ganglions et de plaques de Peyer Nombre accru de cellules IgM+ dans la rate et dans la circulation. Ségrégation anormale des B & T spléniques	*Science 1994,264,703*
GM-CSF	Hématopoïèse absolument normale Accumulation de surfactant lipidique et protéique dans l'espace alvéolaire. Hyperplasie lymphoïde pulmonaire.	*Science 1994,264,713*
M-CSF	(mutation naturelle) Défaut fonctionnel des monocytes et des ostéoclastes	*J.Exp.Med.1982,156,1516* *PNAS 1990,87,4828*
TGFβ1	Non viable au delà de 24 jours Nombreux signes d'inflammation dans tous les tissus Expression accrue des ARNm pour TNF, MIP1α, IFNγ et IL-2; anergie *in vitro* des lymphocytes T.	*Nature 1992,359,693* *J.Immunol. 1994,153,1936*
ICE	Résistance accrue au choc endotoxinique Production nulle d'IL-1β et diminuée d'IL-1α	*Cell 1995,80,401*
TNF R I	Résistance accrue au choc endotoxinique Sensibilité accrue à *Listeria monocytogenes*	*Nature 1993,364,798* *Cell 1993,73,457*
TNF R II	Sensibilité moindre au TNFα	*Nature 1994,372,560*
IFNγ R	Sensibilité accrue aux infections (*L. monocytogenes, vaccinia virus, M. tuberculosis*)	*J.Exp.Med.1993,178,1435*
IL-8 R	Splénomégalie, lymphoadénopathie, augmentation des PMN circulants et de la cellularité dans la moelle	*Science 1994,265,682*
Chaîne γ des IL-2,-4, -7, -9, -15 R	Diminution du nombre de lymphocytes B Absence de cellules NK, de lymphocytes T γ/δ Absence de ganglions et de plaques de Peyer	*Immunity 1995,2,223*
GP130 (chaîne commune des récepteurs pour IL-6, IL-11, OSM, LIF, CNTF, cardiotrophin-1)	Mort au 16e jour de vie embryonaire (développement du coeur perturbé)	
NFIL6	Susceptibilité accrue aux infections bactériennes. Production de G-CSF altérée	

bien encore dans les cellules trophoblastiques. De même la moelle osseuse exprime spontanément les ARNm des IL-1β, -4, -6, -7, SCF, M-CSF, IL-1ra, TNFβ, TGFβ, et MIP-1α, mais pas ceux des IL-1α, -2, -3, -5, -8, -9, -12, -13, IFNγ, GM-CSF, G-CSF, et LIF [5]. En l'absence d'une cytokine donnée ou de son récepteur, la vie peut-elle exister sans être perturbée ? La réponse à cette question a été fournie par la description de nombreuses souris génétiquement invalidées pour un gène donné. Comme cela est illustré dans le tableau 1.4, de nombreux exemples existent aujourd'hui. Quel message retenir ? Dans la majorité des cas décrits jusqu'alors, l'embryogénèse n'a pas été sévèrement compromise et des nouveaux-nés ont été obtenus, exception faite du LIF dont l'absence chez la femelle gestante empêche les blastocytes de s'implanter, et de la chaîne GP130 des récepteurs pour l'IL-6, l'IL-11, l'OSM, le LIF et la cardiotrophin-1, dont l'absence bloque le développement normal du coeur et aboutit à la mort au 16e jour de vie embryonaire. De même la délétion de la protéine nucléaire STAT-3, impliquée dans les signaux de transduction initiées par l'interaction des cytokines avec leurs récepteurs, est létale durant la vie embryonaire. Notons la contribution du TNFβ pour la mise en place des ganglions, des plaques de Peyer au cours de l'embryogénèse, et d'un agencement correct des lymphocytes au sein de la rate. Cette absence de ganglions et de plaques de Peyer est également observée chez les souris invalidées pour la chaîne γ commune aux récepteurs de IL-2,-4, -7, -9, et -15. De plus, ces souris ne possèdent ni cellules NK, ni lymphocytes γ/δ intestinaux. Des surprises ont parfois été obtenues. C'est le cas d'une distribution parfaitement normale des cellules hématopoïétiques chez les souris invalidées pour le GM-CSF, alors que l'absence de cette cytokine est associées à de sévères perturbations pulmonaires. Ces mêmes pathologies pulmonaires sont retrouvées chez les souris rendues déficientes pour la chaîne β commune aux récepteurs pour les IL-3, IL-5 et GM-CSF. Il semble que l'homéostasie requiert un contrôle important de processus inflammatoires potentiels. En effet, des souris TGFβ1 -/- ne sont pas viables au delà de 24 jours et meurent avec les marques d'une inflammation dans de nombreux organes, et les souris IL-10 -/- développent une inflammation localisée au tube digestif. Sans doute les 10^{14} bactéries présentes dans le tube digestif humain nécessitent un étroit contrôle ! Quant aux souris génétiquement invalidées pour le récepteur p55 du TNF ou de l'interféron-γ, elles illustrent remarquablement l'aspect mi-ange-mi-démon évoqué ci-dessous. En effet, au contraire des souris sauvages, ces souris survivent à un choc endotoxinique dans le modèle galactosamine, mais meurent lors d'une injection non létale de bactéries.

MI-ANGE - MI-DEMON

La majorité des cytokines sont indéniablement des molécules dont le rôle est extrèmement bénéfique au cours de la mise en place de la réponse immunitaire et de la lutte contre les agents microbiens. Un témoignage en est la façon dont ces derniers ont "appris" à connaître le monde des cytokines depuis plusieurs millénaires, et à s'en déjouer, voire à en prendre avantage (tableau 1.5). Malgré des années de recherche dans le domaine des cytokines, les progrès remarquables qui ont été effectués, et les nombreuses connaissances qui ont été acquises, les applications cliniques sont restées modestes. On se souvient des espoirs qui accompagnèrent l'emploi de l'interféron en cancérologie, puis ceux concernant l'IL-2. La très grande difficulté qui limite l'utilisation de ces médiateurs à des fins thérapeutiques, est leur extrème intrication. Rares sont les cytokines qui n'aient pas un champ d'activités dépassant la propriété unique et ponctuelle que l'on veut leur voir jouer. Des possibilités existent avec le G-CSF, déjà commercialisé sous sa forme de molécule recombinante, qui diminue la période de neutropénie consécutive à la chimiothérapie. L'avenir résidera peut être dans un apport local. On sait en effet aujourd'hui que l'injection systémique d'IL-2 induit la production de cytokines qui comme l'IL-1 ou le TNF sont à l'origine d'effets biologiques indésirables. En effet, ces dernières qui sont indispensables à une réponse anti-infectieuse efficace peuvent être

TABLEAU 1.5 — STRATÉGIES DES AGENTS PATHOGÈNES POUR DÉJOUER LES CYTOKINES

Observations	Cytokines	Références
Croissance accrue en présence de cytokine :		
E. coli (souche virulente)	IL-1	*Porat et al. Science 1991,254,430*
	IL-2, GM-CSF	*Denis et al. Infect.Immun. 1991,59,1853*
Mycobacterium avium	IL-6	*Denis et al. Cell.Immunol. 1992,141,182*
Leishmania	IL-2	*Mazingue et al. Eur.J.Immunol.1988,19,487*
Production d'une molécule soluble apparentée à un récepteur d'une cytokine, ayant la potentialité de neutraliser celle-ci ("Virocepteur") :		
virus de la vaccine	IL-1	*Smith et al. J.Gener.Virol.1991,72,511*
Myxoma virus	TNF	*Upton et al. Virology 1991,184,370*
shope fibroma virus	TNF	*Smith et al. B.B.R.C. 1991,176,335*
Myxoma virus	IFNγ	*Upton et al. Science 1992,258,1369*
Production d'un récepteur pour les cytokines dont l'intéraction avec la cellule hôte peut favoriser la réplication du virus :		
Cytomegalovirus humain	MCP-1 & Co.	*Neote et al. Cell 1993,72,415*
Saimiri Herpes virus	IL-8 & Co.	*Ahuja et al. J.Biol.Chem. 1993,268,20691*
Production d'une "cytokine-like" ("virokines") possédant des activités immuno-suppressives :		
Epstein Barr virus	IL-10	*Moore et al. Science 1990,248,1230*
Virus Herpès équin	IL-10	*Rode et al. Virus Genes 1993,7,111*
La cytokine agissant sur la cellule cible favorise l'adhérence du pathogène :		
Staphylococcus aureus	TNF	*Cheung et al. Infect.Immun. 1991,59,3827*
Rhinovirus	IL-1, IFNγ	*Piela-Smith et al. J.Immunol.1991,147,1831*
Fixation au facteur de croissance pour pénétrer dans la cellule :		
Herpes simplex virus	bFGF	*Baird et al. Nature 1990,348,344*
Production d'un inhibiteur (serpine) de l'enzyme nécessaire à la maturation de l'IL-1β (ICE) et blocage de l'apoptose :		
virus de la vaccine	IL-1	*Ray et al. Cell 1992,69,597*
Production d'une enzyme dégradant spécifiquement la cytokine ou d'un facteur inhibant son activité :		
Legionella pneumophila	TNF	*Hell et al. APMIS 1993,101,120*
Adenovirus	TNF	*Gooding et al. Cell 1988,53,341*
HTLV I & II; virus syncitial respir.	IL-1	*Kleinerman et al. J.Immunol.1987,139,2329*
		McCarthy et al. J.Leuk.Biol. 1989,46,189.
Production d'un agent limitant la transcription des gènes des cytokines :		
Virus leucémie féline et murine et HTLV I & II	TNFα/IFNγ	*Haragushi et al. J.Leuk.Biol. 1992,52,469*
Adenovirus	IL-6	*Janaswami J.Biol.Chem.1992,267,24886*
Escherichia coli	IL-1, -6, TNFα	*König et al. Immunology 1993,78,526*
Réplication accrue du virus par les cytokines :		
VIH	TNF	*Suzuki et al. Lancet 1989, i,1206*
	IL-1	*Osborn et al. PNAS 1989,86,2336,2340*
	IL-4	*Novak et al. AIDS Res. 1990,6,973*
	IL-6	*Poli et al. J.Exp.Med.1990,172,151*
	GM-CSF	*Koyanagi et al. Science 1988,241,1673*

fort dommageables pour l'intégrité de l'organisme. Leur excès de production est indiscutablement responsable de l'état de choc et de la mortalité observée au cours du syndrome septique. En effet, des anticorps anti-TNF, des molécules chimères comportant le domaine extracellulaire des récepteurs du TNF, ou la molécule naturelle, antagoniste du récepteur de l'IL-1, peuvent protéger et sauver lorsqu'ils sont administrés à des fins thérapeutique lors de modèles de septicémie, mais malheureusement pas lors des études chez l'homme.

Il est donc assez fascinant de constater que les mêmes médiateurs pourront tout aussi bien participer à une réponse immunitaire efficace aboutissant à l'éradication de l'agent infectieux et contribuer à la défaillance organique et à la mort. Cet aspect mi-ange - mi-démon que l'on peut attribuer à de nombreuses cytokines est parfaitement illustré par ce visage que l'on doit au grand talent de P.Y. Trémois (figure 1.4).

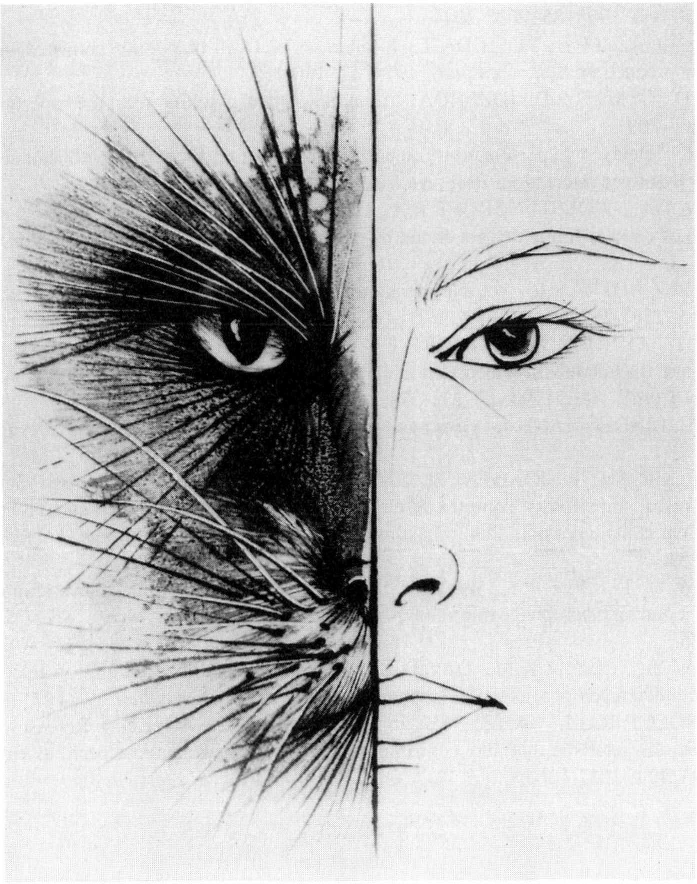

FIG. 1.4 — *Nombre de cytokines présentent un visage mi-ange - mi-démon*

(Pierre Yves Trémois, Monotype 1963;
avec la très aimable autorisation de l'artiste)

REFERENCES

[1] AARDEN L.A., BRUNNER T.K., CEROTTINI J.C. et al. - Revised nomenclature for antigen-nonspecific T cell proliferation and helper factors. *J. Immunol.,* 1979, 123, 2928-2929.

[2] BAZAN J.F. - Structural design and molecular evolution of a cytokine receptor superfamily. *Proc. Natl. Acad. Sci. USA.,* 1990, 87, 6934-6938.

[3] BENDER J.R., SADEGHI M.M., WATSON C., et al. - Heterogeneous activation threshold to cytokines in genetically distinct endothelial cells: evidence for diverse transcriptional responses. *P.N.A.S.,* 1994, 91, 3994-3998.

[4] BERNHAGEN J., CALANDRA T., MITCHELL R.A. et al. - MIF is a pituitary-derived cytokine that potentiates lethal endotoxaemia. *Nature,* 1993, 365, 756-759.

[5] CLUITMANS F.H.M., ESENDAM B.H.J., LANDEGENT J.E. et al. - Constitutive in vivo cytokine and hematopoietic growth factor gene expression in the bone marrow and peripheral blood of healthy individuals. *Blood,* 1995, 85, 2038-2044.

[6] COHEN S., BIGAZZI P.E., YOSHIDA T. - Similarities of T cell function in cell-mediated immunity and antibody production. *Cell. Immunol.,* 1974, 12, 150-159.

[7] COSMAN D., LYMAN S.D., IDZERDA R.L. et al - A new cytokine receptor superfamily . *TIBS,* 1990, 15, 265-269.

[8] DAVID J.R. - Delayed hypersensitivity in vitro. Its mediation by cell free substances formes by lymphoid cell-antigen interaction. *Proc. Natl. Acad. Sci. USA,* 1966, 65, 72-77.

[9] DUMONDE D.C., WOLSTENCROFT R.A., PANAYI G.S. et al. - "Lymphokines" : non-antibody mediators of cellular immunity generated by lymphocyte activation. *Nature (London),* 1969, 224, 38-44.

[10] FERNANDEZ-BOTRAN R.- Soluble cytokine receptors : their role in immunoregulation. *FASEB J.,* 1991, 5, 2567-2574.

[11] GEIGER T., ARNOLD J., RORDORF C. et al. - Interferon-γ overcomes the glucocorticoid-mediated and the interleukin-4 mediated inhibition of interleukin-1β synthesis in human monocytes. *Lymphok. Cytok. Res.,* 1993, 12, 271-278

[12] ISAACS A., LINDENMANN J.- Virus interference I. The interferon. *Proc. Roy. Soc. B.,* 1957,147, 258-267.

[13] POCIOT F., BRIANT L., JONGENEEL C.V. et al. - Association of tumor necrosis factor and class II major histocompatibility complex allels with the sercretion of TNFα and TNFβ by human mononuclear cells: a possible link to insulin-dependent diabetes mellitus. *Eur. J. Immunol.,* 1993, 23, 224-231.

[14] WEISER W.Y., TEMPLE P.A., WITEK-GIANNOTTI J.S. et al. - Molecular cloning of a cDNA encoding a human macrophage migration inhibitory factor. *Proc. Natl. Acad . Sci. USA,* 1989, 86, 7522-7526.

[15] WEISER W.Y., POZZI L.A.M., DAVID J.R. - Human recombinant migration inhibitory factor activates human macrophages to kill Leishmania donovani. *J. Immunol.,* 1991, 147, 2006-2011.

[16] WESTENDORP R.G.J., LANGERMANS J.A.M., DE BEL C.E. et al. - Release of TNF : an innate host characteristic that may contribute to the outcome of meningococcal disease. *J. Infect. Dis.,* 1995, 171, 1057-1060.

OUVRAGES

CALLARD R., GEARING A. - *The cytokine facts book.* Academic Press 1994.

Chapitre 2

RÉCEPTEURS DES CYTOKINES ET SIGNAUX DE TRANSDUCTION

Michel DY

INTRODUCTION

Le développement et la régulation des systèmes biologiques nécessitent de nombreuses interactions cellulaires qui, dans la majorité des cas, mettent en jeu des médiateurs solubles. Les cytokines représentent un groupe de molécules particulièrement important dans cette communication entre différentes cellules en vue d'un processus physiologique donné. Bien qu'elles aient été plus étudiées dans le contexte de la réponse immunitaire, de l'hématopoïèse et de l'inflammation, leur spectre d'action biologique s'étend à de nombreux autres systèmes tels que : la neurologie, l'endocrinologie, le développement embryonnaire... Toutes ces études ont révélé deux propriétés fondamentales de ces molécules : leur pléiotropie et leur redondance. D'une part, une seule de ces molécules peut faire exprimer des activités biologiques variées à une même cellule (signaux de prolifération, de différenciation ou d'activation) et agir sur des cellules différentes en possédant une certaine spécificité d'action vis-à-vis de la cellule qu'elle touche. D'autre part, une même activité biologique peut être induite par des cytokines différentes dans une cellule donnée. Les connaissances récentes concernant la structure des récepteurs des cytokines et les mécanismes par lesquels ils transmettent le signal a beaucoup contribué à l'explication de ces deux propriétés.

En outre, si l'on excepte pour un certain nombre d'entre elles, une structure spatiale sous forme de quatre hélices α, les cytokines ne possèdent pas d'homologies de structure qui permettent de les réunir au sein d'une même famille ou de les regrouper en sous-groupe. La caractérisation des récepteurs des cytokines a également eu le mérite de permettre cette classification.

Enfin, il faut noter que les récepteurs des cytokines existent généralement sous une forme soluble qui pourrait permettre de réguler les activités biologiques de leurs ligands. Ce sont ces considérations générales qui ont présidé à la rédaction de ce chapitre qui ne prétend pas fournir une description exhaustive de tous les récepteurs des cytokines ou de leur mécanisme de transduction du signal qui seront repris dans les chapitres consacrés à chaque cytokine.

STRUCTURE DES RÉCEPTEURS DES CYTOKINES

Classification des récepteurs des cytokines

Le clonage des récepteurs des cytokines a mis en évidence des motifs communs dans leur structure primaire qui ont permis de les classer en un certain nombre de familles [6,16,24,31) qui sont représentées dans la figure 2.1.

Les récepteurs des hématopoiétines (ou type I) (aussi appelé quelquefois récepteurs des cytokines)

C'est de loin la famille qui possèdent le plus grand nombre de membres. Les caractéristiques qui ont permis ce regroupement sont schématisées dans la figure 2.2. Tous ces récepteurs sont des glycoprotéines contenant une seule jonction transmembranaire dont l'extrémité NH-2 terminale est orientée vers l'extérieur de la cellule. Ils possèdent une partie extracellulaire contenant deux domaines d'environ 100 acides aminés chacun. Celui en position NH2 terminale possède 4 résidus cystéines dont la position est particulièrement bien conservés et qui sont engagés dans des ponts disulfures intrachaînes tandis que l'autre contient un motif W-S-X-W-S (tryptophane-sérine-un acide aminé quelconque-tryptophane-sérine) qui semble être indispensable à la fixation du ligand. Ces deux domaines se composent de 7 feuillets ß organisés de manière anti-parallèle (figure 2.3). La partie intracytoplasmique est de longueur variable (de 13 à 577 acides aminés) sans activité tyrosine kinase intrinsèque. Par contre, à proximité de la membrane, elle comporte deux motifs dénommés Box 1 et Box 2 avec dans la Box 1 un site riche en proline (Al-Ar-Pro-X-Al-Pro-X-Pro ou Ar-X-X-X-Al-Pro-X-Pro; où Al = acide aminé aliphatique; Ar = acide aminé aromatique et X=acide aminé quelconque) qui joue un rôle primordial dans la transduction du signal .

Ces caractéristiques sont partagées par tous les récepteurs de cytokines cités dans la figure 2.2, avec cependant un certain nombre de variantes pour quelques-uns. Elles résultent soit de la duplication des motifs de base propres à cette famille (c'est le cas de la chaîne ß du récepteur à l'IL-3, au GM-CSF et à l'IL-5) soit de l'addition de motifs "Immunoglobuline-like" en position NH2 terminale (IL-6 R, G-CSF R..) ou de modules de type fibronectine type III entre le motif W-S-X-W-S et la jonction transmembranaire (gp 130, G-CSF R, LIF R...) (figure 2.1).

Les récepteurs des interférons (ou type II)

Cette famille regroupe les récepteurs des IFN α, ß et γ (chaînes α et ß) ainsi que le récepteur de l'IL-10. Ces membres partagent une organisation similaire dans un domaine extracellulaire de 210 acides aminés extracellulaires qui contient une paire de résidu cystéine à chaque extrémité ainsi que deux résidus tryptophane dont la position est bien conservés. Le domaine représentatif de cette famille est dupliqué dans le cas du récepteur de l'IFNα/β (figure 2.1).

Les récepteurs du TNF (ou type III)

Cette famille comprend les deux sortes de récepteur des TNF (p55 et p75) mais également le récepteur du NGF ainsi qu'un certain nombre d'antigènes de membrane tel que CD40, CD27 et Fas. La partie extracellulaire des récepteurs de cette famille comporte 4 domaines répétitifs riches en cystéine dont la position est extrêmement bien conservée.

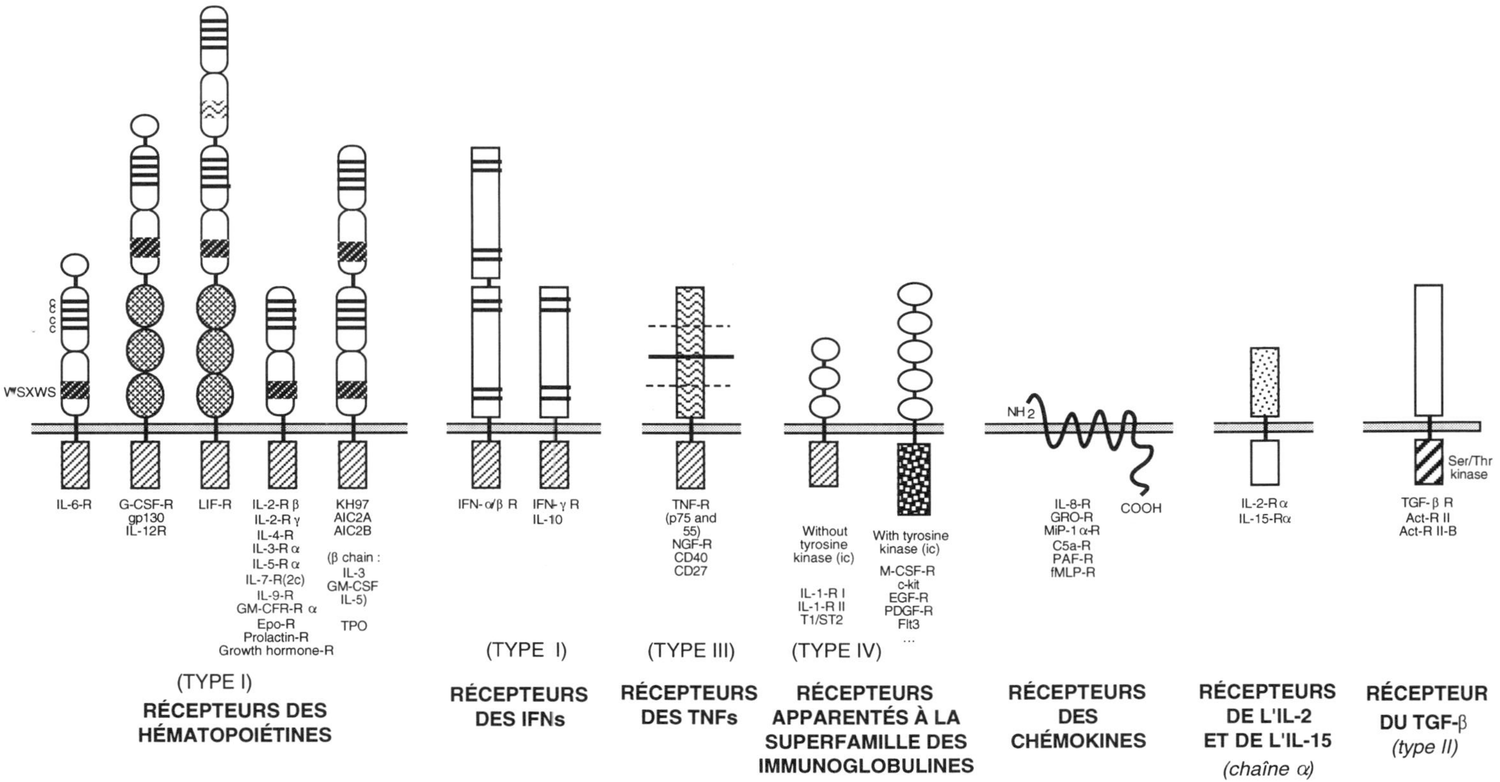

FIG.2.1 — *Différentes familles de récepteurs des cytokines : c = cystéines; WSXWS = motif Tryptophane-Sérine-acide aminé quelconque-Tryptophane-Sérine; O- motif "Immunoglobulin-like".*

Les récepteurs des cytokines apparentés à la superfamille des immuno-globulines

Cette famille se distingue par une suite de 3 ou 5 domaines "Immunoglobuline-like" dans leur partie extracellulaire. On peut la subdiviser en deux groupes selon la présence ou l'absence d'activité tyrosine-kinase intrinsèque dans le domaine intracellulaire. Les récepteurs pour l'IL-1 (type I et II) ainsi que la molécule T1/ST2 dont le ligand n'est pas encore clairement identifié font partie de cette famille sans activité tyrosine kinase intrinsèque (que l'on appelle aussi récepteurs des cytokines de type IV), alors que les récepteurs des facteurs de croissance tel que le M-CSF, l'EGF, le PDGF, le Steel factor et le ligand de FLT3 possède cette activité (figure 2.1).

Les récepteurs des chémokines

Les chémokines occupent une place particulière parmi les cytokines. Elles sont définies par les critères suivants : a) un poids moléculaire relativement faible (inférieur à 10kd); b) la position des deux premiers résidus cystéine, soit adjacents (C-C), soit séparés par un acide aminé quelconque (C - X - C) qui permet d'identifier deux sous-groupes comprenant des molécules dont les gènes sont localisés respectivement sur le chromosome humain 17 ou 4 et c) la présence dans leur récepteur de 7 jonctions transmembranaires et d'un couplage à une protéine G pour la transduction du signal (figure 2.1)

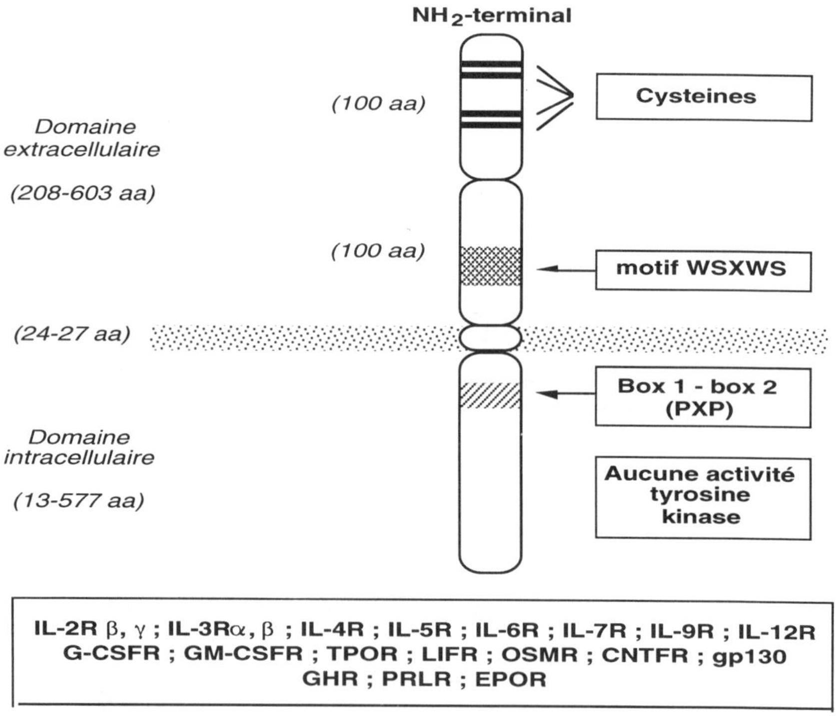

FIG. 2.2 — *Caractéristiques principales des récepteurs des hématopoïétines*

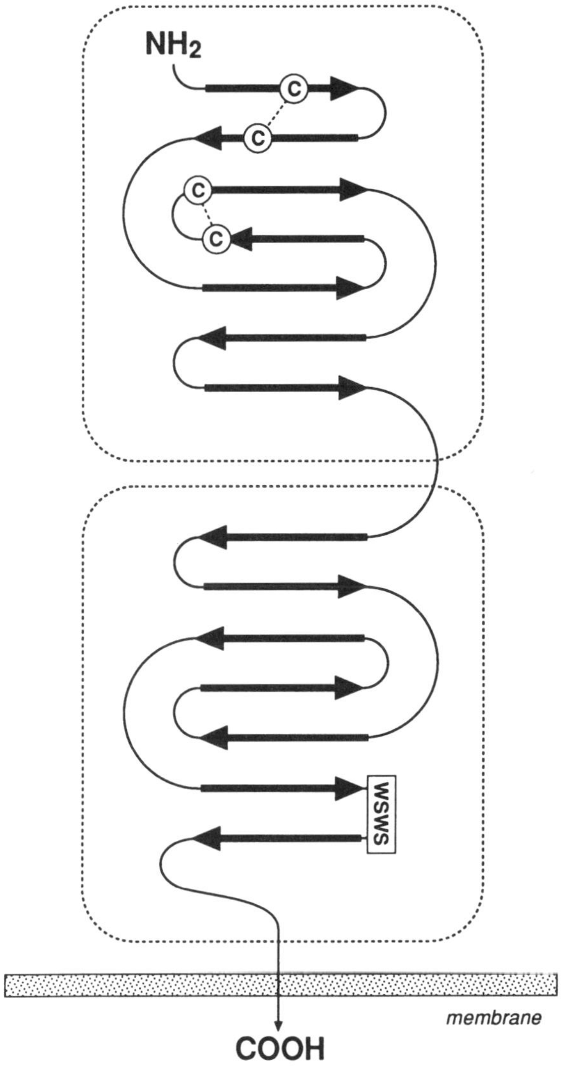

FIG. 2.3 — *Organisation en sept feuillets ß antiparallèles caractéristique des récepteurs des hématopoïétines*

Les autres récepteurs

Bien que la plupart des récepteurs des cytokines puissent être attribuée à une des familles citées précédemment, certains possèdent des caractéristiques qui leur sont propres : c'est le cas des récepteurs du TGFß de type II qui possède une activité sérine/thréonine kinase dans son domaine intracytoplasmique et des chaînes α des récepteurs de l'IL-2 (Tac ou P55) et de l'IL-15 qui possèdent des homologies structurales entre elles. En effet, ces deux chaînes possèdent respectivement 2 ou 1 motifs appelés "domaine Sushi" [9] que l'on retrouve également dans des molécules telles que C1s, C1r, le facteur XIII, ainsi que le facteur B et H où ils sont présents en grand nombre (20 pour le facteur H). Cette similitude entre ces deux récepteurs pourrait être à l'origine de la création d'une nouvelle famille de récepteur de cytokine si d'autres chaînes possèdent également cette caractéristique. Ce qui pourraît être le cas de protéines de liaisons encore mal identifiées pour l'IL-4 et l'IL-7 qui sont, comme l'IL-2 et l'IL-15, des cytokines utilisant la chaîne γc pour transmettre leur signal (voir tableau 2.1).

Composition multimérique des récepteurs des cytokines

Lors de la transfection des chaînes de récepteurs spécifiques du ligand, les cellules expriment le plus souvent un récepteur de faible affinité qui ne transmet pas le signal. En effet, mis à part les récepteurs des facteurs de croissance avec activité tyrosine kinase intrinsèque qui forment des homodimères après fixation de leur ligand, les récepteurs des cytokines sont composés de 2 ou 3 chaînes distinctes : une chaîne α qui assure la spécificité vis-à-vis du ligand et une ou deux chaînes (ß et γ) qui ne reconnaissent généralement aucune cytokine mais s'associent avec le complexe (chaîne α + ligand) pour former le récepteur de haute affinité et transmettre le signal. C'est le cas de tous les récepteurs de la famille des hématopoïétines (type I), à l'exception de ceux du G-CSF, de l'EPO, de la GH et de la PRL qui forment des homodimères (tableau 2.1).

TABLEAU 2.1 — REGROUPEMENT DE DIVERSES "HÉMATOPOÏÉTINES" SELON LA COMPOSITION DE LEUR RECEPTEUR DE HAUTE AFFINITE

Formation de récepteurs de haute affinité et transduction du signal par :

Homodimérisation	: G-CSF, GH, PRL, EPO	
Hétérodimérisation		
Chaîne commune	: gp 130 ± gp 190	: IL-6, CNTF, LIF, OSM, IL-11
"	: ßc	: IL-3, GM-CSF, IL-5
"	: γc	: IL-2, IL-4, IL-7, IL-15, IL-9

Redondance structurale et fonctionnelle

Une des particularités principales des cytokines est leur redondance. Celle-ci résulte du partage d'une chaîne commune entre différents récepteurs.

Ainsi, les récepteurs de l'IL-3, du GM-CSF et de l'IL-5 utilise la même chaîne ß (KH97 chez l'homme ou AIC2B chez la souris) qui s'associe à leurs chaînes α spécifiques pour former le récepteur de haute affinité et transmettre le signal [20]. Ceci explique les activités biologiques voisines de ces trois cytokines et les compétitions observées dans la liaison de leur ligand. De même, la molécule gp130, définie à l'origine comme la chaîne ß du récepteur à l'IL-6 est également un des éléments des récepteurs du CNTF, du LIF, de l'OSM (oncostatine M) et de l'IL-11. Le récepteur à haute affinité pour l'IL-6 [16] est composé d'une chaîne α spécifique qui s'associe à deux molécules gp130 pour transmettre le signal. Dans ce cas précis, la chaîne α ne semble avoir aucun rôle dans la transduction du signal puisque sa forme soluble est capable de s'associer à la gp130 qui peut alors transmettre le signal. Pour le CNTF, la formation du récepteur à haute affinité nécessite sa chaîne α spécifique associée à gp130 et à une molécule gp190 qui fixe le LIF avec une faible affinité. Ici aussi, la chaîne α assure uniquement la spécificité et ne joue aucun rôle dans la transduction du signal puisqu'elle n'a pas de domaine intracytoplasmique et est reliée à la membrane par un groupement glycosyl-phosphatidylinositol. Les récepteurs du LIF et de l'OSM comportent, au moins, deux chaînes (gp130 et gp190) qui s'associent pour former le récepteur de haute affinité, le LIF et l'OSM se fixant avec une faible affinité sur gp190 et gp130 respectivement. Même si l'expression de ces deux chaînes semble suffire pour former le récepteur à haute affinité et transduire le signal, des chaînes α spécifiques de chacune de ces cytokines pourraient également exister.

L'IL-2, l'IL-4, l'IL-7, l'IL-9 et l'IL-15 forment un autre groupe de cytokines dont les récepteurs partagent une ou deux chaînes communes. Tous ces récepteurs possèdent une chaîne α fixant spécifiquement le ligand qui s'associe alors avec la chaîne γ du récepteur à l'IL-2 que l'on dénomme dorénavant γc (pour γ commune). Ce partage de la chaine γ avec des récepteurs d'autres cytokines fut tout d'abord suggéré par le fait que des mutations de son gène localisé sur le chromosome Xq13 sont responsables de déficit immunitaire sévère (X-SCID : X-linked Severe Combined ImmunoDeficiency) caractérisé par une absence de cellules T alors que des souris dont le gène de l'IL-2 a été inactivé par recombinaison homologue possède une population T peu affectée [18]. On sait maintenant que ce déficit en cellules T résulte sans doute de l'inactivation du récepteur à l'IL-7 [35]. Ce partage de chaîne entre différents récepteurs possédant des activités biologiques en commun est encore plus frappant entre le récepteur de IL-2 et celui de l'IL-15 puisque les récepteurs à haute affinité de ces deux cytokines utilisent les mêmes chaînes ß et γ. Ils ne diffèrent que par l'utilisation de chaînes α spécifiques du ligand qui pourtant possède une forte homologie entre elles [9].

Enfin, un partage de chaîne a été récemment mis en évidence entre IL-4 R et IL-13 R puisque ce dernier est composé d'une chaîne spécifique encore mal identifiée qui, pour former son récepteur de haute affinité et transmettre le signal, s'associe à la chaîne α du récepteur de l'IL-4.

Tous ces exemples démontrent la complexité des récepteurs des cytokines (figure 2.4) et si certains récepteurs de la famille des hématopoïétines semblent n'être composés que d'homodimères (EPO R; PRL R; GH R; G-CSF R) il n'est pas impossible que leur composition soit plus complexe puisque des expériences récentes suggèrent l'existence de chaînes complémentaires pour certains d'entre eux tel que le récepteur de l'EPO. D'autre part, il ne faut pas oublier que mis à part le récepteur pour l'IL-6 et le CNTF la chaîne α participe avec la chaîne ß à la transduction du signal. Ainsi la chaîne α du récepteur de l'IL-3 ou du GM-CSF en association avec une chaîne ß peut transduire des signaux qui, en globalité, pourraient être différents selon que la chaîne α s'associe avec une seule chaîne ß ou deux [3]. En outre, des formes courtes des récepteurs de certaines cytokines ont été mises en évidence. Elles résultent d'épissages alternatifs. C'est le cas pour le récepteur de l'EPO où la forme courte ne traduit pas le signal. Il est probable que le dimère forme courte + forme longue soit également inactif et que ces formes courtes pourraient ainsi, en cas d'excès, avoir un effet négatif [3].

SIGNAUX DE TRANSDUCTION

Tyrosine kinases et récepteurs des cytokines

La phosphorylation de substrats intracytoplasmiques sur des résidus tyrosine est un des premiers évènements notables après fixation du ligand sur son récepteur. Ces substracts constituent un certain nombre de relais intracytoplasmiques indispensables qui vont transmettre le message jusqu'au noyau où ils vont activer ou se comporter eux-mêmes en facteur de transcription. Leur fixation sur des régions spécifiques du promoteur d'un certain nombre de gènes vont induire leur transcription et la synthèse des protéines correspondantes responsables des activités biologiques résultant de la fixation de la cytokine sur son récepteur.

Dans le cas des récepteurs avec activité tyrosine kinase intrinsèque, la transmission du signal biologique résulte de la dimérisation de ces récepteurs et de leur

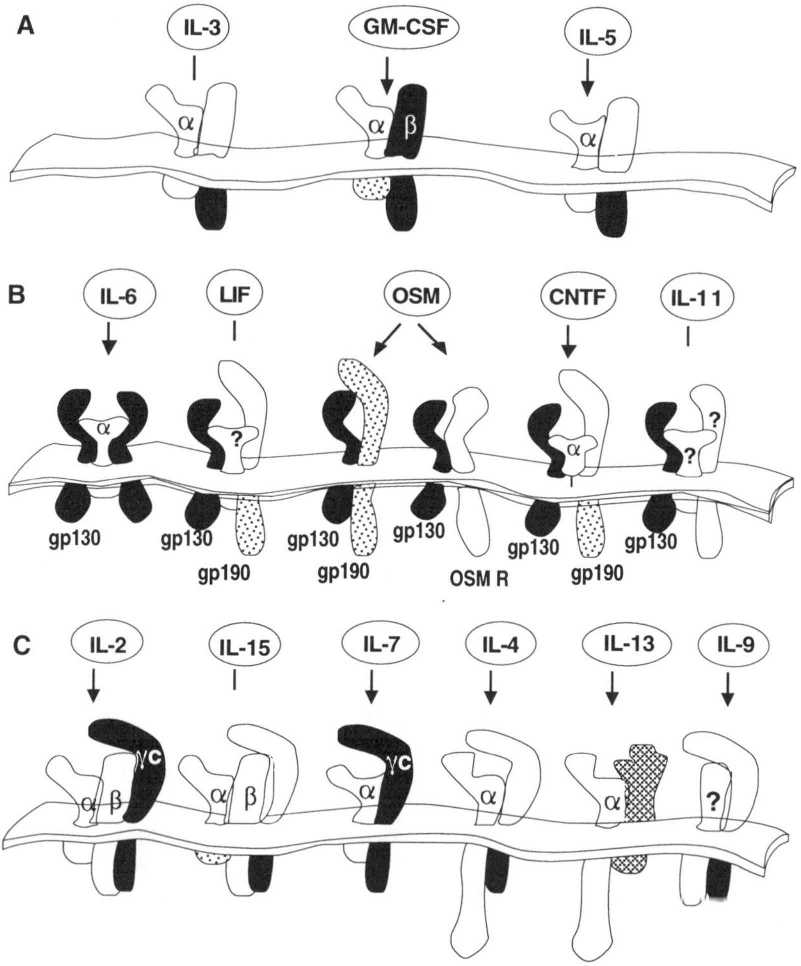

FIG. 2.4 — *Partage de chaîne commune entre les récepteurs de diverses cytokines.*

A : La chaîne β (KH97 chez l'homme ou AIC2B chez la souris) est partagée par le récepteur de l'IL-3, du GM-CSF et de l'IL-5
B : La chaîne gp 130 est commune aux récepteurs de l'IL-6, du LIF, de l'OSM, du CNTF et de l'IL-11.
C : La chaîne γc est partagée pour les récepteurs de l'IL-2, l'IL-15, l'IL-4, l'IL-7 et l'IL-9. De plus, la chaîne α de l'IL-4 est commune aux récepteurs de l'IL-4 et de l'IL-13.

transphosphorylation sur des résidus tyrosines. Ses tyrosines phosphorylées interagissent ensuite avec des motifs SH2 de molécules adaptatrices ou effectrices diverses qui vont ainsi activer diverses voies de transduction du signal (Ras-MAP-kinase, PI3 kinase, PLCγ...) [5].

En ce qui concerne les autres récepteurs des cytokines, ils ne possèdent pas d'activité tyrosine kinase intrinsèque et la première étape après fixation du ligand dépend donc de leur association avec des tyrosines kinases cytoplasmiques.

Parmi les nombreuses tyrosines kinases qui sont activées après la fixation de la cytokine sur son récepteur, celles de la famille JAK semble jouer un rôle prépondérant (JAK : Janus kinase; ce terme a été souvent aussi associé à l'acronyme : Just Another Kinase pour rappeler que leur découverte a été effectuée à une période où l'on ne connaissait pas leur rôle). Cette famille est composée de quatre membres: Jak1, Jak2, Jak3 et Tyk2 [13,15] dont les caractéristiques principales sont présentées dans la figure 2.5.

Ces kinases ont une taille variant de 120 à 140kDa. Elles ne possèdent pas de région SH2 (Src homology 2) ou SH3 (Src homology 3), comportent deux domaines catalytiques dont, seul, celui en position carboxy-terminale contient tous les motifs associés avec une activité tyrosine kinase et enfin se caractérisent par la présence de zones d'homologie importante (A,B,C,D et E) entre les divers membres.

L'implication des JAK dans le signal de transduction des cytokines a tout d'abord été démontrée pour les IFN en utilisant une série de lignées cellulaires mutantes sélectionnées pour leur incapacité à répondre à l'IFNα/ß et/ou à l'IFNγ. Ainsi, des mutants incapables de répondre à l'IFNα/ß tout en gardant une réponse normale à l'IFNγ réacquiert leur capacité de réponse après transfection de Tyk2. De façon analogue, la transfection de Jak2 dans des mutants déficients en réponse à l'IFNγ, capable de transmettre le signal induit par l'IFNα/ß, restaure cette capacité. Enfin, des mutants déficients dans la transmission du signal des deux types d'IFN redeviennent capables de répondre après transfection de Jak1. Par conséquent, Jak1 est indispensable à la transmission du signal des deux types d'IFN mais nécessite la présence simultanée de Jak2 pour l'IFNγ et de Tyk2 par l'IFNα/ß [21]. Leur rôle dans la transmission du signal de nombreuses cytokines est maintenant bien mis en évidence et résumé dans le tableau 2.2.

Le mécanisme exact d'activation des JAK après fixation du ligand sur son récepteur n'est pas encore totalement élucidé. Cependant sachant que les tyrosines kinases JAK s'associent (la plupart du temps constitutivement ou après liaison du ligand selon le cas) spécifiquement aux récepteurs au niveau de la box 1 située sous la jonction transmembranaire [30], il est fort probable que la dimérisation ou l'oligomérisation des récepteurs induit la juxtaposition des JAK qui vont s'autophosphoryler, augmenter leur activité catalytique et phosphoryler les résidus tyrosine des récepteurs offrant ainsi des sites d'ancrage pour des molécules ayant des domaines SH2 (molécules adaptatrices ou effectrices).

D'autres tyrosines kinases intracytoplasmiques jouent également un rôle dans la transmission du signal des récepteurs des cytokines. Il s'agit principalement des tyrosine-kinases de la famille Src: Src, Yes, Fyn, Lyn, Lck, Blk, Hck, Fgr et Yrk [2]. Les quatres premiers ont une expression ubiquitaire alors que Lck, Hck, Fgr et Blk sont exprimées préférentiellement dans les cellules hématopoïétiques avec un certain degré de spécificité vis-à-vis de la nature de la cellule (figure 2.6). La structure de ces kinases est représentée dans la figure 2.6. Elles ont un poids moléculaire de 53 à 64KDa et possèdent trois régions caractéristiques : le site catalytique en position COOH-terminale où l'identité est la plus

FAMILLE JAK

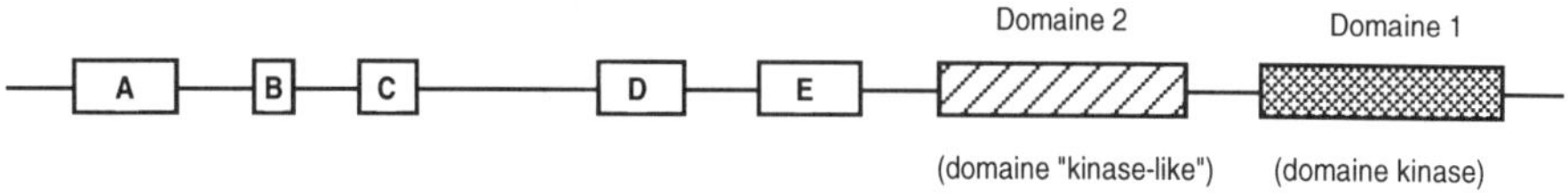

	Taille	Localisation chromosomique (homme)	Expression	Rôle dans la transmission du signal
JAK1	135 KDa	1 p 31.3	Ubiquitaire	IFNα/β/γ; IL-6/CNTF/LIF/IL-11; IL-3/GM-CSF/IL-5; IL-2/IL-4/IL-7;
JAK2	130 KDa	10 p23-p24	Ubiquitaire	IFNγ; IL-12;G-CSF; GH; PRL; EPO; IL-6/CNTF/LIF/IL-11; IL-3/GM-CSF/IL-5;
JAK3	120 KDa	4 q 31	Myeloide/lymphoide	IL-2/IL-4/IL-7;
TYK2	140 KDa	19 p 13.2	Ubiquitaire	IFNα/β ; IL-12; IL-6/CNTF/LIF/IL-11;

FIG. 2.5 — *Caractéristiques des kinases de la famille JAK (A,B,C,D,E définissent les zones de principales homologies entre les différents membres de cette famille).*

forte entre les différents membres de cette famille (domaine SH1 : Src homology 1) suivi d'un domaine SH2 qui permet la liaison à une phosphotyrosine dans un contexte donné et d'un domaine SH3 qui reconnaît des motifs riches en proline. Ainsi, Lck, Fyn et Lyn sont associés à la chaîne ß du récepteur de l'IL-2 et sont activés après fixation du ligand, Yes et Lyn sont impliqués dans la transmission du signal de l'IL-3 et du GM-CSF, Fyn pour l'IL-7 et Yes pour l'oncostatine.

TABLEAU 2.2 — ASSOCIATION DES TYROSINES KINASES DE LA FAMILLE JAK AVEC LES RÉCEPTEURS DES CYTOKINES

IFN α/β	Jak 1, Tyk 2
IFNγ	Jak 1, Jak 2
IL-3/GM-CSF/IL-5	Jak 1, Jak 2
IL-6/CNTF/LIF/OSM/IL-11	Jak 1, Jak 2, Tyk 2
IL-2/IL-4/IL-7	Jak 1, Jak 3
EPO, GH, PRL	Jak 2
G-CSF	Jak 1
IL-10	Jak 1, Tyk 2
IL-12	Jak 2, Tyk 2

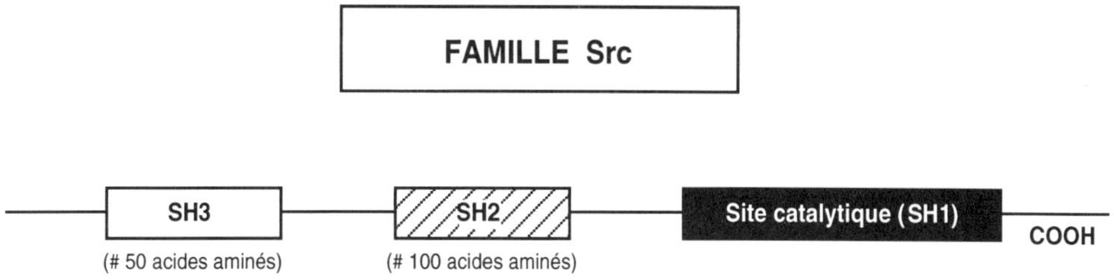

	T	B	NK	Mastocytes	Monocytes	Granulocytes	Plaquettes
Src	-	-	+	+	+	?	+
Fyn	+	+	+	-	+	?	+
Yes	+	-	+	+	?	?	+
Lyn	-	+	+	+	+	?	+
Lck	+	+/-	+	-	-	-	-
Blk	-	+	-	-	-	-	-
Mck	-	+	-	+	+	+	+
Fgr	-	-	-	-	+	+	-

FIG.2.6 — *Caractéristiques et localisation des kinases de la famille Src (adapté à partir de J.B. Bolen et al., ref. 2).*

Enfin, en dehors de la famille JAK et Src, d'autres tyrosines kinases (telles que celles des familles Fes/Fps, Syk, ou Ltk/Btk/Tec...) sont aussi impliquées dans la transduction du signal des récepteurs de cytokines [29].

En résumé, il existe des similarités entre les récepteurs des cytokines avec activité tyrosine kinase intrinsèque et les autres récepteurs en ce sens que tous les deux recrutent des molécules de transduction par une phosphorylation sur des résidus tyrosine. On peut envisager que la particularité des récepteurs des hématopoïétines réside dans leur capacité à activer de multiples protéine-tyrosine-kinase leur permettant ainsi une certaine flexibilité d'action en fonction des différents types cellulaires.

STAT : Signal Transducers and Activators of Transcription

Parmi les nombreuses protéines intracytoplasmiques qui vont être phosphorylées par les différentes kinases mises en route par la fixation de la cytokine sur son récepteur, la famille des STAT prend à l'heure actuelle de plus en plus d'importance [11]. Les STAT sont une famille de facteurs de transcription qui furent tout d'abord identifiés dans la transduction du signal de l'IFN. L'IFNα/ß induit la formation d'un complexe ISGF3 qui se lie à des sites de fixation sur le promoteur de certains gènes (ISRE : Interferon-Stimulated Response Element) et en induit la transcription. ISGF3 est formé de 3 composants de 48kDa, 113 kDa et 84 (ou 91) kDa. La formation du complexe et sa migration au noyau nécessite la phosphorylation des résidus tyrosine de p113 et de p84 ou 91. L'IFNγ induit aussi la phosphorylation des tyrosines de p91 (mais pas de p113) qui vont ensuite se fixer sur des éléments GAS (Gamma Activated Sequences) des gènes qui sont activés par l'IFNγ. Des homologies importantes ont été retrouvées entre p91 et p113 et ont ainsi défini une nouvelle famille de molécules de transduction et d'activateurs de transcription : STAT. Ainsi p84 ou p91 qui résultent du même gène par épissage alternatif ont été dénommés Stat 1α ou ß respectivement et p113:Stat 2.

Grâce à leur homologie de structure (figure 2.7) un nombre important de STAT ont été clonées mais les relations de certaines d'entre elles avec la transduction du signal d'une cytokine donnée ne sont pas encore clairement établies.

PROTÉINES STAT

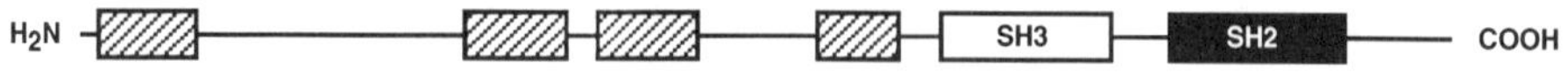

Stat 1 α/β	(p 91/p 84)	IFN γ, IFN α/β, IL-6, GH
Stat 2	(p 113)	IFN α/β
Stat 3	(Acute Phase Reactive protein : APRF)	IL-6, G-CSF
Stat 4		IL-12
Stat 5	(Mammary gland factor : MGF)	PRL, IL-3, GM-CSF, EPO, IL-2, TPO
Stat 6		IL-4

FIG. 2.7 — *Caractéristiques des protéines STAT (Signal Transducers and Activators of transcription). (Les régions en hachuré désignent les zones d'homologies principales entre les différentes STAT).*

Les STAT sont des protéines résidant généralement à l'état latent dans le cytoplasme. Elles sont activées lorsqu'elles sont phosphorylées sur un résidu tyrosine spécifique probablement par les JAK activés par la fixation du ligand sur son récepteur. Une fois phosphorylées, ces STAT forment des homodimères ou des hétérodimères et ce n'est que sous cette forme qu'elles sont alors transloquées dans le noyau où elles se fixent sur des éléments GAS de certains gènes et activent leur transcription.

Différentes STAT sont activées par différents récepteurs (figure 2.7), ce qui suggère la non spécificité des JAK par rapport aux STAT. En effet, à titre d'exemple, l'IL-2 et l'IL-4 active les mêmes JAK alors que des STAT différentes sont phosphorylées, tandis que l'IL-2 et la prolactine agissent sur Stat 5 bien qu'elles activent des JAK différentes. Il semble qu'un certain degré de spécificité puisse être expliqué par la fixation préférentielle des STAT par leur motif SH2 sur des tyrosines phosphorylées du domaine intracellulaire des récepteurs des cytokines (la spécificité étant guidée par le contexte dans lequel le motif SH2 des STAT reconnait la tyrosine phosphorylée sur le récepteur). Ce modèle d'activation des STAT a été démontré pour le récepteur de l'IFNγ et gp130 [10,11,28]. Il faut cependant se garder de le généraliser car comme le montre les expériences faites avec le récepteur de la GH on peut avoir activation des STAT après délétion des résidus tyrosine de la partie intracellulaire de ce récepteur [36].

Les STAT se fixent sur des éléments GAS présents dans le promoteur d'un certain nombre de gènes. Ces éléments GAS varient considérablement, cependant ils sont conformes à une structure palindromique générale : TT(N)sAA. La spécificité de liaison des STAT sur ces divers éléments GAS semblent être dictée par le nombre de paires de base entre TT et AA [25].

Autres voies de transduction

La plus connue de ces autres voies de transduction est celle qui active Ras et les MAP-kinases. Elle a été particulièrement bien étudiée pour les facteurs de croissance dont les récepteurs possèdent une activité tyrosine kinase intrinsèque. Cependant, il est maintenant évident que les récepteurs des autres cytokines mettent aussi en jeu cette voie de transduction [17]. Après phosphorylation du domaine intracytoplasmique du récepteur, une de ces tyrosines phosphorylées est spécifiquement reconnue par le domaine SH2 de Grb2 qui en s'associant avec le facteur d'échange Sos (Son of Sevenless) transforme Ras GDP inactif en Ras GTP actif qui à son tour active Raf. Raf peut alors phosphoryler MEK qui phosphoryle ensuite MAP-kinase. Cette MAP-kinase phosphorylée pénètre dans le noyau et active un certain nombre de facteurs de transcription qui contrôle l'expression de nombreux gènes. Cette voie est schématisée dans la figure 2.8 ainsi que les nombreuses autres voies de transduction induite par la fixation de la cytokine sur son récepteur [7] : voie de la PI3-kinase responsable de l'activation de la sérine-thréonine kinase: PKB (c-Akt)[4], de la PLCγ, d'activation de Vav dans les cellules hématopoïétiques [12], d'induction de myc et aussi d'activation de phosphatase qui semble pouvoir dans certains cas avoir un rôle de contrôle rétroactif. En effet, un rôle potentiel de ces tyrosines phosphatases a tout d'abord été basé sur l'effet prolifératif d'inhibiteurs de phosphatase dans des lignées IL-3 dépendantes [32] et sur le caractère transitoire des phosphorylations des résidus tyrosine induites après fixation du ligand. Plusieurs phosphatases ont été clonées. Parmi celles-ci, HCP (Hematopoietic Cell Phosphatase) a été plus particulièrement étudiée [37]. Elle possède un domaine tyrosine phosphatase en position carboxy-terminale et une région NH2 terminale comportant deux domaines contigus SH2 qui lui permettant de s'associer à des résidus tyrosine phosphorylés des récepteurs de l'EPO, de l'IL-3 ou à c-kit [14]. Son rôle dans le contrôle du signal induit par ces facteurs a été illustré par le phénotype des souris *moth-eaten* (me) qui résulte d'une mutation aboutissant à une délétion fonctionnelle de HCP [33]. Ces souris meurent en quelques semaines d'une accumulation importante de macrophages dans les poumons accompagnée de nombreuses anormalités de l'hématopoïèse dont une sensibilité exagérée à l'EPO [34].

Récemment, une nouvelle voie de régulation de la transmission du signal a été mise en évidence. En effet, certaines cytokines (IL-2, IL-3, GM-CSF, et EPO) induise la synthèse d'une molécule CIS (Cytokine-Inducible SH2-containing protein) qui en se fixant sur les tyrosines phosphorylées de la partie distale du récepteur pourrait avoir un effet régulateur négatif soit en "down-modulant" la fonction du récepteur ou en recrutant une voie inhibitrice non identifiée [38].

Pléiotropie et spécificité d'action en fonction de la cellule cible

Comme le montre la figure 2.8, le nombre élevé de voie de transduction mis en jeu par la fixation de la cytokine sur son récepteur explique facilement les effets biologiques variés au sein d'une cellule : signaux de prolifération, de différenciation et d'activation. Le rôle exact de telle ou telle voie dans la transmission du signal mitogénique n'est pas clairement établi. Les STAT ne sont pas indispensables pour l'induction de la prolifération comme cela a été démontré pour gp130 et la GH. Il en est de même pour la voie des MAP kinases dans les cellules hématopoïétiques qui répondent à l'IL-2 ou au GM-CSF après délétion des régions intracellulaires du récepteur indispensable à l'activation de cette voie.

Par contre, la transcription du gène c myc dans les cellules semble être nécessaire à la prolifération cellulaire [26]. Le mécanisme de cette induction n'est pas encore élucidé mais requiert les régions situées juste au dessous de la jonction transmembranaire. Pour les signaux de différenciation, ils nécessitent la région distale du récepteur dont les résidus tyrosine ont été phosphorylés par les kinases (JAK sans doute) associés à la partie proximale. Ceci explique que malgré la localisation différente de la région nécessaire aux signaux de différenciation, leur expression nécessite aussi la région proche de la membrane, comme cela a été démontré pour le G-CSF [8].

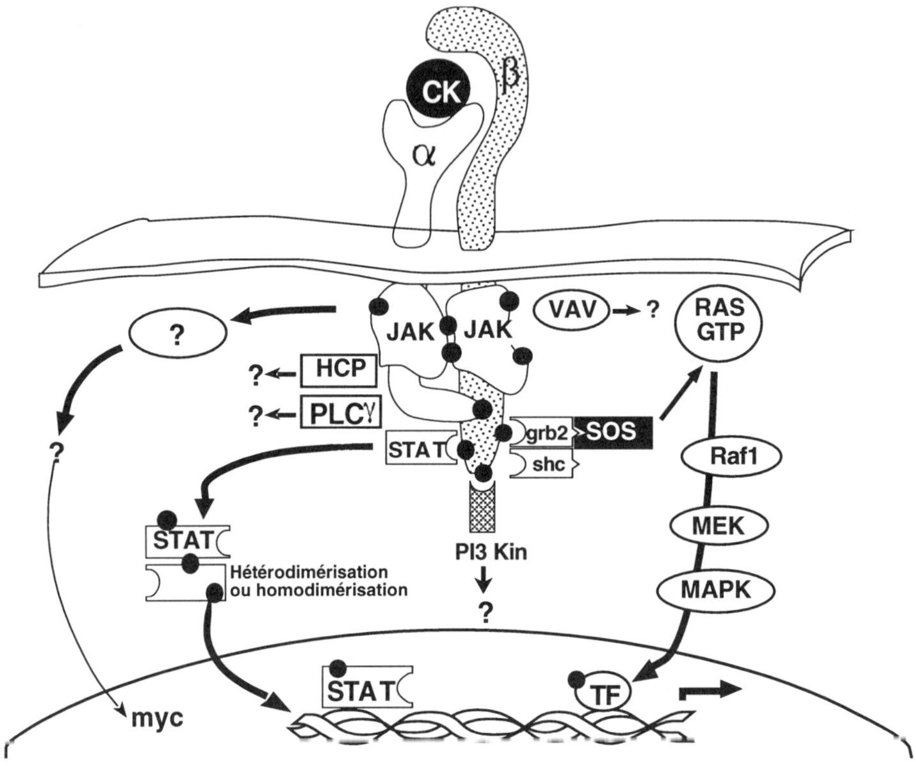

FIG. 2.8 — *Schématisation des diverses voies de transduction mises en jeu par la fixation de la cytokine sur son récepteur.*

La spécificité de la réponse à une cytokine donnée en fonction de la nature de la cellule cible n'est pas totalement élucidée. Cependant, la connaissance des différents signaux de transduction induit par ces récepteurs permet d'envisager un certain nombre d'hypothèses. Le premier élément de spécificité réside dans la nature des STAT activées par une cytokine donnée qui peut être différente non seulement en fonction de la cellule cible [23] mais également en fonction de l'état d'activation de la cellule [19]. Le second élément de spécificité tient au fait que ces divers STAT doivent former des homodimères ou des hétérodimères pour agir comme facteur de transcription et que l'affinité de ces derniers pour les divers éléments GAS varient selon leur composition. D'autre part, l'expression cellulaire préférentielle de certaines kinases de la famille Src pourrait être reliée à l'expression d'activités biologiques spécifiques de certaines cytokines. Ainsi, l'IL-2 induit une activité cytotoxique dans les cellules $CD8^+$ et les cellules NK qui expriment préférentiellement lck tandis qu'elle induit la synthèse d'immunoglobuline dans les cellules B qui expriment lyn.

RÉCEPTEURS SOLUBLES

A l'heure actuelle, des formes solubles pour la très grande majorité des récepteurs des cytokines ont été mis en évidence [1,22]. Elles résultent soit d'un clivage proléolytique de la forme membranaire, soit d'un épissage alternatif du mRNA de ces récepteurs aboutissant à l'expression d'une protéine dépourvue de la partie membranaire et intracytoplasmique. Tous ces récepteurs solubles gardent leur propriété de fixer spécifiquement leur ligand avec une affinité généralement légèrement inférieure à celle de la forme membranaire. Jusqu'à présent, il n'y a pas de consensus général sur le rôle physiologique de ces récepteurs solubles. Une fonction antagoniste a été démontrée pour les récepteurs solubles du LIF, du TNFα, de l'IL-1 et de l'IL-4. En agissant en compétition avec la forme membranaire pour l'utilisation du ligand spécifique, cette forme soluble pourrait ainsi limiter dans le temps et dans l'espace l'action de la cytokine. Cependant, l'affinité légèrement inférieure de cette forme soluble suggère que ce rôle n'est envisageable qu'en excès par rapport à la forme membranaire. Un effet "carrier" protecteur du ligand a été également décrit dans certaines conditions. Ainsi l'IL-4 complexé à son récepteur soluble est moins sensible à la dégradation protéolytique, et le TNFα complexé à son récepteur soluble à une demie-vie plus longue que la forme non complexée. Enfin, un effet agoniste a également été observé pour la forme soluble des récepteurs de l'IL-6 et du CNTF. En se combinant avec leur ligand respectif, ses récepteurs solubles forment des complexes qui sont alors capables d'induire un signal à toutes les cellules exprimant gp130 ou gp130 + gp190 respectivement. Il est à noter que ces deux récepteurs IL-6 et CNTF ont, soit une partie intracytoplasmique très courte qui n'intervient pas dans la transduction du signal, soit aucun domaine intracellulaire puisque rattaché à la membrane par un groupement glycosyl-phosphatidylinositol.

TABLEAU 2.3 — PROTEINES CODEES PAR DES GENES VIRAUX AYANT UNE HOMOLOGIE AVEC LES RECEPTEURS DES CYTOKINES

Protéines	Virus	Cytokines	Homologie	Capacité de liaison
	T2	Shope Fibroma virus	TNF R (p75)	38% TNFα
B15	Poxvirus	IL-1R (type II)	30%	IL-1ß
T7	Myxoma virus	IFN γR	-	IFNγ
US 28	CMV	Chemokine R	33%	Chemokines C-C (MIP-1α, MCP-1, RANTES) pas les chemokines CXC
-	HVS	Chemokine R	-	Chemokines C-X-C (IL-8, GRO...) mais pas les chemokines C-C

La fonction exacte de ces récepteurs est encore sujet à controverse. Cependant, le fait que certains virus comportent des gènes qui codent pour des protéines ayant une homologie importante avec les récepteurs solubles de certaines cytokines (TNF, IL-1, IFNγ et chemokine)[27] (tableau 2.3) et que l'inhibition de l'expression de ces molécules diminuent la pathogénicité de ces virus, suggèrent fortement que les récepteurs solubles pourraient avoir un effet inhibiteur sur la réponse immune.

RESUME ET CONCLUSIONS

De nombreuses cytokines contrôlent la prolifération, la différenciation et les fonctions des cellules hématopoïétiques. Ces cytokines exercent leurs activités biologiques grâce à des récepteurs spécifiques exprimés à la surface des cellules cibles. Basés sur des homologies de structure bien établies, ces récepteurs peuvent être regroupés en différentes familles dont une, appelée récepteurs des hématopoïétines ou récepteurs de cytokine de type I, est largement majoritaire. Ces récepteurs sont généralement composés de plusieurs chaînes dont l'une assure la spécificité par rapport au ligand (chaîne α) tandis que l'autre (ou les autres) sont indispensables pour la transduction du signal (chaînes ß et γ). Ces dernières ne reconnaissent pas le ligand et sont partagées par plusieurs récepteurs de cytokines expliquant ainsi, au moins en partie, la redondance observée entre les activités biologiques de certaines cytokines. Bien que le domaine cytoplasmique des récepteurs des cytokines ne possède généralement pas d'activité tyrosine kinase intrinsèque, ils induisent pour la plupart une phosphorylation des résidus tyrosines de divers substrats intracytoplasmiques et du récepteur lui-même. Pour ce faire, les récepteurs utilisent des tyrosine-kinases de la famille des JAK qui se fixe au niveau de la Box 1 situé dans la région proche de la membrane. Leurs activations qui résultent de la dimérisation ou de l'oligomérisation des récepteurs aboutit à la phosphorylation des tyrosines intracytoplasmiques du récepteur qui offre ainsi des sites d'ancrage pour des molécules diverses (adaptatrices, effectrices ou régulatrices) possédant un mofif SH2 qui vont alors mettre en jeu diverses voies métaboliques (STAT; Raf-MAP-Kinase; PI3 kinase; PLCγ; HCP; Vav; induction de c myc) dont le rôle exact reste à définir. Cette multiplicité de voie de transduction explique la pléiotropie des cytokines. La spécificité d'action en fonction de la nature de la cellule cible pouvant s'expliquer par la nature différente de ces systèmes de transduction dans chaque cellule. C'est en particulier le cas pour les STAT : une cytokine donnée pouvant activer différentes STAT selon la nature et l'état d'activation de la cellule sur laquelle elle agit. De plus, ces STAT devant s'homo- ou s'hétérodimériser pour agir sur la transcription du gène, il est fort probable que l'affinité pour les éléments GAS de ces dimères diffèrent selon leur composition.

En conclusion, d'énormes progrès ont été faits au cours des deux dernières années pour mieux comprendre les récepteurs des cytokines et leur mécanisme de transduction du signal. Non seulement, elle nous a déjà permis de regrouper ces différentes molécules en familles mais également de comprendre un certain nombre de propriétés spécifiques à ces molécules. Il ne fait aucun doute que des progrès sont encore à attendre, mais d'ores et déjà il semble que la combinaison JAK/STAT qui semble être spécifique à ces cytokines, pourrait être une excellente cible pour le développement de nouveaux agents thérapeutiques intervenant sur l'effet des cytokines dans diverses situations physiopathologiques.

REFERENCES

[1] BENDTZEN K. - Cytokines and natural regulators of cytokines. *Immunol. Letters*, 1994, *43*, 111.

[2] BOLEN J.B., ROWLEY R.B., SLANA C., TSYGANKOV A.Y. - The Src family of Tyrosine protein kinases in hemopoietic signal transduction. *FASEB J.*, 1992, *6*, 3403.

[3] BUDEL L.M., DONG F., LOWENBERG B., TOUW I.P. - Hematopoietic growth factor receptors: structure variations and alternatives of receptor complex formation in normal hematopoiesis and in hematopoietic disorders. *Leukemia*, 1995, *9*, 553.

[4] BURGERING B.M.TH., COFFER P.J. - Protein kinase B (c-AKt) in phoisphatidylinositol-3-OH Kinase signal transduction. *Nature,* 1995, *376,* 599.

[5] CHARDIN P. - Domaines SH2 et SH3 : un nouveau paradigme pour la transmission du signal. *Médecine/Sciences,* 1994, *10*, 709.

[6] COSMAN D. - The hematopoietin receptor superfamily. *Cytokine*, 1993, *5*, 95-.

[7] DUSANTER-FOURT I., MAYEUX P., GISSELBRECHT S. - Transduction du signal par les récepteurs de cytokines. *Médecine/Sciences,* 1994, *10*, 825.

[8] FUKUNAGA R., ISHIZAKA-IKEDA E., NAGATA S. - Growth and differentiation signals mediated by different regions of cytoplasmic domain of granulocyte colony stimulating factor receptors. *Cell*, 1993, *74*, 1079.

[9] GIRI J.G., KUMAKI S., AHDIEH M., FRIEND D.J., LOOMIS A., SHANEBECK K., DUBOSE R., COSMAN D., PARK L.S., ANDERSON D.Y. - Identification and cloning of a novel IL-15 binding protein that is structurally related to the a chain of the IL-2 receptor. *Embo J.*, 1995, *14,* 3654.

[10] GREENLUND A.C., MORALES M.O., VIVIANO B.L., YAN H., KROLEWSKI J., SCHREIBER R.D. - Stat recrutment by tyrosine-phosphorylated cytokine receptors : an ordered reversible affinity-driven process. *Immunity*, 1995, *2*, 677.

[11] HEIM M.H., KERR I.M., STARK G.R., DANNELL J.E. - Contribution of STAT SH2 groups to specific interferon signaling by the Jak-STAT pathway. *Science*, 1995, *267*, 1347.

[12] HU P., MARGOLIS B., SCHLESSINGER J. - Vav : a potential link between tyrosine kinases and Ras-like CTPases in hematopoietic cell signaling. *BioEssays*, 1993, *15*, 179.

[13] IHLE J.N., KERR I.M. - Jaks and Stats in signaling by the cytokine receptor superfamily. *TIBS* , 1995, *11*, 69.

[14] IHLE J.N., WITTHUHN B.A., QUELLE F.W., SILVENNOINEN O., TANG B., YI T. - Protein tyrosine phosphorylation in the regulation of hematopoiesis by receptors of the cytokine receptor superfamily. *Blood Cells*, 1994, *20*, 65.

[15] IHLE J.N., WITTHUHN B.A., QUELLE F.W., YAMAMOTO K., SILVENNOINEN O. - Signaling throught the hematopoietic cytokine receptors. *Ann. Rev. Immunol.*, 1995, *13*, 369.

[16] KISHIMOTO T., AKINA S., TAGA T. - Interleukin 6 and its receptor: a paradigm of cytokines. *Science*, 1992, *258*, 593.

[17] KISHIMOTO T., TAGA T., AKINA S. - Cytokine signal transduction. *Cell*, 1994, *76*, 253.

[18] LEONARD W.J. - The defective gene in X-linked severe combined immuno-deficiency encodes a shared interleukin receptor subunit : implications for cytokine pleiotropy and redundancy. *Current Opinion in Immunology*, 1994, *6*, 631.

[19] LIN J.X., MIGONE T.S., TSANG M., FRIEDMANN M., WEATHERBEE J.A., ZHOU L., YAMAUCHI A., BLOOM E.T., MIETZ J., JOHN S., LEONARD W.J. - The role of shared receptor motifs and common Stat proteins in the generation of cytokine pleiotropy and redundancy by IL-2, IL-4, IL-7, IL-13 and IL-15. *Immunity*, 1995, *2*, 331.

[20] MIYAJIMA A., HARA T., KITAMURA T. - Common subunits of cytokine receptors and the functional redundancy of cytokines. *TIBS*, 1992, *17*, 378.

[21] MULLER M., BRISCOE J., LAXTON C., GUSCHIN D., ZIEMENSKI A., SILVENNOINEN O., HARPUR A.G., BARBIERI G., WHITTHUHN B.A., SCHINDLER C., PELLEGRINI S., WILKS A.F., IHLE J.N., STARK G.R., KEN I.M. - The protein tyrosine kinase Jak 1 complements defects in interferon a/ß and g signal tranduction. *Nature*, 1993, *366*, 129.

[22] ROSE-JOHN S.,HEINRICH P.C.- Soluble receptors for cytokines and growth facotrs: generative and biological function. *Biochem. J.*, 1994, *300*, 281.

[23] ROTHMAN P., KREIDER B., AZAM M., LEVY D., WEGENKA U., EILERS A., DECKER T., HORN F., KASHLEVA H., IHLE J., SCHINDLER C. - Cytokines and growth factors signals through tyrosine phosphorylation of a family of related transcription factors. *Immunity*, 1994, *1*, 457.

[24] SCHREURS J., CORMAN D.M., MIYAJIMA A. - Cytokine receptors: a new superfamily of receptors. In : International Review of Cytology. Vol. 137 B, 1992 p. 121. Acad. Press.

[25] SEIDEL H.M., MILOCCO L.H., LAMB P., DARNELL J.E. Jr., STEIN R.B., ROSEN J. - Spacing of palindromic half sites as a determinant of selective STAT (signal transducers and activators of transcription) DNA binding and transcriptional activity. *Proc. Natl. Acad. Sci.* USA, 1995, *92*, 3041.

[26] SHIBUJA H., YONEYAMA M., NINOMIYA-TSUJI J., MATSUMOTO K., TANIGUCHI T. - IL-2 and EGF receptors stimulate the hematopoietic cell cycle via different signaling pathways : demonstration of a novel role for c-myc. *Cell*, 1992, *70*, 57.

[27] SPRIGGS M.K. - Cytokines and cytokine receptor genes captured by virus. *Current Opinion in Immunology*, 1994, *6*, 526.

[28] STAHL N., FARRUGGELLA T.J., BOULTON T.G., SHONG Z., DARNELL J.E., YANIOPOULOS G.D. - Choice of STATs and other substrates specified by modular Tyrosine-based motifs in cytokine receptors. *Sciences*, 1995, *267*, 1349.

[29] TANIGUCHI T. - Cytokine signaling through nonreceptor protein tyrosine kinases. *Science*, 1995, *268*, 251.

[30] TANNER J.W., CHEN W., YOUNG R.L., LONGMORE G.D., SHAW A.S. - The conserved Box 1 Motif of cytokine receptors is required for association with JAK kinases. *J. Biol. Chem.*, 1995, *270*, 6523.

[31] THEZE J. - Cytokine receptors : a combinative family of molecules. *Eur. Cytokine Network*, 1994, *5*, 253.

[32] TOJO A., KASUGA M., URABE A., TAKAKU F. - Vanadate can replace interleukin 3 for transient growth of factor-dependent cells. *Exp. Cell. Res.*, 1987, *171*, 16.

[33] TSUI H.W., SIMINOVITCH K.A., DE SOUZA L., TSUI F.W.L. - Motheaten and viable motheaten mice have mutations in the hematopoietic cell phosphatase gene. *Nat. Gen.* 1993, *4*, 124.

[34] VAN ZANT G., SHULTZ L. - Hematopoietic abnormalities of the immunodeficient mouse mutant, viable motheten. *Exp. Hematol.*, 1989, *17*, 81.

[35] VON FREEDEN-JEFFRY U., VIERA P., LUCIAN L.A., McNEIL J., BURDACH SE, MURRAY R. - Lymphopenia in Interleukin 7 (IL-7) gene-delete mice identifies IL-7 as a nonredundant cytokine. *J. Exp. Med.*, 1995, *181*, 1519.

[36] WANG Y.D., WONG K., WOOD W.I.- Intracellular tyrosine residues of the human growth hormone receptor are not required for the signaling of proliferation or Jak-STATs activation. *J. Biol. Chem.*, 1995, *270*, 7021.

[37] YI T., CLEVELAND J.L., IHLE J.N. - A protein tyrosine phosphatase containing SH2 domains, characterization, preferential expression in hematopoietic cells and localization to human chromosome 12 p12-13. *Mol. Cell. Biol.*, 1992, *12*, 836.

[38] YOSHIMURA A., OHKUBO T., KIGUCHI T., JENKINS N.A., GILBERT D.J., COPENLAND N.G., HARA T., MIYAJIMA A. - A novel cytokine-inducible gene CIS encodes an SH2-containing protein that binds to tyrosine-phosphorylated Interleukin 3 and erythropoietin receptors. *EMBO J.*, 1995, *14*, 2816.

Chapitre 3

STEM CELL FACTOR

C. OSKERITZIAN

INTRODUCTION

Les cellules matures sanguines, caractérisées par des fonctions très spécifiques et une durée de vie limitée, sont le fruit d'une différenciation séquentielle de cellules souches hématopoïétiques en cellules dites précurseurs, qui, à leur tour, se divisent pour produire des cellules précurseurs plus différenciées. La prolifération, mais aussi la différenciation des précurseurs hématopoïétiques sont régulées par un réseau complexe de cytokines, lesquelles sont produites par des cellules accessoires constitutives du microenvironnement hématopoïétique. Cette théorie de l'hématopoïèse, processus hautement dynamique, a été confortée par l'isolement d'une nouvelle cytokine hématopoïétique clonée en 1990. On lui a attribué diverses appellations: Mast Cell Growth Factor (MCGF), Stem Cell Growth Factor (SCF), Steel Factor (SF), c-kit Ligand (KL) [2, 38, 48, 65, 67]. En effet, cette molécule est le ligand d'un récepteur de surface codé par le proto-oncogène c-kit, homologue cellulaire de l'oncogène v-kit du virus de sarcome félin Hardy-Zuckerman 4 (HZ4) [68]. Dès 1920, deux souches de souris mutantes, les mutants W ("Dominant-White Spotting") et Sl (Steel), ont été identifiées comme présentant un phénotype similaire: anémie macrocytaire sévère, altérations de la mélanogénèse et de la gamétogénèse. D'élégantes expériences de complémentation menées dès 1964, ont permis d'établir que la mutation W altérait les cellules souches, alors que la mutation Sl induisait un défaut du microenvironnement [42]. Plus récemment, Kitamura et al. ont établi en 1979 que les allèles mutants W et Sl affectaient la production de mastocytes [31]. Puis, le locus W a été défini comme site génique codant pour un récepteur présentant une activité tyrosine kinase, le c-kit, suggérant ainsi que la mutation W consistait en un défaut du récepteur pour un facteur gouvernant la production de cellules souches, la mutation Sl concernant, quant à elle, ce facteur [21]. Zsebo et al. [67], simultanément avec d'autres groupes, ont montré en 1990 que ce ligand pour le c-kit est effectivement codé par un locus défectif chez les souris Sl. Signalons que les souris Sl^d produisent une forme tronquée de SCF dépourvue des domaines transmembranaire et cytoplasmique qui présente cependant une activité spécifique *in vitro* similaire à celle du SCF soluble de type sauvage [19].

CARACTERISTIQUES BIOCHIMIQUES

Le stem cell factor présente un poids moléculaire relativement faible compris entre 20 et 35 kDa (tableau 3-1), fortement glycosylé par l'addition de résidus carbohydrates N- et

O-liés, qui ne sont, par ailleurs, pas essentiels à l'expression d'une activité biologique [38]. Sous des conditions non dénaturantes, la molécule de SCF consiste en un homodimère, tout comme le M-CSF (pour Macrophage Colony-Stimulating Factor) et les PDGF-A ou -B (pour Platelet-Derived Growth Factor) [51, 67]. Mais les dimères constitutifs du SCF sont liés non covalemment. Le point isoélectrique est estimé à 3,8. Le comportement du SCF en gel filtration menée en PBS indique une taille de 55-70 kDa. Des surnageants de cellules exprimant le SCF membranaire (165 acides aminés) contiennent le facteur biologiquement actif, produit par clivage protéolytique du domaine extracellulaire de la protéine. Les molécules matures du SCF murin et humain comportent un résidu alanine en position C-terminale conservé chez ces deux espèces et représentant probablement le site de clivage protéolytique [38]. Quatre sites potentiels de N-glycosylation existent dans le domaine extracellulaire de la protéine chez la souris ; les protéines du rat et de l'homme en présentent 5 situés dans ce même domaine [2, 26]. Quatre résidus cystéines localisés dans le domaine extracellulaire de la protéine sont impliqués dans le maintien de la conformation intramoléculaire en formant 2 ponts disulfures ; ces ponts relient les cystéines 4 et 89 et les cystéines 43 et 138. La forme soluble du SCF se présente sous forme de dimères non covalemment liés. Il est à noter que le M-CSF et le PDGF, ligands de récepteurs "Tyrosine Kinase" structuralement liés au c-kit, se présentent, eux, sous forme de dimères liés de façon covalente. Le ligand dimérique est requis afin d'initialiser la dimérisation des récepteurs, laquelle est semble nécessaire à une subséquente transduction de signal.

TABLEAU 3.1 – CARACTERISTIQUES DU SCF.

		Humain	Murin
Nombre d'acides aminés	Précurseur		273
	Forme mature	248	248
Nombre de cystéines		4	4
Glycosylations		5	4
Masse molaire (forme mature)		20-35 kDa	
Homologie homme/souris		78 % pour la séquence N-terminale 100 % pour la séquence C-terminale	
Localisation chromosomique du gène		12q22-q24	10

GENES

Le gène codant pour le SCF se compose de 8 exons chez l'homme [38]. Les séquences codantes sont hautement conservées entre le rat et l'homme. L'ADN complémentaire (ADNc) entier codant pour le SCF de la souris et de l'homme ont été clonés. Des clones d'ADNc partiels ont été isolés chez la souris et le rat. Les ADNc entiers codent pour des protéines SCF similaires du point de vue structural, avec des domaines extracellulaires, transmembranaire et cytoplasmique. Les homologues murin et humain du SCF présentent 83 % d'homologie au niveau des séquences d'acides aminés. L'ARNm pour le SCF est de 6,5 kb et son expression se retrouve au niveau de tissus variés. En plus de ce messager entier, l'on observe des ARNm plus petits. De nombreux clones d'ADNc correspondant à des évènements d'épissages alternatifs des ARNm ont été observés, à la fois chez la souris et chez l'homme. Chez la souris, un ADNc a été cloné qui représente une forme épissée de l'ARNm pour le SCF; 48 paires de bases (pb) manquent à cet ADNc. Il en résulte une délétion de 16 acides aminés au niveau du domaine extracellulaire de la protéine. Un tel ADNc n'a pas été décrit chez l'homme.

Un autre ADNc a été identifié à la fois chez la souris et chez l'homme. Il présente une délétion de séquence codante de 84 pb comparativement à la forme entière [3, 19]. Il en résulte une protéine à laquelle il manque 28 acides aminés dans son domaine extracellulaire. Ces 84 pb correspondent précisément au sixième exon du génome humain. Notons que cette forme particulière de la protéine est tronquée autour du site proposé de clivage protéolytique, suggérant que cet ADNc code pour une forme non clivable par protéolyse et par conséquent liée à la surface cellulaire. L'expression chez la levure de ces protéines de SCF délétées, soit de 16 acides aminés chez la souris, soit de 28 acides aminés chez l'homme, a permis de montrer que ces formes tronquées présentaient une activité spécifique similaire à celle du SCF entier. L'expression des ARNm codant pour le SCF est régulée négativement par le TNF [29], l'IL-1 [14], et le TGF-β1 [24].

RECEPTEUR

Le proto-oncogène c-kit code pour une kinase transmembranaire, le récepteur du stem cell factor, qui présente des éléments topologiques caractéristiques de la famille des récepteurs pour le M-CSF (c-fms)/PDGF ou famille des récepteurs couplés à une tyrosine kinase (sous-classe III) [52]. Parallèlement, sa portion extracellulaire présente 5 domaines "Immunoglobulin-like", plus ou moins glycosylés, qui confortent l'appartenance de ce récepteur à la superfamille des immunoglobulines. Un seul segment transmembranaire de 23 acides aminés et un domaine cytoplasmique comportant une protéine kinase spécifique des résidus tyrosines s'ajoutent à la portion extracellulaire pour composer le c-kit. Des expériences employant des récepteurs mutants, aux kinases inactivées, ont permis de déterminer que cette activité était essentielle à la transmission de signaux de la surface cellulaire au noyau. La synthèse du c-kit provient de la traduction d'un seul ARNm de 5 kb qui contient une phase ouverte de lecture codant pour un polypeptide de 976 acides aminés [68]. Signalons l'identification d'un isoforme du c-kit présentant 4 acides aminés supplémentaires dans le domaine extracellulaire, formellement, glycine-asparagine-asparagine-lysine, chez la souris et l'homme, issu d'un épissage alternatif de l'ARNm pour le c-kit. Ces deux isoformes lient le SCF avec des affinités équivalentes, mais diffèreraient l'un de l'autre quant à leur taux endogène d'activité tyrosine kinase en l'absence de SCF. L'analyse structurale du c-kit humain permet de définir qu'une séquence signal de 20-30 acides aminés précède une portion N-terminale constituant le domaine extracellulaire de 487 acides aminés, liant le ligand [68]. Ce domaine est doté de résidus cystéines qui forment des ponts disulfures intramoléculaires. Une extension hydrophobe de 23 résidus, servant probablement à ancrer le polypeptide c-kit dans la membrane plasmique, connecte le domaine extracellulaire aux séquences contenant le domaine à activité enzymatique tyrosine kinase et à d'autres structures impliquées dans la génération, le contrôle et probablement la modulation du signal intracellulaire. La portion cytoplasmique du c-kit révèle une organisation en 3 sous-domaines fonctionnels hautement homologues au M-CSF R. La portion du domaine cytoplasmique qui inclut le site de liaison de l'ATP et l'activité kinase spécifique de la tyrosine est hautement conservée. Elle présente 89% et 98% d'identités homme/souris au niveau de la séquence primaire et du domaine kinase, respectivement. Elle se compose de 493 acides aminés. Cependant, ce domaine est entrecoupé par des séquences d'insertion de 77 acides aminés pour la molécule de c-kit, divisant le domaine kinase en deux parties [68]. Ces séquences d'insertion sont fortement hydrophiles et peuvent ainsi définir des structures permettant des interactions protéine-protéine spécifiques du récepteur, telles que la liaison à différents substrats. Leur remarquable conservation (94 % d'homologie homme/félin) laisse à penser qu'elles peuvent jouer un rôle important dans la génération de signaux intracellulaires [68]. Il en est de même des séquences distales carboxy-terminales.

La liaison du ligand sur c-kit entraîne la dimérisation des récepteurs et l'activation du domaine catalytique tyrosine kinase. Le récepteur autophosphorylé s'associe avec un ensemble de protéines relocalisées, qui comportent un domaine SH2. Le récepteur les phosphoryle également [53, 25, 33].

Les domaines SH2 de ces protéines interagissent avec les résidus tyrosines phosphorylés de c-kit, dont certains sont localisés au sein du domaine kinase. De plus, l'activation de c-kit est associée à la phosphorylation de Vav, proto-oncogène qui n'est exprimé que sur les cellules hématopoïétiques. Il contient un domaine SH2 et 2 domaines SH3. La protéine $p95^{Vav}$ est phosphorylée sur ses résidus tyrosines à la suite d'une stimulation des cellules hématopoïétiques immatures par le SCF [40]. La MATK (pour Megakaryocyte-Associated Tyrosine Kinase) interagit spécifiquement avec c-kit par son domaine SH2, ainsi que la sous-unité de 85 kDa de la Phosphatidyl Inositol 3'-kinase, la Phospholipase Cγ-1, et ras-GAP (pour ras-GTPase activating Protein) [30]. Plusieurs travaux ont mis en évidence l'existence d'éléments communs aux voies de signalisations intracellulaires couplées à l'IL-3R et celles couplées à c-kit [61, 35]. Ainsi, JAK2 est physiquement associée à la sous-unité β, commune à plusieurs récepteurs de cytokines dont celui de l'IL-3, et à c-kit, avant même la liaison avec le SCF. Lorsque ce phénomène survient, l'activité catalytique de JAK2 est augmentée, ce qui se traduit par une augmentation des phosphorylations sur les résidus tyrosines [12].

L'expression membranaire de c-kit est régulée négativement par l'activation d'une protéine kinase C (PKC) et positivement par l'inhibition de l'enzyme. Dans les lysats cellulaires, la protéine c-kit est diminuée en quantité par l'inhibition de la PKC. Ce mécanisme fait intervenir une régulation négative au niveau transcriptionnel. A l'inverse, une augmentation des niveaux d'AMPc intracellulaires entraînent une augmentation des ARNm codant pour le c-kit et des protéines c-kit membranaire et cellulaire *via* une augmentation de la transcription. Ainsi, l'expression du gène c-kit est modulée par deux sérine/thréonine kinases que sont la PKC et la PKA (kinase sous la dépendance de l'adénosine 3', 5'-monophosphate cyclique) [9, 49].

L'expression de c-kit subit l'influence d'une large gamme de cytokines et de stimuli. Ainsi, l'expression d'ARNm codant pour c-kit est régulée négativement chez les mastocytes stimulés (cultures primaires ou lignées) (50% en 2 heures).

Le c-kit est exprimé par les cellules précurseurs des lignées myéloïde et mastocytoïde [2, 38, 48, 67]. Un à 5 % des cellules médullaires expriment cet antigène de surface. Le lignage mastocytaire conserve un niveau élevé d'expression de c-kit et une sensibilité au SCF. Les cellules précurseurs hématopoïétiques précoces situées au niveau de la membrane vitelline, du foie ou de la moelle osseuse, des précurseurs hématopoïétiques intermédiaires de mêmes localisations tissulaires, les cellules germinales primordiales, les mélanoblastes et les mélanocytes l'expriment également. Le SCF peut également altérer les stades de maturation plus tardifs de ces lignées cellulaires. Un haut niveau d'expression de c-kit se retrouve au niveau du placenta, de localisations précises du système nerveux central adulte et périphérique embryonnaire, où le SCF peut jouer un rôle chimiotactique pour les neurones et/ou la mise en place des axones. Au cours du développement, c-kit est fortement exprimé dans les reins, les poumons et l'estomac. Les précurseurs des cellules B peuvent exprimer c-kit [66], ainsi que les thymocytes. Signalons que l'interleukine-4 induit une régulation négative de l'expression du produit du gène c-kit [55, 59]. Le TGF-β module la sensibilité des précurseurs hématopoïétiques murins au SCF en diminuant la stabilité des ARNm codant pour c-kit, ce qui aboutit à une diminution de l'expression de ce récepteur à la surface des cellules [17]. De même, l'IL-3 diminue l'expression d'ARNm codant pour c-kit.

Blume-Jensen et al. [8] ont montré qu'en présence de SCF soluble, le c-kit subit une régulation négative par endocytose et transmet un signal mitogénique. Ainsi, le ligand induit une dimérisation des récepteurs laquelle corrèle avec l'activation de la kinase et une réorganisation de l'actine.

TABLEAU 3.2 – CARACTERISTIQUES DU C-KIT HUMAIN (CD117)

	RECEPTEUR
Nombre d'acides aminés:	
domaine extracellulaire	491
région transmembranaire	23
domaine cytoplasmique	439
Masse molaire	145-165 kDa, selon les tissus.
Kd	3×10^{-8} M
Localisation chromosomique du gène	4q31-33
Appartenance superfamille	Récepteurs couplés à une tyrosine kinase Superfamille des immunoglobulines

SOURCES CELLULAIRES

Le SCF est constitutivement produit par des types cellulaires aussi variés que les cellules stromales du foie foetal, de la moelle osseuse humaine et murine, du thymus, les fibroblastes 3T3, les cellules hépatiques, les cellules T, les cellules mésodermiques et ectodermiques gouvernant la migration cellulaire durant l'embryogénèse, les cellules endothéliales vasculaires, mais aussi des lignées cellulaires (carcinomes, fibrosarcomes). Les cellules de Schwann associées à une neurofibromatose produisent le SCF, sans toutefois exprimer le c-kit. L'expression d'ARNm codant pour le SCF est également détectable au niveau du cerveau [41]. Wypych et al. ont identifié la forme soluble de ce récepteur [63]. La proportion relative de SCF membranaire comparée au SCF soluble est encore mal définie *in vivo* [32]. La mesure de SCF sérique peut constituer un paramètre à valeur pronostique dans certaines pathologies, comme cela semble être le cas pour le SIDA [37].

ACTIVITES BIOLOGIQUES ET PATHOLOGIE

Effets *in vitro*

Les cellules qui expriment le SCF membranaire à leur surface adhèrent à celles qui expriment le c-kit. L'implication de cette cytokine dans des phénomènes de chimiotactisme et d'haptotactisme (migration directionnelle suivant un gradient de concentration du ligand insoluble) a été démontrée dans des études portant essentiellement sur le développement embryonnaire.

Le SCF est un facteur de croissance, de différenciation et de survie des mastocytes [28]. Il augmente la libération d'histamine et de leucotriènes dépendante des IgE, ainsi que la synthèse de médiateurs lipidiques par les mastocytes [7, 44, 45]. Le SCF présente des effets stimulants directs sur la production de colonies de cellules hématopoïétiques et peut agir en synergie avec un grand nombre de facteurs de croissance dans la stimulation des cellules précurseurs des lignées myéloïdes, érythroïdes et lymphoïdes (GM-CSF, G-CSF, IL-3, Epo chez l'homme, IL-1, IL-3, IL-6, IL-7 chez la souris) [52]. Le SCF peut induire l'expression d'IL-1α et β, d'IL-2 et d'IL-6 dans des lignées de cellules mégacaryocytaires immortalisées humaines [6]. De plus, le SCF augmente la prolifération et l'activité cytotoxique de sous-populations de cellules tueuses qui expriment l'IL-2R et le c-kit constitutivement [39]. En synergie avec le SCF et l'IL-7, le TNF-α peut induire la prolifération et la production de macrophages [18].

Fonctions *in vivo*

Les souris Steel ont permis de décrire les effets d'une mutation survenant de façon naturelle et menant à l'absence de SCF fonctionnel. De multiples lignées hématopoïétiques s'en trouvent affectées mais les plus sévères atteintes concernent les lignées érythrocytaires et mastocytaires, menant à l'absence totale de mastocytes, quel que soit le tissu examiné. Le KL constitue donc une cytokine-clé impliquée dans la génération et la survie des mastocytes. Deux semaines d'injection quotidienne de SCF aboutissent à une hyperplasie mastocytaire médullaire et systémique [58]. La description de la mutation Steel a également permis de déterminer le rôle important joué par le SCF dans la prolifération, la migration et la survie des cellules germinales primordiales et des mélanoblastes durant le développement. Des études récentes indiquent que le SCF peut également altérer des stades plus tardifs de maturation de ces lignées cellulaires.

Chez des souris normales, le SCF n'a que peu d'effets sur la composition cellulaire médullaire et splénique [43, 62]. Il augmente toutefois le contenu en précurseurs sensibles à l'IL-3 et en CFU-S (cellules à l'origine des colonies myéloïdes dans la rate de souris irradiées létalement) et induit l'apparition de cellules myéloïdes immatures et de blastes dans le flux sanguin. Il agit en synergie avec le G-CSF pour augmenter le nombre des neutrophiles sanguins et des CFU-S. Couplé au G- ou au GM-CSF, le SCF augmente la granulopoïèse.

Chez le babouin, le SCF induit une augmentation des érythrocytes, des neutrophiles, des lymphocytes B et T, des monocytes, des éosinophiles et des basophiles du sang périphérique. L'utilisation de doses de SCF appliquées en même tant que le G-CSF induit une augmentation non seulement des leucocytes sanguins mais aussi des précurseurs hématopoïétiques multipotents [4]. L'utilisation séquentielle d'un facteur puis de l'autre s'avère inefficace. Au niveau médullaire, ses effets se traduisent par une augmentation globale des cellules et des précurseurs tels que les CFU-GM (précurseurs des granulocytes et des monocytes/macrophages) et les BFU-E (précurseurs des érythrocytes) [5]. La stimulation de multiples lignées lympho-hématopoïétiques suggère un rôle clinique potentiellement important pour la molécule de SCF. La découverte que blastes, cellules et lignées cellulaires provenant de patients atteints de leucémie aiguë myéloblastique expriment des récepteurs fonctionnels pour le SCF incite à penser que cette molécule puisse contribuer à la promotion d'une prolifération cellulaire anormale [13, 27]. Certains auteurs évoquent la possibilité d'une potentielle activation constitutive de la cascade de signalisation couplée au c-kit pour expliquer l'étiologie néoplasique.

Chez l'homme, Cluitmans et al. ont estimé le niveau constitutif d'expression de gènes codant pour des cytokines et facteurs de croissance hématopoïétiques dans la moelle osseuse et le sang d'individus normaux [16]. Parmi eux, le SCF est détectable dans la moelle osseuse et le sang, à l'homéostasie.

Plusieurs essais cliniques utilisant le SCF administré par voie sous-cutanée ont été entrepris incluant des patients atteints de carcinomes pulmonaires. L'exclusion de patients s'est avérée nécessaire en cours d'étude à cause du développement d'effets secondaires.

Les plus fréquemment observés sont des réactions dermatologiques au site d'injection (oedème, érythème, prurit, hyperpigmentation cutanée, urticaire). Ces réactions se produisent après chaque injection. Des réactions anaphylactoïdes systémiques peuvent survenir, qui s'accompagnent parfois de symptômes respiratoires. Ces effets sont transitoires et réversibles. L'administration de SCF n'a pas induit de modifications hématologiques ou médullaires importantes, ni de réponse anticorps dirigée contre le SCF. Ces études montrent l'absence d'efficacité du SCF seul. L'efficacité du SCF recombinant humain a été évaluée dans le cadre de cancers du sein métastatiques ou avancés [50]. Dans ce contexte clinique, l'administration de SCF *in vivo* a abouti à une augmentation de la fréquence des précurseurs médullaires $CD34^+$ et du taux de prolifération et de différenciation des précurseurs hématopoïétiques *in situ*. Conséquemment, la cellularité leucocytaire périphérique a été augmentée.

L'utilisation clinique du SCF peut être envisagée pour expandre des cellules *ex vivo* [54, 57, 64]. Une technique couramment utilisée en thérapie génique pour le transfert de gènes dans les cellules hématopoïétiques se base sur la transfection rétrovirale de cellules souches. La transfection rétrovirale ne peut concerner les cellules quiescentes. C'est pourquoi des facteurs de croissance sont utilisés pour induire l'entrée en cycle. Ainsi, le nombre de CFU-S, cellules multipotentes primitives, peut être triplé en 6 jours de culture en présence de SCF, d'IL-3 et d'IL-6 [10, 66, 60]. Le SCF peut donc constituer un facteur d'optimisation de l'efficacité de transfert de gènes.

Chez l'homme, l'anémie de Diamond-Blackfan consiste en une anémie macrocytaire congénitale partageant des caractéristiques cliniques communes à celles décrites chez les souris W et Sl, suggérant une pathogénèse analogue. L'utilisation du SCF en essai thérapeutique semble prometteuse [1]. Des mutations affectant le gène c-kit sont associées au piébaldisme, caractérisé par une hypopigmentation locale sans toutefois induire de désordres hématopoïétiques [22, 20]. Le récepteur c-kit est fortement exprimé dans les leucémies myéloblastiques aiguës, les mastocytomes, les carcinomes anaplasiques à petites cellules et dans d'autres processus tumoraux. La coexpression de SCF suggère l'instauration d'une boucle autocrine de croissance pour ces tumeurs. De même, la mise en évidence d'un métabolisme altéré de SCF a été établie dans le cadre de mastocytoses cutanées [36].

Au cours d'infection bactérienne, une des caractéristiques de la myélopoïèse néonatale étudiée chez le rat consiste en une neutropénie périphérique [15]. Dans ce contexte, le SCF est candidat à de futures applications thérapeutiques, étant donnée sa capacité à mobiliser les cellules précurseurs du sang [11]. L'administration de SCF et de G-CSF protège mieux les souris contre des doses létales de *Candida albicans*, en comparaison avec l'utilisation de l'une ou l'autre des cytokines administrée seule [56]. D'autres travaux suggèrent un rôle potentiel de SCF dans la résistance à certaines infections parasitaires [23].

Enfin, le groupe de Ruth Neta a mis en évidence l'importance *in vivo* de SCF dans la radioprotection [46, 47]. L'expression des ARNm codant pour le SCF est augmentée aussi bien au niveau médullaire que splénique [34].

REFERENCES

[1] ABKOWITZ J.L., BROUDY V.G., BENNET L.G., ZSEBO K.M., MARTIN F.H.—Absence of abnormalities of c-kit or its ligand in two patients with Diamond-Blackfan anemia. *Blood*, 1992, 79, 25-28.

[2] ANDERSON D.M., LYMAN S.D., BAIRD A., WIGNALL J.M., EISENMAN J., RAUCH C., MARCH C.J., BOSWELL H.S., GIMPEL S.D., COSMAN D., WILLIAMS D.E.—Molecular cloning of mast cell growth factor, a hematopoietin that is active in both membrane bound and soluble forms. *Cell*, 1990, 63, 235-243.

[3] ANDERSON D.M., WILLIAMS D.E., TUSHINSKI R., GIMPEL S., EISENMAN J., CINNIZZARO L.A., ARONSON M., CROCE C.M., HUEBNER K., COSMAN D., LYMAN S.D.—Alternate splicing of mRNAs encoding human mast cell growth factor and localization of the gene to chromosome 12q22-q24. *Cell growth & Differentiation*, 1991, 2, 373-378.

[4] ANDREWS R.G., BRIDDELL R.A., KNITTER G.H., OPIE T., BRONSDEN M., MYERSON D., APPELBAUM F.R., McNIECE I.K.—In vivo synergy between recombinant human stem cell factor and recombinant human granulocyte colony-stimulating factor in baboons: enhanced circulation of progenitor cells. *Blood*, 1994, 84, 800-810.

[5] ANDREWS R.G., KNITTER G.H., BARTELMEZ S.H., LANGLEY K.E., FARRAR D., WAYNE HENDREN R., APPELBAUM F.R., BERNSTEIN I.D., ZSEBO K.M.—Recombinant human stem cell factor, a c-kit ligand, stimulates hematopoiesis in primates. *Blood*, 1991, 78, 1975-1980.

[6] AVRAHAM H., VANNIER E., COWLEY S., JIANG S., CHI S., DINARELLO C.A., ZSEBO K.M., GROOPMAN J.E.—Effects of the stem cell factor, c-kit ligand, on human megakaryocytic cells. *Blood*, 1992, 79, 365-371.

[7] BISCHOFF S.C., DAHINDEN C.A.—c-kit ligand: a unique potentiator of mediator release by human lung mast cells. *J. Exp. Med.*, 1992, 175, 237-244.

[8] BLUME-JENSEN P., CLAESSON-WELSH L., SIEGBAHN A., ZSEBO K.M., WESTERMARK B., HELDIN C.-H.—Activation of the human c-kit product by ligand-induced dimerization mediates circular actin reorganization and chemotaxis. *EMBO J.*, 1991, 10, 4121-4128.

[9] BLUME-JENSEN P., WERNSTEDT C., HELDIN C.-H., RONNSTRAND L.—Identification of the major phosphorylation sites for protein kinase C in kit/stem cell factor receptor in vitro and in intact cells. *J. Biol. Chem.*, 1995, 270, 14192-14200.

[10] BODINE D.M., ORLIC D., BIRKETT N.C., SEIDEL N.E., ZSEBO K.M.—Increased colony-forming unit-spleen number in vitro in synergy with interleukin-6, and in vivo in Sl/Sl^d mice as a single factor. *Blood*, 1992, 79, 913-919.

[11] BRIDDELL R.A., HARTLEY C.A., SMITH K.A., McNIECE I.K.—Recombinant rat stem cell factor synergizes with recombinant human granulocyte macrophage-colony stimulating factor in vivo in mice to mobilize peripheral blood progenitor cells that have enhanced repopulating potential. *Blood*, 1993, 82, 1720-1723.

[12] BRIZZI M.F., ZINI M.G., ARONICA M.G., BLECHMAN J.M., YARDEN Y., PEGORARO L.—Convergence of signaling by interleukin-3, granulocyte colony-stimulating factor, and mast cell growth factor on JAK2 tyrosine kinase. *J. Biol. Chem.*, 1994, 269, 31680-31684.

[13] BROUDY V.C., SMITH F.O., LIN N., ZSEBO K.M., EGRIE J., BERNSTEIN I.D.—Blasts from patients with acute myelogenous leukemia express functional receptors for stem cell factor. *Blood*, 1992, 80, 60-67.

[14] BUZBY J.S., KNOPPEL E., YANCIK S., BHULLAR A., CAIRO M.S.—Differential expression of steel factor, kit receptor, ICAM-1 and ELAM-1 in mesenchymal cells from newborns compared to adults. *Blood*, 1992, 80, 1571A.

[15] CAIRO M.S., PLUNKETT J.M., NGUYEN A., VAN DE VEN C.—Effect of stem cell factor with and without granulocyte colony-stimulating factor on neonatal hematopoiesis: in vivo induction of newborn myelopoiesis and reduction of mortality during experimental group B streptococcal sepsis. *Blood*, 1992, 80, 96-101.

[16] CLUITMANS F.H.M., ESENDAM B.H.J., LANDEGENT J.E., WILLEMZE R., FALKENBURG J.H.F.—Constitutive in vivo cytokine and hematopoietic growth factor gene expression in the bone marrow and peripheral blood of healthy individuals. *Blood*, 1995, 85, 2038-2044.

[17] DUBOIS C.M., RUSCETTI F.W., STANKOVA J., KELLER J.R.—Transforming growth factor-β regulates c-kit message stability and cell-surface protein expression in hematopoietic progenitors. *Blood*, 1994, 83, 3138-3145.

[18] FAHLMAN C., JACOBSEN F.W., VEIBY O.P., McNIECE I.K., KIIL BLOMHOFF H., JACOBSEN S.E.W.—Tumor necrosis factor-α (TNF-α) potently enhances in vitro macrophage production from primitive murine hematopoietic progenitor cells in combination with stem cell factor and interleukin-7: novel stimulatory role of p55 TNF receptors. *Blood*, 1994, 84, 1528-1533.

[19] FLANAGAN J.G., CHAN D.C., LEDER P.—Transmembrane form of the kit ligand growth factor is determined by alternative splicing and is missing in the Sl^d mutant. *Cell*, 1991, 64, 1025-1035.

[20] FLEISCHMAN R.A., SALTMAN D.L., STASTNY V., ZNEIMER S.—Deletion of the c-kit protooncogene in the human developmental defect piebald trait. *Proc. Natl. Acad. Sci. USA*, 1991, 88, 10885-10889.

[21] GEISSLER E.N., RYAN M.A., HOUSMAN D.E.—The dominant-white spotting (W) locus of the mouse encodes the c-kit proto-oncogene. *Cell*, 1988, 55, 185-192.

[22] GIEBEL L.B., SPRITZ R.A.—Mutation of the kit (mast/stem cell growth factor receptor) protooncogene in human piebaldism. *Proc. Natl. Acad. Sci. USA*, 1991, 88, 8696-8699.

[23] GRENCIS R.K., ELSE K.J., HUNTLEY J.F., NISHIKAWA S.I.—The in vivo role of stem cell factor (c-kit ligand) on mastocytosis and host protective immunity to the intestinal nematode *Trichinella spiralis* in mice. *Parasite Immunol.*, 1993, 15, 55-59.

[24] HEINRICH M.C., DOOLEY D.C., KEEBLE W.W.—Transforming growth factor β1 inhibits expression of the gene products for steel factor and its receptor (c-kit). *Blood*, 1995, 85, 1769-1780.

[25] HERBST R., LAMMERS R., SCHLESSINGER J., ULLRICH A.—Substrate phosphorylation specificity of the human c-kit receptor tyrosine kinase. *J. Biol. Chem.*, 1991, 266, 19908-19916.

[26] HUANG E., NOCKA K., BEIER D.R., CHU T.-Y., BUCK J., LAHM H.-W., WELLNER D., LEDER P., BESMER P.—The hematopoietic growth factor SCF is encoded by the Sl locus and is the ligand of the c-kit receptor, the gene product of the W locus. *Cell*, 1990, 63, 225-233.

[27] IKEDA H., KANAKURA Y., TAMAKI T., KURIU A., KITAYAMA H., ISHIKAWA J., KANAYAMA Y., YONEZAWA T., TARUI S., GRIFFIN J.D.—Expression and functional role of the proto-oncogene c-kit in acute myeloblastic leukemia cells. *Blood*, 1991, 78, 2962-2968.

[28] IRANI A.-M.A., NILSSON G., MIETTINEN U., CRAIG S.S., ASHMAN L.K., ISHIZAKA T., ZSEBO K.M., SCHWARTZ L.B.—Recombinant human stem cell factor stimulates differentiation of mast cells from dispersed human fetal liver cells. *Blood*, 1992, 80, 3009-3021.

[29] JACOBSEN F.W., DUBOIS C.M., RUSTEN L.S., VEIBY O.P., JACOBSEN S.E.W.—Inhibition of stem cell factor-induced proliferation of primitive murine hematopoietic progenitor cells signaled through the 75-kilodalton tumor necrosis factor receptor. *J. Immunol.*, 1995, 154, 3732-3741.

[30] JHUN B.H., RIVNAY B., PRICE D., AVRAHAM H.—The MATK tyrosine kinase interacts in a specific and SH2-dependent manner with c-kit. *J. Biol. Chem.*, 1995, 270, 9661-9666.

[31] KITAMURA Y., GO S.—Decreased production of mast cells in Sl/Sl^d anemic mice. *Blood*, 1979, 53, 492-497.

[32] LANGLEY K.E., BENNETT L.G., WYPYCH J., YANCIK S.A., LIU X.-D., WESTCOTT K.R., CHANG D.G., SMITH K.A., ZSEBO K.M.—Soluble stem cell factor in human serum. *Blood*, 1993, 81, 656-660.

[33] LEV S., GIVOL D., YARDEN T.—A specific combination of substrates is involved in signal transduction by the kit-encoded receptor. *EMBO J.*, 1991, 10, 647-654.

[34] LIMANNI A., BAKER W.H., CHANG C.M., SEEMANN R., WILLIAMS D.E., PATCHEN M.L.—c-kit ligand gene expression in normal and sublethally irradiated mice. *Blood*, 1995, 85, 2377-2384.

[35] LIU L., CUTLER R.L., MUI A.L.-F., KRYSTAL G.—Steel factor stimulates the serine/threonine phosphorylation of the interleukin-3 receptor. *J. Biol. Chem.*, 1994, 269, 16774-16779.

[36] LONGLEY B.J., MORGANROTH G.S., TYRRELL L., GANG DING T., ANDERSON D.M., WILLIAMS D.E., HALABAN R.—Altered metabolism of mast cell growth factor (c-kit ligand) in cutaneous mastocytosis. *New Engl. J. Med.*, 1993, 328, 1302-1307.

[37] MANEGOLD C., JABLONOWSKI H., ARMBRECHT C., STROHMEYER G., PIETSCH T.—Serum levels of stem cell factor are increased in asymptomatic human immunodeficiency virus-infected patients and are associated with prolonged survival. *Blood*, 1995, 86, 243-249.

[38] MARTIN F.H., SUGGS S.V., LANGLEY K.E., LU H.S., TING J., OKINO K.H., MORRIS C.F., McNIECE I.K., JACOBSEN F.W., MENDIAZ E.A., BIRKETT N.C., SMITH K.A., JOHNSON M.J., PARKER V.P., FLORES J.C., PATEL A.C., FISHER E.F., ERJAVEC H.O., HERRERA C.J., WYPYCH J., SACHDEV R.K., POPE J.A., LESLIE I., WEN D., LIN C.-H., CUPPLES R.L., ZSEBO K.M.—Primary structure and functional expression of rat and human stem cell factor DNAs. *Cell*, 1990, 63, 203-211.

[39] MATOS M.E., SCHNIER G.S., BEECHER M.S., ASHMAN L.K., WILLIAM D.E., CALIGIURI M.A.—Expression of a functional c-kit receptor on a subset of natural killer cells. *J. Exp. Med.*, 1993, 178, 1079-1084.

[40] MATSUGUCHI T., INHORN R.C., CARLESSO N., XU G., DRUKER B., GRIFFIN J.D.—Tyrosine phosphorylation of $p95^{Vav}$ in myeloid cells is regulated by GM-CSF, IL-3 and steel factor and is constitutively increased by $p210^{BCR/ABL}$. *EMBO J.*, 1995, 14, 257-265.

[41] MATSUI Y., ZSEBO K.M., HOGAN B.L.—Embryonic expression of a haemopoietic growth factor encoded by the Sl locus and the ligand for c-kit. *Nature*, 1990, 347, 667-669.
[42] McCULLOCH E.A., SIMINOVITCH L., TILL J.E.—Spleen-colony formation in anemic mice of genotype W/W^v. *Science*, 1964, 144, 844-846.
[43] MOLINEAUX G., MIGDALSKA, A., SZMITKOWSKI M., ZSEBO K.M., DEXTER T.M.—The effects on hematopoiesis of recombinant stem cell factor (ligand for c-kit) administered in vivo to mice either alone or in combination with granulocyte colony-stimulating factor. *Blood*, 1991, 78, 961-966.
[44] MURAKAMI M., AUSTEN K.F., ARM J.P.—The immediate phase of c-kit ligand stimulation of mouse bone marrow-derived mast cells elicits rapid leukotriene C4 generation through posttranslational activation of cytosolic phospholipase A2 and 5-lipoxygenase. *J. Exp. Med.*, 1995, 182, 197-206.
[45] MURAKAMI M., PENROSE J.F., URADE Y., AUSTEN K.F., ARM J.P.—Interleukin-4 suppresses c-kit ligand-induced expression of cytosolic phospholipase A2 and prostaglandin endoperoxide synthase 2 and their roles in separate pathways of eicosanoid synthesis in mouse bone marrow-derived mast cells. *Proc. Natl. Acad. Sci. USA*, 1995, 92, 6107-6111.
[46] NETA R., OPPENHEIM J.J., WANG J.-M., SNAPPER C.M., MOORMAN M.A., DUBOIS C.M.—Synergy of IL-1 and stem cell factor in radioprotection of mice is associated with IL-1 up-regulation of mRNA and protein expression for c-kit on bone marrow cells. *J. Immunol.*, 1994, 153, 1536-1543.
[47] NETA R., WILLIAMS D., SELZER F., ABRAMS J.—Inhibition of c-kit ligand/steel factor by antibodies reduces survival of lethally irradiated mice. *Blood*, 1993, 81, 324-327.
[48] NOCKA K., BUCK J., LEVI E., BESMER P.—Candidate ligand for the c-kit transmembrane kinase receptor: KL, a fibroblast-derived growth factor stimulates mast cells and erythroid progenitors. *EMBO J.*, 1990, 9, 3287-3294.
[49] OGAWA K., TAKEDA Y., TASHIMA M., SAWAI H., TOI T., OKAZAKI T., SAWADA H., MARUYAMA Y., OKUMA M.—High expression of c-kit in K562YO cells due to the prolonged half-life of its mRNA : the effects of modification with serine/threonine kinase signals. *Blood*, 1995, 85, 1496-1503.
[50] ORAZI A., GORDON M.S., JOHN K., SLEDGE Jr. G., NEIMAN R.S., HOFFMAN R.—In vivo effects of recombinant human stem cell factor treatment. A morphologic and immunohistochemical study of bone marrow biopsies. *Am. J. Clin. Pathol.*, 1995, 103, 177-184.
[51] QIU F., RAY P., BROWN K., BARKER P.E., JHANWAR S., RUDDLE F.H., BESMER P.—Primary structure of c-kit: relationship with the CSF-1/PDGF receptor kinase family-oncogenic activation of v-kit involves deletion of extracellular domain and C terminus. *EMBO J.*, 1988, 7, 1003-1011.
[52] QUESNIAUX V.F.J.—Interleukins 9, 10, 11 and 12 and kit ligand: a brief overview. *Res. Immunol.*, 1992, 143, 385-400.
[53] ROTTAPEL R., REEDIJK M., WILLIAMS D.E., LYMAN S.D., ANDERSON D.M., PAWSON T., BERNSTEIN A.—The Steel/W transduction pathway : kit autophosphorylation and its association with a unique subset of cytoplasmic signalling proteins is induced by the steel factor. *Mol. Cell. Biol.*, 1991, 11, 3043-3051.
[54] SHIEH J.-H., CHEN Y.-F., BRIDDELL R., STONEY G., McNIECE I.K.—High purity of blast cells in CD34 selected populations are essential for optimal ex vivo expansion of human GM-CFC. *Exp. Hematol.*, 1994, 22, 756 (résumé).
[55] SILLABER C., STROBL H., BEVEC D., ASHMAN L.K., BUTTERFIELD J.H., LECHNER K., MAURER D., BETTELHEIM P., VALENT P.—IL-4 regulates c-kit proto-oncogene product expression in human mast and myeloid progenitor cells. *J. Immunol.*, 1991, 147, 4224-4228.
[56] STEINSHAMM S., BERGH K., WAAGE A.—Effects of stem cell factor and granulocyte colony-stimulating factor on granulocyte recovery and *Candida albicans* infection in granulocytopenic mice. *J. Infect. Dis.*, 1993, 168, 1444-1448.
[57] SUI X., TSUJI K., TANAKA R., TAJIMA S., MURAOKA K., EBIHARA Y., IKEBUCHI K., YASUKAWA K., TAGA T., KISHIMOTO T., NAKAHATA T.—gp130 and c-kit signalings synergize for ex vivo expansion of human primitive hemopoietic progenitor cells. *Proc. Natl. Acad. Sci. USA*, 1995, 92, 2859-2863.
[58] ULICH T.R., DEL CASTILLO J., McNIECE I.K., YI E.S., ALZONA C.P., YIN S., ZSEBO K.M.—Stem cell factor in combination with granulocyte colony-stimulating factor or granulocyte-macrophage CSF synergistically increases granulopoiesis in vivo. *Blood*, 1991, 78, 1954-1962.

[59] ULICH T.R., DEL CASTILLO J., YI E.S., YIN S., McNIECE I., PANG YUNG Y., ZSEBO K.M.—Hematologic effects of stem cell factor in vivo and in vitro in rodents. *Blood*, 1991, 78, 645-650.

[60] VAN BEUSECHEM V.W., BART-BAUMEISTER J.A.K., HOOGERBRUGGE P.M., VALERIO D.—Influence of interleukin-3, interleukin-6, and stem cell factor on retroviral transduction of Rhesus monkey $CD34^+$ hematopoietic progenitor cells measured in vitro and in vivo. *Gene Therapy*, 1992, 2, 245-255.

[61] WELHAM M.J., SCHRADER J.W.—Steel factor-induced tyrosine phosphorylation in murine mast cells. Common elements with IL-3-induced signal transduction pathways. *J. Immunol.*, 1992, 149, 2772-2783.

[62] WILLIAMS D.E., EISENMAN J., BAIRD A., RAUCH C., VAN NESS K., MARCH C.J., PARK L.S., MARTIN U., MOCHIZUKI D.Y., SCOTT BOSWELL H., BURGESS G.S., COSMAN D., LYMAN S.D.—Identification of a ligand for the c-kit proto-oncogene. *Cell*, 1990, 63, 167-174.

[63] WYPYCH J., BENNETT L.G., SCHWARTZ M.G., CLOGSTON C.L., LU H.S., BROUDY V.C., BARTLEY T.D., PARKER V.P., LANGLEY K.E.—Soluble kit receptor in human serum. *Blood*, 1995, 85, 66-73.

[64] YAN X.-Q., HARTLEY C., McELROY P., CHANG A., McCREA C., McNIECE I.—Peripheral blood progenitor cells mobilized by recombinant human granulocyte colony-stimulatig factor plus recombinant rat stem cell factor contain long-term engrafting cells capable of cellular proliferation for more than two years as shown by serial transplantation in mice. *Blood*, 1995, 85, 2303-2307.

[65] YARDEN Y., KUANG W.-J., YANG-FENG T., COUSSENS L., MUNEMITSU S., DULL T.J., CHEN E., SCHLESSINGER J., FRANCKE U., ULLRICH A.—Human proto-oncogene c-kit: a new cell surface receptor tyrosine kinase for an unidentified ligand. *EMBO J.*, 1987, 6, 3341-3351.

[66] YASUNAGA M., WANG F.-H., KUNISADA T., NISHIKAWA S., NISHIKAWA S.-I.—Cell cycle control of $c\text{-}kit^+IL\text{-}7R^+$ B precursor cells by two distinct signals derived from IL-7 receptor and c-kit in a fully defined medium. *J. Exp. Med.*, 1995, 182, 315-323.

[67] ZSEBO K.M., WILLIAMS D.A., GEISSLER E.N., BROUDY V.C., MARTIN F.H., ATKINS H.L., HSU R.-Y., BIRKETT N.C., OKINO K.H., MURDOCK D.C., JACOBSEN F.W., LANGLEY K.E., SMITH K.A., TAKEISHI T., CATTANACH B.M., GALLI S.J., SUGGS S.V. —Stem cell factor is encoded at the Sl locus of the mouse and is the ligand for the c-kit tyrosine kinase receptor. *Cell*, 1990, 63, 213-224.

[68] ZSEBO K.M., WYPYCH J., McNIECE I.K., LU H.S., SMITH K.A., KARKARE S.B., SACHDEV R.K., YUSCHENKOFF V.N., BIRKETT N.C., WILLIAMS L.R., SATYAGAL V.N., TUNG W., BOSSELMAN R.A., MENDIAZ E.A., LANGLEY K.E.—Identification, purification, and biological characterization of hematopoietic stem cell factor from buffalo rat liver-conditioned medium. *Cell*, 1990, 63, 195-201.

REVUE GÉNÉRALE

GALLI S.J., ZSEBO K.M., GEISSLER E.N. - The kit ligand, Stem Cell Factor. *Adv. Immunol.* 1994, 55, 1-96.

Chapitre 4

GRANULOCYTE-MACROPHAGE COLONY STIMULATING FACTOR

Michel DY

INTRODUCTION

Les cellules sanguines humaines ont une durée de vie limitée variant de quelques jours à quelques mois. L'hématopoïèse doit donc pourvoir à leur renouvellement continuel. Ainsi le taux de production de nouvelles cellules chez un adulte est extrêmement élevé : environ 10^{10} globules rouges et 4 x 10^{8} globules blancs par heure. De plus, l'hématopoïèse doit faire face de façon rapide mais contrôlée à toute sorte de situation d'urgence, en particulier pour augmenter le nombre de globules blancs nécessaire à une réponse immune dirigée contre une agression quelconque. Dès 1906, avec la découverte de l'érythropoïétine par Carnot et Deflandre, il est apparu que des régulateurs humoraux pouvaient jouer un rôle dans la formation des globules rouges. Cependant, il a fallu attendre 60 ans de plus pour mettre en évidence des facteurs analogues agissant sur les globules blancs grâce à la technique de formation de colonies en milieu semi-solide développée d'une part par Bradley et Metcalf et d'autre part par Pluznik et Sachs. Ces médiateurs de la formation de colonies à partir de progéniteurs médullaires furent appelés CSF pour Colony Stimulating Factor. On en connait actuellement six : le G-CSF induit la prolifération et la différenciation des neutrophiles, le M-CSF a le même effet sur les macrophages, l'IL-5 agit sur les éosinophiles, l'érythropoïétine (EPO) sur les érythrocytes, la thrombopoïétine (TPO) sur les mégacaryocytes, tandis que le GM-CSF et l'IL-3 affectent plusieurs lignées hématopoïétiques.

Le GM-CSF fut l'un des premiers à être mis en évidence, purifié et cloné. Tout d'abord décrit pour son effet sur la prolifération et la différenciation des neutrophiles et des monocytes/macrophages, il est maintenant reconnu, avec l'IL-3, comme un facteur de croissance hématopoïétique possédant un spectre d'activité beaucoup plus large. Ainsi, il induit également la différenciation des éosinophiles, des mégacaryocytes et des érythrocytes en présence d'érythropoïétine.

Avec le G-CSF, il fait partie des cytokines dont les essais thérapeutiques sont les plus avancés. Leurs résultats encourageants en font d'ores et déjà un élément important de l'arsenal thérapeutique permettant d'accélérer les prises de greffes de moelle osseuse et de pallier à l'effet des traitements chimiothérapeutiques anti-néoplasiques.

CARACTERISTIQUES BIOCHIMIQUES, ORGANISATION GENOMIQUE ET LOCALISATION CHROMOSOMIQUE

Le GM-CSF (aussi dénommé à l'origine MGI-1GM : Macrophage Granulocyte Inducer type I) a été purifié à partir de surnageants de culture soit de poumons de souris ayant reçu une injection d'endotoxine [3], soit d'une lignée humaine de lymphoblastes T infectés par le virus HTLV II [10]. Les GM-CSF humain et murin sont des glycoprotéines monomériques dont le poids moléculaire apparent est de 22kDa et 23kDa respectivement comportant 40% de résidus sucrés.

La molécule mature dérive d'un précurseur de 144 (homme) ou 141 (souris) acides aminés (4.1). Le précurseur humain possède un poids moléculaire de 16 293 Da et présente 69% et 54% d'homologie au niveau, respectivement, des nucléotides et des acides aminés avec le précurseur murin. Cependant cette homologie relativement forte ne permet aucune réactivité croisée entre les deux espèces. La molécule mature est obtenue après clivage du peptide signal (17 acides aminés). Elle contient 127 acides aminés avec un poids moléculaire de 14 476 Da. Le GM-CSF mature murin est formé par 124 acides aminés et possède un poids moléculaire de 14 138 Da. Les deux molécules matures (murine et humaine) contiennent deux sites de N-glycosylation (Asn-X-Ser/Thr) en position 27, 37 chez l'homme et 66, 75 chez la souris. L'occupation de ces sites par des résidus sucrés explique la différence entre le poids moléculaire apparent et celui déduit de sa séquence génomique. Cependant, cette glycosylation n'est pas utile pour l'expression des activités biologiques de ces molécules puisque : a) du GM-CSF actif est produit par des cellules traitées par la tunicamycine ; b) le traitement de la molécule par des endoglycosidases ne modifie pas ses activités biologiques et c) le GM-CSF recombinant synthétisé par des bactéries (donc non glycosylé) possède les mêmes activités biologiques que le GM-CSF naturel. Par contre, le GM-CSF contient 4 cystéines permettant l'établissement de ponts disulfures qui sont indispensables puisque la réduction de la molécule abolit toutes ses activités biologiques.

Il n'y a qu'une seule copie du gène du GM-CSF dans le génome haploïde. Il est organisé de façon similaire chez l'homme et la souris [4,13,19,35]. Le site d'initiation de la transcription est séparé du nucléotide précédant le site de polyadénylation par 2376-8bp chez l'homme contre 2371bp chez la souris. Il contient 4 exons dont la taille est identique dans les deux espèces pour l'exon 2, 3 et 4 alors que l'exon 1 humain possède 9 bp de plus que son équivalent murin. De plus, la longueur de chaque intron est approximativement la même dans les deux espèces. Le gène du GM-CSF humain est localisé sur le chromosome 5 (q21-32) en association étroite avec l'IL-3 [16]. Une situation identique est retrouvée sur le chromosome 11 de la souris où le gène du GM-CSF n'est séparé de celui de l'IL-3 que par 230 kb.

Bien que de nombreuses activités biologiques soient partagées par le GM-CSF et l'IL-3, il n'y a pas d'homologie significative entre ces deux molécules mise à part l'alanine N terminale suivie de près par des résidus proline et sérine. Ceci suggère que les deux gènes ne dérivent pas d'un ancêtre commun. Cependant, il faut noter un certain nombre d'analogies au niveau de l'organisation de leurs gènes respectifs. En effet, outre le fait qu'ils ne possèdent qu'une seule copie localisée sur le même chromosome, il y a une forte homologie dans la partie 5' non codante avec 2 régions particulièrement bien conservées : a) un décanucléotide localisé 78-84 bp en amont de la "TATA box" appelés CK1 (cytokine consensus 1) ou CLE1 (Conserved Lymphokine Element 1) qui est aussi présent dans le gène de l'IL-2, du G-CSF et l'IFNγ humain et b) une séquence (heptamère) jouxtant le décamère précédent en 3' (appelé CK2 ou CLE2) qui est spécifique du gène de l'IL-3 et du GM-CSF humain et murin. Ces deux régions pourraient jouer un rôle dans la régulation de la production de ces cytokines en interagissant avec des protéines nucléaires spécifiques.

TABLEAU 4.1 — CARACTÉRISTIQUES BIOCHIMIQUES DU GM-CSF.

		Humain	Murin
Nombre d'acides aminés	Précurseur	144	141
	Forme mature	127	124
Nombre de cystéines		4	4
Sites de N-glycosylation		2	2
Masse molaire	Apparente	22 000	23 000
	Calculée	14 476	14 138
Localisation chromosomique		5	11
Nombre d'exons		4	4
% d'homologie homme / souris			
	(au niveau des nucléotides)	69%	
	(au niveau des acides aminés)	54%	

De plus, il faut noter une séquence riche en A/U dans la région 3' de l'ARNm du GM-CSF qui semble être impliquée dans le contrôle de sa stabilité puisque son inclusion dans un ARNm stable tel que celui de la β globine en réduit la stabilité [30]. Cette propriété est aussi partagée par l'ARNm de l'IL-3. Enfin, le GM-CSF et l'IL-3 peuvent se fixer préférentiellement sur l'héparan sulfate qui rentre dans la composition de la matrice extracellulaire.

CARACTERISTIQUES DES RECEPTEURS DU GM-CSF

Caractéristiques générales

Grâce à l'utilisation de GM-CSF recombinant pur, radiomarqué, deux classes de récepteurs pour le GM-CSF murin ont été décrites sur les cellules de moelle osseuse, les neutrophiles et la lignée WEHI-3B (D+). La majorité des sites de fixation possède une faible affinité (Kd apparent 0,7-1,2nM) alors qu'une faible proportion exprime une forte affinité (Kd apparent : 20-60pM). Des études faites sur les lignées P388D1, LSTRA et LBRM-33 ont confirmé l'existence de récepteurs avec un Kd de 1 à 3 nM qui seraient identiques aux récepteurs de faible affinité décrit précédemment. Cependant dans ces lignées, aucun récepteur à forte affinité n'a pu être détecté. Des poids moléculaires apparents entre 70 kDa et 180 kDa ont été décrit pour les récepteurs du GM-CSF. Leur nombre à la surface cellulaire est relativement faible (chez la souris, il varie entre 1500 récepteurs sur les cellules médullaires, 2000 sur les cellules péritonéales, jusqu'à 3800 sur les progéniteurs des granulocytes et des macrophages, CFU-GM). Aucune des cellules murines testées qui exprime le récepteur du GM-CSF fixe le GM-CSF humain et réciproquement confirmant le manque de réactivité croisée entre les deux espèces.

Les propriétés principales des récepteurs du GM-CSF sont semblables à celles du récepteur de l'IL-3, c'est-à-dire :

a. Une fixation à 4°C et pH neutre pratiquement irréversible pour des raisons mal déterminées.

b. Une internalisation à 37°C du complexe ligand/récepteur suivi d'une dégradation lente.

c. L'expression d'un nombre relativement faible de récepteurs à la surface cellulaire dont l'occupation partielle suffit néanmoins à induire une activité biologique maximale.

d. La variation du nombre de récepteur en fonction du stade de différenciation: Plus la cellule est engagée dans un schéma de différenciation donnée, moins elle exprime de récepteurs pour le GM-CSF (chez la souris).

e. Une modulation négative de l'expression des récepteurs du GM-CSF murin par la fixation de l'IL-3 sur son propre récepteur, alors que la fixation du GM-CSF sur son récepteur ne modifie pas l'expression des récepteurs pour l'IL-3, mais diminue celle des récepteurs pour le G-CSF et le M-CSF [34].

f. Une compétition croisée entre la fixation de l'IL-3 et du GM-CSF sur leurs récepteurs spécifiques dans certains types cellulaires chez l'homme.

Clonage des récepteurs du GM-CSF

Le clonage des gènes du récepteur pour le GM-CSF humain ou murin a montré qu'ils sont tous les deux composés de deux chaînes possédant toutes les caractéristiques propres à la superfamille des récepteurs pour les "hématopoïétines", c'est-à-dire 1) une seule région transmembranaire, 2) un domaine intracytoplasmique dépourvu d'activité kinase et un domaine extracellulaire possédant un motif WSXWS près de la jonction membranaire et 3) un certain degré d'homologie parmi les 200 acides aminés N terminaux (dont 4 cystéines). Ces caractéristiques sont partagées avec les récepteurs pour l'IL-2 (p75), l'IL-3, l'IL-4, l'IL-5, l'IL-6, le G-CSF, le LIF/HILDA et pour des hormones telles que l'érythropoïétine, la prolactine, et l'hormone de croissance (voir chapitre sur les récepteurs des cytokines et leur signal de transduction).

Récepteur humain

Comme plusieurs récepteurs de haute affinité de la famille des "hématopoïétines", le récepteur pour le GM-CSF de haute affinité est composé d'une chaîne α spécifique du ligand et d'une chaîne β qui ne fixe ni le GM-CSF ni d'autres cytokines (tableau 4.2).

Chaîne α - Elle dérive d'un précurseur de 400 acides aminés qui, après clivage du peptide signal (22 acides aminés), donne une molécule mature dont le poids moléculaire calculé est de 43 728Da, ce qui est approximativement la moitié de celui observé après "cross-linking"de GM-CSF radiomarqué sur des cellules comme HL-60. Cette différence est probablement due à l'occupation des onze sites de N-glycosylation contenus dans sa partie extracellulaire. La transfection de cellules NIH 3T3 avec le gène codant pour cette chaîne aboutit à l'expression à la surface de ces cellules d'un récepteur de faible affinité pour le GM-CSF (Kd=2,7nM)[11]. Le gène codant pour la chaîne α du récepteur du GM-CSF (ainsi que celui de la chaîne α du récepteur de l'IL-3) est présent sur la partie pseudo-autosomale des chromosomes sexuels (X/Y PAR).

TABLEAU 4.2 — CARACTÉRISTIQUES DU RÉCEPTEUR DU GM-CSF HUMAIN.

		Chaîne α	Chaîne β (KH 97)
Nombre d'acides aminés			
Précurseur		400	897
	extracellulaire	298	420
Molécule	transmembranaire	26	25
mature	cytomembranaire	54	431
Masse molaire		80 kDa	120 kDa
Kd		2 - 8 nM	ne fixe aucune cytokine
Appartenance superfamille		hématopoïétine	hématopoïétine
Particularité		-	partie extracellulaire dupliquée

L'association des chaînes α et β forme un récepteur de haute affinité (Kd=170 pM environ).

TABLEAU 4.3 — CARACTÉRISTIQUES DU RÉCEPTEUR DU GM-CSF MURIN.

		Chaîne α	Chaîne β (AIC2B ou ßc)
Nombre d'acides aminés			
Précurseur		387	896
	extracellulaire	295	417
Molécule	transmembranaire	25	26
mature	cytoplasmique	38	431
Masse molaire		50-60 kDa	95 kDa
Kd		10-100nM	ne fixe aucune cytokine
Appartenance superfamille		hématopoïétine	hématopoïétine
Particularité		motif WGXWS au lieu de WSXWS	partie extracellulaire dupliquée

L'association des chaînes α et β forme un récepteur de haute affinité (Kd = 37 pM environ).

Chaîne β (KH97) - Cette chaîne étant commune aux récepteurs de l'IL-3 et de l'IL-5, ses principales caractéristiques ont été détaillées dans le chapitre IL-3 et résumées dans le tableau 4.2.

Association des chaînes α et β - Des cellules NIH 3T3 cotransfectées avec la chaîne α et KH97 expriment à leur surface un récepteur de haute affinité pour le GM-CSF (Kd = 170 pM)[15]. De plus, bien que la chaîne β (KH97) ne fixe aucune cytokine à elle seule, elle peut s'associer indifféremment aux chaînes α des récepteurs de l'IL-3, de l'IL-5 et du GM-CSF pour former un site de haute affinité. Ceci explique la compétition entre IL-3, IL-5 et GM-CSF en terme de fixation sur leur récepteur spécifique (voir figure 10.3, chapitre IL-3).

Récepteur murin

Comme chez l'homme, ce récepteur est composé d'une chaîne α spécifique du ligand et d'une chaîne β ne fixant aucune cytokine (tableau 4.3).

Chaîne α - Elle dérive d'un précurseur de 387 acides aminés qui, après clivage du peptide signal (29 acides aminés), donne une molécule mature dont les principales caractéristiques sont présentées dans le tableau 4.3. Bien que cette chaîne soit l'homologue de la chaîne α du récepteur humain, moins de 35% de la séquence des acides aminés sont identiques. Elle possède les caractéristiques générales de la superfamille des récepteurs des "hématopoïétines", à l'exception du motif classique WSXWS situé près de la jonction membranaire qui est remplacé par un motif WGXWS [24].

Chaîne β - Il s'agit de la chaîne AIC2B (ßc) isolée à partir de la lignée IL-3-dépendante IC2 par homologie avec la chaîne AIC2A ($ß_{IL-3}$)[12]. Cette dernière fixe l'IL-3 avec une faible affinité alors que la chaîne AIC2B (ßc) ne fixe aucune cytokine. Ses caractéristiques sont présentées dans le tableau 3. Contrairement à AIC2A ($ß_{IL-3}$) qui est la chaîne β spécifique de l'IL-3, AIC2B (ßc) est commune aux récepteurs du GM-CSF, de l'IL-3 et de l'IL-5 (voir figure 10.4, chapitre IL-3).

Association chaînes α et β - La transfection de la chaîne α dans des cellules COS 7 fait apparaître un récepteur de faible affinité pour le GM-CSF, alors que le récepteur de haute affinité est exprimé après cotransfection avec ßc [24].

Interaction entre le GM-CSF et son récepteur

Comme l'IL-3 et l'IL-5, le GM-CSF est une cytokine composée de 4 hélices α. L'hélice α en position NH2-terminale (A) est reconnue par la chaîne ß alors que la chaîne α se lie avec celle en position COOH-terminale (D) [20]. La relation structure/fonction étudiée par mutagénèse dirigée, a démontré le rôle indispensable d'un résidu Glu en position 21 dans l'hélice A (figure 4.1). Le remplacement de ce résidu Glu par un autre acide aminé tel que Ala aboutit à la production d'un GM-CSF qui se lie normalement à la chaîne α de son récepteur mais pas à la chaîne ß. En bloquant la chaîne α dans un complexe inactif, ce GM-CSF modifié est un parfait antagoniste specifique du GM-CSF [1].

Il faut noter que l'IL-2, l'IL-3, l'IL-4, l'IL-5 et l'IL-7 conservent un résidu acide dans une position analogue à celle du Glu 21 du GM-CSF. Son remplacement par un résidu Ala aboutit dans le cas de l'IL-3 à un analogue qui se lie à la chaîne α mais est 5000 fois moins affin pour la chaîne ß que la molécule normale. De même, le résidu Asp en position 34 de l'hélice α NH_2 terminale de l'IL-2 joue un rôle critique dans la fixation de la cytokine sur la chaîne ß de son récepteur.

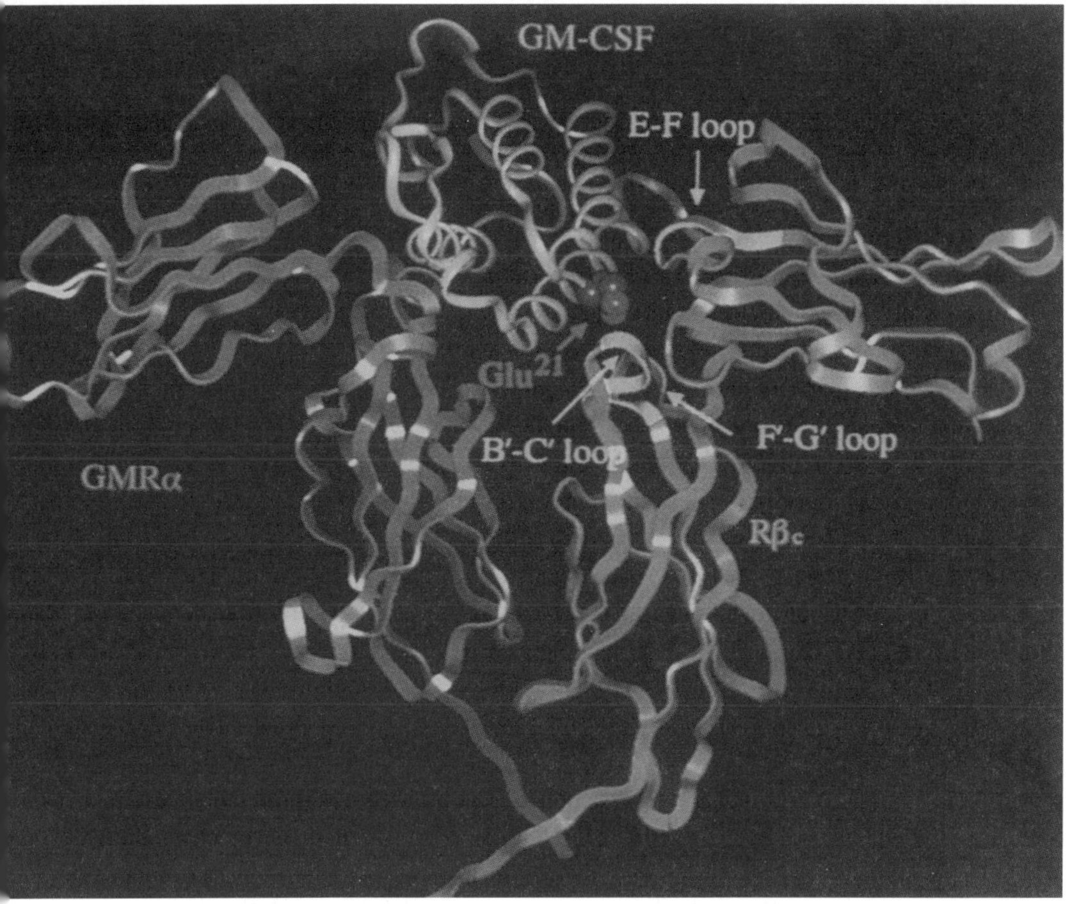

FIG. 4.1 — *Liaison du GM-CSF sur son récepteur (tiré de C.J. Bagley et al. [ref.1])*

Il est maintenant bien établi que la plupart des récepteurs des cytokines sont formés d'homo ou d'hétérodimères et plus rarement de trimères. Cependant, certaines données laissent penser que plusieurs degrés d'oligomérisation pourraient exister après fixation de ligand sur son récepteur avec des conséquences biologiques encore mal définies. Le récepteur du GM-CSF en est un exemple. En effet, l'expréssion d'un récepteur du GM-CSF de haute affinité et de faible affinité est restreint aux stades myéloblastique ou promyéloblastique de la maturation granulocytaire, la progression vers le stade métamyélocytaire est associé à l'apparition de récepteurs du GM-CSF d'affinité intermédiaire qui ne présentent plus de compétition avec l'IL-3. Des expériences de cotransfection des gènes codant pour les chaînes α et ß du récepteur du GM-CSF dans la lignée COS montrent que l'on peut transformer des récepteurs de haute affinité en récepteurs d'affinité intermédiaire en augmentant l'expression de la chaîne ß par rapport à la chaîne α. Des résultats similaires ont été rapportés pour le récepteur de l'IL-3 [2]. Ceci suggère que l'accessibilité de la chaîne ß peut modifier la composition oligomérique du récepteur: une chaîne α et une chaîne ß formant le récepteur de haute affinité (comme c'est le cas dans les myéloblastes leucémiques où la chaîne α est 10 à 50 fois mieux représentée que la chaîne ß) alors qu'une surexpression de la chaîne ß aboutirait à la formation d'un complexe entre une chaîne α et de deux chaînes ß avec une affinité plus faible.

Transduction du signal

La transduction du signal résulte de la dimérisation (ou de l'oligomérisation) des chaînes α et ß, chacune d'entre elles étant indispensables. Le domaine intracytoplasmique de la chaîne α possède 54 acides aminés dont les 36 situés immédiatement au dessous de la membrane sont nécessaires à la transduction du signal mitogénique [26]. Dans la chaîne ß, au moins deux régions sont impliquées dans des voies de signalisation différentes. Les 60 acides aminés proches de la membrane (entre Arg 455 et Glu 517) sont indispensables pour induire c-myc et pim-1 alors que les 140 acides aminés en position plus distale (entre Leu 626 et Ser 763) sont nécessaires à l'activation de Ras, Raf-1, MAP-kinase, p70S6 kinase ainsi qu'à l'induction de c-fos et c-jun [28].

Partageant la même chaîne ß avec le récepteur de l'IL-3 et le récepteur de l'IL-5, les mécanismes utilisés pour transmettre le signal en réponse au GM-CSF sont similaires à ceux mis en jeu par l'IL-3 (voir chapitre IL-3) et sont résumés dans la figure 4.2. Brièvement, la chaîne ß est associée constitutivement avec des tyrosines kinases de la famille des JAK [27] sans doute au niveau de la Box 1. La dimérisation αβ induit la phosphorylation des JAK entraînant son activation et la phosphorylation des résidus tyrosine de nombreux substrats intracytoplasmiques comprenant le récepteur lui-même qui va alors offrir des sites d'ancrage pour diverses molécules effectrices impliquées dans des voies de transduction variées. Parmi celles-ci, il faut citer l'activation des STAT (en particulier STAT 5), de la voie Ras-Raf-MAP Kinase, de Vav, de Pim-1 ainsi que de la PI3K et de PLCγ aboutissant à l'induction de myc, de fos, ainsi qu'à l'expression des gènes ayant un élément GAS dans leur promoteur (voir chapitre "Récepteurs des cytokines et signaux de transduction").

PRODUCTION DU GM-CSF

Le GM-CSF est produit par de nombreux types cellulaires (lymphocytes T activés, macrophages/monocytes, fibroblastes, cellules endothéliales...). Dans tous les cas, sa production nécessite une stimulation, soit par d'autres cytokines telles que l'IL-1 et le TNF, soit par des agents inflammatoires tels que les endotoxines. Comme le montre la figure 4.3, les lymphocytes T jouent toujours un rôle prépondérant puisqu'ils peuvent produire le GM-CSF directement ou indirectement en régulant l'activité d'autres cellules capables de le synthétiser.

Les stimuli lymphocytaires qui font produire le plus de GM-CSF sont les ligands du récepteur T, c'est-à-dire les anticorps monoclonaux anti-TCR ou l'antigène lui-même. Dans ce cas, la production de GM-CSF est inhibée par la cyclosporine. L'IL-2 est aussi capable d'induire la synthèse de GM-CSF par les lymphocytes T mais la quantité produite est plus faible que celle obtenue en réponse à une stimulation du TCR et n'est pas inhibée par la cyclosporine A. Le GM-CSF est produit par les deux sous-populations T CD4+ et CD8+. Cependant, l'étude de nombreux clones a démontré que les cellules CD4+ sont meilleures productrices [17]. Les cellules T auxiliaires (CD4+) ont été réparties en deux catégories selon leur profil de cytokines générées en réponse à une stimulation : les cellules Th1 produisant l'IL-2 et l'IFNγ et les cellules Th2 fournissant l'IL-4, l'IL-5 et l'IL-6. Contrairement à l'IL-3 qui est produite à quantité égale par les cellules Th1 et Th2, le GM-CSF est synthétisé de préférence par la population Th1 [5].

Les monocytes/macrophages représentent une population cellulaire particulièrement importante pour la production de GM-CSF car d'une part, ils le sécrètent eux-mêmes après stimulation et d'autre part, ils peuvent à leur tour en stimuler la synthèse par d'autres cellules par l'intermédiaire de leur production d'IL-1 et de TNF. A l'opposé de la production de GM-CSF par les lymphocytes T qui résulte d'une augmentation de la transcription de son gène, celle du macrophage murin s'explique par une stabilisation de son ARNm exprimé constitutivement [33].

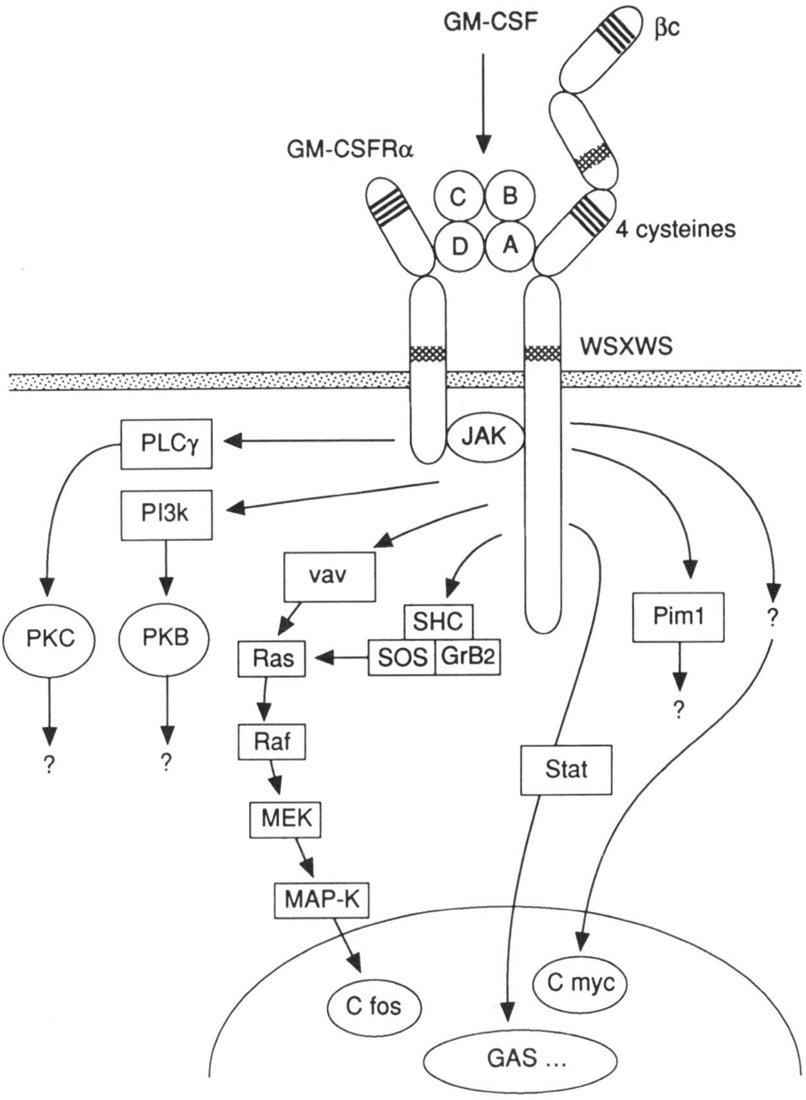

FIG. 4.2 — *Principales voies de transduction mises en jeu après fixation du GM-CSF sur son récepteur*

Enfin, d'autres cellules normales sont aussi capables de fournir du GM-CSF. Notamment, les cellules endothéliales stimulées par le TNF ou l'IL-1. Des concentrations optimales de ces deux cytokines ont un effet additif sur la production de GM-CSF, suggérant qu'ils agissent par deux mécanismes différents [29]. On peut citer comme autres sources de GM-CSF les fibroblastes stimulés par l'IL-1 et le TNF [18,36] ainsi que les mastocytes après "cross-linking" de leurs récepteurs pour les IgE [25].

ACTIVITES BIOLOGIQUES DU GM-CSF

Comme tous les facteurs de croissance hématopoïétique, le GM-CSF est capable de maintenir la survie des progéniteurs hématopoïétiques, d'induire leur prolifération et leur différenciation et d'activer les cellules matures auxquelles il a donné naissance. Le tableau 4.4 résume les principales activités biologiques du GM-CSF in vitro. Parmi celles-ci, son pouvoir prolifératif sur certaines lignées facteur-dépendantes a permis son dosage chez la souris. La lignée FDCP1 est la plus utilisée à cette fin. Etant donné qu'elle répond aussi à l'IL-3, cette cytokine doit être neutralisée par des anticorps spécifiques.

L'effet du GM-CSF in vivo a d'abord été étudié chez la souris et le singe. En règle générale, les effets biologiques observés après injection de GM-CSF sont ceux attendus compte-tenu des résultats in vitro. Ainsi l'injection de GM-CSF induit une leucocytose rapide avec une forte élévation du nombre de neutrophiles, d'éosinophiles, de monocytes ainsi que de lymphocytes, sans modifier le nombre de plaquettes et d'érythrocytes. Les neutrophiles circulants ainsi obtenus sont activés comme l'indique leur réponse accrue au N-Formyl-Met-Leu-Phe (FMLP) et leur pouvoir bactéricide.

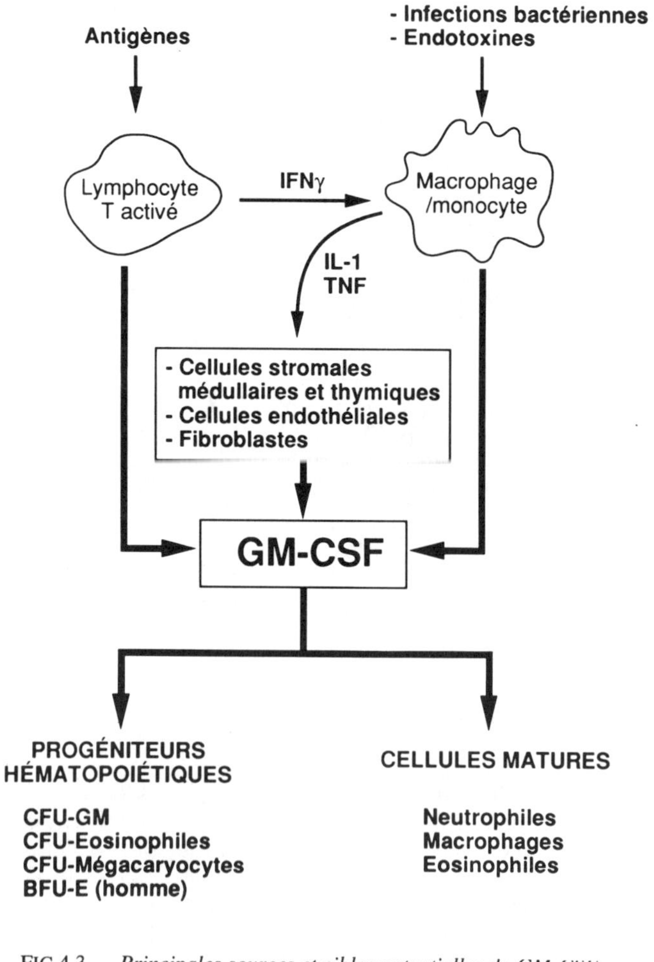

FIG.4.3 — *Principales sources et cibles potentielles du GM-CSF.*

TABLEAU 4.4 — ACTIVITÉS BIOLOGIQUES DU GM-CSF*.

a. Effet sur les progéniteurs hématopoïétiques

- maintient la survie des précurseurs des granulocytes et des macrophages.
- induit la formation de colonies de granulocytes, de macrophages, d'éosinophiles et de mégacaryocytes.
- stimule la prolifération de cellules blastiques multipotentes.
- initie la prolifération ou maintient (au moins) la survie des progéniteurs précoces des érythrocytes (BFU-E) qui requièrent la présence d'érythropoïétine pour terminer leur différenciation.
- agit en synergie, à de très faibles doses (1 à 10 pM) avec le M-CSF pour accroître le nombre de colonies de macrophages chez l'homme.
- additionne ses effets à ceux de l'IL-3 sur la formation de colonies d'éosinophiles et de mégacaryocytes.
- maintient la prolifération de lignées myéloïdes facteur-dépendant : FDCP 1, DA 1, NFS 60.
- stimule la synthèse et d'histamine par les progéniteurs hématopoïétiques.

b. Effet sur les cellules leucémiques

- induit un effet variable sur les blastes leucémiques de LMA (Leucémie Myéloblastique Aiguë) : 20% ne répondent pas, 25% prolifèrent en présence de GM-CSF uniquement, 15% répondent au G-CSF uniquement et 40% répondent au GM-CSF et au G-CSF.
- agit, dans de rares cas, de façon autocrine (les blastes expriment des ARN messagers pour le GM-CSF et leur prolifération est partiellement inhibée par la présence d'anticorps anti-GM-CSF).
- induit la différenciation terminale de deux lignées murines (WEHI-3B D+ et un sous-clone de M1) et de la lignée humaine HL60. Les cellules leucémiques fraîches ne répondent pas (ou très rarement) à cet effet de différenciation.

c. Effet sur les cellules matures

Monocytes/macrophages

- induit une cytotoxicité macrophagique contre des cellules tumorales, des micro-organismes et des parasites.
- augmente l'activité antivirale de la Zidovudine.
- accroît la capacité à présenter l'antigène (stimule l'expression de Mac1 - HLA DR-FcR - CD18....).
- stimule la cytotoxicité anticorps-dépendante (ADCC).
- stimule la production de prostaglandines E, d'acide arachidonique et de cytokines (IL-1, IL-6, TNF, M-CSF et G-CSF).
- facilite l'activité phagocytaire et accroît l'adhérence.

Neutrophiles

- stimule l'activité cytotoxique anticorps-dépendante (ADCC) et phagocytaire.
- est chimiotactique.
- inhibe la mobilité.
- augmente l'adhérence cellulaire et l'expression de molécules d'adhésion.
- module le nombre de récepteurs au FMLP.
- facilite l'effet de produit bactérien ou du complément sur la production d'ion superoxyde.
- induit la sécrétion d'IL-1, de G-CSF et de M-CSF.

Autres cellules

- active les éosinophiles.
- agit en synergie avec l'IL-1 et l'IL-7 sur la prolifération thymocytaire.
- augmente la capacité à présenter l'antigène des cellules de Langerhans épidermiques.
- module la sécrétion d'histamine par les basophiles humains en réponse à des agents dégranulants.
- a un effet anti-abortif.
- induit une activité "Natural Suppressor".

** Les références exactes correspondant à chacune de ces activités biologiques peuvent être retrouvées dans les revues générales 6,8,9,14,22,31.*

Ces résultats ont très vite suggéré que cette cytokine pourrait se révéler utile dans diverses pathologies humaines telles que l'immunodéficience, l'anémie, les infections, la transplantation de moelle osseuse, ainsi que le traitement des diverses leucopénies en particulier après chimiothérapie antinéoplasique. Cependant, l'effet néfaste d'un excès de production de GM-CSF, tel qu'il est réalisé dans les souris transgéniques aboutissant à une prolifération massive de macrophages et à leur activation, ainsi que l'effet prolifératif du GM-CSF sur certaines lignées tumorales hématopoïétiques ou non ont dû être pris en considération dans l'établissement des essais cliniques.

Souris déficiente en GM-CSF

Le rôle physiologique du GM-CSF au cours de l'hématopoïèse constitutive a été abordé par deux voies d'approche donnant des résultats similaires qui consistent en l'inactivation par recombinaison homologue des gènes qui codent pour le GM-CSF ou pour la chaîne ßc de son récepteur (dans ce dernier cas, les modifications obtenues résultent de l'impossibilité d'action du GM-CSF ainsi que de l'IL-5). Dans ces deux conditions, aucune modification importante de l'hématopoïèse basale n'a été observée si ce n'est une diminution du nombre des éosinophiles sanguins dans le cas des souris déficientes en ßc qui résulte sans doute de l'absence de réponse à l'IL-5 de ces souris puisque cette modification n'a pas été observée chez les souris déficientes en GM-CSF. Ces résultats suggèrent que le GM-CSF ne joue pas un rôle déterminant dans l'homéostasie de la formule sanguine ou que son rôle est redondant avec d'autres cytokines. Il faut cependant noter que la reconstitution hématopoïétique des souris irradiées avec des cellules hématopoïétiques provenant de souris ßc déficientes est moins efficace que celle obtenue avec des cellules provenant de souris normales suggérant que des signaux utilisant la chaîne ßc accélèrent la cinétique de repopulation au cours de la crise hématopoïétique. Malgré tout, ce rôle n'est sans doute pas majeur puisqu'aucune mortalité n'est observée en cas de reconstitution avec des cellules de souris déficientes en ßc et qu'un retour à une numération leucocytaire comparable à celui des souris ayant reçu des cellules contrôles peut même être observé dans certains cas.

Par contre, dans les deux modèles, une pathologie pulmonaire typique est toujours observée. Il s'agit d'une infiltration lymphocytaire péri-bronchovasculaire accompagnée de zone d'accumulation de surfactant dans les alvéoles [23,32]. Le GM-CSF est produit par de nombreuses cellules pulmonaires: cellules épithéliales, bronchiques, macrophages, cellules endothéliales et fibroblastes. Il est logique de penser que les macrophages alvéolaires, qui normalement répondent au GM-CSF, jouent un rôle dans l'homéostasie pulmonaire en éliminant le surfactant et autres débris de l'espace alvéolaire et que ce rôle n'est pas effectif en l'absence de GM-CSF. D'autre part, ces macrophages sont également capables de "down-réguler" l'infiltration lymphocytaire et ce processus pourrait être contrôlé par le GM-CSF [7].

ESSAIS CLINIQUES

Les premiers essais cliniques du GM-CSF (phase I/II) ont été principalement réalisés chez des patients avec une leucopénie importante liées à une immunosuppression due à une infection virale (VIH), à des syndromes myélodysplasiques, à des traitements chimio-thérapeutiques antinéoplasiques ou au cours des transplantations de moelle osseuse. Dans la plupart des cas, le GM-CSF a un effet bénéfique qui se traduit par une augmentation du nombre de neutrophiles, de monocytes et d'éosinophiles circulants qui ne se maintient pas après l'arrêt du traitement. Plusieurs essais cliniques de phase III ont évalué le rôle du GM-CSF au cours de transplantation de moelle osseuse autologue. Leurs résultats ont été le sujet de nombreuses publications ainsi que de revues générales [21]. Brièvement, le GM-CSF est relativement bien toléré, il augmente le nombre de neutrophiles et diminue légèrement le temps d'hospitalisation et les traitements à long terme ne révèlent pas d'effets secondaires importants. Cependant, le temps de neutropénie absolue, la nécessité de transfusion plaquettaire ainsi que le taux de survie n'est pas amélioré. Il faut cependant noter que les patients recevant du GM-CSF au cours des transplantations de moelle osseuse autologue semblent être moins sujets aux épisodes infectieux pendant leur période de neutropénie. D'ores et déjà, le GM-CSF fait partie de l'arsenal du thérapeute dans un nombre grandissant de pathologies [14]. Cependant, des résultats encore plus prometteurs peuvent être espérés des essais où le GM-CSF est employé en combinaison avec d'autres facteurs de croissance hématopoïétique comme l'IL-3.

REFERENCES

[1] BAGLEY C.J., WOODCOCK J.M., MERCUS T.R., SHANNON M.F., LOPEZ A.F. - Interaction of GM-CSF and IL-3 with the common ß chain of their receptors. *J. Leuk. Biol.*, 1995, *57,* 739.

[2] BUDEL L.M., DONG F., LÖWENBERG B., TOUW I.P. - Hematopoietic growth factor receptors: structure variations and alternatives complex formation in normal hematopoiesis and in hematopoietic disorders. *Leukemia*, 1995, *9,* 553.

[3] BURGESS A.W., CAMAHARIS J., METCALF D.- Purification and properties of colony-stimulating factor from mouse lung conditioned medium. *J. Biol. Chem.*, 1977, *252*, 1998.

[4] CANTRELL M.A., ANDERSON D., CERRETI D.P., PRICE V., MCKEREGHAN K., TUSHINSKI R.J., MOCHIZUKI D.Y., LARSEN A., GRABSTEIN K., GILLIS S., COSMAN D.- Cloning sequence and expression of a human Granulocyte-Macrophage Colony-Stimulating Factor. *Proc. Natl. Acad. Sci.* USA, 1985, *82*, 6250.

[5] CHERWINSKI H., SCHUMACHER J.W., BROWN K.D., MOSMANN T.R. - Two types of murine helper T cell clone. III. Further differences in lymphokine synthesis between Th1 and Th2 clones revealed by RNA hybridization, functionnally monospecific bioassays and monoclonal antibodies. *J. Exp. Med.*, 1987, *166*, 1229.

[6] CLARK S.C., KAMEN R. - The human colony-stimulating factors. *Science*, 1987, *230*, 1229.

[7] DRANOFF G., CRAWFORD A.D., SADELAIN M., REAM B., RASHID A., BRONSON R.T., DICKERSIN G.R., BACHURSKI C.J., MARK E.L., WHITSETT J.A., MULLIGAN R.C. - Involvement of granulocyte-macrophage colony stimulating factor in pulmonary homeostasis. *Scientes,* 1994, *264,* 713.

[8] DY M., SCHNEIDER E. - Interleukin 3 (IL-3) and Granulocyte-Macrophage Colony-Stimulating Factor (GM-CSF) : two cytokines increasing histamine synthesis by hematopoietic cells. *Eur. Cytokine Net.*, 1991, *2*, 153.

[9] GASSON J.C. - Molecular physiology of GM-CSF. *Blood,* 1991, *77,* 1131.

[10] GASSON J.C., WEISBART R.H., KAUFMAN S.E., CLARK S.E., HEWICK R.M., WONG G.G. - Purified human Granulocyte-Macrophage Colony-Stimulating Factor : direct actions on neutrophils. *Science*, 1984, *226,* 1339.

[11] GEARING D.P., KING J.A., GOUGH N.M., NICOLA N.A. - Expression cloning of a receptor for human GM-CSF. *Embo J* ., 1989, *8,* 3667.

[12] GORMAN D.M., ITOH N., KITAMURA T., SCHREURS J., YONEHARA S., YAMARA I., ARAI K.I., MIYAJIMA A. - Cloning and expression of a gene encoding an IL-3 receptor-like protein : identification of another member of the cytokine gene family. *Proc. Natl. Acad. Sci. USA*, 1990, 87, 5459.

[13] GOUGH N.M., GOUGH J., METCALF D., KELSO A., GRAIL D., NICOLA N.A., BURGESS A.W., DUNN A.R. - Molecular cloning of cDNA encoding a murine haematopoietic growth regulator, Granulocyte-Macrophage Colony Stimulating Factor. *Nature*, 1984, *309,* 763.

[14] GRANT S.M., HEEL R.C. - Recombinant Granulocyte Macrophage Colony Stimulating Factor (rGM-CSF). A review of its pharmacological properties and prospective role in the management of myelosuppression. *Drugs,* 1992, *53*, 516.

[15] HAYASHIDA K., KITAMURA T., GORMAN D.M., ARAI K.I., YOKOTA J., MIYAJIMA A. - Molecular cloning of a second subunit of the human GM-CSF receptor. Reconstitution of a high affinity GM-CSF receptor. *Proc. Natl. Acad. Sci. USA*, 1990, *87*, 9655.

[16] HUEBNER K., ISOBE M., CROCE C.M., GOLDE D.W., KAUFMAN S.E., GASSON J.C. - The human gene encoding GM-CSF is at 5q 21-32, the chromosome region deleted in the 5q- anomaly. *Science*, 1985, *230* , 1282.

[17] KELSO A., METCALF D. - Clonal heterogeneity in Colony-Stimulating Factor production by murine T lymphocytes. *J. Cell. Physiol.,* 1985, *123,* 101.

[18] KAUSHANSKY K., LIN N., ADAMSON J.W. - Interleukin 1 stimulates fibroblasts to synthetize Granulocyte Macrophage and Granulocyte Colony-Stimulating Factors. Mechanism for the hematopoietic response to inflammation. *J. Clin. Invest.*, 1988, *81*, 91.

[19] LEE F., YOKOTA T., OTSUKA T., GEMMELL L., LARSON N., LUH J., ARAI K.I., RENNICK D. - Isolation of cDNA for a human Granulocyte Macrophage Colony-Stimulating Factor by functional expression in mammalian cells. *Proc. Natl. Acad. Sci. USA* , 1985, *82,* 4360.

[20] MIYAJIMA A., MUI A.L.F., OGOROCHI T., SAKAMAKI K. - Receptors for GM-CSF, IL-3 and IL-5. *Blood*, 1993, *82,* 1960.

[21] NEMUNAITIS J. - Biological activites of hematopoietic growth factors that lead to future clinical applications. *Cancer Invest.*, 1994, *12*, 516.

[22] NICOLA N.A. - Hematopoietic Cell Growth Factor and their receptors. *Ann. Rev. Biochem.*, 1989, *58*, 45.

[23] NISHINAKAMURA R., NAKAYAMA N., MIRABAYASHI Y., INOUE T., AUD D., MCNEIL T., AZUMA S., YOSHIDA S., TOYODA Y., ARAI KI, MIYAJIMA A., MURRAY. R. - Mice deficient for the IL-3/GM-CSF/IL-5 ßc receptor exhibit lung pathology and impaired immune response while ßIL-3 receptor deficient mice are normal. *Immunity*, 1995, *2*, 211.

[24] PARK L.S., MARTIN U., SORENSEN R., LUHK S., MORRISSEY P.S., COSMAN D., LARSEN A. - Cloning of the low affinity murine granulocyte-macrophage colony stimulating factor receptor and reconstitution of a high affinity receptor complex. *Proc. Natl. Acad. Sci. USA*, 1992, *89*, 4295.

[25] PLAUT M., PIERCE J.H., WATSON C.J., HANLEY-HYDE J., MORDAN R.P., PAUL W.E. - Mast cell lines produce lymphokines in response to cross-linkage of FcεRI or to calcium ionophores. *Nature,* 1989, *339*, 64.

[26] POLOTSKAYA A., ZHAO Y., LILLY M.B., KRAFT A.S. - Mapping the intracytoplasmic regions of the α Granulocyte Macrophage Colony Stimulating Factor receptor necessary for cell growth regulation. *J. Biol. Chem.*, 1994, *269,* 14607.

[27] QUELLE F.W., SATO N., WITTHUM B.A., INHORN R.C., EDER M., MIYAJIMA A., GRIFFIN J.D., IHLE J.N. - Associates with the ßc chain of the receptor for granulocyte Macrophage Colony Stimulating-Factor and its activation requires the membrane proximal region. Mol. Cell. Biol., 1994, *19,* 4335.

[28] SATO N., SAKAMAKI K., TERADA N., ARAI K.I., MIYAJIMA A. - Signal transduction by the high affinity GM-CSF receptor : two distinct cytoplasmic regions of the common ß subunit responsible for different signaling. *EMBO J.*, 1993, *12,* 4181.

[29] SEELENTAG W.K., MERMOD J.J., MONTESANO R., VASSALLI P. - Additive effects of Interleukin-1 and Tumour Necrosis Factor alpha on the accumulation of the three Granulocyte and Macrophage Colony-Stimulating Factor mRNAs in human endothelial cells. *Embo. J.*, 1987, *6*, 2261.

[30] SHAW G., KAMEN R. A conserved AU sequence from the 3' untranslated region of GM-CSF mRNA mediate selective mRNA degradation. *Cell*, 1986, *46*, 659.

[31] SIEFF C.A. - Hematopoietic growth factors. *J. Clin. Invest.*, 1987, *79*, 1549.

[32] STANLEY E., LIESCHKE G.J., GRAIL D., METCALF D., HODGSONG G. , GALL J.A.M., MAHER D.W., CEBON J., SINIKAS V., DUNN A.R. - Granulocyte Macrophage Colony Stimulating factor-deficient mice show no major perturbation of hematopoiesis but develop a characteristic pulmonary pathology. *Proc. Natl. Acad. Sci. USA.*, 1994, *91*, 5592.

[33] THORENS B., MERMOD J.J., VASSALLI P. - Phagocytosis and inflammatory stimuli induce GM-CSF mRNA in macrophages through posttranscriptional regulation. *Cell*, 1987, *48*, 671.

[34] WALKER F., NICOLA N.A., METCALF D., BURGESS A.W. - Hierarchical down-modulation of hemopoietic growth factor receptor. *Cell*, 1985, *43*, 269.

[35] WONG G.C., WITEK J.S., TEMPLE P.A., WILKENS K.M., LEARY A.C., LUXEMBERG D.P., JONES S.S., BROWN E.L., KAY R.M., ORR E.C., SHOEMAKER C., GOLDE D.W., KAUFMAN R.M., HEWICK R.M., WANG E.A., CLARK S.C. - Human GM-CSF : molecular cloning of the complementary DNA and purification of the natural and recombinant proteins. *Science* , 1985, *228*, 810.

[36] YANG Y.C., TSAI S., WONG G.C., CLARK S.C. - Interleukin-1 regulation of hematopoietic growth factor production by human stromal fibroblasts. *J. Cell. Physiol.*, 1988, *134*, 292.

Chapitre 5

GRANULOCYTE - COLONY STIMULATING FACTOR

A. TAZI et A.J. HANCE

INTRODUCTION

Le G-CSF (granulocyte colony stimulating factor), comme le M-CSF (macrophage colony-stimulating factor) et le GM-CSF (granulocyte/ macrophage colony stimulating factor), a été initialement identifié du fait de sa capacité à stimuler la croissance des cellules progénitrices médullaires maintenues *in vitro* en milieu semi-solide d'agar. Le terme G-CSF est celui qui a prévalu pour désigner ce facteur, mais d'autres dénominations, comme CSFβ et CSF pluripotent ont aussi été utilisées. Comme son nom l'indique, le G-CSF stimule fortement la prolifération et la maturation des progéniteurs médullaires en voie de différenciation vers la lignée granulocytaire. Il faut d'emblée insister sur le fait que, comme les autres CSF et interleukines, le G-CSF possède un large éventail d'actions : il a des effets sur les cellules médullaires à des stades de différenciation variés, sur les cellules inflammatoires et immunitaires matures ainsi que sur les cellules parenchymateuses. De même, comme toutes ces cytokines, le G-CSF est produit à la fois par des cellules inflammatoires ou immunitaires et par des cellules parenchymateuses. La distinction entre CSF, interleukines et autres facteurs de croissance apparaît donc essentiellement historique.

Initialement, l'activité G-CSF a été mise en évidence dans le tissu pulmonaire de souris traitée par l'endotoxine et, chez l'homme, dans le surnageant de culture de certaines cellules tumorales comme la lignée 5637 qui dérive d'un cancer de vessie. Le G-CSF a été isolé pour la première fois en 1985 à partir des cellules 5637 [37], ce qui a nécessité le développement de tests biologiques permettant de distinguer les effets de G-CSF de ceux de GM-CSF, également produit par ces cellules. Depuis, des progrès considérables ont été réalisés dans la compréhension du contrôle de l'expression du gène du G-CSF, la caractérisation de son récepteur, et la définition de son rôle dans les processus physiologiques et certaines situations pathologiques. Ce chapitre rapporte les connaissances actuelles concernant ces différents aspects. D'autres revues récemment publiées sur chacun de ces domaines sont susceptibles de fournir des informations complémentaires [10,16,19, 22].

CARACTERISTIQUES BIOCHIMIQUES

Deux formes protéiques de G-CSF ont été décrites. L'ARNm le plus abondant code pour un précurseur protéique de 204 acides aminés comprenant une séquence signal hydrophobe de 30 acides aminés et une protéine mature de 174 acides aminés [20,30] (tableau 5.1). Un deuxième type d'ARNm obtenu par épissage différentiel et donnant lieu à une protéine comprenant une insertion de 3 acides aminés proche de l'extrémité N-terminale, a aussi été mis en évidence dans les cellules tumorales [21]. Les deux formes de G-CSF sont biologiquement actives. Le G-CSF a un pI de 5,5 et un poids moléculaire de 19,6 kilo-daltons (kDa), hydrates de carbones inclus. Les groupements sucrés sont ajoutés par O-glycosylation étant donné l'absence de site de N-glycosylation sur la molécule de G-CSF. Le G-CSF recombinant non-glycosylé est biologiquement actif, mais les hydrates de carbone pourraient influencer la liaison au récepteur et/ou la stabilité du G-CSF.

Le G-CSF comprend 4 résidus cystéine conservés qui forment des ponts disulfure intracaténaires et qui sont essentiels à son activité. L'homologie entre les G-CSF humain et murin est assez élevée (73 % au niveau des acides aminés) comparativement à celle qui existe entre ces 2 espèces pour la plupart des cytokines (respectivement 56 % et <25 % pour le GM-CSF et l'IL-3). Contrairement à la majorité des cytokines, le G-CSF humain est actif sur les cellules murines. Il existe peu d'homologie entre le G-CSF et d'autres cytokines au niveau des acides aminés, mais des régions limitées de séquences analogues existent entre le G-CSF et l'IL-6, la sous-unité 35kDa de l'IL-12 (natural killer cell stimulatory factor), le LIF (leukemia inhibitory factor) et l'oncostatine M [27].

TABLEAU 5.1 — CARACTERISTIQUES DU G-CSF

		Humain		Murin
Nb d'acides aminés	précurseur	207		208
	forme mature	174 (177) [a]		178
N-Glycosylation		0		0
Ponts disulfures		2		2
Masse molaire (forme mature)			19,6 kDa	
Homologie Homme / souris			73 %	
Chromosome		17q21-22		11
Nb exons		5		5

[a] forme minoritaire, 20 fois moins active que la forme de 177 a.a.

LE GENE DU G-CSF

En 1986, deux équipes ont décrit le clonage de l'ADNc du G-CSF humain, en utilisant des banques d'ADNc provenant de cellules produisant le G-CSF et des sondes oligonucléotidiques déduites de la séquence en acides aminés de la protéine, qui était partiellement connue [20,30]. L'organisation de l'ADN génomique du G-CSF chez l'homme et la souris a été ultérieurement décrite [21,33].

Organisation et localisation du gène du G-CSF

Le G-CSF est le produit d'un seul gène et un seul type d'ARNm d'environ 1600 pb est synthétisé par la plupart des cellules. Les gènes humain et murin contiennent 5 exons et 4 introns. Bien qu'il existe une forte homologie entre l'homme et la souris au niveau de la séquence nucléotidique des exons et dans les séquences promotrices jusqu'à plus de 300 nucléotides en amont du site d'initiation, les séquences des introns ne sont pas conservées entre les deux espèces. L'organisation des exons du G-CSF est identique à celle du gène de l'IL-6. Chez la souris, le gène codant pour le G-CSF est situé au niveau du chromosome 11 qui contient aussi les gènes codant pour des récepteurs de cytokines, des oncogènes et d'autres cytokines, telles que l'IL-3, IL-4, IL-5 et le GM-CSF. Chez l'homme, ces gènes sont répartis sur 2 chromosomes, la majorité d'entre eux étant située sur le chromosome 5. Le gène du G-CSF ainsi que les gènes codant pour le récepteur du NGF (nerve growth factor) et pour les oncogènes c-erb-A et c-erb-B2 sont localisés sur le chromosome 17. Sur ce chromosome, le gène du G-CSF se trouve à proximité de la région 17q 21-22 qui est impliquée dans une translocation observée au cours de certaines leucémies promyélocytaires, mais il ne participe pas à cette anomalie.

Contrôle de la transcription

Dans la majorité des cas, la transcription du G-CSF est restreinte à un nombre limité de cellules où elle a lieu en réponse à une activation préalable. Cependant, les cellules du placenta et certaines cellules tumorales synthétisent spontanément du G-CSF. Dans les cellules tumorales, cette production spontanée est liée à l'activation intrinsèque de protéines nucléaires qui se lient au promoteur du gène du G-CSF et accroissent sa transcription [24]. L'activation de ces facteurs nucléaires sous l'effet d'un stimulus est probablement responsable de la synthèse du G-CSF dans les cellules normales.

Plusieurs éléments promoteurs agissant en cis sur le gène du G-CSF (GPE: G-CSF promoter elements) ainsi que des protéines nucléaires qui se fixent sur ces séquences promotrices ont été récemment décrits :

– GPE1, un segment d'environ 40 pb, est situé approximativement à - 180 pb en amont de la séquence TATA et contient la séquence consensus CK-1 que l'on retrouve dans les promoteurs d'autres cytokines. Une protéine "leucine-zipper" de 150 acides aminés qui appartient à la famille des protéines de liaison CCCAAT/enhancer (activateur) et qui se lie à GPE1 a été clonée (GPE1-BP). Plusieurs autres protéines "leucine-zipper" appartenant à la famille des "facteurs d'activation de transcription" (NF-κB, NF-GMa, NF-IL6, ATF4, ATFx) semblent se lier aussi à GPE1 et/ou à GPE1-BP [26,29].

– GPE2, un site octamérique de fixation pour les facteurs de type OTF ("octamer transcription factor") est situé approximativement à -80 pb en amont de la séquence TATA.

– GPE3, une séquence de 30 pb située à 60 pb en amont de TATA, semble spécifique du G-CSF.

Une délétion au niveau d'un de ces éléments diminue fortement la transcription spontanée du G-CSF dans les cellules tumorales. GPE1 semble impliqué dans la production de G-CSF par les monocytes induite par l'endotoxine. Les facteurs nucléaires qui se lient à ces sites et qui sont responsables de l'induction de la synthèse du G-CSF n'ont pas encore été clairement identifiés. GPE1-BP est exprimée par les monocytes non stimulés et ne semble pas par elle-même médier l'induction de la production de G-CSF. NF-κB et NF-GMa ont été toutes deux impliquées dans la transcription d'autres cytokines induite par l'endotoxine [5] et reconnaissent des séquences similaires à CK-1. Nishizawa et Nagata ont montré cependant que les séquences proches du motif CK-1, mais pas le motif CK-1 lui-même, étaient nécessaires à la transcription du gène G-CSF induite par l'endotoxine [25].

Sept exemplaires de séquences ATTTA, qui semblent contribuer à l'instabilité des ARNm des cytokines, sont présentes dans l'extrémité 3' de l'ARNm du G-CSF. Ceci est compatible avec l'idée que l'expression du G-CSF est en partie contrôlée par des modifications dans la stabilité de l'ARNm.

LE RECEPTEUR DU G-CSF

Le gène du récepteur du G-CSF

Les gènes des récepteurs du G-CSF (G-CSFR) murin et humain ont été tous deux obtenus par système de clonage par expression [8,14,22] et les récepteurs présentent une homologie de 62 % au niveau de leur séquence d'acides aminés (tableau 5.2). Chez l'homme, le gène est situé au niveau du chromosome 1p32-34. Une seule bande d'ARNm est retrouvée en Northern blot (3-3,7 kb) à partir de la plupart des tissus qui expriment le G-CSFR. L'ARNm code pour une protéine précurseur qui comprend une séquence signal hydro-phobe de 24 résidus et une protéine mature d'un poids moléculaire estimé à 86-92 kDa. Le G-CSFR comprend approximativement 35 % d'hydrates de carbone, ce qui explique que le poids moléculaire du G-CSFR isolé à partir de la surface des cellules soit de ≈130 kDa. Le séquençage de l'ADNc a permis de déduire que ce récepteur était constitué de plusieurs domaines qui sont, de l'extrémité N-terminale à la région C-terminale :

1) un résidu de 90 acides aminés apparenté au domaine immunoglobuline comprenant probablement une boucle disulfure ;
2) une séquence de 200 acides aminés caractéristique de la famille des "récepteurs des hématopoïétines", qui comprend 4 résidus cystéine conservés dans la région N-terminale et une séquence try-ser-X-try-ser dans la partie C-terminale. Une région similaire est présente sur de nombreux autres récepteurs (tels ceux de l'IL-3 à l'IL-7, du GM-CSF, de l'érythropoïétine, et la sous-unité β du récepteur de l'IL-2) et constitue le site de liaison du ligand. Il existe une homologie entre le site de liaison du G-CSFR et de celui du récepteur de la GH. Celle-ci peut à certaines concentrations induire aussi la prolifération de la lignée myéloïde transformée FDC-P1 [22].
3) trois domaines répétés analogues aux unités d'homologie de type III de la fibronectine (FN3) ;
4) un domaine transmembranaire hydrophobe de 26 acides aminés ;
5) un domaine intra-cellulaire riche en acides aminés sérine et proline qui présente une certaine homologie avec le récepteur de l'IL-4.

TABLEAU 5.2 — CARACTERISTIQUES DU RECEPTEUR DU G-CSF

		Humain	Murin
Nb d'acides aminés	précurseur	836	837
	forme mature	812	812
N-Glycosylation potentielle		9	11
Masse molaire exprimée		150 kDa	95-125 kDa
Homologie Homme / souris		62,5 %	
Homologie gp130 (IL-6 R)		46 %	
Affinité (Kd)		1-5x10-10 M	

Le séquençage de l'ADNc du G-CSFR indique qu'au moins 4 ARNm sont produits par épissage différentiel. L'un d'entre eux (le type II) ne possède pas de domaine transmembranaire et pourrait coder pour un récepteur soluble [9]. Les trois autres ARNm diffèrent uniquement par leur domaine intra-cellulaire. L'ARNm de type I est le plus abondant dans les cellules qui expriment un G-CSFR mais les types III et IV sont retrouvés dans le placenta [22]. La signification fonctionnelle de ces différentes formes de G-CSFR est inconnue. De façon intéressante, l'expression dans la lignée myéloïde FDC-P1 de gènes mutés du G-CSFR contenant des délétions variées a permis d'établir une corrélation entre les différentes activités fonctionnelles du G-CSF et certains domaines de son récepteur. Ainsi, hormis le domaine extracellulaire impliqué dans la liaison au ligand, une portion de 76 AA située dans la région intracytoplasmique du G-CSFR et proche de la membrane plasmique transmet les signaux de croissance et de prolifération cellulaire alors que la partie distale (C terminale) de la région intracytoplasmique induit la différenciation et la maturation des cellules myéloïdes [22]. Des mutations de cette région ont été impliquées dans la pathogénie de certaines maladies hématologiques [23].

Les cellules qui expriment le G-CSFR

Les données récentes suggèrent que les monomères de G-CSFR de 130 kDa ont une faible affinité pour le G-CSF (Kd ≈2-4 nM) et que le récepteur de haute affinité (Kd ≈ 100-300 pM) est composé d'oligomères [18,22]. Le turnover des récepteurs libres est faible mais il s'accroît considérablement à la suite de la fixation du ligand. Des types cellulaires variés expriment le G-CSFR (tableau 5.3). D'une façon générale, un seul type de récepteur de haute affinité est retrouvé à leur surface, en nombre variable allant de <100 à 3000 récepteurs/cellule. Le nombre de G-CSFR augmente de façon substantielle avec la maturation des neutrophiles. Il n'a pas été mis en évidence de G-CSFR sur les éosinophiles, les lymphocytes, les précurseurs des érythrocytes et les fibroblastes. En revanche, l'ARNm du G-CSFR est transcrit au niveau des lymphocytes T transfectés avec HLTV-1 et au niveau des lignées cellulaires lymphoblastiques de type B.

TABLEAU 5.3 — LES DIFFERENTS TYPES CELLULAIRES EXPRIMANT LES RÉCEPTEURS DU G-CSF

• PROGÉNITEURS HÉMATOPOIÉTIQUES :	**• TISSU PLACENTAIRE :**
- CELLULES SOUCHES PLURIPOTENTES	- TROPHOBLASTES
- PROMONOCYTES	- MEMBRANE PLACENTAIRE
- PRÉCURSEUR DES NEUTROPHILES	
• CELLULES TUMORALES :	**• CELLULES INFLAMMATOIRES :**
- LEUCÉMIES MYÉLOÏDES AIGUËS	- MONOCYTES
- LEUCÉMIES MYÉLOÏDES CHRONIQUES	- MACROPHAGES
- CANCER DE VESSIE	- NEUTROPHILES
- CANCER BRONCHIQUE À PETITES CELLULES	

Transduction du signal

La dimérisation du G-CSFR apparaît essentielle pour la transduction du signal induit par le G-CSF [22]. Les seconds messagers impliqués dans la transduction du signal via le G-CSFR sont mal connus. Les données récentes suggèrent que plusieurs voies de transduction pourraient être influencées directement ou indirectement par le G-CSF. La séquence du domaine intra-cellulaire du G-CSFR ne suggère pas que le récepteur ait une activité protéine kinase intrinsèque. Néanmoins, le G-CSFR pourrait être associé à une kinase dans la mesure où la fixation du ligand stimule la phosphorylation de sérines sur plusieurs protéines. De plus, le G-CSFR de type I contient, lui-même, une sérine qui constitue un site potentiel de phosphorylation. Une phosphorylation du récepteur de l'IL-3 par le biais du GCSF-R a récemment été démontrée [22].

L'incubation des cellules endothéliales, des neutrophiles, ou de la lignée cellulaire 32DCl en présence de G-CSF augmente rapidement le niveau de transcription de plusieurs proto-oncogènes, tels que c-fos, c-jun et jun-B qui semblent impliqués dans la prolifération cellulaire. La transfection des cellules 32DCl avec les oncogènes v-abl et v-ras abolit leurs capacités à se différencier en neutrophiles et modifie aussi les effets induits par le G-CSF sur la transcription de c-fos, c-jun et jun-B. Ceci suggère que ces oncogènes pourraient aussi être impliqués dans la différenciation cellulaire induite par le G-CSF [12]. Les travaux récents de Kreider et al [11] ont renforcé l'idée que le G-CSF exerçait son activité en modifiant l'expression de certains gènes. En effet, ces auteurs ont montré que l'incubation des cellules 32DCl en présence de G-CSF induisait une diminution transitoire de l'expression de l'ARNm codant pour la protéine Id, connue pour réprimer l'activité de DNA-binding protéines de type "hélice-boucle-hélice" qui sont elles-mêmes impliquées dans la différenciation spécifique de tissu. Après liaison du G-CSF aux neutrophiles, on n'observe pas de modification du potentiel de membrane cellulaire, du Ca^{++} intra-cellulaire ni du pH cytosolique, mais une libération rapide d'acide arachidonique, peut-être liée à l'activation d'une phospholipase, a été décrite [31]. On a aussi rapporté une augmentation de l'expression de la protéine du choc thermique HSP 70 kDa (HSP: heat shock protein) en réponse au G-CSF.

Transmodulation des récepteurs du G-CSF

Les cellules qui ont à leur surface le G-CSFR expriment généralement aussi les récepteurs d'autres cytokines. De nombreux exemples ont été rapportés où la fixation d'une cytokine sur son récepteur diminue l'expression des récepteurs d'autres cytokines [19,35]. Par exemple, l'IL-3, le GM-CSF, le TNFα et le TGFβ entraînent une diminution du nombre de G-CSFR (trans-down régulation) à la surface cellulaire, ce qui pourrait expliquer les effets inhibiteurs de ces cytokines sur certaines activités du G-CSF. Une telle "trans-down modulation" a lieu rapidement mais la ré-expression du G-CSFR survient habituellement dans les 24 heures malgré la persistance de la cytokine exerçant l'effet modulateur initial. L'IL-1 diminue la densité de G-CSFR sur les cellules médullaires *in vivo*. Dans ce cas, l'effet apparaît indirect: l'IL-1 semble stimuler la production de G-CSF par d'autres cellules, et celui-ci induit à son tour une "down-regulation" en se fixant sur son propre récepteur.

SOURCES CELLULAIRES ET REGULATION DE LA PRODUCTION DU G-CSF

De nombreux types cellulaires peuvent produire le G-CSF (tableau 5.4). Comme il a été indiqué plus haut, le placenta et certaines lignées tumorales produisent le G-CSF de façon spontanée. Récemment, une production spontanée faible de G-CSF par certaines cellules stromales médullaires humaines en culture primaire a été montrée [36]. Dans la majorité des cellules, la sécrétion du G-CSF dépend d'un signal d'activation et ces stimuli varient en fonction du type cellulaire.

Les cellules inflammatoires et immunitaires

Les monocytes/macrophages constituent une source importante de G-CSF qu'ils produisent en réponse à des stimuli variés. L'endotoxine stimule directement la sécrétion de G-CSF qui débute dès 1 à 2 heures après l'incubation et cesse au bout de 12 à 24 heures [32], les cellules devenant partiellement réfractaires à une nouvelle stimulation. Des modifications dans la transcription, la stabilité post-transcriptionnelle de l'ARNm et la sécrétion du G-CSF semblent importantes pour la production de ce facteur induite par l'endotoxine. De nombreuses cytokines induisent la production de G-CSF par les macro-

TABLEAU 5-.4 — LES TYPES CELLULAIRES QUI SECRETENT LE G-CSF

• **MONOCYTES, MACROPHAGES**	• **FIBROBLASTES**
• **CELLULES DU TROPHOBLASTE**	• **CHONDROCYTES**
• **CELLULES ÉPITHÉLIALES THYMIQUES**	• **CELLULES DU STROMA MEDULLAIRE**
• **LYMPHOCYTES-T (?)**	• **CELLULES ENDOTHÉLIALES**

phages, comme l'interféron-γ, le GM-CSF, l'IL-3, le M-CSF, l'IL-4 et l'IL-2 [19]. Les interactions entre les macrophages et les lymphocytes T stimulent aussi la sécrétion de G-CSF de façon indépendante de l'endotoxine, sans que l'on ait montré s'il s'agissait d'une conséquence du contact direct entre ces cellules ou d'un effet indirect via la sécrétion d'autres cytokines par ces 2 types cellulaires [32]. Enfin, les monocytes obtenus par adhérence sécrètent du G-CSF, alors que les macrophages péritonéaux obtenus par injection de thioglycolate n'en produisent pas spontanément, ce qui suggère que la phagocytose n'active pas la sécrétion du G-CSF. Les macrophages activés produisent aussi des prostaglandines de la série E qui peuvent diminuer la sécrétion de G-CSF, mais l'addition d'indométhacine n'accroît pas la production de G-CSF induite par l'endotoxine. La sécrétion de G-CSF par les lymphocytes T stimulés par la PHA a été décrite mais demeure un sujet de controverse [19,32].

Fibroblastes et cellules endothéliales

La sécrétion de G-CSF par les fibroblastes et les cellules endothéliales dépend de façon importante de la présence d'autres cytokines. L'IL-1 et le TNFα induisent la sécrétion de G-CSF qui débute au bout de plusieurs heures et dure plusieurs jours. L'effet des 2 cytokines est additif ou synergique, ce qui indique qu'elles exercent leurs effets par des voies indépendantes [28]. De même, l'IL-4 stimule la production de G-CSF dans certains systèmes *in vitro,* mais pas tous. L'IL-4 ainsi que le FGF (fibroblast growth factor) augmentent la sécrétion de G-CSF induite par l'IL-1, alors que l'interféron-γ diminue la sécrétion de G-CSF par les fibroblastes et les cellules endothéliales. Une synthèse protéique *de novo* semble nécessaire lors de la production de G-CSF induite par l'IL-1; des modifications à la fois dans le niveau de transcription du gène du G-CSF et dans la stabilité de l'ARNm du GCSF semblent impliquées, à des degrés divers, dans ce processus.

ACTIVITES BIOLOGIQUES

Les progéniteurs médullaires

Les progéniteurs médullaires constituent un pool de cellules qui diffèrent par leur capacité d'auto-renouvellement, leur aptitude à se multiplier et à se différencier en des types cellulaires spécifiques. Les effets du G-CSF sur les progéniteurs varient en fonction de leur stade de différenciation et de la présence ou non d'autres cytokines.

Les précurseurs des neutrophiles.
Les CFU-GM (CFU pour colony forming units) ou les CFU-G sont relativement matures et de ce fait ont une capacité limitée à se diviser. Un effet marquant du G-CSF est sa capacité à stimuler à faibles doses la prolifération de ces précurseurs neutrophiles *in vitro*

en l'absence d'autres facteurs de croissance. A plus fortes doses, des colonies contenant des macrophages apparaissent. Le G-CSF stimule aussi les dernières phases de différenciation des précurseurs des neutro-philes en granulocytes matures. Cette propriété a été largement étudiée en utilisant des lignées cellulaires médullaires et des cellules leucémiques qui se différencient en neutrophiles matures en présence de G-CSF [30,34]. La différenciation est généralement associée à une perte de la capacité de prolifération du fait d'un blocage des cellules précocément dans la phase G_1 du cycle cellulaire. L'altération de la prolifération sans différenciation a aussi été décrite, ce qui indique que ces deux phénomènes peuvent être dissociés.

Les précurseurs pluripotents.
Il n'a pas été clairement démontré d'effet du G-CSF sur les cellules souches médullaires capables de se renouveler indéfiniment, mais toute une série d'actions du G-CSF sur les précurseurs pluripotents indifférenciés a été décrite. En général, le G-CSF seul a peu d'action sur la croissance et la différenciation de ces cellules mais modifie leur réponse à d'autres cytokines telles que l'IL-1, l'IL-3, l'IL-4, l'IL-6, le GM-CSF et le "stem-cell factor" (facteur des cellules souches appelé aussi facteur de croissance des mastocytes ou c-kit ligand). Cependant, bien qu'on ait pu observer un accroissement de la prolifération des cellules pluripotentes, la différenciation préférentielle vers la lignée granulocytaire n'est pas observée avec certaines de ces combinaisons de cytokines [17], et une différenciation des précurseurs pluripotents vers les lignées mégacaryocytaire ou érythroblastique peut apparaître.

Les neutrophiles

Le G-CSF exerce des actions variées et importantes sur les neutrophiles matures [15], essentiellement en accentuant leur activité inflammatoire (tableau 5.5). Les mécanismes d'action sous-jacents à la plupart de ces effets sont incomplètement compris. L'augmen-tation de la survie des neutrophiles pourraît être secondaire à l'inhibition de l'apoptose. L'augmentation de la production d'anion superoxyde pourraît être expliquée par l'augmen-tation de la transcription des gènes codant pour les sous-unités du cytochrome B.

Les autres types cellulaires

Les effets du G-CSF sur d'autres types cellulaires que les neutrophiles ont été moins étudiés. Les monocytes expriment le G-CSFR et le G-CSF exerce une activité chimio-tactique sur ces cellules. Sur la lignée monocytaire U937, le G-CSF a pour effet d'aug-menter la réduction de NBT (nitroblue tetrazolium), l'activité estérasique, l'expression de l'antigène de surface Mo-1 et des récepteurs du M-CSF. Le G-CSF est aussi chimio-tactique et chimiocinétique pour les cellules endothéliales et stimule leur prolifération [2].

Effets du G-CSF in vivo

L'injection intra-veineuse de G-CSF provoque chez l'homme une neutropénie transitoire (<1 h) qui n'est pas expliquée par une diminution de la durée de vie des neutrophiles ni par leur séquestration pulmonaire, hépatique ou splénique [19]. Puis survient une polynucléose neutrophile durable et dose dépendante, pouvant atteindre 10^5 neutrophiles/mm^3. Le G-CSF accroît le nombre de précurseurs des neutrophiles, le nombre de divisions cellulaires pendant la phase de différenciation des granulocytes et diminue le temps nécessaire aux précurseurs pour se différencier en neutrophiles matures. L'administration de G-CSF augmente aussi le nombre de précurseurs neutrophiles qui passent dans la circulation sanguine périphérique. Le taux élevé de précurseurs des neutrophiles présents dans le sang périphérique des nouveau-nés pourrait être en rapport

TABLEAU 5.5 — EFFETS DU G-CSF SUR LES ACTIVITES FONCTIONNELLES DES NEUTROPHILES

- **AUGMENTATION D'ACTIVITES INFLAMMATOIRES**
  - EXPLOSION OXYDATIVE INDUITE PAR :
    - adhérence
    - C5a
    - FMLP
  - CYTOTOXICITE CELLULAIRE DEPENDANTE D'ANTICORPS
  - PHAGOCYTOSE
- **PROLONGEMENT DE SURVIE**
- **ACTIVITE CHIMIOTACTIQUE**
- **AUGMENTATION DE L'EXPRESSION DE MOLECULES DE SURFACE**
  - MOLECULES D'ADHESION
    - LAM-1 (leu 8)
    - CD14
  - RECEPTEURS
    - Immunoglobuline G (FcγRIII)
    - Immunoglobuline A (haute affinité)
    - FMLP
- **AUGMENTATION D'ACTIVITES ENZYMATIQUES**
  - PHOSPHATASE ALCALINE
  - SECRETION D'ACIDE ARACHIDONIQUE (INDUITE PAR LE FMLP)

avec les taux sériques de G-CSF qui sont 15 fois plus élevés que chez l'adulte. A fortes doses, le G-CSF accroît jusqu'à dix fois le nombre des monocytes et de façon modeste les lymphocytes, mais ne semble pas agir sur les autres éléments figurés du sang.

LE G-CSF EN PATHOLOGIE

Du fait de ses capacités à induire une prolifération et une différenciation des précurseurs des neutrophiles, le G-CSF recombinant est largement utilisé dans le traitement des maladies comprenant une neutropénie. Ainsi, au cours des neutropénies induites par radio et/ou chimiothérapie le G-CSF permet la remontée plus rapide du taux de neutrophiles des patients, diminue le risque d'infection et permet d'intensifier les traitements myélotoxiques (voir chapitre 26). D'une façon générale le G-CSF est bien toléré aux doses utilisées, mais récemment une dégradation de l'état respiratoire des patients recevant ce traitement a été rapportée [3]. De même, des cas de vascularite systémique ont été décrits notamment chez des patients ayant un syndrome de Felty (polyarthrite rhumatoïde avec neutropénie) et traités par du G-CSF [7].

Neutropénie cyclique

La neutropénie cyclique est une affection héréditaire caractérisée par des fluctuations régulières du nombre de neutrophiles circulants et d'autres cellules d'origine médullaire, des périodes de neutropénie et des infections récidivantes. Bien que l'on observe des fluctuations des taux sériques de G-CSF et d'autres cytokines chez ces patients, la neutropénie semble due à des anomalies dans la réponse des progéniteurs médullaires aux signaux contrôlant leur prolifération et/ou leur différenciation. L'administration de G-CSF à ces patients a pour résultat l'accroissement du nombre moyen des neutrophiles et la diminution des périodes de neutropénie sévère chez la plupart d'entre eux. [6]. Les variations cycliques des neutrophiles circulants et des taux de cytokines sériques persistent cependant mais avec une périodicité moindre. Il a été décrit des anomalies de réponse des progéniteurs médullaires à la fois au G-CSF et GM-CSF, sans que l'on sache s'il s'agit d'une anomalie primaire ou non.

Neutropénies idiopathiques

Les neutropénies idiopathiques recouvrent un groupe hétérogène de maladies au cours desquelles la neutropénie périphérique est secondaire à un trouble de la maturation des précurseurs granulocytaires au stade de promyélocytes. L'administration de G-CSF recombinant aux patients atteints de la forme congénitale ou acquise de la maladie induit une augmentation du nombre des neutrophiles dans presque tous les cas alors que le GM-CSF n'a pas d'effet [1]. Les taux circulants de G-CSF sont augmentés chez ces patients et la production de G-CSF par les monocytes est normale. De même le nombre et l'affinité des GCSF-R exprimés à la surface des progéniteurs sont normaux chez la plupart des patients, et l'on observe rarement des anomalies importantes dans l'organisation du gène du récepteur [13]. Des doses élevées de G-CSF sont souvent nécessaires pour augmenter le nombre des neutrophiles, et l'on a décrit parfois une diminution de la sensibilité des progéniteurs au G-CSF *in vitro*. Ainsi, des défauts dans la transduction du signal via le GCSF-R pourraient être impliqués dans la pathogénie de la neutropénie, mais l'étiologie de cette affection demeure très certainement hétérogène. Récemment, il a été décrit une mutation somatique sur un des 2 allèles du gène du G-CSFR dans les cellules myéloïdes d'un enfant ayant une neutropénie congénitale sévère [4]. Le récepteur muté présentait une extrémité C terminale tronquée et ne permettait pas la transduction des signaux intracellulaires nécessaires à la maturation des granulocytes. De plus, ce récepteur muté inhibait le fonction du récepteur "sauvage" codé par l'allèle normal (mécanisme de dominance négative). Cette anomalie du G-CSFR permet de mieux expliquer les doses élevées de G-CSF nécessaires pour stimuler la granulopoïèse chez ces patients.

Leucémies

Du fait des actions directes du G-CSF sur les cellules progénitrices, l'utilisation du G-CSF chez les patients leucémiques pose des problèmes potentiels mais offre aussi des possibilités thérapeutiques supplémentaires et représente un domaine de recherche très actif. Un certain nombre de considérations concernant l'utilisation en clinique du G-CSF pour les leucémies sont résumées ci-dessous :

1. Il a été décrit que le G-CSF pouvait faire se différencier des cellules leucémiques en neutrophiles matures et leur faire perdre leur pouvoir de prolifération.
2. Un des problèmes majeurs dans le traitement des leucémies ou états apparentés (ex syndromes myélodysplasiques) par des cytokines tient au fait que l'on peut stimuler la prolifération des cellules malignes. Ce phénomène semble rare avec le G-CSF mais des cas d'émergence de leucémie myélomonocytaire chez des patients atteints d'anémie réfractaire et traités par ce facteur ont été rapportés. Très récemment des mutations ponctuelles du G-CSFR chez 2 patients atteints de neutropénie congénitale sévère et qui ont développé une leucémie aigue myéloïde sous G-CSF ont été rapportées [23]. De façon intéressante, chez la plupart des patients qui ont développé une leucémie myéloïde aigue dans l'évolution d'une neutropénie congénitale sévère, qu'ils aient été traités ou non par du G-CSF, une monosomie 7 a été constatée [23].
3. Certaines cellules leucémiques produisent du G-CSF: une croissance autocrine est donc possible.
4. Dans les cas où les cellules leucémiques prolifèrent en réponse au G-CSF seul ou en association avec d'autres cytokines, la stimulation de la croissance cellulaire pendant la chimiothérapie peut accroître l'efficacité de celle-ci.

Globalement, les bénéfices de l'utilisation thérapeutique du G-CSF dépassent largement les effets potentiellement néfastes liés à son emploi. Chez les patients qui risquent de développer une leucémie sous traitement, la recherche régulière de modifications morphologiques même minimes des cellules médullaires ou l'apparition d'anomalies cytogénétiques pourraient permettre d'identifier précocément ce type de complication.

REFERENCES

[1] BONILLA M.A., GILLIO A.P., RUGGEIRO M., et al - Effects of recombinant human granulocyte colony stimulating factor on neutropenia in patients with congenital agranulocytosis. *N. Engl. J. Med.,* 1989, *320*, 1574-1580.

[2] BUSSOLINO F., MING WANG J., DEFILIPPI P., et al - Granulocyte- and granulocyte-macrophage-colony stimulating factors induce human endothelial cells to migrate and proliferate. *Nature*, 1989, *337,* 471-473.

[3] DEMUYNCK H., ZACHEE P, VERHOEF G.E.G. et al - Risks of rh G-CSF treatment in drug-induced agranulocytosis. *Annals of Hematology*, 1995, *70*, 143-147.

[4] DONG F., HOEFSLOOT L.H., SCHELEN A.M. et al - Identification of a nonsense mutation in the granulocyte colony stimulating factor receptor in severe congenital neutropenia. *Proc. Natl. Acad. Sci. USA*, 1994, *91*, 4480-4484.

[5] DROUET C., SHAKHOV A.N., JONGENEEL C.V. - Enhancers and transcription factors controlling the inducibility of the tumor necrosis factor-α promoter in primary macrophages. *J. Immunol.*, 1991, *147*, 1694-1700.

[6] HAMMOND W.P., PRICE T.H., SOUZA L.M., DALE D.C. - Treatment of cyclic neutropenia with granulocyte colony stimulating factor. *N. Engl. J. Med.*, 1989, *320*, 1306-1311.

[7] FARHEY V.D., HERMAN J.H. - Vasculitis complicating granulocyte colony stimulating factor treatment of leukopenia and infection in Felty's syndrome. *J. of Rheumatol.*, 1995, *22,* 1179-1182.

[8] FUKUNAGA R., ISHIZAKA-IKEDA E., SETO Y., NAGATA S. - Expression cloning of a receptor for murine granulocyte colony stimulating factor. *Cell*, 1990, *61*, 341-350.

[9] FUKUNAGA R., YOSHIYUKI S., MIZUSHIMA S., NAGATA S. - Three different mRNAs encoding human granulocyte colony stimulating factor receptor. *Proc. Natl. Acad. Sci. USA*, 1990, *87,* 8702-8706.

[10] GABRILOVE J.L. - Clinical applications of granulocyte colony stimulating factor (G-CSF). *Growth Factors*, 1992, *6*, 187-191.

[11] KREIDER B.L., BENEZRA R., ROVERA G., KADESCH T. - Inhibition of myeloid differentiation by the helix-loop-helix protein Id. *Science*, 1992, *255*, 1700-1702.

[12] KREIDER B.L., ROVERA G. - The immediate early gene response to a differentiative stimulus is disrupted by the v-abl and v-ras oncogenes. *Oncogene*, 1992, *7*, 135-140.

[13] KYAS U., PIETSCH T., WELTE K. - Expression of receptors for granulocyte colony stimulating factor on neutrophils from patients with severe congenital neutropenia and cyclic neutropenia. *Blood*, 1992, *79*, 1144-1147.

[14] LARSEN A., DAVIS T., CURTIS B.M., et al - Expression cloning of a human granulocyte colony stimulating factor receptor: a structural mosaic of hematopoietin receptor, immunoglobulin, and fibronectin domains. *J. Exp. Med.,* 1990, *172*, 1559-1570.

[15] LOPEZ A.F., NICOLA N.A., BURGESS, A.W., et al - Activation of granulocyte cytotoxic function by purified mouse colony stimulating factors. *J. Immunol.*, 1983, *131*, 2983-2988.

[16] METCALF D. - The molecular control of cell division, differentiation commitment and maturation in haemopoietic cells. *Nature*, 1989, *339,* 27-30.

[17] METCALF D. - Lineage commitment of hemopoietic progenitor cells in developing blast cell colonies: influence of colony stimulating factors. *Proc. Natl. Acad. Sci. USA*, 1991, *88,* 11310-11314.

[18] MIYAJIMA A., KITAMURA T., HARADA N., et al - Cytokine receptors and signal transduction. *Annu. Rev. Immunol.*, 1992, *10*, 295-331.

[19] MOORE M.A.S.- The clinical use of colony stimulating factors. *Annu. Rev. Immunol.,* 1991, *9*, 159-191.

[20] NAGATA S., TSUCHIYA M., ASANO S., et al - Molecular cloning and expression of cDNA for human granulocyte colony stimulating factor. *Nature*, 1986, *319*, 415-418.

[21] NAGATA S., TSUCHIYA M., ASANO S. et al - The chromosomal gene structure and two mRNAs for human granulocyte colony stimulating factor. *Embo J.*, 1986, *5*, 575-581.

[22] NAGATA S. Granulocyte colony stimulating factor and its receptor. *The Cytokine Handbook, A.Thomson Ed.*, 2nd ed. 371-385, 1994.

[23] NAPARSTEK E. - Granulocyte colony stimulating factor, congenital neutropenia and acute myeloid leukemia. *N. Engl. J. Med.*, 1995, *333*, 516-518.

[24] NISHIZAWA M., TSUCHIYA M., WATANABE-FUKUNAGA R., NAGATA S. - Multiple elements in the promoter of granulocyte colony stimulating factor gene regulate its constitutive expression in human carcinoma cells. *J Biol. Chem.*, 1990, *265*, 5897-5902.

[25] NISHIZAWA M., NAGATA S. - Regulatory elements responsible for inducible expression of the granulocyte colony stimulating factor gene in macrophages. *Mol. Cell. Biol.*, 1990, *10,* 2002-2011.

[26] NISHIZAWA M., NAGATA S. - cDNA clones encoding leucine-zipper proteins which interact with G-CSF gene promoter element l-binding protein. *FEBS Lett.*, 1992, *299*, 36-38.

[27] ROSE T.M., BRUCE A.G. - Oncostatin M is a member of a cytokine family that includes leukemia-inhibitory factor, granulocyte colony stimulating factor, and interleukin 6. *Proc. Natl. Acad. Sci. USA,* 1991, *88*, 8641-8645.

[28] SEELENTAG W.K., MERMOD J.-J., MONTESANO R., VASSALLI P. - Additive effects of interleukin 1 and tumor necrosis factor-α on the accumulation of the three granulocyte and macrophage colony stimulating factor mRNAs in human endothelial cells. *EMBO J.*, 1987, *6*, 2261-2265.

[29] SHANNON M.F., GAMBLE J.R., VADAS M.A. - Nuclear proteins interacting with the promoter region of the human granulocyte/macrophage colony stimulating factor gene. *Proc. Natl. Acad. Sci. USA*, 1988, *85*, 674-678.

[30] SOUZA L.M., BOONE T.C., GABRILOVE J., et al - Recombinant human granulocyte colony stimulating factor: effects on normal and leukemic myeloid cells. *Science*, 1986, *232*, 61-65.

[31] SULLIVAN R., GRIFFIN J.D., SIMONS E.R., et al - Effects of recombinant human granulocyte and macrophage colony stimulating factors on signal transduction pathways in human granulocytes. *J. Immunol.*, 1987, *139*, 3422-3430.

[32] TAZI A., NIOCHE S., CHASTRE J., et al - Spontaneous release of granulocyte colony stimulating factor (G-CSF) by alveolar macrophages. *Am. J. Respir. Cell Mol. Biol.*, 1991, *4*, 140-147.

[33] TSUCHIYA M., KAZIRO Y., NAGATA S. - The chromosomal gene structure for murine granulocyte colony stimulating factor. *Eur. J. Biochem.*, 1987, *165*, 7-12.

[34] VALTIERI M., TWEARDY J., CARACCIOLO D., et al - Cytokine-dependent granulocytic differentiation: regulation of proliferative and differentiative responses in a murine progenitor cell line. *J. Immunol.*, 1987, *138*, 3829-3835.

[35] WALKER F., NICOLA N.A., METCALF D., BURGESS A.W. - Hierarchical down-modulation of hemopoietic growth factor receptors. *Cell*, 1985, *43*, 269-276.

[36] WATARI K., OZAWA K., TAJIKA K., et al. Production of human granulocyte colony stimulating factor by various kinds of stromal cells in vitro detected by enzyme immunoassay and in situ hybridization. *Stem Cells Dayt.* 1994, *12*, 416-423.

[37] WELTE K., PLATZER E., LU L., et al - Purification and biochemical characterization of human pluripotent hematopoietic colony stimulating factor. *Proc. Natl. Acad. Sci. USA*, 1985, *82*, 1526-1530.

Chapitre 6

MACROPHAGE-COLONY STIMULATING FACTOR

Y. BELKAID, M. LEBASTARD, G. MILON

INTRODUCTION

Jusqu'en 1960, notre perception du renouvellement des cellules sanguines chez l'adulte - que ces cellules circulent ou résident dans les tissus - résultait essentiellement d'une seule approche : l'observation de caractéristiques morphologiques des cellules fixées et colorées sur des frottis préparés soit à partir du sang soit à partir des tissus hématopoïétiques (moelle osseuse, moelle osseuse et rate chez les rongeurs). Ces observations avaient permis d'établir la notion de lignage cellulaire, puis pour chaque lignage, les notions (a) de cellules différenciées incapables de se diviser, (b) de précurseurs morphologiquement identifiables, c'est-à-dire des cellules blastiques exprimant des marqueurs morphologiques de différenciation, (c) de populations de précurseurs non morphologiquement identifiables où se distribuaient soit des cellules blastiques indifférenciées, soit de petites cellules également indifférenciées, caractérisées par une fine couronne cytoplasmique entourant un noyau (25).

En 1961, Till et Mc Culloch définissaient le premier essai qui permettait, au sein de la moelle osseuse de souris, d'estimer la fréquence de cellules souches hématopoïétiques pluripotentes : ils établissaient que la rate de souris léthalement irradiées devenait un microenvironnement au sein duquel des cellules médullaires du donneur s'arrêtaient et donnaient naissance à des colonies de globules rouges, ou à des colonies de granulocytes neutrophiles, ou à des colonies mixtes contenant des globules rouges, des granulocytes et des mégacaryocytes. Pour identifier ces précurseurs médullaires pluripotents, ils proposaient le sigle CFUs (Colony Forming Unit in the spleen) (13,17,37), une population dont on peut apprécier maintenant qu'elle est en aval d'une population de cellules souches qui assurent une reconstitution à très long terme (16).

Puis entre 1965 et 1966, Pluznik et Sachs d'une part, Bradley et Metcalf d'autre part, exploitaient la possibilité de cultiver des cellules en milieu semi-solide pour détecter et énumérer, au sein de suspensions de cellules de moelle osseuse de souris, des précurseurs capables de former des colonies de cellules différenciées, colonies de granulocytes neutrophiles, colonies de macrophages, voire colonies mixtes contenant des granulocytes et des macrophages (15,19). Le développement, en sept jours, de ces colonies de granulocytes et/ou de macrophages dépendait de l'addition soit d'un tapis de cellules nourricières, soit de milieux conditionnés ; ces "additifs" servaient de sources de facteurs de croissance/différenciation. Pour identifier l'activité biologique présente dans ces sources, deux sigles ont été proposés : CSA, CSFs respectivement pour Colony Stimulating Activity et Colony Stimulating Factors. Les précurseurs médullaires ou spléniques (la rate reste un tissu hématopoïétique chez les souris adultes) sensibles à ces facteurs de croissance ont été identifiés par le sigle CFUc Colony Forming Unit in culture.

Telles furent donc les deux nouvelles méthodes sur lesquelles reposait initialement l'hématologie expérimentale. Onze années plus tard, en 1977, deux facteurs de croissance de souris étaient purifiés, le GM-CSF (Granulocyte Macrophage-CSF) et le M-CSF (Macrophage-CSF). Donc, le M-CSF a d'abord été identifié *in vitro* par ses propriétés de facteur de croissance et d'inducteur de différenciation pour des précurseurs médullaires, les M-CFUc, c'est-à-dire des précurseurs de l'ensemble des cellules qui venaient d'être regroupées au sein d'un système, le système phagocytaire mononucléé [35]. Ce système phagocytaire mononucléé est constitué de l'ensemble suivant de cellules: les précurseurs bipotents (sensibles au GM-CSF et M-CSF), les précurseurs unipotents (sensibles uniquement au M-CSF), les cellules différenciées circulantes - les monocytes - puis les macrophages qui résident dans les tissus. Il est intéressant de noter qu'il a été possible de marquer le M-CSF avec un isotope radioactif (l'iode 125) dans des conditions où il conservait son activité biologique et ce faisant, d'établir la distribution des cellules capables de lier ce M-CSF dès 1980. C'est à partir de 1985 que les gènes du M-CSF et du récepteur du M-CSF (M-CSFR) ont été clonés et/ou identifiés, ce qui a permis de produire de nouveaux outils analytiques. Il n'est plus nécessaire d'évoquer les autres sigles par lesquels les produits de ces gènes ont été identifiés (35).

CARACTÉRISTIQUES BIOCHIMIQUES DES FORMES SECRÉTÉES DE M-CSF

En 1977, R. Stanley et P. Heard [34] décrivaient les cinq étapes de fractionnement qui leur avaient permis de purifier, à partir d'un milieu conditionné par une lignée de fibroblastes murins (L929), un homodimère glycosylé de 70 kDa, actif à la concentration de 10^{-12} M sur les précurseurs des macrophages (M-CFUc) présents dans une suspension de moelle osseuse de souris. En outre, Waheed et Shadduck obtenaient en 1985 la séquence du peptide N-terminal de cette forme secrétée du M-CSF murin. Plus récemment, depuis que le gène du M-CSF humain et celui du M-CSF murin ont été clonés (voir § suivant), l'existence de différents ARN messagers dans le cytoplasme des cellules de lignées qui produisent constitutivement le M-CSF a conduit à rechercher d'autres formes secrétées du M-CSF voire des formes membranaires précurseurs et/ou matures.

Ainsi, dans un milieu conditionné par les cellules L929, soumis à fractionnement en présence d'inhibiteurs de protéases, a-t-il été possible d'identifier parmi de nombreuses formes secrétées toutes biologiquement actives une forme prédominante de haut poids moléculaire apparent 375 kDa et une forme minoritaire de poids moléculaire apparent 100 kDa.

Le M-CSF de haut poids moléculaire est un homodimère dont le core protéique présente une particularité : outre des glycosylations sur des résidus asparagine (N-

TABLEAU 6.1 — CARACTERISTIQUES DES M-CSFs

		humain	murin	% homologie [a]
Nombre d'acides aminés	Précurseurs [b]	522	520	
Formes matures	. membranaire	224	222	
	. secrétées	552,2	520,2	
Peptide signal		- 32 à - 1		80,5
Peptide biologiquement actif		1 -> 150		81
Domaine périmembranaire		224 -> 463		56
Domaine transmembranaire		464 -> 486		87
Domaine cytoplasmique		487 -> 522		63
Nombre de cystéines requis pour le repliement) en a hélices et l'activité biologique)		7/9	7/9	
Poids moléculaire apparent formes secrétées (kDa)		> 200,85	> 375,1	
Glycosylation, Glycosaminoglycanation				
. N		+	+	
. 0,chondroitine sulfate		forme > 200 kDa	> 375 kDa	
Chromosome		1p13-p21 [c]	3F3*(op)*	
Nombre d'exons		10	10	
Classification structurale [d]		cytokine de groupe I (4 α helical bundles)		

(a) position des acides aminés du peptide humain
(b) formes transmembranaires
(c) ce gène a été originellement localisé en position 5q33.1 (23)
(d) voir réf. 23, p. 2.

glycosylation) et sur des résidus sérine (O-glycosylation), ce core protéique présente une chaîne de 18 kDa de chondroitine sulfate sur la serine 276 et 277 du M-CSF murin et humain respectivement (tableau 6.1).

LE M-CSF : DU GÈNE AU PRÉCURSEUR MEMBRANAIRE, AUX FORMES ACTIVES MEMBRANAIRES ET SECRETÉES

Entre 1985 et 1988, plusieurs ADN complémentaires humains et murins du M-CSF ont été clonés et séquencés à partir de lignées cellulaires [15,19,23,35]. Si ces nouveaux outils ont permis d'établir l'existence d'un seul gène codant pour le M-CSF, ils ont aussi permis de confirmer l'existence de plusieurs messagers : quatre messagers dans les cellules humaines, deux messagers dans les cellules murines. Les messagers de haut poids moléculaire sont traduits sous forme de chaînes polypeptidiques qui s'associent en dimère par un pont disulfure et sont transportées à la membrane plasmique au terme de modifications post-traductionnelles qui ont lieu dans le reticulum endoplasmique et les vésicules golgiennes. A partir de ce précurseur membranaire de haut poids moléculaire seront libérés les dimères de haut poids moléculaire apparent. L'ARNm de plus petite taille spécifie un homodimère soit membranaire, soit secrété qui ne contient plus le site de fixation de la chondroitine sulfate. Toutes ces formes de M-CSF sont biologiquement actives, y compris des formes non glycosylées produites dans les systèmes procaryotes. Le plus petit peptide non glycosylé biologiquement actif comporte les 150 premiers acides aminés codés par le gène M-CSF (tableau 6.1). Les exons 9 et 10 ne sont traduits ni dans les formes membranaires ni dans les formes secrétées [35].

Les mécanismes de régulation de la transcription du gène du M-CSF restent encore peu étudiés. Il est probable que l'existence d'un épissage différent de l'ARN messager du M-CSF, au niveau du sixième exon, puisse rendre compte de modifications post-traductionnelles différentes, dont l'absence de la séquence consensus où est accrochée la chaîne de chondroitine sulfate (sérine 276 et 277).

Le domaine cytokine du M-CSF semble résulter du repliement de la chaîne peptidique sous forme de 4 hélices a codées par les exons 2, 3, 4 et 5 [35]. L'exon 6 code pour un domaine de taille variable riche en proline et sérine, domaine où serait en outre présent un site de coupure à partir duquel des protéases libéreraient les formes secrétées (tableau 6.1).

LE RÉCEPTEUR DU M-CSF : DE LA CARACTÉRISATION D'UN PROTO-ONCOGÈNE AUX VOIES DE SIGNALISATION DANS LES CELLULES HÉMATOPOÏÉTIQUES, A LA MODULATION DE SON EXPRESSION (6,8,22,23,37,38).

Dès 1980, la disponibilité de l'une des formes secrétées de M-CSF purifiée à partir du milieu conditionné par les fibroblastes L929 avait permis d'identifier l'existence d'une seule classe de récepteurs de haute affinité sur les cellules du système phagocytaire mononucléé [1]. En 1984, Morgan et Stanley en utilisant des macrophages de souris et un agent chimique de pontage, sont capables d'établir qu'une seule espèce moléculaire lie le M-CSF ; son poids moléculaire apparent est de 165 kDa. C'est sur la base de cette donnée que les groupes de Sherr et Stanley testeront la validité de l'hypothèse selon laquelle le proto-oncogène c-fms spécifie la synthèse du récepteur du M-CSF (M-CSFR) [23]. L'identification du gène rétroviral v-fms a permis de cloner et séquencer les gènes du M-CSF-R humain et murin. Ce gène unique code pour une molécule transmembranaire de la superfamille des immunoglobulines dont le domaine cytoplasmique a une activité tyrosine kinase. Le domaine extracellulaire de ce récepteur partage beaucoup de similarités avec le produit du gène c-kit, autre récepteur oncogénique à activité tyrosine kinase, récepteur qui lie le SCF (Stem Cell Factor). Les gènes humain et murin ont été très manipulés, ce dans le but d'établir rapidement la relation structure -fonction au niveau des différents domaines. Ainsi, de nombreux résidus du domaine intracellulaire sont déterminants pour ses fonctions : la lysine 616 du site de liaison de l'ATP est précédée par une séquence GXGXXG. Parmi les résidus tyrosine phosphorylables, il y a les résidus 697, 706, 721, 809 (Tableau 6.2).

Au niveau du domaine extracellulaire du CSF-M/R murin, la leucine en position 301 est un résidu critique. Son remplacement par un acide glutamique, ou une sérine, ou une proline, active le M-CSF-R indépendamment de la fixation du M-CSF, activation signifiant auto-phosphorylation des résidus tyrosine du domaine intracytoplasmique. Sherr favorisait l'hypothèse selon laquelle ce résidu 301 est un résidu critique pour des changements conformationnels du récepteur, changements qui aboutiraient entre autres à la dimérisation du récepteur. Plus récemment, il a été établi que le site de liaison du CSF réside au niveau des trois premiers domaines (D1 D3) immunoglobulines, le 4ème domaine étant impliqué dans la dimérisation (6,23).

Comme d'autres récepteurs (classe des récepteurs oncogéniques de cytokines) de la même famille (PDGF-R, SCF-R) à activité tyrosine kinase, le M-CSF-R fait l'objet de nombreuses études dans le domaine des voies de signalisation déclenchées par la liaison du ligand M-CSF (7,9,11,12,20,22,32,33,37) : dimérisation, auto-phosphorylation, liaison à des effecteurs cytoplasmiques constitutifs, (a) comme la phosphatidylinositol 3 kinase (via l'insert kinase), (b) comme l'ATP. Les données

TABLEAU 6.2 — CARACTÉRISTIQUES DU RÉCEPTEUR DU M-CSF (C-FMS)

	Homme	Souris	% homologie
Nombre d'acides aminés			
domaine extracellulaire	512	510	59
domaine transmembranaire	25	26	84
domaine cytoplasmique	435	440	95
Poids moléculaire apparent (kDa)	150	165	
Chromosome en tandem avec PDGFß-R	5q33.3-34	18	
Nombre d'exons	22	22	
Appartenance superfamille	récepteurs oncogéniques de cytokines*		

* *Ces récepteurs (de classe III) possèdent une activité tyrosine kinase intrinsèque. Dans cette superfamille, on a classé les récepteurs des facteurs de croissance suivants : EGF (Epidermal Growth Factor) R, PDGF (Platelet Derived Growth Factor) R, SCF (Stem Cell Factor) R, VEGF-VPF/FLK1 (Vascular Endothelial Cell Growth Factor Receptor). L'utilisation de ces termes récepteurs oncogéniques est liée aux conditions de la découverte des v-fms, v-kit, oncogènes transduits dans les génomes de rétrovirus provoquant des sarcomes chez le chat.*

dans ce domaine d'étude ont été obtenues le plus souvent avec des lignées cellulaires du système phagocytaire mononucléé, des lignées fibroblastiques co-transfectées avec les gènes du M-CSF et du M-CSF-R, plus rarement avec des cellules de primo-explantation. Aussi, notre compréhension actuelle de la cascade d'événements déclenchés par la liaison du M-CSF à son récepteur est-elle dépendante du système cellulaire objet de l'étude. Deux informations sont toutefois bien établies ; il y a dissociation entre les voies qui aboutissent à la synthèse de l'ADN (mitogénicité) et les voies qui aboutissent à l'expression de nouvelles fonctions effectrices, indépendamment de la prolifération. Ainsi, le résidu 809 est le résidu critique initiant, après phosphorylation, une série d'événements qui aboutit à l'induction de c-myc et à la mitogénicité (24, 26-30).

Avant de conclure ce très bref résumé, il importe d'attirer l'attention sur les conséquences possibles de l'existence des deux formes de M-CSF : formes avec ou sans chondroitine sulfate. Il est probable que l'isoforme qui contient le chondroitine sulfate soit essentiellement exprimée dans les organes hématopoïétiques primaires par des cellules qu'il reste à identifier précisément (fibroblastes, cellules endothéliales, voire macrophages du stroma). Dans ce contexte, ce facteur de croissance, qu'il soit encore membranaire ou qu'il ait été secrété, est certainement fixé à la matrice extracellulaire et participe au microenvironnement des tissus hématopoïétiques [11,31] dont nous commençons seulement à apprécier le niveau de complexité *in vitro* (système de culture de moelle osseuse à long terme) et *in vivo*. En outre, soulignons que les cellules de Langerhans de la souris, cellules du lignage des leucocytes dendritiques, n'expriment plus le M-CSF R dès qu'elles sont exposées au TNFα et GM-CSF (8).

LES SOURCES CONSTITUTIVES ET INDUCTIBLES DE M-CSF

Le M-CSF est l'une des rares cytokines, actives sur des cellules du système hématopoïétique, qui soit présente constitutivement dans le sérum. Elle a été dosée dans le sérum humain et de souris. Il est surprenant que n'aient pas encore été identifiés, *in vivo*, les types cellulaires qui assurent la production constitutive de ce

M-CSF : fibroblastes ? cellules endothéliales ? macrophages ? cellules épithéliales thymiques ? quatre types cellulaires du microenvironnement des tissus hématopoïétiques dont on sait qu'ils peuvent synthétiser ce M-CSF *in vitro* après adhérence à un support hydrophile.

Parmi les types cellulaires de primo-explantation capables d'être stimulés pour la synthèse transitoire locale de M-CSF, ont été identifiés : les monocytes, les cellules endothéliales, les cellules musculaires lisses périvasculaires, les cellules mésangiales, les lymphocytes T activés [3]. Cette synthèse inductible pourrait expliquer la possibilité de détecter le M-CSF dans le liquide céphalo-rachidien, le liquide d'épanchement synovial. Parmi les facteurs solubles les mieux étudiés, susceptibles d'induire la transcription des ARNm des M-CSF, voire la traduction, il y a le lipopolysaccharide, ce à condition que les monocytes adhèrent sur un support. En ce qui concerne les cellules endothéliales et les cellules musculaires lisses, l'ILα et le TNFα induisent la transcription de M-CSF.

En outre, l'utérus gravide de souris contient aussi du M-CSF [35]. Dans ce cas, les cellules épithéliales de la muqueuse utérine synthétisent du M-CSF, ce sous contrôle hormonal. Cette synthèse locale transitoire (x 1000 par rapport à la concentration détectable à l'homéostasie) coïncide avec la multiplication de cellules déciduales et trophoblastiques sur lesquelles a été identifié le récepteur pour le M-CSF.

Outre ces données sur le développement embryonnaire après l'implantation de l'oeuf fécondé dans la muqueuse utérine, d'autres données indiquent que les messagers du M-CSF-R (c-fms) et du SCF-R (c-kit) sont exprimés dans l'embryon avant l'implantation. Il est intéressant de noter que des mRNA pour le M-CSF et le SCF sont détectables dans les cellules du cumulus, de l'oviducte et de l'utérus pendant l'ovulation, la migration de l'oocyte, sa fécondation et l'implantation de l'embryon dans la muqueuse utérine [35].

LES ACTIVITÉS BIOLOGIQUES : INTÉRÊT D'UNE MUTATION DU GÈNE DU M-CSF, LA MUTATION SPONTANÉE *OP* DE LA SOURIS

Quand Stanley et Shadduck ont purifié le M-CSF à partir de la lignée murine fibroblastique L929, ils ont pensé qu'ils venaient d'établir l'existence d'une cytokine hématopoïétique nécessaire au développement et au renouvellement constitutif des macrophages. L'existence d'une mutation spontanée de la souris - la mutation *op* - a permis et permet d'apprécier l'ensemble des activités biologiques exercées directement ou indirectement par le M-CSF, ce aussi bien dans les conditions d'homéostasie que dans des situations transitoires de perturbations de l'homéostasie. Cette mutation *op* a d'abord été détectée par l'absence d'incisives et l'existence d'une ostéopétrose chez les homozygotes op/op [10].

Dès 1982, Wiktor-Jedrzejczak attirait l'attention sur le fait que le phénotype op/op pouvait être le résultat d'un développement anormal des macrophages. Puis Yoshida en 1990 établit que la mutation *op*, localisée au niveau du gène du M-CSF, consiste en l'addition d'une thymidine [41]. La présence de cette insertion est incompatible avec la traduction de l'ARNm du M-CSF ; il est donc impossible de détecter du M-CSF dans les souris op/op, quel que soit le tissu ou le compartiment analysé.

M-CSF et système phagocytaire mononucléé à l'homéostasie

Grâce aux nouveaux outils dont nous disposons (anticorps monoclonaux, sondes nucléotidiques...) pour étudier le système phagocytaire mononucléé, il est désormais possible d'apprécier que l'absence de M-CSF chez les souris op/op n'affecte le système phagocytaire mononucléé que de certains tissus et ce transitoirement : foie, cavité péritonéale, rate, utérus, stroma de la moelle osseuse, monocytes circulants ; le nombre de macrophages tissulaires semble par contre normal au niveau du cerveau (microglie de densité et de morphologie normales) et du poumon. Une étude récente (2) a permis de repréciser en termes plus quantitatifs dans quels tissus (a) la mutation était exprimée de façon durable, ou (b) transitoire, dans quels tissus l'injection de CSF-1 "restaurait" la densité/la morphologie des macrophages, dans quels tissus cette injection n'avait aucun effet. Brièvement, il y a peu ou pas de macrophages dans le derme, le perioste, la synovie, le rein ; leur densité est moindre dans la glande surrénale, la vessie, les glandes exocrines, le stroma de la moelle osseuse. Dans tous les autres tissus (foie, tube digestif, pulpe rouge de la rate, thymus, ganglions lymphatiques), leur nombre, densité, morphologie sont équivalents à ceux de souris sauvages. Ainsi, la production et le renouvellement d'une partie des macrophages tissulaires sont M-CSF indépendants.

M-CSF et tissu osseux

La mutation *op* est l'une des quatre mutations qui conduit à une ostéopétrose. Elle a permis d'établir que les ostéoclastes dérivaient de cellules sensibles au M-CSF. Il est donc justifié désormais d'évoquer les systèmes ostéoclaste/système phagocytaire mononucléé [10]. Récemment, l'injection de M-CSF recombinant a permis de guérir les souris op/op de leurs anomalies osseuses [10].

M-CSF et reproduction

Bien que cette notion ait été évoquée précédemment, il convient de la préciser au travers des études réalisées chez les souris op/op [21]. Quand elles sont croisées avec des mâles op/op, les femelles op/op sont incapables de mener à terme une gestation ; toutefois, croisées avec des mâles +/op, ces femelles op/op peuvent donner naissance à des souriceaux (40% seulement des embryons implantés se développent et sont viables). Ces données suggèrent que le développement de l'unité utéro-placentaire peut également être M-CSF indépendant et sous le contrôle d'un "facteur" non encore identifié, présent dans le liquide séminal.

Quel(s) rôle(s) pour le M-CSF hors homéostasie ?

Trois approches expérimentales différentes permettent de répondre à cette question. Souvent, elles ont été définies au terme d'études *in vitro* que nous n'évoquerons pas dans ce chapitre.

Utilisation du M-CSF recombinant **in vivo**

Chez des souris déficientes en M-CSF (op/op), l'injection de M-CSF permet de restaurer *ad integrum* le système phagocytaire mononucléé. Cette mutation offre la possibilité d'éprouver la validité de la thérapie génique (transplantation de cellules syngéniques porteuses du gène du M-CSF,transfection de l'ADN du M-CSF par bombar-dement). Quelques études ponctuelles font état d'un rejet accéléré de greffes tumorales chez des souris infusées avec du M-CSF. Soulignons que ce M-CSF exogène augmente la concentration d'une cytokine endogène déjà constitutivement présente dans le sérum.

Utilisation de souris op/op : à quelles stimulations du système immunitaire ne répondent-elles pas normalement ?

Très récemment, des souris op/op (C57Bl/6 x C3H/FeB) âgées de 2 à 4 mois ont fait l'objet des études suivantes : mesure de la clairance du carbone colloïdal, analyse des réponses humorales et cellulaires à l'injection d'un antigène thymodépendant, les globules rouges de mouton, présence de cytokines sériques après l'injection de lipopoly-saccharide (LPS) [40].

En dépit d'une diminution des populations de macrophages tissulaires du foie et de la rate estimée respectivement à 30 et 50% de la taille normale, la clairance du carbone colloïdal a été normale. Comparées à celles des souris +/+, les réponses des souris op/op à l'injection sous cutanée de globules rouges de mouton sont également normales: en effet, aussi bien le test cutané d'hypersensibilité retardée que la réponse en anticorps (anticorps sériques et cellules synthétisant des anticorps dans la rate) sont normaux. Soulignons que ces réponses sont certainement plus dépendantes des leucocytes dendritiques que des macrophages ; or les leucocytes dendritiques différenciés, au moins *in vitro*, sont dépendants du GM-CSF et non du M-CSF (8).

Par contre, après l'injection intraveineuse de 5 µg de LPS, il a été impossible de détecter une activité TNFα dans le sérum des souris op/op, que leur sérum soit prélevé 30 min, 1, 2, 3 et 4 heures après l'injection du LPS [40]. Ces résultats semblent indiquer que des macrophages M-CSF dépendants sont critiques pour la synthèse précoce du TNFα. Ni l'IL-1α, ni l'IL-1ß, ni l'IL-6, ni l'IL-8 n'ont fait l'objet d'une analyse dans cette étude préliminaire. Notons par contre que le G-CSF est synthétisé normalement en réponse au LPS et détectable dans le sérum au même niveau chez les souris +/+ et op/op.

UTILISATION D'ANTICORPS ANTI M-CSF CHEZ DES SOURIS INFECTÉES PAR *LISTERIA MONOCYTOGENES*

Cheers et Stanley ont cherché à exploiter l'existence de lignées précocement sensibles et résistantes à *Listeria monocytogenes* pour apprécier le rôle éventuel du M-CSF dans de telles conditions. Le taux de M-CSF augmente précocement et transitoirement de façon identique dans les sérums des souris des lignées sensibles et résistantes. Plus récemment, chez des souris F1 (C57Bl/6 x DBA/2), il a été possible de montrer que l'injection d'anticorps neutralisant le M-CSF aggravait la listériose murine : beaucoup moins de cellules CR3 + ves (M1/70+) sont présentes dans le territoire extravasculaire du foie. A cette infiltration moindre est associée une charge bactérienne hépatique plus importante (© 1 log_{10}). Pour rendre compte des effets de l'anticorps anti M-CSF les auteurs de cette étude [5] formulent trois hypothèses (a) le M-CSF synthétisé en quantité accrue augmenterait transitoirement la production de macrophages, (b) le M-CSF recruterait des monocytes au niveau du foie ; de l'ARNm du M-CSF est détecté 2 heures après l'injection intraveineuse de *Listeria monocytogenes* dans le foie, (c) le M-CSF libéré localement activerait directement ou indirectement (vià la synthèse de TNFα par exemple) les macrophages en leur conférant des propriétés antibactériennes et ce faisant empêcherait que les hépatocytes ne soient infectés par *Listeria*. Aucune de ces trois hypothèses n'a fait l'objet d'une validation dans ce travail. Une quatrième hypothèse aurait mérité d'être soumise à l'épreuve expérimentale : elle implique une boucle de régulation entre G-CSF et M-CSF pour rendre compte de l'existence de monocytopoïèse accrue, transitoire [4]. Soulignons que dans notre laboratoire (L. Sefc, M. Lebastard & G. Milon, résultats non publiés), il a été possible de démontrer que dans la moelle osseuse de souris précocement résistantes à *Listeria monocytogenes* (C57Bl/6), la taille de la population de précurseurs tardifs sensibles au M-CSF est accrue précocement et transitoirement ; c'est une technique de microculture en milieu liquide combinée à une analyse par dilution limite qui nous a permis de détecter ces cellules dont le potentiel de division est limité, donc certainement des cellules juste en aval du stade promonocyte.

CONCLUSION

Le M-CSF a des propriétés uniques parmi toutes les cytokines actuellement identifiées: il est constitutivement synthétisé en permanence sous forme de cytokine secrétée dosable dans le sérum. Le niveau constant de M-CSF dans le sérum à l'homéostasie semble être la conséquence d'une liaison/internalisation du couple M-CSF-R/M-CSF au niveau des cellules de Küpffer (macrophages des sinusoïdes hépatiques). La forme de haut poids moléculaire qui contient une chaîne de sulfate de chondroitine au niveau de l'exon 6 est peut-être associée à la matrice extracellulaire des tissus hématopoïétiques et donc n'est certainement pas consommée par les cellules sensibles au M-CSF, c'est-à-dire qui expriment le M-CSF-R.

L'existence d'une mutation spontanée (la mutation op) au niveau du gène du M-CSF permet d'apprécier où et comment intervient le couple M-CSF/M-CSF-R à l'homéostasie. Il convient de poursuivre une analyse soigneuse de cette mutation hors homéostasie pour mieux délimiter les fonctions du M-CSF au sein du réseau complexe des nombreuses cytokines que sont les autres hémopoïétines (GM-CSF, IL3 / TNFα, G-CSF), les autres cytokines chimiotactiques vis-à-vis des monocytes, les autres cytokines activatrices *voire déactivatrices* des cellules du système phagocytaire mononucléé.

Il est probable que la puissante technique d'inactivation d'un gène donné, par recombinaison homologue, va être utilisée pour le gène unique du récepteur du M-CSF (M-CSF-R).

Le travail réalisé dans le laboratoire des auteurs (Unité d'Immunophysiologie cellulaire) a bénéficié du financement de l'Institut Pasteur, de l'UE (G. Milon, n∞ TS3.CT.940319), de la DRET (n∞ 92/153), de l'ARC (6043), (contrats accordés à R. Fauve que nous remercions de la confiance qu'il nous a toujours manifestée.

RÉFÉRENCES

[1] BYRNE P.V., GUILBERT L.J., STANLEY E.R.- Distribution of cells bearing receptor for a colony stimulating factor (CSF-1) in murine tissues. *J.Cell Biol.*, 1981, *91*, 848-853.

[2] CECCHINI M.G., DOMINGUEZ M.G., MOCCI S., et al.- Role of colony stimulating factor-1 in the establishment and regulation of tissue macrophages during postnatal development of the mouse. *Development* , 1995, *120*, 1357-1372.

[3] CERDAN C., COURCOUL M., RAZANAJAONA D., et al.- Activated but not resting T cells or thymocytes express colony stimulating factor 1 mRNA without co-expressing c-fms RNA. *Eur.J.Immunol.*, 1990, *20*, 331-335.

[4] GILMORE G.L., DEPASQUALE D.K., FISCHER B.C., SHADDUCK R.K.- Enhancement of monocytopoiesis by granulocyte colony stimulating factor : evidence for secondary cytokine effects *in vivo*. *Exp.Hematol.*, 1995, *23*, 1319-1323.

[5] GREGORY S.H., WING, E.J., TWEARDY D.J., et al. - Primary listerial infections are exacerbated in mice administered neutralizing antibody to macrophage colony stimulating factor. *J.Immunol.*, 1992, *149*, 188-193.
[6] HESKETH R.- CSF1R/fms. *in The oncogene facts book.* pp. 71-76. Academic Press, 1995.
[7] IMBODEN J.B., KORETSKY G.A.- Switching off signals. *Curr.Biol.*, 1995, *5*, 727-729.
[8] KÄMPGEN E., KOCH F., HEULER C., et al. - Understanding the dendritic cell lineage through a study of cytokine receptors. *J.Exp.Med.*, 1994, *179*, 1767-1776.
[9] KHARBANDA S., SALEEM A., YUAN Z., et al. - Stimulation of human monocytes with macrophage colony stimulating factor induces a Grb2-mediated association of the focal adhesion kinase $pp125^{FAK}$ and dynamin. *Proc.Natl.Acad.Sci.,* 1995, *92*, 6132-6136.
[10] KODOMA H., YAMASAKI A., NOSE M., et al. - Congenital osteoclast deficiency in osteopetrotic (op/op) mice is cured by injection of macrophage colony stimulating factor. *J.Exp.Med.*, 1991, *173*, 269-272.
[11] LIN C.Q., BISSELL M.J.- Multi-faceted regulation of cell-differentiation by extracellular matrix. *FASEB J.,* 1993, *7*, 737- 743.
[12] LIOUBIN M., MYLES G., CARLSBERG K.,et al. - Shc, Grb2, Sos1, and a 150 kd tyrosine phosphorylated protein form complexes with fms in hematopoietic cells. *Molec. Cell Biol.,* 1994, *14*, 5682-5691.
[13] LORD B.I., DEXTER T.M.- Which are the hematopoietic stem cells ? Perspectives in hematology - Minireview. *Exp.Hemat.*, 1995, *23*, 1237-1241.
[14] MARKS Jr S.C., MC GUIRE J.L.- Primary bone dysfunction. II.- Osteopetrosis. *Metabolic Bone Disease - Cellular and Tissue Mechanisms.* Tam C.S., Heersche J.N.M., Murray T.M. Chap. 4, pp. 49-61, CRC Press, Boca Raton, 1988.
[15] METCALF D.- The hemopoietic colony stimulating factors. Elsevier, 1984.
[16] MORRISSON S.J., WEISSMAN I.L.- The long-term repopulating subset of hematopoietic stem cells is deterministic and isolatable by phenotype. *Immunity*, 1994, *1*, 661-673.
[17] NECAS E., SEFC L., BRECHER G., BOOKSTEIN N.- Hematopoietic reserve provided by Spleen Colony- forming units (CFU-S). Perspectives in hematology - Commentary. *Exp.Hemat.*, 1995, *23,* 1242-1246.
[18] NILSSON S.K., BERTONCELLO I.- The development and establishment of hemopoiesis in fetal and newborn osteopetroptic (op/op) mice. *Developmental Biology,* 1994, *164*, 456-462.
[19] OGAWA M.- Differentiation and proliferation of hematopoietic stem cells. *Blood*, 1993, *81*, 2844- 2853.
[20] PAULSON R.F., BERNSTEIN A.- Receptor tyrosine kinases and the regulation of hematopoiesis. *Sem. Immunol.*, 1995, *7*, 267-277.
[21] POLLARD J.W., HUNT J.S., WIKTOR-JEDRZEJCZAK W., STANLEY E.R.- A pregnancy defect in the osteopetrotic (op/op) mouse demonstrates the requirement of CSF-1 in female fertily. *Developmental Biology*, 1991, *148*, 273-283.
[22] REDDY M.A., YANG B.S., YUE X., et al. - Opposing actions of c-*ets*/PU-1 and c-*myb* protooncogene products in regulating the macrophage specific promoters of the human and mouse colony stimulating factor-1 receptor (c-fms) genes. *J.Exp.Med.*, 1994, *180*, 2309-2319.
[23] ROHSCHNEIDER L.R.- The macrophage colony stimulating factor (M-CSF) receptor. *in Guidebook to cytokines and their receptors*, Nicola N.A. ed., pp.168-170, A. Sambrook and Tooze Publication at Oxford University Press, 1994.
[24] ROUSSEL M.F., THEODORAS A.M., PAGANO M., SHERR C.J.- Rescue of defective mitogenicity signalling by D-type cyclins. *Proc.Natl.Acad.Sci. USA*, 1995, *92*, 6837-6841.
[25] SANDERSON J.H., PHILLIPS C.E.- An atlas of laboratory animal haematology. Clarendon Press, Oxford, 1981.
[26] SHERR C.J.- Mitogenic response to colony stimulating factor 1. *Trends in Genetics*, 1991, *7* , 398-402.
[27] SHERR C.J.- D-type cyclins. *TIBS*, 1995, *20,* 187-191.
[28] SHERR C.J.- G1 phase progression : cycling on ... *Cell*, 1994, *79*, 551-.
[29] SHERR C.J.- Growth factor-regulated G1 cyclins. *in Polyfunctionality of haemopoietic regulators : the Metcalf Forum Stem Cells.* Murphy M.J. ed., vol. 12, (suppl. 1), pp. 47-57. Alpha Med. Press, Dayton, Ohio, 1994.
[30] SHERR C.J.- Mammalian G1 cyclins. *Cell*, 1993, *73*, 1059-.
[31] SCHUBERT D.- Collaborative interactions between growth factors and the extracellular matrix. *Trends in Cell Biol.*, 1992, *2*, 63-65.

[32] SHULTZ L.D., SCHEWEITZER P.A., RAJAN T.V., et al. - Mutations at the murine motheaten locus are within the hematopoietic cell protein- tyrosine phosphatase (Hcph) gene. *Cell*, 1993, 73, 1445- 1454.

[33] SIMON J.A., SCHREITER S.L.- Grb2SH3 binding to peptides from Sos : evaluation of a general model for SH3-ligand interactions. *Chemistry and Biology*, 1995, *2*, 53-60.

[34] STANLEY E.R., HEARD P.M.- Factors regulating macrophage production and growth purification. Purification and some properties of the colony stimulating factor from medium conditioned by mouse L cells. *J.Biol.Chem.*, 1977, *252*, 4305-4312.

[35] STANLEY E.R., BERG K.L., EINSTEIN D.B., et al. - The biology and action of colony stimulating factor-1. *in Polyfunctionality of haemopoietic regulators : the Metcalf Forum Stem Cells.* Murphy M.J. ed., vol. 12, (suppl. 1), pp. 15-25. Alpha Med. Press, Dayton, Ohio, 1994.

[36] TILL J.E., MC CULLOCH E.A.- A direct measurement of the radiation sensitivity of normal bone marrow cells. *Radiat.Res.*, 1961, *14*, 213-223.

[37] VAN DER GEER P., HUNTER T., LINDBERG R.A.- Receptor protein-tyrosine kinases and their signal transduction pathways. *Ann.Rev.Cell Biol.*, 1994, *10*, 251-337.

[38] VAIRO G., HAMILTON J.A.- Signalling through CSF receptors. A review. *Imm.Today*, 1991, *12*, 362-369.

[39] WAHEED A., SHADDUCK R.K.- Purification and properties of L-cell derived colony stimulating factor. *J.Lab.Clin.Med.*, 1979, *94*, 180-185.

[40] WIKTOR-JEDRZEJCZAK W., ANSARI A.A., SZPERL M., URBANOWSKA E.- Distinct *in vivo* functions of two macrophage subpopulations as evidenced by studies using macrophage deficient op/op mouse. *Eur.J.Immunol.*, 1992, *22*, 1951-1954.

[41] YOSHIDA H., HAYASHI S.I., KUNISADA T., et al. - The murine mutation osteopetrosis is in the coding region of the macrophage colony stimulating factor gene. *Nature*, 1990, *345*, 442-444.

Chapitre 7

ÉRYTHROPOÏÉTINE

J.L. POIGNET

INTRODUCTION

L'hématopoïèse est définie comme l'ensemble des mécanismes qui assurent la production des cellules sanguines matures circulantes. Chez l'homme adulte, l'hématopoïèse est assurée par la moëlle osseuse et dépend de nombreux facteurs de croissance.

La cellule souche totipotente de la moëlle osseuse est à l'origine de toutes les cellules sanguines circulantes, c'est à dire les globules rouges, les polynucléaires neutrophiles, éosinophiles, basophiles, les monocytes, les plaquettes et les lymphocytes .

Les "progéniteurs" CFU (colony forming unit) dérivent de la cellule souche. D'abord multipotents CFU-GEMM (granuleux-érythroblastique-macrophage-mégacaryocyte), ils vont ensuite se spécialiser vers une lignée particulière, CFU-GM (granuleux-macrophages), CFU-E (érythroblastique), CFU-Eo (éosinophiles), CFU-MK (mégacaryocytes).

L' érythropoïétine est le facteur de croissance spécifique de la différenciation et de la prolifération érythroblastique et agit essentiellement sur la lignée progénitrice CFU-E dérivée de la cellule souche. A partir de la CFU-E, l'érythropoïétine agit tout au long de la lignée érythroblastique. L'érythropoïétine agit également in vitro sur la maturation des plaquettes mais ce rôle n'est pas indispensable et est assuré par d'autres facteurs de croissance en particulier le GM-CSF (granulocyte macrophage colony stimulating factor), le G-CSF (granulocyte colony stimulating factor) et l'IL-3.

L'érythropoïétine est une glycoprotéine produite essentiellement chez l'adulte par le rein et plus accessoirement par le foie (10 % de la production). Elle est ensuite relarguée dans la circulation et se comporte comme une hormone. L'érythropoïétine a été isolée et purifiée pour la première fois en 1977 par l'équipe dirigée par Goldwasser, à partir de l'urine de patients souffrant d'anémie aplasique (17).

En 1985, deux équipes ont réussi, la même année, à cloner le gène codant pour l'érythropoïétine humaine entrainant sa production à l'échelle industrielle (8,14). Les premiers essais chez l'homme ont débuté en 1986 et ont fait la preuve de l'efficacité thérapeutique de cette molécule dans le traitement de l'anémie de l'insuffisance rénale chronique. L'érythropoïétine recombinante humaine est surtout utilisée pour le traitement de l'anémie des patients insuffisants rénaux mais est également efficace au cours des anémies des cancers traités par chimiothérapie et au cours de l'anémie du SIDA.

CARACTERISTIQUES BIOCHIMIQUES

L'érythropoïétine humaine naturelle (Tableau 7-1) est une glycoprotéine de poids moléculaire total de 34000 daltons sur laquelle sont branchés des acides sialiques (23). Le gène code pour une protéine de 193 acides aminés qui se transforme ensuite en une molécule mature de 165 acides aminés après que le peptide signal de 27 résidus riches en acides aminés hydrophobes ait été excisé (19). Cette molécule mature comporte une extrémité N terminale (Ala) et une extrémité C terminale (Arginine). La protéine recombinante ainsi que la protéine urinaire purifiée perdent ensuite l'arginine C terminale en position 166 du fait d'une modification post-traductionnelle par une carboxypeptidase.

TABLEAU 7.1 — CARACTÉRISTIQUES DE LA MOLÉCULE D'ÉRYTHROPOÏÉTINE HUMAINE

Nombre d'acides aminés:	Précurseur : 193 acides aminés Forme mature: 165 acides aminés
Nombre de cystéines:	4 cystéines créant 2 ponts disulfures (7/161 et 29/33)
Glycosylation:	4 chaînes polysaccharidiques polyantennées
Poids moléculaire:	(forme mature): 18 398
Chromosome:	Gène sur chromosome 7 (7pter-q22)
Nombre d'exons:	5 exons

Le squelette polypeptidique de 165 acides aminés a un poids moléculaire de 18398 et comporte deux ponts disulfures (7/161 et 29/33) dont l'un lie les cystéines voisines de chaque extrémité en position 7 et 161. Ces ponts disulfures sont indispensables à l'activité biologique de la molécule. La molécule comprend quatre sites de fixation des chaînes polysaccharidiques dont trois se lient aux asparagines en position 24, 38 et 83 et un site de O-glycosylation sur la sérine en position 126.

L'érythropoïétine est une molécule hydrophobe très stable, résistante à la chaleur (80°C) et à différents agents dénaturants comme l'urée 8 M, le phénol à 0,1 % et le betamercaptoethanol 0,1 M.

Toutes les études comparant l'érythropoïétine urinaire et l'érythropoïétine recombinante n'ont décélé que de minimes différences de structure portant essentiellement sur la glycosylation dans la composition en acides sialiques des ramifications (20).

Le site actif de la molécule qui assure la fixation de l'érythropoïétine sur son récepteur est inconnu mais pourrait se situer dans les zones 99-118 et 111-129 (21).

Cette protéine n'a pas encore été cristallisée et les modèles de conformation spaciale sont hypothétiques. Le modèle le plus probable serait composé de quatre hélices alpha antiparallèles raccordées par des boucles de longueur diverse (1) (figure 7-1). Ce modèle est analogue à la structure de l'hormone de croissance qui a été cristallisée.

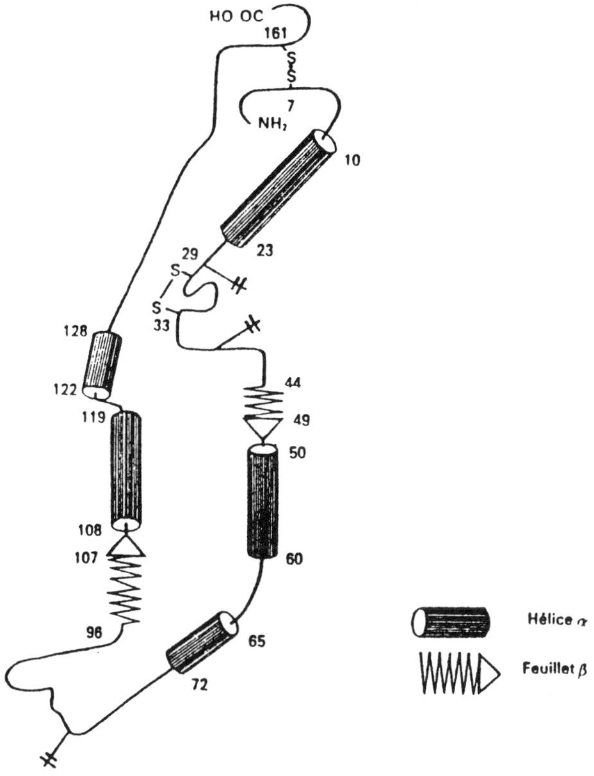

FIG.7.1 — *Structure secondaire de l'érythropoïétine humaine*
(Reproduit avec l'aimable autorisation de Cilag)

LES GENES

Les premiers travaux de Lee-Huang en 1984 ont permis le premier clonage de l'ADN complémentaire de l'érythropoïétine humaine suivi d'une transfection dans une souche d'*E.coli* (13). En 1985, Jacobs et coll publient le clonage du gène humain de l'érythropoïétine à partir d'une banque d'ADN complémentaire de foie foetal humain (8). Le clonage du gène a pu être réalisé en utilisant des sondes désoxynucléotidiques synthétisées à partir de séquences en acides aminés connues de la molécule d'érythropoïétine. L'ARN messager de l'érythropoïétine contient 1600 nucléotides. La séquence codante pour l'érythropoïétine est contenue dans 582 nucléotides. Ce gène code pour une chaîne polypeptidique de 193 acides aminés qui comporte une séquence signal de 27 aminés . Le gène de l'érythropoïétine est formé par cinq exons, séparés par quatre introns (figure 7.2). Les exons II, III, IV dans leur totalité et une partie des exons I et V codent pour la protéine. Il existe une seule copie du gène par génome haploïde qui a été situé chez l'homme sur le bras long du chromosome 7 (7pter-q22) par l'analyse d'hybrides somatiques et hybridation in situ (18). Le gène est très conservé au niveau des espèces par les exons mais les introns diffèrent par leur longueur et leur séquence. Il existe 79 % d'homologie entre la souris et l'homme et 94 % entre l'homme et le singe.

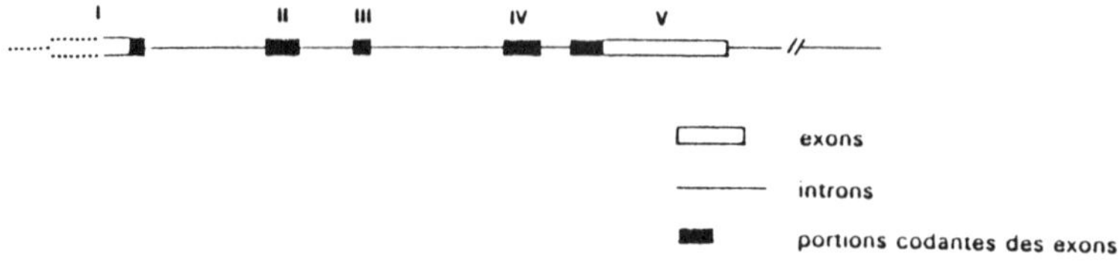

FIG.7.2 — *Gène codant l'éythropoïétine* (Reproduit avec l'aimable autorisation de Cilag)

LES RECEPTEURS

L'érythropoïétine se fixe sur les récepteurs membranaires des cellules cibles, essentiellement les CFU-E.

Les travaux concernant les récepteurs ont été développés grâce aux techniques de fixation de l'hormone recombinante marquée à l'iode 125. Les récepteurs sont situés sur les cellules érythroblastiques et mégacaryocytaires et sont en petit nombre à la surface des cellules érythroblastiques, de 300 à 1000 sites par cellule en général (15). Deux sites de liaison principaux sont identifiés: 20 % des récepteurs sont à très haute affinité (Kd:0,09 nM), 80 % ont une faible affinité (Kd:0,57 nM). Aux faibles concentrations d'érythropoïétine, seuls les sites à haute affinité pourraient déclencher la réponse biologique de la cellule cible.

Une fois fixée à son récepteur, l'hormone est internalisée après fixation du ligand.

Les caractéristiques moléculaires du récepteur de l'érythropoïétine ont été recherchées par des expériences de pontage à l'aide de réactifs bifonctionnels qui assurent une liaison stable entre le récepteur et son ligand. Deux protéines membranaires de 105 à 85 Kd ont été identifiées (16). L'ADNc du récepteur murin de l'érythropoïétine a été cloné et exprimé par des cellules COS. Ce récepteur est formé par un polypeptide transmembranaire contenant 507 acides aminés dont l'extrémité N terminale extracellulaire possède le site de liaison de l'érythropoïétine (3). La chaîne clonée du récepteur à l'érythropoïétine fait partie de la famille des récepteurs aux facteurs de croissance de la lignée hématopoïétique (hematopoietin receptor superfamily) qui ont en commun deux caractéristiques au niveau de leur fraction exoplasmique: une région de 4 groupes Cys et un groupement WSXWS (tryptophane-serine-X-tryptophane-serine, X pouvant être n'importe quel acide aminé) (22). Ce récepteur possède sur sa molécule de nombreuses analogies avec les récepteurs de facteurs de croissance hématopoïétique (récepteurs de l'IL-2 à IL-7,au G-CSF, au GM-CSF, à la prolactine et à l'hormone de croissance) (1).

Après solubilisation du récepteur cellulaire, ses propriétés hydrodynamiques suggèrent que le récepteur est une protéine multimérique de masse moléculaire apparente très élevée de 300 KDa contenant au moins trois protéines de poids moléculaire 85, 100 et 66 KDa.

L'action intracellulaire de l'érythropoïétine est encore mal connue. Dans les heures qui suivent l'addition d'érythropoïétine à des cellules cibles isolées, on observe l'augmentation de la synthèse de l'ADN et de l'ARN, une entrée de glucose dans la cellule, une transcription du gène de la globine, une expression des récepteurs de la transferrine et une synthèse de l'hémoglobine. Elle ne semble pas mettre en jeu, ni le système de l'AMP cyclique, ni la phospholipase. Le calcium ne semble pas nécessaire à son action. La séquence des événements expliquant l'action de l'EPO et le rétrocontrôle des récepteurs restent en fait à élucider.

LES SOURCES

Alors que les autres cytokines sont sécrétées par de nombreuses cellules activées, les travaux de Jacobson et coll ont montré que l'érythropoïétine est produite essentiellement par le rein (9) et pour 10 à 15 % par le foie et que le stimulus est l'hypoxie.
Chez le foetus, l'érythropoïétine est synthétisée dans le foie.
Des techniques d'hybridation in situ de l'ARN messager de l'érythropoïétine ont été developpées pour localiser les cellules qui fabriquent l'érythropoïétine. L'immunolocalisation spécifique de l'érythropoïétine dans le rein est difficile car l'érythropoïétine est présente dans le sérum et dans l'urine. Pour être certain de la source cellulaire de l'hormone il faudrait pouvoir localiser spécifiquement l'érythropoïétine dans l'appareil de Golgi ou au sein du reticulum endoplasmique; ce qui jusqu'a présent n'a pas été possible.
Deux groupes de recherche utilisant les techniques d'hybridation in situ avec autoradiographie ont démontré qu'une cellule péritubulaire interstitielle, située en dehors de la membrane basale tubulaire, était la cellule rénale qui produisait l'érythropoïétine dans les conditions basales ou après hypoxie (10,12). Ces cellules marquées ont été détectées au niveau du cortex rénal et de la médullaire externe. Au plan morphologique le type même de ces cellules reste discuté mais les cellules sont fluorescentes lorsqu'on utilise un anticorps anti facteur VIII et il a été proposé qu'elles pourraient représenter les cellules endothéliales des capillaires péritubulaires. Par ailleurs il a été montré que la réponse à des degrés progressifs d'anémie chez la souris augmentait le nombre de cellules interstitielles productrices exprimant le RNA messager d'érythropoïétine plutôt que l'augmentation de l'intensité du signal par cellule .
Ces travaux expérimentaux sont corroborés par ceux d'Eckardt qui ont retrouvé chez les patients souffrant de polykystose rénale des quantités variables d'érythropoïétine dans le liquide intrakystique et de l'ARNm spécifique dans les cellules non épithéliales en périphérie des kystes (5).
L'analyse de la production hépatique d'érythropoïétine a fait l'objet de travaux récents. En utilisant les techniques d'hybridation in situ sur des coupes de souris anémiques Koury et coll ont montré que 80 % des cellules qui produisent l'érythropoïétine sont des hépatocytes et 20 % sont des cellules en position interstitielle peut être de même structure morphologique que les cellules interstitielles rénales (11).

REGULATION

Chez l'adulte, la source majeure de production d'érythropoïétine est le rein et le foie pendant la vie foetale. Le foie adulte produit également de petites quantités d'érythropoïétine mais les mécanismes de passage de la production hépatique vers la production rénale à la naissance sont totalement inconnus.
L'hypoxie tissulaire est le stimulus principal de la production d'érythropoïétine, principalement au niveau du rein (figure 7-3).
La synthèse de RNA messager de l'érythropoïétine au niveau du rein est détectée deux à quatre heures après le stimulus hypoxique chez le sujet à rein sain. En cas d'anémie, la quantité d'oxygène apportée aux tissus diminue et la sécrétion d'érythropoïétine augmente. De même la diminution de l'oxygène inspiré au cours de l'insuffisance respiratoire et au cours de séjour en altitude stimule la production d'érythropoïétine.
La régulation de la production d'érythropoïétine est complexe au niveau du rein et pourrait être liée à l'intervention du système des prostaglandines.
Des progrès importants dans la connaissance de la régulation du gène de l'érythropoïétine ont été faits par l'étude d'une lignée cellulaire d'hépatocarcinome humain (Hep 3B). Ces cellules synthétisent de grandes quantités d'érythropoïétine en réponse à l'hypoxie et au

cobalt et la régulation se passe au niveau du RNA messager d'érythropoïétine . Il apparait que le niveau basal de RNA messager d'érythropoïétine est multiplié au moins par 50 en cas d'hypoxie, tandis que la transcription du gène d'érythropoïétine augmente seulement d'un facteur 10 chez les cellules Hep 3B. Ceci suggère qu'il existe un composant posttranscriptionnel significatif à la régulation du gène d'érythropoïétine dans cette lignée cellulaire. La dégradation du ARN m d'érythropoïétine nécessiterait et la transcription et la translation d'un rapide turn-over de ARN m dont les produits protéiques participeraient à la dégradation du ARN m d'érythropoïétine.

La concentration et/ou l'activité de cette protéine pourrait diminuer au cours de l'hypoxie ou lors de l'exposition au cobalt.

Au niveau du rein, il n'a pas été possible d'affirmer que les cellules péritubulaires productrices d'érythropoïétine soit directement sensibles à l'hypoxie. Les techniques d'hybridation in situ ont montré que l'augmentation exponentielle d'érythropoïétine en réponse à l'hypoxie était tout d'abord due à l'augmentation du nombre des cellules péritubulaires exprimant l'ARNm spécifique, augmentation se faisant de la profondeur du cortex renal vers sa superficie (6).

Le contrôle de la régulation transcriptionnelle du gène de l'érythropoïétine commence a être élucidé grâce aux travaux de Goldwasser et Béru (2). Ces auteurs suggèrent que le gène de l'érythropoïétine est placé sous le contrôle de facteurs de régulation positifs ou négatifs .

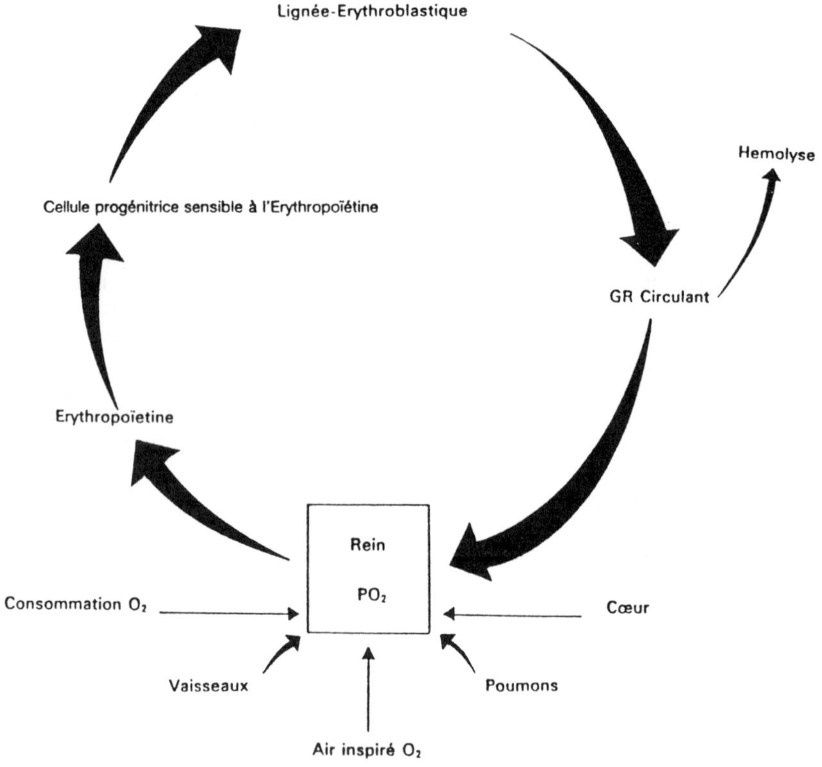

FIG.7.3 — *Régulation de la production d'érythropoïétine par le rein*
(Reproduit avec l'aimable autorisation de Cilag)

L'activation du gène de l'érythropoïétine entrainerait une diminution du facteur négatif de régulation (protéine ribonucléaire) après stimulation au cobalt ou après hypoxie. L'interaction stimulante d'une protéine de 47 kd avec le même site sur le chromosome assurerait la transcription du gène de l'érythropoïétine.

LES ACTIVITES BIOLOGIQUES

Effets sur l'érythropoïèse

La connaissance des effets de l'érythropoïétine sur les cellules et son rôle dans la différenciation érythroïde résultent du développement des techniques de culture de cellules de moëlle osseuse. Les cellules cibles de l'érythropoïétine ont été définies in vitro par leur capacité de développer des colonies synthétisant l'hémoglobine après stimulation par l'érythropoïétine.

L' érythropoïétine est le facteur de croissance spécifique de la différenciation et de la prolifération érythroblastique et agit essentiellement sur la lignée progénitrice CFU-E dérivée de la cellule souche

La première cellule progénitrice engagée dans la différentiation érythroblastique est appelée BFU-E (Burst Forming Unit-Erythroblast)

La prolifération et la différenciation de la BFU-E sont sous la dépendance de différents facteurs de croissance l'IL-3 , l'IL-9 et le GM-CSF. Ces cellules forment de grandes colonies de plusieurs milliers de cellules en quinze à vingt jours..

La BFU-E passe par deux stades:

- La BFU-E immature; cellule sensible à l' IL-3, IL-9 et au GM-CSF mais peu sensible à l'érythropoïétine.
-La BFU-E mature qui va donner des globules rouges en 10 à 12 jours. La sensibilité à l'érythropoïétine apparait à ce stade.

Puis la BFU-E mature va se différencier en CFU-E (Colony forming Unit-Erythroblast) dont la maturation en érythroblastes s'effectue en 5 à 8 jours.La CFU-E est strictement dépendante de l'érythropoïétine qui est à leur niveau un puissant stimulant de la synthèse de l'hémoglobine.

La CFU-E va ensuite se différencier en érythroblastes (figure 7-4). L'érythropoïétine va ensuite agir à tous les stades de la maturation érythroblastique.

Elle accélère la synthèse des ARN et initie différents phénomènes biochimiques: production des transcripteurs cellulaires, synthèse de la membrane et du squelette protéique, synthèse de l'hème et de l'hémoglobine, différentiation terminale des cellules, synthèse de la membrane érythrocytaire. Elle semble accélérer la sortie des réticulocytes de la moëlle osseuse.

Outre son action sur la lignée érythroblastique, on a décrit in vitro une activité sur la formation de colonies mégacaryocytaires. L'interprétation de cette observation a été discutée mais on a observé récemment la très nette augmentation de l'activité de l'acéthylcholinestérase qui est un marqueur spécifique de la lignée mégacaryocytaire de souris, sur des cellules de moëlle osseuse cultivées en milieu sans sérum, en présence d'érythropoïétine recombinante. Sous l'effet de l'érythropoïétine les mégacaryocytes se présentent à la fois avec un diamètre plus élevé et une augmentation de la polyploïdie.

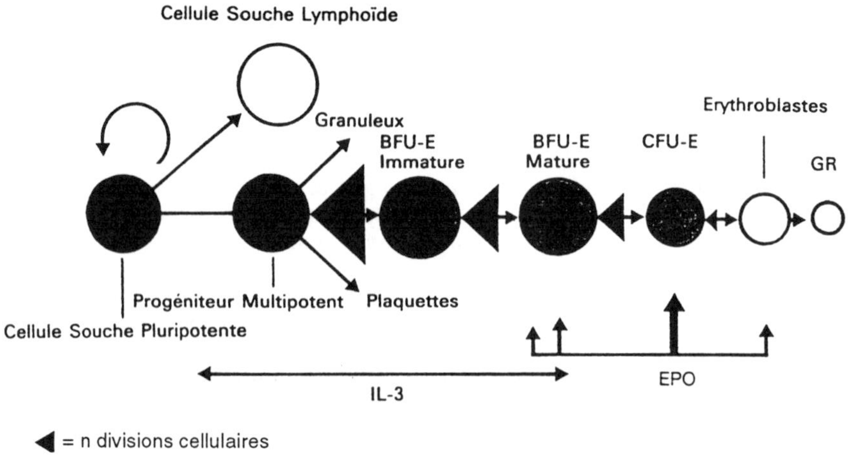

FIG. 7.4 — *Différenciation des cellules érythroïdes et sites d'action de l'érythropoïétine*
(Reproduit avec l'aimable autorisation de Cilag)

Méthodes de dosage

Jusqu'au clonage du gène de l'érythropoïétine permettant une production en grande quantité, les seules techniques de dosage de l'érythropoïétine consistaient à mesurer son activité biologique.
In vivo chez l'animal, aprés blocage de la production d'érythropoïétine endogène par transfusion ou hypoxie, l'activité érythropoïétique de l'échantillon à tester est propotionnelle à l'incorporation du fer dans les globules rouges nouvellement formés.
In vitro, l'activité érythropoïétique est mesurée en culture, en utilisant des cellules de moëlle ou des cellules de foie foetal de souris.
Le dosage biologique long et fastidieux, reste peu précis car il peut détecter une activité sur l'érythropoïèse qui n'est pas médiée par l'érythropoïétine.
La production en grande quantité d'érythropoïétine par génie génétique a permis d'obtenir, chez l'animal des anticorps puissants à l'origine de méthodes radio-immunologiques (RIA) permettant d'obtenir une technique de dosage sensible, reproductive et spécifique. Les résultats sont toujours exprimés en unités internationales (UI), une unité internationale est l'action équivalente à l'effet érythropoïétique in vivo induit par 5µmoles de cobalt injectées à des rats. L'érythropoïétine est présente dans le sang et dans les urines où il est possible de mesurer les variations de sa concentration sérique et de son excrétion par 24 heures. Dans les conditions basales, le taux plasmatique normal est de 15 à 30 mU/ml et une unité d'érythropoïétine urinaire par 24 heures. La masse totale d'érythropoïétine circulante est d'environ 40 à 50 unités. La concentration d'éythropoïétine varie dans un cycle de 24 heures avec un minimum observé le matin vers 8 heures et un maximum vers 20 heures qui est augmenté de 60 % par rapport au taux matinal. En cas d'anémie les taux d'érythropoïétine peuvent être 10 à 100 fois supérieurs. Il existe en effet, chez le sujet anémique non insuffisant rénal chronique, une relation exponentielle inverse entre l'hématocrite et la concentration plasmatique d'érythropoïétine.

PATHOLOGIE

Production d'érythropoïétine et pathologie rénale

Les études d'Eckardt et coll chez les patients atteints de polykystose rénale avec insuffisance rénale avancée (5) ont montré que les kystes rénaux produisaient de l'érythropoïétine et les travaux de DaSilva et coll (4) ont relevé une augmentation très importante de la production d'érythropoïétine au cours des adénocarcinomes du rein associés à une polyglobulie.

Production d'érythropoïétine et polyglobulies

Au cours des polyglobulies le dosage d'érythropoïétine ne permet pas toujours de différencier les polyglobulies primitives et secondaires. En effet, il existe de nombreuses polyglobulies secondaires avec un taux d'érythropoïétine normal ou augmenté et des polyglobulies primitives à taux d'érythropoïétine normal ou bas. Cependant, l'étude in vitro du comportement des progéniteurs érythroblastiques permettrait de mettre en évidence les polyglobulies primitives.

Utilisation clinique de l'érythropoïétine humaine recombinante(r-HuEPO)

Caractéristiques de l'érythropoïétine humaine recombinante (r-HuEPO)
L'érythropoïétine humaine recombinante est une hormone glycoprotéique, formée d'une seule chaîne polypeptidique de 165 acides aminés et glycosylée au niveau de trois arginines et d'une sérine. La glycosylation s'obtient grâce à la production par des cellules de mammifère dans lesquelles on a introduit le gène de l'érythropoïétine humaine.
Les propriétés physiques, structurales, immunologiques de l'érythropoïétine recombinante humaine sont identiques à celles de la protéine extraite de l'urine humaine.

Utilisation de l'érythropoïétine humaine recombinante au cours de l'anémie de l'insuffisance rénale
Les taux d'érythropoïétine plasmatiques n'augmentent pas en réponse à l'hypoxie au cours de l'insuffisance rénale chronique. Les premiers essais cliniques réalisés chez les patients dialysés (7) ont confirmé que l'injection intraveineuse d'érythropoïétine recombinante diminuait dans un premier temps les besoins transfusionnels puis augmentait le taux d'hémoglobine dans un deuxième temps.
Le premier signe biologique est l'augmentation du taux des réticulocytes circulants dès la première semaine de traitement et avant l'augmentation de l'hémoglobine.
La correction de l'anémie est dépendante de la dose d'érythropoïétine injectée et des résistances au traitement peuvent être observées chez les patients qui présentent une intoxication aluminique, une hyperparathyroïdie ou un syndrôme inflammatoire.
Les stocks de fer doivent être suffisants pendant le traitement sous peine d'inefficacité et il faut surveiller régulièrement le taux de fer sérique et de ferritine.
Sur le plan clinique, les patients notent une amélioration spectaculaire de la qualité de vie, de leur tolérance à l'effort, de leurs performances intellectuelles et de leur activité sexuelle.
Sur le plan hémodynamique, le traitement par érythropoïétine pendant 35 semaines a permis un retour vers la normalisation de la fonction cardiaque.
L'érythropoïétine recombinante humaine corrige les anomalies de l'hémostase primaire de l'insuffisance rénale chronique en particulier le temps de saignement. Cet effet n'est pas totalement expliqué par l'élévation de l'hématocrite mais pourrait être en rapport avec une action directe sur la lignée mégacaryocytaire .Enfin la diminution voire la disparition des transfusions sanguines chez ces patients a permis une diminution des conséquences

infectieuses ou immunologiques liées aux transfusions.Un certain nombre d'arguments cliniques et expérimentaux sont également en faveur d'une action directe de l'érythropoïétine recombinante sur le système immunitaire et une meilleure réponse à la vaccination contre l'hépatite B a été décrite.
Les effets secondaires dus a l'érythropoïétine recombinante humaine sont dominés par l'apparition d'une hypertension artérielle ou l'exacerbation d'une hypertension artérielle antérieure. Cette hypertension artérielle n'est pas liée uniquement à l'augmentation de l'hémoglobine circulante mais semble en relation avec une augmentation des résistances périphériques. D'autres effets indésirables ont été rapportés mais sont en grande partie dus à une correction trop rapide de l'anémie (hypertension artérielle grave, crises convulsives...).
Les voies d'utilisation de l'érythropoïétine sont la voie intraveineuse et la voie sous-cutanée qui permet de diminuer la posologie de 25 à 40 %.
L'érythropoïétine est également efficace au cours de l'anémie de l'insuffisant rénal chronique avant le stade de la dialyse et au cours de l'anémie des transplantés rénaux chroniques en rejet chronique .

Utilisation de l'érythropoïétine humaine recombinante en dehors de l'anémie de l'insuffisance rénale

En dehors de l'anémie de l'insuffisance rénale, l'érythropoïétine est également efficace sur l'anémie secondaire à un syndrome inflammatoire chronique, en particulier lors de la poyarthrite rhumatoïde, alors même que les taux plasmatiques d'érythropoïétine endogène ne sont pas toujours diminués. L'érythropoïétine est également efficace pour le traitement de l'anémie des patients traités par chimiothérapie contenant des sels de platine, sur l'anémie du nourrisson prématuré et sur l'anémie du SIDA traité par AZT, cette dernière indication n'ayant été retenue qu'aux USA. Une nouvelle application peut être envisagée au cours des programmes d'autotransfusion différée avant une intervention chirurgicale.

REFERENCES

[1] BAZAN J.F.- Haematopoietic receptors and helical cytokines. *Immunol. Today*, 1990, 11, 350-354.

[2] BERU N., SMITH D, GOLDWASSER E. - Evidence suggesting negative regulation of the erythropoietin gene by ribonucleoprotein. *J. Biol. Chem.*, 1990, 265, 14100-14104.

[3] D'ANDREA A.D., LODISH H.F., WONG G.G.- Expression cloning of the murine erythropoietin receptor . *Cell* , 1989, 57, 277-285.

[4] DA SILVA J.L. , LACOMBE C., BRUNEVAL P.et coll.- Tumor cells are the site of erythropoietin synthesis in human renal cancers associated with polycythemia. *Blood* , 1990, 75, 577-582.

[5] ECKARDT K.U., MOLMANN M., NEUMANN R. et coll - Erythropoietin in polycystic kidneys. *J. Clin. Invest.* , 1989, 84, 1160-1166.

(6) ECKARDT K.U.- Eythropoietin: oxygen-dependent control of erythropoiesis and its failure in renal disease. *Nephron* , 1994, 67, 7-23.

[7] ESCHBACH J.W., EGRIE J.C., DOWNING M.R.et coll.-Correction of the anemia of end stage renal disease with recombinant human erythropoïetin. *N. Engl. J. Med.*, 1987, 316, 73-78.

[8] JACOBS K., SHOEMAKER C., RUDERSHORF R. et coll - Isolation and characterization of genomic cDNA clones of human erythropoïetin. *Nature (London)*, 1985, 313, 806-810.

[9] JACOBSON L.O., GOLDWASSER E., FRIED W.et coll.- Role of the kidney in erythropoiesis. *Nature (London)* , 1957, 179, 633-634.

[10) KOURY S.T., BONDURANT M.C., KOURY M.J.- Localization of erythropoïetin synthesizing cells in murine kidneys by in situ hybridization. *Blood* , 1988, 71, 524-527.

[11] KOURY S.T., BONDURANT M.C., KOURY M.J., SEMENZA G.L.- Localization of cells producing erythropoietin in murine liver by in situ hybridization. *Blood* , 1991, 77, 2497-2503.

[12] LACOMBE C., DA SILVA J.L., BRUNEVAL P. et coll.- Peritubular cells are the site of erythropoïetin synthesis in the murine hypoxic kidney. *J. Clin. Invest.*, 1988, 81, 620-623.

[13] LEE-HUANG S.- Cloning and expression of human erythropoeitin cDNA in Escherichia coli. *Proc. Natl. Acad. Sci.*, 1984, 81, 2708-2712.

[14] LIN F.K., SUGGS S., LIN C.H. et coll - Cloning and expression of the human erythropoïtic gene. *Proc. Nat. Acad. Sci. U.S.*, 1985, 82, 7580-7584.

[15] MAYEUX P., BILLAT C., JACQUOT R.-The erythropoietin receptor of rat erythroid progenitor cells. *J. Biol. Chem.*, 1977, 262, 5558-5564.

[16] MAYEUX P., CASADEVALL N., LACOMBE C., MULLER O., TAMBOURIN P.- Solubilization and hydrodynamic characteristics of the erythropoietin receptor. Evidence for a multimeric complex. *Eur. J. Biochem.*, 1990, 194, 271-278.

[17] MIYAKE T., KUNG C.K.H., GOLDWASSER E.- Purification of human erythropoïetin. *J. Biol. Chem*, 1977, 252, 5558-5564.

[18] POWELLS J.S., BERKNER K.L., LEBO R.V., ADAMSON J.W.- Human erythropoietin gene: high level expression in stably transfected mammalian cells and chromosome localization. *Proc. Natl. Acad Sci.* USA, 1986, 83, 6465-6469.

[19] RECNY M.A., SCOBLE H.A., KIM Y.- Structural characterization of natural human urinary and recombinant DNA-derived erythropoietin. *J. Biol. Chem.*, 1987, 262, 17156-17163.

[20] SASAKI R., BOTHNER B., DELL A., FUKUDA M.- Carbohydrate structure of erythropoietin expressed in chinese hamster ovary cells by a human erythropoietin cDNA. *J. Biol. Chem.*, 1987, 262, 12059-12076.

[21] SYTKOWSKI A.J., DONAHUE K.A.- Immunochemical studies of human erythropoietin using site-specific antipeptide antibodies. *J. Biol. Chem.*, 1987, 262, 1161-1165.

[22] VOS A., ULTSCH M., KOSSIAKOFF A.- A human growth hormone and extracellular domaine of its receptors; crystal structure of the complex. *Science* , 1992, 255, 551-555.

[23] WANG F.F., KUNG C.K.H., GOLDWASSER E.- Some chemical properties of human erythropoietin. *Endocrinology*, 1985, 116, 2286-2299.

Chapitre 8

INTERLEUKINE-1

J.-M. CAVAILLON

INTRODUCTION

En 1972, Gery et Waksman [17] étudiant l'activité de surnageants de cellules mononucléées du sang périphérique humain et de splénocytes de lapin ou de souris, activés par de l'endotoxine, décrivaient pour la première fois la présence d'un facteur capable de potentialiser la réponse des cellules T de souris aux mitogènes. Ces mêmes auteurs précisaient que l'élimination des cellules adhérentes (principalement des macrophages) supprimait la capacité des cellules à sécréter ce facteur. Depuis cette première observation, il a été clairement démontré que les monocytes/macrophages sont impliqués dans les diverses réponses immunitaires, non seulement grâce à leur pouvoir de phagocytose et leur rôle dans la présentation de l'antigène, mais aussi de par leur capacité à sécréter de nombreux médiateurs dont ce facteur activant les lymphocytes, nommé alors LAF (lymphocyte activating factor). Le nom d'interleukine-1 (IL-1) a été proposé en 1979 au cours du 2ème congrès international sur les lymphokines, sur la base des résultats d'un grand nombre de chercheurs ayant décrit, chacun de leur côté, des facteurs possédant des activités biologiques différentes mais qui apparaissaient être en réalité le résultat d'une seule et même monokine (tableau 8.1).

TABLEAU 8.1 — L'INTERLEUKINE-1 : FACTEURS REGROUPES SOUS CETTE TERMINOLOGIE

LAF	Lymphocyte Activating Factor	PIF	Proteolysis-Inducing Factor
BAF	B-cell Activating Factor	SF	Synovial Factor
ETAF	Epidermal Thymocyte Activating Factor	HSF	Hepatocyte Stimulating Factor
LEM	Leukocytic Endogenous Mediator	Acute-Phase Protein Inducing Factor	
EP	Endogenous Pyrogen	Catabolin	
MCF	Mononuclear Cell Factor	Hemopoietin 1	
OAF	Osteoclast Activating Factor	Fibroblast Proliferation Factor	

CARACTERISTIQUES BIOCHIMIQUES

Dès 1977, des études de purification ont été entreprises à partir de surnageants de cellules adhérentes du sang périphérique humain stimulées par des endotoxines (lipopolysaccharide, LPS) ou de surnageants de lignées cellulaires macrophagiques murines ou humaines. Ceci permit d'estimer le poids moléculaire à 17 500 d. et de constater que l'on obtenait deux molécules de points isoélectriques différents (5.0-5.5 et 6.8-7.0 pour l'IL-1 humaine) (Tableau 8. 2). L'IL-1 est stable jusqu'à +56°C et entre un pH de 2 et de 9. Elle est sensible aux activités de la pronase, de la chymotrypsine et de la trypsine. L'interleukine-1 est une protéine biologiquement active à des concentrations inférieures à 0.1 nM. Le clonage des gènes de l'IL-1 confirma l'existence de deux molécules nommées IL-1α et IL-1ß [1,18,25,26]. La séquence de ces dernières fut alors établie. Les gènes IL-1α et IL-1ß codent pour des formes précurseurs respectivement de 271 acides aminés (p.m. = 30 606) et 269 a.a. (p.m. = 30 747). Les produits de clivage (p.m. = 17 500) de 159 et 153 a.a. sont biologiquement actifs. Les séquences d'a.a. des deux IL-1 humaines présentent 26 % d'homologie (45 % en ce qui concerne la séquence des acides nucléiques). Par contre, des homologies importantes sont notées entre les IL-1 des différentes espèces (tableau 8.2). L'étude de la structure tridimensionnelle de l'IL-1β révéla l'existence de 12 brins ß [32] (figure 8.1). Le "fibroblast growth factor" basique (bFGF) humain présente 10 % d'homologie avec l'IL-1ß humaine et possède une topologie tridimensionnelle identique à celle de l'IL-1ß. La topologie de l'IL-1α présente comme celle de l'IL-1, une symétrie d'ordre 3. IL-1α présente 14 brins ß et une homologie avec l'inhibiteur de la trypsine du soja.

TABLEAU 8.2 — CARACTERISTIQUES DES IL-1 α et IL-1 β.

		IL-1 α			IL-1 β	
		Humaine	Murine		Humaine	Murine
Nb d'acides aminés	précurseur	271	270		269	269
	forme mature	159	156		153	152
Nombre de cystéines		1	0		2	1
Glycosylation		0	0		0	0
Masse molaire (forme mature)		18 kDa	17.5 kDa		17.5 kDa	17.5 kDa
pI		5			7	
Homologie	IL-1 α / IL-1 β	26 %			22 %	
	souris	62 %			67 %	
	lapin	64 %	-		74 %	71 %
	bovine	73 %	62 %	Homol.	62 %	59 %
Homologie avec l' IL-1α	rat	65 %	83 %	IL-1β	68 %	89 %
	porc	82 %	75 %		-	-
	ovin	73 %	62 %		60 %	58 %
Chromosome		2q13-q21	2		2q13	2
Nombre d'exons		7	7		7	7

Les formes intracellulaires et secrétées

L'IL-1 présente une originalité dans le monde des cytokines : contrairement aux autres molécules qui sont essentiellement secrétées, l'IL-1 peut être abondamment stockée dans la cellule. Il existe d'ailleurs une dissociation entre la synthèse (aboutissant à une accumulation d'IL-1 intra-cellulaire) et la libération d'IL-1. Il peut donc y avoir induction

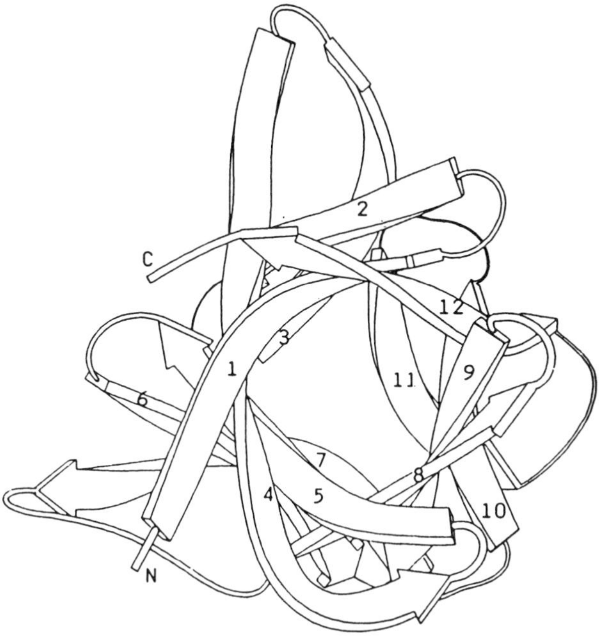

FIG. 8.1 – *Structure tridimensionnelle de l'IL-1β humaine*
(avec l'aimable autorisation de J.P. PRIESTLE; EMBO J. 1988, 7, 339)

d'IL-1 intra-cellulaire sans qu'il y ait pour autant de sécrétion [7]. Ce sont les formes précurseurs de 30 kDa qui sont majoritairement trouvées dans la cellule. L'absence d'une région hydrophobe (peptide signal) au sein de la molécule comme cela est retrouvé pour le ciliary neurotrophic factor (CNTF) rend complexe le mécanisme de sécrétion. La protéine kinase C (PKC) est requise pour la sécrétion mais pas pour la synthèse. La forme pro-IL-1ß est biologiquement inactive, au contraire de la forme pro-IL-1α. Des mécanismes de phosphorylation, de glycosylation et d'acylation ont été notés au niveau des formes précurseurs. L'IL-1β est la forme majoritairement sécrétée alors que l'IL-1α l'est relativement peu. Il est probable que l'IL-1α agisse comme un messager intra-cellulaire. L'IL-1α peut en effet se retrouver localisée dans le noyau de la cellule et semble donc être impliqué dans la modulation de la fonction cellulaire [41]. L'IL-1β préformée peut être libérée lors de l'apoptose de macrophages induite, par exemple, par la silice ou *Shigella flexneri* [45].

l'IL-1β converting enzyme (ICE)

L'IL-1β converting enzyme (ICE) clive la forme pro-IL-1 au niveau de l'acide aspartique (Asp 27 - Gly 28 et Asp 116 - Ala 117), l'alanine étant l'acide aminé NH_2 terminal de l'IL-1β mature. L'ICE humaine, dont le gène est sur le chromosome 11, présente 62% d'homologie avec son équivalent murin et appartient à une superfamille d'enzymes impliquées dans la délivrance de signaux d'apoptose [8]. Le virus de la vaccine produit une serpine, inhibiteur spécifique de l'ICE [33]. L'ICE est une enzyme active sous la forme d'un tétramère formé de deux hétérodimères (p10/p20). Les composants de cet hétérodimère sont issus des fragments de clivage protéolytique d'un précurseur de 45 kDa (figure 8.2). Les souris rendues déficientes pour l'ICE [22,24]

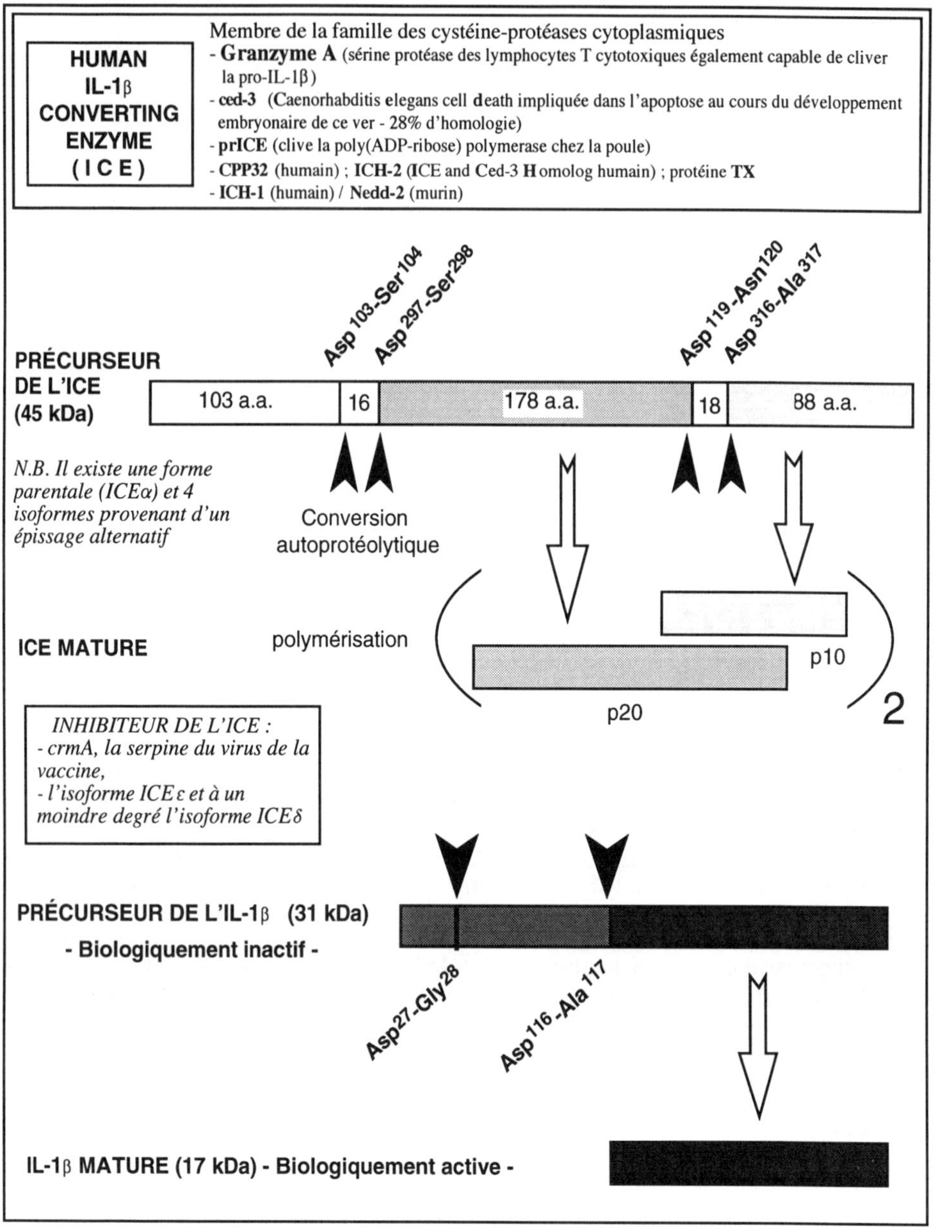

FIG. 8.2 — *Clivage et assemblage de l'ICE et maturation de l'IL-1β*

présentent une incapacité à libérer l'IL-1β; cette mutation affecte également la libération d'IL-1α. De telles souris présentent une résistance accrue au choc endotoxinique. Les thymocytes de ces souris sont toujours sensibles à l'apoptose induite par la dexaméthasone et les radiations ionisantes, mais résistent à l'apoptose médiée par fas.

La forme membrananaire

Il s'agit là d'un sujet qui fut longtemps controversé dans la mesure où la forme membranaire fut essentiellement décrite par ses activités biologiques. Ceci dit, seuls des anticorps anti-IL-1α sont capables d'inhiber ces activités, suggérant donc que seule la forme IL-1α constitue l'IL-1 membranaire [3]. Ancrée dans la membrane sous une forme glycosylée et se fixant à des lectines, il s'agirait d'une molécule de poids moléculaire de 23 kDa. D'autres études ont suggéré que l'IL-1 est ancrée dans la membrane par une liaison avec la fraction 1,2 diacylglycerol d'un phosphatidylinositol. L'IL-1α membranaire a été trouvée à la surface des monocytes/macrophages, des lymphocytes B et des kératinocytes [44].

Le devenir de l'IL-1 injectée i.v.

La demi-vie de l'IL-1 radiomarquée injectée i.v. chez l'animal est de l'ordre de 2 à 3 minutes. Le rein est la cible principale de l'IL-1 tandis que les autres organes fixent des quantités comparables d'IL-1. Le rein dégrade l'IL-1 en fragments de 5 à 9 kDa.

LES GENES DE L'IL-1

Les gènes de l'interleukine-1α et ß humaines se trouvent être sur le bras long du chromosome 2. Les gènes des IL-1 sont également chez la souris sur le chromosome 2. Seulement 50 kb séparent les gènes de l'IL-1α et de l'IL-1ß. Les gènes codant pour les pro-IL-1α et ß sont constitués de 7 exons dont un non-codant [2] (figure 8.3). Ces gènes, ainsi que celui de l'antagoniste du récepteur de l'IL-1 (IL-1 ra), un troisième membre de la famille (voir plus loin), apparaissent comme la duplication d'un gène ancestral il y a 350 millions d'années. En amont de ces gènes se situent un certain nombre de sites de régulation de la transcription [9]. Il est à noter que le gène de l'IL-1α ne possède pas de TATA box. L'interaction de NFβA, une protéine nucléaire des monocytes, neutrophiles et lymphocytes B, avec son site de fixation au sein du promoteur (-49, -38) est essentielle à la transcription du gène de l'IL-1β [6].

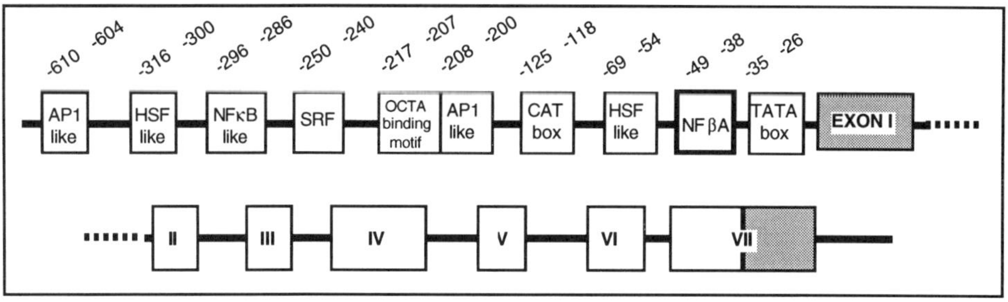

FIG. 8.3 — *Représentation schématique du gène de l'IL-1β humaine .*

Le gène de l'IL-1β est localisé sur le bras long du chromosome 2 en position q13-q21. Le gène est constitué de 7 exons dont un non codant (exon I). Séquence 5', site du début de transcription du gène de l'IL-1β : deux séquences proches de la séquence consensus TGAGTCA reconnaissent le facteur de transcription AP1 et fonctionne comme un "TPA-responsive element" (TPE). Les "heat shock regulatory elements" (HSF, séquence consensus : C-GAA-TTC-G) agissent comme élements de régulation négative de la transcription. Il existe également une séquence qui peut lier le "serum response factor" (SRF) (séquence consensus : (A/G)AGGAAAA); une séquence ATGCAAAT qui fixe la protéine ubiquitaire octamère (OCTA) et enfin un site potentiel de fixation de NFκB dont 7 paires de bases correspondent aux 10 de la séquence consensus. L'activation du site NFβA est indispensable à la transcription du gène.

Il existe un polymorphisme pour le gène de l'IL-1α. S. Bailly et al. [4] ont en effet décrit une répétition 5 à 18 fois d'une séquence de 46 paires de bases au sein de l'intron 6, définissant 7 allèles différents. L'allèle le plus fréquent A1 (61%) est constitué de 9 répétitions. Cette séquence contient un site SP1, un site GRE et un site "viral enhancer".

LES RECEPTEURS

La famille des récepteurs pour l'IL-1 (IL-1 R) est constituée de 3 molécules appartenant à la superfamille des récepteurs des cytokines (figure 8.4). Le nombre de sites varie selon les cellules étudiées. De nombreux signaux physiologiques (IL-1, IL-2, IL-4, GM-CSF, G-CSF, PDGF, TGFβ, IFNγ, PGE_2, vitamine D_3, glucocorticoïdes) peuvent moduler l'expression des récepteurs pour l'IL-1 sur certaines cellules. Les mêmes récepteurs fixent aussi bien l'IL-1α, l'IL-1ß et la pro-IL-1α, mais pas le précurseur de l'IL-1ß [28].

L'IL-1 Receptor type I (IL-1 R I)

Le récepteur pour l'IL-1 de type I est trouvé en faible quantité sur pratiquement toutes les cellules. Il s'agit d'une glycoprotéine de 80 kDa [34]. Le blocage de la glycosylation réduit la fixation de l'IL-1. Il suffit que 2 à 3% des récepteurs soient occupés pour initier la réponse biologique. Le gène est situé sur le chromosome 2 chez l'homme (chromosome 1 chez la souris) et son promoteur ne contient pas de TATA box. Le domaine cytoplasmique de l'IL-1R I contient 215 a.a.. Trois acides aminés basiques (Arg_{431}, Lys_{515}, Arg_{518}) et 3 a.a. aromatiques (Phe_{513}, Trp_{514}, Tyr_{519}), conservés chez l'IL-1R type I humain, murin et de poulet, ne peuvent être remplacés sans entraîner une abolition du signal de transduction. Une importante homologie (26 %) et une forte similarité (43 %) ont été observées entre le domaine cytoplasmique de l'IL-1R type I et la protéine Toll de l'oeuf embryonnaire de la drosophile impliquée dans le développement dorso-ventral (tableau 8.3). Des homologies entre les domaines extracellulaires et cytoplasmiques de la proteine ST2/ST2L, présente à la surface et sécrétée par les fibroblastes murins activés, ont également été rapportées. De même le domaine cytoplasmique de l'IL-1R I présente des homologies avec la protéine N du virus du tabac, la protéine "18 wheeler" de la drosophile et le produit du gène MyD88 de leucémie myéloïde murine. Enfin, des agents infectieux peuvent produire des molécules apparentées afin d'inhiber l'IL-1 ou de profiter de sa production. Ainsi, les *Escherichia coli* virulents voient leur croissance accrue en présence d'IL-1 [31] et le virus de la vaccine peut produire des protéines présentant une importante homologie avec les récepteurs de l'IL-1 [35].

L'IL-1 Receptor Accessory Protein (IL-1 R AcP)

La protéine accessoire au récepteur de l'IL-1 a d'abord été clonée chez la souris [19]. Elle est constituée de 340 a.a. extramembranaires, de 29 a.a. transmembranaires et de 181 a.a. cytoplasmiques. La molécule humaine présente environ 90% d'homologie. Cette molécule a de l'ordre de 25% d'homologie avec les récepteurs de type I et II humain, murin, de poule et de rat. Un site de fixation pour la protéine kinase C (Lys-Sér-Arg-Arg-Leu) est commun au domaine cytoplasmique de l'IL-1R I et de l'IL-1 R AcP. La signification de ce site reste à déterminer. La molécule est exprimée sur de nombreuses cellules et est régulée par l'IL-1 elle-même. Cette molécule s'associe avec l'IL-1 R I pour former un récepteur de haute affinité pour les IL-1α et IL-1β, mais pas pour l'IL-1ra.

L'IL-1 Receptor type II (IL-1 R II) ou "Decoy receptor" (récepleurre)

Le récepteur pour l'IL-1 de type II est trouvé sur de nombreuses cellules, principalement les monocytes, les neutrophiles, et les lymphocytes B [27]. Il n'est pas surprenant que l'IL-1 R II ne transduise aucun signal, étant donné que son domaine intracellulaire est extrèmement court (29 a.a.) [10]. Il agit comme un leurre (decoy récepteur ou deceptor / récepleurre). La fixation de l'IL-1 à l'IL-1 R de type II en limite l'action normalement médiée via l'IL-1 R I + IL-1 R AcP. Comme pour l'IL-1R I, de nombreux facteurs peuvent accroître la fréquence de l'IL-1R II.

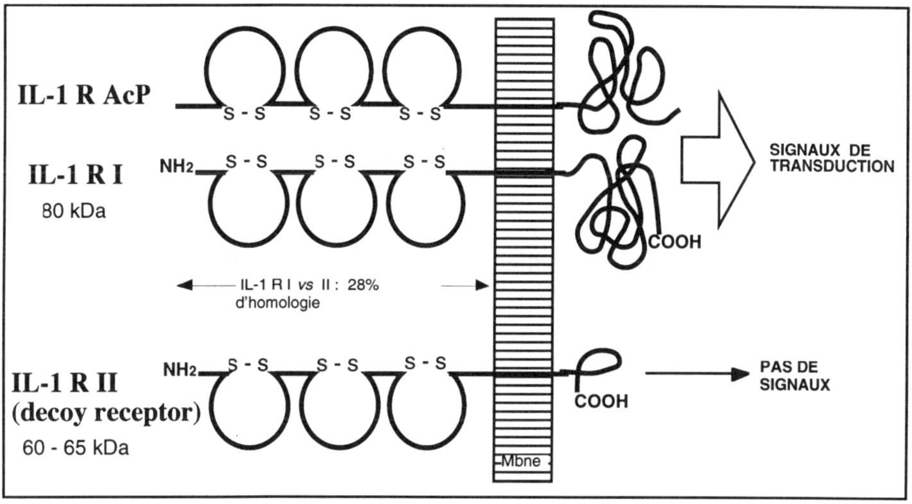

FIG. 8.4 – *Représentation schématique des récepteurs de l'IL-1*

TABLEAU 8.4 – CARACTERISTIQUES DES RECEPTEURS HUMAINS DE L'IL 1

	IL-1 R type I CD120a	IL-1 R type II CD120b
Masse molaire	80 kDa	60-65 kDa
Chromosome	2q12	2q12-q22
homologie domaine extra-cellulaire		28 %
homme / souris type I	63 %	30 %
homme / souris type II	26 %	59 %
Virus Vaccine B15R (36.5 kDa)	24 %	31 %
ST2 (protéine sécrétée par les fibroblastes murins)	25 % *	23 % *
homologie domaine cytoplasmique		
Drosophile Protéine Toll	26 %	-
ST2L (protéine membranaire de fibroblastes murins)	38 % *	

* homologie comparativement aux IL-1 R murins

Signaux de transduction

De très nombreux signaux intracellulaires ont été décrits consécutivement à l'intéraction de l'IL-1 avec son récepteur. Cela inclue l'activation de protéines G, l'hydrolyse de phospholipides et la libération de céramide. Les hydrolyses de la phosphatidylcholine, phosphatidylethanolamine et phosphatidylsérine génèrent du diacylglycérol qui active les phosphorylations de nombreuses protéines kinases (p97 kinase, mitogen activated protein (MAP) kinase-activated protein kinase-2, MAP kinase p38 et p54a, β-caséine kinase) tout comme celles des heat shock proteins (hsp 27). L'IL-1 induit la transcription de nombreux gènes précoces (c-fos, c-jun, c-myb, c-myc, gro) et la translocation vers le noya de nombreux facteurs nucléaires (NFκB, AP-1, NFIL6).

Les formes solubles des IL-1R (s IL-1 R)

En servant d'antagonistes naturels constitutifs, les formes solubles des IL-1R I et II illustrent un nouveau niveau de contrôle des activités induites par l'IL-1 (figure 8.5) [36]. Ces formes existent en effet à l'état naturel dans la circulation (≈ 0.8 - 2,5 ng/ml IL-1 R II) et les taux sont significativement accrus au cours de diverses pathologies. De nombreux signaux peuvent favoriser la libération du "decoy receptor": c'est le cas de l'IL-13, de l'IL-8, du C5a, du fMLP et des corticoïdes qui aboutissent à sa libération de la surface des neutrophiles [11]. Par ailleurs, le s IL-1 R II fixe le précurseur de l'IL-1β et bloque sa maturation, tandis qu'il est extrèmement peu affin pour l'IL-1ra.

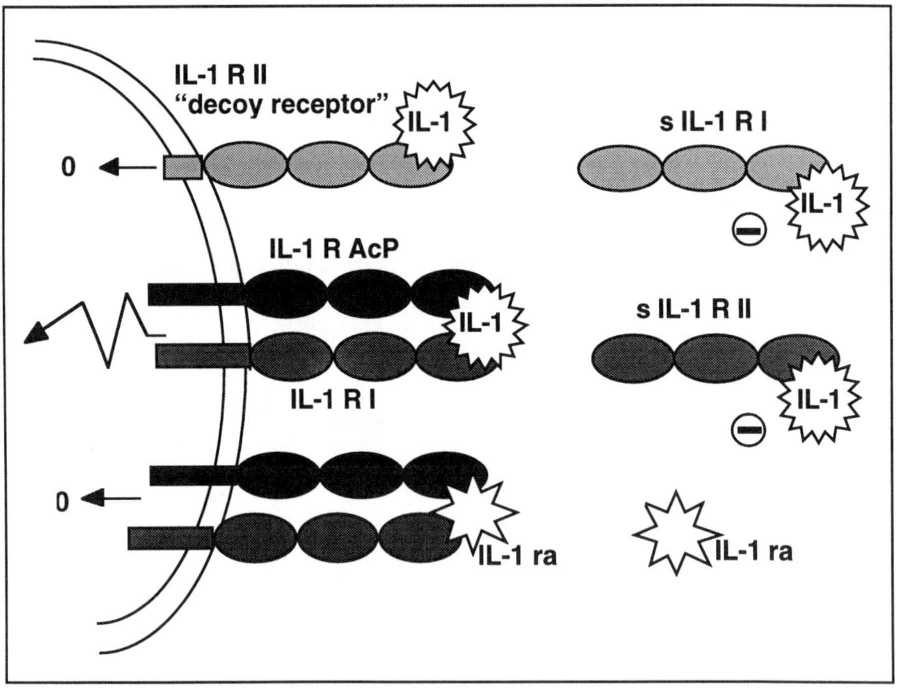

FIG. 8.5 — *Les nombreux niveaux de contrôle négatif de l'activité de l'IL-1 impliquent l'existence d'un antagoniste naturel (IL-1ra), d'un "récepleurre" ("decoy receptor", deceptor"), et de formes solubles des recepteurs. Le seul signal actif est transmis par le couple IL-1 R I et IL-1 R AcP.*

LES DOSAGES

La présence de l'activité IL-1 peut être évaluée par différents tests biologiques comme l'incorporation de thymidine tritiée dans l'ADN de thymocytes de souris. Ces cellules prolifèrent en effet en présence simultanée d'IL-1 et de mitogènes (test LAF). Ce sont les thymocytes matures, médulaires, non agglutiné par la peanut agglutinin (PNA), ayant le marqueur Lyt.1+2- et résistant à la cortisone qui prolifèrent en présence de mitogène et d'IL-1. Cette stimulation est le résultat de la libération et de l'action d'IL-2, d'IL-6 et d'IL-7. Aussi, des interférences importantes avec la présence d'IL-6 ont été rapportées, tandis que d'autres, moindres, existent avec le TNF. La limite de détection est de l'ordre de la trentaine de picogrammes d'IL-1/ml. Le TGFβ et les PGE_2 inhibent la prolifération des thymocytes lors de ce test de co-mitogénicité.

D'autres dosages biologiques ont été décrits. Ils nécessitent des lignées cellulaires produisant de l'IL-2 en présence d'IL-1 (EL4 ; LBRM33) et des lignées cellulaires proliférant en présence d'IL-2 (CTLL). La lignée D10.G4.1 prolifère directement en présence d'anticorps dirigés contre cette lignée, d'anticorps anti-Ag:Ia receptor, de Concanavaline A ou de la conalbumine et d'IL-1. Dans le cas de la lignée D10.G4.1, la prolifération est due à la production d'IL-4 qui agit conjointement avec l'IL-1. Un sous-clone de la lignée EL4 exprime le récepteur pour l'IL-2 en présence de PMA et d'IL-1, avec une limite de détection de l'ordre de 0,2 pg/ml.

Face aux interférences possibles dans les tests biologiques (participation d'autres cytokines, présence d'inhibiteurs ou de formes biologiquement inactives), de nombreux tests ELISA ou RIA ont été mis au point ces dernières années avec des seuils de détection satisfaisants. Il est cependant important de s'assurer de la nature (forme mature ± forme précurseur) de l'IL-1 détectée dans ces dosages.

LES SOURCES

Quelle que soit la nature des macrophages (monocytes circulants, macrophages alvéolaires, péritonéaux, spléniques, placentaires, cellules de Kupffer, cellules de la microglie), ceux-ci sont capables, sous l'effet de différents stimuli, de sécréter de l'IL-1. Il est cependant possible que certaines sous-populations soient plus aptes à sécréter de l'IL-1 que d'autres. Cette différence peut s'observer selon l'origine des cellules, la nature de marqueurs membranaires, ou selon la densité des cellules phagocytaires mononucléées. Comparativement aux monocytes, les macrophages alvéolaires ont une capacité réduite à produire de l'IL-1 lors d'une stimulation par le lipopolysaccharide (LPS). Cependant, les macrophages alvéolaires sont de meilleurs producteurs de TNF. Il n'a pas été noté de différences entre les monocytes de nouveaux-nés et ceux de l'adulte. Par contre, il existe des différences inter-individuelles. Ainsi, les sujets HLA B8/DR3 produisent 10 fois moins d'IL-1 que les autres lorsque leurs cellules mononucléées sont stimulées par la PHA. Maintenus 24 h en culture avant la stimulation par le LPS, les monocytes continuent à produire TNFα et IL-6 mais perdent leur capacité à sécréter de l'IL-1; celle-ci peut être maintenue par la présence d'interféron lors de la culture. Un certain nombre de lignées macrophagiques murines (P388D1, J774) ou humaines (U937) et d'hybridomes sécrétent également de l'IL-1.

Différentes cellules autres que celles appartenant à la lignée phagocytaire mononucléée, sont capables de sécréter de l'IL-1; c'est le cas des cellules dendritiques, des cellules de Langerhans, (ces deux types cellulaires étant impliqués dans la présentation de l'antigène), des cellules endothéliales, des lymphocytes B ou bien encore des cellules NK) (tableau 8.4). Il a également été trouvé de l'IL-1 à la surface de plaquettes activées. Les lymphocytes T produisent essentiellement de l'IL-1α. La production d'IL-1α par les lymphocytes T est restreinte à la population mémoire CD4+ CD45RO+ [38]. Si l'IL-1 est essentiellement produite lors d'activation, il existe des cellules qui produisent de l'IL-1 en

TABLEAU 8.4 — LES SOURCES D'IL-1

A/ LES CELLULES SECRETRICES D'IL-1

Monocytes et macrophages	Lymphocytes B	Cellules ameboïdes de la microglie
Cellules dendritiques	Lymphocytes T	Cellules mésangiales
Cellules de Langerhans	Neutrophiles	Cellules du muscle lisse
Cellules épithéliales	Eosinophiles	Cellules interdigitées du réticulum
Cellules endothéliales	Fibroblastes	Cellules stromales thymiques
Kératinocytes	Chondrocytes	Cellules de Müller (Rétine)
Cellules NK	Cellules osseuses	Cellules de Sertoli (Testicule)
Cellules LAK	Cellules synoviales	Syncyciotrophoblaste
Plaquettes	Cellules hépatiques	Cellules folliculaire de la thyroïde
Entérocytes	Glandes sudoripares	Cellules de Leydig
Astrocytes	Neurones sympatiques	Oocytes

B/ PRESENCE DANS DES FLUIDES BIOLOGIQUES

PHYSIOLOGIQUE :	PATHOLOGIQUE :
Colostrum / Lait humain	Plasma ; Lymphe ; Fluide gingival ; liquide synovial
Sueur ($\alpha > \beta$)	Liquide amniotique ; Lavages broncho-alvéolaires ;
	Fluide folliculaire ovarien ; Liquide céphalorachidien

absence de tout stimuli. C'est le cas des kératinocytes et des cellules épidermiques (IL-1α essentiellement accumulée dans les cellules). De même, les cellules épithéliales thymiques produisent de l'IL-1 constitutivement, et les ARN messagers de l'IL-1 sont trouvés exprimés dans des biopsies de foie de sujets normaux. Au cours de la fécondation in vitro, on détecte de l'IL-1 dans les surnageants d'oocytes de 24 h.

L'IL-1 est retrouvée dans certains liquides biologiques normaux (colostrum ; sueur) tandis que de nombreux autres fluides peuvent contenir de l'IL-1 au cours d'états pathologiques (tableau 8.4). Dans le sérum, l'α-2 macroglobuline se complexe à l'IL-1 comme elle le fait également avec l'IL-6. L'IL-1α est, elle, très rarement retrouvée dans le plasma, et il a été rapporté que 5 à 25 % des sujets normaux présentaient des auto-anticorps anti-IL-1α.

LES INDUCTEURS

Comme cela apparaît à la lecture du tableau 8.5, de très nombreux signaux peuvent être à l'origine de la production d'IL-1. L'IL-1 est sécrétée en réponse à des médiateurs tels que les "Colony Stimulating Factors", l'interféron γ, les tumor necrosis factors (TNFα/ß), l'IL-2 ou l'IL-1 elle-même. L'IL-1 est sécrétée sous l'action de produits cytotoxiques ou cancérigènes, d'inducteurs de la phagocytose et lors de la réaction mixte lymphocytaire. Récemment, il a été montré que des neuromédiateurs pouvaient eux-mêmes induire de l'IL-1.

L'IL-1 peut être également secrétée de façon physiologique, et retrouvée dans le plasma, lors d'exercices physiques ou au cours du cycle menstruel. Notons que l'exposition aux ultraviolets ou un régime enrichi en vitamine A peuvent être à l'origine de cellules qui secrétent *in vitro* de l'IL-1 de façon accrue. Un certain nombre de constituants biologiques peuvent induire la production d'IL-1; c'est en particulier le cas des anaphylatoxines connues pour leurs rôles pro-inflammatoires. Cependant, il a été montré que le C5a recombinant humain pouvait uniquement induire la transcription des gènes de

TABLEAU 8.5 — LES INDUCTEURS D'INTERLEUKINE 1

Microorganismes et leurs dérivés
Lipopolysaccharides (LPS); Peptidoglycane
Muramyl dipeptide (MDP) ; Pneumolysine
Cholera Toxin; bacterial heat shock protein
Exotoxines staphylococciques (TSST-1)
P. aeruginosa (Exopolysaccharide; exotoxine A)
acide lipotéichoïque; Mycobacterium tuberculosis
(PPD; hsp65; lipoarabinomannane;
Antigène 5 cytoplasmique); Klebsiella, Borrelia,
Listéria, Shigella, Brucella, Legionella...
Candida albicans ; Mycoplasmes ; Spirochètes ;
Leishmania major ; Virus de la Dengue
Epstein Barr Virus ; Respiratory syncytial virus ;
VIH (gp 120) ; Herpes simplex ; Rhinovirus ;
Influenza Virus (neuraminidase)...

Cytokines et médiateurs
Colony Stimulating Factor (CSF)
Interféron gamma
Tumor Necrosis Factor α / β
Interleukine-1 , -2
PDGF & EGF (cellules mésangiales)
IL-6 (cellules moelle osseuse)
endothéline-1

Les produits du complément
C5a (mRNA uniquement)
C3a ; C3b polymérisé
Facteur H

Neuromédiateurs
Substance P ; Neurokine B ;
Corticotropin Releasing - Factor ;
Arginine - Vasopressin

Produits biologiques
Des stéroïdes ; Les vitamines A et D3
Cristaux d'urée monosodique
Epinéphrine & hydrocortisone
IgG agrégées ; Fragment Fc des IgG
Conjugués antigène-Tuftsin
Dérivés glycosylés de la tuftsin
Complexes immuns ; C-Reactive protein
Bradykinine ; Hydroxyproline
Fragments de collagène
Anion superoxyde ; fibrine ; facteur d'Hageman
Phospholipase A2-activating protein

Inducteurs de la phagocytose
Billes de Latex, hématies
Zymosan, fer colloïdal
Poussière de charbon

Produits cytotoxiques ou cancérigènes
Phorbol Myristate Acéetate
Silice

Les antigènes associés aux antigènes de classe II du C.M.H., à la surface des macrophages et présentés aux cellules T
Contact Lymphocytes T
interaction CD40 / CD40L

Des conditions physiologiques
Exercice physique ; Stress
Cycle menstruel ; Hyperthermie
Exposition aux ultra-violets
Régime enrichi en vitamine A
Coagulation

Médicaments et produits chimiques
Polymyxine B (fortes concentrations)
1-3 ß Glucan ; Acide hyaluronique
Cisplatin ; Ubenimex
Gold sodium thiomalate
Colchicine - vinblastine - vincristine
Etretin (retinoide synthétique)
Hydroxide d'aluminium
Pyrophosphate de calcium
Phenytoïn ; Ouabaïne
15-déoxyspergualin

Et également :
Lectines mitogènes
Réaction mixte lymphocytaire
Cellules tumorales
Allogreffe ; Hyperoxie
Anticorps anti-LFA-1 & anti- LAF3
anti- CD44, anti -CD11b/CD18,
anti- CD45, anti- CD2
Glycoprotéine du Tabac
Adhérence au plastique
Membranes de polyacrylonitrile
Ozone, O2

l'IL-1ß et du TNFα sans pour autant induire de synthèse protéique.

Les blastes T et les lymphocytes T lors de la présentation de l'antigène par les macrophages, ont la capacité d'induire la production d'IL-1. Ce dernier mécanisme implique la reconnaissance spécifique par les cellules T de l'antigène et des marqueurs de classe II du complexe majeur d'histocompatibilité. Cependant, le rôle de l'IL-1 dans ce contexte semble limité aux cellules Th2.

Enfin, les produits microbiens sont d'importants inducteurs d'IL-1 et tout particulièrement l'endotoxine des bactéries à Gram négatif (lipopolysaccharide, LPS). En fait, de nombreuses activités biologiques attribuées au LPS sont dues à la capacité des endotoxine à induire la production d'IL-1, mais aussi de CSF, TNFα, IL-6, IL-8, IFNγ, PGE_2 et leucotriènes. L'induction de l'ARNm spécifique de l'IL-1 est rapide après la stimulation par le LPS (environ 2 h) ; la sécrétion d'IL-1 est plus tardive et dépend de la dose de LPS. En fait, la sécrétion de TNFα précède généralement celle d'IL-1. Les doses de LPS, l'origine de ceux-ci, la nature des cellules et les réponses individuelles sont autant de paramètres qui influencent l'amplitude de la production d'IL-1. Par ailleurs, nous avons montré que la sécrétion d'IL-1 nécessitait une interaction entre le LPS et un récepteur présent à la surface du monocyte [20] identifié comme étant le CD14. La LPS-binding protein (LBP) catalyse cette interaction. Notons qu'au cours de l'induction d'IL-1 par le lipopolysaccharide, il a été rapporté différents effets synergiques [6] dus aux médiateurs (interféron, TNF, IL-2, IL-3, M- et GM-CSF, PAF), à des facteurs sériques (anaphylatoxines ...), à des produits bactériens (Protéine A, TSST-1 ...), des vitamines, des peptides (neurotensine, ß-endorphine ...), des substances pharmacologiques, l'adhérence ou le stress chirurgical.

LES ACTIVITES

En plus de son action sur les cellules immunocompétentes, qui permit originellement de définir la molécule, l'IL-1 peut agir sur un grand nombre d'autres cellules non leucocytaires (foie, pancréas, os, cartilage, muscle, vaisseaux, fibroblastes, cerveau, etc...) et induire une multitude d'activités. Il en découle que l'IL-1 est à l'origine de nombreuses modifications immunologiques, hématologiques, métaboliques et du comportement (tableau 8.6). S'il semble que l'IL-1 agisse essentiellement localement au site de production par contact cellulaire, ou de façon autocrine; elle peut également agir à distance, à la manière d'une hormone. Bien des activités induites par l'IL-1 sont en fait les conséquences de l'action d'autres médiateurs (cytokines ou médiateurs lipidiques) eux-mêmes induits par l'IL-1 (figure 8.6). De plus, l'IL-1 agit en synergie lors des nombreuses activités induites par ces diverses cytokines.

Modulation de la réponse immunitaire

L'IL-1 participe aux mécanismes de l'adjuvanticité. C'est ainsi qu'une corrélation a été rapportée entre l'adjuvanticité du lipopolysaccharide de *Klebsiella* et sa capacité à induire de l'IL-1. L'administration *in vivo* d'IL-1 chez la souris augmente la réponse secondaire en anticorps. La participation de l'IL-1 dans la sécrétion d'anticorps par les lymphocytes B a également été démontrée *in vitro*. L'IL-1 peut agir par elle-même ou en synergie avec des lymphokines sécrétées par des cellules T, telles que l'IL-2, l'IL-4, l'IL-5 ou l'IL-6. De plus, l'IL-1 agit sur les cellules pré-B en induisant leur maturation : sous l'effet de l'IL-1, les cellules pré-B qui ne possèdent pas d'immunoglobulines de surface, synthétisent des chaînes légères et expriment des immunoglobulines de surface. Ainsi, l'IL-1 amplifie-t-elle la réponse en anticorps, (1) en stimulant la maturation des précurseurs des cellules B, (2) en augmentant le nombre de lymphocytes T helper, (3) en participant à la prolifération des lymphocytes B et (4) à leur différenciation en cellules sécrétrices d'anticorps.

TABLEAU 8.6 — RESUME DES ACTIVITES DE L'IL-1

Système nerveux central
- fièvre
- ↑ CRF, ACTH et autres hormones
- ↑ sommeil
- ↓ appétit (anoréxie)

Immunologiques
- co-activation cellules T
- co-activation cellules B
- activation cellules NK
- ↑ activité anti-tumorale
- ↑ activité anti-microbienne
- ↑ production d'anticorps
- ↑ production de cytokines
- ↑ phagocytose
- ↑ hématopoïèse
- chimiotactisme (via IL-8, MCP-1 ...)
- protection contre l'irradiation
- rejet de greffe

Paroi vasculaire
- ↑ adhérence des leucocytes
- ↑ PGI2/PGE2 , PAF, G- et GM-CSF
- ↑ Act. procoagulante
- ↓ Act. plasminogène

Hémodynamique
- hypotension
- ↓ pression veineuse
- ↑ rythme cardiaque
- ↓ pH sanguin
- dégranulation PMN

Métaboliques
- ↑ protéines hépatiques
- ↑ excrétion Na
- ↓ synthèse albumine
- ↓ Zn/Fe plasmatique
- ↑↓ insuline
- ↓ lipoprotéine lipase
- ↓ cytochrome P450
- ↑ composants du complément
- ↓ acides gras libres sériques
- ↑↓ calcémie
- ↑ corticoïdes
- ↓ absorption intestinale des lipides

Prolifération cellulaire
- fibroblastes (via PDGF)
- cellules muscle lisse (via PDGF)
- lymphocytes T (via IL-2 et IL-4)
- lymphocytes B (en synergie)
- kératinocytes ; cellules gliales
- cellules synoviales; cellules mésangiales
- cellules leucémiques
- cellules B transformées par EBV

Inhibition prolifération
- cellules endothéliales

Hématologiques
- neutrophilie
- lymphopénie - trombocytopénie
- ↑ précurseurs M.O.
- ↑ neutrophiles TxA ; ↑ CSF

Au cours de la présentation de l'antigène aux cellules T, en association avec les antigènes de classe II du MHC présents à la surface des macrophages, ces derniers sont capables de produire de l'IL-1. L'induction peut se faire directement par l'antigène ou sous l'effet des lymphocytes T. Parmi les lymphocytes T helper, on distingue plusieurs populations selon la nature des cytokines produites. Entre Th1 et Th2, seules les cellules Th2 possèdent un récepteur pour l'IL-1. Par voie de conséquence, l'extension des seules clones Th2 pourra se faire sous l'action de l'IL-1, que celle-ci soit sous forme soluble ou membranaire. L'IL-1 est-elle cependant indispensable à l'établissement de la réponse immunitaire ? La question se pose puisqu'il a été récemment montré que l'administration *in vivo* d'IL-1ra et d'anti-IL-1R type I ne bloque ni la réponse allogénique (lymphocytes T cytotoxiques), ni une réponse d'hypersensibilité retardée à l'oxazolone, ni la formation de cellules productrices d'anticorps anti-GRm ou TNP-KLM [16].

Notons cependant le rôle indiscutable de l'IL-1 dans l'immunité anti-infectieuse. En effet, administrée avant l'injection d'agents pathogènes, l'IL-1 accroît la résistance aux infections bactériennes, parasitaires ou fongiques. Chez les souris génétiquement invalidées pour l'IL-1β, on note une plus forte mortalité lors d'infection par le virus influenza.

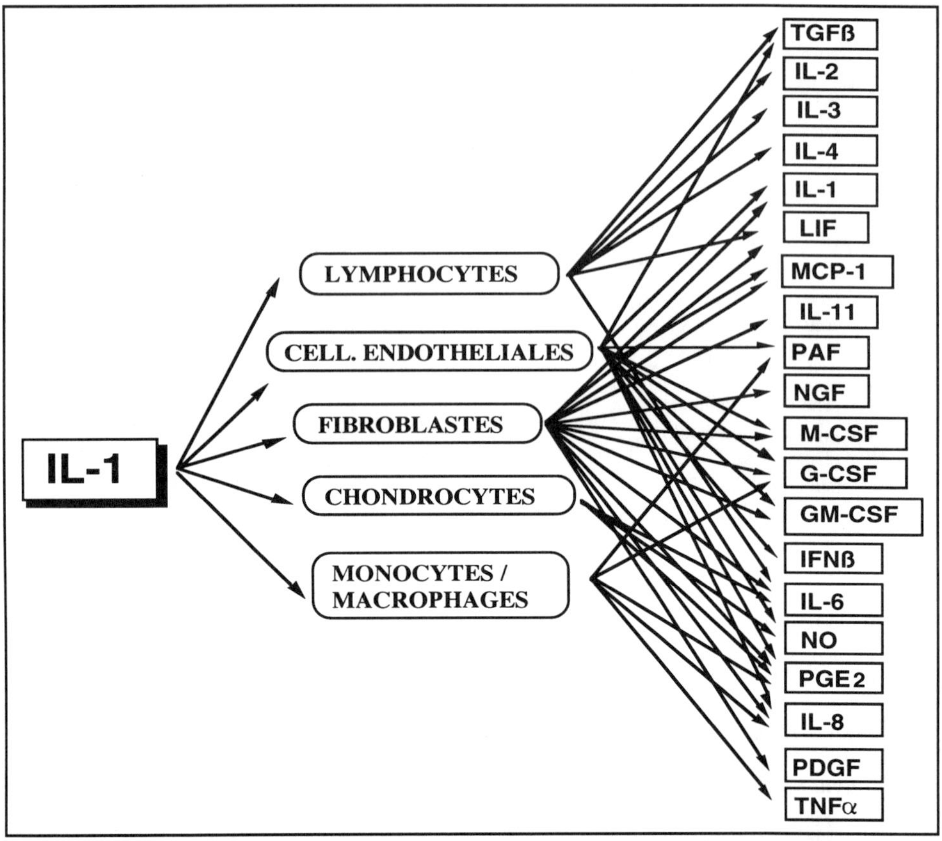

FIG. 8.6 – *De nombreuses activités de l'IL-1 sont observées à la suite de la production d'autres médiateurs par les diverses cellules cibles de l'IL-1*

Prolifération cellulaire

L'interleukine-1 n'induit pas par elle-même la prolifération des lymphocytes. Par contre, elle agit en synergie avec des lymphokines et d'autres signaux tels que des mitogènes ou des antigènes pour induire la prolifération des lymphocytes. Ainsi, en ce qui concerne la prolifération des lymphocytes T, l'IL-1 et l'antigène ou le mitogène agissent sur les cellules T en stade G0 aboutissant à l'expression de récepteurs pour l'interleukine-2 par des cellules en stade G1. L'interleukine-2, co-induite par l'IL-1 et l'antigène ou le mitogène, est sécrétée par les lymphocytes T et induit la synthèse d'ADN et la division des cellules T. Lors de la prolifération des lymphocytes B, l'IL-1 semble agir sur des cellules en stade G1, en synergie avec d'autres cytokines. L'IL-1 pourrait également agir seule mais de façon plus faible.

Il a également été rapporté que l'IL-1 pouvait augmenter la prolifération des cellules synoviales, des cellules gliales du cerveau, des cellules mésangiales du rein, tout comme être à l'origine de la prolifération des kératinocytes, des fibroblastes et des cellules du muscle lisse. En fait, dans ces deux derniers cas, cette activité est la conséquence de l'induction par l'IL-1 de platelet derived growth factor (PDGF). Il semble au contraire que l'IL-1 inhibe la prolifération des cellules endothéliales. Enfin, l'IL-1 est un facteur autocrine pour certaines cellules leucémiques lymphoïdes, myéloïdes ou de carcinomes.

Activité anti-tumorale

L'IL-1ß et le TNFα partagent de nombreuses activités communes. Ainsi, l'IL-1 peut agir directement au niveau des cellules tumorales : pour certaines d'entres elles, une activité cytostatique de l'IL-1 a été observée; pour d'autres, il a été montré que l'IL-1 augmentait leur sensibilité à l'action des cellules NK. L'IL-1 agit aussi en synergie avec l'IL-2 ou l'interféron pour accroître l'activité des cellules NK et des cellules LAK (lymphokine activated killer cells) et participe à l'induction des cellules T cytotoxiques. Chez la souris, *in vivo*, les activités des cellules NK et T cytotoxiques, rendues défaillantes par la présence de tumeurs, sont restaurées par l'injection d'IL-1. La forme membranaire de l'IL-1 est tout à fait capable de générer une activité anti-tumorale. Cependant, que ce soit chez l'homme ou la souris, un certain nombre de lignées tumorales sont insensibles à l'activité de l'IL-1, et il a même été montré que certaines d'entre elles voyaient au contraire leur croissance accrue par l'addition d'IL-1. Un accroissement de la formation de métastases sous l'effet de l'IL-1 a été noté dans un modèle murin utilisant un mélanome humain. L'IL-1 peut également agir en synergie avec le TNF, non seulement pour inhiber la prolifération de lignées tumorales, mais aussi pour bien d'autres activités que partagent IL-1 & TNF. Cependant, pour des activités communes, aux mêmes concentrations molaires, l'une ou l'autre des deux cytokines apparaît plus efficace (tableau 8.7). Enfin, l'IL-1 et le TNF accroissent l'ADCC induite par l'IL-2.

TABLEAU 8.7 – QUELQUES EXEMPLES DE DIFFERENCES ENTRE L'IL-1 ET LE TNF.

Production in vivo d'ACTH (par cellules pituitaires)	IL-1 +		TNF	- / +
Cytotoxicité cellules ß ilôts Langerhans	IL-1 +		TNF	0
Production PGE2 par fibroblastes	IL-1	>>	TNF	(10000 x)
Résorption osseuse	IL-1	>>	TNF	(1000 x)
Production in vivo de S.A.A.	IL-1	>	TNF	(100 x)
Co-mitogénicité T	IL-1	>	TNF	(100 x)
Infiltration PMN	IL-1	>	TNF	(100 x)
Activité anti-tumorale	TNF	>>	IL-1	
Suppression activité lipoprotéine lipase	TNF	>>	IL-1	

Interaction avec le système nerveux central (SNC)

L'IL-1 peut agir au niveau du système nerveux périphérique en activant les nerfs sympatiques (rate, poumon, rein, surrénale). Les activités au niveau du système nerveux central ont donné lieu à de nombreuses études. L'IL-1 peut être produite localement dans le cerveau ou agir au sein du système nerveux central véhiculée par le sang via l'"organum vasculasum laminae terminalis" (OVLT) où peuvent se produire des échanges entre le cerveau et la circulation sanguine. L'IL-1 est alors retrouvé dans de très nombreux sites (cortex frontal, pariétal et postérieur, striatium, hippocampus, thalamus, hypothalamus, cerebellum, pons-medulla...). Au niveau du système nerveux périphérique, l'IL-1 présente des propriétés d'hyperalgie inhibables par l'"α-melanocyte stimulating hormone". De plus, l'IL-1, via les PGE2, augmente les réflexes de la douleur.

La fièvre

La réponse fébrile semble être le résultat de la sécrétion par les cellules phagocytaires du pyrogène endogène (EP : Endogenous Pyrogen) qui agit sur le centre de la régulation thermique de l'hypothalamus [13]. Le mécanisme d'action de l'EP dépend de sa capacité à

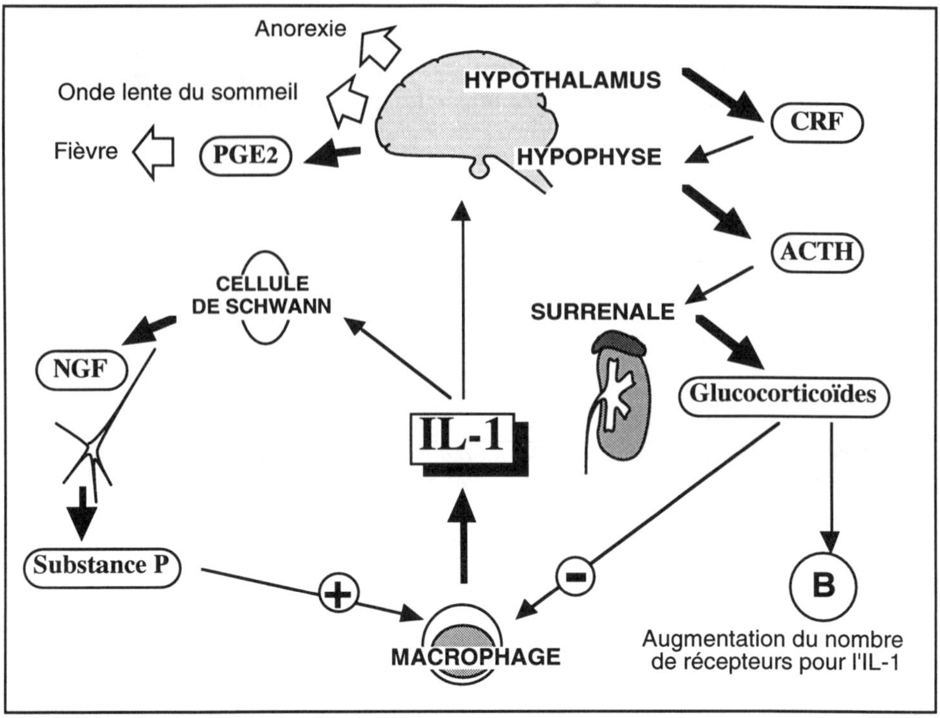

FIG. 8.7 — *Interrelation entre l'IL-1 et le système nerveux*

augmenter le niveau des prostaglandines dont l'action peut être freinée par des antipyrétiques, comme l'aspirine, qui inhibent la voie de la cyclo-oxygénase lors du catabolisme de l'acide arachidonique. Rappelons à cette occasion le rôle bénéfique de l'hyperthermie sur les mécanismes de défense lors des maladies infectieuses. En effet, outre son activité inhibitrice sur la multiplication des microorganismes (bactéries ou virus), une température supérieure à 38°5 augmente un grand nombre de mécanismes participant à la réponse immune. Ainsi, la capacité bactéricide des polynucléaires vis-à-vis de certains germes est augmentée, de même que l'activité anti-virale de l'interféron, la prolifération des lymphocytes, la réponse aux antigènes thymo-indépendants, l'activité des cellules T cytotoxiques ou encore l'activation de la voie alterne du complément. En revanche, les activités des macrophages, sans doute la principale source de pyrogène endogène, ne sont pratiquement pas modifiées par des températures élevées. Le nerf vague semble être un intermédaire important entre la périphérie et le SNC. Sa coupure bloque la production centrale d'IL-1 lors d'une injection i.p. de LPS [23]. Le rôle central de l'IL-1 dans la fièvre a été démontré chez les souris génétiquement invalidées pour l'IL-1β [43]. Notons qu'outre l'IL-1, le TNFα, l'IL-6, l'IL-8 et le MIP-1 possèdent aussi la capacité d'induire de la fièvre.

Le sommeil

Il existe une association entre l'activité de l'IL-1 et l'induction d'ondes lentes du sommeil (slow wave sleep) : il a en effet été montré que l'injection de pyrogène endogène dans les ventricules cérébraux latéraux de lapins accroissait la phase lente du sommeil [40]. Ce phénomène est indépendant de l'activité pyrogène puisqu'un anti-pyrétique empêche l'élévation de température sans affecter le sommeil. Cette observation est aussi illustrée par le fait que l'IL-6 est pyrogène mais non somnogénique.

La nutrition

Un apport insuffisant en protéines et en calories diminue la capacité de l'animal à produire de l'IL-1, tandis que l'IL-1 est de son côté un facteur impliqué dans l'anorexie. Ce dernier phénomène est bloqué par l'indométhacine mais implique également la participation du corticotropin releasing factor (CRF). Une aversion gustative a également été attribuée à l'IL-1. Chez l'animal, l'IL-1 décroît la consommation d'eau en supprimant la soif osmotique.

Induction d'hormones et de neuromédiateurs

L'IL-1 agit sur l'hypothalamus et induit la production de corticotropin-releasing-factor (CRF) qui, à son tour, agit sur l'hypophyse pour induire l'hormone adrénocorticotrope (ACTH) (Figure 8.7). L'IL-1 peut induire également la production de l'hormone de croissance, de l'hormone lutéïnisante et peut-être de la "thyroïde stimulating hormone" (TSH) et de la prolactine. En utilisant des analogues de l'IL-1 ß, il a été montré qu'il était possible de dissocier l'induction d'ACTH de l'induction de fièvre. L'action de l'IL-1 au niveau du système nerveux central a tendance à réduire la réactivité du système immunitaire : ainsi, par exemple, il a été montré que dans les 15 minutes qui suivaient une injection d'IL-1 ß dans le ventricule latéral, on notait une diminution de l'activité NK, de la prolifération à la PHA ou de la production d'IL-2. Notons par ailleurs que l'IL-1 induit la production de nerve growth factor par les cellules de Schwann et les fibroblastes.

Hématopoïèse

Une des premières appellations de l'IL-1 fut "hémopoïétine". On sait en effet depuis longtemps que l'IL-1 intervient au cours de l'hématopoïèse. L'IL-1 agit en tant que co-facteur, d'une part, parce qu'elle induit la production des facteurs de l'hématopoïèse (SCF, G-, M, GM-CSF, IL-3 et IL-5) et d'autre part, parce qu'elle agit en synergie avec ces médiateurs (figure 8.8). L'IL-1 prolonge la survie des cellules souches hématopoïétiques primitives et en accroît la prolifération. Ce rôle amplificateur de l'IL-1 explique son activité protectrice observée au cours de l'irradiation : des animaux traités par l'IL-1 survivent à des irradiations létales. Dans ce phénomène de protection, IL-1 et TNF agissent en synergie. Ceci est entre autre le reflet de l'induction par l'IL-1 de la manganèse superoxyde dismutase (une enzyme anti-oxydante). Il existe par ailleurs une boucle d'amplification puisque de nombreux CSF sont eux-mêmes capables d'induire de l'IL-1 (chez des souris transgéniques pour le GM-CSF, on trouve des quantités accrues d'IL-1 dans le plasma ou les cavités pleurales et péritonéales). Notons qu'au contraire, l'IL-1 inhibe l'érythropoïèse et la lymphopoïèse B ; dans ce dernier cas sans doute en contrecarrant l'effet de l'IL-7.

Modulation de paramètres hématologiques

L'interleukine-1 accroît le taux de cuivre plasmatique, nécessaire au bon fonctionnement du système immunitaire, et décroît celui du zinc et du fer, essentiel au métabolisme microbien. Ces propriétés de l'IL-1 sont sans doute indirectes : l'augmentation du cuivre plasmatique étant le reflet de la synthèse accélérée de céruloplasmine par les hépatocytes et la diminution du fer réflétant la libération de lactoferrine par les neutrophiles. L'IL-1 diminue la synthèse d'albumine, induit une hypoglycémie, une hypercalcémie, diminue le taux d'acides gras libres sériques, accroît la synthèse des composants du complément et le taux de corticostérone sérique.

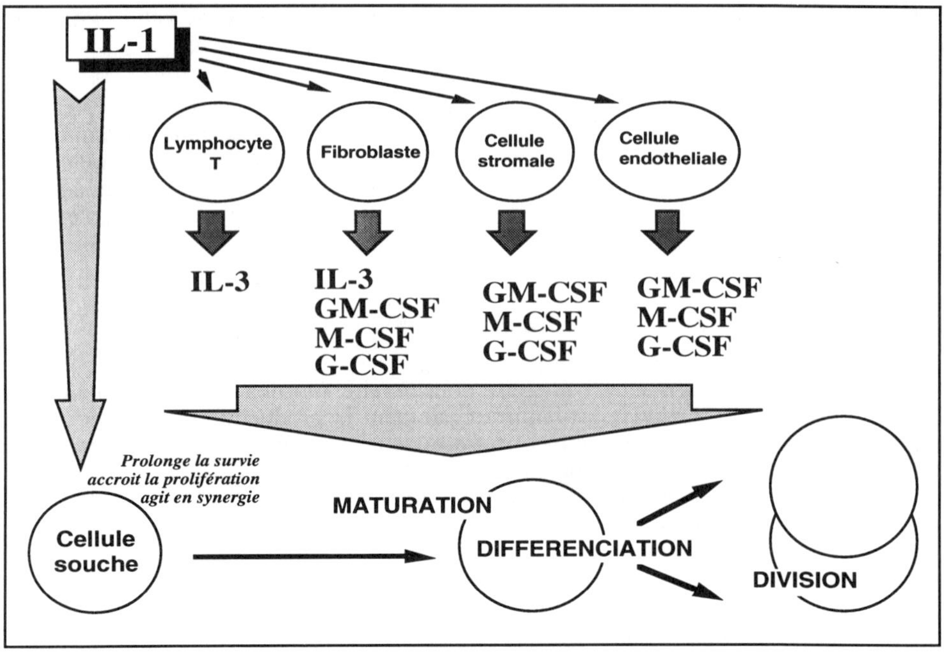

FIG.8.8 — *Illustration de la participation de l'IL-1 au cours de l'hématopoïèse*

L'IL-1 module de nombreuses propriétés des cellules endothéliales vasculaires. L'IL-1 favorise l'adhésion des neutrophiles et des lymphocytes sur les cellules endothéliales vasculaires ; ceci explique sans doute la neutropénie et la lymphopénie dont l'IL-1 est responsable. L'IL-1 peut favoriser la coagulation sanguine en induisant la synthèse d'un "tissue factor-like procoagulant activity" (PCA) par les cellules endothiales vasculaires, et la production de PAF et de PGE_2 par ces mêmes cellules. Enfin, l'IL-1 induit la production de G-CSF, de M-CSF et de GM-CSF par les cellules endothéliales. D'autre part, l'IL-1 induit une hypotension, accroît le rythme cardiaque et diminue la pression veineuse centrale.

L'inflammation

Dans les conditions physiologiques, les cytokines jouent un rôle dans l'homéostase des cellules et des tissus. Lors des processus inflammatoires ou des réponses aux agressions microbiennes, la production de certaines d'entre elles peut être accrue de façon exagérée et prolongée, aboutissant à l'apparition de syndromes toxiques pouvant aller jusqu'à mettre la vie en péril (tableau 8.8). La liste des cytokines impliquées dans la réponse inflammatoire n'est pas définitive, mais on peut d'ores et déjà y compter l'IL-1, l'IL-6, l'IL-8, le MCP-1, le TNF et l'IFNγ (cf chapitre 32). Chez les souris génétiquement invalidées pour l'IL-1β, l'inflammation induite par la térébentine est associée à de plus faibles taux d'IL-6 et de protéines de la phase aiguë [43].

Un groupe de recherche à Siene a synthétisé un nonapeptide (a.a. 163-171 de l'IL-1 ß) [5] qui possède les propriétés immunostimulantes de l'IL-1 mais qui est dépourvu de ses activités pro-inflammatoires.

L'inflammation s'achève par une étape de cicatrisation où l'IL-1 peut jouer également un rôle en facilitant l'angiogénèse et la régénération des nerfs.

TABLEAU 8.8 – ACTIVITES PRO-INFLAMMATOIRES DE L'IL-1, ET EVENEMENTS INDUITS PAR L'IL-1 ASSOCIES A L'INFLAMMATION

Cibles	Inductions	Cibles	Inductions
Systémique	Cachexie, Leucopénie	Os	Résorption osseuse
	Léthalie, Anorexie	Cartilage	Dégradation
	Hypoglycémie, Hypotension	Foie	Synth. Protéines Phase Aiguë
	Dépression Fer & Zinc plasmatiques	Coeur	Accélération du rythme
S.N.C.	Fièvre, Production d'ACTH,	Poumon	Oedème, Granulome
	Hyperalgie, Phase lente du sommeil,	Rein	Natriurèse accrue
Neutrophiles	Dégranulation, Prod. TxA2, LTB4	Peau	Réaction de Shwartzman
	H2O2; O2-	Fibroblastes	Prod. de collagénase, de
Endothélium	Production de PAF, PGE2, IL-8, O2-		PGE2, d'IL-6, d'IL-8, O2-
	NO, endothéline, facteur tissulaire		inhibe synthèse collagène
	(activité pro-coagulante)	Muscle	Protéolyse
	Hémorragie, Adhérence leucocytaire	Adipocytes	Suppression activité
Chondrocytes	Prod. de collagénase, protéoglycanase		lipoprotéine lipase
	métaloprotéinases, PGE2, NO	Muscle lisse	production de NO

INTERLEUKINE-1 ET PATHOLOGIE

L'IL-1 est présente dans les sites inflammatoires tels que le fluide gingival de sujets atteints de paradontite ou le liquide synovial de patients souffrant de différentes maladies inflammatoires des articulations, sans qu'il y ait pour autant, dans ce dernier cas, de relation directe entre l'activité IL-1 et le taux sérique de C-reactive protein. C'est la sécrétion de prostaglandine, de protéoglycanase et de collagénase induite par l'IL-1 qui semble principalement être à l'origine de la participation de l'interleukine-1 dans les mécanismes d'altérations tissulaires.

Il existe certaines pathologies où la sécrétion d'IL-1 est accrue sans que l'on ait encore pu établir une relation directe de cause à effet (tableau 8.9). Ainsi, les macrophages alvéolaires prélevés chez des malades atteints de sarcoïdose avec une alvéolite très intense, libèrent spontanément une plus grande quantité d'IL-1 que les macrophages de malades présentant une alvéolite de faible intensité, ou de patients présentant une fibrose pulmonaire idiopathique, ou bien encore, bien sûr, de sujets normaux. Cette observation suggère que dans les sarcoïdoses pulmonaires, les macrophages alvéolaires sont activés et que cet état d'activation reflète l'intensité de la maladie. On note également une sécrétion accrue d'IL-1 lors de la tuberculose, de l'hépatite alcoolique, de l'ulcère duodénal, des infections bactériennes aiguës, ou encore lors de traumatismes crâniens.

Lors du lupus érythémateux disséminé, c'est au contraire une capacité amoindrie des monocytes à sécréter de l'IL-1 qui a été décrite. Non seulement sous l'effet des inducteurs classiques, les monocytes des malades sécrétent moins d'IL-1 que ceux des sujets sains mais de plus, il a été noté que la réactivité des lymphocytes à répondre au signal délivré par l'IL-1 était diminuée. De même, des capacités réduites à synthétiser de l'IL-1 ont été rapportées lors de la sclérose en plaque, du pemphigus, du cancer hépatique ou du psoriasis.

En ce qui concerne le SIDA, des résultats divergents ont été rapportés dans la littérature, sans doute en raison de la présence d'inhibiteur. Il a été montré chez ces malades que leurs monocytes activés par le LPS libéraient une plus grande quantité d'IL-1α que ceux de sujets normaux.

TABLEAU 8.9 — INTERLEUKINE-1 ET PATHOLOGIE

Synthèse accrue d'IL-1	
Ulcère duodénal	Sarcoïdose pulmonaire
Tuberculose	Fibrose pulmonaire
Hémodialyse	Pneumonie
Maladie de Crohn	Cirrhose hépatique
Ostéoporose idiopathique	Arthrite juvénile
& post-ménopause	Septicémie
Sclérodermie systémique	Diabète insulino-dépendant
SIDA (sécrét. IL-1 α accrue in vitro)	Glomérulonéphrite (Immuncomplexes)
Arthrite rhumatoïde (spontanée)	Circulation extra-corporelle
Rejet de greffe	Pneumoconiose
Psoriasis	
Capacité réduite à produire de l'IL-1	
Lupus érythémateux	Pemphigus
Sclérose en plaque	Malnutrition
Psioriasis	Cancers hépatique, gynécologique
Néphrose lipoïdique	Anémie aplastique
Cirrhose	Sujets HLA-B8/DR3
Diabète	Infection aiguë
	Sujets âgés
Production non modifiée	
Lèpre	Spondylarthrite ankylosante

Il a été montré chez la souris, le lapin, le babouin et l'homme que l'IL-1 est produite in vivo à la suite d'injection de LPS ou de bactéries à Gram négatif. Au cours des méningites, l'IL-1 est présente dans le liquide céphalorachidien. Elle est retrouvée dans le liquide de lavage broncho-alvéolaire obtenu lors d'infections pulmonaires et détectée dans le plasma au cours des septicémies. Dans ce dernier contexte, il est possible qu'elle puisse être associée au développement de syndrome de détresse respiratoire aiguë (SDRA) tout comme à de nombreuses observations associées aux infections (anorexie, cachexie, hypotension, hypoglycémie...).

La fréquence d'auto-anticorps anti-IL-1α chez des patients présentant différents types de maladies auto-immunes apparaît significativement supérieure à celle qui est notée chez des sujets sains.

INHIBITION DE L'INTERLEUKINE-1

Il existe certaines substances pharmacologiques qui peuvent réduire la sécrétion d'IL-1 ou en inhiber l'activité (tableau 8.10). C'est ainsi que les corticostéroïdes (hydrocortisone, predisolone, dexaméthasone) peuvent inhiber la production d'IL-1 chez la souris aussi bien lors d'essais menés *in vitro,* en étudiant les surnageants de macrophages stimulés par le LPS, que lors d'essais menés *in vivo* en analysant les sérums de souris injectées avec *Propionibacterium acnes* et du LPS. Ces travaux rejoignent la première observation de 1970 qui rapportait l'effet inhibiteur de l'hydrocortisone sur la sécrétion de pyrogène endogène par les leucocytes humains.

La cyclosporine A est un endecapeptide cyclique d'origine fongique, aux puissantes propriétés immunosuppressives, agissant sans doute dans les étapes précoces d'activation

TABLEAU 8.10 — LES INHIBITEURS DE L'IL-1

	Inhibiteur de la production	Inhibiteur de certaines activités
Naturels	IL-4, -6, -10, -13, IFNα, TGFβ Glucocorticoïdes Heat shock protein (hsp 70 & hsp 90) Protéine placentaire 14 ; Lactoferrine LDL oxydées ; Ig IV pH4 Fièvre (IL-1ß uniquement) progestérone, testostérone	IL-1 ra; s IL-1 R; Uromoduline (85 kDa) α-melanocyte stimulating hormone TGFß ; 1-α-25-dihydroxy vitamine D3 Enkephalinase ; 9 kDa contra-IL-1 38 kDa urine-derived inhibitor Protéine séminale SV-IV
Autres	Cyclophosphamide ; Inh. lipooxygénase ; EGTA Alimentation en acide gras poly-insaturés; Anticorps anti ICAM-1 U.V. ; 3-déazaadénosine Tetrandrine ; Danazole ; anesthésiques Cyclosporine + stéroïdes microgravité; malnutrition; certains anti-oxydants	Arginine vasopressine Cyclosporine A Peptide CKS 17 (dérivé de la protéine P15E d'HTLV I, II et III) Dexamethasone ; suramine Chloroquine ; Doxorubicin Aurothiophosphines ; Methotrexate Doxorubicin ; AZT ; Toxine pertussis
Inhibition spécifique du LPS :		
	Polymyxine B ; Lipoprotéines Peptides dérivés du Limulus Gangliosides ; Lipid IVA ; CAP18 Bactericidal/Permeability Increasing Protein (BPI)	

des cellules T helper. Il a été montré que la cyclosporine A empêche le signal de stimulation d'être délivré par l'interleukine-1.

L'alimentation riche en acides gras omega-3 polyinsaturés (présents dans l'huile de poisson) a été à l'origine d'une capacité réduite des monocytes de 9 volontaires humains à produire IL-1 et TNF au cours de la stimulation par le LPS [15]. Cette observation n'a pas été reproduite chez la souris, en étudiant les macrophages péritonéaux.

Les mécanismes qui aboutissent à élever les taux d'AMPc (prostaglandines, inhibiteurs de la phosphodiesterase [theophylline, pentoxifylline]) sont sans effet sur la production d'IL-1 alors qu'ils inhibent la production de TNF.

Petit à petit, des inhibiteurs physiologiques sont définis avec plus de précision. Et, un grand nombre de cellules semble capable de produire des inhibiteurs dont la détection est accrue lors de certains états pathologiques (SIDA, sclérodermie systémique, arthrite rhumatoïde, infection virale...). Certains inhibiteurs ont été isolés à partir de l'urine. C'est le cas pour l'uromoduline, isolée de l'urine de femmes enceintes; cet inhibiteur est une cible glycoprotéique pour l'IL-1, via des mécanismes "lectin-like". Plus récemment, la notion de cytokines anti-inflammatoires a été attribuées à de nombreuses cytokines qui ont la capacité d'inhiber la production d'IL-1. c'est en particulier le cas des IL-4, -6, -10, 13, IFNα et TGFβ.

L'ANTAGONISTE DE L'IL-1 (IL-1ra)

L'antagoniste de l'IL-1 (IL-1ra) est une glycoprotéine de 23-26 kDa (tableau 8.11) produit par de nombreuses cellules [14]. La protéine mature (152 a.a., 17 kDa) présente une homologie de 26 % avec l'IL-1 ß et de 19 % avec l'IL-1α. L'IL-1ra humaine dont le gène est sur le chromosome 2 humain, présente 77% d'homologie avec l'IL-1ra de souris dont le gène est sur le chromosome 2 murin [42]. Sans doute parce qu'il est nécessaire que la très grande majorité des récepteurs soit masquée par l'IL-1ra, 100 fois plus d'IL-1ra sont nécessaires pour contrecarrer les effets de l'IL-1. Il est intéressant de noter que des cytokines telles que le TGFβ, l'IL-4, l'IL-6, l'IL-10, et l'IL-13, connues pour leurs activités anti-inflammatoires, capables de réduire la production d'IL-1, sont au contraire d'excellents inducteurs d'IL-1ra [37,39]. Le résidu Asp145 est conservé dans les IL-1α et IL-1ß de 5 espèces. Son remplacement par un autre acide aminé aboutit à une molécule qui continue à se fixer sur les récepteurs (types I et II) mais qui a perdu les activités de l'IL-1. Le remplacement du résidu 145 (Lys) dans l'IL-1ra par Asp aboutit à une molécule agoniste [21]. Dans de très nombreux modèles de pathologies expérimentales où la contribution de l'IL-1 a été suspectée, celle-ci fut confirmée par la capacité d'infusion de grande quantité d'IL-1ra à bloquer le développement de la pathologie étudiée. Ce fut le cas dans le choc endotoxinique réalisé dans des modèles animaux [30], sans que pour autant l'emploi d'IL-1ra puisse être couronné de succès dans le traitement du syndrome septique chez l'homme.

Trois formes moléculaires de l'IL-1ra issues du même gène ont été identifiées à ce jour (figure 8.9) [29]. L'une, l'IL-1ra séecrétée possède une séquence classique de 25 a.a. comme séquence leader permettant sa sécrétion (s IL-1ra). Deux autres formes ne possèdent pas cette séquence et proviennent de l'épissage alternatif du gène prenant en compte un ou deux exons supplémentaires en amont du gène de l'IL-1ra sécrétée. Ces deux formes restent alors intracellulaires (ic IL-1ra I & II). Les formes recombinantes sont de 22 et 25 kDa, respectivement. Le promoteur de la forme soluble de l'IL-1ra possède une TATA box et des sites consensus pour NFκB, NF1β, AP-1 et CRE. Des promoteurs propres aux formes intracellulaires sont en amont de l'exon 1 correspondant à ces formes. Le rôle des ic IL-1ra I & II est encore mal défini. Il est probable qu'ils entrent en compétition avec l'IL-1α au niveau du noyau. La forme soluble semble n'interagir qu'avec un seul site au sein de l'IL-1 R type I alors que deux sites d'interaction ont été décrits lors des interactions de l'IL-1α et de l'IL-1β avec ce récepteur. Cette différence pourrait rendre compte des activités agonistes ou antagonistes tout comme de l'incapacité du s IL-1ra à interagir avec l'IL-1 R AcP.

Il existe un polymorphisme au sein de l'intron 2 de s IL-1ra, constitué par une répétition variable s'une séquence de 86 pb (de 2 à 6 fois, soit 5 allèles). Des pathologies (lupus érythémateux disséminé, Maladie de Grave) sont associées à certains de ces allèles [12].

TABLEAU 8.11 — L' "INTERLEUKIN-1 RECEPTOR ANTAGONIST" (IL-1ra) HUMAIN SOLUBLE

Sources	Inducteurs	Précurseur	Forme mature	Homologies homme / souris	Homologies IL-1α	Homologies IL-1ß
monocytes	TGFβ, TNFα,	177 a.a.	152 a.a. ; 17 kDa	77 %	19 %	26 %
macrophages	IL-2, -4, -6, -10, -13	Chrom. 2q14	pI = 5.2			
fibroblastes	M- , GM-CSF		glycosylée			
kératinocytes	β-glucanes		23-26 kDa			
neutrophiles	LPS, IgG adh.		Kd = 1.5x 10^{-10} M			
cell. épithéliales						

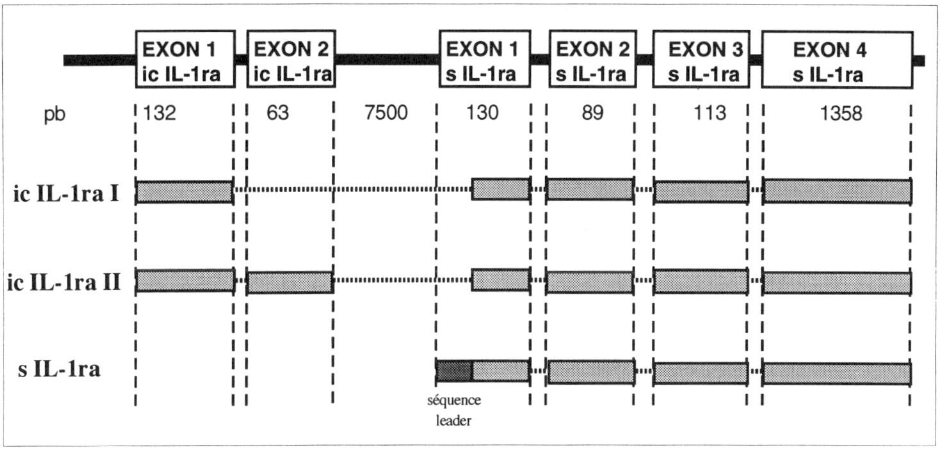

FIG. 8.9 — *Organisation du gène de l'IL-1ra humain et des isoformes de l'IL-1ra [adapté de Muzio et al. J. Exp. Med. 1995,182,623]*

PHYLOGENIE

L'IL-1 ou une activité IL-1-like a été retrouvée comme pouvant être produite par l'ensemble des vertébrés, y compris les animaux à sang froid comme les poissons. Plus étonnantes, sont les observations selon lesquelles une activité IL-1-like (active sur des thymocytes de souris et inhibable par des anticorps anti-IL-1 humaine) a été retrouvée chez les tuniciers (Urochordés) et chez les étoiles de mer (Echinodermes). L'IL-1 augmente la phagocytose des coelomocytes de l'étoile de mer vis-à-vis de bactéries. L'IL-1 stimule la prolifération des "lymphocyte-like cells" et des amoebocytes granuleux des urochordés. Il apparaît donc que l'IL-1 est une molécule extrêmement ancienne (les échinodermes ont divergés des animaux qui ont donné naissance aux vertébrés il y a 600 millions d'années) et particulièrement conservée.

REFERENCES

[1] AURON P.E., WEBB A.C. - The sturcture and regulation of the human pro-interleukin-1 beta gene. *Ann. Inst. Pasteur (Immunol.)*,1987, 138, 462-468.

[2] AURON P.E., WEBB A.C., ROSENWASSER L.J., et al.- Nucleotide sequence of human monocyte interleukin-1 precursor DNA. *Proc. Natl. Acad. Sci. USA.*, 1984, 81, 7907-7911.

[3] BAILLY S., FERRUA B., FAY M., GOUGEROT-POCIDALO M.A. - Paraformaldehyde fixation of LPS-stimulated human monocytes : technical parameters permitting the study of membrane IL-1 activity. *Eur. Cytokine Netw.*, 1990, 1, 47-51.

[4] BAILLY S., di GIOVINE F.S., BLAKEMORE A.I.F., DUFF G.W. - Genetic polymorphism of human interleukin-1α. *Eur. J. Immunol.*, 1993, 23, 1240-1245.

[5] BORASCHI D., NENCIONI L. VILLA L. et al. - In vivo stimulation and restoration of the immune response by the noninflammatory fragment 163-171 of human interleukin-1ß . *J. Exp. Med.*, 1988, 168, 675-686.

[6] BURAS J.A., MONKS B.G., FENTON M.J. - The NF-βA-binding element, not an overlapping NF-IL6 binding element, is required for maximal IL-1β gene expression. *J. Immunol.*, 1994, 152, 4444

[7] CAVAILLON J.M., HAEFFNER-CAVAILLON N. - Signals involved in interleukin-1 synthesis and release by lipopolysaccharide-stimulated monocytes/macrophages. *Cytokine*, 1990, 2, 313-329.

[8] CERRETI D.P., KOZLOSKY C.J., MOSLEY B. et al. - Molecular cloning of the interleukin-1ß converting enzyme. *Science,* 1992, 256, 97-100.

[9] CLARK B.D., COLLINS K.L., GANDY M.S. et al. - Genomic sequence for human pro-interleukin-1 beta : possible evolution from reverse transcribed pro-interleukin-1 alpha gene. *Nucleic Acids Res.,* 1986, 14, 7897-7914.

[10] COLOTTA F., RE F., MUZIO M., et al. - Interleukin-1 type II receptor : a decoy target for IL-1 that is regulated by IL-4. *Science,* 1993, 261, 472-475.

[11] COLOTTA F., ORLANDO S., FADLON E.J. et al. - Chemoattratants induce rapid release of the interleukin-1 type II decoy receptor in human PMN. *J. Exp. Med.,* 1995, 181, 2181-2188.

[12] DANIS V.A., MILLINGTON M., HYLAND V.J., GRENNAN D. - Cytokine production by normal human monocytes : inter-subject variation and relationship to an IL-1 receptor antagonist gene polymorphism. *Clin. Exp. Immunol.,* 1995, 99, 303-310.

[13] DINARELLO C.A., CANNON J.G., WOLFF S.M. - New concepts on the pathogenesis of fever. *Rev. Infect. Dis.,* 1988, 10, 168-189.

[14] EISENBERG S.P., EVANS R.J., AREND W.P. et al. - Primary structure and functional expression from complementary DNA of a human interleukin-1 receptor antagonist. *Nature (London),* 1990, 343, 341-346.

[15] ENDRESS S., GHORBANI R., KELLEY V.E. et al. - The effect of dietary supplementation with n-3 polyunsaturated fatty acids on the synthesis of interleukin-1 and tumor necrosis factor by mononuclear cell. *New Engl. J. Med.,* 1989, 320, 265-271.

[16] FAHERTY D.A., CLAUDY V., PLOCINSKI J.M. et al. - Failure of IL-1 receptor antagonist and monoclonal anti-IL-1 receptor antibody to inhibit antigen-specific immune responses in vivo. *J. Immunol.,* 1992, 148, 766-771.

[17] GERY I., WAKSMAN B.H. - Potentiation of the T-lymphocyte response to mitogens. II. The cellular source of potentiating mediator(s). *J. Exp. Med.,* 1972, 136, 143-155.

[18] GRAY P.W., GLAISTER D., CHEN E. et al. - Two interleukin-1 genes in the mouse : cloning and expression of the cDNA for murine interleukin-1ß. *J. Immunol.,* 1986, 137, 3644-3648.

[19] GREENFEDER S.A., NUNES P., KWEE L. et al. Molecular cloning and characterization of a second subunit of the interleukin-1 receptor complex. *J. Biol. Chem.,* 1995, 270, 13757-13765.

[20] HAEFFNER-CAVAILLON N, CAVAILLON J.M. - Involvement of the LPS receptor in the induction of interleukin-1 in human monocytes stimulated with endotoxins. *Ann. Inst. Pasteur (Immunol.),* 1987, 138, 473-477.

[21] JU G., LABRIOLA-THOMKINS E., CAMPEN C.A., et al. - Conversion of the interleukin-1 receptor antagonist into an agonist by site-specific mutagenesis. *Proc. Natl. Acad. Sci. USA,* 1991, 88, 2658-2662.

[22] KUIDA K., LIPPKE J.A., KU G. et al. - Altered cytokine export and apoptosis in mice deficient in interleukin-1β converting enzyme. *Science,* 1995, 267, 200

[23] LAYÉ S., BLUTHÉ R.M., KENT S. et al. - Subdiaphragmatic vagotomy blocks induction of IL-1β mRNA in mice brain in response to peripheral LPS. *Am. J. Physiol.,* 1995, 268, R1327-R1331.

[24] LI P., ALLEN H., BANERJEE S. et al. Mice deficient in IL-1β converting enzyme are defective in production of mature IL-1β and resistant to endotoxin shock. *Cell,* 1995, 80, 401-411.

[25] LOMEDICO P.T., GUBLER U., HELLMANN C.P. et al. - Cloning and expression of murine interleukin-1 cDNA in Escherichia coli. *Nature (London),* 1984, 312, 458-462.

[26] MARCH C.J., MOSLEY B. LARSEN A., et al. - Cloning, sequence and expression of two distinct human interleukin-1 complementary DNAs. *Nature (London),* 1985, 315, 641-647

[27] McMAHAN C.J., SLACK J.L., MOSLEY B. et al. - A novel IL-1 receptor, cloned from B cells by mammalian expression, is expressed in many cell type. *EMBO J.,* 1991, 10, 2821-2832.

[28] MOSLEY B., URDAL D.L., PRICKETT K.S. et al. - The interleukin-1 receptor binds the human interleukin-1α precursor but not the interleukin-1ß precursor. *J. Biol. Chem.,* 1987, 262, 2941-2944

[29] MUZIO M., POLENTARUTTI N., SIRONI M. et al. - Cloning and characterization of a new isoform of the interleukin-1 receptor antagonist. *J. Exp. Med.,* 1995, 182, 623-628.

[30] OHLSSON K., BJÖRK P., BERGENFELDT M. et al. - Interleukin-1 receptor antagonist reduces mortality from endotoxin shock. *Nature (London),* 1990, 348, 550-552.

[31] PORAT R. CLARK B.D., WOLFF S.M., DINARELLO C.A.- Enhancement of growth of virulent strains of Escherichia coli by interleukin-1. *Science,* 1991, 254, 430-434.
[32] PRIESTLE J.P., SCHÄR H.P., GRÜTTER M.G.- Crystal structure of the cytokine interleukin-1ß. *EMBO J.,* 1988, 7, 339-343.
[33] RAY C.A., BLACK R.A., KRONHEIM S.R. et al. - Viral inhibition of inflammation : cowpox virus encodes an inhibitor of the interleukin-1ß converting enzyme. *Cell,* 1992, 69, 597-604.
[34] SIMS J.E., MARCH C.J., COSMAN D. et al. - cDNA expression cloning of the IL-1 receptor, a member of the immunoglobulin superfamily. *Science,* 1988, 241, 585-588.
[35] SMITH G.L., CHAN Y.S. - Two vaccinia virus proteins structurally related to the interleukin-1 receptor and the immunoglobulin superfamily. *J. Gen. Virol.,* 1991, 72, 511-518.
[36] SYMONS J.A., EASTGATE J.A., DUFF G.W. - Purification and characterization of a novel soluble receptor for interleukin-1. *J. Exp. Med.,* 1991, 174, 1251-1254.
[37] TURNER M., CHANTRY D., KATSIKIS P. et al. - Induction of the interleukin-1 receptor antagonist protein by transforming growth factor-ß. *Eur. J. Immunol.,* 1991, 21, 1635-1639.
[38] VAN KOOTEN C., RENSINK I., PASUAL-SALCEDO D. et al. - Monokine production by human T cells; IL-1 a production restricted to memory T cells. *J. Immunol.,* 1991, 146, 2654-2658.
[39] VANNIER E., MILLER L.C., DINARELLO C.A. - Coordinated anti-inflammatory effects of interleukin-4 : interleukin-4 supresses interleukin-1 production but up-regulates gene expression and synthesis of interleukin-1 receptor antagonist. *Proc. Natl. Acad. Sci. USA,* 1992, 89, 4076-4080.
[40] WALTER J.S., MEYERS P. KRUEGER J.M. - Microinjection of interleukin-1 into brain : separation of sleep and fever responses. *Physiol. Behav.,* 1989, 45, 169-176.
[41] WESSENDORF J.H.M., GARFINKEL S., ZHAN X. et al. - Identification of a nuclear localization sequence within the structure of the human IL-1α precursor. *J. Biol. Chem.,* 1993, 268, 22100-22104.
[42] ZAHEDI K., SELDIN M.F., RITS M. et al. - Mouse IL-1 receptor antagonist protein. Molecular characterization, gene mapping and expression of mRNA in vitro and in vivo. *J. Immunl.,* 1991, 146, 4228-4233.
[43] ZHENG H., FLETCHER D., KOZAK W. et al. - Resistance to fever induction and impaired acute-phase response in IL-1β deficient mice. *Immunity.,* 1995, 3, 9-19
[44] ZOLA H., FLEGO L., WONG Y.T. et al. - Direct demonstration of membrane IL-1α on the surface of circulating B lymphocytes and monocytes. *J. Immunol.,* 1993, 150, 1755-1762.
[45] ZHYCHLINSKY A., FITTING C., CAVAILLON J-M., SANSONETTI P.J. - Interleukin-1 is released by murine macrophages during apoptosis induced by Shigella flexneri. *J. Clin. Invest.,* 1994, 94, 1328-1332.

REVUE GENERALE

DINARELLO C.A. - The interleukin-1 family : 10 years of discovery. *FASEB J.* 1994, 8, 1314-1325.
DINARELLO C.A. - Modalities for reducing interleukin-1 activity in disease. *Immunol. Today* 1993, 14, 260-264.
HUGHES A.L. - Evolution of the interleukin-1 gene family in mammals. *J. Mol. Evol.* 1994, 39, 6-12
KRUEGER J.M., MAJDE J.A. - Microbial products and cytokines in sleep and fever regulation. Crit. Rev. Immunol. 1994, 14, 355-379.
KUNO K., MASTUSHIMA K. - The IL-1 receptor signaling pathway. *J. Leuk. Biol.* 1994, 542, 542-547.
LENNARD A.C. - Interleukin-1 receptor antagonist. *Crit. Rev. Immunol.* 1995, 15, 77-105.

Chapitre 9

INTERLEUKINE-2 et INTERLEUKINE-15

Y. JACQUES, M. CHEREL, M. SOREL, A GODARD, S. MINVIELLE

INTRODUCTION

L'Interleukine 2 est une des toutes premières cytokines à avoir été identifiée. La découverte de son activité remonte à près de 20 ans lorsque Morgan, Ruscetti et Gallo montrent que des surnageants de culture de lymphocytes périphériques activés par des mitogènes sont capables de faire pousser à long terme des lymphocytes provenant de la moelle osseuse [40]. La découverte de ce facteur (appelé alors TCGF: T Cell Growth Factor), sa purification, sa production en grande quantité par génie génétique et l'identification de ses récepteurs ont eu comme retombées technologiques majeures: (i) la possibilité de cultiver à long terme des lignées et des clones lymphocytaires T, ouvrant ainsi des voies de recherche encore inenvisageables jusqu'alors, en particulier dans le domaine de l'analyse du répertoire T; (ii) la mise au point de protocoles d'immunointervention en cancérologie, en prévention de rejet de greffe et dans les maladies autoimmunes.

L'IL-2 est un facteur central dans le développement des réactions immunitaires en agissant à la fois sur ses composantes lymphoïde et myéloïde. Des récepteurs et des effets biologiques ont été également décrits sur différents types cellulaires en dehors du système hématopoïétique, ce qui indique que cette cytokine pourrait être plus pléiotrope qu'on ne l'a pour l'instant considéré.

Inversement, plusieurs cytokines (IL-4, IL-7, IL-9, IL-15) partagent avec l'IL-2 la capacité de promouvoir la prolifération des lymphocytes T. Cette redondance fonctionnelle s'explique en partie par l'utilisation par leurs récepteurs membranaires de chaînes tranductrices communes. Parmi ces cytokines, l'Interleukine-15 est la plus récemment découverte et dont les activités biologiques sont les plus semblables à celles induites par l'IL-2.

CARACTÉRISTIQUES BIOCHIMIQUES ET MOLÉCULAIRES DE l'IL-2

Le gène de l'IL-2 est localisé sur le chromosome 4 en q26-q27, contient 4 exons qui codent pour un polypeptide précurseur de 153 acides aminés dont les 20 premiers constituent le peptide signal (Tableau 9.1)[15]. L'interleukine 2 humaine contient un seul site de O-glycosylation sur la thréonine en position 3. Sa masse moléculaire est de 15.5 kDa et son point isoélectrique hétérogène du fait d'un degré de sialylation post-traductionnel variable de la protéine. La glycosylation en position 3 n'a pas d'effet sur l'activité biologique de la molécule, mais peut influencer ses propriétés pharmacocinétiques en augmentant sa demi-vie sérique. La séquence primaire de l'IL-2 humaine mature est identique à celle de gibbon et présente 60% d'homologie avec celle de souris, incluant la conservation stricte de trois résidus cystéine. L'IL-2 murine diffère de son homologue humaine en particulier par la présence d'une séquence de 12 résidus glutamine consécutifs dans sa partie N-terminale. Une autre particularité de l'IL-2 murine est son comportement dimérique en électrophorèse (masse moléculaire apparente 30 kDa). La structure tridimensionnelle de l'IL-2 humaine a été résolue à 3 Å [10]. Elle est essentiellement composée de quatre domaines principaux (A-D) structurés en hélice α et organisés de manière anti-parallèle (Figure 9.2).Un pont disulfure entre les cystéines C58 et C105 est nécessaire pour stabiliser la conformation active de la molécule. L'IL-2 fait ainsi partie d'une vaste famille de cytokines composées de quatre hélices α. Cette famille peut être divisée en deux sous-ensembles caractérisés par des hélices courtes (~15 aa) ou longues (~25 aa) [53]. L'IL-2 appartient au premier sous-ensemble, tout comme les autres cytokines qui ont une activité proliferatrice sur les lymphocytes T (IL-4, IL-7, IL-9, IL-15).

TABLEAU 9.1 — CARACTERISTIQUES DE L'IL-2 ET DE L'IL15

		Interleukine-2		Interleukine-15	
		Homme	souris	Homme	souris
Protéine	Peptide signal (aa)	20	20	48	48
	forme mature (aa)	133	149	114	114
	Masse moléculaire (kDa)	15,5	30 (dimère)	14-15	14-15
	Nb Cystéines	3	3	4	4
	Ponts disulfures	C58-C105	C72-C120	C42-C88 C35-C85	C42-C88 C35-C85
	O-glycosylation	Thr-3	Thr-3	?	?
	N-glycosylation (nb sites)	0	0	3	4
Gène	Chromosome	4(q26q27)	3(B-C)	4(q31)	8
	introns/exons	3/4	3/4	7/8 (?)	7/8
Famille		4 hélices alpha (chaînes courtes)			

SITES DE PRODUCTION D'IL-2 ET CONTRÔLE DE SÉCRÉTION

La production d'IL-2 n'a été décrite que dans le cas des lymphocytes T auxiliaires et plus récemment des lymphocytes B. Les lymphocytes CD4 immatures (THp) émigrant du thymus se différencient à la suite du contact avec l'antigène en cellules TH0 puis en TH1 ou TH2. Les cellules THp produisent uniquement de l'IL-2 tandis que les TH0 produisent IL-2, IL-4, IL-5. Les TH1 produisent IL-2 et IFN-γ alors que les TH2 sécrètent IL-4, IL-5, IL-6 et IL-10. Des clones T CD8 peuvent également produire de faible quantité d'IL-2. Les lymphocytes T au repos ne produisent pas d'IL-2. Cette production est essentiellement sous le contrôle de deux signaux d'activation: (i) l'activation de la structure CD3/TCR par le complexe antigène/MHC, par des anticorps anti-CD3 ou des lectines mitogènes (signal 1), (ii) l'activation des molécules de co-stimulation CD28/CTLA-4 par les molécules B7/2 et B7/1 [51]. D'autres molécules comme certaines molécules d'adhésion et des cytokines (IL-1, IL-6) ont également des effets co-stimulateurs. Cette activation est relativement rapide (maximum environ 24 heures après stimulation).

Les lymphocytes B produisent également de l'IL-2 dans certaines conditions de stimulation. C'est le cas de lignées B infectées par le virus EBV, de lymphomes B murins et de cellules B murines isolées de la rate et stimulées par PMA et Calcium ionophore. Très récemment, il a été montré que des lymphocytes B normaux du sang périphérique pouvaient produire de l'IL-2 sous activation par PMA et Calcium ionophore s'ils sont au préalable cultivés en présence d'anticorps anti-CD40 et d'IL-4 [31]. Cette production est cependant 10 fois inférieure à celle des cellules T et est un événement plus tardif (maximum à 6 jours). Ces résultats suggèrent cependant que dans certaines situations ou les cellules T sont rares (follicules lymphoïdes B) l'IL-2 puisse être un facteur autocrine de prolifération et de différentiation des lymphocytes B.

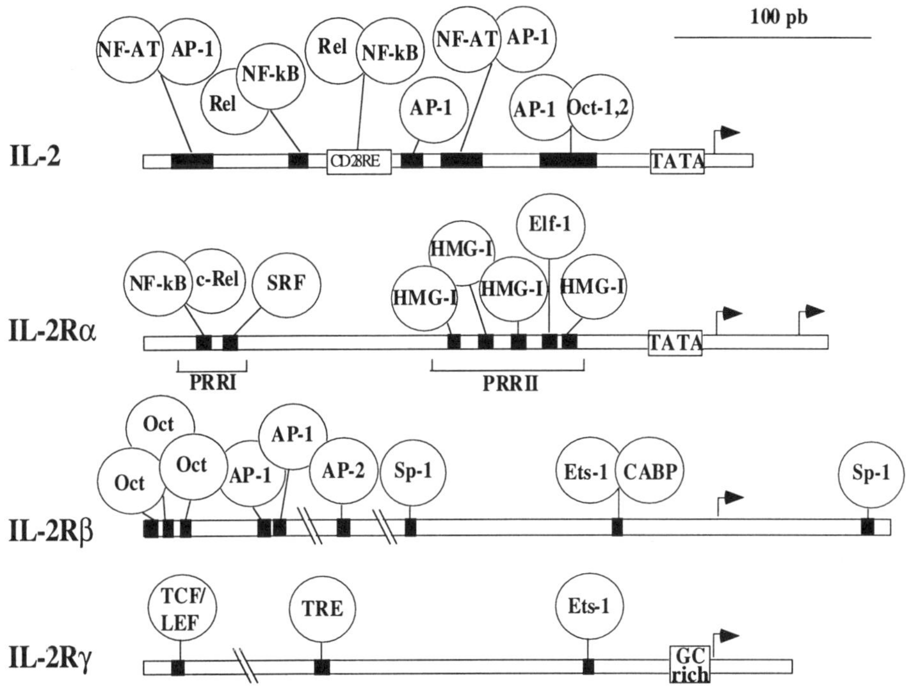

FIG. 9.1 — *Représentation des régions promotrices des gènes de l'IL-2 et des chaînes réceptrices de l'IL-2R.*

La transcription du gène de l'IL-2 est contrôlée par une région promotrice/amplificatrice d'environ 300 pb localisée immédiatement en 5' du site d'initiation de la transcription (Figure 9.1). Cette région contient de multiples séquences liant spécifiquement des facteurs de transcription. La liaison des deux protéines NF-AT (p et c) en conjonction avec les protéines fos et jun (hétérodimère AP1) sur les deux sites NF-AT/AP1 est essentielle pour l'induction d'une activité promotrice optimale. Le site composite AP1-Oct1,2 (liant AP1 et les facteurs Octamères 1 et 2) est également important. L'activité promotrice de ces deux sites est sous la dépendance de l'activation du TCR/CD3 via l'induction de la voie Ca++/calmoduline/calcineurine. Les inhibiteurs de la transcription d'IL-2 que sont la cyclosporine A et le FK506 agissent essentiellement en inhibant (via la calcineurine) la fixation des facteurs sur les sites NF-AT et Oct-1. Le signal de costimulation par CD28 induit la translocation nucléaire de facteurs de transcription complémentaires (famille Rel/NF-kB) qui se fixent sur les sites promoteurs CD28RE et NF-kB [34].

STRUCTURE DES RÉCEPTEURS A l'IL-2

La chaîne α

Le premier élément à avoir été découvert puis cloné est l'antigène Tac (spécifique des "T activated cells") appelé également CD25 ou IL-2Rα. Il est codé chez l'homme par un gène contenant 8 exons et 7 introns [36](Tableau 9.2). Le produit de la traduction est un polypeptide de 251 aa et 33 kDa alors que la chaîne exprimée à la membrane a une masse moléculaire de 55 kDa. Les 20 kDa de différence correspondent essentiellement à une glycosylation importante de la molécule sur 2 sites de N-glycosylation et plusieurs sites de O-glycosylation. Sur la base d'homologies internes de séquence, le domaine extracellulaire de la chaîne α peut être divisé en deux sous domaines de taille équivalente (environ 70 acides aminés) contenant chacun quatre cystéines (Figure 9.2). Ces sous domaines ont des structures homologues au motif SCR (short consensus repeat), appelé également "domaine Sushi", identifié dans certaines protéines du complément et dans des molécules d'adhésion. Des études de structure et de modélisation moléculaire ont montré que le motif "Sushi" adopte une conformation de type globulaire stabilisée par la présence de deux ponts disulfures imbriqués [46]. Une forme soluble de la chaîne α a été identifiée à la fois *in vitro* et *in vivo* dans différents liquides physiologiques. Cette forme soluble n'est pas le produit d'un épissage particulier du gène. Elle résulte très probablement d'un processus protéolitique entraînant le clivage du domaine extracellulaire au niveau de la cystéine 192.

Plusieurs éléments ont rapidement indiqué que la chaîne α n'était pas suffisante pour expliquer la structure et la fonctionnalité des IL-2R: (i) son domaine cytoplasmique est trop court pour porter une activité de transduction, (ii) lorsqu'elle est exprimée dans des fibroblastes, elle ne fait apparaître que des récepteurs de basse affinité pour l'IL-2 et qui n'internalisent pas la cytokine, (iii) la fixation de l'IL-2 sur certaines lignées cellulaires n'est pas affectée par des anticorps anti-chaîne α neutralisants.

La chaîne β

Un deuxième élément du récepteur de masse moléculaire 70-75 kDa a été identifié par des expériences de pontage covalent entre l'IL2 et ses récepteurs. L'obtention d'un anticorps monoclonal contre cette molécule a ensuite permis le clonage par expression de son ADNc puis l'identification du gène [26]. Celui-ci est organisé en 10 exons dont les 9 derniers sont traduits en une protéine précurseur de 551 aa (Tableau 9.2)

La chaîne β fait partie de la grande famille des récepteurs qui contiennent dans leurs régions extracellulaires au moins un domaine de type hématopoïétique [6]. Ce domaine a une taille d'environ 200 acides aminés (Figure 9.2). Il est caractérisé par la présence de quatre cystéines conservées en N terminal formant deux ponts disulfures séquentiels, et un motif consensus (Tryp Ser X Tryp Ser) en C-terminal. Ce domaine peut être divisé en deux sous modules homologues séparés par un motif riche en proline (Pro Pro X Pro). Chaque sous module est composé de 7 feuillets bêta antiparallèles. La région riche en proline ainsi que le motif WSXWS sont localisés à la charnière entre ces sous domaines [14].

La chaîne β exprimée seule fixe l'IL-2 avec une affinité très faible et n'est pas fonctionnelle. La coexpression des chaînes α et β permet d'augmenter très fortement l'affinité de liaison et reconstitue la fonctionnalité du récepteur dans les lymphocytes mais pas les fibroblastes. Un élément supplémentaire, spécifique du système lymphoïde semblait donc être nécessaire à la transduction du signal.

La chaîne γ

Sa découverte résulte d'analyses biochimiques montrant qu'une molécule de 64 kDa pouvait être coprécipitée en présence d'IL-2 avec la chaîne β. Cette molécule (chaîne γ du

IL-2R) a été purifiée, une séquence primaire N-terminale a été obtenue, ce qui a ensuite permis de cloner l'ADNc codant pour cette chaîne [55]. Le gène humain est localisé en Xq13 et est composé de 8 exons et 7 introns [44] qui codent pour une protéine précurseur de 369 aa. La chaîne γ fait partie comme la chaîne β de la famille des récepteurs hématopoïétiques (Figure 9.2). Sa région extracellulaire contient également dans la zone juxtamembranaire un module de type "leucine zipper".

TABLEAU 9.2 — CARACTERISTIQUES DES CHAÎNES DES RÉCUPÉRATEURS À L'IL-2 ET À L'IL-15

		Homme			Souris
		IL-2Rβ	**IL-2Rγ**	**IL-2Rα**	**IL-15Rα**
Protéine	Peptide signal	26	22	21	32
	Domaine extracellulaire	214	232	219	173
	Domaine transmembranaire	25	29	21	21
	Domaine cytoplasmique	286	86	11	37
	Masse moléculaire (kDa)	70-75	64	55	58-60
	Nb Cystéines	13	10	12	5
	Ponts disulfures	2	2	5	2
	N-glycosylation (nb sites)	4	6	2	1
Gène	Chromosome	22 (q11.2-12)	X (q13)	10 (p14-15)	?
	introns/exons	9/10	7/8	7/8	?
Famille		hématopoiétique		"Sushi"	
	Nb de domaines	(1x)	(1x)	(2x)	(1x)

Les différents types de récepteurs à l'IL-2

Les trois chaînes α , β et γ peuvent se combiner pour former différents types de récepteurs (Figure 9.4). La chaîne α seule (membranaire ou soluble) est un récepteur de basse affinité (Kd=10 nM). La chaîne β peut fixer l'IL-2 mais avec une affinité encore plus faible (Kd=100 nM). Aucune fixation sur la chaîne γ seule n'a pu être démontrée. Aucune de ces chaînes seule est fonctionnelle. Alors que la coexpression des chaînes α et γ ne change ni la fixation ni la fonction de l'IL-2, toutes les autres combinaisons augmentent l'affinité du système. La coexpression α et β produit un récepteur intitulé de "pseudo" haute affinité. Ce récepteur fixe l'IL-2 avec un Kd de 100 pM mais est dépourvu d'activité biologique. L'expression physiologique d'un tel récepteur a pu être montrée sur une lignée leucémique isolée d'un patient atteint d'une leucémie T de type adulte [3]. La coexpression β et γ produit un récepteur d'affinité intermédiaire (Kd=1nM). Ces récepteurs sont fonctionnels. Ils sont naturellement exprimés en particulier par les cellules NK. Enfin la coexpression des trois chaînes α, β et γ engendre un récepteur de haute affinité (Kd=10pM) et fonctionnel dont les caractéristiques sont semblables à celles du récepteur de haute affinité exprimé par les lymphocytes T activés.
Certaines données suggèrent que le IL-2R de haute affinité engloberait des molécules additionnelles, telles que les molécules MHC de classe I, la protéine d'adhésion ICAM-1 chez l'homme, des protéines de 22 et 40 kDa chez la souris. Le rôle de ces protéines dans la formation et la fonction du récepteur reste indéterminé.

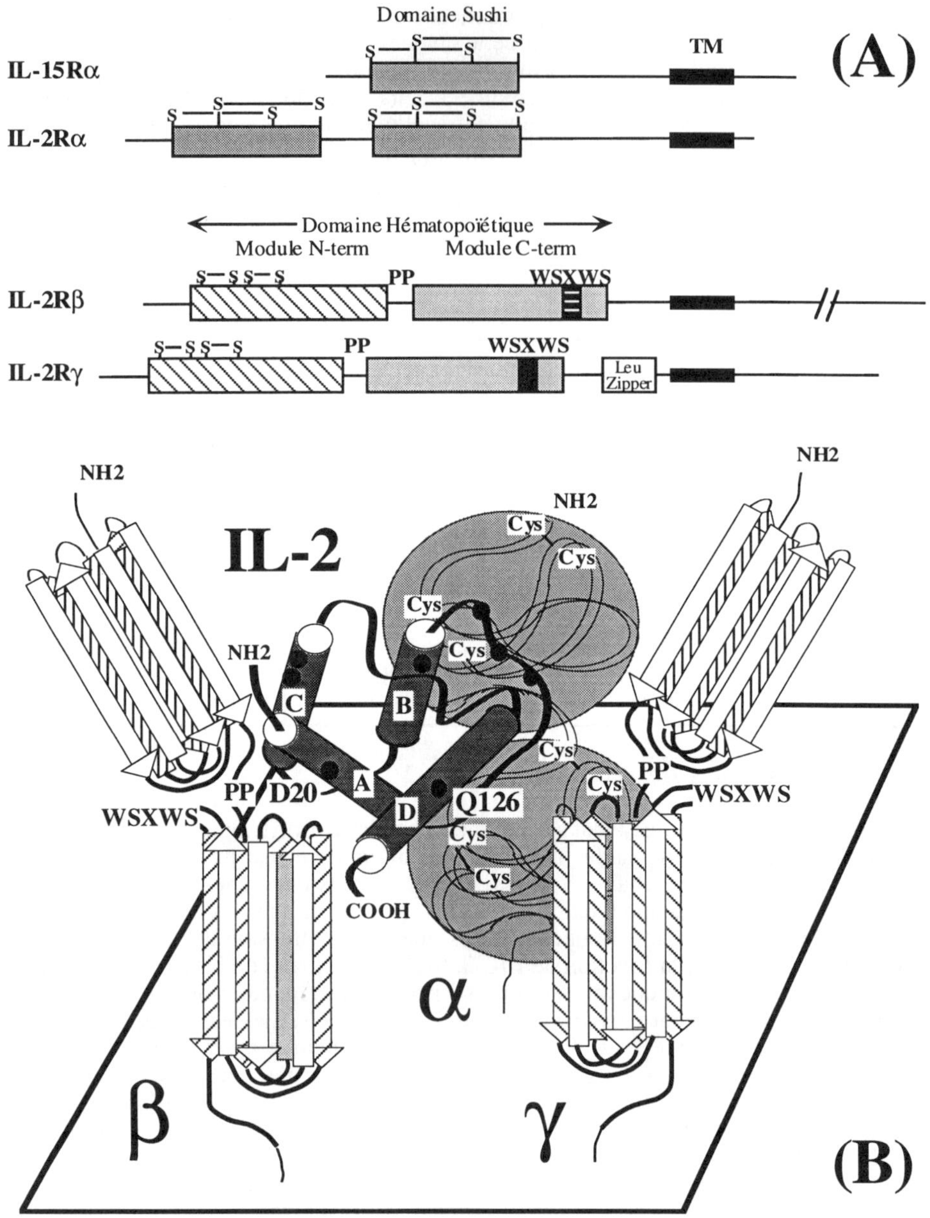

FIG. 9-2 — (A) *Schéma linéaire des chaînes réceptrices à l'IL-2 et à l'IL-15 montrant les domaines caractéristiques (B) Schéma tridimensionnel du complexe IL-2/Récepteur de haute affinité (partie extracellulaire):* les sphères sont les domaines Sushi de la chaîne α. Les faisceaux de 7 feuillets β sont les modules hématopoïétiques des chaînes β et γ. Les ponts disulfures de la chaîne α sont indiqués ainsi que les motifs PP et WSXWS des régions charnières des chaînes β et γ. La structure en 4 hélices α (A,B,C,D) de l'IL-2 humaine est positionnée pour faire apparaître ses régions d'interaction avec les chaînes réceptrices. Les points noirs représentent des résidus impliqués dans ces interactions (en particulier les résidus acide aspartique D20 et glutamine Q126).

Dynamique de formation des récepteurs

La dynamique d'assemblage des sous-unités du IL-2R pour former le récepteur de haute affinité est assez complexe et fait toujours l'objet de controverses. Un modèle actuellement proposé est le suivant: les chaînes α et β forment des complexes préformés α/β (récepteurs de pseudo haute affinité) en l'absence d'IL-2 et la chaîne γ ne peut s'associer à ces complexes qu'en présence d'IL-2. Ce modèle explique en particulier pourquoi un lymphocyte T activé exprime des chaînes α en large excès par rapport aux chaînes β et γ. Cet excès de chaînes α a un double rôle: (i) celui de concentrer l'IL-2 à la surface des cellules T activées, (ii) celui de promouvoir, en vertu d'un effet d'action de masse, la formation des complexes préformés α/β. En ce qui concerne les récepteurs d'affinité intermédiaire, la fixation de l'IL-2 se fait d'abord sur la chaîne β, ce qui permet alors à la chaîne γ de se fixer.

Structure tridimensionnelle

De nombreuses études par mutagénèse dirigée, par utilisation d'anticorps monoclonaux et par modélisation moléculaire ont permis de préciser les domaines impliqués dans les interactions entre les différents partenaires du récepteur de haute affinité (Figure 9.2). Une zone assez vaste sur l'IL-2 définie par la région proximale de la boucle AB, l'hélice B et la pointe N-terminale de l'hélice D constitue le domaine d'interaction avec le domaine "Sushi" N-terminal de la chaîne α. Une zone plus restreinte définie par des résidus sur l'hélice A (en particulier l'acide aspartique 20) et l'hélice C est en interaction avec la chaîne β. Enfin l'interaction de l'IL-2 avec la chaîne γ semble faire intervenir une région très précise localisée sur l'hélice D (en particulier la glutamine 126). Ce sont les boucles entre les feuillets β des chaînes β et γ qui constituent la surface de réception de l'IL-2 [62][6]. Donc des régions bien distinctes sur l'IL-2 interagissent avec des régions correspondantes sur les différentes chaînes réceptrices, ce qui suffit à expliquer la complémentarité de ces chaînes dans la formation d'un récepteur de haute affinité.

Utilisation des chaînes du IL-2R par d'autres cytokines

L'inactivation génique de l'IL-2 et/ou de l'IL-4 chez la souris n'affecte pas de manière fondamentale le développement et la différentiation des lymphocytes T, suggérant l'existence de cytokines redondantes. Par ailleurs, les découvertes récentes que les immunodéficiences sévères (SCID) liées au chromosome X chez l'homme sont associées à des mutations non fonctionnelles de la chaîne γ [45] et que l'inactivation génique de cette chaîne chez la souris induit un blocage quasi complet du développement lymphocytaire impliquent que cette chaîne est indispensable à la maturation intrathymique des lymphocytes. L'ensemble de ces observations a conduit à l'hypothèse que la chaîne γ devait être un composant commun à plusieurs récepteurs de cytokines. Cette hypothèse a été confirmée biochimiquement par des expériences de pontage, d'immunoprécipitation et de reconstitution par transfection. Ainsi la chaîne γ est un élément de transduction commun aux récepteurs à l'IL-2, l'IL-4, L'IL-7, l'IL-9 et IL-15, cytokines qui sont toutes capables d'induire ou d'augmenter la prolifération des lymphocytes T [56].
L'inactivation du gène de la chaîne β du IL-2R chez la souris indique que cette chaîne n'est pas requise pour le développement intrathymique des lymphocytes T mais est indispensable pour leur prolifération et l'acquisition par les CD8 de la fonction cytotoxique [54]. La différentiation des lymphocytes B en plasmocytes sécréteurs d'anticorps est également fortement augmentée avec l'apparition d'une composante autoimmune. Cet effet est probablement du à un défaut fonctionnel des lymphocytes auxiliaires T CD4.

Régulation de l'expression des IL-2R

L'utilisation d'anticorps monoclonaux spécifiques des trois chaînes du IL-2R a permis de comparer la modulation de leur expression dans deux systèmes expérimentaux: l'activation des lymphocytes T par un mitogène (PHA) et l'activation des cellules NK par l'IL-2 [43]:

Les lymphocytes T au repos n'expriment que la chaîne γ et à un faible taux. Suite à l'activation mitogénique, il y a induction rapide (sous 48 heures) de la production des trois chaînes, le niveau d'expression de la chaîne α étant bien plus fort que ceux les deux autres chaînes. A des temps plus tardifs (5 jours), l'expression de la chaîne α décroît et celle de la chaîne β devient indétectable, tandis que la densité des chaînes γ reste stable. C'est donc essentiellement la chaîne β qui détermine l'évolution des récepteurs de haute affinité. Les chaînes γ qui persistent après l'activation cellulaire pourraient être utilisées par d'autres cytokines (IL-4, IL-7..) agissant à des temps plus tardifs.

En ce qui concerne l'activation des cellules NK, la situation est différente. La majorité des NK au repos (voir plus loin) exprime des taux importants de chaîne β et de faibles taux de chaîne γ. Elles sont donc capables de répondre directement à l'IL-2 par l'intermédiaire de récepteurs d'affinité intermédiaire. Suite à cette interaction, il y a induction modérée et transitoire des chaînes α et γ alors que le niveau de chaîne β reste pratiquement constant et toujours plus élevé. C'est donc dans ce cas la variation de la chaîne γ qui détermine l'évolution du nombre des récepteurs fonctionnels sur ces cellules. Contrairement au système lymphocytaire T, il n'y a pas persistance des chaînes γ après activation.

L'expression de la chaîne IL-2Rα peut être induite par une variété de signaux activateurs: Ag/MHC, B7/CD28, lectines mitogéniques, esters de phorbol et certaines cytokines (IL-1, IL-2, TNFα ou IFNα dans le cas des cellules T, IL-5 et IL-10 dans le cas des cellules B). Elle est aussi induite par différentes protéines transactivatrices de virus T lymphotropes (HTLV-I, HTLV-II, HIV). A l'inverse, les agents inducteurs d'AMP cyclique et certaines cytokines comme l'IL-4 peuvent inhiber l'expression de la chaîne α. En accord avec ces observations, la région promotrice du gène de la chaîne α contient avant chacun des deux sites d'initiation de la transcription un motif "TATA" caractéristique des gènes inductibles (Figure 9.1). Elle contient aussi de nombreux sites potentiels de fixation de facteur de transcription (FT). Des travaux récents ont montré dans le cas de l'activation mitogénique T que deux régions (PRRI et PRRII) régulent de manière coordonnée l'activité du promoteur. La première contient des motifs kB et CArG capables de lier des FT correspondants NF-kB/c-Rel et SRF. La deuxième contient des motifs capables de lier les facteurs Elf-1 et HMG-I(Y). A la fois la fixation des FT sur leurs sites ADN respectifs et l'interaction de certains FT entre eux (Elf-1 avec NF-kB/c-Rel) contribuent à l'induction optimale du gène [30].

La chaîne β du IL-2R est également inductible sur les cellules T par l'antigène, des mitogènes, la voie CD28 et de fortes concentrations d'IL-2. La région promotrice du gène de la chaîne β ne contient pas de motifs TATA, ce qui le classe dans la catégorie des "house keeping genes". Cette région promotrice contient toutefois plusieurs sites de fixation de FT. Parmi ceux-ci, il a été montré que le motif EBS fixant les facteurs Ets-1 et GAPB est critique à la fois pour l'activité basale du promoteur et son inductibilité par les esters de phorbol [37].

La chaîne γ est également exprimée de manière constitutive sur de nombreux types cellulaires du système lymphoïde. Son expression peut être augmentée mais modestement sous activation antigénique (cellules T) ou part l'IL-2 (cellules NK). Les régions promotrices des gènes humain et de souris ne contiennent pas de motif TATA et contiennent une région riche en GC ("house keeping genes"). Elles contiennent plusieurs sites potentiels de fixation de FT [17].

TRANSDUCTION INTRACELLULAIRE PAR L'IL-2R

L'hétérodimérisation des chaînes β et γ est nécessaire à la transduction du signal biologique [42] alors que la chaîne α ne semble pas jouer de rôle. De nombreux travaux ont contribué à définir les régions des domaines intracellulaires des chaînes β et γ ainsi que les effecteurs et voies intracellulaires impliquées dans cette transduction. Les chaînes β et γ n'ont pas de domaine tyrosine kinase mais contiennent des motifs capables de fixer et d'activer des kinases intracellulaires. Le domaine intracellulaire de la chaîne β peut être divisé en trois régions (Figure 9.3): une région riche en sérines (S) contenant deux motifs (Box 1 et Box 2) conservés dans de nombreux récepteurs hématopoïétiques, une région riche en aa de type acide (A) et une région C-terminale riche en prolines (H). Le domaine intracellulaire de la chaîne γ contient près de la membrane un motif de type SH2. Alors que les régions S et A sont indispensables pour l'induction de la prolifération cellulaire, la dernière ne l'est pas. Les kinases Jak1 et Jak3 (famille des Janus kinases) sont respectivement associées au motif Box 1/Box 2 et à la région C-terminale de la chaîne γ. Des tyrosine kinases de la famille Src, telle que la $p56^{lck}$ dans les lymphocytes T, sont associées à la région A, alors que la tyrosine kinase Syk est associée à la région S. Suite à l'interaction de l'IL-2, il y a rapprochement des domaines intracellulaires, activation des domaines catalytiques des tyrosines kinases et phosphorylation de résidus tyrosine à la fois en trans sur les kinases elles-même et en cis sur la partie C terminale de la chaîne β. Ces tyrosines phosphorylées sont alors des sites d'ancrage pour de nouvelles molécules contenant des domaines de type SH2. On a ainsi l'induction de cascades d'événements de phosphorylation qui aboutissent à l'activation de facteurs de transcription géniques.

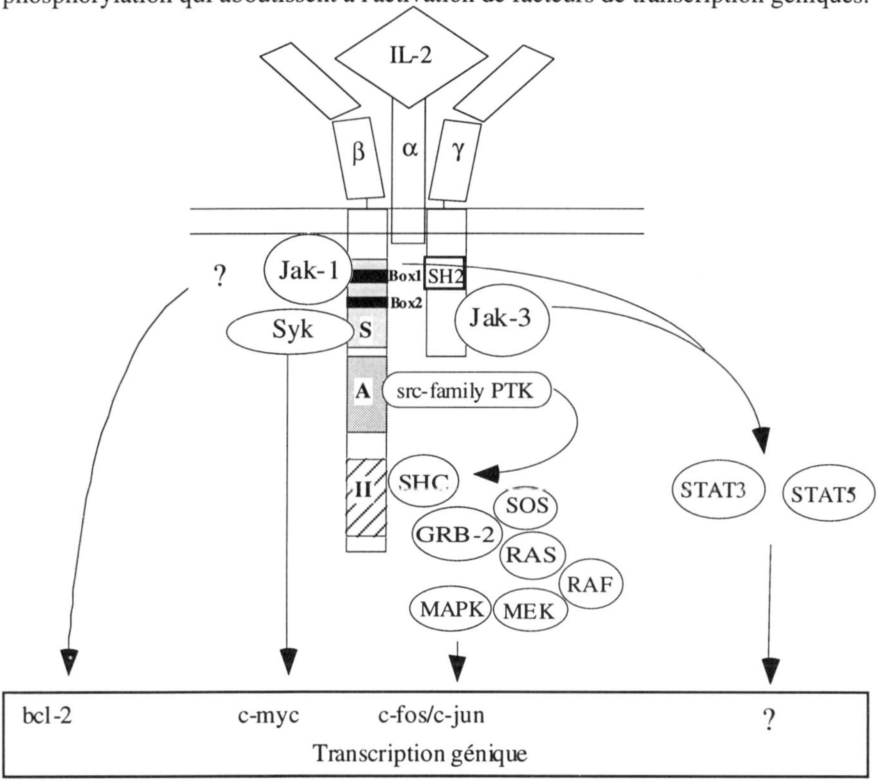

FIG.9.3 — *Voies de transduction intracellulaire activées par l'interaction IL-2/Récepteurs.*

Plusieurs voies importantes pour l'induction de la prolifération cellulaire ont pu être distinguées [39]: la première conduit à l'induction des facteurs c-fos et c-jun. Cette voie est sous la dépendance de $p56^{lck}$. La deuxième conduit à l'induction de c-myc et est liée à l'activation de Syk. La troisième conduit à l'induction des facteurs Bcl-2/Bcl-x et est dépendante de la région S de la chaîne β. Ces voies sont indépendantes et l'activation de deux d'entre elles est suffisante pour l'induction de la prolifération cellulaire. Enfin, l'activation de l'IL-2R conduit à la phosphorylation des protéines Stat3 et Stat5 (familles des "Signal transducer and activator of transcription") qui, après homo ou hétérodimérisation interagissent directement avec des séquences activatrices sur des régions promotrices de gènes [38]. Leur activation est sous la dépendance des kinases Jak1 et Jak3. Le rôle des voies Jak-Stat dans l'induction de la prolifération cellulaire n'est pas établi à l'heure actuelle. Certains travaux ont montré que Jak3 est impliquée dans l'effet anti-anergique de l'IL-2 [9]

EFFETS BIOLOGIQUES DE l'IL-2

Cellules hématopoïétiques

Lymphocytes T

Le rôle principal de l'IL-2 est d'assurer l'expansion clonale des lymphocytes T activés. L'IL-2 agit de manière autocrine sur les cellules auxiliaires de type Th0 (précurseurs) et Th1 et de manière paracrine sur les autres sous-populations T (Th2 et T-CD8). L'IL-2 ne semble pas jouer de rôle fondamental sur le profil de différentiation (Th1 ou Th2) à partir des précurseurs Th0, à l'inverse de l'IL-4 et de l'IL-10 (Th2) et de l'IL-12 et IFN-γ (Th1). Des clones Th1 ou Th2 prolifèrent de la même manière en présence d'IL-2 et conservent leurs profils de cytokines. Dans les cellules T cytotoxiques (majoritairement CD8+α/β), l'IL-2 augmente la synthèse de perforine et participe donc à l'augmentation de l'activité cytotoxique de ces cellules.

Parallèlement à son activité de facteur de croissance, l'IL-2 exerce également une activité antianergique: l'activation du TCR en l'absence de signal accessoire (CD28) induit un signal d'anergie cellulaire caractérisé par une absence de prolifération cellulaire et un état de réfractivité vis à vis d'une nouvelle stimulation antigénique. Ce signal peut être contrecarré par l'addition d'IL-2 exogène lors de la première stimulation. Cet effet implique le domaine intracellulaire de la chaîne γ du IL-2R ainsi que la tyrosine kinase associée Jak3 [9].

L'IL-2 peut également induire la mort cellulaire programmée (apoptose) de lymphocytes T lors de stimulation antigénique répétée. Cet effet régulateur peut participer aux mécanismes de tolérance extra-thymique [35].

Thymocytes

Chez la souris, la chaîne γ du IL-2R est exprimée à tous les stades du développement thymocytaire. Une forte proportion (65%) des thymocytes immatures CD3-4-8- expriment la chaîne α du IL-2R en l'absence de chaîne β. Le rôle fonctionnel de cette chaîne α reste cependant obscur. A l'inverse, les thymocytes double négatifs CD3+4-8-, qu'ils soient TCR α/β ou γ/δ, expriment tous la chaîne β en l'absence de chaîne α. Dans le cas de la composante TCRα/β, l'IL-2 seule n'induit pas leur prolifération. Cette dernière nécessite un signal secondaire qui serait lié à l'activation des TCR lors des processus de sélection intrathymique [28].

Cellules NK

La majorité (98%) des NK sont CD16+CD56^{dim}. Ces cellules au repos expriment de manière constitutive des IL-2R d'affinité intermédiaire. L'IL-2 induit sur ces cellules l'expression des chaînes α et γ et la formation du récepteur de haute affinité. Les autres cellules NK sont CD16-CD56^{bright} et expriment constitutivement à la fois des récepteurs d'affinité intermédiaire et de haute affinité. Alors que l'IL-2 induit de manière similaire l'activité cytotoxique des deux sous populations par l'intermédiaire des récepteurs d'affinité intermédiaire, elle fait proliférer la deuxième population avec une efficacité bien meilleure [11]. Des études cliniques dans le cadre de traitement par de faibles doses d'IL-2 ont par ailleurs montré une augmentation préférentielle de la population NK CD16-CD56^{bright}. Cette sous population pourrait donc avoir un rôle prédominant comme première barrière de défense dans les cas de transformations virales ou malignes.

Lymphocytes B

La majorité des lymphocytes B au repos n'exprime que la chaîne γ du IL-2R et ne répond pas à la cytokine. Cependant une fraction d'entre eux porte la chaîne β (10%) et la chaîne α (2%). L'expression de la chaîne β peut être augmentée par l'IL-2 elle même et par l'IL-4. Ces lymphocytes peuvent proliférer en présence de fortes concentrations d'IL-2 [41]. La réponse optimale des lymphocytes B à l'IL-2 nécessite l'induction de la chaîne α. Elle varie suivant le contexte d'activation des lymphocytes B: (i) L'IL-2, comme l'IL-4, induit la prolifération des lymphocytes B stimulés par l'antigène ou des activateurs polyclonaux (anti-Ig, SAC, LPS). Elle induit la production par ces cellules d'immunoglobulines de type IgM, IgG et IgA. Ces effets sont cependant observés à court terme. (ii) Dans le système d'activation des lymphocytes B via l'antigène CD40, l'IL-2 n'a par elle même qu'un effet mineur. Cependant elle agit en très forte synergie avec l'IL-10 pour induire la prolifération à long terme et la différentiation cellulaire. L'effet de l'IL-10 est d'augmenter la densité des récepteurs de haute affinité pour l'IL-2, essentiellement par le biais des chaînes α [20]. (iii) L'effet le plus marqué de l'IL-2 est observé dans le système dépendant des lymphocytes T activés. L'IL-2, produite essentiellement par la population TH1, a un effet majeur sur la prolifération et la différentiation (IgM, IgG, IgA) des lymphocytes B. A l'inverse, l'IL-4 n'a pas d'effet. Dans aucun de ces systèmes l'IL-2, contrairement à l'IL-4, l'IL-5, l'IL-10 et le TGFβ, n'est capable d'influencer la sélection isotypique.

Monocytes

Les monocytes humains au repos expriment les chaînes β et γ du IL-2R et l'IL-2, par le biais de récepteur d'affinité intermédiaire, stimule leurs activités cytotoxiques, anti-tumorale et anti-bactérienne [19]. Ces effets sont accompagnés par une induction de peroxide d'hydrogène, de prostaglandine E2 et de Thromboxane B2, ainsi que de nombreuses cytokines dont le TNFα. L'IFNγ ou le LPS, deux autres agents activateurs de la cytotoxicité des monocytes, induisent la chaîne α du IL-2R. Inversement, l'IL-4 inhibe les effets de l'IL-2, probablement en séquestrant au sein de ses récepteurs la chaîne γ du IL-2R. Il a été récemment montré que l'IL-2 induit l'expression de NK-Lysin, une nouvelle molécule effectrice des cellules NK et des lymphocytes T cytotoxiques [2].

Les cellules de Langerhans dans l'épiderme sont des cellules dendritiques qui probablement dérivent comme les monocytes de progéniteurs myéloïdes. Ces cellules expriment la chaîne α du IL-2R sans qu'aucune activité biologique de l'IL-2 sur ces cellules n'ait pour l'instant été montrée.

Granulocytes

Les polymorphonucléaires neutrophiles (PMN) expriment la chaîne β du IL-2R et répondent à l'IL-2 par les récepteurs d'affinité intermédiaire. L'IL-2 augmente l'activité antifongique des PMN contre *Candida Albicans*, un effet dû à l'induction de sécrétion de lactoferrine, et induit la sécrétion de TNFα. L'IL-2 participe au maintien de la viabilité de ces cellules en inhibant les mécanismes apoptotiques [48].

Cellules néoplasiques

Des récepteurs à l'IL-2 ont également été décrits sur de nombreux types de cellules néoplasiques du système hématopoïétique [59]. C'est le cas des leucémies T de type adulte (ATL) associées au rétrovirus HTLV-I, et de lymphomes T cutanés (Syndrome de Sesary, Mycosis Fongoides). Certaines lignées de type ATL expriment des récepteurs de haute affinité pour l'IL-2 alors que d'autres n'expriment que des récepteurs d'affinité intermédiaire voire uniquement la chaîne α. La plupart des lignées ATL ne produisent pas d'IL-2. Cependant, une action autocrine de l'IL-2 sur la prolifération de certaines d'entre-elles a été décrite.

L'expression de la chaîne α a été montrée dans certains cas de leucémies lymphocytaires B chroniques (B-CLL), de leucémies à tricholeucocytes ("Hairy cell leukemia", HCL), de leucémies lymphoblastiques aigues, de lymphomes B. Les cellules de B-CLL prolifèrent faiblement en IL-2. En présence d'anti-CD40, l'IL-10 augmente fortement l'IL-2Rα et les réponses (prolifération et différenciation) à l'IL-2 [20].

Une sous-population des cellules plasmatiques myélomateuses de la moelle humaine ainsi que certaines lignées de plasmocytomes expriment l'IL-2Rα. L'aggravation de la maladie vers sa phase fulminante est accompagnée par une augmentation des cellules plasmatiques médullaires exprimant cette chaîne α. Elle est également associée à une augmentation des taux sériques de chaîne α soluble et à une diminution des taux d'IL-2 circulante. Ces données suggèrent une participation du système IL-2/IL-2R dans le développement de la maladie [57].

La chaîne α du IL-2R est également exprimée dans des cas de leucémies myéloïdes chroniques ou aigues, de leucémies granulocytaires basophile ou éosinophile, de leucémies mégacaryoblastiques, de lymphomes histiocytaires. Les cellules malignes de Reed-Sternberg dans la maladie de Hodgkin expriment des récepteurs de haute affinité pour l'IL-2 sans qu'aucune fonction ne leur ait été attribuée pour l'instant.

Cellules non-hématopoïétiques

Cellules nerveuses et neuroendocrines

L'existence d'un rôle fonctionnel de l'IL-2 dans le système nerveux central a été suggérée *in vitro* et *in vivo*, avec des résultats dans certains cas apparemment contradictoires. L'IL-2 stimule la croissance de lignées humaines de glioblastomes. Elle stimule également la prolifération d'oligodendrocytes de rat [7] mais inhibe la prolifération de leurs progéniteurs. Ces cellules expriment la chaîne α du IL-2R. Une lignée cellulaire d'oligodendrogliome humain exprime la chaîne β du IL-2R en l'absence de chaîne α mais ne répond pas à l'IL-2. La présence d'IL-2 et de chaîne α du IL-2R dans le cerveau a été associée à des situations de lésions cérébrales ou pathologiques (Sclérose en plaque).

De nombreux types cellulaires de l'axe hypothalamo-hypophysaire produisent de l'IL-2 et expriment des IL-2R. Dans ce système, des actions autocrine et paracrine de l'IL-2 ont été décrites [8]. L'IL-2 inhibe la prolifération des cellules hypophysaires normales mais induit la prolifération et la sécrétion d'hormone de croissance par une lignée d'adénome hypophysaire (GH3). L'IL-2 est également un puissant inducteur de la sécrétion d'ACTH.

Autres types cellulaires

Des récepteurs fonctionnels à l'IL-2 ont été décrits sur des lignées de mélanomes humains. L'IL-2 module sur ces cellules l'expression de molécules d'adhésion et pourrait jouer un rôle dans l'activité métastatique de ces cellules et/ou leur reconnaissance par le système immunitaire [49]. Différentes lignées de carcinomes épithéliaux expriment des IL-2R de haute affinité ou d'affinité intermédiaire. L'IL-2 inhibe leur prolifération et accroît leur sensibilité à l'effet cytostatique d'autres cytokines (IFNγ, TNFα) [61]. Des IL-2R ont également été décrits sur des cellules fibroblastiques, kératinocytaires et endothéliales.

APPLICATIONS THÉRAPEUTIQUES IL-2/IL-2R

Stimulation des réponses immunes

Du fait de ses actions stimulatrices sur de multiples effecteurs cellulaires des réponses immunes, l'IL-2 est une molécule qui suscite beaucoup d'espoir et d'études dans l'immunothérapie des cancers et des maladies infectieuses [50][16]. Des essais cliniques ont débuté dès 1985 . L'IL-2 a été administrée par voie systémique dans le traitement de cancers résistants aux traitements conventionnels. Des résultats encourageants ont été obtenus dans le traitement du mélanome métastatique et du cancer du rein métastatique. L'utilisation de fortes doses d'IL-2 a cependant été limitée par l'importance des effets secondaires associés. Les études ultérieures ont donc évolué vers l'utilisation de doses plus faibles d'IL-2 et son association avec d'autres cytokines (IFNα, IFNβ, IFNγ). L' association IL-2/IFNα a donné des résultats précliniques encourageants mais ne montre pas de gain d'efficacité thérapeutique chez l'homme. Cependant, certains protocoles thérapeutiques associant chimiothérapie, IL-2 et IFNα ont permis d'obtenir jusqu'à 60% de taux de réponse dans le mélanome métastatique.

L'IL-2 est également utilisée dans le cadre de l'immunothérapie cellulaire adoptive. Les premiers essais utilisant des LAK (lymphocytes totaux stimulés par l'IL-2) ont montré des taux de réponse identiques à ceux obtenus avec l'IL-2 seule. Des études ultérieures ont utilisé les principaux effecteurs LAK que sont les cellules NK activées (ou LANAK). Les résultats des premières études sont prometteurs [16]. Une troisième approche est l'utilisation de lymphocytes infiltrant les tumeurs (TIL). Jusqu'à présent, l'association TIL/IL-2 à la place de l'IL-2 n'a pas permis d'obtenir de gain significatif d'efficacité thérapeutique [18]. Des TIL transfectées avec des gènes de cytokines à activité

cytotoxique (IFNγ, TNFα) sont également testés.
La transfection de gènes de cytokines dans les cellules tumorales elle-mêmes est une approche plus récente visant essentiellement (i) à concentrer la cytokine et son action au niveau de la tumeur, (ii) à limiter sa diffusion systémique et par là même les effets secondaires. L'ADNc ou le gène codant pour l'IL-2 a été inséré dans différentes cellules tumorales qui ont ensuite été transplantées chez l'animal. Dans tous les cas, les cellules transfectées avec le gène de l'IL-2 sont rejetées, ce rejet impliquant l'action des lymphocytes cytotoxiques T CD8. De plus, les animaux immunisés avec ces cellules transfectées sont protégés pendant plusieurs mois contre la lignée tumorale parentale [13]. L'intérêt de cette approche est en cours d'évaluation chez l'homme.
L'IL-2 a été utilisée dans le traitement d'un patient souffrant d'immunodéficience sévère (SCID) consécutive à un défaut de production d'IL-2 [47]. Des protocoles utilisant l'IL-2 pour stimuler les défenses anti-virales sont actuellement en cours, en particulier dans le cadre du SIDA. Des résultats récents indiquent que l'IL-2 augmente de manière considérable le nombre de cellules T CD4 chez certains patients [32].

Immunosuppression

Alors que la chaîne α est absente sur la grande majorité des lymphocytes normaux au repos, elle est exprimée de manière forte par les cellules malignes de patients atteints de certaines leucémies (voir plus haut), dans le cas de maladies autoimmunes et de rejets d'allogreffes. Différents réactifs visant à éliminer les cellules porteuses de la chaîne α ont donc été développés dans le cadre de ces pathologies. De nombreuses études chez l'animal ont montré l'efficacité d'anticorps monoclonaux anti-IL-2Rα. Chez l'homme des anti-IL-2Rα ont été utilisés dans la prévention de la réaction du greffon contre l'hôte (GVHD)[29], dans la prévention du rejet d'allogreffe [52] et dans le traitement de leucémies [59]. L'efficacité de ces anticorps chez l'homme est cependant limitée par leur antigénicité et leur faible activité cytotoxique (par fixation du complément ou par ADCC). Les régions variables ou hypervariables de ces anticorps ont donc été greffées sur des anticorps humains. L'anti-Tac ainsi humanisé est beaucoup moins immunogène et acquiert des fonctions effectrices. Il s'avère être également plus efficace que l'anticorps parental murin dans la prévention du rejet de greffe de coeur chez le singe. Une autre manière d'augmenter la fonction effectrice de l'anticorps anti-Tac a consisté à lui greffer par le biais de chélates des radioéléments émetteurs de radiation alpha et bêta (Bismuth^{212}, Yttrium^{90}). Dans un premier essai clinique chez des patients atteints d'ATL, ce réactif a entraîné des rémissions partielles (11/17) et complètes (2/17)[59].
Une autre voie d'attaque du IL-2R est par le biais d'immunotoxines. Des molécules de fusion IL-2-fragment d'exotoxine de Pseudomonas (IL-2-PE40) ou IL-2-fragment de la toxine diphtérique (DAB_{486}-IL-2) ont été testées dans divers modèles expérimentaux et chez l'homme. Le DAB_{486}-IL-2 inhibe le rejet de greffe chez l'animal et a un effet bénéfique chez l'homme dans la polyarthrite rhumatoïde et diverses néoplasies lymphoïdes de type CTCL (Mycosis Fungoides, Syndrome de Sesary)[21]. La molécule IL-2-PE40 inhibe également le rejet de greffe et atténue les réactions autoimmunes chez l'animal. Cependant, elle est sujette à une forte réponse humorale contre sa partie toxique et son activité sur des cellules humaines est bien plus faible. Des molécules alternatives de type Anti-Tac(Fv)-PE40 et Anti-Tac(Fab)-PE40 ont été développées [33] et sont actuellement en évaluation clinique. Des molécules de fusion obtenues par greffe de l'IL-2 sur les régions constantes des IgM humaines sont capables d'éliminer les cellules T activées *in vitro* [58].
La chaîne β du IL-2R semble également constituer une cible intéressante en immunosuppression. Une forte synergie entre des anticorps anti-α et anti-β a été montrée *in vitro* et *in vivo* dans un modèle de DTH chez la souris [23]. Un anticorps bispécifique anti-α/anti-β a une activité anti-proliférative sur des lymphocytes T activés bien plus forte que celles des anticorps parentaux [22]. Un anticorps anti-β humanisé (Mikβ1) prolonge la survie d'allogreffes cardiaques chez la souris. Cependant aucune synergie de cet anticorps avec l'anti-Tac humanisé n'a été trouvée dans cette étude.

Thérapie génique

La découverte de l'implication directe de différentes mutations non fonctionnelles de la chaîne γ du IL-2R dans certaines formes d'immunodéficience liées au chromosome X ouvre des perspectives très intéressantes en thérapie génique [45].

INTERLEUKINE-15 ET RECEPTEURS

La mise en évidence dans le surnageant de culture d'une lignée épithéliale de singe ne produisant pas d'IL-2 (CV-1/EBNA), d'une activité proliférative sur la lignée IL-2-dépendante CTLL-2, a stimulé la purification du facteur responsable de cette activité. Le microséquençage de la protéine, puis le clonage de son ADNc (singe puis homme), a permis d'identifier une nouvelle cytokine appelée Interleukine 15 (IL-15)[27].

Caractéristiques biochimiques et moléculaires

L'ADNc humain code pour un précurseur de 162 aa contenant un peptide signal d'une longueur peu fréquente de 48 aa (Tableau 9.1). La protéine mature (114 aa) ne contient pas d'homologies de séquence primaire avec les protéines actuellement identifiées. L'IL-15 humaine et de souris ont 73% d'homologie de séquence primaire. Les sites potentiels de N-glycosylation sont au nombre de 3 (homme), 2 (singe) et 4 (souris). Quatre résidus cystéine sont conservés sur les formes humaine, de singe et de souris. La masse moléculaire de la protéine est d'environ 14-15 kDa. Des prédictions de structure secondaire indiquent que l'IL-15, comme l'IL-2 appartient à la famille des cytokines composées de quatre hélices alpha courtes. Elles indiquent également la présence au sein de l'IL-15 de deux ponts disulfures dont un (C42-C88) est l'homologue du pont disulfure unique (C58-C105) présent dans l'IL-2.
Le gène de l'IL-15 murine a été très récemment cloné [1]. Il est localisé sur le chromosome 4 en position q31. Il est composé de 7 introns et 8 exons dont les deux premiers sont non-codants. La position des introns dans la partie codant pour la protéine mature (introns 5 à 7) est similaire à celle trouvée sur le gène de l'IL-2 (introns 1 à 3). Ces introns délimitent des exons codant pour les quatre domaines structurés en hélice alpha. Le gène de l'IL-15 humaine a une organisation similaire à celui du gène murin. Il est localisé sur le chromosome 4 en q31, proche du gène de l'IL-2.

Sites de production

A l'inverse de l'IL-2 qui est exclusivement produite par les lymphocytes activés, l'IL-15 est détectée dans une grande variété de tissus et de lignées cellulaires, à l'exception des lymphocytes activés. Les sources les plus importantes d'IL-15 actuellement décrites sont les monocytes, des lignées épithéliales et fibroblastiques, ainsi que le placenta et le muscle squelettique. Cette dichotomie entre les sites de production de l'IL-2 et de l'IL-15 peut indiquer que ces cytokines, bien qu'ayant des activités biologiques communes, les exercent à des sites ou à des étapes différentes de la réaction immunitaire.

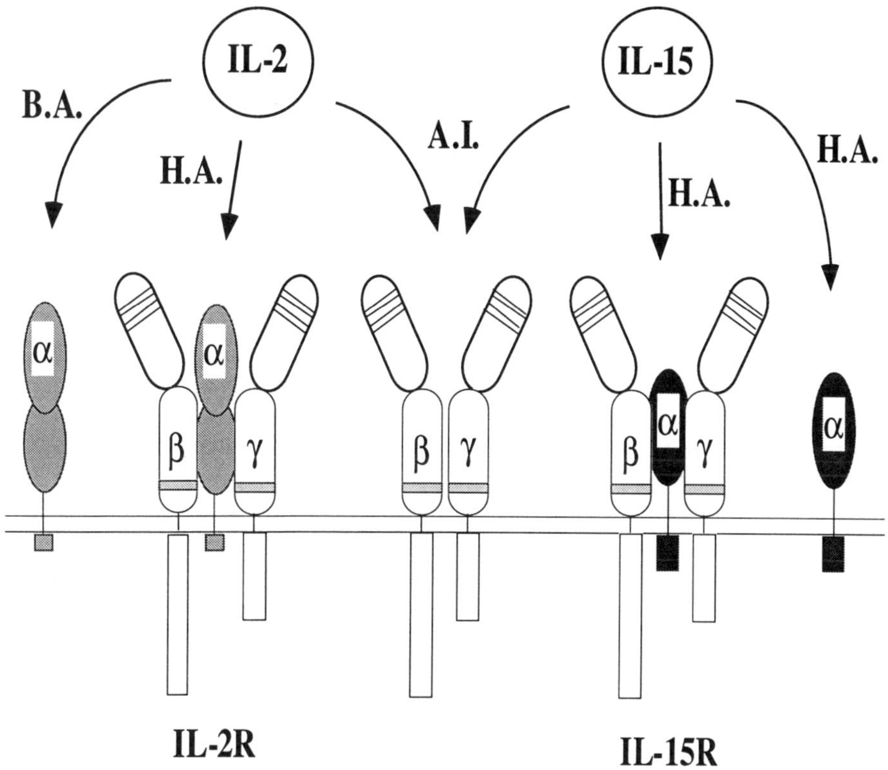

FIG.9.4 — *Représentation shématique des différentes formes de récepteurs à l'IL-2 et à l'IL-15:* B.A.: Basse Affinité. A.I.: Affinité Intermédiaire. H. A.: Haute Affinité.

Activités biologiques et récepteurs

Parmi les cytokines partiellement redondantes avec l'IL-2, l'IL-15 est celle dont le spectre d'action recouvre le plus largement celui de l'IL-2. Tout comme l'IL-2, l'IL-15 est un facteur de croissance des lymphocytes activés par la PHA (CD4 et CD8) [27], est un facteur chimiotactique pour les lymphocytes T [60], stimule la prolifération et la différentiation des lymphocytes B [4] et augmente la prolifération et l'activité cytotoxique des cellules NK [12]. Dans tous ces modèles biologiques, les courbes doses-réponses des deux cytokines sont très semblables.

Cette forte redondance fonctionnelle suggérait que les deux cytokines devaient utiliser des éléments communs de liaison et/ou de transduction. De fait, il a été montré que toutes les activités biologiques actuellement connues de l'IL-15 peuvent être inhibées par des anticorps anti-chaîne β du IL-2R, alors que des anticorps anti-chaîne α (neutralisant pour l'IL-2) n'ont pas d'effet. Différentes expériences de transfection ont également indiqué que la chaîne γ du IL-2R est nécessaire pour la transduction du signal par l'IL-15 [24]. Plusieurs éléments suggéraient cependant l'existence d'une chaîne réceptrice supplémentaire et spécifique de l'IL-15 par rapport à l'IL-2: (i) la distribution des récepteurs à l'IL-15 est bien plus large que celle des récepteurs à l'IL-2. Beaucoup de lignées cellulaires non lymphoïdes expriment des récepteurs de haute affinité pour l'IL-15 mais pas pour l'IL-2. C'est le cas de cellules stromales dérivées de l'épithélium thymique, du foie ou de la moelle osseuse. C'est également le cas des cellules normales de l'endothélium vasculaire. (ii) Certaines cellules murines prolifèrent en présence d'IL-15 mais pas d'IL-2. (iii) Des Lymphocytes B isolés d'un patient XCID et dépourvus de chaînes γ présentent des récepteurs de haute affinité pour l'IL-15.

Très récemment, une chaîne réceptrice spécifique de l'IL-15 a pu être clonée à partir d'un

clone T auxiliaire de souris (D10) présentant environ 20 fois plus de récepteurs à l'IL-15 qu'à l'IL-2 [25]. L'ADNc complet code pour un peptide signal de 32 aa, un domaine extracellulaire de 173 aa, un domaine transmembranaire de 21 aa et un court domaine cytoplasmique de 37 aa (Tableau 9.2). Les chaînes α du IL-15R et du IL-2R définissent une nouvelle famille de chaînes réceptrices caractérisée par la présence de modules de type 'Sushi" dans leur région extracellulaire. L'IL-15Rα contient un module de ce type, alors que l'IL-2Rα en contient deux. L'homologie de séquence primaire entre les deux récepteurs est la plus forte (environ 25%) au sein de ces domaines.
La chaîne α seule n'est pas fonctionnelle. La co-expression des chaînes β et γ est nécessaire pour l'activité biologique de l'IL-15. Un résultat inattendu fut l'observation que l'IL-15Rα exprimée en l'absence des chaînes β et γ communes fixe l'IL-15 avec une haute affinité (Kd de l'ordre de 10pM) similaire à celle mesurée sur l'IL-15R hétérotrimérique (α/β/γ)(Figure 9.4). Comme le complexe β/γ est également capable de fixer l'IL-15 en l'absence de la chaîne α, il est actuellement difficile d'évaluer les contributions respectives des trois chaînes dans la fixation de la cytokine. Une forme soluble recombinante de la chaîne IL-15Rα fixe également l'IL-15 avec une forte affinité et se comporte comme un antagoniste puissant vis à vis de la fixation de l'IL-15 sur ses récepteurs membranaires ainsi que son activité biologique. Cette propriété ouvre des perspectives intéressantes en immunointervention et particulièrement en immunosuppression.
Des expériences sur des lymphocytes T normaux et des cellules transfectées avec différentes chaînes de l'IL-2R montrent que les signaux intracellulaires induits par l'IL-2 et l'IL-15 sont très semblables. L'IL-15, tout comme l'IL-2, active les facteurs Stat3 et Stat5 [38].
La chaîne α de l'IL-15R est présente à de faibles taux sur les lymphocytes périphériques ou des clones T au repos et son expression est augmentée de manière importante par des mitogènes ou des anti-CD3 [25]. Il reste à évaluer quelles sont les contributions respectives et les influences mutuelles entre les récepteurs à l'IL-2 et à l'IL-15 dans la prolifération et la différenciation lymphocytaire. Contrairement à la chaîne α de l'IL-2R, l'IL-15Rα est exprimée de manière très ubiquitaire. Elle est présente sur des cellules stromales thymiques et de la moelle osseuse. Des transcrits sont mis en évidence dans différents tissus comme le coeur, le poumon, le muscle squelettique et le foie. La large distribution tissulaire à la fois de l'IL-15 et de l'IL-15Rα suggère l'existence d'activités biologiques encore indéterminées pour cette cytokine.

REFERENCES

[1] ANDERSON D. M., JOHNSON L., GLACCUM M. B., et al. - Chromosomal assignment and genomic structure of IL15. *Genomics,* 1995, 25, 701-706.

[2] ANDERSON M., GUNNE H., AGERBERTH B., et al. - NK lysin, a novel effector peptide of cytotoxic T and NK cells. Structure and cDNA cloning of the porcine form, induction by interleukin 2, antibacterial and antitumor activity. *EMBO J.* - 1995, 14, 1615-1625.

[3] ARIMA N., KAMIO M., IMADA K., et al. - Pseudo-high affinity interleukin 2 (IL-2) receptor lacks the third component that is essential for functional IL-2 binding and signaling. *J. Exp. Med.,* 1992, 176, 1265-1272.

[4] ARMITAGE R. J., MACDUFF B. M., J. E., et al. - IL-15 has stimulatory activity for the induction of B cell proliferation and differentiation. *J. Immunol.,* 1995, 154, 483-490.

[5] BAMBOROUGH P., HEDGECOCK C. J. R., RICHARDS W. G. - The interleukin-2 and interleukin-4 receptors studied by molecular modelling. *Structure,* 1994, 2, 839-851.

[6] BAZAN J. F. - Structural design and molecular evolution of a cytokine receptor superfamilly. *Proc. Natl. Acad. Sci. USA,* 1990, 87, 6934-6938.

[7] BENVENISTE E. N., MERRILL J. E., Stimulation of oligodendroglial proliferation and maturation by interleukin-2. *Nature,* 1986, 321, 610-613.

[8] BLALOCK J. E. - The syntax of immune-neuroendocrine communication. *Immunol. Today,* 1994, 15, 504-511.

[9] BOUSSIOTIS V. A., BARBER D. L., NAKARAI T., et al. - Prevention of T cell anergy by signaling through the gamma chain of the IL-2 receptor. *Science,* 1994, 266, 1039-1042.

[10] BRANDHUBER B. J., BOONE T., KENNEY W. C., MCKAY D. B. - Three-dimensional structure of interleukin-2. *Science,* 1987, 238, 1707-1709.

[11] CALIGIURI M. A., ZMUIDINAS A., MANLEY T. J., et al. - Functional consequences of interleukin 2 receptor expression on resting human lymphocytes. Identification of a novel natural killer cell subset with high affinity receptors. *J. Exp. Med.,* 1990, 171, 1509-1526.

[12] CARSON W. E., GIRI J. G., LINDEMAN M. J., et al. - Interleukin (IL) 15 is a novel cytokine that activates human natural killer cells via components of the IL-2 receptor. *J. Exp. Med.,* 1994, 180, 1395-1403.

[13] CONNOR J., BANNERJI R., SAITO S., et al. - Regression of bladder tumors in mice treated with interleukin 2 gene-modified tumor cells. *J. Exp. Med.,* 1993, 177, 1127-1134.

[14] DE VOS A. M., ULTSCH M., KOSSIAKOFF A. A. - Human growth hormone and extracellular domain of its receptor; crystal structure of the complex. *Science,* 1992, 255, 306-312.

[15] DEGRAVES W., TAVERNIER J., DUERINCK F., et al. - Cloning and structure of the human interleukin 2 chromosomal gene. *Embo J.,* 1983, 2, 2349-53.

[16] DIETRICH P. Y., FARACE F., CAIGNARD A., et al. - L'immunothérapie anticancéreuse: bases immunologiques, réalités et espoirs. *Bull. Cancer,* 1993, 80, 584-600.

[17] DISANTO J. P., CERTAIN S., WILSON A., et al. - The murine interleukin-2 receptor γ chain gene: organization, chromosomal localization and expression in the adult thymus. *Eur. J. Immunol.,* 1994, 24, 3014-3018.

[18] DORVAL T., MATHIOT C., BRANDELY M., et al. - Lack of effect of tumor infiltrating lymphocytes in patients with metastatic melanoma who failed to respond to interleukin 2. *Eur. J. Cancer,* 1992, 29A, 724-728.

[19] ESPINOZA-DELGADO I., BOSCO M. C., MUSSO T., et al. - Interleukin-2 and human monocyte activation. *J. Leukocyte Biol.,* 1995, 57, 13-19.

[20] FLUCKIGER A. C., GARRONE P., DURAND I., et al.. - Interleukin 10 (IL-10) upregulates functional high afinity IL-2 receptors on normal and leukemic B lymphocytes. *J. Exp. Med.,* 1993, 178, 1473-1481.

[21] FOSS F. M., BORKOWSKI T. A., GILLIOM M., et al. - Chimeric fusion protein toxin $DAB_{486}IL$-2 in advanced Mycosis Fungoides and the Sesary Syndrome: correlation of activity and interleukin-2 receptor expression in a phase II study. *Blood,* 1994, 84, 1765-1774.

[22] FRANCOIS C., BOEFFARD F., KALUZA B., et al. - Construction of a bispecific antibody reacting with the α and β chains of the human IL-2 receptor: high affinity cross-linking and high antiproliferative efficiency. *J Immunol,* 1993, 150, 4610-4619.

[23] FRANÇOIS C., DANTAL J., SOREL M., et al. - Antibodies directed at mouse IL-2-R α and β chains act in synergy to abolish T cell proliferation in vitro and delayed type hypersensitivity reaction in vivo . *Int. Transplant.,* 1995, in press,

[24] GIRI J. G., AHDIEH M., EISENMAN J., et al. - Utilization of the β and γ chains of the IL2 receptor by a novel cytokine IL15. *EMBO J.,* 1994, 13, 2822-2830.

[25] GIRI J. G., KUMAKI S., AHDIEH M., et al. - Identification and cloning of a novel IL-15 binding protein that is structurally related to the alpha chain of the IL-2 receptor. *EMBO Journal,* 1995, 14, 3654-3663.

[26] GNARRA J. R., OTANI H., WANG M. G., et al. - Human interleukin 2 receptor beta-chain gene: chromosomal localization and identification of 5' regulatory sequences. *Proc Natl Acad Sci USA,* 1990, 87, 3440-4.

[27] GRABSTEIN K. H., EISENMAN J., SHANEBECK K., et al. - Cloning of a T cell growth factor that interacts with the beta chain of the interleukin-2 receptor. *Science,* 1994, 264, 965-968.

[28] HANKE T., MITNACHT R., BOYD R., HÜNIG T. - Induction of Interleukin 2 receptor β chain expression by self-recognition in the thymus. *J. Exp. Med.,* 1994, 180, 1629-1636.

[29] HERVÉ P., WIJDENES J., BERGERAT J. P., et al. - Treatment of corticosteroid resistant acute graft-versus-host disease by in vivo administration of anti-interleukin-2 receptor monoclonal antibody (B-B10). *Blood,* 1990, 75, 1017-1023.

[30] JOHN S., REEVES R. B., LIN J.-X., et al. - Regulation of Cell-type specific interleukin-2 receptor α chain gene expression: potential role of physical interactions between Elf-1, HMG-I(Y), and NF-kB family proteins. *Mol. Cell. Biol.,* 1995, 15, 1786-1796.

[31] KINDLER V., MATTHES T., JEANNIN P., ZUBLER R. H. - Interleukin-2 secretion by human B lymphocytes occurs as a late event and requires additional stimulation after CD40 cross-linking. *Eur. J. Immunol.,* 1995, 25, 1239-1243.

[32] KOVACS J. A., BASELER M., DEWAR R. J., et al. - Increase in CD4 T lymphocytes with intermittent courses of Interleukin-2 in patients with human immunodeficiency virus infection. A preliminary study. *N. Engl. J. Med.,* 1995, 332, 567-575.

[33] KREITMAN R. J., CHANG C. N., HUDSON D. V., et al. - Anti-Tac(Fab)-PE40, a recombinant double chain immunotoxin which kills interleukin-2-receptor-bearing cells and induces complete remission in an in vivo tumor model. *Int. J. Cancer,* 1994, 57, 856-864.

[34] LAI J.-H., HORVATH G., SUBLESKI J., et al. - RelA is a potent transcriptional activator of the CD28 response element within the interleukin 2 promoter. *Mol. Cel. Biol.,* 1995, 15, 4260-4271.

[35] LENARDO M. J. - Interleukin-2 programs mouse αβ T lymphocytes for apoptosis. *Nature,* 1991, 353, 858-861.

[36] LEONARD W. J., DEPPER J. M., KANEHISA M., et al. - Structure of the human interleukin-2 receptor gene. *Science,* 1985, 230, 633-9.

[37] LIN J.-X., BHAT N. K., JOHN S., et al. - Characterization of the human interleukin-2 receptor β-chain gene promoter: regulation of promoter activity by ets gene products. *Mol. Cell. Biol.,* 1993, 13, 6201-6210.

[38] LIN J.-X., MIGONE T.-S., TSANG M., et al. - The role of shared receptor motifs and common Stat proteins in the generation of cytokine pleiotropy and redundancy by IL-2, IL-4, IL-7, IL-13 and IL-15. *Immunity,* 1995, 2, 331-339.

[39] MIYASAKI T., LIU Z.-J., KAWAHARA A., et al. - Three distinct IL-2 signaling pathways mediated by bcl-2, c-myc, and lck cooperate in hematopoietic cell proliferation. *Cell,* 1995, 81, 223-231.

[40] MORGAN D. A., RUSCETTI F. W., GALLO R.C. - Selective *in vitro* growth of T lymphocytes from normal human bone marrows. *Science,* 1976, 193, 1007-1008.

[41] NAGANISHI K., HIROSE S., YOSHIMOTO T., et al. - Role and regulation of interleukin (IL)-2 receptor α and β chains in IL-2 driven B-cell growth.*Proc.Natl.Acad.Sci.USA,* 1992, 89, 3551-3555.

[42] NAKAMURA Y., RUSSEL S. M., MESS S. A., et al. - Heterodimerization of the IL-2 receptor β and γ chain cytoplasmic domains is required for signaling. *Nature,* 1994, 369, 330-333.

[43] NAKARAI T., ROBERTSON M. J., STREULI M., et al. - Interleukin 2 receptor γ chain expression on resting and activated lymphoid cells. *J. Exp. Med.,* 1994, 180, 241-251.

[44] NOGUCHI M., ADELSTEIN S., CAO X., LEONARD W. J. - Characterization of the human interleukin-2 receptor gamma chain gene. *J. Biol. Chem.,* 1993, 268, 13601-13608.

[45] NOGUCHI M., YI H., ROSENBLATT H. M., et al. - Interleukin-2 receptor gamma chain mutation results in X-linked severe combined immunodeficiency in humans. *Cell,* 1993, 73, 147-157.

[46] NORMAN D. G., BARLOW P. N., BARON M., et al. - Three-dimensional structure of a complement control protein module in solution. *J. Mol. Biol.,* 1991, 219, 717-725.

[47] PAHWA R., CHATILA T., PAHWA S., et al. - Recombinant interleukin 2 therapy in severe combined immunodeficiency disease. *Proc. Natl. Acad. Sci. USA,* 1989, 86, 5069-5073.

[48] PERICLE F., LIU J. H., DIAZ J. I., et al. - Interleukin-2 prevention of apoptosis in human neutrophils. *Eur. J. Immunol.,* 1994, 24, 440-444.

[49] PLAISANCE S., RUBINSTEIN E., ALILECHE A., et al. - Human melanoma cells express a functional interleukin-2 receptor. *Int. J. Cancer,* 1993, 55, 164-170.

[50] ROSENBERG S. A. - Immunotherapy and gene therapy of Cancer.*Cancer Res.,* 1991, 51, 5074-5079.

[51] SCHWARTZ R. H. Costimulation of T lymphocytes: the role of CD28, CTLA-4, and B7/BB1 in Interleukin-2 production and immunotherapy. *Cell,* 1992, 71, 1065-1068.

[52] SOULILLOU J. P., JACQUES Y. - Monoclonal anti-IL2 receptor in organ transplantation. *Transplant Int,* 1989, 2, 46 -.

[53] SPRANG S. R., BAZAN J. F. - Cytokine structural taxonomy and mechanisms of receptor engagement. *Cur. Op. Struct. Biol.,* 1993, 3, 815-827.

[54] SUZUKI H., KÜNDIG T. M., FURLONGER C., et al. - Deregulated T cell activation and autoimmunity in mice lacking interleukin-2 receptor β. *Science,* 1995, 268, 1472-1476.

[55] TAKESHITA T., ASAO H., OHTANI K., et al. - Cloning of the gamma chain of the human IL-2 receptor. *Science,* 1992, 257, 379-382.

[56] THEZE J. - Cytokine receptors: a combinative family of molecules. *Eur. Cytokine Netw.,* 1994, 5, 353-368.

[57] VACCA A., DI STEFANO R., FRASSANITO A., et al. - A disturbance of the IL-2/IL-2 receptor system parallels the activity of multiple myeloma. *Clin. Exp. Immunol.,* 1991, 84, 429-434.

[58] VIE H., GAUTHIER T., BREATHNACH R., et al. - Human fusion protein between IL-2 and IgM heavy chain are cytotoxic for cells expressing the IL-2 receptor. *Proc Natl Acad Sci USA,* 1992, 83, 11337-11341.

[59] WALDMANN T. A. - The IL-2/IL-2 receptor system: a target for rational immune intervention. *Immunol. Today,* 1993, 14, 264-270.

[60] WILKINSON P. C., LIEW F. Y. - Chemoattraction of human blood T lymphocytes by interleukin-15. *J. Exp. Med.,* 1995, 181, 1255-1259.

[61] YASUMURA S., LIN W.-C., WEIDMANN E., et al. - Expression of interleukin-2 receptors on human carcinoma cell lines and tumor growth inhibition by interleukin 2. *Int. J. Cancer,* 1994, 59, 225-234.

[62] ZURAWSKI S. M., VEGA F. J., DOYLE E. L., et al. - Definition and spatial location of mouse interleukin-2 residues that interact with its heterotrimeric receptor. *Embo J,* 1993, 12, 5113-5119.

Chapitre 10

INTERLEUKINE-3

Michel DY

INTRODUCTION

Cytokines et hématopoïèse

Un nombre relativement restreint de cellules souches totipotentes principalement localisées dans la moelle osseuse, donne naissance aux différentes cellules sanguines. La durée de vie relativement courte de ces dernières oblige l'organisme à pourvoir à leur remplacement continuel. Par conséquent, ces cellules souches totipotentes doivent être douées d'une double potentialité : s'autorenouveler de façon à éviter leur épuisement et se différencier pour donner naissance aux différentes lignées cellulaires sanguines. Les mécanismes qui contrôlent l'équilibre entre ces deux propriétés (auto-renouvellement et différenciation) sont encore mal connus. Ils consistent en un ensemble complexe d'interactions entre les cellules souches hématopoïétiques à leur différent stade de différenciation, les cellules stromales qui forment leur microenvironnement et de nombreuses cytokines douées d'activité stimulante ou inhibitrice. Les facteurs stimulants sont des glycoprotéines qui furent identifiées par leur capacité à induire la formation de colonies de cellules différenciées à partir de leurs précurseurs dans un milieu semi-solide. Pour cette raison, ils furent dénommés Colony Stimulating Factor (CSF). Ils sont maintenant purifiés, leurs gènes sont clonés et leurs séquences connues. Leur obtention sous forme recombinante est maintenant courante et leur utilisation thérapeutique a déjà donné des résultats encourageants.

Ces facteurs de croissance hématopoïétiques (ou CSF) peuvent être séparés en deux catégories selon leurs cellules cibles. Un premier groupe comporte ceux dont l'activité est relativement restreinte à une lignée cellulaire donnée tel que le Macrophage - CSF (M-CSF ou CSF-1) spécifique de la lignée macrophagique, le Granulocyte - CSF (G-CSF) spécifique des polynucléaires neutrophiles, l'Interleukine 5 (IL-5 ou Eo-CSF) spécifique des éosinophiles et la Thrombopoiétine (TPO) spécifique des mégacaryocytes. On peut y ajouter l'érythropoïétine (EPO) spécifique de la lignée rouge bien qu'elle soit plus proche d'une hormone que d'une cytokine. Dans la deuxième catégorie se trouvent les facteurs qui ont un large spectre d'activité : le Granulocyte-Macrophage CSF (GM-CSF) et l'Interleukine 3 (IL-3) dont les activités biologiques se recouvrent souvent et qui ont la propriété d'agir sur des cellules plus immatures (figure 10.1).

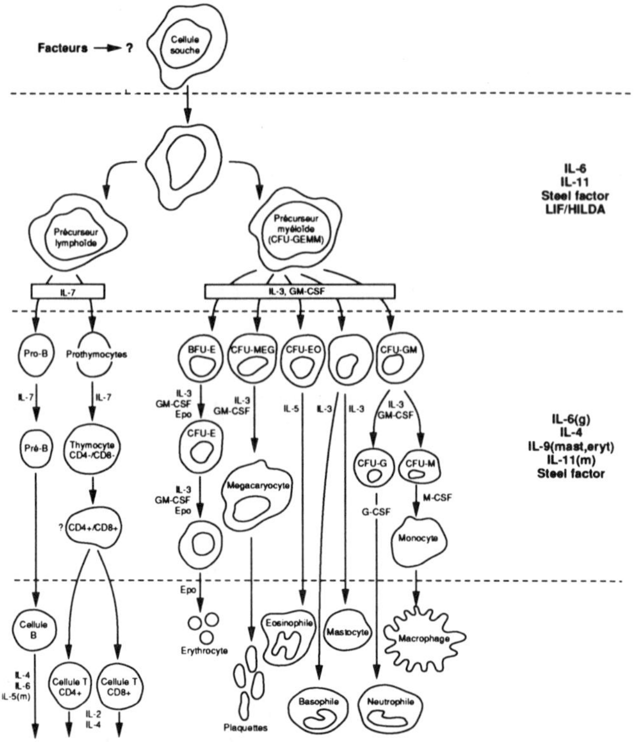

FIG.10.1 — *Schéma de l'hématopoïèse présentant les principaux sites d'action des diverses cytokines* (g) granulocytes ; (mast) mastocytes ; (eryt) érythrocytes ; (m) macrophages.

En plus des facteurs de croissance hématopoïétiques impliqués dans la myélopoïèse et l'érythropoïèse, il faut citer l'interleukine 7 (IL-7). Cette cytokine joue un rôle important dans la lymphopoïèse T et B puisque l'inactivation de son gène par recombinaison homologue induit une forte lymphopénie T et B [40]. Enfin, sans être des facteurs de croisance à proprement parler, un certain nombre d'autres cytokines jouent également un rôle primordial au cours de l'hématopoïèse, soit en rendant possible, soit en amplifiant l'effet des facteurs de croissance hématopoïétique. Il s'agit de l'interleukine 6 (IL-6), de l'interleukine 4 (IL-4), du LIF/HILDA (Leukemia Inhibitory Factor / Human Interleukin DA), de l'interleukine 9 (IL-9), de l'interleukine 11 (IL-11), du Steel Factor (aussi dénommé KL pour c-kit ligand, MGF pour Mast Cell Growth Factor ou SCF pour Stem Cell Factor), de l'interleukine 7 (IL-7), du ligand de FLT 3 et de l'hépatocyte growth factor (HGF).

Les substances ayant un effet inhibiteur sur l'hématopoïèse composent une famille plus hétérogène comprenant des cytokines telles que l'interféron γ, le TGFβ et d'autres substances, telles que les prostaglandines, la ferritine, la lactoferrine et quelques peptides comme l'AcSDKP.

Le rôle exact des facteurs de croissance hématopoïétique dans l'hématopoïèse basale (ou constitutive) chez l'individu sain n'est pas encore totalement élucidé. Cependant, un progrès important a pu être réalisé chez la souris grâce à l'étude de l'hématopoïèse des animaux dont la production (par inactivation de leur gène par recombinaison homologue ou par mutation spontanée) ou l'effet (par injection d'anticorps monoclonaux spécifiques) d'une cytokine donnée est abolie. Les résultats de ces travaux sont résumés dans le tableau 10. 1 et supportent l'idée que le G-CSF [26] et le M-CSF[41] contrôlent partiellement la différenciation des granulocytes et des macrophages respectivement, ce qui n'est pas le cas pour l'IL-3 [17] et le GM-CSF [38] (excepté pour la fonction des macrophages alvéolaires dans le cas du GM-CSF). Malgré tout, cela ne signifie pas que ces deux facteurs n'aient aucun rôle dans l'hématopoïèse constitutive mais démontre que si tel est le cas, leur absence peut être compensée par d'autres médiateurs. Chez l'homme, des études de l'expression spontanée dans la moelle osseuse et le sang périphérique des ARN messagers qui codent pour les cytokines agissant sur l'hématopoïèse sont plus ou moins en accord avec les résultats obtenus chez la souris puisqu'aucune expression du GM-CSF et de l'IL-3 n'est retrouvée chez les individus sains (cependant on note aussi l'absence de G-CSF) alors que l'expression du M-CSF, du SCF, de l'IL-6 et de l'IL-7 est observée constamment dans la moelle osseuse [3]. Ces résultats sont en faveur de l'existence d'autres régulateurs de la formation des lignées myéloïdes.

L'hématopoïèse doit, non seulement, maintenir l'homéostasie de la formule sanguine mais elle doit aussi faire face rapidement mais de façon contrôlée à toutes sortes de situations d'urgence. Ainsi, au cours de la réponse immune consécutive à une infection sévère, il n'est pas rare de voir le nombre de globules blancs augmenter très fortement (le nombre de granulocytes pouvant varier de 5 000 cellules par microlitre chez le sujet sain jusqu'à plus de 50 000 au cours d'infections sévères). Cette hématopoïèse inductible (comparée à l'hématopoïèse constitutive responsable de l'homéostasie de la formule sanguine en condition non pathologique) résulte de l'effet de certaines de ces cytokines produites soit par les lymphocytes T sensibilisés (IL-3, GM-CSF, IL-5, IL-6, IL-4), soit par des macrophages, des cellules endothéliales ou des fibroblastes (G-CSF, M-CSF, IL-6, Steel factor, IL-11....) généralement en réponse à des signaux d'activation produits également par les lymphocytes T (figure 10.2).

Interleukine-3

Comme pour la plupart des cytokines, l'IL-3 a été décrite par différentes équipes dans des modèles murins divers avec des acronymes variés. Ainsi, elle fut étudiée sous le nom de multi-CSF (Multi-Colony Stimulating Factor), pour son effet sur la formation de colonies de cellules différenciées de diverses lignées cellulaires à partir de progéniteurs hématopoïétiques en milieu semi-solide, sous le nom de MCGF (Mast Cell Growth Factor) pour son action sur la prolifération et la différenciation de la lignée mastocytaire à partir de cellules médullaires, sous le nom de PSF (P-Cell Stimulating Factor) pour le maintien de la prolifération des cellules P (pour Persisting) au cours de cultures médullaires à long terme, sous le nom de HCSF (Histamine-producing Cell Stimulating Factor) pour sa capacité à induire une forte et rapide synthèse d'histamine par les progéniteurs hématopoïétiques et enfin sous le nom d'IL-3 pour son effet sur l'induction de la 20α SDH (20α hydroxystéroïde déshydrogenase) à la surface de cellules spléniques de souris nude. C'est cette dernière activité biologique qui a permis sa purification par J.N.Ihle en 1983. Il a ensuite été démontré que les autres activités biologiques précitées étaient dues à la même molécule [18].

TABLEAU 10.1 — PRINCIPALES CONSÉQUENCES DE LA DÉFICIENCE EN PRODUCTION OU EN RÉPONSE À UNE CYTOKINE DONNÉE (1)

Cytokines	**Méthode aboutissant à l'inactivation**	**Conséquences sur l'hématopoïèse (+ principales autres modifications)**	**Ref.**
IL-3	Transgénique anti-sens	- Déficit partiel en IL-3 accompagné par un syndrome lymphoprolifératif pré-B et un syndrome cérébelleux	[4]
	Souches mutantes avec diminution importante de l'expression de la chaîne α de l'IL-3R	- Fréquence normale des progéniteurs hématopoïétiques	[17]
GM-CSF	Knock-out GM-CSF	- Hématopoïèse normale - Fréquence normale des progéniteurs dans les organes hématopoïétiques - Pathologie pulmonaire avec protéinose alvéolaire, accumulation de surfactant et infiltration lymphocytaire péribronchique	[38]
	Knock-out de la chaîne ß du récepteur (AIC2B)	- Même pathologie pulmonaire que les souris déficientes en GM-CSF	[32]
G-CSF	Knock-out G-CSF	- Neutropénie chronique - 20-30% du taux normal des neutrophiles circulants - Fréquence des précurseurs des lignées myéloïdes diminuée dans la rate et la moelle osseuse - Sensibilité accrue aux infections bactériennes	[26]
M-CSF	Mutation spontanée [46,41,42] des souris op/op (mutation du gène du M-CSF)	- Diminution du nombre de progéniteurs hématopoïétiques dans la moelle osseuse compensée par une hématopoïèse extramédullaire accrue - Ostéopétrose - Fréquence des macrophages périphériques très diminués (de 85 à 95%) - Macrophages de la rate, du thymus et du foie (30-45% de la valeur normale) - Déficit corrigé avec l'âge - Fertilité diminuée chez la souris femelle	
IL-5	Knock-out de la chaîne ß du récepteur (AIC2B)	- Diminution du nombre d'éosinophiles circulants (basal ou en réponse à une infection parasitaire)	[32]

TABLEAU 10.1 — PRINCIPALES CONSÉQUENCES DE LA DÉFICIENCE EN PRODUCTION OU EN RÉPONSE À UNE CYTOKINE DONNÉE (2)

Cytokines	**Méthode aboutissant à l'inactivation**	**Conséquences sur l'hématopoïèse (+ principales autres modifications)**	**Ref.**
TPO	Knock-out du gène du récepteur de la TPO (c-mpl)	- Diminution importante du nombre de mégacaryocytes et de plaquettes circulantes	[13]
IL-7	Knock-out IL-7 ou IL-7Rα	- Lymphopénie importante (effet principal sur l'expansion cellulaire T et bloquage de la différenciation B à la transition pro-B/pré-B) - Déficit comparable à celui obtenu après inactivation du gène de la chaîne γc du récepteur à l'IL-2	[40,33,6]
SCF	Mutation spontanée des souris Sl^d/Sl^d (mutation du gène du SCF) et W/W^v (mutation du gène du récepteur, c-kit).	- Anémie macrocytaire - Déficit en mastocytes - Stérilité dans les deux sexes - Déficit en mélanocytes	[29]
LIF	Knock-out LIF	- Diminution du nombre de CFU-S, de BFU-E et CFU-GM dans la moelle et la rate - Déficit dans l'implantation des blastocytes dans l'utérus	[9,39]
IL-6	Knock-out IL-6	- Pas d'anomalie majeure de la myélopoïèse - Diminution du nombre de lymphocytes T - Lymphopoïèse B normale	[23]
IL-4	Knock-out IL-4	- Développement normal des lymphocytes T et B - Incapacité à développer une réponse TH2	[24]

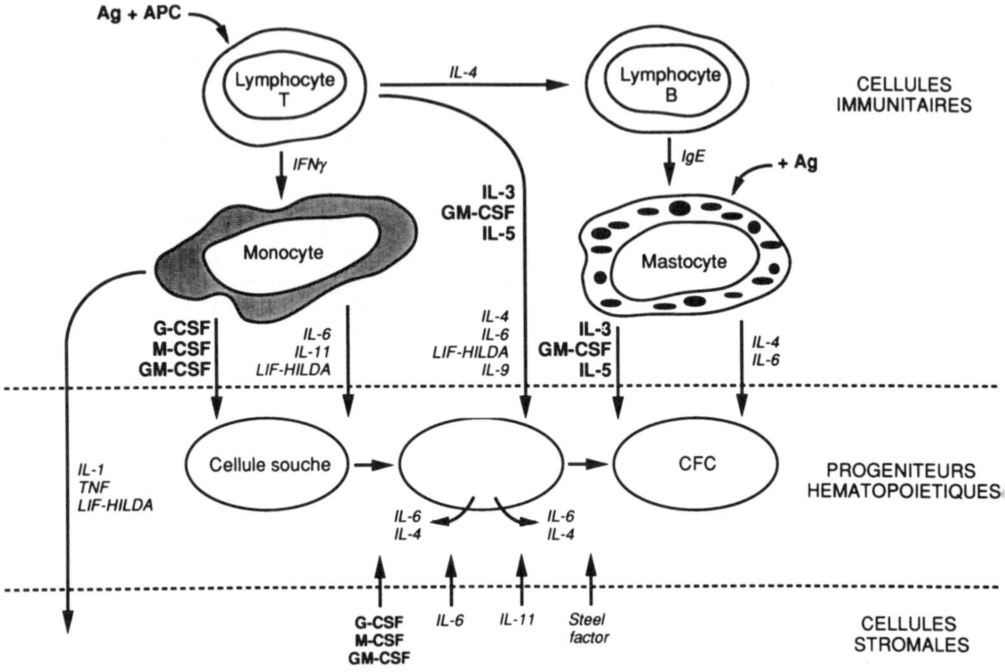

FIG.10.2 — *ntervention des cytokines dans les relations entre réponse immune et hématopoïèse.*
Ag : Antigène, APC : Antigen-presenting cell.

Pendant quelques années, un doute a plané sur l'existence de l'IL-3 humaine. En effet, il a fallu attendre 1986 pour que l'IL-3 de gibbon soit isolée à partir du surnageant d'une lignée T (UCD-144 MLA) grâce à sa capacité à stimuler, en présence d'un anticorps anti-GM-CSF, la prolifération de cellules leucémiques de patients atteints de leucémie myéloïde chronique. Les difficultés rencontrées pour démontrer l'existence de l'IL-3 humaine furent expliquées lorsque l'on s'aperçut que cette IL-3 de gibbon ne possédait que 29% d'homologie au niveau des acides aminés avec l'IL-3 murine. En utilisant la séquence de gibbon comme sonde d'hybridation, le gène humain correspondant fut identifié avec une séquence qui ne différait que par 11 acides aminés [43].

CARACTERISTIQUES BIOCHIMIQUES, ORGANISATION GENOMIQUE ET LOCALISATION CHROMOSOMIQUE

L'IL-3 murine est une glycoprotéine monomérique possédant un poids moléculaire apparent aux alentours de 23-28 000 Dalton. Le clonage et la détermination de sa séquence génomique ont été étudiés à partir de la lignée WEHI-3B ou de cellules T stimulées [12,45]. La molécule mature dérive d'un précurseur de 166 acides aminés (tableau 10.2). Le point de clivage du peptide signal fut tout d'abord déterminé par des règles empiriques suggérant que la molécule mature débutait par le résidu 28 (sérine). La séquence N-terminale de la molécule isolée par J.N. Ihle faisant débuter l'IL-3 mature 5 résidus plus loin suggérait un processus supplémentaire après le clivage du peptide signal. Cependant, une séquence N-terminale d'IL-3 purifiée dont le premier acide aminé est un alanine (résidu 27) a aussi été publiée. Par conséquent, l'IL-3 murine mature contient entre 134 et 140 acides aminés avec un poids moléculaire d'environ 15 000 Dalton. Aucune différence d'activité biologique n'a pu être démontrée entre ces diverses formes d'IL-3 murines. Cependant, il semble que 90% de l'IL-3 produite par les cellules T possèdent 140 acides aminés (PM : 15 674) comme le montrent les expériences utilisant des anticorps dirigés spécifiquement contre l'hexapeptide N-terminal. La différence entre le poids moléculaire apparent et celui découlant de la séquence génique est due à l'occupation de 4 sites de N-glycosylation (positions 42, 70, 77 et 112) par des résidus glucidiques. La protéine mature contient 4 résidus cystéines dont au moins deux sont liés pour former un pont disulfure qui stabilise la structure tertiaire de la molécule sous une forme active biologiquement.

TABLEAU 10.2 — CARACTÉRISTIQUES BIOCHIMIQUES DE L'INTERLEUKINE-3.

		Humaine	**Murine**
Nombre d'acides aminés	Précurseur	152	166
	Forme mature	133	140
Nombre de cystéines		2	4
Sites de N-glycosylation		2	4
Masse molaire	Apparente	-	23-28 000
	Calculée	14 600	15 674
Localisation chromosomique		5	11
Nombre d'exons		5	5
% d'homologie homme/souris			
	au niveau des nucléotides	45%	
	au niveau des acides aminés	29%	

Le gène de l'IL-3 murine est localisé sur le chromosome 11 en étroite association avec celui du GM-CSF. Il est composé de 5 exons et 4 introns (96, 993, 135, et 122 paires de bases respectivement). Dans la cellule WEHI-3, un allèle du gène de l'IL-3 a été modifié par l'insertion d'un élément rétroviral dans la partie 5' non codante du gène, près de son promoteur, aboutissant à la production constitutive de ce facteur.

L'IL-3 humaine est une molécule de 133 acides aminés qui dérive d'un précurseur de 152 acides aminés et dont le poids moléculaire est de 14 600 Dalton. Elle possède 2 sites de N-glycosylation et 2 cystéines. La faible homologie au niveau des acides aminés par rapport à son équivalent murin (de l'ordre de 29%) explique l'absence de réactivité croisée entre les deux espèces. Par contre, la structure du gène de l'IL-3 humaine est assez proche de celle de l'IL-3 murine avec 5 exons dont les tailles sont similaires (exon 1, 2, 3, 4, 5 : 54, 14, 30, 14 et 40 acides aminés chez l'homme comparativement à 55, 14, 32, 14 et 51 acides aminés chez la souris). Le gène de l'IL-3 humaine est localisé sur le chromosome 5 (q23-31) dans une région fréquemment délétée dans certaines leucémies myéloïdes et est en association étroite avec le gène du GM-CSF dont il n'est séparé que par 9 kilobases [44].

CARACTERISTIQUES DES RECEPTEURS DE L'INTERLEUKINE-3

Caractéristiques générales

Le nombre de récepteurs pour l'IL-3 à la surface des cellules est relativement faible. Ils sont présents sur la plupart des lignées hématopoïétiques (neutrophiles, basophiles, éosinophiles, mastocytes, monocytes et blastes) mais absents sur les érythrocytes et, semble-t-il, sur les lymphocytes. Entre 700 et 13 000 sites/cellule ont été mis en évidence sur des lignées IL-3-dépendantes alors que le nombre moyen de récepteurs par cellule dans une moelle osseuse murine normale est de 130. Cependant l'analyse autoradiographique quantitative a démontré qu'un faible pourcentage (environ 1%) des cellules médullaires avait une plus forte capacité de fixation. En outre, dans le système murin, plus un progéniteur hématopoïétique est engagé dans le schéma de différenciation d'une lignée cellulaire spécifique, plus le nombre de récepteurs pour l'IL-3 diminue. Bien que ces récepteurs soient exprimés en faible nombre à la surface cellulaire, la comparaison entre la constante de dissociation de ces derniers et la quantité minimale nécessaire pour obtenir une activité biologique maximale montre que l'occupation d'un nombre relativement restreint de ces sites de fixation est suffisant pour induire l'activité optimale. Pour des raisons mal connues, l'interaction IL-3/récepteur est presque irréversible à 0-4°C et pH neutre, par contre à 37°C le complexe ligand/récepteur est internalisé et dégradé lentement.

Dans le système murin, la fixation l'IL-3 sur son récepteur induit une diminution de l'expression des récepteurs du GM-CSF à la surface de cellules hématopoïétiques. Ce phénomène représente une des parties de la "trans-down modulation" des récepteurs des facteurs de croissance hématopoïétique, qui est hiérarchique et dose-dépendante (voir chapitre GM-CSF).

Structure des récepteurs pour l'IL-3

Le récepteur de l'IL-3 est composé de deux chaînes chez l'homme et de trois chez la souris [14,16,20,22] qui possèdent toutes les caractéristiques propres à la superfamille des récepteurs pour les "hématopoïétines", c'est-à-dire une seule région transmembranaire, un domaine intracytoplasmique sans activité kinase et un domaine extracellulaire comportant 4 cystéines dans sa partie N-terminale et un motif WSXWS (tryp-Ser-X-tryp-Ser) près de la jonction membranaire. Ces caractéristiques sont partagées par les récepteurs pour l'IL-2 (p75), l'IL-4, l'IL-5, l'IL-6, l'IL-7, le GM-CSF, le G-CSF, le LIF/HILDA et pour des hormones telles que l'érythropoïétine, la prolactine et l'hormone de croissance (voir chapitre sur les récepteurs des cytokines et signaux de transduction).

Récepteur humain

Chaîne α (DUK-1) : Elle dérive d'un précurseur de 378 acides aminés qui après clivage du peptide signal (18 acides aminés) donne une molécule mature dont les principales caractéristiques sont présentées dans le tableau 10.3. L'occupation des 6 sites potentiels de N-glycosylation dans la partie extracellulaire explique la différence entre son poids moléculaire apparent (70kDa) et celui calculé à partir de la séquence génomique (41 254 Dalton). Cette chaîne α possède dans sa partie extracellulaire N terminale, outre les 4 cystéines caractérisant la famille des récepteurs pour les"hématopoïétines", une région de 100 acides aminés possédant une homologie significative avec la chaîne α du GM-CSF et de l'IL-5. De même, une courte séquence d'acides aminés située juste après le domaine transmembranaire est remarquablement conservée dans ces trois récepteurs. Ces homologies font que la chaîne α entière du récepteur pour l'IL-3 possède respectivement une homologie de 54% et de 43% au niveau des acides aminés avec la chaîne α du récepteur pour le GM-CSF et l'IL-5. La transfection de cellules COS avec DUK-1 induit l'expression d'un récepteur avec une très faible affinité pour l'IL-3 (~100nM).

Chaîne β (KH97) : Par hybridation hétérologue avec la sonde du récepteur à l'IL-3 murine (chaîne β : AIC2B), la chaîne homologue humaine a été clonée à partir de la lignée hématopoïétique TF1. Son domaine extracellulaire semble avoir été dupliqué puisque l'on retrouve les caractéristiques de la superfamille des récepteurs pour les "hématopoïétines" en double avec cependant un motif WSXWS incomplet dans la partie N terminale. Cette chaîne ne fixe ni l'IL-3 ni aucune autre cytokine (voir tableau 10.3). Le gène codant pour KH97 est situé sur le chromosome 22q13.1.

Association des chaînes α et β. Des cellules COS cotransfectées avec la chaîne α et KH97 reconstituent un récepteur à haute affinité dont la constante de dissociation est identique à celle des récepteurs présents à la surface des cellules hématopoïétiques normales humaines (environ 100pM). Sur certains types cellulaires, l'IL-3 agit en compétition avec le GM-CSF et l'IL-5 sur leur récepteur spécifique (et vice-versa). Cette "cross-compétition" est maintenant expliquée par le fait que ces trois récepteurs possèdent leur chaîne spécifique (α) et partage la chaîne β (KH97) (figure 10.3).

Récepteur murin

Ce récepteur est composé d'une chaîne α spécifique de l'IL-3 de faible affinité qui peut s'associer soit à une chaîne β fixant l'IL-3 avec une faible affinité soit à une chaîne β qui ne fixe aucune cytokine et qui est commune au récepteur pour le GM-CSF et l'IL-5 (de façon analogue à ce qui a été décrit chez l'homme).

Chaîne α (SUT-1). Elle dérive d'un précurseur de 396 acides aminés qui après clivage du peptide signal aboutit à une molécule mature dont le poids moléculaire apparent de 60-70kDa est largement supérieur à celui calculé à partir de sa séquence (41 125 Dalton). Cette différence est sans doute expliquée par l'occupation des 5 sites de N-glycosylation présents dans le domaine extracellulaire. Elle possède les caractéristiques spécifiques de la famille des récepteurs des "hématopoïétines" quoique de façon analogue à la chaîne α humaine, le motif WSXWS soit remplacé par un motif LSXWS. Cependant, l'homologie entre les chaînes α murines et humaines n'est que de 47% au niveau des acides nucléiques et de 30% au niveau des acides aminés. La transfection de SUT-1 dans des cellules COS ou CTLL-2 induit un récepteur de faible affinité pour l'IL-3 (Kd = 45-60 nM).

Chaînes β (AIC2A ou $\beta_{IL\text{-}3}$ et AIC2B ou βc). L'immunisation contre une lignée de mastocytes IL-3 dépendante (IC-2) a permis l'obtention d'un anticorps monoclonal anti-AIC2 qui inhibe partiellement la fixation de l'IL-3 sur ses cellules cibles. En utilisant cet anticorps, les ADN complémentaires codant pour l'antigène AIC2 ont été recherchés. Deux ADNc furent isolés (AIC2A et AIC2B), l'un codant pour une molécule fixant l'IL-3 avec une faible affinité (AIC2A) et l'autre ne fixant aucune cytokine (AIC2B). AIC2A code pour un précurseur de 878 acides aminés qui donne naissance à une molécule mature dont la partie extracellulaire contient deux fois le motif de 200 acides aminés commun à la famille des récepteurs pour les "hématopoïétines" (tableau 10.4). AIC2B code pour une molécule de 896 acides aminés qui possède 91% d'homologie avec AIC2A. La structure de AIC2B est la même que celle de AIC2A et bien que leurs domaines intracellulaires soient relativement longs (431 et 413 respectivement), ils ne possèdent pas d'activité kinase. La cotransfection de AIC2A et AIC2B dans une même cellule n'induit pas de récepteurs à haute affinité. Les gènes de A1C2A (ßIL-3) et AIC2B (ßc) sont très proches l'un de l'autre sur le chromosome 15.

TABLEAU 10.3 — CARACTÉRISTIQUES DU RÉCEPTEUR POUR L'IL-3 HUMAINE

		Chaîne α (DUK-1)	**Chaîne β (KH 97) (βc)**
Nombre d'acides aminés			
Précurseur		378	897
	extracellulaire	287	420
Molécule	transmembranaire	20	25
mature	cytomembranaire	53	431
Masse molaire		70 kDa	120 kDa
Kd		120 ± 60 nM	ne fixe aucune cytokine
Appartenance superfamille		hématopoïétine	hématopoïétine
Particularité		LSXWS au lieu de WSXWS	partie extracellulaire dupliquée

L'association des chaînes α et β donne un récepteur de haute affinité (Kd=100pM environ).

TABLEAU 10.4 — CARACTÉRISTIQUES DU RÉCEPTEUR POUR L'IL-3 MURINE

			Chaîne β	
		Chaîne α (SUT 1)	**AIC2A (βIL-3)**	**AIC2B (βc)**
Nombre d'acides aminés				
Précurseur		396	878	896
	extracellulaire	315	417	417
Molécule	transmembranaire	24	26	26
mature	cytoplasmique	41	413	431
Masse molaire		41 215 Da	94 kDa	95 kDa
Kd		40nM	17,9 ± 3,6nM	ne fixe aucune cytokine
Appartenance superfamille		hématopoïétine	hématopoïétine	hématopoïétine
Particularité		LSXWS au lieu de WSXWS	partie extracellulaire dupliquée	partie extracellulaire dupliquée

L'association de la chaîne α avec AIC2A ou AIC2B forme un récepteur de haute affinité (270 ± 32 pM et 443 ± 40 pM, respectivement).

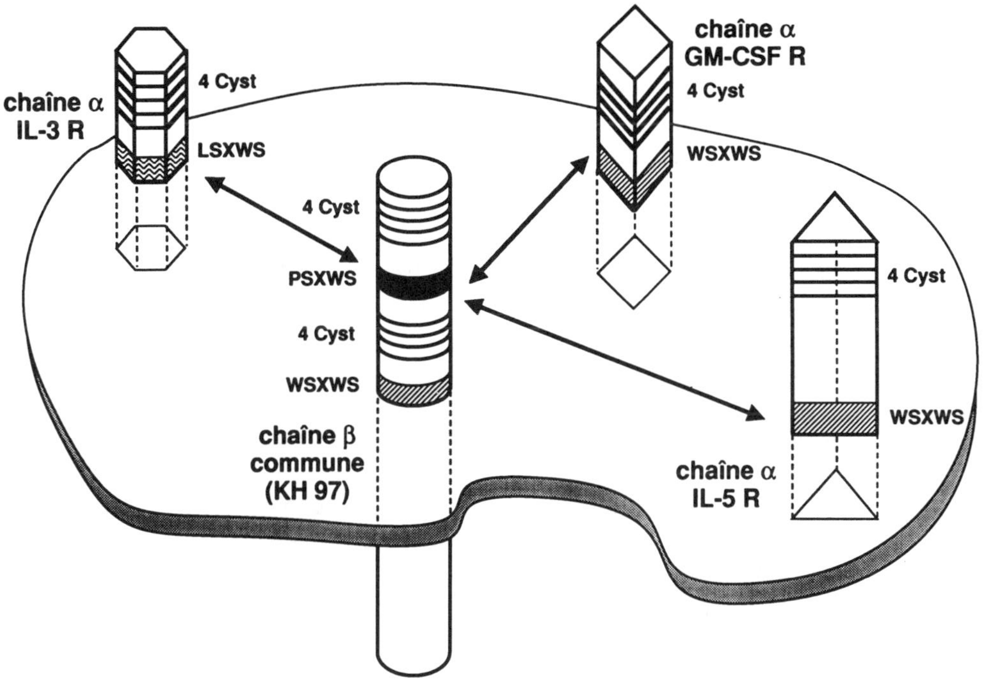

FIG.10.3 — *Le récepteur de haute affinité de l'IL-3 humaine est composé d'une chaîne α spécifique pour le ligand et d'une chaîne β ne fixant aucune cytokine qui est partagée par les récepteurs pour le GM-CSF et l'IL-5.*

Association des chaînes α et β. La souris possède deux récepteurs fonctionnels à haute affinité pour l'IL-3. Ils résultent de l'association de la chaîne α soit avec AIC2A (ßIL-3), soit avec AIC2B (ßc). Cette dernière fait aussi partie du récepteur de haute affinité pour le GM-CSF et l'IL-5, de façon analogue au modèle humain. Ces deux récepteurs de haute affinité pour l'IL-3 murine (300-400 pM) sont capables de transmettre un signal de prolifération lorsqu'ils sont transfectés dans des cellules CTLL (figure 10.4).

Très récemment, l'étude de souris chez lesquelles les gènes des chaînes ßc ou ßIL-3 ont été inactivés par recombinaison homologue ont confirmé la redondance entre ces deux chaînes. En effet, les cellules médullaires de souris mutantes pour la chaîne ßc ne forment plus de colonies en réponse au GM-CSF et à l'IL-5 confirmant ainsi que cette chaîne est effectivement commune à ces récepteurs. Par contre, le nombre et de type de colonies obtenues en réponse à l'IL-3 ne sont pas significativement différentes de celles obtenues avec les souris contrôles, indiquant ainsi que la chaîne ßIL-3 peut transmettre le signal induit par l'IL-3 en l'absence de la chaîne ßc. D'autre part, les cellules médullaires de souris mutantes pour la chaîne ßIL-3 répondent normalement à l'IL-3 démontrant que la chaîne ßc transmet le signal en l'absence de ßIL-3. Cette redondance a été retrouvée non seulement en terme de formation de colonies en milieu semi-solide mais également en milieu liquide sur la prolifération des mastocytes. Le phénotype des souris déficientes pour la chaîne ßc résulte de la non réponse au GM-CSF et à l'IL-5 qui se traduit par un taux basal diminué d'éosinophiles et une pathologie pulmonaire similaire à celle observée chez les souris déficientes en GM-CSF (voir chapitre GM-CSF). La souris déficiente pour la chaîne ßIL-3 est apparemment normale [32].

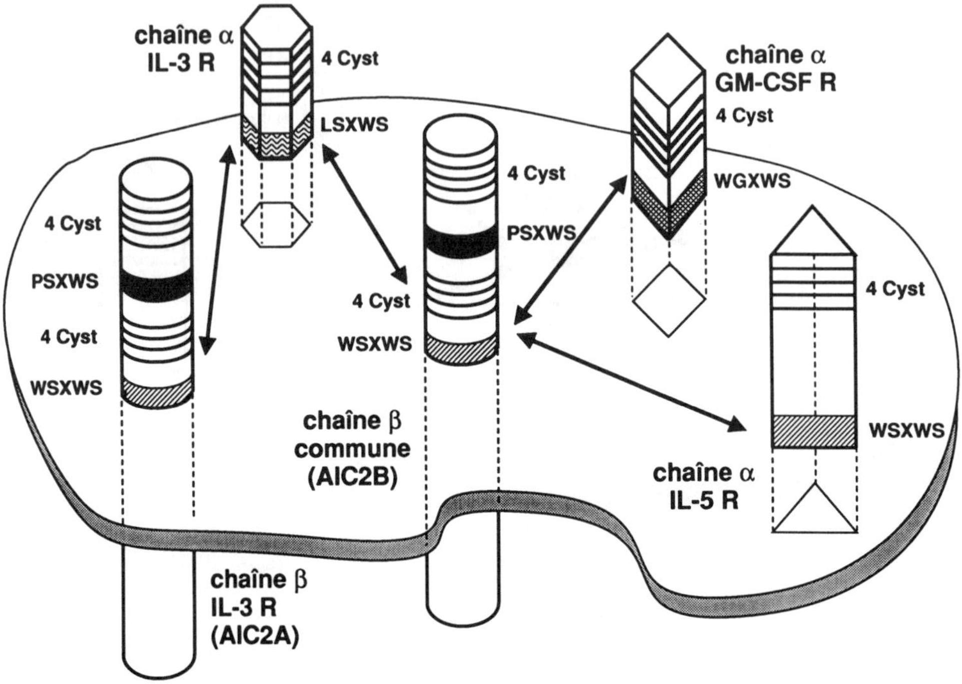

FIG.10.4 — *Il existe deux types de récepteurs de haute affinité pour l'IL-3 murine résultant de l'association de la chaîne α spécifique pour le ligand avec la chaîne β AIC2A ou la chaîne β AIC2B (commune avec les récepteurs pour le GM-CSF et l'IL-5).*

Signal de transduction

Malgré l'absence d'activité tyrosine kinase intrinsèque, un des premiers évènements observés après fixation de l'IL-3 sur son récepteur est l'induction d'une phosphorylation de résidus tyrosine sur de nombreux substrats intracytoplasmiques. L'importance des tyrosines kinases dans la transduction du signal de l'IL-3 a été tout d'abord suggérée par la capacité des rétrovirus exprimant des oncogènes avec activité tyrosine kinase (v-abl; v-src; v-fms) à induire la prolifération des lignées IL-3 dépendantes en l'absence du facteur de croissance. Ceci fut confirmé par l'inhibition de la prolifération induite par l'IL3 par des inhibiteurs des tyrosines kinases alors que les inhibiteurs de phosphatases potentialisaient l'effet de l'IL-3.

Plusieurs tyrosines kinases intracytoplasmiques sont activées en réponse à l'IL-3 (Fes, Lyn, Fyn....). Cependant l'élément essentiel semble être l'association du récepteur avec JAK2 (voir chapitre sur les récepteurs des cytokines et signaux de transduction) qui va être responsable de la phosphorylation des résidus tyrosine du récepteur lui-même créant ainsi de nombreux sites d'ancrage pour des molécules adaptatrices ou effectrices capables d'activer différentes voies de transduction. Parmi les différents substrats qui sont phosphorylées après fixation de l'IL-3 sur son récepteur, les STAT (pour Signal

Transducers and Activators of Transcription) semblent jouer un rôle important. Ces protéines sont présentes à l'état latent dans le cytoplasme des celules, nécessitant une phosphorylation sur une tyrosine spécifique pour s'homodimériser ou s'hétérodimériser, étape indispensable pour leur migration dans le noyau où elles se fixent sur des éléments GAS (γ-activated sequence) de certains gènes pour en activer leur transcription. Si ces protéines ne semblent pas jouer un rôle primordial dans le signal mitogénique, elles peuvent expliquer la spécificité d'action de la cytokine en fonction de la nature des cellules puisque 1) la nature des STAT présents au sein d'une cellule diffèrent selon le type cellulaire et/ou sont état d'activation et 2) leurs affinités pour les éléments GAS varient en fonction de la nature du dimère. Dans le cas de l'IL-3, l'activation de JAK2 induit la phosphorylation de STAT 5 (STAT 5A et STAT5B)[1,30] ainsi que de STAT 6 [34].

D'autres voies sont également mises en jeu après fixation de l'IL-3 sur son récepteur. Ainsi l'activation de Ras (par l'intermédiaire du complexe Shc-grb2-SOS ou par Vav) aura comme conséquence la stimulation de Raf et des MAP-kinases qui aboutira à l'induction de cfos/cjun. La région proche de la membrane de ßc semble également être impliquée dans l'induction de Pim-1 et de cmyc. Enfin, des phosphatases telles que le HCP (Hematopoietic Cell Phosphatase) sont recrutées par le complexe récepteur-JAK2 où elles pourraient jouer un rôle de "down-regulation". Bien que la majorité des données actuelles ont été concentrées sur l'étude des différentes régions du domaine intracytoplasmique de ßc qui sont impliquées dans l'activation des nombreuses voies de transduction que nous avons énumérées, il ne faut pas oublier que la chaîne α est également indispensable à la transduction du signal.

PRODUCTION D'INTERLEUKINE-3

In vitro

Les cellules T constituent la principale source d'IL-3. Sa production qui nécessite toujours une stimulation par un antigène spécifique ou une lectine, atteint son maximum après 12 à 20 heures d'incubation et survient indépendamment de la prolifération. L'étude de nombreux clones de cellules T a permis de démontrer que des cellules T $CD4^+$ et $CD8^+$ peuvent produire de l'IL-3. Cependant, le fait que les cellules T $CD4^+$ sécrètent 10 à 100 fois plus d'IL-3 que les cellules CD8+ suggère que les premières fournissent la majorité de l'IL-3 produite par une population polyclonale de lymphocytes T activés. Deux types de cellules CD4+ ont été décrits chez la souris selon la nature des cytokines produites en réponse à une stimulation : les cellules Th1 produisant de l'IL-2 et de l'IFNγ et les cellules Th2 de l'IL-4, IL-5 et IL-6. L'IL-3 est produite en quantité similaire par ces deux types de cellules "helper". Une autre source majeure d'IL-3 est le mastocyte stimulé, en particulier après "cross-linking" de ses récepteurs FcεRI. D'autres origines possibles ont été décrites dans la littérature telles que les cellules épidermiques, les astrocytes et les cellules endothéliales. Cependant, à cause soit du degré de purification de ces cellules soit du test biologique utilisé (plus ou moins spécifique de l'IL-3), ces données nécessiteraient une confirmation par des techniques plus spécifiques telle que l'hybridation in situ. Les cellules épithéliales thymiques peuvent être également considérées comme une source d'IL-3 puisque "in vitro" ces cellules expriment constitutivement des mRNA qui code pour cette cytokine. Il reste à élucider dans quelle mesure cette production est influencée par les conditions de culture.

Un certain nombre de cellules tumorales produisent de l'IL-3. Il s'agit dans la plupart des cas de lymphomes T tels que EL-4 ou LBRM 33 après induction par des stimuli variés. La principale cellule tumorale non T capable de produire de l'IL-3 est la lignée WEHI-3 qui la synthétise constitutivement. Cependant, cette caractéristique unique est expliquée par l'insertion d'un élément rétroviral dans la partie 5' du gène de l'IL-3 près de son promoteur.

In vivo

Le sérum normal (humain ou murin) ne contient pas d'IL-3 à une concentration détectable. Les activités CSF décrites dans la circulation dans des conditions basales, après infections ou injections de LPS sont dues au M-CSF, G-CSF ou GM-CSF. Cependant, un certain nombre d'activités biologiques spécifiques de l'IL-3 (développement de mastocytes muqueux, augmentation de l'activité histidine décarboxylase dans les organes hémato-poïétiques...) suggère que l'IL-3 est effectivement produite in vivo mais de façon limitée au voisinage des cellules T activées. Il existe un certain nombre de situations rares où de l'IL-3 circulante a pu être détectée : a) après stimulation antigénique de souris immunisées [25], b) au cours de la GVH [5], c) après injection d'anticorps anti-CD3 [10]. Il faut noter que dans tous ces cas, l'IL-3 pourrait être considérée comme le messager préférentiel entre l'activation T et l'hématopoïèse.

ACTIVITES BIOLOGIQUES DE L'INTERLEUKINE-3

L'IL-3 induit en milieu semi-solide la formation de colonies de cellules différenciées à partir de progéniteurs hématopoïétiques et a donc été classée comme un CSF (Colony-Stimulating-Factor). Dans ces conditions de culture, elle induit le développement de colonies mixtes (myéloïde/érythroïde), macrophagiques, granulocytaires (neutrophiles, éosinophiles et basophiles), mégacaryocytaires ainsi que des colonies de cellules blastiques. Un effet direct de l'IL-3 sur les progéniteurs des mastocytes, des neutrophiles, des mégacaryocytes et des macrophages a été démontré par des expériences sur cellules isolées. La différenciation terminale des érythrocytes par l'IL-3 n'est obtenue qu'en présence d'érythropoïétine. En milieu liquide, l'IL-3 induit la prolifération et la différenciation de mastocytes muqueux à partir de cellules médullaires ou spléniques murines. De plus, elle maintient la prolifération d'un certain nombre de lignées cellulaires qui servent de base à son dosage. C'est le cas de la FDCP1, qui dérive d'une culture à long terme de moelle osseuse DBA/2 mais qui prolifère également en réponse au GM-CSF. Une autre lignée FDCP2 est plus spécifique de l'IL-3, elle ne répond pas au GM-CSF mais prolifère faiblement en réponse à l'IL-4. D'autres lignées sont de type mastocyte/basophile à des stades relativement immatures, telles que IC2 qui a permis le clonage des récepteurs pour l'IL-3, ou 32 DC cl23 qui répond aussi à l'IL-2. La spécificité de ces dosages est apportée par l'utilisation d'anticorps monoclonaux spécifiques neutralisants.

Un certain nombre d'activités biologiques de l'IL-3 sur les progéniteurs hématopoïétiques nécessitent l'intervention d'autres médiateurs. Son action sur les cellules les plus immatures illustre bien cette situation. Les cellules quiescentes (en Go) sont insensibles à l'IL-3. Par contre, l'IL-6, soit en raccourcissant la phase Go, soit en modulant l'expression des récepteurs pour l'IL-3, permettra à cette dernière d'agir sur ces cellules [19]. De plus à ce stade, l'IL-3 requiert la présence d'histamine pour le passage en phase S de ces cellules puisqu'un inhibiteur de synthèse d'histamine abolit l'effet de l'IL-3 sur la mise en cycle des CFU-S [35]. Par ailleurs, son action sur la différenciation des mégacaryocytes dépend de la présence d'IL-6 puisque la présence d'un anticorps anti-IL-6 bloque ou diminue fortement la formation de colonies mégacaryocytaires [28].

Si ces résultats suggèrent que l'IL-3 dépend de la présence d'autres facteurs pour être active dans certains modèles, ils montrent aussi que la production de ces derniers est induite par l'IL-3. Ceci est du moins le cas dans le système murin où l'IL-3 stimule la production d'autres cytokines telles que l'IL-6 et l'IL-4 associée à celle de l'histamine par les progéniteurs hématopoïétiques à un stade de différenciation intermédiaire entre les cellules quiescentes et les cellules engagées vers une voie de différenciation déterminée. Ces médiateurs stimulent alors les cellules situées en amont et agissent en aval pour augmenter les phénomènes de différenciation terminale [7]. L'IL-3 possède de nombreuses autres activités biologiques qui sont résumées avec celles précitées dans le tableau 10.5.

TABLEAU 10.5 — ACTIVITÉS BIOLOGIQUES DE L'INTERLEUKINE-3

a. Effet sur les progéniteurs hématopoïétiques

- induit la formation de colonies de granulocytes, de macrophages, d'éosinophiles et de mégacaryocytes en milieu semi-solide.
- agit sur les stades précoces de la différenciation des érythrocytes (Burst Promoting Activity, BPA) et induit la formation de colonies de globules rouges en présence d'érythropoïétine.
- induit la formation de colonies mixtes (GEMM) et de cellules blastiques.
- stimule la prolifération et la différenciation des mastocytes chez la souris et des basophiles chez l'homme.
- met en cycle les CFU-S (Colony Forming Unit in Spleen).
- agit en synergie avec de nombreuses cytokines sur le développement de différentes lignées hématopoïétiques (IL-6, IL-11, IL-9, IL-4, Steel Factor ou Ligand de c-kit, LIF/HILDA).
- stimule la synthèse d'histamine, d'IL-6 et d'IL-4 par les précurseurs hématopoïétiques.
- augmente l'activité arginase et ornithine décarboxylase.
- induit l'expression de la 20 α hydroxystéroïde déshydrogénase à la surface de cellules spléniques de souris nude.
- induit l'expression de l'antigène Thy-1 sur des progéniteurs hématopoïétiques précoces.
- induit l'expression du récepteur de l'IL-1 sur des cellules médullaires humaines ou murines ainsi que sur des lignées de progéniteurs myéloïdes et lymphoïdes.
- bloque la différenciation des cellules NK (natural killer) à partir des précurseurs murins.

b. Effet sur les cellules matures

- modifie la morphologie et l'activité phagocytaire des macrophages.
- induit l'expression de LFA-1, CD11a/CD18 et des antigènes d'histocompatibilité de classe II à la surface des macrophages.
- agit en synergie avec le LPS sur la production d'IL-1, d'IL-6 et de TNFα par les macrophages.
- facilite la cytotoxicité des monocytes en réponse à un second stimulus.
- module la production d'histamine par des basophiles en réponse à des agents dégranulants.
- augmente l'activité "Natural Suppressor".

* *Les références exactes correspondant à chacune de ces activités biologiques peuvent être retrouvées dans les revues générales 2, 8, 11, 31, 36 et 37.*

EFFETS DE L'IL-3 IN VIVO

L'injection de grandes quantités d'IL-3 chez la souris normale au moyen de pompes osmotiques aboutit à une très forte augmentation du nombre de CFU-S et de précurseurs myéloïdes principalement dans la rate [21]. Chez des animaux dont la myélopoïèse a été inhibée auparavant par la lactoferrine, l'injection d'une faible quantité d'IL-3 augmente le nombre de tous les progéniteurs dans la moelle osseuse et la rate. L'IL-3 est donc un très puissant stimulant de la prolifération des progéniteurs in vivo puisqu'une dose de 1 ng/souris semble être suffisante [27]. Chez l'homme, les premiers essais cliniques avec l'IL-3 sont en concordance avec les observations connues in vitro, c'est-à-dire un effet sur le nombre de neutrophiles, d'éosinophiles, de basophiles, de monocytes et de lymphocytes circulants en même temps qu'une augmentation de la cellularité médullaire. Des résultats récents suggèrent aussi un effet sur le taux des plaquettes circulantes. Cependant, l'effet sur le nombre de globules blancs circulants est plus faible et retardé par comparaison à celui obtenu en réponse au GM-CSF. De plus, un prétraitement in vivo par l'IL-3 augmente le nombre de progéniteurs capables de répondre à d'autres facteurs comme le GM-CSF. Cette combinaison de facteurs de croissance hématopoïétique semble être très prometteuse et pourrait constituer la thérapeutique de choix dans de nombreuses pathologies.

A part ces effets in vivo sur l'hématopoïèse qui font que l'IL-3 peut être déjà considérée comme un outil thérapeutique évident contre la majorité des leucopénies d'origines diverses, elle est aussi impliquée (ainsi que le GM-CSF) dans l'évolution de certaines maladies telles que les complications neurologiques de la malaria où elle joue un rôle prépondérant dans l'accumulation et l'activation des macrophages et où l'effet bénéfique d'un traitement par des anticorps anti-IL-3 et anti-GM-CSF a été démontré [15].

ROLE DE L'IL-3 AU COURS DE L'HEMATOPOIESE CONSTITUTIVE

Le rôle physiologique de l'IL-3 pendant l'hématopoïèse basale a toujours été l'objet de nombreux doutes. En effet, le fait que la production d'IL-3 soit restreinte principalement aux lymphocytes T ou aux mastocytes après stimulation et qu'aucune expression des ARN messagers codant pour l'IL-3 dans les organes hématopoïétiques à l'état basal n'ait pu être démontrée, laissait supposer un rôle peu évident pour ce médiateur dans le contrôle de l'homéostasie de la formule sanguine chez le sujet sain. Ce problème pourrait être au moins partiellement résolu par l'étude de l'hématopoïèse de souris chez lesquelles l'expression du gène de l'IL-3 ou de son récepteur spécifique (IL-3Rα) a été inactivée par recombinaison homologue. Bien que ce type de résultats ne soit pas encore publié, les données obtenues avec des souris ayant une délétion de 5bp dans l'intron 7 de la chaîne α du récepteur pour l'IL-3 nous permet d'envisager la réponse à ce problème. Les races de souris exprimant cette mutation sont : A/J, AKR/J, NZB/B1J, RF/J, SM/J, C58/J et CE/J. En conséquence de cette délétion, une forme plus courte de la chaîne α du récepteur pour l'IL-3 est synthétisée et celle-ci n'est pas transportée à la surface des cellules médullaires qui ne répondent donc pas à l'IL-3 en terme de formation de colonies en milieu semi-solide [17]. Chez ces souris, le phénotype apparemment normal, incluant un hématocrite normal, conforte l'idée que l'IL-3 n'a pas un rôle majeur dans l'hématopoïèse normale. Cependant, il faudra attendre les résultats des souris déficientes en IL-3 pour conclure.

REFERENCES

[1] AZAM M., ERDJUMENT-BROMAGE H., KREIOER B.L., XIA M., QUELLE F., BASU R., SARIS C., TEMPST P., IHLE J.N., SCHINDLER C. - Interleukin 3 signals through multiple isoforms of STAT 5. *EMBO J.*, 1995, *14*, 1402.

[2] CLARK S., KAMEN R. - The human colony-stimulating factors. *Science*, 1987, *230*, 1229.

[3] CLUITMANS F.H.M., ESENDAM B.H.J., LANDEGENT J.E., WILLEMZE R., FALKENBURG J.M.F. - Constitutive in vivo cytokine and hematopoietic growth factor gene expression in the bone marrow and peripheral blood of healthy individuals. *Blood*, 1995, *8*, 2038.

[4] COCKAYNE D.A., BODINE D.M., CLINE A., NIENHUIS A.W., DUNBAR C.E. - Transgenic mice expressing antisense interleukin-3 RNA develop a B-cell lymphoproliferative syndrome or neurologic dysfunction. *Blood*, 1994, *84*, 2699.

[5] CRAPPER R.M., SCHRADER J.W. - Evidence for the *in vivo* production and release into the serum of a T-cell lymphokine Persisting-Cell Stimulating Factor (PSF) during graft versus host reaction.

Immunology, 1986, *57*, 553.

[6] DI SANTO J.P., MULLER W., GUY-GRAND D., FISCHER A., RAJEWSKI K. - Lymphoid development in mice with a targeted deletion of the interleukin 2 receptor γ chain. *Proc. Natl. Acad. Sci. USA,* 1995, *92* , 377.

[7] DY M., JANKOVIC D., PLOEMACHER R., THEZE J., SCHNEIDER E. - Concomitant histamine, IL-4 and IL-6 production by hematopoietic progenitor subsets in response to IL-3. *Exp. Hematol.*, 1991, 19, 934.

[8] DY M., SCHNEIDER E. - Interleukin 3 (IL-3) or Granulocyte Macrophage Colony Stimulating Factor (GM-CSF) : two cytokines increasing histamine synthesis by hematopoietic cells. *Eur. Cytokine Network*, 1991, *2*, 153.

[9] ESCARY J.L., PERREAU J., DUMÉNIL D., EZINE S., BRULET P. - Leukemia inhibitory factor is necessary for maintenance of haematopoietic stem cells and thymocyte stimulation.. *Nature,* 1993, *363,* 361.

[10] FERRAN C., SHEEHAN K., DY M., SCHREIBER R., MERITE S., LANDAIS P., NOEL L.H., GRAU G., BLUESTONE J., BACH J.F., CHATENOUD L. - Cytokine-related syndrome following injection of anti-CD3 monoclonal antibody : further evidence for transient in vivo T cell activation. *Eur. J. Immunol.,* 1990, *20*, 509.

[11] FRENDL G.- Interleukin 3 : from Colony-stimulating Factor to pluripotent immuno-regulatory cytokines. *Int. J. Immunopharmacol.*, 14, *3*, 421.

[12] FUNG M.C., HAPEL A.J., YMER S., COHEN D.R., JOHNSON R.M.,CAMPBEL M.D., YOUNG I.G. - Molecular cloning of cDNA for murine Interleukin 3. *Nature*, 1983, *307*, 233.

[13] GURNEY A.L., CARVER M.K., DE SAUVAGE F.J., MOORE M.W. - Thrombocytopenia in c-mpl-deficient mice. *Science,* 1994, *265,* 1445.

[14] GORMAN D.M., ITOH N., KITAMURA T., SCHREURS J., YONEHARA S., YAMARA I., ARAI K.I., MIYAJIMA A. - Cloning and expression of a gene encoding an IL-3 receptor-like protein : identification of another member of the cytokine gene family. *Proc. Natl. Acad. Sci. USA*, 1990, *87*, 5459.

[15] GRAU G.E., KINDLER V., PIGUET P.F., LAMBERT P.M., VASSALLI P. - Prevention of experimental cerebral malaria by anticytokine antibodies. *J. Exp. Med.*, 1988, *168*, 1499.

[16] HARA T., MIYAJIMA A. - Two distinct functional high affinity receptors for mouse interleukin 3 (IL-3). *EMBO J.*, 1992, *5*, 1875.

[17] HARA T., ICHIHAWA M., TAKAGI M., MIYAJIMA A. - Interleukin 3 (IL-3) poor-responsive inbred mouse strains carry the identical deletion of a branch point in the IL-3 receptor α subunit gene. *Blood,* 1995, *85,* 2331.

[18] IHLE J.N., KELLER J., OROZLAN S., HENDERSON L.E., COPELAND J.D., FITCH F., PRYSTOWSKY M.D., GROLDWASSER E., SCHRADER J.W., PALASZYNSKI E., DY M., LEBEL B. - Biologic properties of homogeneous Interleukin 3. I : Demonstration of WEHI-3 growth factor activity, mast cell growth factor activity, P cell-stimulating factor activity, colony-stimulating factor activity and histamine-producing cell stimulating factor activity. *J. Immunol.,* 1983, *131*, 282.

[19] IKEBUCHI K., WONG G.G., CLARK S.C., IHLE J.E., HARAI Y., OGAWA M. - Interleukin 6 enhancement of interleukin 3 dependent proliferation of multipotential hemopoietic progenitors. *Proc. Natl. Acad. Sci. USA*, 1988, *140*, 3040.

[20] ITOH N., YONEHABA S., SCHREURS J., GORMAN D.M., MARUYAMA K., ISHII A., YAHARA I., ARAI K.I., MIYAJIMA A. - Cloning of an IL-3 receptor gene : a member of a distinct receptor gene family. *Science*, 1990, *247,* 324.

[21] KINDLER V., THORENS B., DE KOSSODO S., ALLET B., ELIASON J.F., THATCHER D., FARBER N., VASSALLI P. - Stimulation of hematopoiesis *in vivo* by recombinant bacterial murine interleukin 3, *Proc. Natl. Acad. Sci. USA*, 1986, 83, 1001.

[22] KITAMURA T., SATO N., ARAI K.I., MIYAJIMA A. - Expression cloning of the human IL-3 receptor cDNA reveals a shared β subunit for the human IL-3 and GM-CSF receptors. *Cell,* 1991, *66*, 1165.

[23] KOPF M., BAUMANN H., FREER G., FREUDENBERG M., LAMERS M., KISHIMOTO T., ZINKERNAGEL R., BLUETHMANN H., KOHLER G. - Impaired immune and acute-phase responses in interleukin-6-deficient mice. *Nature,* 1994, *368*, 339.

[24] KUHN R., RAJEWSKI K., MULLER W. - Generation and analysis of interleukin-4 deficient mice. *Science,* 1991, *254,* 707.

[25] LEBEL B., SCHNEIDER E., PIQUET-PELLORCE C., MACHAVOINE F., KINDLER V., LUFFAU G., DY M. - Antigenic challenge of immunized mice induces endogeneous production of IL-3 that increases histamine synthesis in hematopoietic organs. *J. Immunol.*, 1990, *145,* 1222.

[26] LIESCHKE G.J., GRAIL D., HODGSON G., METCALF D., STANLEY E., CHEERS C., FOWLEY K.J., BASU S., ZHAN Y.F., DUNN A.R.- Mice lacking granulocyte colony stimulating factor have

chronic neutropenia, granulocyte and macrophage progenitor cell deficiency, and impaired neutrophil mobilization. *Blood,* 1994, *84,* 1737.

[27] LORD B.I., MOLINEUX G., TESTA N.G., KELLY M., SPOONCEK E., DEXTER T.M. - The kinetic response of haemopoietic precursor cells, *in vivo*, to highly purified, recombinant Interleukin 3. *Lymphokine Research*, 1986, *5*, 97.

[28] LOTEM J., SHATO Y., SACHS L. - Regulation of megakaryocyte development by Interleukin 6. *Blood,* 1989, *74,* 1545.

[29]] MORRISON-GRAHAM K., TAKAHASHI Y. - Steel factor and c-kit receptor: from mutants to a growth factor system. *BioEssays,* 1993, *15*, 77.

[30] MUI A.L.F., WAKAO H., HARADA N., O'FAREIL A.M., MIYAJIMA A.- Interleukin 3, granulocyte macrophage-colony stimulating Factor and interleukin-5 transduce signals through two forms of STAT 5. *J. Leukocyte Biol.,* 1995, *57*, 799.

[31] NICOLA N.A. - Hematopoietic cell growth factors and their receptors. *Ann. Rev. Immunol.,* 1989, *10*, 289.

[32] NISHINAKAMURA R., NAKAYAMA N., MIRABAYASHI Y., INOUE T., AUD D, MCNEIL T, AZUMA S, YOSHIDA S., TOYODA Y., ARAI K.I., MIYAJIMA A., MURRAY R. - Mice deficient for the IL-3/GM-CSF/IL-5 ßc receptor exhibit lung pathology and impaired immune response, while $ß_{IL-3}$ receptor-deficient mice are normal. *Immunity,* 1995, *2,* 211.

[33] PESCHON J.J., MORRISSEY P.J., GRABSTEIN K.H., RAMSDELL F.J., MARAKOVSKY E., BLINIAK B.C., PARK L.S., ZIEGLER S.F., WILLIAMS D.E., WARE C.B., MEYER J.D., DAVISON B.L. - Early lymphocyte expansion is severely impaired in interleukin 7 receptor-deficient mice. *J. Exp. Med.,* 1994, *180*, 1955.

[34] QUELLE F.W., SHIMODA K., THIERFELDER W., FISCHER C., KIM A., RUBEN S.M., CLEVELAND J.L., PIERCE J.H., KEEGAN A.D., NELMS K., PAUL W.E., IHLE J.N. - Cloning of murine Stat 6 and human Stat 6, Stat proteins that are tyrosine phosphorylated in responses to IL-4 and IL-3 but are not required for mitogenesis. *Mol. Cell. Biol.* , 1995, *15*, 3336.

[35] SCHNEIDER E., PIQUET-PELLORCE C., DY M. - New role for histamine in IL-3-induced proliferation of hematopoietic stem cells. *J. Cell. Physiol.,* 1990, *143*, 337.

[36] SCHRADER J.W. - Interleukin 3 in *"The Cytokine Handbook"*, Thomson A. (Ed.), 1994, Acad. Press, pp. 81-99.

[37] SIEFF C.A. - Hematopoietic growth factors. *J. Clin. Invest.,* 1987, *79*, 1549.

[38] STANLEY E., LIESCHKE G.J., GRAIL D., METCALF D., HODGSON G., GALL J.A.M., MAHEK D.W., CEBON J., SINIKAS V., DUNN A.R. - Granulocyte Macrophage Colony Stimulating Factor-deficient mice show no major perturbation of hematopoiesis but develop a characteristic pulmonary pathology. *Proc. Natl. Acad. Sci. USA,* 1994, *91*, 5592.

[39] STEWART C.L., KASPAR P., BRUNET L.J., BHATT H., GADI I., KONTGEN F., ABBONDANZO S.J.. - Blastocytes implantation depends on maternal expression of leukaemia inhibitory factor. *Nature,* 1992, *359*, 76.

[40] VON FREEDEN-JEFFRY V., VIEIRA P., LUCIAN L.A., MCNEIL T., BURDACH S.E.G., MURRAY R. - Lymphopenia in interleukin (IL)-7-gene-deleted mice identifies IL-7 as a non redundant cytokine. *J. Exp. Med.,* 1995, *181*, 1519.

[41] WIKTOR-JEDRZEJCZAK W., BARTOCCI A., FERRANTE A.W., AHMED-ANSARI A., SELL K.W., STANLEY E.R. - Total absence of colony-stimulating factor 1 in the macrophage-deficient osteopetrotic (op/op) mouse. *Proc. Natl. Acad. Sci. USA* 1990, 4828.

[42] WIKTOR-JEDRZEJCZAK W., RATAJCZAK M.Z., PTASZNIK A., SELL K.W., AHMED-ANSARI A., OSTERTAG W. - CSF-1 deficiency in the op/op mouse has differential effects on macrophage populations and differentiation stages. *Exp. Hematol.,* 1992, *20*, 1004.

[43] YANG Y.C., CIARLETTA A.B., TEMPLE P.A., CHUNG M.P., KOVACIC S., WITEK-GIANNOTTI J.S., LEARY A.C., KRIZ R., DOHAHUE R.E., WONG G.G., CLARK S.C. - Human IL-3 [multi-CSF) : identification by expression cloning of a novel hematopoietic growth factor related to murine IL-3. *Cell*, 1986, *47*, 3.

[44] YANG Y.C., KOVACIC S., KRIZ R., WOLF S., CLARK S.C., WELLEMS T.E., NIEMHUIS A., EPSTEIN N.- The human genes for GM-CSF and IL-3 are closely linked in tandem on chromosome 5. *Blood*, 1988, *71* , 958.

[45] YOKOTA T., LEE F., RENNICK D., HALL C., ARAI N., MOSMANN T., NABEL G., CANTOR H., ARAI K.I.- Isolation and characterization of a mouse cDNA clone that expresses mast-cell growth factor activity in monkey cells. *Proc. Natl. Acad. Sci. USA*, 1984, *81*, 1070.

[46] YOSHIDA H., HAYASHI S., KONISADA T., OGAWA M., NISHIKAWA S., OKUMURA H., SUDO T., SHULTZ L.D., NISHIKAWA S.- The murine mutation osteopetrosis is in the coding region of the macrophage colony stimulating factor gene. *Nature,* 1990, *345,* 442.

Chapitre 11

INTERLEUKINE-4

J. BANCHEREAU

INTRODUCTION

L'interleukine 4 a été identifiée en 1982 comme facteur de prolifération de lymphocytes B costimulés avec des anticorps anti-IgM et comme facteur d'induction de la sécrétion d'IgG1 par les cellules B activées par le LPS. Cette protéine a d'abord été appelée BCGFI (B Cell Growth Factor I) puis BSF1 (B Cell Stimulatory Factor I), puis IL-4 lorsque des ADN complémentaires codant pour les molécules murines et humaines ont été isolés en 1986. La disponibilité de la molécule recombinante purifiée a permis la mise en évidence du caractère pléiotropique de cette molécule. Des ADN complémentaires codant pour des glycoprotéines murines et humaines de la surface cellulaire fixant l'IL4 avec une forte affinité ont été isolés en 1989-1990. Pour plus de détails sur l'IL-4 et une liste complète de références bibliographiques, le lecteur est invité à consulter deux revues générales récentes [2, 28], et un livre récent entièrement consacré à l'IL-4 [34].

CARACTERISTIQUES BIOCHIMIQUES

Le gène de l'IL-4 humaine code une glycoprotéine de 153 acides aminés (AA) incluant un peptide signal de 24 AA (Tableau 11.1).

TABLEAU 11.1 — PROPRIETES DE L'INTERLEUKINE-4

		IL-4	
		homme	souris
Nombre d'acides aminés	Précurseur	153	140
	Forme mature	129	120
Sites de glycosylation		2-N	3-N
Masse moléculaire	Polypeptide	14	13
(Kd)	Glycoprotéine	15-19	15-19
Ponts disulfures		3 (6 Cys)	3 (6 Cys)
Chromosome		5q23-q31	11
Exons		4	4

Les caractéristiques biochimiques de l'IL-4 humaine ont été étudiées principalement avec la protéine recombinante exprimée dans des cellules de mammifères. Trois variants de masse moléculaire 15, 18 et 19 kDa ont été isolés qui correspondent à des micro hétérogénéités de N-glycosylation. L'IL-4 apparaît comme un monomère compact de forme à peu près sphérique. Il s'agit d'une molécule stable probablement du fait de la présence de trois ponts disulfures dont l'intégrité est indispensable pour l'activité biologique de la molécule. La structure de l'IL-4 est composée principalement de quatre grandes hélices α tout à fait similaires à l'hormone de croissance et au GM-CSF malgré l'absence d'homologies de séquence [30]. Le remplacement de la Tyrosine 124 par un résidu d'acide aspartique a permis de générer un antagoniste de l'IL-4 de forte affinité [18]. L'IL-4 montre 20% d'homologie avec l'IL-13 au niveau protéique [38].

LES GENES

Les gènes de l'IL-4 humaine et murine, uniques et interrompus par trois introns, représentent respectivement 6 et 10 kb. Le gène de l'IL-4 en tandem avec celui de l'IL-13, est situé sur le chromosome 5 près des gènes de l'IL-5, de l'IL-3 et du GM-CSF. Le promoteur du gène de l'IL-4 contient une séquence P spécifique à laquelle se fixe une protéine activatrice NF (P). Cette séquence ne se retrouve pas dans le promoteur du gène de l'IL-2 bien que les deux promoteurs présentent en général une forte homologie.

LE RECEPTEUR

L'IL-4 se fixe à des récepteurs de haute affinité (Kd = 40 - 120 pM) exprimés en faible nombre (100 - 1000) sur pratiquement tous les types cellulaires. L'isolement d'un ADNc codant pour le récepteur de l'IL-4 murine a permis le clonage d'un ADNc spécifique du récepteur de l'IL-4 humaine (Tableau 11.2).

TABLEAU 11.2 — PROPRIETES DU RECEPTEUR DE L'INTERLEUKINE-4

		Récepteur de l'IL-4	
		homme	souris
Nombre d'acides aminés	Précurseur	825	785
	Forme mature	800	
Sites de glycosylation		6-N	8-N
Masse moléculaire	Polypeptide	87	85
(Kd)	Glycoprotéine	140	140
Chromosome		?	7
Activité kinase		non	non
Protéines associées (Kd)		65-70;75-80	70

Ces ADNc codent pour des glycoprotéines matures de 785 et 800 AA respectivement, et de masse moléculaire 130 kDa. Elles présentent une homologie significative avec les domaines extracellulaires des récepteurs à l'IL-2 (chaines p70ß et p56γ), IL-3, IL-4, IL-5, IL-6, IL-7, IL-9, G-CSF, GM-CSF, LIF, hormone de croissance et érythropoïétine, ces récepteurs formant la superfamille des récepteurs de cytokines [24]. Deux motifs conservés sont séparés par une séquence de 90-100 AA spécifique de chaque récepteur. Le motif le plus extracellulaire est composé d'environ 60 AA et contient quatre résidus cystéines conservés. Le second motif situé près du domaine transmembranaire est homologue au domaine de type III de la fibronectine. Il est composé d'environ 50 AA et comporte une séquence conservée Tryp-Ser-X-Tryp-Ser. La partie extracellulaire du récepteur fixe l'IL-4 avec une forte affinité. On n'a pas trouvé chez l'homme des formes circulantes du domaine extracellulaire alors que de telles formes ont été trouvées chez la souris. La longue partie intracytoplasmique contient de nombreux résidus proline et sérine retrouvés dans la chaine p70 du récepteur à l'IL-2, les récepteurs de l'IL-3 et de l'érythropoïétine, cinq résidus tyrosine qui peuvent être phosphorylés, une séquence proche de la membrane appelée Box-1 et un motif I4R partagé par les récepteurs de l'insuline et de l'IGF-1. Les études de pontage de l'IL-4 iodinée avec des agents bifonctionnels suggèrent la présence de deux autres polypeptides de 65-70 et 75-80 kDa. Récemment, la chaine γ du récepteur de l'IL-2 (γc) s'est avérée être commune aux récepteurs de l'IL-2, IL-4, IL-7, IL-9 et IL-15 [17]. La chaine γc augmente de deux à trois fois l'affinité du récepteur de l'IL-4. A l'heure actuelle on pense que l'IL-4 se fixe en fait à deux récepteurs distincts: 1) l'un composé de la chaine de 130 kDa associée à la chaine γc auquel l'IL-13 ne se fixe pas ; 2) l'autre composé de la chaine de 130 kDa associée à une chaine de 65-70 kDa auquel se fixe l'IL-13 [39]. Comme beaucoup d'autres hormones polypeptidiques, l'IL-4 est internalisée après fixation à son récepteur puis dégradée, vraisemblablement dans les lysosomes.

Les métabolismes intracellulaires mis en jeu par l'IL-4 commencent à être élucidés [15, 16]. Après fixation à son récepteur, l'IL-4 entraîne la phosphorylation des kinases JAK1 (130 kDa) et JAK3 (120 kDa) qui phosphorylent la protéine 4PS (170 kDa). Cette protéine 4PS est proche de la protéine IRS-1 (Insulin receptor substrate-1) qui, une fois phosphorylée, sert d'ancrage à des molécules contenant des sites SH2 comme la sous unité P85 de la phosphatidylinositol 3-kinase. Certains effets biologiques de l'IL-4 apparaissent indépendants de la protéine 4PS. L'IL-4 induit aussi la phosphorylation de la tyrosine kinase fes qui s'associe au récepteur de 130 kDa.

Finalement l'activation des kinases JAK entraîne la phosphorylation de la protéine STAT6 (signal transducer and activator of transcription) qui migre directement dans le noyau où elle active la transcription de gènes spécifiques [14].

LES SOURCES

A l'opposé de l'IL-1 ou de l'IL-6, mais comme l'IL-2, l'IL-5 ou l'interféron γ (IFNγ), l'IL-4 est sécrétée par un nombre restreint de cellules et plus particulièrement par les lymphocytes T. En particulier les clones de lymphocytes T CD4+ murins ont montré une subdivision en deux sous types: TH1 sécrétant IL-2 et IFNγ, et TH2 sécrétant IL-4, IL-5, IL-6, IL-10 et IL-13. Cette subdivision reflète un état final de maturation des lymphocytes CD4, consécutif à une stimulation antigénique répétée [25]. En effet un lymphocyte CD4 naïf (THp= TH précurseur) émigrant du thymus est capable de sécréter uniquement de l'IL-2 puis, en se différenciant après contact avec l'antigène, il devient capable de sécréter IL-2, IL-4, IL-5 et IFNγ (cellule TH0). La dichotomie TH1/TH2 est maintenant aussi bien démontrée chez l'homme [31]. Ainsi, les clones T spécifiques d'allergènes sont de type TH2 alors que les clones T spécifiques de composants bactériens sont de type TH1. Une propriété importante des cellules TH1 et TH2 est leur capacité de s'inhiber de façon réciproque. Cette inhibition est retrouvée au niveau des cellules effectrices activées par ces différentes sous-populations comme, par exemple, l'inhibition par l'IFNγ de la production d'IgE induite par l'IL-4 ou l'inhibition par l'IL-4 de la prolifération des lymphocytes T et B induite par l'IL-2. De plus ces effets inhibiteurs se retrouvent au niveau des sous populations TH1 et TH2 elles mêmes (Figure 11.1). En effet, l'IFNγ inhibe la prolifération des cellules TH2 alors que l'IL-4 et l'IL-10 inhibent la production d'IFNγ par les cellules TH1. Les mécanismes qui contrôlent le développement des cellules TH1 et TH2 commencent à être connus. Ainsi l'IL-4 et l'IFNγ/IL-12 jouent un rôle crucial dans le développement des cellules TH2 et TH1 respectivement. L'IL-4 serait alors produite par les basophiles/mastocytes, l'IFNγ par les cellules NK et l'IL-12 par les cellules présentant l'antigène comme les cellules dendritiques et les macrophages [5, 21].

De par les différences au niveau des cytokines produites, les cellules TH1 et TH2 ont des fonctions différentes. Ainsi les cellules TH2 facilitent les réponses humorales alors que les cellules TH1 favorisent les réponses de type hypersensibilité retardée. Les réponses immunitaires normales sont caractérisées par un équilibre entre les deux types de réponses. La prédominance des réponses de type TH1 se traduit par des phénomènes inflammatoires chroniques alors que la prévalence des réponses TH2 se traduit par des phénomènes allergiques et des états hyperglobulinémiques.

L'IL-4 est aussi sécrétée par les basophiles/mastocytes en réponse au pontage par l'antigène d'IgE ou IgG respectivement fixés sur le FcεRI ou le FcγRII [29]. Finalement certaines cellules T CD8+ sont capables de secréter de l'IL-4, qui serait en fait responsable des propriétés suppressives de cette population [32].

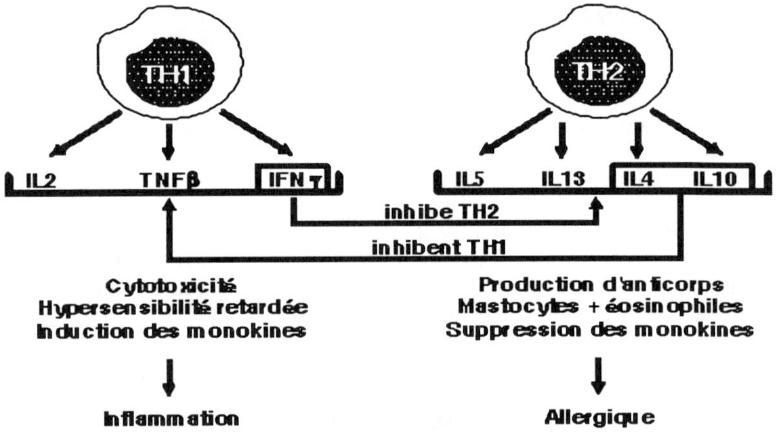

FIG.11.1 — *Equilibre TH1/TH2. L'immunité protectrice résulte d'une réponse équilibrée entre les deux sous-populations CD4+. Une modification de cet équilibre se traduit par une réponse immunitaire déséquilibrée soit au profit de réponses de type inflammatoire, soit au profit de réponses de type allergique/hyperglobulinémique*

LES ACTIVITES BIOLOGIQUES

Les études *in vitro* ont montré que l'IL-4 est douée de très nombreuses propriétés biologiques, une observation en accord avec la présence de récepteurs spécifiques sur pratiquement tous les types cellulaires (Figure 11.2).

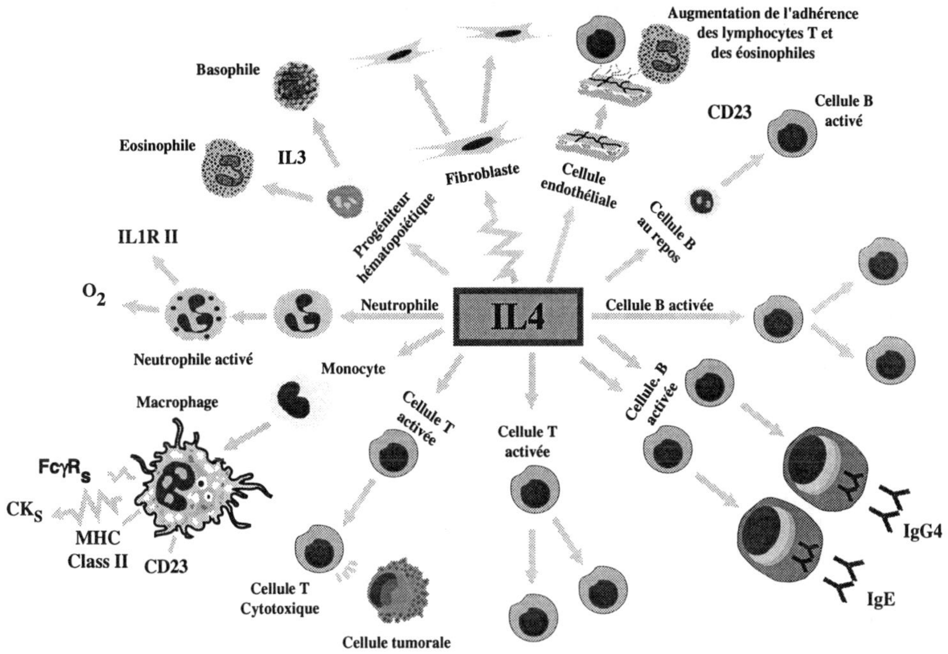

FIG. 11.2 — *Effets biologiques de l'interleukine-4*

Il est important de noter qu'une partie des effets biologiques de l'IL-4 peut aussi être dûe à ses puissants effets régulateurs sur la production des cytokines (Figure 11.3)

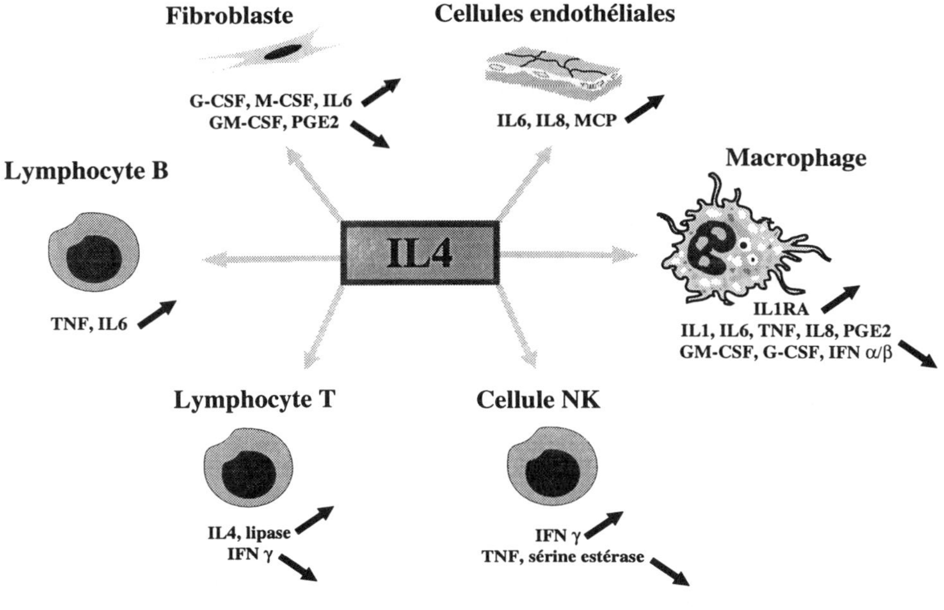

FIG. 11.3 — *L'interleukine-4 module la production de cytokines de différents types cellulaires*

INTERLEUKINE-4 ET LYMPHOCYTES B

Lymphopoïèse B

L'IL-4 stimule la prolifération de cellules pro B murines. Cet effet peut cependant n'être qu'indirect, la culture de ces cellules n'étant possible qu'en présence d'une couche de cellules stromales dérivées de la moelle osseuse. A l'inverse, l'IL-4 inhibe la croissance des progéniteurs B plus différenciés cultivés soit sur cellules stromales soit en présence d'IL-7. Il est intéressant de noter que l'IL-4 inhibe aussi la prolifération spontanée des cellules de leucémie aiguë lymphoblastique de type pre B [27]. Cette inhibition de la prolifération serait en partie liée à une induction de la différenciation des progéniteurs B.

Activation et prolifération des lymphocytes B

L'IL-4 accroît le volume des cellules B au repos sans toutefois induire la synthèse d'ADN, et modifie de façon importante l'expression des antigènes de surface. En particulier l'IL-4 augmente l'expression de l'IgM et celle de l'antigène CD23, récepteur de faible affinité pour l'IgE mais aussi ligand de l'antigène CD21. Les antigènes du CMH de classe II et les molécules d'adhésion LFA1 ne sont que faiblement augmentés par l'IL-4 sur les cellules B humaines alors que les antigènes Ia sont fortement induits sur les cellules B de souris. L'IL-4 augmente l'expression des antigènes CD40 et CD80/CD86 qui représentent des récepteurs pour deux antigènes exprimés spécifiquement sur les lymphocytes T, le ligand du CD40 et le CD28/CTLA-4.

Ces différents effets de l'IL-4 concourent à favoriser les interactions T/B. En effet l'augmentation des IgM et du CD23 permettent une meilleure captation des antigènes respectivement sous forme libre ou sous forme d'immun-complexes. L'augmentation des antigènes de classe II permet une meilleure présentation des peptides antigèniques aux cellules T. L'augmentation de l'expression des Ag CD80/CD86 induit le pontage du CD28 qui se traduit par une très forte stimulation de la production de cytokines par le lymphocyte T [26].

L'IL-4 induit la prolifération de lymphocytes B costimulés ou préactivés avec des anticorps anti-IgM. De plus, elle permet la croissance à long terme de lymphocytes B cultivés en présence d'anticorps anti-CD40 et de fibroblastes exprimant des récepteurs pour le fragment Fc des IgG (Système CD40) [3]. L'effet prolifératif de l'IL-4 sur les lymphocytes B est confirmé par les études réalisées avec les souris portant un transgène de l'IL-4 exprimé dans les cellules B ou celles réalisées en administrant de l'IL-4 à des souris qui montrent une augmentation du nombre des lymphocytes B de la rate [35]. L'IL-4 est d'ailleurs moins puissante que l'IL-2 pour induire la prolifération des cellules B activées au travers de leurs récepteurs à l'antigène et paradoxalement, dans ces conditions, l'IL-4 bloque la prolifération induite par l'IL-2. Cet effet est particulièrement notable sur les cellules B de leucémies lymphoïdes chroniques et de lymphomes non Hodgkiniens [8]. Cet effet inhibiteur de l'IL-4 est dû à une diminution du nombre de récepteurs de haute affinité pour l'IL-2 dont les mécanismes restent encore controversés.

Différenciation des lymphocytes B

L'IL-4 modifie de façon importante la nature des isotypes secrétés par les lymphocytes B. Chez la souris, elle induit les cellules B, activées soit par le LPS soit par des cellules T, à produire de l'IgG1 et de l'IgE par commutation au niveau des gènes des chaines lourdes d'Ig. Chez l'homme, l'IL-4 induit la production d'IgE et d'IgG4 soit par les cellules mononucléées isolées du sang ou des organes lymphoïdes secondaires, soit par les lymphocytes B hautement purifiés et costimulés avec des cellules T activées; des anticorps anti-CD40; du virus d'Epstein Barr ou de l'hydrocortisone. Chez la souris et chez l'homme, la production d'IgE induite par l'IL-4 est fortement inhibée par les interférons α et γ qui agissent de façon indirecte en bloquant l'expression du CD40-L par les cellules T et par le TGFβ qui agit directement sur les cellules B [6]. L'IL-13 induit les cellules B humaines (mais pas celles de souris) à secréter de l'IgE.

L'IL-4 inhibe la production d'IgG, IgA et IgM polyclonales et spécifiques d'antigènes par les cellules mononucléées sanguines, de façon indirecte par action sur les monocytes.

Le rôle fondamental de l'IL-4 dans la production d'IgE *in vivo* a pu être démontré chez la souris. En particulier, des souris portant un transgène d'IL-4 présentent un état allergique avec augmentation des taux sériques d'IgE et d'IgG1 ainsi que des lésions allergiques à différents niveaux caractérisés par une infiltration d'éosinophiles, macrophages et mastocytes [35]. De plus, l'administration d'anticorps inhibiteurs, spécifiques soit de l'IL-4 soit du récepteur de l'IL-4, bloque l'augmentation du taux d'IgE circulante induite par administration, à des souris, de parasites nématodes ou d'anticorps anti-IgD [9]. Finalement, des souris dont le gène de l'IL-4 a été inactivé par recombinaison homologue ne présentent pas d'IgE circulante [19]. Ces souris présentent aussi un déficit important, mais incomplet, en IgG1 suggérant d'autres mécanismes permettant la production de cet isotype. Ces souris déficientes en IL-4 ne semblent pas souffrir de syndrôme d'immunodéficience particulière. Ces résultats indiquent donc que des antagonistes de l'IL-4 peuvent s'avérer être des agents thérapeutiques de l'allergie.

Des essais pilotes réalisés chez des patients atteints de syndrôme hyper IgE ont montré que l'administration d'interféron de type α ou γ permet d'induire une diminution du taux d'IgE sérique. Le bénéfice clinique de tels traitements reste encore à déterminer.

INTERLEUKINE-4, LYMPHOCYTES T ET CELLULES NK

L'IL-4 en costimulation avec un agent mitogène induit la prolifération des thymocytes et des lymphocytes T matures, ainsi que des cellules NK. Elle entraîne aussi la maturation des thymocytes en induisant la disparition des cellules CD4+CD8+ et l'apparition des cellules CD4+CD8- et CD4-CD8+. Les études réalisées avec des souris portant un transgène d'IL-4 exprimé dans les cellules T confirment ces observations en montrant une aplasie thymique par déficit en CD4+CD8+ et CD4+CD8- et un déficit en cellules T périphériques CD4-CD8+ [35]. L'IL-4 apparaît capable d'induire la différenciation des cellules CD4+ TH0 productrices d'IL-2, IL-4 et IFNγ en cellules CD4+ TH2 [5, 21]. L'IL-4 s'avère aussi capable d'induire les cellules T CD8+ à produire de l'IL-4. L'IL-4 stimule la production d'IFNγ par certains clones de cellules NK. Comme pour les cellules B, l'IL-4 inhibe la prolifération des cellules T et des cellules NK induite par l'IL-2 en bloquant l'induction de l'expression du CD25/Tac. Cet effet inhibiteur est levé par l'addition de stimulateurs polyclonaux des cellules T qui augmentent l'expression du CD25/Tac. De même, l'IL-4 bloque la cytoxicité des cellules NK induite par l'IL-2 mais pas celle induite par les interférons.

L'IL-4 stimule le développement de cellules cytotoxiques spécifiques de cellules stimulatrices allogéniques ou de cellules infectées par des virus. L'IL-13 n'agit pas sur les cellules T.

INTERLEUKINE-4 ET CELLULES MYELOMONOCYTAIRES

Les études réalisées *in vitro* démontrent que l'IL-4 agit de façon complexe sur l'hématopoïèse. En particulier, elle stimule la prolifération et la différenciation des progéniteurs granulocytaires dépendants du G-CSF. De plus, en combinaison avec l'IL-3, l'IL-4 joue un rôle important dans la génération des éosinophiles et basophiles/mastocytes. Les études *in vivo* confirment ces observations. Ainsi, les souris transgéniques présentent une hyperéosinophilie et une mastocytose tissulaire. De même des souris transplantées avec des tumeurs secrétant de fortes quantités d'IL-4 présentent une infiltration d'éosinophiles et de basophiles/mastocytes [35]. A l'opposé, l'administration couplée d'anticorps inhibant les effets de l'IL-4 et de l'IL-3 se traduit par une disparition des basophiles et des mastocytes. Il est intéressant de noter que des souris traitées avec des antagonistes de l'IL-4 présentent une plus grande sensibilité aux parasites nématodes. Cette observation ne doit cependant pas être généralisée à toutes les parasitoses, puisque ces mêmes antagonistes permettent de prévenir la mort des souris induite par les leishmanies.

L'IL-4 active les monocytes/macrophages en induisant une morphologie de cellules dendritiques, les antigènes d'histocompatibilité de classe II et l'antigène CD23. Ces propriétés se traduisent par une augmentation des capacités de présentation antigènique. A l'inverse, l'IL-4 inhibe l'expression des récepteurs pour les IgG/FcγRI/CD64; FcγRII/CD32; FcγRIII/CD16 et de ce fait inhibe la cytotoxicité des macrophages dépendante d'anticorps. Une des propriétés les plus notables de l'IL-4 est sa capacité d'inhiber la production de cytokines proinflammatoires telles que: l'IL-1α, IL-6, TNFα, IL-8, GM-CSF et d'activer la production de l'IL-1RA, inhibiteur spécifique de l'IL-1 [36]. L'IL-4 inhibe aussi fortement la production de PGE2 et d'ions superoxyde par les monocytes. L'IL-4 inhibe également l'adhésion des monocytes au plastique et surtout aux cellules endothéliales, phénomène qui participerait au rôle antiinflammatoire de l'IL-4. L'IL-13 agit comme l'IL-4 sur les monocytes.

L'IL-4 stimule les capacités anticoagulantes des monocytes en bloquant la sécrétion de facteurs à activité procoagulante. De plus, l'IL-4 stimule la production de l'activateur du plasminogène tissulaire et inhibe la sécrétion de l'inhibiteur 2 de l'activateur du plasminogène, favorisant ainsi l'élimination des dépôts de fibrine [13]. L'IL-4 rend les monocytes résistants au virus VIH [33].

L'IL-4 stimule la phagocytose et l'activité métabolique respiratoire des neutrophiles. Elle agit aussi sur les éosinophiles matures en augmentant l'expression du CD23 et en inhibant l'expression des récepteurs des IgG.

INTERLEUKINE-4 ET AUTRES TYPES CELLULAIRES

L'IL-4 agit plutôt comme un inhibiteur de la prolifération des fibroblastes isolés soit à partir de synoviale inflammatoire soit à partir du derme. L'inhibition de la prolifération est particulièrement notable lorsque la croissance cellulaire est stimulée par l'IL-1 ou le PDGF [7]. L'IL-4 modifie la production des protéines fibroblastiques. Elle stimule la sécrétion de cytokines comme l'IL-6, le GM-CSF ainsi que celle de collagène et de glycosaminoglycanes. L'IL-4 agit aussi comme facteur chimiotactique des fibroblastes. Finalement, l'IL-4 accroît l'expression de ICAM-I à la surface des fibroblastes induisant ainsi une adhésivité accrue des lymphocytes T.

L'IL-4 affecte aussi les cellules endothéliales. En particulier, elle stimule la prolifération des cellules endothéliales isolées à partir des microcapillaires. Elle stimule la production de cytokines comme l'IL-6, l'IL-8 et la MCP (Monocyte Chemotactic Protein) qui agissent comme agents chimiotactiques. L'IL-4 augmente l'expression des molécules d'adhésion comme VCAM-1 permettant ainsi une adhésion accrue des lymphocytes T, des basophiles et des éosinophiles mais pas des neutrophiles. Finalement, l'IL-4 inhibe les effets procoagulants de l'IL-1, du TNF et des endotoxines sur les cellules endothéliales en empêchant la décroissance de la thrombomoduline (récepteur de la thrombine bloquant les effets procoagulants) induite par ces agents.

L'IL-4 agit aussi sur les cellules épithéliales thymiques. Ainsi, elle stimule la production d'IL-6 induite par l'IL-1 mais, à l'inverse, inhibe la production de GM-CSF induite par l'IL-1.

Finalement l'IL-4 agit sur les hépatocytes, modifiant leur sécrétion de protéines de l'inflammation et l'expression de leurs cytochromes P450.

INTERLEUKINE-4 ET PATHOLOGIE

Les études réalisées *in vitro* ayant montré les fonctions stimulatrices de l'IL-4 sur différentes fonctions du système immunitaire et les effets inhibiteurs de l'IL-4 sur la prolifération de certaines cellules tumorales, différentes études *in vivo* ont été mises en oeuvre pour estimer le potentiel antitumoral de cette molécule.

Ainsi, des lignées de plasmocytomes, mélanomes, lymphomes, adénocarcinomes et glioblastomes murins perdent leur caractère tumorigène chez la souris nude à la suite de l'introduction d'un gène actif de l'IL-4. L'effet antitumoral est indirect et dû au recrutement et à la stimulation de macrophages et surtout d'éosinophiles [35]. Cet effet se retrouve chez des souris totalement déficientes en lymphocytes T et B (scid) ou déficientes en cellules NK. De plus, l'administration locale d'IL-4 recombinante se traduit aussi par la régression tumorale. D'autres études réalisées avec des souris immunocompétentes ont montré que l'IL-4 pouvait avoir un effet antitumoral en facilitant le développement de cellules CD8+ cytotoxiques spécifiques de la tumeur [4, 12].

Différentes études cliniques de phases I et II ont déjà été conduites avec de l'IL-4 recombinante chez des patients atteints de tumeurs résistantes à toute thérapie. Les effets secondaires observés à fortes doses (5 µg/kg/jour et plus) incluent syndrome grippal, nausées et vomissements, hypotension, syndrome vasculaire, congestion nasale, oligurie, gastrites qui disparaissent à l'arrêt du traitement [11, 20]. Certains rapports indiquent l'induction de rémissions complètes ou partielles. L'administration d'IL-4 entraîne une faible augmentation des neutrophiles et des plaquettes [11].

L'inhibition de la production de cytokines proinflammatoires par les monocytes/macrophages suggère un intérêt possible de l'IL-4 dans le traitement de maladies inflammatoires. Ainsi, la prévention du choc endotoxinique par l'administration préalable d'IL-4 soutient l'hypothèse selon laquelle l'IL-4 peut inhiber le développement de syndromes inflammatoires aigus. De plus, l'administration d'IL-4 empêche le développement *in vivo* d'une réaction d'hypersensibilité retardée en réponse à un haptène comme le trinitrochlorobenzène [10]. Il a aussi été récemment rapporté que l'IL-4 est capable d'empêcher le développement d'arthrite en réponse au collagène ou aux parois de streptocoques [1]. On peut donc espérer que l'administration prolongée d'IL-4 pourrait s'avérer utile dans le traitement de maladies inflammatoires chroniques telles que la polyarthrite rhumatoïde. La démonstration que l'IL-4 bloque la production de cytokines proinflammatoires par les explants de synoviale rhumatoïde [22] et la prolifération des synoviocytes [7] encourage l'évaluation de l'IL-4 dans cette maladie, d'autant que l'IL-4 bloque les phénomènes de résorption osseuse [23, 37] qui sont exacerbés au cours de la polyarthrite.

Nous avons évoqué précédemment le rôle primordial de l'IL-4 dans les phénomènes allergiques. De nombreux groupes ont pour objectif la mise au point d'antagonistes spécifiques de l'IL-4 dont l'utilisation principale serait le traitement de l'atopie. De tels antagonistes peuvent être des anticorps spécifiques de l'IL-4 ou du récepteur de l'IL-4, des formes solubles du récepteur, des mutants de l'IL-4 ou bien des cytokines comme les interférons α et γ qui agissent comme des inhibiteurs relativement spécifiques des fonctions allergisantes de l'IL-4. De plus, on peut espérer que les études des interactions de l'IL-4 avec son récepteur et des voies métaboliques activées par l'IL-4 vont permettre la mise au point de molécules de synthèse bloquant ou mimant tout ou partie des activités biologiques de l'IL-4.

REFERENCES

[1] ALLEN J.B., WONG H.L., COSTA G.L. et al - Suppression of monocyte function and differential regulation of IL-1 and IL-1ra by IL-4 contribute to resolution of experimental arthritis. *J. Immunol.*, 1993, 151, 4344-4351.

[2] BANCHEREAU J. - Interleukin 4. In: *The cytokine handbook*, 2nd Edition, Thomson A.W. (ed.). London: Academic Press, 1994 : pp. 99-126.

[3] BANCHEREAU J., ROUSSET F. - Human B lymphocytes : phenotype, proliferation and differentiation. *Adv. Immunol.,* 1992, 52, 125-251.

[4] BOSCO M.C., GIOVARELLI M., FORNI M. et al - Low doses of interleukin 4 injected perilymphatically in tumor-bearing mice inhibit the growth of poorly and apparently nonimmunogenic tumors and induce a tumor-specific immune memory. *J. Immunol.,* 1990, 145, 3136-3143.

[5] CHATELAIN R., VARKILA K., COFFMAN R.L. - IL-4 induces a Th2 response in *Leishmania major*-infected mice. *J. Immunol.,* 1992, 148, 1182-1187.

[6] de VRIES J.E., GAUCHAT J.F., AVERSA G.G. et al - Regulation of IgE synthesis by cytokines. *Curr. Opinion Immunol.,* 1991, 3, 851-858.

[7] DECHANET J., BRIOLAY J., RISSOAN M.-C. et al - Interleukin-4 inhibits growth factor-stimulated rheumatoid synoviocyte proliferation by blocking the early phases of the cell cycle. *J. Immunol.,* 1993, 151, 4908-4917.

[8] DEFRANCE T., FLUCKIGER A.C., ROSSI J.F. et al - Anti-proliferative effects of IL-4 on freshly isolated non Hodgkin malignant B lymphoma cells. *Blood,* 1992, 79, 990-996.

[9] FINKELMAN F.D., HOLMES J., KATONA I.M. et al - Lymphokine control of in vivo immunoglobulin isotype selection. *Annu. Rev. Immunol.,* 1990, 8, 303-333.

[10] GAUTAM S.C., CHIKKALA N.F., HAMILTON T.A. - Anti-inflammatory action of IL-4. *J. Immunol.,* 1992, 148, 1411-1415.

[11] GILLEECE M.H., SCARFFE J.H., GHOSH A. - Recombinant human interleukin-4 (IL-4) given as daily subcutaneous injections - a phase I dose toxicity trial. *Br. J. Cancer,* 1992, 66, 204-210.

[12] GOLUMBEK P.T., LAZENBY A.J., LEVITSKY H.I. - Tumors engineered to secrete Interleukin-4 generate antigen-specific T cell-mediated immunity. *Science,* 1991, 254, 713-716.

[13] HAMILTON J.A., WHITTY G.A., LAST K. - Interleukin-4 suppresses plasminogen activator inhibitor-2 formation in stimulated human monocytes. *Blood,* 1992, 80, 121-125.

[14] HOU J., SCHINDLER U., HENZEL W.J. et al - An interleukin-4-induced transcription factor: IL-4 stat. *Science,* 1994, 265, 1701-1706.

[15] IHLE J.N., WITTHUHN B.A., QUELLE F.W. et al - Signaling through the hematopoietic cytokine receptors. *Annu. Rev. Immunol.,* 1995, 13, 369-398.

[16] KEEGAN A.D., NELMS K., WANG L.M. et al - Interleukin-4 receptor: signaling mechanisms. *Immunol. Today,* 1994, 15, 423-432.

[17] KISHIMOTO T., TAGA T., AKIRA S. - Cytokine signl transduction.*Cell,* 1994, 76, 253-262.

[18] KRUSE N., TONY H.P., SEBALD W. - Conversion of human interleukin-4 into a high affinity antagonist by a single amino acid replacement. *EMBO J.,* 1992, 11, 3237-3244.

[19] KÜHN R., RAJEWSKY K., MÜLLER W. - Generation and analysis of interleukin-4 deficient mice. *Science,* 1991, 254, 707-710.

[20] LOTZE M.T. - Role of IL4 in the antitumor response. In: *IL4: Structure and function*, Spits H. (ed.). New York: CRC Press Inc, 1992 : pp. 238-258.

[21] MAGGI E., PARRONCHI P., MANETTI R. et al - Reciprocal regulatory effects of IFN-γ and IL-4 on the invitro development of human Th1 and Th2 clones. *J. Immunol.,* 1992, 148, 2142-2147.

[22] MIOSSEC P., BRIOLAY J., DECHANET J. et al - Inhibition of the production of proinflammatory cytokines and immunoglobulins by interleukin-4 in an ex vivo model of rheumatoid synovitis. *Arthritis Rheum.,* 1992, 35, 874-883.

[23] MIOSSEC P., CHOMARAT P., DECHANET J. et al - Interleukin-4 inhibits bone resorption through an effect on osteoclasts and proinflammatory cytokines in an *ex vivo* model of bone resorption in rheumatoid arthritis. *Arthritis & Rheum.,* 1994, 37, 1715-1722.

[24] MIYAJIMA A., KITAMURA T., HARADA N. et al - Cytokine receptors and signal transduction. *Annu. Rev. Immunol.,* 1992, 10, 295-331.

[25] MOSMANN T.R., COFFMAN R.L. - T_{H1} and T_{H2} cells : different patterns of lymphokine secretion lead to different functional properties. *Annu. Rev. Immunol.,* 1989, 7, 145-173.

[26] NOELLE R., SNOW C. - T helper cells. *Curr. Opin. Immunol.,* 1992, 4, 333-337.

[27] PANDRAU D., SAELAND S., DUVERT V. et al - Interleukin-4 inhibits *in vitro* proliferation of leukemic and normal human B cell precursors. *J. Clin. Invest.,* 1992, 90, 1697-1706.

[28] PAUL W.E. - Interleukin-4: a prototypic immunoregulatory lymphokine. *Blood,* 1991, 77, 1859-1870.

[29] PICCINNI M.P., MACCHIA D., PARRONCHI P. et al - Human bone marrow non-B, non-T cells produce IL-4 in response to cross-linkage of Fcε and Fcγ receptors. *Proc. Natl. Acad. Sci. USA,* 1991, 88, 8656-8660.

[30] POWERS R., GARRETT D.S., MARCH C.J. et al - Three-dimensional solution structure of human interleukin-4 by multidimensional heteronuclear magnetic resonance spectroscopy. *Science,* 1992, 256, 1673-1677.
[31] ROMAGNANI S. - Lymphokine production by human T cells in disease states. *Annu. Rev. Immunol.,* 1994, 12, 227-257.
[32] SALGAME P., ABRAMS J.S., CLAYBERGER C. et al - Differing lymphokine profiles of functional subsets of human CD4 and CD8 T cell clones. *Science,* 1991, 254, 279-282.
[33] SCHUITEMAKER H., KOOTSTRA N.A., KOPPELMAN M.H.G.M. et al - Proliferation-dependent HIV-1 infection of monocytes occurs during differentiation into macrophages. *J. Clin. Invest.,* 1992, 89, 1154-1160.
[34] SPITS H. *IL-4 : Structure and Function.* London : CRC Press, 1992: pp. 276.
[35] TEPPER R.I., COFFMAN R.L., LEDER P. - An eosinophil-dependent mechanism for the antitumor effect of interleukin-4. *Science,* 1992, 257, 548-551.
[36] VANNIER E., MILLER L.C., DINARELLO C.A. - Coordinated anti-inflammatory effects of interleukin 4: IL-4 suppresses IL-1 production but up-regulates gene expression and synthesis of interleukin 1 receptor antagonist. *Proc. Natl. Acad. Sci. USA,* 1992, 89, 4076-4080.
[37] WATANABE K., TANAKA Y., MORIMOTO I. et al - Interleukin-4 as a potent inhibitor of bone resorption. *Bioch. Bioph. Res. Comm.,* 1990, 172, 1035-1041.
[38] ZURAWSKI G., de VRIES J.E. - Interleukin 13, an interleukin 4-like cytokine that acts on monocytes and B cells, but not on T cells. *Immunol. Today,* 1994, 15, 19-26.
[39] ZURAWSKI S.M., CHOMARAT P., DJOSSOU O. et al - The primary binding subunit of the human interleukin-4 receptor is also a component of the interleukin-13 receptor. *J. Biol. Chem.,* 1995, 270, 13869-13878.

Chapitre 12

INTERLEUKINE-5

C. OSKERITZIAN

INTRODUCTION

Le début des années 70 fut marqué par l'identification d'activités biologiques contenues dans le surnageant de cellules T activées, surnageant capable de stimuler une réponse primaire en anticorps, ceci en l'absence de cellules T : d'où l'hypothèse de l'existence d'un facteur soluble alors désigné, soit sous le terme de T Cell-Replacing Factor (TRF) [40], capable d'induire la différenciation de cellules B stimulées en présence d'un antigène en plasmocytes [47], soit sous le terme de B Cell Growth Factor II (BCGF II) [42], capable d'assurer la croissance de cellules B tumorales. Parallèlement, d'autres équipes s'intéressèrent à un facteur de différenciation des éosinophiles [38], facteur diffusible élaboré par les lymphocytes du canal thoracique de rats infectés par des parasites [1]. Il est maintenant clair que ces surnageants de culture de cellules T contenaient plusieurs cytokines. Aussi, la compréhension du rôle précis de chacunes d'entre elles dans le phénomène biologique observé était sous la dépendance de la purification biochimique de ces facteurs. Enfin, l'élaboration d'anticorps neutralisant à la fois l'activité TRF mais aussi l'activité BCGF II a permis de prouver l'identité fonctionnelle de ce facteur [17]. Des études de caractérisation biochimique et de clonage de gènes ont démontré définitivement qu'une seule cytokine était responsable des activités TRF et BCGF II : l'interleukine-5 (IL-5).

CARACTERISTIQUES BIOCHIMIQUES

L'IL-5 est une glycoprotéine homodimérique dotée de ponts disulfures, inductible, de poids moléculaire 40-45 000, de point isoélectrique estimé entre 4,7 et 5,5, produite principalement par les lymphocytes T auxilliaires activés (cf tableau 12-1). Les molécules d'IL-5 matures murine et humaine sont composées de 113 et 115 acides aminés respectivement. L'IL-5 murine présente deux acides aminés en moins en position N terminale. Les deux protéines ont 81 acides aminés identiques. L'IL-5 native ou l'IL-5 recombinante exprimées par les cellules de mammifères se caractérisent par une glycosylation hétérogène. L'IL-5 murine a trois sites potentiels de N-glycosylation, l'IL-5 humaine n'en présentant que deux. Le carbohydrate n'est pas nécessaire à l'expression d'une activité biologique testée *in vitro*.

Des investigations employant de l'IL-5 réduite ou alkylée suggèrent la nécessité d'une dimérisation pour révéler une activité biologique. Des expériences de mutagénèse dirigée ont permis de produire des analogues de l'IL-5 dans lesquels les résidus cystéine en position 44 et 86 ont été remplacés, séparément ou ensemble, par des résidus thréonine, afin de déterminer leur rôle dans la dimérisation et l'expression d'une activité biologique. Ces mutants protéiniques, exprimés dans des cellules COS, étaient monomériques. L'analyse de ces mutants, couplée à l'utilisation de techniques de séquençage peptidique, a établi que l'IL-5 est un dimère "tête-à-queue". Ces résultats ont permis d'établir définitivement que l'IL-5 monomérique est biologiquement inactive. De plus, ces mutants monomériques ne présentent aucune activité inhibitrice, suggérant l'absence d'interaction de haute affinité avec le récepteur.

La résolution cristallographique de l'IL-5 humaine a révélé une structure similaire à d'autres cytokines comme l'IL-4 et le GM-CSF : quatre hélices α reliées par deux feuillets β [25]. L'IL-5 humaine se caractérise par une configuration dimérique particulière, dans laquelle chacun des domaines contient des éléments structuraux secondaires provenant des deux chaînes. La structure tertiaire ainsi obtenue explique la nécessité d'une dimérisation pour l'expression d'activité biologique. Le traitement au bromure de cyanogène d'IL-5 humaine induit la suppression de 8 acides aminés de la portion C-terminale et rend la molécule biologiquement inactive. Ceci indique que la chaîne α du récepteur pour l'IL-5 lie son ligand par l'intermédiaire de la partie C-terminale de chaque monomère, siège de la spécificité d'interaction.

TABLEAU 12.1 — CARACTERISTIQUES DE L'IL-5.

		humaine	murine
Nombre d'acides aminés	**Précurseur**	134	133
	Forme mature	115	113
Nombre de cystéines		2 paires	2 paires
Glycosylations		2	3
Masse molaire (forme mature)		40-45 000	
Homologie homme/souris (%)		70	
Localisation chromosomique du gène		5q23.3-31.1	11A5-B1
Nombre d'exons		4	4

GENES

Une seule copie du gène codant pour l'IL-5 existe par génome haploïde. La séquence codante du gène IL-5 se compose de quatre exons [6, 5]. Ces séquences exons sont hautement conservées entre la souris et l'homme. Les introns présentent des zones d'homologie de séquence, bien que la souris possède une quantité considérable de séquences sans équivalent au niveau humain. Chez la souris, le gène présente un segment de 738 paires de bases dans la région 3' non codante, qui n'existe pas dans le gène humain. Chacun des exons contient les codons pour un nombre exact d'acides aminés et dans tous les cas, débute par GT et finit avec AG. Ces caractéristiques structurales au niveau génomique se retrouvent pour l'IL-3, l'IL-4 et le GM-CSF [38]. Le gène codant pour l'IL-5 s'associe avec de petites extensions de motifs dont la séquence conservée est appelée CLE (pour Conserved Lymphokine Element) [28]. CLE0, CLE1 et CLE2 sont retrouvées en amont des régions 5' des gènes codant pour l'IL-3, l'IL-4 et le GM-CSF. Il est à noter que les gènes codant pour ces quatre cytokines sont localisés en tandem sur le chromosome 5 chez l'homme [53] et le chromosome 11 chez la souris [23].

Du fait de l'insert existant dans le gène de la souris, le messager murin présente une longueur de 1,5 kb, alors que le messager humain n'est que de 0,8 kb. Précisons que Campbell et al. [5] ont identifié l'existence d'un ADNc tronqué chez la souris présentant un site alternatif de polyadénylation au niveau du nucléotide 653. La proportion de production de ce transcrit tronqué n'est cependant pas connue *in vivo*. La signification de transcrits alternatifs des récepteurs de facteurs de croissance qui résultent en une production de chaînes sans domaine transmembranaire ou cytoplasmique, reste à définir. Ces récepteurs solubles peuvent-ils s'ancrer à la membrane par modification post-traductionnelle et/ou n'agissent-ils qu'en tant qu'inhibiteurs [46] ?

MECANISMES DE REGULATION

Le gène de l'IL-5 se caractérise par une région promoteur présentant une diversité plus importante que pour les autres cytokines, pourtant situées sur le même chromosome. Ainsi, l'élément sensible à l'ester de phorbol (PMA), formellement, TGACTCA, présent dans le promoteur IL-2 et commun à plusieurs gènes inductibles par le PMA, diffère de deux nucléotides dans le promoteur IL-5 (TGACT<u>GG</u>). Ce même promoteur présente une séquence consensus des cytokines qui, là encore, diffère de deux nucléotides. Cependant, de nombreuses séquences sont conservées entre l'homme et la souris et notamment l'une d'elles ne diffère que d'un seul nucléotide comparée à celle incluse dans le gène GM-CSF, suggérant la possibilité d'une expression conjuguée de ces deux gènes dans certaines conditions et/ou dans certains tissus.

Takatsu et al. [50] ont observé l'expression du messager IL-5 dans différents types cellulaires. Ils ont déterminé que ce messager est exprimé de façon constitutive par l'hybridome T, B151, l'expression étant augmentée après stimulation avec le PMA ou le PMA plus un ionophore calcique, l'A23187. Ce messager est inductible chez certaines lignées cellulaires T (thymome EL 4, lignée T helper D9), stimulées par des agents mitogéniques, tels que le PMA ou la Concanavaline A (Con A), induisant même la molécule IL-5. Ces mêmes auteurs ont établi l'expression du messager codant pour l'IL-5 par des cellules spléniques de souris immunisées avec *Mycobacterium tuberculosis*, après stimulation de ces cellules en présence de l'antigène spécifique, PPD (pour Purified Protein Derivatives). En comparaison, les cellules spléniques issues d'animaux naïfs n'expriment que peu de messagers pour l'IL-5 après stimulation avec la Con A. Pour expliquer les différences observées de niveau d'expression fonction du mode de stimulation (antigénique *vs* mitogénique), des auteurs avancent l'hypothèse d'une intervention éventuelle de cellules présentatrices de l'antigène.

Suda et al. [55] se sont intéressés à étudier l'expression du gène codant pour l'IL-5 et sa régulation dans le cadre d'un modèle animal établi *in vivo* qui utilise des souris dites éosinophiliques suite à une infection à helminthes, telle que *Toxocara canis*.

Ces auteurs détectèrent l'expression de messagers codant pour l'IL-5 dans les splénocytes de souris aux jours 4 et 5 après l'infection. Ces données furent confirmées par des techniques *in vitro* d'amplification en chaîne (PCR) de ces messagers.

D'autres travaux ont montré que l'activation de lignées cellulaires T murines par des anticorps immobilisés dirigés contre l'antigène CD3 induit l'expression des gènes c-myc, c-myb, IL-4, IL-5 et GM-CSF. L'IL-2 entraîne celle des gènes c-myc, c-myb et IL-5, l'IL-4 n'induisant que le gène IL-5. La ciclosporine A inhibe l'expression du gène IL-4 mais pas celle du gène codant pour l'IL-5 alors que la cicloheximide inhibe l'expression du gène codant pour l'IL-5 mais pas du gène IL-4 [3]. Les corticostéroïdes inhibent la production d'IL-5 *in vitro* et *in vivo* [8]. La progestérone et la testostérone déclenchent la transcription d'IL-5, qui peut être inhibée par la dexamétasone.

Lee et al. [41] ont récemment étudié les niveaux d'expression des ARN messagers pour l'IL-5 et le GM-CSF chez des sujets atopiques ou non atopiques, en développant une technique de PCR quantitative. Les résultats révèlent l'expression de hauts taux d'ARNm codant à la fois pour l'IL-5 et le GM-CSF, après activation des cellules mononucléées des sujets atopiques avec le PMA. Les niveaux d'expression des ARNm pour ces deux types de cytokines présentent une corrélation significative: ainsi, les producteurs de taux élevés d'IL-5 sont également producteurs de taux élevés de GM-CSF avec cependant une cinétique décalée, suggérant une régulation transcriptionnelle différente de ces deux gènes.

RECEPTEURS

Dès 1980, les travaux de Tominaga et al. suggèrent l'existence de récepteurs spécifiques de l'IL-5 (IL-5 R) [51]. Ils décrivent l'incapacité de l'IL-5 à stimuler des cellules B issues de souris DBA/2Ha, incapacité liée au chromosome X. Tirant parti que ces souris n'exprimaient pas l'IL-5 R, ils ont produits des alloantiserums anti-IL-5 R en immunisant des souris issues de croisements DBA/2Ha X BALB/c avec des cellules B de BALB/c. Ils obtinrent un anticorps capable d'inhiber les réponses cellulaires B dépendantes de l'IL-5, sans bloquer les autres activités biologiques émanant des cellules T auxilliaires. Par conséquent, cet anticorps était dirigé contre l'IL-5 R.

La production d'IL-5 recombinante purifiée, rendue possible grâce à l'isolation d'ADNc codant pour l'IL-5 réalisée en 1986 [20], a permis de mesurer la liaison de l'IL-5 à son récepteur. En fait, Mita et al. [26] ont établi l'existence de deux classes d'IL-5 Rs, des sites de faible et de haute affinités.

1990 correspond au clonage moléculaire de l'IL-5 R murin [46], glycoprotéine de 415 acides aminés, hydrophobe dans sa région N terminale, glycosylée dans son domaine extracellulaire, dotée d'un seul segment transmembranaire et d'un domaine intracytoplasmique ne présentant pas de séquence consensus pour des activités kinases. La recherche d'une homologie de séquence primaire avec celles d'autres récepteurs de cytokines a révélé que son domaine extracellulaire comportait une région N-terminale d'environ 200 acides aminés, contenant deux paires de cystéines retrouvées en des positions similaires. De même, le motif W-S-X-W-S (Trp-Ser-X-Trp-Ser), localisé près de la région transmembranaire, est présent dans la séquence de nombreux récepteurs pour divers facteurs de croissance. Tous ces récepteurs partageant des structures communes semblent dériver d'un gène ancestral unique qui s'est dupliqué et modifié au cours de l'évolution, et forment une famille appelée superfamille des récepteurs des hématopoïétines par Cosman et al. [9]. L'IL-5 R contient une séquence incluse dans le domaine extracellulaire, s'étendant d' ^{18}Asp à ^{127}Thr précédant la séquence consensus W-S-X-W-S, tout comme le récepteur pour le GM-CSF et celui pour l'IL-6.

Contrairement aux caractéristiques conservées du domaine extracellulaire, et donc, de la relative homologie structurale des sites de liaison de ces différents récepteurs pour leur ligand, le domaine intracellulaire de l'IL-5 R est unique. Cependant, la séquence comprise entre ^{367}Leu et ^{380}Asp adjacente au domaine transmembranaire contient un groupe de proline qui se retrouve dans la séquence des récepteurs au GM-CSF, à la prolactine et à l'hormone de croissance.

Les bases moléculaires soutenant les hypothèses d'existence de récepteurs à haute et faible affinités ont été définies en 1991 [15]. Des expériences utilisant de l'IL-5 murine radiomarquée ont déterminé que le complexe constituant l'IL-5 R était composé d'au moins deux chaînes polypeptidiques. Cette équipe a produit un anticorps monoclonal reconnaissant une protéine de 60 kDa qui bloquait totalement la liaison de l'IL-5 aux cellules dépendantes de l'IL-5, alors que des anticorps immunoprécipitant un doublet protéique de 130-140 kDa ne la bloquaient que partiellement. Remarquons la possibilité de conversion du récepteur à haute affinité en récepteur à faible affinité sous l'effet de ces anticorps. L'ensemble de ces résultats a permis de définir l'IL-5 R comme étant un complexe bicaténaire : le récepteur de faible affinité (chaîne α de 60 kDa) liant le ligand, et les protéines de 130-140 kDa (chaîne β non identifiée sur les éosinophiles humains, identique à la chaîne β de l'IL-3 R et à celle du GM-CSF R humains) incapables de lier le ligand par elles-même. En fait, la chaîne β s'associe avec la chaîne α après interaction de cette dernière avec l'IL-5, générant ainsi le récepteur de haute affinité. Tavernier et al. ont démontré la génération de deux formes solubles de l'IL-5Rα humaine, nommées 1h et 2h [49]. L'une est produite après un épissage normal, la seconde, sans épissage. Contrairement à la forme soluble du récepteur chez la souris, les récepteurs solubles recombinants peuvent lier l'IL-5 avec une forte affinité et en inhiber les activités biologiques. De telles molécules n'ont cependant pas encore été détectées dans des liquides biologiques humains.

Chez l'homme, l'existence d'un récepteur bicaténaire pour l'IL-5 est toujours controversée sur les éosinophiles humains. Murata et al. [31] ont isolé un récepteur humain pour l'IL-5 des éosinophiles humains présentant environ 70 % d'homologie au niveau de la séquence primaire avec son équivalent murin. Il s'agit d'une glycoprotéine de 420 acides aminés, avec une région hydrophobe de 20 acides aminés en position NH_2-terminale, un domaine extracellulaire glycosylé (324 acides aminés), un domaine transmembranaire (21 acides aminés) et un domaine cytoplasmique (55 acides aminés) (cf tableau 12-2). Cette même équipe a caractérisé une forme soluble du récepteur, ainsi que d'autres formes présentant des domaines cytoplasmiques diversifiés. Des cellules COS7 transfectées avec l'ADNc expriment une protéine d'environ 60 kDa, liant l'IL-5 avec un seul type d'affinité (Kd = 250-590 pM). Contrairement à la chaîne α murine de 60 kDa, qui ne lie l'IL-5 qu'avec une faible affinité (Kd ≈ 10 nM), la chaîne α humaine homologue peut, par elle-même, lier l'IL-5 avec une affinité plus grande. D'autres équipes ont caractérisé deux protéines composant le récepteur humain pour l'IL-5, dont une est spécifique de l'IL-5 (chaîne α). Le second composant de l'IL-5 R humain serait identique à la chaîne β du récepteur humain liant le GM-CSF avec une haute affinité [49], de 120-130 kDa.

Ce partage de sous-unités entre récepteurs liant différentes cytokines suggère que ces cytokines peuvent affecter leur liaison mutuelle. Ainsi, la liaison d'un ligand aux chaînes α peut mener à une déplétion des chaînes β disponibles par formation de complexes ligand/αβ qui sont internalisés. La déplétion en chaîne β par ce procédé peut empêcher la formation subséquente de récepteurs de haute affinité pour d'autres ligands. De plus, ce modèle suggère une réactivité croisée apparente vis à vis des ligands, fournissant ainsi des éléments pour expliquer la redondance biologique des différentes cytokines. Enfin, l'étude du récepteur pour le GM-CSF a permis de penser que la transduction de signal s'effectue via la chaîne β, commune aux récepteurs pour l'IL-3, le GM-CSF et l'IL-5 [32]. Un équivalent humain de l'IL-5Rβ, KH97, a cependant été caractérisé sur d'autres modèles cellulaires que l'éosinophile, comme étant indispensable à la construction d'un récepteur fonctionnel pour l'IL-5 [18]. Très récemment, des travaux ont montré l'intervention du motif Pro-Pro-X-Pro, contenu dans la portion intracytoplasmique de la chaîne α de l'IL-5R dans la transduction de signal [45]. Mita et al. ont défini les rôles des sous-unités α et β du récepteur murin dans l'association, la dissociation et l'internalisation de l'IL-5 [27]. L'utilisation de lignées cellulaires répondeuses à l'IL-5 et de cellules transfectées avec l'une et/ou l'autre des sous-unités constitutives du récepteur a permis d'établir un temps rapide (10 min) de liaison de l'IL-5 avec les récepteurs de haute et basse affinité, alors que la dissociation avec le récepteur faiblement affin est rapide ($t_{1/2}$<30 min), celle avec le récepteur de haute affinité est remarquablement lente ($t_{1/2}$>120 min). L'internalisation du ligand semble plutôt due au récepteur de haute affinité. La sous-unité α lie l'IL-5, est impliquée dans l'internalisation alors que la sous-unité β ralentit la dissociation et augmente l'efficacité d'internalisation du ligand en stabilisant le complexe ligand-récepteur.

La résolution des mécanismes moléculaires régissant la transduction de signal après la liaison de l'IL-5 sur son récepteur fait l'objet de nombreux travaux. Aucune des deux sous-unités du récepteur ne peut seule mettre en route la cascade de signalisation intracellulaire déclenchée à la suite de la liaison avec l'IL-5. Les domaines cytoplasmiques des deux chaînes contiennent un motif conservé dans la famille des récepteurs de cytokines ou boîte 1 (groupe de résidus proline), dont la mutation entraîne la suppression d'une réponse proliférative [7]. Un second motif conservé (boîte 2) est également impliqué dans la signalisation. La liaison du ligand à son récepteur induit la phosphorylation des résidus tyrosine de nombreux substrats, dont certains sont communs à la cascade de signalisation associée à l'IL-3 et au GM-CSF. Une tyrosine kinase s'associe physiquement à la chaîne β et correspond au proto-oncogène c-fps/fes. Le renouvellement de phosphatidyl inositol, la mobilisation de Ca^{2+} et l'activation de kinases A ou C ne semblent que peu impliqués dans la signalisation aboutissant à la différenciation cellulaire. Les sous-unités α et β qui constituent le récepteur pour l'IL-5 ne présentent pas d'activité kinase intrinsèque. Plusieurs protéines sont phosphorylées après 5 min d'exposition à l'IL-5 (p130, p92, p53, p45) et l'utilisation d'inhibiteurs de tyrosine kinases supprime la réponse à l'IL-5. Des molécules présentant des domaines SH2 (pour Src Homology 2) et/ou SH3 sont phosphorylées. Il s'agit de l'Inositol Tri-Phosphate kinase dont le produit active la PKC-ζ déterminante pour la mitose, la protéine HS1 (substrat de la lyn kinase), les protéines Vav, Shc et Lyn dont les formes phosphorylées activent Ras, et la sous-unité β de l'IL-2R (Ohbo et al., résultats non publiés). Ainsi, une première voie de signalisation passe par Ras-Raf-1-MAP kinase [35]. Parallèlement, JAK2, une autre tyrosine kinase de 130 kDa, peut être également phosphorylée [39]. Puis, JAK2 activée subit une autophosphorylation *in situ* et phosphoryle à son tour des facteurs nucléaires de la famille STAT, dont STAT 1 et STAT 5, récemment identifié [52, 30]. A l'état inactif, ces facteurs de transcription sont cytoplasmiques. Après activation de la cellule, ils subissent une phosphorylation sur leurs résidus tyrosine, puis une translocation nucléaire et enfin, la liaison avec l'ADN.

Le récepteur de l'IL-5 est exprimé sur peu de types cellulaires. Chez la souris, de nombreux travaux de caractérisation ont été réalisés sur les cellules B activées, des lignées B et des éosinophiles. Généralement, les cellules expriment un faible nombre (50-1 000) de récepteurs de forte affinité (Kd 39-60 pM pour les éosinophiles murins) et un nombre plus important (quelques milliers) de récepteurs de faible affinité (Kd 0,32-1,95 nM pour les éosinophiles murins). Chez l'homme, le récepteur de l'IL-5 est exprimé sur des sous-lignées éosinophiliques promyélocytaires (HL-60), sur des éosinophiles et des basophiles. Sur les lignées humaines activées, les auteurs n'ont pu identifier que des sites liant l'IL-5 avec une haute affinité (Kd 4 pM). Mais, à nouveau, la présence de deux chaînes polypeptidiques, chaîne α et chaîne β, de masses moléculaires étroitement comparables à celles caractérisées chez la souris, fut détectée.

TABLEAU 12.2 — CARACTERISTIQUES DU RECEPTEUR POUR L'IL-5 DES EOSINOPHILES HUMAINS

	Une seule chaîne α	**Chaîne β non caractérisée ***
Nombre d'acides aminés:		
domaine extracellulaire	344	?
région transmembranaire	21	?
domaine cytoplasmique	55	?
Masse molaire (kD)	60	?
KDa (pM)	170 - 330	?
Homologie homme/souris (%)	70	?
Appartenance superfamille	oui	?

* Une chaîne β de 120-130 kDa a été toutefois caractérisée sur une sous-lignée éosinophilique de HL-60, ainsi que sur une lignée érythroleucémique TF1.

L'IL-5 de souris lie de façon équivalente les sous-unités α murines et humaines. L'IL-5 humaine présente une affinité 100 fois moindre pour la chaîne α murine que son équivalent humain.

SOURCES CELLULAIRES

A l'origine, l'IL-5 est produite par les lymphocytes T activés ($CD4^+$, $CD45RO^+$). Certains lymphomes et hybrides entre cellules T et lymphomes la produisent également. Cette production par les cellules T est consistante avec la notion admise de dépendance T de l'éosinophilie. D'autres sous-populations T murines peuvent produire de l'IL-5, comme les lymphocytes T γ/δ de la muqueuse intestinale [43], les cellules T $CD8^+$ [22, 10], et les cellules tueuses [54].

La démonstration que l'IL-5, ainsi que d'autres cytokines, puissent être produites par des lignées mastocytaires, permet de considérer les mastocytes comme étant capables d'induire et/ou d'amplifier le développement d'une éosinophilie [37]. Des mastocytes pulmonaires humains peuvent produire de l'IL-5 [33]. Nous avons démontré la capacité de mastocytes dérivés de moelle osseuse (BMMC) de souris de produire des quantités détectables d'IL-5 immunoréactive après activation. L'IL-5 libérée, ainsi que d'autres cytokines mastocytaires comme le GM-CSF, peuvent induire la différenciation *in vitro* d'éosinophiles à partir de précurseurs hématopoïétiques [34]. De plus, nous avons pu mettre en évidence l'expression d'ARNm codant pour l'IL-5 dans les BMMC non stimulés.

De même, des cellules B humaines transformées par le virus d'Epstein-Barr produisent de l'IL-5.

Enfin, des travaux récents ont montré la présence d'ARNm pour l'IL-5 dans les éosinophiles infiltrant la muqueuse duodénojéjunale de patients atteints de la maladie coeliaque, suggérant que les éosinophiles peuvent eux-même constituer une source supplémentaire d'IL-5 [12]. Depuis, de nombreux travaux décrivant la production d'IL-5 par les éosinophiles ont étayé cette première description. Ainsi, c'est le cas des éosinophiles collectés dans le liquide de lavage broncho-alvéolaire de patients asthmatiques [4], des éosinophiles de patients atteints de maladies éosinophiliques associées à une déficience cardiaque sévère [14], ceux collectés dans le cadre d'une cystite à éosinophiles [16], des éosinophiles prélevés dans les lésions cutanées de dermatite atopique [48] ou dans des lésions cutanées et duodénales de dermatite herpétiforme [13]. La production d'IL-5 par des éosinophiles prélevés sur des patients atteints de la maladie de Crohn n'a pu être mise en évidence[16].

ACTIVITES BIOLOGIQUES

Croissance et différenciation des éosinophiles

Etudes in vitro

Chez la souris, l'addition d'IL-5 à des cultures de moelle osseuse menées en milieu liquide induit la production spécifique de granulocytes éosinophiles. Cependant l'IL-3 et le GM-CSF peuvent également induire la différenciation d'éosinophiles à partir de cultures de cellules de moelle osseuse, avec un rendement augmenté comparé à celui obtenu en présence d'IL-5 seule [34].

Un moyen artificiel visant à augmenter la production d'éosinophiles consiste à employer comme sources de précurseurs hématopoïétiques des moelles osseuses de souris infestées par *Mesocestoides corti*, suggérant que ce traitement induit une augmentation de la fréquence des précurseurs éosinophiles médullaires. Cependant, un même faible nombre de colonies éosinophiles est obtenu, quelle que soit la source de moelle osseuse, lorsque les cultures sont menées en conditions semi-solides, contrairement aux résultats chez l'homme où ce test de formation de colonies donne naissance à un grand nombre de colonies éosinophiles.

A l'inverse des neutrophiles, la production d'éosinophiles à partir de cultures de moelle osseuse en milieu liquide nécessite l'addition de facteurs de croissance exogènes, mais des travaux d'équipes diverses suggèrent que l'IL-5 est incapable de stimuler la production de précurseurs éosinophiles : d'où le concept selon lequel l'IL-5 n'intervient que dans les phases tardives de l'éosinopoïèse.

Visant à étudier la production de précurseurs éosinophiles, Clutterbuck et al. ont utilisé des cultures de moelles osseuses humaines, permettant une quantification en milieu semi-solide. Ce système de culture a permis d'établir que l'IL-3 et le GM-CSF stimulent un plus grand nombre de colonies éosinophiles que l'IL-5, suggérant que ces deux facteurs de croissance peuvent induire une éosinophilie sans nécessité d'IL-5. De plus, ces travaux tendent à démontrer qu'un large groupe de précurseurs éosinophiles est insensible à l'IL-5.

Etudes in vivo

L'infestation de souris par des parasites nématodes induit une éosinophilie sanguine et tissulaire. L'administration à ces animaux d'anticorps anti-IL-5 neutralisants bloque l'apparition de ce phénomène, suggérant que l'apparente redondance observée *in vitro* où IL-3 et GM-CSF peuvent également induire la production d'éosinophiles, ne se retrouve pas dans ces parasitoses.

L'étude de souris transgéniques, dont l'expression d'IL-5 est altérée, constitue une approche alternative pour élucider le rôle de l'IL-5 *in vivo*. Dent et al. [11] ont produit ces animaux pour lesquels l'IL-5 est exprimée de façon constitutive par toutes les cellules T et est détectable dans leur sérum. Ces animaux, par ailleurs, parfaitement normaux, présentent une éosinophilie instaurée et durable avec un nombre accru de ces granulocytes circulants et tissulaires. Ces résultats suggèrent que l'IL-5 peut, par elle-même, induire tout le processus de différenciation vers la voie éosinophile. L'implication d'autres cytokines ne peut alors être prise en compte que si ces cytokines sont produites de façon constitutive ou si leur production est subséquente à celle de l'IL-5. Ces résultats montrent clairement la non correspondance des résultats obtenus *in vitro* et *in vivo* quant à l'efficacité de production de précurseurs éosinophiles par l'IL-5 et posent une fois encore le problème de la relevance physiologique des modèles *in vitro*. Des travaux apportent des éléments de réponse, suggérant que l'IL-5 ne peut agir sur la production de cellules précurseurs qu'en présence de cellules stromales.

Activation des éosinophiles

L'IL-5 peut augmenter les capacités fonctionnelles des éosinophiles, telles que la lyse des cellules tumorales recouvertes d'anticorps ou la phagocytose des particules de levure opsonisées. Ces éosinophiles activés en présence d'IL-5 présentent une augmentation de leurs récepteurs de surface, de la production d'anions superoxyde, ainsi que de leur survie.

Promoteur de leur activation, l'IL-5 constitue de plus, un puissant inducteur de la dégranulation des éosinophiles, laquelle est mesurable par la libération de protéines spécifiques des éosinophiles, telles que l'EDN (pour Eosinophil-Derived Neurotoxin).

Chimiotactisme des éosinophiles

Les éosinophiles constituent l'un des types cellulaires les plus augmentés en nombre dans les tissus au cours de processus inflammatoires. Ce phénomène témoigne de la mise en oeuvre de mécanismes spécifiques, induisant la migration des éosinophiles du flux sanguin vers les tissus où ils sont recrutés. L'IL-5 présente de telles propriétés chimiotactiques sur les éosinophiles. Parallèlement, cette infiltration site-spécifique peut résulter d'une augmentation d'expression des molécules d'adhérence, facilitant le passage des éosinophiles au travers de l'endothelium capillaire.

IL-5 et lymphocytes

Lymphocytes T

L'IL-5 recombinante ou purifiée à partir de surnageants de cellules T activées peut, en association avec l'IL-2, induire la différenciation de thymocytes en cellules T cytotoxiques. Le mécanisme évoqué serait l'augmentation d'expression du récepteur pour l'IL-2 (CD 25) par l'IL-5.

Lymphocytes B

L'une des activités biologiques les plus importantes de l'IL-5 réside dans sa capacité à augmenter la prolifération des cellules B, d'où son identification sous le terme de BCGF II (pour B Cell Growth Factor II). Cette activité est à distinguer de celle de l'IL-4, précédemment nommée BCGF I ; en effet, l'IL-4 stimule la prolifération de cellules B quiescentes, costimulées avec des anti-IgM, ce qui n'est pas le cas de l'IL-5. A l'inverse de l'IL-4, l'IL-5 est capable d'induire la prolifération de cellules B murines activées par le sulfate de dextran.

De nombreux travaux étudient les mécanismes de régulation croisée existant entre le système immunitaire et le système neuroendocrinien. Ainsi, des équipes ont mis en évidence la production d'ACTH (adrénocorticotropine, inducteur de la production de corticostéroïdes par les glandes surrénales) par un clone B néoplasique. L'ACTH est elle-même capable d'affecter la croissance et la viabilité des cellules B normales, et ce, de façon synergistique avec l'IL-5.

L'IL-5 joue un rôle dans la différenciation des cellules B et par conséquent dans la sécrétion des anticorps en résultant, d'où sa désignation originelle de TRF. Ainsi, l'IL-5 stimule la production polyclonale d'IgM et d'IgA par des cellules préactivées *in vivo* ou *in vitro* par le LPS, stimulant *in vitro* la réponse spécifique d'antigène, qu'elle soit primaire ou secondaire. L'IL-5 stimule la production d'IgA en induisant la différenciation de cellules B mémoires. Des travaux ont montré que l'IL-5 n'exerçait ses effets que sur des cellules B déjà porteuses d'IgA à leur surface, lui conférant un rôle à un niveau post-commutatoire c'est-à-dire sur des cellules B déjà engagées dans la voie de synthèse des IgA. L'IL-5 contribue à la sécrétion d'IgG1 et d'IgE en présence d'IL-4, en induisant l'accumulation de transcrits des chaînes $\gamma 1$ et ε. Le TGF-β1 augmente la production d'IgA par des cellules B murines stimulées par le LPS et agit en synergie avec l'IL-5 sur la synthèse d'IgA. En fait, l'IL-5 augmente le nombre de cellules B présentant des IgA de surface parmi les cellules B stimulées par le LPS et cultivées en présence de TGF-β. L'IL-5 n'induit ni un transcrit $C\alpha$ en configuration germinale, ni l'ADN circulaire spécifique à la commutation isotypique IgA. Le TGF-β augmente également la production des IgG2b et, dans une moindre proportion, des IgG3. Dans ce contexte, l'IL-5 n'agit pas de façon synergistique avec le TGF-β pour la synthèse d'IgG2b ou d'IgG3. La synergie entre IL-5 et TGF-β n'est illustrée que par la production d'IgA.

Des résultats contradictoires sont obtenus qui concernent l'activité de l'IL-5 recombinante humaine sur des cellules B humaines, alors que son action sur les cellules B murines est clairement démontrée. La controverse concernait la capacité pour l'IL-5 humaine d'induire la sécrétion d'Ig par des cellules B humaines stimulées avec le staphylocoque doré Cowan I (SAC) ou le mitogène de pokeweed. Morikawa et al. n'ont apporté que récemment la démonstration que l'IL-5 humaine ne pouvait induire la sécrétion d'Ig par des blastes B qu'en présence d'IL-2 [29]. Dans ces conditions, l'IL-5 humaine augmente l'expression des ARNm codant pour la forme sécrétée de la chaîne μ.

L'IL-2 et l'IL-5 agissent en synergie pour induire la différenciation des cellules B. L'IL-5 augmente le nombre de récepteurs pour l'IL-2. Par ce processus, l'IL-5 rend les cellules B répondeuses aux effets de l'IL-2. La synergie entre IL-5 et IL-2 a été également observée par Bertolini et al. quant à l'augmentation de sécrétion des IgM, des IgG et des IgA [2]. Huston et al. ont stimulé des cellules B humaines purifiées avec *Moraxella catarrhalis* (Mcat) ou SAC, puis mis ces cellules en culture en présence d'IL-5 humaine. Ces travaux démontrent le rôle direct de l'IL-5 humaine sur la capacité différentielle des cellules B préalablement activées par Mcat (mais non par SAC) à produire des IgM [19]. L'activation et la nature du signal d'activation des cellules B conditionnent la sensibilité des cellules.

IL-5 et basophiles

La mise en culture de cellules humaines du sang périphérique ou prélevé au niveau du cordon ombilical en milieu semi-solide a permis d'observer la génération de colonies mixtes composées d'éosinophiles et de basophiles. Ces deux types cellulaires partageraient donc un précurseur commun.

L'IL-5 augmente la libération de médiateurs inflammatoires par les basophiles humains ainsi que le contenu en histamine et la différenciation en cellules basophiliques d'une lignée de cellules myéloïdes humaines, HL60.

PATHOLOGIE

IL-5 et auto-immunité

L'IL-5 est impliquée dans la croissance et la différenciation des cellules B. Parmi elles, les cellules B Ly-1+ (CD5+), candidates à la production d'auto-anticorps, sont sélectivement augmentées par l'IL-5 dans les cultures de moelle osseuse *in vitro*. Afin de savoir ce qu'il en est *in vivo*, des souris transgéniques porteuses du gène de l'IL-5 ont été analysées : de tels animaux présentent des taux élevés d'IL-5 sérique, ainsi qu'une augmentation des taux sériques d'IgM, d'IgE et d'IgA. Ces études révèlent l'existence d'une éosinophilie massive au niveau du sang périphérique, de la moelle osseuse, des poumons, de la rate, des muscles, du foie, et une augmentation de production d'auto-anticorps IgM anti-ADN et anti-histones, ainsi qu'une accumulation de cellules B CD5+, en l'absence de tout autre signe clinique [11].

IL-5 et éosinophilie

L'Il-5 est décrite comme une cytokine à spectre d'activité relativement restreint, agissant principalement sur les cellules du lignage éosinophile. Afin de comprendre si cette spécificité de lignage repose sur l'expression limitée de la sous-unité α de l'IL-5R, Koike et al. ont généré des souris transgéniques qui expriment l'IL-5R murin constitutivement [44]. Les animaux transgéniques ne présentent aucune pathologie particulière. La cellularité péritonéale de ces animaux est inchangée. En réponse à l'IL-5, leurs cellules médullaires ont acquis la capacité à former des colonies composées de types cellulaires appartenant à plusieurs lignages. Ceci s'observe également à partir de précurseurs prélevés sur des animaux transgéniques traités au 5-fluorouracil. Les résultats obtenus sont les mêmes, que les cellules soient cultivées en présence d'IL-5 ou d'IL-3. Des voies de signalisation sont probablement communes entre celles couplées à l'IL-5R et celles associées à l'IL-3R. De plus, la restriction de spécificité de l'IL-5 semble liée à la restriction d'expression de la sous-unité α de l'IL-5R [44, 21].

Les souris CBA/N, qui présentent une immunodéficience liée au chromosome X (XID), se caractérisent, entre autre, par une diminution significative du nombre de leurs cellules B. En fait, les cellules B et leurs précurseurs, qui expriment l'IL-5R, sont moins représentés en nombre chez les souris XID que chez les souris normales. Il est à remarquer que les éosinophiles de ces animaux ne présentent pas ces défauts. Koike et al ont alors produit des souris XID transgéniques pour l'IL-5Rα. Ils ont pu définir que la faiblesse de réponse à l'IL-5 des cellules B dérivés de ces animaux est due à un défaut de la signalisation intracellulaire associée à l'IL-5R. Une tyrosine kinase spécifique des cellules B (Btk) a été isolée et l'existence d'une mutation ponctuelle dans sa séquence est responsable du défaut de sensibilité à l'IL-5.

La présence d'IL-5 a été démontrée dans le sérum de patients présentant une éosinophilie dans le cadre d'un syndrome hyperéosinophilique ou non, activité totalement neutralisée par des anticorps anti-IL-5 ou l'administration de corticostéroïdes.

L'éosinophilie constitue une des principales caractéristiques de l'inflammation. Dans celle associée à l'asthme bronchique, les produits de dégranulation des éosinophiles contribuent aux dommages épithéliaux observés lors de cette inflammation chronique des bronches, faisant de l'éosinophile l'un des effecteurs majeurs de la réaction asthmatique.

De même, dans l'inflammation allergique observée, par exemple, chez des patients atteints de rhinite allergique saisonnière, il a été montré qu'après provocation allergénique, une éosinophilie locale était corrélée avec l'expression de messagers pour l'IL-5 et l'apparition d'IL-5 sérique.

Une augmentation sélective de la production d'IL-5 a été retrouvée chez des sujets atteints d'infections à helminthes. Dans ces pathologies, l'éosinophilie constitue une caractéristique majeure de la réponse immunitaire de l'hôte.

IL-5 et tumeurs

Des patients atteints de maladies malignes (mélanomes, carcinomes, leucémies myéloblastiques aiguës), traités avec de l'IL-2 recombinante humaine purifiée, développent une éosinophilie consistante bien que modérée, conséquemment à l'IL-5 produite par les lymphocytes T stimulés par l'IL-2.

Depuis de nombreuses années, la présence d'éosinophiles infiltrant les tumeurs a été établie. Certains travaux menés sur la maladie de Hodgkin ont permis de montrer que l'éosinophilie sanguine sans leucocytose généralisée était associée à la survie. Mais ce n'est pas toujours le cas.

Quoiqu'il en soit, la présence d'ARNm pour l'IL-5 se retrouve au niveau des cellules tumorales, suggérant que c'est l'IL-5 produite par la tumeur qui stimule l'éosinophilie. Cependant, l'infiltration des éosinophiles fréquemment observée au niveau des tumeurs ne signifie pas que les éosinophiles soient effectivement impliqués dans le rejet de la tumeur, même si l'on connait maintenant leur capacité à produire du TNF α et de l'IL-4. Des travaux récents montrent les effets anti-tumoraux *in vitro* et *in vivo* de l'IL-4 et de l'IL-5, utilisant comme modèle un lymphome B murin, 38C13.

IL-5 et rejet de greffe

Une inflammation à éosinophiles peut se révéler à la suite d'une transplantation rénale et constitue alors un indicateur de mauvais pronostique quant à la tolérance de la greffe. Il en est de même dans le cadre des greffes de foie. Des allogreffes expérimentales de poumon chez le rat induisent également une infiltration d'éosinophiles, sans toutefois permettre de déterminer le degré d'implication de ces cellules dans le rejet de greffe.

REFERENCES

[1] BASTEN A., BEESON P.B. - Mechanism of eosinophilia. II. Role of the lymphocyte. *J.Exp.Med.*, 1970, 131, 1288-1305.

[2] BERTOLINI J. N., SANDERSON C. J., BENSON E. M. - Human interleukin-5 induces staphylococcal A Cowan 1 strain-activated human B cells to secrete IgM. *Eur. J. Immunol.*, 1993, 23, 398-402.

[3] BOHJANEN P.R., OKAJIMA M., HODES R.J. - Differential regulation of interleukin-4 and interleukin-5 gene expression: a comparison of T-cell gene induction by anti-CD23 antibody or by exogenous lymphokines. *Proc. Natl. Acad. Sci. USA*, 1990, 87, 5283-5287.

[4] BROIDE D. H., PAINE M. M., FIRESTEIN G. S. - Eosinophils express interleukin 5 and granulocyte macrophage-colony stimulating factor mRNA at sites of allergic inflammation in asthmatics. *J. Clin. Invest.*, 1992, 90, 1414-1424.

[5] CAMPBELL H.D., SANDERSON C.J., WANG Y., et al. - Isolation, structure and expression of cDNA and genomic clones for murine eosinophil differentiation factor. Comparison with other eosinophilopoietic lymphokines and identity with interleukin-5. *Eur. J. Biochem.*, 1988, 174, 345-352.

[6] CAMPBELL H.D., TUCKER W.Q., HORT Y., et al. - Molecular cloning, nucleotide sequence, and expression of the gene encoding human eosinophil differentiation factor (interleukin-5).

Proc. Natl. Acad. Sci. USA, 1987, 84, 6629-6633.

[7] CORNELIS S., FACHE I., VAN DER HEYDEN J., et al. - Characterization of critical residues in the cytoplasmic domain of the human interleukin-5 receptor α chain required for growth signal transduction. *Eur. J. Immunol.*, 1995, 25, 1857-1864.

[8] CORRIGAN C.J., HACZKU A., GEMOU-ENGESAETH V., et al. - CD4 T lymphocyte activation in asthma is accompanied by increased serum concentrations of interleukin-5. Effect of glucocorticoid therapy. *Am. Rev. Respir. Dis.*, 1993, 147, 540-547.

[9] COSMAN D., LYMAN S.D., IDZERDA R.L. - A new cytokine receptor superfamily. *Trends Pharmacol. Sci.*, 1990, 15, 265-270.

[10] COYLE A.J., ERARD F., BERTRAND C.,et al. - Virus-specific $CD8^+$ cells can switch to interleukin-5 production and induce airway eosinophilia. *J. Exp. Med.*, 1995, 181, 1229-1233.

[11] DENT L.A., STRATH M., MELLOR A.L., SANDERSON C.J. - Eosinophilia in transgenic animals expressing interleukin-5. *J. Exp. Med.*, 1990, 172, 1425-1431.

[12] DESREUMAUX P., JANIN A., COLOMBEL J.F., et al. - Interleukin-5 messenger RNA expression by eosinophils in the intestinal mucosa of patients with coeliac disease. *J. Exp. Med.*, 1992, 175, 293-296.

[13] DESREUMAUX P., JANIN A., DELAPORTE E., et al. - Parallel interleukin-5 synthesis by eosinophils in duodenal and skin lesions of a patient with dermatitis herpetiformis. *Gut*, 1995, 37, 132-135.

[14] DESREUMAUX P., JANIN A., DUBUCQUOI S., et al. - Synthesis of interleukin-5 by activated eosinophils in patients with eosinophilic heart diseases. *Blood*, 1993, 82, 1553-1560.

[15] DEVOS R., PLAETINCK G., VAN DER HEYDEN J., et al. - Molecular basis of a high affinity murine interleukin-5 receptor. *EMBO J.*, 1991, 10, 2133-2137.

[16] DUBUCQUOI S., DESREUMAUX P., JANIN A., et al. - Interleukin-5 synthesis by eosinophils: association with granules and immunoglobulin-dependent secretion. *J. Exp. Med.*, 1994, 179, 703-708.

[17] HARADA N., TAKAHASHI T., MATSUMOTO M., et al. - Production of a monoclonal antibody useful in the molecular characterization of murine T cell-replacing factor/B cell growth factor II. *Proc. Natl. Acad. Sci. USA*, 1987, 84, 4581-4585.

[18] HAYASHIDA K., KITAMURA T., GORMAN D.M., et al. - Molecular cloning of a second subunit of the human GM-CSF receptor: Reconstitution of a high affinity GM-CSF receptor. *Proc. Natl. Acad. Sci. USA*, 1990, 87, 9655-9659.

[19] HUSTON D. P., MOORE J. P., HUSTON M. M. - Human B cells express IL-5 receptor mRNA and respond to IL-5 with enhanced IgM production under selective mitogenic stimulation. *J. Immunol.*, 1993, 150, 182A.

[20] KINASHI T., HARADA N., SEVERINSON E., et al. - Cloning of complementary DNA encoding T cell-replacing factor and identity with B-cell growth factor II. *Nature*, 1986, 324, 70-73.

[21] KOIKE M., KIKUCHI Y., TOMINAGA A., et al. - Establishment and analysis of transgenic mice expressing IL-5 receptor α chain and functional analysis of their B cells. *J. Immunol.*, 1993, 150, 206A.

[22] LE GROS G., ERARD F. - Non-cytotoxic, IL-4, IL-5, IL-10 producing $CD8^+$ T cells: their activation and effector functions. *Curr. Op. Immunol.*, 1994, 6, 453-457.

[23] LEE J.S., CAMPBELL H.D., KOZAK C.A., YOUNG I.G. - The IL-4 and IL-5 genes are closely linked and are part of a cytokine gene cluster on mouse chromosome 11. *Somatic Cell. Mol. Genet.*, 1989, 15, 143-152.

[24] MIGITA M., YAMAGUCHI N., MITA S., et al. - Characterization of the human IL-5 receptors on eosinophils. *Cell. Immunol.*, 1991, 133, 484-497.

[25] MILBURN M. V., HASSELL A. M., LAMBERT M. H., et al. - A novel dimer configuration revealed by the crystal structure at 2.4 A resolution of human interleukin-5. *Nature*, 1993, 363, 172-176.

[26] MITA S., HARADA N., NAOMI S., et al. - Receptors for T cell-replacing factor/interleukin-5 : specificity, quantitation, and its implication. *J. Exp. Med.*, 1988, 168, 863-878.

[27] MITA S., TAKAKI S., TOMINAGA A., TAKATSU K. - Comparative analysis of the kinetics of binding and internalization of IL-5 in murine IL-5 receptors of high and low affinity. *J. Immunol.*, 1993, 151, 6924-6932.

[28] MIYATAKE S., SCHLOMAI J., ARAI K., ARAI N. - Characterization of the mouse Granulocyte-Macrophage Colony Stimulating Factor (GM-CSF) gene promoter : Nuclear factors that interact with an element shared by three lymphokine genes. Those for GM-CSF, interleukin-4 (IL-4), and IL-5. *Mol. Cell. Biol.*, 1991, 11, 5894-5898.

[29] MORIKAWA K., OSEKO F., MORIKAWA S., et al. - Recombinant human IL-5 augments immunoglobulin generation by human B lymphocytes in the presence of IL-2. *Cell. Immunol.*, 1993, 149, 390-401.

[30] MUI A. L.-F., WAKAO H., O'FARRELL A.-M., et al. - Interleukin-3, granulocyte-macrophage colony stimulating factor and interleukin-5 transduce signals through two STAT5 homologs. *EMBO J.*, 1995, 14, 1166-1175.

[31] MURATA Y., TAKAKI S., MIGITA M., et al. - Molecular cloning and expression of the human interleukin-5 receptor. *J. Exp. Med.*, 1992, 175, 341-351.

[32] NICOLA N.A., METCALF D. - Subunit promiscuity among hemopoietic growth factor receptors. *Cell*, 1991, 67, 1-4.

[33] OKAYAMA Y., PETIT-FRERE C., KASSEL O., et al. - IgE-dependent expression of mRNA for IL-4 and IL-5 in human lung mast cells. *J. Immunol.*, 1995, 155, 1796-1808.

[34] OSKERITZIAN C., MILON G., BRAQUET P., et al. - Activated mast cells release biological activities able to support eosinophil production from mouse hemopoietic precursors. *Cell. Immunol.*, sous presse.

[35] PAZDRAK K., SCHREIBER D., FORSYTHE P., et al. - The intracellular signal transduction mechanism of interleukin-5 in eosinophils: the involvement of Lyn tyrosine kinase and the Ras-Raf-1-MEK-microtubule-associated protein kinase pathway. *J. Exp. Med.*, 1995, 181, 1827-1834.

[36] PAZDRAK K., STAFFORD S., ALAM R. - The activation of the jak-STAT 1 signaling pathway by IL-5 in eosinophils. *J. Immunol.*, 1995, 155, 397-402.

[37] PLAUT M., PIERCE J.H., WATSON C.J., et al. - Mast cell lines produce lymphokines in response to cross-linkage of Fc epsilon RI or to calcium ionophores. *Nature*, 1989, 339, 64-67.

[38] SANDERSON C.J., CAMPBELL H.D., YOUNG I.G. - Molecular and cellular biology of eosinophils differentiation factor (IL-5) and its effect on human and mouse B cells. *Immunol. Rev.*, 1988, 102, 29-50.

[39] SATO S., KATAGIRI T., TAKAKI S., et al. - IL-5 receptor-mediated tyrosine phosphorylation of SH2/SH3-containing proteins and activation of Bruton's tyrosine and Janus 2 kinases. *J. Exp. Med.*, 1994, 180, 2101-2111.

[40] SCHIMPL A., WECKER E. - Replacement of T-cell function by a T-cell product. *Nature*, 1972, 237, 15-17.

[41] STAYNOV D.Z., LEE T.H. - Expression of IL-5 and GM-CSF in human peripheral blood mononuclear cells after activation with phorbol myristate acetate. *Immunology*, 1992, 75, 196-201.

[42] SWAIN S.L. - Role of BCGF II in the differentiation to antibody secretion of normal and tumor B cells. *J. Immunol.*, 1985, 134, 3934-3943.

[43] TAGUCHI T., AICHER W.K., FUJIHASHI K., et al. - Novel function for intestinal intraepithelial lymphocytes. Murine $CD3^+$, γ/δ TCR^+ T cells produce IFN-γ and IL-5. *J. Immunol.*, 1991, 147, 3736-3744.

[44] TAKAGI M., HARA T., ICHIHARA M., et al. - Multi-colony stimulating activity of interleukin -5 (IL-5) on hematopoietic progenitors from transgenic mice that express IL-5 receptor α subunit constitutively. *J. Exp. Med.*, 1995, 181, 889-899.

[45] TAKAKI S., KANAZAWA H., SHIIBA M., TAKATSU K. - Critical cytoplasmic domain of the interleukin-5 (IL-5) receptor α chain and its function in IL-5 mediated growth signal transduction. *Mol. Cell. Biol.*, 1994, 14, 7404-7413.

[46] TAKAKI S., TOMINAGA A., HITOSHI Y., et al. - Molecular cloning and expression of the murine interleukin-5 receptor. *EMBO J.*, 1990, 9, 4367-4374.

[47] TAKATSU K., TANAKA K., TOMINAGA A., et al. - Antigen-induced T cell-replacing factor (TRF). III. Establishment of T cell hybrid clone continuously producing TRF and functional

analysis of released TRF. *J. Immunol.*, 1980, 125, 2646-2653.

[48] TANAKA Y., DELAPORTE E., DUBUCQUOI S., et al. - Interleukin-5 messenger RNA and immunoreactive protein expression by activated eosinophils in lesional atopic dermatitis skin. *J. Invest. Dermatol.*, 1994, 103, 589-592.

[49] TAVERNIER J., DEVOS R., CORNELIS S., et al. - A human high affinity interleukin-5 receptor (IL-5R) is composed of an IL-5 specific α chain and a β chain shared with the receptor for GM-CSF. *Cell*, 1991, 66, 1175-1184.

[50] TOMINAGA A., MATSUMOTO M., HARADA N., et al. - Molecular properties and regulation of mRNA expression for murine T cell-replacing factor/IL-5. *J. Immunol.*, 1988, 140, 1175-1181.

[51] TOMINAGA A., TAKATSU K., HAMAOKA T. - Antigen-induced T cell-replacing factor (TRF). II. X-linked gene control for the expression of TRF-acceptor site(s) on B lymphocytes and preparation of specific antiserum to that acceptor. *J. Immunol.*, 1980, 124, 2423-2429.

[52] VAN DER BRUGGEN T., CALDENHOVEN E., KANTERS D., et al. - Interleukin-5 signaling in human eosinophils involves JAK2 tyrosine kinase and Stat1α. *Blood*, 1995, 85, 1442-1448.

[53] VAN-LEEUWEN B.H., MARTINSON M.E., WEBB G.C., YOUNG I.G. - Molecular organization of the cytokine gene cluster, involving the human IL-3, IL-4, IL-5, and GM-CSF genes, on human chromosome 5. *Blood*, 1989, 73, 1142-1148.

[54] WARREN H.S., KINNEAR B.F., PHILLIPS J.H., LANNIER L. L. - Production of IL-5 by human NK cells and regulation of IL-5 secretion by IL-4, IL-10, and IL-12. *J. Immunol.*, 1995, 154, 5144-5152.

[55] YAMAGUCHI Y., MATSUI T., KASAHARA T., et al. - *In vivo* changes of hemopoietic progenitors and the expression of the interleukin-5 gene in eosinophilic mice infected with *Toxocara canis*. *Exp. Hematol.*, 1990, 18, 1152-1157.

Chapitre 13

INTERLEUKINE-6

J.-M. CAVAILLON

INTRODUCTION

Comme pour de nombreuses cytokines qui portent l'appellation "interleukine", l'interleukine-6 (IL-6) fut le fruit de la recherche de nombreux groupes dans des domaines extrêmement variés. Ainsi, l'IL-6 fut clonée dès 1980 par des équipes travaillant sur les activités anti-virales et les interférons produits par les fibroblastes activés par de l'ARN double brin [38]. Appelée alors IFN-β2, il s'avéra ultérieurement que le gène cloné ne correspondait pas à une protéine possédant des activités anti-virales mais à une glycoprotéine de 26 kDa qu'une autre équipe avait caractérisée sans pour autant en connaître l'activité biologique (26 kD Protein). Par contre, lorsque fut cloné le BSF-2 (B-cell Stimulating Factor), un facteur qui, comme son nom l'indique, est impliqué dans l'activation des lymhocytes B, il s'avéra que sa séquence correspondait à celle de l'IFN-β2 [9]. La purification et la détermination des acides aminés N-terminaux du HPGF (Hybridoma plasmocytoma Growth Factor) révélèrent une nouvelle homologie avec ce qui allait être l'IL-6 [35]. La même approche expérimentale permit d'identifier le "myeloid blood cell differentiation-inducing protein (MGI.2A) comme étant l'IL-6 [27]. Enfin, l'identité avec l'HSF (Hepatocyte Stimulating Factor) fut mise en évidence en montrant que les activités de l'HSF pouvaient être inhibées par des anticorps anti-IFN-β2 et en démontrant que l'IL-6 possédait les mêmes activités que l'HSF [5]. Ainsi donc, l'ensemble de ces facteurs identifiés par divers groupes était la seule et unique interleukine-6.

CARACTERISTIQUES BIOCHIMIQUES

L'IL-6 humaine est une glycoprotéine de 26 kDa (25 - 30 kDa) de 184 a.a. (pm = 20.8 kDa) (187 a.a. pour l'IL-6 murine). Le précurseur est constitué de 212 a.a. (211 a.a. pour l'IL-6 murine). Le peptide signal de 28 acides aminés, libéré après clivage entre une alanine et une proline, est fortement hydrophobe et est nécessaire à l'étape de sécrétion. La masse molaire de l'IL-6 recombinante non glycosylée est de 20.8 kDa (Tableau 13.1).

TABLEAU 13.1 — CARACTERISTIQUES DE L'IL-6

	Humaine		Murine
Nombre d'acides aminés : précurseur	212		211
forme mature	184		187
Homologie homme / souris		42 %	
Homologie avec l' oncostatine M humaine	19 %		12 %
le G-CSF humain	20 %		17 %
le LIF humain	12 %		12 %
Nombre de cystéines	4		4
Glycosylation	+		+
Masse molaire (native)	25 - 30 kDa		22 - 29 kDa
Chromosome	7p21		5
Nombre d'exons	5		5
Cross-réactivité homme / souris	oui		non

Il existe deux sites de N-glycosylation (résidus 45 & 144) et de nombreux sites de O-glycosylation. La forme de 25 kDa est O-glycosylée tandis que la forme de 30 kDa est N- et O-glycosylées. Un tétrasaccharide (Man-Man-GlcNaAc-GlcNAc) constitue la majorité des N-glycosylations [23]. Il a cependant été montré que la glycosylation ne jouait de rôle ni dans la sécrétion, ni dans l'activité de la molécule. Il y a quatre cystéines formant 2 ponts disulfures (Cys 45 - Cys 51 & Cys 74- Cys 84). Seuls les résidus Cys 74 - Cys 84 sont indispensables à l'activité biologique [29]. Les ponts disulfures sont retrouvés aux mêmes positions que dans le G-CSF. Il se trouve en effet que l'IL-6 partage une faible similitude avec cette cytokine. L'IL-6 présente également une certaine homologie avec quelques cytokines avec lesquelles elle forme une superfamille. Il s'agit du Leukemia Inhibitory Factor (LIF) (cf chapitre 24), de l'IL-11 (cf chapitre 18), du cilia-

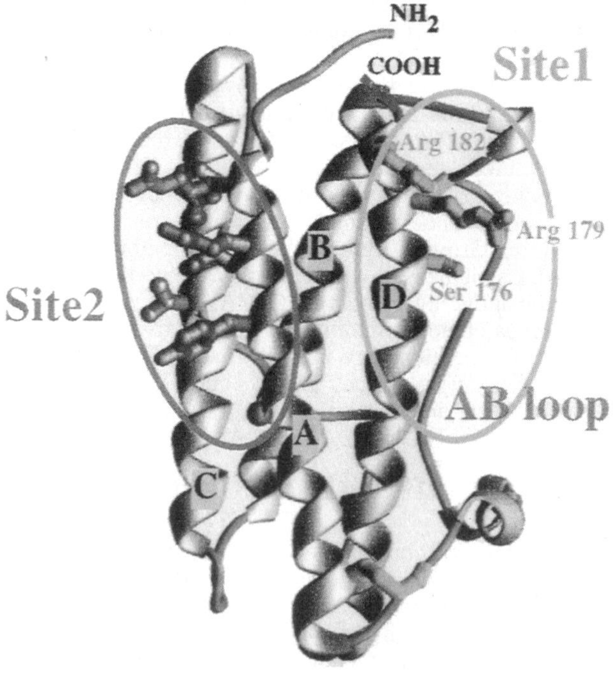

FIG 13.1 — *Structure tridimensionelle de l'IL-6. Les sites 1 et 2 indiquent les niveaux d'interaction avec les récepteurs (avec l'aimable autorisation du Dr. Ciliberto [26])*

ry neurotrophic factor (CNTF) [32], de l'oncostatine M (OSM) [24] et du dernier membre cloné, la cardiotrophine-1 [22]. De même, une certaine similitude existe entre le composant p35 de l'IL-12 et l'IL-6. Les IL-6 humaine et murine partagent environ 40% d'homologie. L'intégralité de la séquence est requise pour l'expression totale de l'activité biologique : l'élimination du dernier acide aminé C-terminal réduit l'activité d'un facteur 5 tandis que l'élimination des 3 derniers acides aminés C-terminaux aboutit à une molécule inactive. La structure tri-dimensionnelle de l'IL-6 est 67% hélicoïdale, contient 15% de structure ß et 18% d'angle et d'enroulement (figure 13.1).

LE GENE DE L'IL-6

Le gène de l'IL-6 est sur le chromosome 7 humain (7p21) sur une longueur d'environ 5 kb (7 kb sur le chromosome 5, chez la souris). Il est constitué de 5 exons. De nombreux sites de régulation de la transcription ont été identifiés en amont du gène de l'IL-6 (figure 13.2). C'est le cas de deux "glucocorticoid responsive element" (GRE), deux sites de fixation pour l'"activator protein-1" (AP-1) ("c-fos serum responsive enhancer element" (SRE; ou TPA responsive element (TRE)), un "cyclic AMP responsive element" (CRE), un "multi-responsive element" (MRE), une séquence palin-

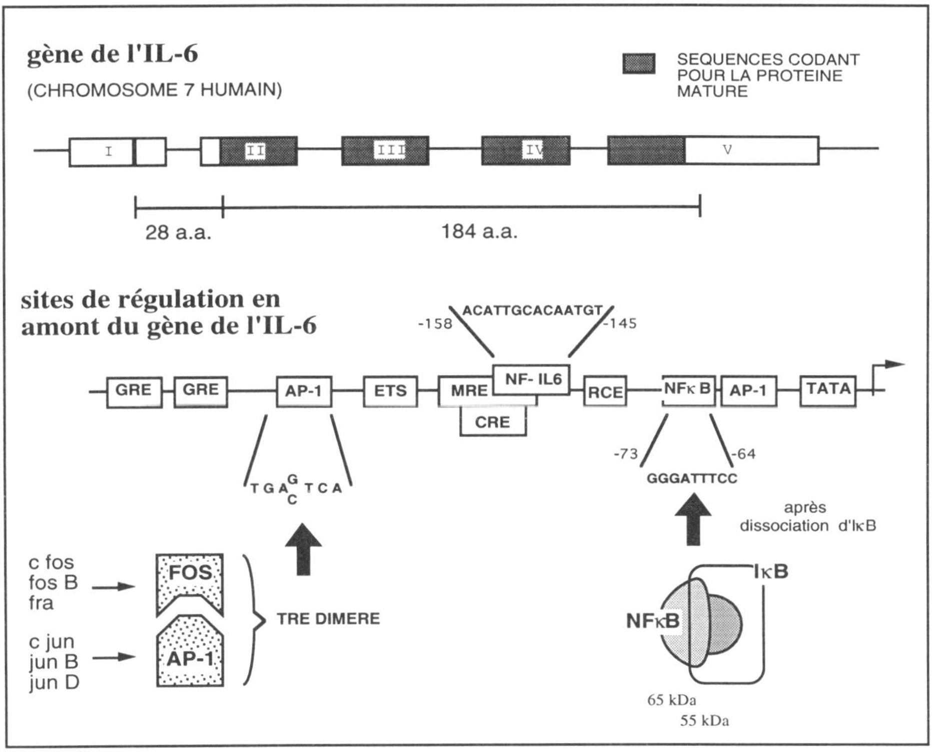

FIG. 13.2 — *Représentation schématique du gène de l'IL-6 humaine et des gènes de régulation en amont de celui-ci*

GRE, Glucocorticoid response element; MRE, multiple response element; CRE, cAMP-responsive element; RCE, retinoblastoma control element dromique unique de 14 paires de bases pour un facteur nucléaire NF-IL6 et un site de fixation NF-κB [10]. NF-IL6 a été cloné; il s'agit d'un facteur nucléaire apparenté au facteur de transcription hépatique C/EBP. Le messager du NF-IL6 n'est normalement pas exprimé dans les tissus mais il est induit après stimulation par le LPS, l'IL-1 ou l'IL-6. NF-IL6 interagit avec des promoteurs de nombreux gènes des protéines de la phase aiguë. Il existe un grand polymorphisme pour le gène de l'IL-6 humaine. Trois allèles *Msp*I, deux *Bgl*I et au moins quatre *Bst*NI ont été identifiés, résultats de mutations ponctuelles ou d'événements de type délétions/insertions. Il existe donc théoriquement jusqu'à 24 haplotypes différents dans la population humaine.

LE RECEPTEUR DE L'IL-6

Le récepteur de l'IL-6 est exprimé aussi bien sur les cellules lymphoïdes que sur les cellules non lymphoïdes en accord avec les activités pléiotropes de l'IL-6 (tableau 13.2). L'affinité est de l'ordre de 10^{-10} - 10^{-11} M. Absent des cellules B au repos, on le trouve sur les cellules B activées (100 - 600 sites) et sur les cellules T au repos (100 - 1000 sites). Il est constitué d'une première glycoprotéine de 80 kDa qui fixe l'IL-6 (figure 13.3). Il s'agit d'un peptide de 468 a.a. dont 19 a.a. pour le peptide signal [39]. Il existe une similitude entre ce récepteur et le composant p40 de l'IL-12. Quatre vingt dix acides aminés forment un domaine appartenant à la superfamille des immunoglobulines, sans fonction dans la fixation de l'IL-6. La structure amphipatique de l'α-hélice de l'extrémité COOH terminale est essentielle pour l'interaction de l'IL-6 avec son récepteur. La région comprise entre les résidus Ser178 et Arg183 constitue le site de fixation. La région cytoplasmique de la gp80, de 82 a.a., ne possède pas de site de fixation pour des protéines kinases ni de G protéines et n'est pas requise pour transmettre le signal d'activation. Ceci explique que cette première molécule n'est pas suffisante et le signal d'activation sera fourni par une 2ème glycoprotéine de 130 kDa (gp130). Celle-ci est constituée de 6 unités extracellulaires de module fibronectine type III. Le domaine cytoplasmique de la gp130 est constitué de 277 acides aminés, mais les 61 a.a. proches de la membrane sont suffisants pour générer le signal d'activation. Il contient 2 segments dont un est présent dans presque tous les récepteurs de cytokines et le second est trouvé dans G-CSF R, IL-2Rβ, EPO R, GM-CSF R et IL-3 R. L'homologie des gp130 humaine et murine est de 77%. La molécule gp130 est commune aux récepteurs de l'IL-6, du LIF,

TABLEAU 13.2 — LES CARACTÉRISTIQUES DES RECEPTEURS HUMAINS DE L'IL-6

	IL-6 R (CD126)	gp130 (CD130)
Chromosome	1	5 et 17
Kd	10^{-9} M	None (+ IL-6 R : 10^{-11} M)
masse molaire	80 kDa	130 kDa
sites de N-glycosylation	5	10
forme soluble	amplificateur de l'IL-6 (via un épissage alternatif)	inhibiteur du complexe IL-6/IL-6 R
homologie avec l'IL-12 (p40)	domaine extracellulaire : 24%	

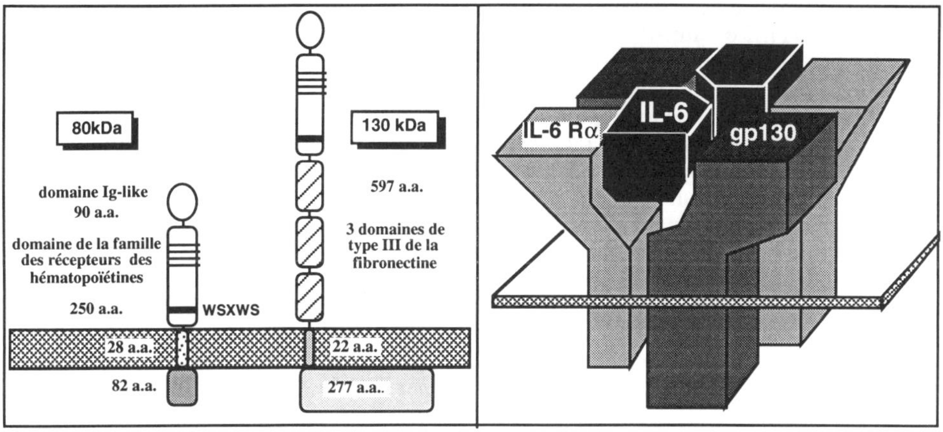

FIG. 13.3 — *Représentation schématique des deux structures constituants le récepteur de l'IL-6. La molécule de 130 kDa est commune au récepteur de l'IL-6, du LIF, de l'IL-11, du ciliary neurotrophic factor, de l'oncostatine M et de la cardiotrophine-1. L'IL-6 se lie à la gp 80, et la gp 130 transmet le signal après formation d'un hexamère avec l'IL-6 et la gp80 [Adapté de la réf. 21].*

de l'oncostatine M, du ciliary neurotrophic factor, de l'IL-11 et de la cardiotrophine-1 [6]. Les résidus 50-55 de l'IL-6 sont impliqués dans l'interaction avec gp130 [3]. Le complexe IL-6 / IL-6 récepteur est un hexamère constitué de deux molécules d'IL-6, deux d'IL-6 R et de deux gp130 [37] (figure 13.3). L'homodimérisation de gp130 est associée à l'activation de JAK kinases au niveau de motifs conservés dans les domaines cytoplasmiques proches de la membrane de nombreux récepteurs de cytokines ("box 1") (figure 13.4). Ceci entraîne la tyrosine phosphorylation de la partie distale de gp130 dont la "box 3" qui attire les domaines SH2 de STAT3. Ceux-ci, une fois tyrosine phosphory-

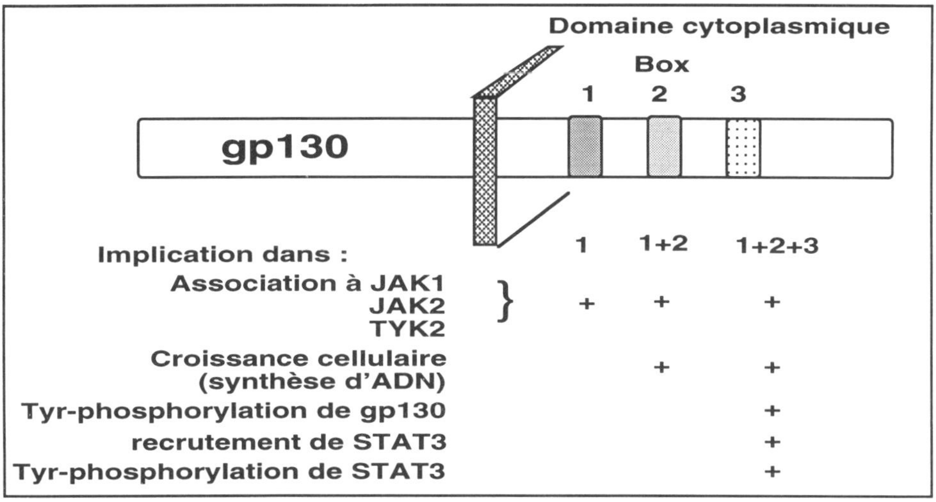

FIG. 13.4 — *Signaux de transduction induit par la gp 130 (adapté de Kishimoto et al. Blood 1995, 86, 1243-1254).*

lés par JAK kinase, forment un homodimère qui intéragit avec un site nucléaire IL-6 RE (type 2) [7,31]. Les autres facteurs nucléaires importants impliqués dans les signaux délivrés par l'IL-6 sont le NF- IL-6 et le C/EBPβ. Ce dernier joue de plus un rôle essentiel à l'homéostasie.

La forme soluble du récepteur de l'IL-6 (s IL-6 R) est retrouvée dans l'urine et le plasma de sujets normaux. Les taux sont accrus ou diminués selon les pathologies. Les s IL-6 R sont obtenus par délestage des récepteurs de la surface cellulaire ainsi que par délétion du domaine transmembranaire à la suite d'un épissage alternatif de l'ARNm. Un pseudogène correspondant au s IL-6 R (78% d'homologie) a été identifié sur le chromosome 9 humain. Contrairement aux récepteurs solubles de l'IL-1 et du TNF, le s IL-6 R joue une rôle amplificateur (cf chapitre 1). Comme pour de nombreux récepteurs de cytokines, les glucocorticoïdes augmentent le nombre de récepteurs pour l'IL-6. L'IL-6 seule ou en synergie avec l'IL-1 décroît au contraire le nombre de récepteurs pour l'IL-6 à la surface des hépatocytes, et le GM-CSF diminue ce nombre à la surface des neutrophiles. L'IL-6 est rapidement internalisée par les hépatocytes et dégradée.

SOURCES et INDUCTEURS

Lors d'une activation de nombreuses cellules peuvent produire de l'IL-6 :

Monocytes /macrophages	Cellules endothéliales	Cellules microgliales
Lymphocytes T	Cellules épidermiques	Cellules de l'hypothalamus
Lymphocytes B	Cellules épithéliales	Cellules de l'hypophyse antérieure
Cellules NK	Cellules synoviales	Cellules folliculo-stellates
Fibroblastes	Cellules du trophoblaste	Cellules du muscle lisse
Neutrophiles	Cellules déciduales	Cellules mésangiales
Mastocytes	Cellules stromales	Ostéoblastes
Astrocytes	Cellules mésothéliales	Cellules β des ilôts de Langerhans
Chondrocytes	Cellules de Schwann	Myocytes
Progéniteurs hématopoïétiques	Mégakaryocytes	Pneumocytes type II
Eosinophiles	Trophoblaste	

L'IL-6 est très souvent produite sous l'effet d'autres cytokines (figure 13.5). Ainsi, l'IL-1 et les TNF α et β induisent la production d'IL-6 par les monocytes/macrophages, les cellules endothéliales et les fibroblastes. L'endothéline active la production d'IL-6 par les cellules endothéliales et les cellules stromales. Ces dernières sont également source d'IL-6 en présence d'IL-1β, d'IL-2, d'IL-3, de CSF, d'IFNβ, de PDGF, de PAF, et aussi sous l'effet d'ARN double brin poly-(IC), du calcium ionophore A23187, de bradikinine, de thrombine, de bactéries et de virus. Bien sûr, le LPS est également un puissant inducteur d'IL-6 pour les monocytes/macrophages, les fibroblastes et les lymphocytes B. Les lymphocytes T (Th0, Th2), sous l'influence de mitogènes (Con A, TPA, PHA), produisent de l'IL-6. A noter que la production sous l'effet de la PHA requiert la présence de macrophages. Les lymphocytes T produisent de l'IL-6 lors d'une infection par HTLV-1, et les lymphocytes B lorsqu'ils sont mis en présence du VIH. L'IL-4 active la sécrétion d'IL-6 par les lymphocytes B et les cellules endothéliales. C'est au contraire un effet inhibiteur que possède cette même IL-4 sur la production d'IL-6 par les monocytes/macrophages activés. Comme pour d'autres cytokines, il semble que les cellules épithéliales thymiques produisent spontanément de l'IL-6.

L'exercice accroît le taux d'IL-6 plasmatique. Celui-ci est en effet de l'ordre de la dizaine de picogrammes chez les sujets normaux et peut varier selon certains rythmes circadiens. *In vivo*, les injections d'IL-1 et de TNF sont à l'origine d'IL-6 plasmatique. On note d'ailleurs une remarquable synergie entre ces deux inducteurs. Il a par ailleurs été observé que l'injection I.C.V. d'IL-1 aboutissait à une plus grande quantité d'IL-6 circulante que par voie I.V. De même, l'injection de LPS induit la présence d'IL-6

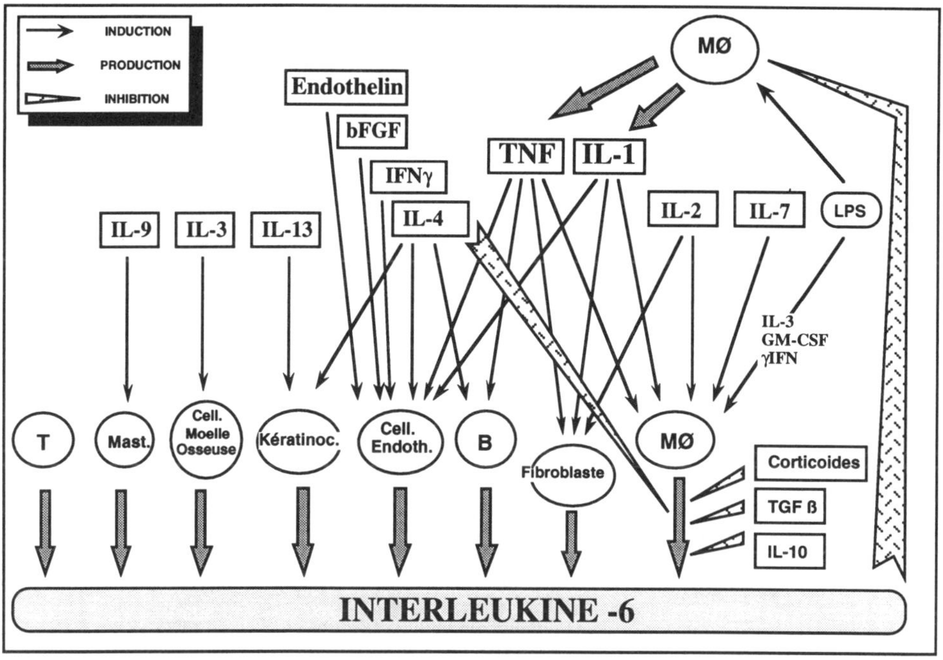

FIG. 13.5 — *Schéma illustrant la cascade de cytokines capables d'aboutir à la production de l'IL-6. Des cytokines comme l'IL-1 et le TNF peuvent agir positivement sur plusieurs cellules cibles alors que d'autres, comme l'IL-4, peuvent induire ou inhiber la production d'IL-6 selon la nature de la cellule cible*

circulante avec un pic entre la 2e et la 4e heure après l'injection. L'injection d'anticorps anti-TNF inhibe la production d'IL-6 induite par des bactéries.

L'IL-6 plasmatique est complexée à l'α-2-macroglobuline. Sans doute cette dernière exerce-t-elle un rôle protecteur contre les protéases sans pour autant masquer les activités de l'IL-6.

Il existe également une production spontanée d'IL-6. Ainsi, 0,5% des cellules de la moelle osseuse, 0,1% des cellules spléniques et 0,01% des cellules des ganglions mésentériques produisent de l'IL-6 dans des conditions physiologiques [28]. De même, la présence spontanée d'IL-6 a été rapportée dans le lait humain et l'expression d'ARNm pour l'IL-6 a été observée dans les éosinophiles, les cellules épidermiques, les cellules du muscle lisse ou les fibroblastes du stroma de la moelle osseuse.

LES ACTIVITES DE l'IL-6

Comme cela est illustré sur la figure 13.6, l'IL-6 agit sur de nombreuses cibles, partageant ainsi certaines activités avec l'IL-1 et le TNF, alors que d'autres lui sont spécifiques. Notons que l'IL-6 n'induit aucun changement hémodynamique.

Activation des lymphocytes B

L'IL-6 n'agit que sur les cellules B activées puisque nous avons vu que les lymphocytes B au repos étaient dépourvus de récepteurs. Au contraire de l'IL-4 et de l'IL-5, l'IL-6 n'est donc pas impliquée dans l'activation précoce, ni dans la prolifération

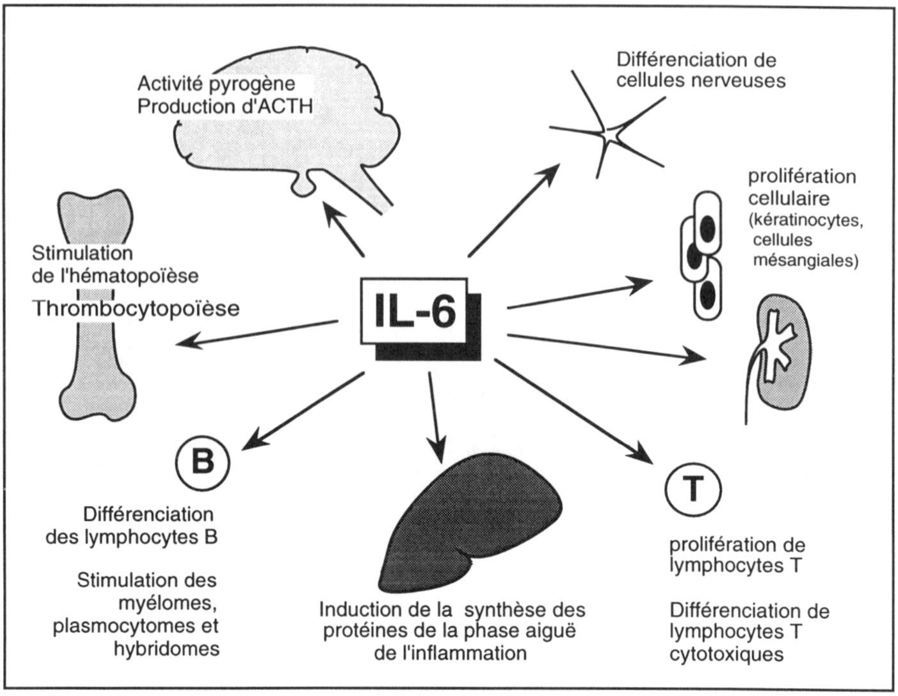

FIG. 13.6 — *Résumé schématique des activités de l'IL-6*

de cellules B. Par contre, après stimulation par un mitogène (Pokeweed), l'IL-6, en tant qu'agent de maturation terminale [14,18], va accroître la production d'immunoglobulines, aussi bien d'IgM, d'IgG ou d'IgA. En synergie avec l'IL-5, elle amplifiera la production d'IgA et en synergie avec l'IL-4 elle augmentera la synthèse d'IgE. Chez les souris transgéniques pour l'IL-6, on note une augmentation polyclonale des IgG1 (120 à 400 fois) et une plasmocytose sans pour autant entraîner de plasmocytomes [33]. Cette dernière observation laisse envisager que, si l'IL-6 agit en facteur autocrine pour certains plasmocytomes et myélomes, d'autres signaux de cancérisation ont été requis. Toujours chez les souris transgéniques, on a relevé une glomérulonéphrite mésangio-proliférative et l'accroissement des mégacaryocytes dans la moelle osseuse. Si le rôle de l'IL-6 a été mis en évidence pour certains myélomes humains, il semble que l'IL-6 produite par les lymphocytes B joue aussi un rôle autocrine dans l'entretien du lupus érythémateux disséminé en favorisant la production des auto-anticorps.

Produite par les cellules présentant l'antigène et les lymphocytes T, l'IL-6 agit de concert avec les autres cytokines dans la différenciation des lymphocytes B et la production d'anticorps (figure 13.7). Outre sa capacité à favoriser la croissance de plasmocytomes, l'IL-6 favorise également la prolifération de certains hybridomes B. Utilisant cette propriété, de nombreux dosages biologiques ont été mis au point, à l'aide de lignées IL-6 dépendantes (B9, 7TD-1). Ils sont extrêmement sensibles (de l'ordre du picogramme), mais des cytokines comme l'IL-2 ou l'IL-7 peuvent agir en synergie avec l'IL-6. De plus, ces lignées sont sensibles à la présence d'inhibiteurs potentiels et leur spécificité peut être limitée au regard des nombreuses cytokines de la famille de l'IL-6 ! C'est d'ailleurs ainsi qu'a été découverte l'IL-11, capable de faire proliférer les lignées IL-6-dépendantes B9 et T1165. De nombreux ELISA et RIA sont maintenant disponibles.

On ne s'étonnera pas qu'il n'y ait pas toujours une excellente concordance entre les résultats de ces derniers et les tests biologiques, d'autant que dans les liquides physiologiques des protéines plasmatiques comme l'α2-macroglobuline peuvent masquer l'IL-6 aux anticorps utilisés dans les dosages.

Activation des lymphocytes T

L'IL-6 s'est révélée être le principal facteur impliqué dans la génération des lymphocytes T cytotoxiques [19]. Cette observation a été faite aussi bien lors de réaction mixte lymphocytaire primaire que lors d'activation de lymphocytes T par la Con.A. D'autres cytokines comme l'IFNγ ou l'IL-2 amplifient cette propriété de l'IL-6. Des clones T humains cytotoxiques produisent spontanément de l'IL-6 qui maintient leur fonction cytotoxique. L'IL-6 est également un co-activateur des thymocytes et des lymphocytes T [16], en synergie avec des mitogènes T, l'IL-1, l'IL-2, l'IL-4 ou l'IL-7. Sans doute l'IL-6 est un intermédiaire produit lors de l'activation des thymocytes en présence d'IL-1 et de mitogènes. De plus l'IL-6 accroît le nombre de récepteurs pour l'IL-2. Un modèle a été proposé par Van Snick [36] qui suggère que l'IL-6 conduise les cellules T au repos d'un état G0 en état précoce G1a où elles deviennent blastiques et expriment le récepteur fonctionnel de l'IL-2. En présence d'IL-1 et d'IL-6, elles évoluent en G1b et initient leur production d'IL-2 et leur progression vers la phase S.

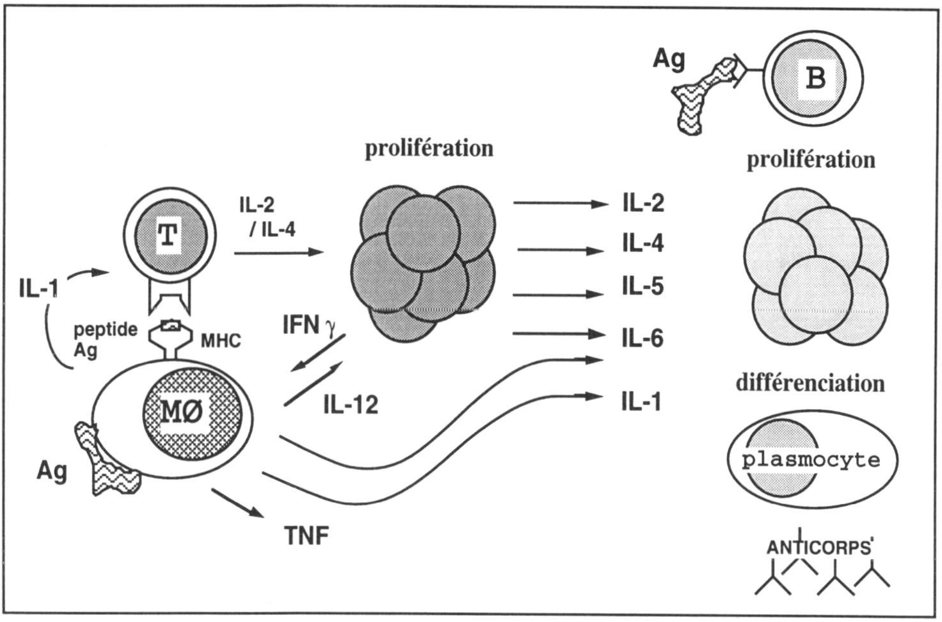

FIG. 13.7 — *Représentation schématique de la réponse immunitaire spécifique sous l'égide de l'action concommitante des cytokines dont l'IL-6.*

Cette réponse immunitaire implique la présentation de l'antigène par les macrophages, l'activation des lymphocytes T, la prolifération et la différenciation des lymphocytes B spécifiques de l'antigène.

Activation des cellules NK

Il a été montré que, dans certains modèles expérimentaux, l'IL-6 pouvait remplacer l'IL-2 à des fins thérapeutiques vis à vis de tumeurs et présenter moins de toxicité que cette dernière. L'IL-6 augmente l'activité des cellules NK, induit la production d'interféron gamma par celles-ci et augmente la génération et l'activité de cellules LAK préparées en présence d'IL-2 [4,15]. L'induction de cellules T cytotoxiques, l'activation des cellules NK et, à un moindre degré des cellules TIL, rendent compte de l'activité anti-tumorale attribuée à l'IL-6.

Activités au niveau du système nerveux central

L'IL-6 agissant au niveau du système nerveux central est à l'origine de la fièvre. Il est à noter que des doses d'IL-6 qui sont sans effet lorsqu'elles sont injectées i.p. ou i.v. sont pyrogènes une fois délivrées i.c.v. Cette fièvre est complètement bloquée par les inhibiteurs des prostaglandines. Par contre, au contraire de l'IL-1, l'IL-6 n'est pas somnogénique [20]. L'IL-6 stimule la production d'hormone adrénocorticotrope (ACTH) par l'hypophyse via l'induction de corticotropin-releasing hormone (CRH) par l'hypothalamus. De même, il a été montré que l'IL-6 était à l'origine d'une libération de gonadotropines et de prolactine.

D'autre part, l'IL-6 est un facteur neurotrophique pour la survie de neurones cholinergiques et favorise la différenciation neuronale [25].

Activation des hépatocytes

Sans doute l'IL-6 n'est pas le seul HSF (Hepatocyte Stimulating factor) mais elle semble avoir un spectre d'activité plus vaste et plus efficace que l'IL-1 ou le TNFα pour induire la production des protéines de la phase aiguë par les hépatocytes [8]. Notons que d'autres cytokines comme l'IL-11, le TGFß et le LIF sont également actives au niveau des hépatocytes. L'IL-6 semble particulièrement efficace pour accroître la production de serum amyloid A (SAA) et de C-reactive protein (CR) par les hépatocytes humains (Tableau 13.3). La production d'autres protéines comme l'haptoglobuline, l'α-1 anti-chymotrypsine, le fibrinogène, l'α-1 anti-trypsine, l'α-1 acid glycoprotein et les facteurs B, C3, C1 Inh du complément est également amplifiée sous l'effet de l'IL-6. Au contraire, les productions d'albumine, d'α-fétoprotéine et de transferrine sont réduites de plus de moitié sous l'effet de l'IL-6. Les glucocorticoïdes, l'IL-1 et le TNF peuvent agir en synergie avec l'IL-6 au niveau des hépatocytes. L'IL-6 augmente l' "explosion respiratoire" et peut induire *in vivo* une mitose cellulaire.

Le suivi de l'injection d'IL-6 radiomarquée indique que le foie est bien l'organe cible privilégié pour cette cytokine (Tableau 13.4). *In vivo,* l'IL-6 induit chez l'homme des taux plasmatiques accrus d'IL-1ra et de sTNF R p55 [34].

TABLEAU 13.3 — REGULATION DE LA SYNTHESE DES PROTEINES DE LA PHASE AIGUE PAR LES HEPATOCYTES SOUS L'EFFET DE L'IL-6

C reactive protein	+++	α1-anti-trypsine	+
Serum amyloid A	+++	α1-acid glycoprotein	+
Haptoglobuline	++	α2-macroglobuline	+
α1-anti-chymotrypsine	++	transferrine	↓
Fibrinogène	++	albumine	↓
		α-fétoprotéine	↓

TABLEAU 13.4 — DEVENIR DES CYTOKINES INJECTEES I.V. CHEZ LE RAT
(15 minutes après l'injection) [30]

	IL-6	IL-1ß	TNFα
FOIE	**41%** *	8%	33%
REINS	22%	**45%**	7%
RATE	1.5%	0.5%	2%
POUMON	1,5%	0,8%	1,3%
1/2 vie	1,5 min	2,2 min	6,2 min

* 7 heures après l'injection, une grande partie de la radioactivité associée à l'IL-6 est retrouvée au niveau de la peau, puis dans l'urine.

Hématopoïèse

D'une part, l'IL-6 a un rôle de co-facteur lors de l'hématopoièse en agissant en synergie avec chacune des cytokines directement impliquées dans les différents stades de différenciation des cellules de la moelle osseuse (IL-3, G-, M-, GM-CSF) (figure 13.8). D'autre part, l'IL-6 agit directement sur la différenciation des mégacaryocytes [8]. A noter que l'IL-6 et l'IL-3 agissent également en synergie lors de la génération des plaquettes. *In vivo,* l'IL-6 est un stimulateur des lignées myéloïdes, érythroïdes et thrombocytaires. Cependant, l'injection d'IL-6 induit rapidement une anémie réversible.

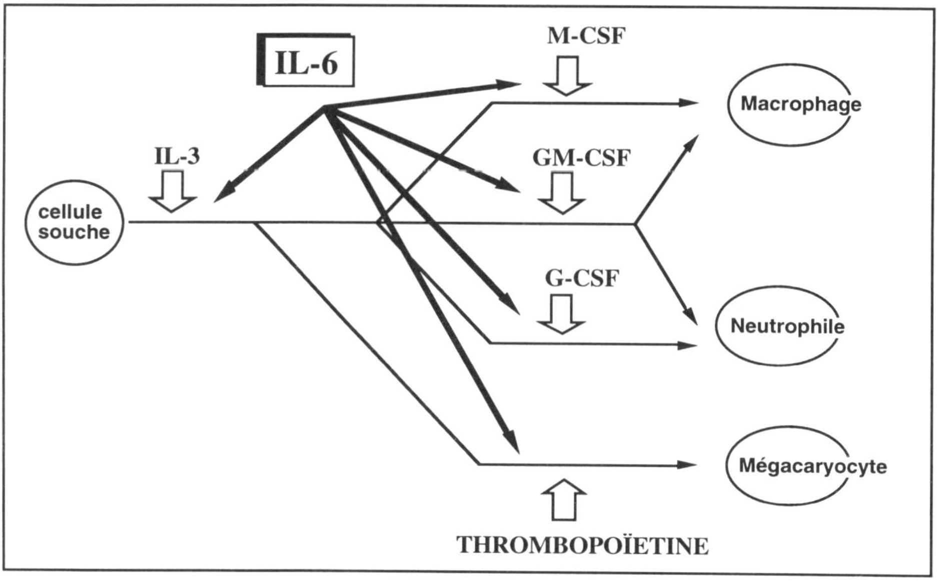

FIG. 13.8 — *Rôle schématique de l'IL-6, co-facteur de l'hématopoïèse et facteur de différenciation des mégacaryocytes*

La récente découverte de la **THROMBOPOÏÉTINE**, facteur spécifique de différenciation des mégacaryocytes et des plaquettes, illustre, une fois encore, que les mêmes évênements peuvent être sous le contrôle de plusieurs facteurs. La thrombopoïétine [2a] clonée en 1994, est une cytokine de 333 a.a.. La masse molaire théorique est de 36 kDa, mais elle est fortement glycosylée et peut atteindre 50 kDa. Elle présente une certaine homologie avec l'érythropoïétine, suggérant que les deux facteurs dérivent d'un gène ancestral commun. Le gène est localisé sur le chromosome humain 3q26. Le récepteur de la thrombopoïétine est le produit du gène *c-mpl*, homologue de l'oncogène du virus de la leucémie myeloproliférative (MPLV), codant pour un récepteur appartenant à la superfamille des récepteurs des hématopoïétines, incluant le domaine conservé WSXWS. Les souris invalidées pour ce récepteur ont un nombre de plaquettes correspondant à 15% du nombre présent chez la souris normale. Les ARNm de la thrombopoïétine sont trouvés dans les cellules endothéliales et les fibroblastes, mais il est probable que la source physiologique normale soit la cellule stromale de la moelle osseuse. L'IL-3, le SCF et l'érythropoïétine agissent en synergie avec la thrombopoïétine.

Modulation des activités des macrophages

Selon les modèles expérimentaux et la séquence des traitements des macrophages, l'IL-6 peut accroître l'activité bactéricide des macrophages, être sans effet ou favoriser la susceptibilité à l'infection microbienne. De même, selon l'état de maturation de la cellule, l'IL-6 peut être sans effet significatif sur l'activité accessoire (monocytes) ou au contraire l'amplifier (macrophages). L'IL-6 module l'expression de marqueurs membranaires. Ainsi elle induit l'expression des récepteurs pour l'IL-4 à la surface de macrophages matures dérivant de la moelle ossseuse et l'expression de CD23 à la surface de lignées cellulaires (U937, THP 1, Mono Mac 6) mais pas sur celle des monocytes. L'IL-6 accroît également l'expression de CR3 et ICAM-1 à la surface de la lignée U937. Par ailleurs, l'IL-6 réprime la production de TNF et d'IL-1 [1].

Autres activités

Certaines activités prolifératives ont été attribuées à l'IL-6. Ainsi l'IL-6 est un facteur de croissance pour les cellules mésangiales et les kératinocytes. Cependant des souris transgéniques exprimant l'IL-6 au niveau de la peau ne présentent pas de prolifération tion particulière de leurs cellules épidermiques. Ces souris de taille inférieure à la normale présente une croissance retardée de leur poils et une cornée plus épaisse. La croissance sous IL-6 des cellules du muscle lisse se fait *via* le PDGF. Un rôle dans les phénomènes d'angiogénèse a été évoqué de même qu'une participation dans la croissance et le développement du trophoblaste. L'IL-6 induit la production de PGE2 par les cellules amniotiques. Selon des mécanismes différents que ceux induits par l'IL-1 et le TNF, l'IL-6 diminue la production d'insuline induite par le glucose au niveau des îlots ß de Langerhans. Les sécrétions des neutrophiles (lysozyme, lactoferrine, ß-glucuronidase) et de fibroblastes (facteur B, C3) sont stimulées par l'IL-6. Une activité ostéolytique de l'IL-6 a été observée. Elle est due à l'induction par l'IL-6 d'ostéoclastes à partir des précurseurs hématopoÏétiques. Ce phénomène est inhibé par les oestrogènes et on peut envisager que l'ostéoporose post-ménopause est le résultat du déséquilibre local entre estrogènes et IL-6. Une activité anti-tumorale de l'IL-6 existe vis à vis de certaines lignées myéloïdes. Enfin l'IL-6 possède une capacité à inhiber la lipoprotéine lipase, et l'apoptose.

La majorité des activités démontrées pour l'IL-6 fut récemment confirmée à l'aide d'animaux génétiquement invalidés (tableau 13.5).

TABLEAU 13.5 — RÉPERCUSSION DES DÉLÉTIONS DE GENES CONCERNANT L'IL-6

Gène invalidé	Observations	*Références*
IL-6	* réponse altérée en terme de production de protéine de la phase aiguë à une stimulation inflammatoire locale (térébentine). * réponse au LPS non modifiée mais taux de TNF circulant supérieur.	*J.Exp.Med, 1994,180,1243*
	* réponse anticorps anti- vesicular stomatitis virus altérée. * réponse T-cytotoxique anti-vaccinia virus diminuée	*Nature, 1994,368,339*
	* Moindre contrôle de l'infection par *Listeria monocytogenes.* Absence de neutrophilie associée à l'infection. Survie inférieure.	*Infect Immun.,1995, 63,2262*
	* Réponse mucosale en IgA altérée mais production péritonéale normale	*Science 1994,264,56* *Eur.J.Immunol.,1995,25,2123*
gp130	Mortalité à 16 jour de développement embryonnaire associée à un défaut du développement du muscle cardiaque (rôle de la cardiotrophine-1). Prédominance de globules rouges nucléés dans le foie fetal	*Travaux du groupe de Kishimoto*
STAT3	Mutation létale durant la vie embryonnaire	*Travaux du groupe de Kishimoto*
NFIL-6	Sensibilité très accrue aux infections par *Listeria monocytogenes.* Activité tumoricide des macrophages altérée Production normale de NO, O2- et de la majorité des cytokines, exception faite du G-CSF.	*Cell, 1995,80,353*
c/EBPβ	Splénomégalie, lympho-adénopathie, hématopoïèse accrue Susceptibilité accrue à *Candida albicans* (Réponse en IL-12 et en NO altérée)	*EMBO J., 1995, 14,1932*

IL-6 et PATHOLOGIE

Comme le laissent suggérer les expériences avec les souris transgéniques, l'IL-6 n'est pas tumoricide par elle-même. Cependant il a clairement été montré que dans de nombreux cas de myélomes, lymphomes T et B et plasmocytomes, l'IL-6 jouait un rôle en temps que facteur de croissance primordial pour ces cellules tumorales, de façon autocrine ou paracrine [12]. L'emploi d'anticorps anti-IL-6, à l'étude dans le cas de certains myélomes a montré quelques effets potentiels bénéfiques sans malheureusement améliorer la survie des patients [2]. Dans d'autres pathologies comme le psoriasis (prolifération de kératinocytes), certaines glomérulonéphrites (prolifération des cellules mésangiales), certaines maladies auto-immunes (lupus érythémateux), l'IL-6 est sans doute impliquée dans les phénomènes cliniques observés. Dans le cas du SIDA, il a été suggéré que des lymphocytes B activés, par l'EBV par exemple, libéraient de l'IL-6 capable d'induire la réactivation du HIV dans les monocytes. Dans d'autres pathologies, l'IL-6 est plus le reflet que l'agent responsable de la maladie. Aussi, l'IL-6 est elle très souvent retrouvée dans les fluides biologiques au cours de diverses pathologies inflammatoires, infectieuses, etc... (Tableau 13.6). Sans doute ces excès d'IL-6 sont les fruits d'une pro-

TABLEAU 13.6 — INTERLEUKINE-6 ET PATHOLOGIES

1/ DETECTION DANS LES FLUIDES BIOLOGIQUES

SERUM	INFECTIONS (bactériennes, parasitaires, virales [HIV])	
	SEPTICEMIES	INFARCTUS DU MYOCARDE
	TUMEURS (dont Kaposi)	MYELOMES
	SCLEROSE EN PLAQUE	BRULURES
	REJETS DE GREFFES	LUPUS ERYTHEMATEUX
	HYPERSENSIBILITE DE CONTACT	ACTES CHIRURGICAUX
	MALADIE DE CROHN	CIRRHOSE ALCOOLIQUE
	MALADIE DE PAGET	SCLERODERMIE
	MALADIE DE HODGKIN	SCHIZOPHRENIE
	COLITE ULCERATIVE	THROMBOCYTOSE
	UREMIE / HEMODIALYSE	ARTHRITE RHUMATOIDE
LIQUIDE CEPHALO-RACHIDIEN	MENINGITES	
	MALADIES NEUROLOGIQUES INFLAMMATOIRES	
	INFECTION HIV	BORELIOSE NEUROLOGIQUE
LIQUIDE SYNOVIAL	ARTHRITES	
URINE	NEPHROPATHIE A IgA	INFECTIONS URINAIRES
	PATHOLOGIES RENALES	
HUMEUR AQUEUSE	UVEITE	CHIRURGIE (Cataracte)
FLUIDE VENTRICULAIRE	TRAUMATISME CRANIEN	
LIQUIDE AMNIOTIQUE	INFECTIONS AMNIOTIQUES	
LAVAGE BRONCHO-ALVEOLAIRE	INFECTIONS PULMONAIRES	SDRA ASTHME

2/ DETECTION IN SITU

ALZHEIMER	IL-6 au sein des plaques séniles corticales
PSORIASIS	mRNA dans les fibroblastes des lésions
SARCOME DE KAPOSI	Cellules épidermiques
MALADIE DE CASTLEMAN	Ganglions
TUMEURS	Au sein des tumeurs
MALADIE PULMONAIRE INTERSTITIELLE	Lavage broncho-alvéolaire
MALADIE DE CROHN	Cellules au sein de la lamina propria
MALADIE DE HODGKIN	Lignées cellulaires dérivées de patients
SIDA	Ganglions hyperplasiques
ARTHRITE RHUMATOIDE	Lymphocytes T synoviaux
PHASE TARDIVE DE LA REACTION ALLERGIQUE	Chambre cutanée

3/ PRODUCTION IN VITRO MODIFIEE

ACCRUE	*DIMINUEE*
COLITE ULCERATIVE	LEUCEMIE LYMPHOIDE CHRONIQUE
MALADIE DE CROHN	SEPTICEMIE A GRAM NEGATIF
INFECTION HIV	AGE
ARTHRITE	
CYRRHOSE ALCOOLIQUE	

duction accrue par diverses cellules comme cela est parfois mis en évidence lors d'expériences *in vitro,* et d'une difficulté à éliminer l'IL-6 plasmatique comme chez les patients urémiques en hémodialyse chronique. L'IL-6 est un remarquable marqueur du stress. Ainsi tout acte chirurgical est accompagné de taux plasmatiques élevés d'IL-6. Chez les patients présentant un syndrome septique, les taux d'IL-6 corrèlent de façon très significative avec le pronostic vital.

INHIBITION

Comme pour l'IL-1 ou le TNFα, des cytokines comme l'IL-4, l'IL-10 et le TGFβ inhibent la production d'IL-6 par les monocytes/macrophages. L'IL-4 inhibe la croissance de certains myélomes en supprimant l'expression de l'IL-6. L'acide rétinoïque, le 17β-estradiol et le NO ont la capacité de réprimer la production d'IL-6 par diverses cellules.Les corticoïdes sont également de puissants inhibiteurs de cette production. Les prostaglandines sont sans effet. Les inhibiteurs de la cyclo-oxygénase peuvent en revanche réduire la production d'IL-6. Des fonctions comme l'induction de la fièvre sont contrecarrées par l'α-melanocyte stimulating hormone. L'emploi d'anticorps anti-IL6 a été proposé avec succès dans des cas de myélome pour lesquels l'IL-6 est un facteur de croissance. Dans d'autres modèles pathologiques (syndrome septique, cachexie), l'emploi d'anticorps a également donné lieu à des résultats encourageants. Il est probable que dans ces conditions les anticorps jouent en définitive un rôle protecteur à l'égard de la cytokine [17]. L'IL-6 peut être dégradée en peptide de 8 kDa par des sérine-protéases et la cathepsine-G. Ultérieurement, ces peptides peuvent être dimérisés par des peptidyltransférases [13].

En conclusion, l'IL-6 trouve sa place au sein du réseau des cytokines. Produite sous l'effet de nombreuses autres cytokines, elle agit seule ou en synergie avec d'autres cytokines. Par contre elle ne semble guère induire la production d'autres cytokines.

REFERENCES

[1] ADERKA D., LE J., VILCEK J. - IL-6 inhibits lipopolysaccharide-induced TNF production in cultured human monocytes, U937 cells and in mice. *J. Immunol.,* 1989, 143, 3517-3523.

[2] BATAILLE R., BARLOGIE B., LU Z.Y. et al. - Biologic effects of anti-IL-6 murine monoclonal antibody in advanced multiple myeloma. *Blood,* 1995, 86, 685-691.

[2a] BROUDY V.C. KAUSHANSKY K. - Thrombopoietin, the c-mpl ligand, is a major regualtor of platelet production. *J. Leuk. Biol.,* 1995, 57, 719-725.

[3] EHLERS M., DE HON F.D., BOS H.K., et al . - Combining two mutations of human IL-6 that affect gp130 activation results in a potent IL-6 receptor antagonist on human myeloma cells. *J. Biol. Chem.,* 1995, 270, 8158-8163.

[4] GALLAGHER G., STIMSON W.H., FINDLAY J., AL-AZZAWI F. - Interleukin-6 enhances the induction of human lymphokine-activated killer cells. *Cancer Immunol. Immunother.,* 1990, 31, 49-52.

[5] GAULDIE J., RICHARDS C., HARNISH D. et al. - Interferon ß2 / B-cell stimulating factor 2 shares identity with monocyte-derived hepatocyte stimulating factor and regulates the major acute phase response in liver cells. *Proc. Natl. Acad. Sci. USA.,* 1987, 84, 7251-7255.

[6] GEARING D.P., COMEAU M.R., FRIEND D.J., et al. - The IL-6 signal transducer, gp 130 : an oncostatin M receptor and affinity converter for the LIF receptor. *Science,* 1992, 255, 1434-1437.

[7] GUSHIN D., ROGERS N., BRSCOE J. et al. - A major role for the protein tyrosine kinase JAK1 in the JAK/STAT signal transduction pathway in response to interleukin-6. *EMBO J.,* 1995, 14, 1421-1429.

[8] HEINRICH P.C., CASTELL J.V., ANDUS T. - Interleukin-6 and the acute phase response. *Biochem. J.,* 1990, 265, 621-636
[9] HIRANO T., YASUKAWA K., TAGA T. et al. - Complementary DNA for a novel human interleukin (BSF-2) that induces B-lymphocytes to produce immunoglobulins. *Nature (London),* 1986, 324, 73-76
[10] HIRANO T., AKIRA S., TAGA T., KISHIMOTO T. - Biological and clinical aspect of interleukin-6. *Immunol. Today,* 1990, 11, 443-449.
[11] IMAI T., KIOIKE K., KUBO T. et al. Interleukin-6 supports human megakaryocytic proliferation and differentiation in vitro. *Blood.,* 1991, 78, 1969-1974.
[12] KLEIN B., ZHANG X.G., LU Z.Y., BATAILLE R. - IL-6 in human multiple myeloma. *Blood,* 1995, 85, 863-872.
[13] LAOUAR A., VILLIER C. SANCÉAU J. et al. - Inactivation of IL-6 in vitro by monoblastic U937 cell plasma membranes involves both protease and peptidyl transferase activities. *Eur. J. Biochem.* 1993, 215, 825-831.
[14] LEVY Y., FERMAND J.P. BROUET J.C. - Differential effects of low and high concentrations of interleukin-6 on human B cells. *Eur. J. Immunol.,* 1990, 20, 2389-2393.
[15] LEWIS C.E., RAMSHAW A.L., LORENZEN J., McGEE J.O.D. - Basic fibroblast growth factor and interleukin 4 and 6 stimulate the release of IFNγ by individual NK cells. *Cell. Immunol.,* 1991, 132, 158-167.
[16] LOTZ M., JIRIK F., KABOURIDIS P., et al. - B cell stimulating factor 2 / interleukin-6 is a costimulant for human thymocytes and T lymphocytes. *J. Exp. Med.,* 1988, 167, 1253-1258.
[17] MARTENS E., DILLEN C., PUT W. et al. - Increased circulating IL-6 activity in endotoxin challenged mice pretreated with anti-IL-6 antibody is due to IL-6 accumulation in antigen-antibody complexes. *Eur. J. Immunol.,* 1993, 23, 2026-2029.
[18] MURAGUCHI A., HIRANO T., TANG B. et al. The essential role of B cell stimulating factor 2 (BSF-2/IL-6) for the terminal differentiation of B-cells. *J. Exp. Med.,* 1988, 167, 332-344.
[19] OKADA M., KITAHARA M., KISHIMOTO S., et al. - IL-6/BSF-2 functions as a killer helper factor in the in vitro induction of cytotoxic T cells. *J. Immunol.,* 1988, 141, 1543-1549.
[20] OPP M. OBAL Jr. F., CADY A.B., JOHANNSEN L., KRUEGER J.M. - Inteleukin-6 is pyrogenic but not somnogenic. *Physiol. Behav.,* 1989, 45, 1069-1072.
[21] PAONESSA G., GRAZIANI R., DE SERIO A. et al. - Two distinct and independent sites on IL-6 trigger gp130 dimer formation and signalling. *EMBO J.,* 1995, 14, 1942-1951.
[22] PENNICA D., KINK K.L., SHAW K.J et al. - Expression cloning of cardiotrophin-1, a cytokine that induces cardiac myocyte hypertrophy. *P.N.A.S.,* 1995, 92, 1142-1146.
[23] PAREKH R.B., DWEK R.A., RADEMACHER T.W. et al. Glycosylation of interleukin-6 purified from normal human blood mononuclear cells. *Eur. J. Biochem.,* 1992, 203, 135-141.
[24] ROSE T.M., BRUCE A.G. - Oncostatin M is a member of a cytokine family that includes LIF, G-CSF and IL-6. *P.N.A.S.,* 1991, 88, 8641-8645.
[25] SATOH T., NAKAMURA S., TAGA T., et al. - Induction of neuronal differentiation in PC12 cells by B-cell stimulatory factor 2 / interleukin-6. *Mol. Cell. Biol.,* 1988, 8, 3546-3549.
[26] SAVINO R., LAHM A., LAURA A. et al. - Generation of IL-6 R antagonists by molecular modeling guided mutagenesis of residues important for gp130 activation. *EMBO J.,* 1994, 13, 1357-1367.
[27] SHABO Y., LOTEM J., RUBINSTEIN M., et al. - The myeloid blood cell differentiation inducing protein MGI-2A is interleukin-6. *Blood,* 1988, 72, 2070-2073.
[28] SHIRAI A., HOLMES K. KLINMAN D. - Detection and quantitation of cells secreting IL-6 under physiologic condition in Balb/c mice. *J. Immunol.,* 1993, 150, 793-799.
[29] SNOUWAERT J.N., LEEBEEK F.W.G., FOWLKES D.M. - Role of disulfide bonds in biologic activity of human interleukin-6. *J. biol. Chem.,* 1991, 266, 23097-23102.
[30] SONNE O., DAVIDSEN O., MOLLER B.K., MUNCK PETERSEN C. - Cellular targets and receptors for interleukin-6. I. In vivo and in vitro uptake of IL-6 in liver and hepatocytes. *Eur. J. Clin. Invest.,* 1990, 20, 366-370.
[31] STAHL N., BOULTON T.G., FARRUGGELLA T. et al.- Association and activation of Jak-Tyk kinase by CNTF-LIF-OSM-IL-6 β receptor components. *Science*, 1994, 263, 92-96.

[32] STOCKLI K.A., LOTTSPEICH F., SENDTNER M., et al. - Molecular cloning, expression and regional distribution of rat ciliary neurotrophic factor. *Nature,* 1989, 342, 920-923.

[33] SUEMATSU S., MATSUDA T., AOZASA K., et al. - IgG1 plasmocytosis in interleukin-6 transgenic mice. *Proc. Natl. Acad. Sci. USA.,* 1989, 86, 7547-7551.

[34] TILG H., TREHU E., ATKINS M.B. et al. - IL-6 as an anti-inflammatory cytokine : induction of circulating IL-1ra and s TNF R p55. *Blood,* 1994, 83, 113-118.

[35] VAN DAMME J., OPDENAKKER J.R., SIMPSON M.R., et al. - Identification of the human 26-kD-protein interferon beta-2 as a B-cell hybridoma / plasmacytoma growth factor induced by interleukin-1 and tumor necrosis factor. *J. Exp. Med.,* 1987, 165, 914-922.

[36] VAN SNICK J Interleukin-6 : an overview. *Annu. Rev. Immunol.,* 1990, 8, 253-278.

[37] WARD L.D., HOWLETT G.J., DISCOLO G. et al. - High affinity IL-6 receptor is a hexameric complex consisting of two molecules each of IL-6, IL-6 R and gp130. *J. Biol. Chem.,* 1994, 269, 23286-23289.

[38] WEISSENBACH J., CHERNAJOVSKY Y., ZEEVI M., et al. - Two interferon mRNAs in human fibroblasts : in vitro translation and Escherichia coli cloning studies. *Proc. Natl Acad. Sci. USA.,* 1980, 77, 7152-7156.

[39] YAMASAKI K., TAGA T., HIRATA Y., et al. - Cloning and expression of the human interleukin-6 (BSF-2/IFNß 2) receptor. *Science,* 1988, 241, 825-828.

REVUES GENERALES

KISHIMOTO T., AKIRA S., NARAZAKI M., TAGA T. - Interleukin-6 family of cytokines and gp130. *Blood,* 1995, 86, 1243-1254.

LE J., VILCEK J. - Biology of Disease. Interleukin-6: a multifunctional cytokine regulating immune reactions and the acute phase protein response. *Lab. Invest.,* 1989, 61, 588-602.

STAHL N., YANCOPOULOS G.D. - The tripartite CNTF receptor complex : activation and signaling involves components shared with other cytokines. *J. Neurobiol.,* 1994, 25, 1454-1466.

VAN SNICK J Interleukin-6 : an overview. *Annu. Rev. Immunol.,* 1990, 8, 253-278.

Chapitre 14

INTERLEUKINE-7

A. HERBELIN

INTRODUCTION

La découverte et la caractérisation en 1988 de l'interleukine-7 (IL-7) [16,43] sont nées des recherches portant sur les mécanismes de contrôle mis en jeu dans les premiers stades de la différenciation des progéniteurs lymphoïdes au sein des tissus hématopoïétiques [27]. L'analyse appronfondie du système de culture à long-terme de cellules médullaires totales de souris, initialement développé par Whitlock et Witte, a permis de montrer que le maintien de la croissance des précurseurs lymphocytaires B dépend de la présence d'une sous-population bien définie, les cellules adhérentes stromales de la moelle osseuse [16,23]. Sur la base de ces travaux, Namen et ses collaborateurs ont pu isoler un facteur soluble produit par ces cellules stromales, responsable à lui seul de l'induction de la croissance des précurseurs lymphocytaires B [16,43]. Ce facteur a été purifié et identifié : c'est une protéine formée d'une unique chaîne polypeptidique d'une masse moléculaire de 25 kDa, qui a été dénommée "lymphopoietin-1" ou LP-1.

Le clonage du gène codant pour ce facteur, à partir de l'isolement d'ARN messagers d'une lignée stromale d'origine médullaire et immortalisée, a permis sa reconnaissance à part entière en tant que nouveau membre de la famille des cytokines [42]. L'appellation interleukine étant suivie d'un numéro déterminé d'après la chronologie de la découverte de la nouvelle cytokine identifiée et caractérisée, le facteur LP-1 a été rebaptisé interleukine-7 ou IL-7.

A l'image des autres cytokines déjà caractérisées et clonées, l'IL-7, qui agit à la fois en tant que facteur de croissance et facteur de maturation, présente un caractère pléïotrope : découverte sur la base de son implication dans l'ontogenèse des lymphocytes B, elle apparaît également jouer un rôle central dans le développement des lymphocytes T, agir sur le compartiment myéloïde et même participer aux réponses immunitaire et anti-tumorale.

Cependant, la démonstration récente *in vivo* que certaines des actions de l'IL-7 dans la lymphopoïèse ne peuvent pas être exercées par l'ensemble des autres cytokines, ceci malgré le caractère redondant de leurs fonctions, permet d'attribuer sur le plan physiologique une place priviligiée à l'IL-7 qui doit désormais être considérée comme un facteur de croissance lymphopoïétique essentiel.

Malgré tout, l'IL-7 présente un autre caractère particulier, celui des modalités de sa production, qui ne facilite pas l'étude de sa signification physiologique. On note une synthèse constitutive de l'ARN messager codant pour l'IL-7 dans plusieurs tissus tels que le stroma thymique, le stroma médullaire et la rate mais cette synthèse d'ARN messager apparaît peu ou pas modulable et ne s'accompagne généralement pas d'une synthèse décelable au niveau protéique.

Cette cytokine nous place donc devant un nouveau défi : alors que les études tant menées *in vitro* que *in vivo* permettent une connaissance plus précise des différents stades d'expansion et de maturation cellulaire ainsi que des mécanismes moléculaires qui les régissent, on ignore encore tout de l'environnement physiologique responsable de l'induction et du contrôle de sa production et de ses actions.

CARACTERISTIQUES BIOCHIMIQUES

Purification de l'IL-7 native

Historiquement, la molécule d'IL-7 murine a été identifiée et purifiée avant le clonage du gène correspondant [16,43] (tableau 14.1). La stratégie classique utilisée a été définie sur les deux bases principales suivantes : 1) la mise au point d'un test biologique sensible et reproductible reposant sur la capacité de la lignée lymphocytaire pré-B murine 1xN/2b [46] de proliférer spécifiquement en réponse à l'IL-7 et 2) la sélection d'une source cellulaire stable et hautement productrice de la molécule étudiée, qui a pu être réalisée en transfectant des cellules stromales médullaires par le plasmide codant pour les antigènes T du virus SV40 ; le clone ainsi choisi, nommé IxN/A6, s'est avéré capable de produire constitutivement l'IL-7 en grande quantité, ceci en l'absence de l'addition de protéines sériques, ce qui a facilité sa purification.

A partir de 800 litres de milieu de culture conditionné de la lignée IxN/A6, la purification de l'IL-7 a pu être menée au moyen de techniques classiques de séparation par chromatographie. Après analyse en gel d'électrophorèse SDS-PAGE, une unique bande de migration correspondant à une chaîne polypeptidique d'environ 25 kDa était identifiée et la remise en solution de ce matériel protéique coïncidait bien avec l'induction maximale de la croissance des précurseurs lymphocytaires B. Dans ce test de prolifération, l'IL-7 purifiée exerçait une activité biologique significative jusqu'à une concentration proche de 10^{-13} M.

La molécule ainsi purifiée est stable comme en témoigne le maintien de son activité biologique après traitement par la chaleur, le SDS ou bien encore suivant son incubation dans des solutions de pH compris entre 2,1 et 8,0. Cependant, la réduction de la molécule d'IL-7 par l'ajout de ß-2-mercaptoéthanol conduit à son inactivation complète, suggérant ainsi que des liaisons intra-caténaires constituées par des ponts disulfures sont impliquées dans la conformation active de la molécule.

Analyse structurale de l'IL-7 recombinante

L'ADN complémentaire fabriqué à partir de l'ARN messager synthétisé par la lignée stromale médullaire murine I x N/A6 a permis de produire par génie génétique une molécule recombinante d'IL-7 contenant 154 acides aminés [42]. L'ensemble des 25 premiers acides aminés situés à l'extrémité NH_2-terminale de la protéine constitue une région hydrophobe ou "séquence signal" caractéristique des protéines sécrétées. La masse moléculaire théorique de la molécule mature d'IL-7, calculée sur la base de la connaissance de l'ADN complémentaire, est de 14,9 kDa, donc inférieure d'environ 10 kDa à celle de la protéine native purifiée correspondante. Cette différence peut être expliquée au moins en partie par la mise en évidence de 2 sites potentiels de N-glycosylation qui pourraient permettre à la protéine native d'exister dans une forme glycosylée. Enfin, l'analyse de la séquence du gène de l'IL-7 a permis de vérifier l'existence de 6 résidus cystéine dont la localisation est susceptible de permettre la la formation de ponts disulfures intra-caténaires.

On observe un degré d'homologie de 60 % entre les molécules d'IL-7 recombinantes murine et humaine. En particulier, les sites potentiels de N-glycosylation ainsi que les résidus cystéine sont conservés à la fois dans leur nombre et leur localisation [33]. Ces données sont en accord avec le fait que sur le plan biologique, il existe une réaction croisée de l'IL-7 entre les deux espèces [4,15,16,18].

TABLEAU 14.1 — PRINCIPALES CARACTERISTIQUES DE L'IL-7

Caractéristiques	**IL-7 murine**	**IL-7 humaine**
Localisation chromosomique du gène	?	8q 12-13
Exons (nombre)	4	5
Expression génique spontanée	oui	oui
Séquence "peptide signal"	oui (25)*	oui (25)*
Acides aminés (nombre)	129	152
Masse moléculaire théorique (kDa)	14,9	17,4
Masse moléculaire de la forme naturelle (kDa)	25	?
Sites potentiels de N-glycosylation (nombre)	2	2
Résidus cystéine (nombre)	6 **	6 **
Forme associée à la membrane	?	?

* nombre d'acides aminés composant la séquence "peptide signal". ** la localisation de ces résidus est compatible avec la formation de ponts disulfures intra-caténaires.

LE GENE DE L'IL-7

L'IL-7 humaine est le produit d'un gène unique localisé dans la région proximale du bras long du chromosome 8. Le clonage de l'ADN génomique a permis de révéler un cadre de lecture ouvert contenant 6 exons distribués sur une longueur totale d'environ 66 kb [33]. Le fait que le 5ème exon soit absent chez la souris explique la différence de masse moléculaire entre les protéines d'IL-7 murine et humaine. On remarque une grande homologie de séquence non seulement au sein des 4 premiers introns et exons mais également dans la région non codée correspondant au promoteur (73 % d'homologie).

Un total de huit sites potentiels d'initiation de la transcription ont pu être localisés à l'intérieur d'une région de 200 paires de bases, située directement en amont du site d'initiation le plus probable. Cette région qui est hautement conservée entre la souris et l'homme apparaît jouer un rôle important puisque la transfection dans des cellules de mammifère COS, tant du gène humain que du gène murin préalablement délété de cette région, aboutit à une augmentation substantielle du niveau d'expression de la molécule d'IL-7 [16,42].

De manière intéressante, aucune des séquences classiques de régulation (boîtes TATA et CAAT) connues pour contrôler la synthèse d'ARN messager de nombreuses cytokines dont l'expression génique est de type inductible, n'a pu être identifiée au sein du promoteur des gènes humain et murin codant pour l'IL-7. En fait, comme en témoignent les travaux de Lupton et coll. [33], le promoteur de l'IL-7 présente une architecture particulière. Ainsi, certains sites de liaison, également retrouvés dans le promoteur de différents gènes connus pour ne pas contenir de séquence de régulation de type boîte TATA ou CAAT, ont pu être mis en évidence dans la région du promoteur du gène de l'IL-7. Cependant, ces sites dénommés SP-1 et C/EBP pourraient ne pas jouer un rôle déterminant dans le contrôle de l'expression du gène de l'IL-7. Finalement, dans la région directement en amont du site d'initiation de la transcription, plusieurs séquences hautement conservées pourraient servir de sites de liaison à une classe de protéines récemment découvertes et nommées "helix-loop-helix DNA-binding proteins". Il reste cependant à tester expérimentalement l'implication de ces séquences particulières dans la régulation transcriptionnelle du gène de l'IL-7.

LE RECEPTEUR DE L'IL-7

Distribution cellulaire

Dans le système murin, l'expression de récepteurs spécifiques de l'IL-7 a pu être mise en évidence à la surface de l'ensemble des types cellulaires sur lesquels l'IL-7 a été reconnue exercer une action biologique [46] : il s'agit principalement des lignées pré-lymphocytaires B, mais également de suspensions thymocytaires, ganglionnaires ou spléniques ainsi que de certaines lignées lymphocytaires T qui prolifèrent en réponse à l'IL-7. Inversement, il a pu être vérifié que des lignées cellulaires d'origine lymphocytaire B et présentant des caractéristiques phénotypiques de maturation (lymphome, myélome) ainsi que des suspensions de lymphocytes B matures purifiés sur lesquels l'IL-7 n'exerce aucune activité biologique connue, n'expriment pas de récepteur spécifique de cette cytokine. Enfin et de manière intéressante, un taux d'expression élevé du récepteur de l'IL-7 a pu également être mis en évidence à la surface de certains types cellulaires d'origine macrophagique et, en particulier, de suspensions de macrophages médullaires, laissant donc supposer que l'IL-7 pourrait agir sur un plus large spectre de cellules qu'initialement décrit et en particulier au sein du compartiment myéloïde.

Dans le système humain, peu de travaux ont été réalisés. On sait que les lymphocytes T circulants fraîchement isolés [5] ainsi que des cellules lymphoblastiques précurseurs B et T de leucémies aiguës [56] expriment à leur surface le récepteur de l'IL-7.

Modulation de l'expression membranaire et forme soluble

Si de nombreux types cellulaires expriment constitutivement le récepteur de l'IL-7, peu de données existent à ce jour à propos des substances capables de moduler le nombre et/ou l'affinité de ce récepteur. On note toutefois que le PMA ainsi que l'IL-7 elle-même induisent une diminution du nombre de récepteurs à la surface de lymphocytes T de phénotype CD4+ et CD8+ [5]. Le fait que la maturation des lymphocytes pré-B en lymphocytes B s'accompagne d'une perte de l'expression du récepteur de l'IL-7, montre également bien qu'il existe des mécanismes de régulation de l'expression de ce récepteur.

L'existence potentielle d'une forme soluble du récepteur de l'IL-7 capable de se fixer spécifiquement à l'IL-7 a pu être proposée grâce à la mise en évidence d'ARN messagers spécifiques codant exclusivement pour le domaine extra-membranaire du récepteur et synthétisés par des cellules périphériques mononucléées humaines [15]. Il reste cependant à déterminer si, à l'image des formes solubles mises en évidence pour les récepteurs de l'IL-2, de l'IL-4 et de l'IL-6, celle de l'IL-7 pourra être identifiée dans les fluides biologiques tels que l'urine ou le sérum. Il sera également important de rechercher si à partir d'un épissage alternatif de l'ARN messager du récepteur de l'IL-7, la libération de la protéine correspondante dans sa forme soluble ne constitue pas un mécanisme essentiel de la modulation de l'expression membranaire de ce récepteur.

Sites de liaison de basse et de haute affinité

Quel que soit le type cellulaire considéré exprimant le récepteur de l'IL-7, les expériences de fixation ont toujours révélé des profils de Scatchard curvilignes, évoquant donc l'existence d'au moins deux classes de sites de liaison, respectivement de basse et de haute affinité [15,46,56] et dont l'existence pouvait être expliquée par la mise en jeu d'un récepteur composé de plusieurs chaînes distinctes. En accord avec cette hypothèse, on sait aujourd'hui que le récepteur de l'IL-7, à l'image de plusieurs récepteurs appartenant à la "super-famille des récepteurs des hématopoïétines" dont ceux de l'IL-2, l'IL-4, l'IL-9 et de l'IL-15, est composé d'une chaîne α qui assure la spécificité vis-à-vis du ligand, d'une chaîne γ commune (chaîne γ_c) et enfin probablement d'une chaîne β qui reste à identifier.

La première chaîne constituant le recepteur de l'IL-7 ayant été identifiée, tant chez l'homme que chez la souris, est la chaîne α dont le gène a été cloné [15]. Le produit de ce gène de masse moléculaire d'environ 50 kDa, appartient à la super-famille des récepteurs des "hématopoïétines" comme en témoigne l'identification d'une séquence conservée caractéristique, formée d'un motif Trp-Ser-X-Trp-Ser ou WSXWS et localisée dans la région extra-membranaire à la frontière de la partie trans-membranaire de la molécule. On note cependant que la partie NH_2-terminale de la région extra-membranaire ne contient que deux cystéines conservées au lieu d'un total de quatre pour l'ensemble des autres récepteurs de cytokines appartenant à la même famille. Des expériences de transfection ont permis de montrer que l'expression de la chaîne α dans les cellules COS est suffisante pour permettre la fixation spécifique mais de faible affinité de l'IL-7 [15,28,44]. De plus, cette chaîne α, dans une forme délétée de son domaine cytoplasmique, présente les mêmes propriétés de fixation, ce qui permet de conclure, d'une part, que le site de fixation du ligand se situe bien dans la partie extra-membranaire de la molécule dont le gène a été cloné et, d'autre part, que le domaine intra-cytoplasmique n'est pas impliqué, même indirectement, dans la modulation de l'affinité.

Ce sont des études associant la biochimie fine et l'utilisation d'anticorps spécifiques qui ont apporté récemment la démonstration de l'implication de la chaîne γ_c à la fois dans la fixation de l'IL-7 et dans la transduction du signal qui l'accompagne. L'étude de la liaison à l'IL-7 dans différents systèmes de transfection des chaînes α et γ_c, isolément ou ensemble, a en particulier permis de révéler que la chaîne γ_c, incapable de fixer l'IL-7 isolément, s'associe avec le complexe formé de la chaîne α et de l'IL-7 pour constituer un récepteur de haute affinité et transmettre le signal [28,44].

Les mêmes études suggèrent l'existence d'une chaîne b dont la présence associée à celle de la chaîne α pourrait suffire à la constitution d'un récepteur de l'IL-7 d'affinité intermédiaire. En fait, des expériences plus anciennes de fixation covalente du ligand radiomarqué avaient montré l'existence de deux formes structurales du récepteur spécifique, l'une d'environ 65-75 kDa et l'autre de 150-160 kDa (tableau 14.2). Cette dernière pourrait résulter de la capacité de la chaîne α du récepteur de l'IL-7 de former un dimère sous forme membranaire qui présenterait une plus grande affinité que le monomère correspondant, à l'image de ce qui a été décrit pour d'autres récepteurs de la famille des hématopoïétines, en particulier ceux du G-CSF et de l'EPO. Néanmoins, cette forme structurale de 150-160 kDa est égalemnent compatible avec l'existence d'un hétérodimère formé à partir du couplage non covalent de la chaîne α du récepteur de l'IL-7 à une chaîne polypeptidique de structure inconnue et de même masse moléculaire qui constituerait la chaîne β. A travers la fixation de l'IL-7, la constitution d'un récepteur de haute affinité mettant en jeu à la fois la chaîne α, la chaîne γ_c et l'hypothétique chaîne β reste donc à démontrer.

TABLEAU 14.2 — CARACTERISTIQUES PRINCIPALES DU RECEPTEUR MURIN DE L'IL-7

Caractéristiques	**Monomère (chaîne α)**	**Dimère (ou hétérodimère?)**
Masse moléculaire théorique (kDa)	49,5	----
Sites potentiels de N-glycosylation (nombre)	9	----
Masse moléculaire de la forme naturelle (kDa)	65-75	150-160
Affinité (M^{-1})	1×10^8	6×10^9
Expression	constitutive	constitutive inductible?
Forme soluble	potentielle (ARN messager)	?
Appartenance	hématopoïétine †	----
Particularité	2 cystéines (au lieu de 4)	----

† super-famille des récepteurs des hématopoïétines (également dénommée super-famille des récepteurs des cytokines).

Transduction du signal

Bien que le mécanisme exact et les éléments moléculaires mis en jeu dans la transmission du signal induit par la fixation de l'IL-7 à son récepteur soient encore mal connus, une série d'études a récemment montré l'implication de tyrosine kinases [10,48,63]. Ainsi, la fixation de l'IL-7 à son récepteur exprimé par des lignées lymphocytaires précurseurs B, des cellules de la leucémie lymphocytaire T aiguë ou bien encore par des thymocytes, entraîne la phosphorylation de résidus tyrosine appartenant à plusieurs substrats protéiques de masse moléculaire variable. Le fait que cette activité tyrosine kinase s'accompagne dans un délai très rapide d'une augmentation significative de la production d'inositol triphosphate laisse supposer la mise en jeu d'un chemin transductionnel qui implique l'activation intermédiaire de la phospholipase C via la phosphorylation de ses résidus tyrosine [10]. Cependant, aucune démonstration du taux intra-cellulaire de Ca^{2+} qui accompagne généralement celle d'inositol triphosphate n'a pu être apportée. De plus, ces résultats restent partiellement controversés puisque d'autres auteurs [48], tout en mettant également en évidence sur des types cellulaires proches l'implication de tyrosine kinases, n'ont cependant pas observé d'augmentation du taux de phosphatidyl inositol, ni pu mettre en cause l'isoenzyme gamma de la phospholipase C, pourtant connue pour être responsable de l'augmentation du taux de ce second messager intra-cellulaire.

Puisque la chaîne α qui lie l'IL-7 ne possède pas dans sa région intra-cytoplasmique de domaine caractéristique connu pouvant exercer une activité tyrosine kinase, il est très probable que la première étape transdutionnelle après la fixation du ligand, à l'image de celle d'autres membres de la super-famille des récepteurs des "hématopoïétines", dépende de l'association du complexe formé avec des protéines cyplasmatiques capables de relayer le signal. Parmi celles-ci, les tyrosine kinases de la famille JAK pourraient jouer un rôle déterminant comme le suggère un travail récent montrant l'activation de JAK3 et son implication dans la transdution du signal suivant la fixation spécifique de l'IL-7 à la surface d'un clone lymphocytaire T [63]. De plus, il est connu que la chaîne γ_c est associée physiquement aux tyrosine kinases JAK1 et JAK2. Sachant que ces tyrosine kinases s'associent aux récepteurs de la famille des "hématopoïétines" spécifiquement au niveau de leur portion box 1 constituant le domaine sous-transmembranaire, il est fortement probable que l'interaction entre l'IL-7 et son récepteur, en favorisant la juxtaposition des différentes JAKs, conduit à leur autophosphorylation et donc à l'augmentation de leur activité catalytique.

D'autres tyrosine kinases intra-cytoplasmiques pourraient également jouer un rôle dans la transmission du signal de l'IL-7. Il s'agit principalement d'une tyrosine kinase de la famille Src, Fyn, pour laquelle on note une expression préférentielle dans les cellules appartenant aux lignées lymphocytaires B, T et NK. On peut donc envisager que la particularité du récepteur de l'IL-7 réside dans sa capacité d'activer de multiples protéine-tyrosine-kinases permettant ainsi une certaine flexibilité d'action en fonction des différents types cellulaires.

SOURCES CELLULAIRES ET AGENTS ACTIVATEURS DE L'IL-7

Plusieurs arguments suggèrent fortement que l'expression du gène de l'IL-7 est régulée par plusieurs mécanismes particuliers qui restent à identifier. D'abord, comme nous l'avons déjà souligné, le promoteur du gène de l'IL-7 présente une architecture inhabituelle pour une cytokine. De plus, chez la souris, quatre types de RNA messagers de taille variable (2,9, 2,6, 1,7 et 1,5 kb) codant pour l'IL-7 ont pu être mis en évidence et leur répartition tant quantitative que qualitative dépend du tissu considéré. On note en effet une synthèse constitutive abondante de ces quatre classes de transcrits au sein du thymus tandis que seulement deux d'entre eux (2,9 et 2,6 kb) sont synthétisés dans le rein [16,42]. En fait, il a été proposé que ces quatre classes de transcrits résultent de la mise en œuvre d'épissages alternatifs et de polyadénylations d'un ARN messager commun immature [33]. Cependant, l'existence de sites alternatifs d'initiation de la transcription peut également être à l'origine de ces différentes classes de transcrits. Ainsi, dans un travail portant sur l'effet de l'IFN-γ sur l'expression du gène de l'IL-7, Ariizumi et coll. [3] ont montré que l'augmentation sélective de la synthèse des transcrits de 2,6 et de 1,5 kb ne résulte pas d'épissages alternatifs mais de l'utilisation spécifique d'un site d'initiation différent de celui des transcrits de 2,9 et de 1,7 kb et dont l'activité est sous le contrôle d'une séquence ISRE (pour "IFN-stimulated response element").

Il est important de noter que la synthèse transcriptionnelle du gène de l'IL-7, dans la plupart des cas, ne s'accompagne pas de la mise en évidence d'une synthèse protéique *ex vivo* à partir de la mise en culture des différents types cellulaires d'origine thymique et splénique fraîchement isolés [42]. Il est tentant de mettre en relation ces données avec le fait rare que l'un des épissages alternatifs mis en évidence s'exerce au sein de la portion 5' non codante du transcrit, ce qui suggère un rôle de régulation de cette région dans les processus de traduction de la molécule [16].

L'unique résultat en faveur d'une synthèse d'IL-7 tissulaire *ex vivo* a été obtenu par l'emploi d'une technique d'immunofluorescence indirecte au sein de thymus embryonnaires de souris prélevés après 18 jours de gestation [61]. *In vitro*, les seules sources cellulaires connues produisant la molécule d'IL-7, ceci constitutivement, sont les lignées stromales médullaires qui ont été exploitées pour la purification de l'IL-7, une lignée épithéliale d'origine thymique ainsi que les kératinocytes, tant d'origine humaine que murine [8,20,37,50]. La mesure de l'expression du taux d'ARN messager de l'IL-7 dans de nombreux clones et lignées cellulaires d'origine diverse a permis de confirmer que les sources cellulaires potentielles de cette cytokine sont principalement restreintes aux cellules stromales médullaire et thymique ainsi qu'aux kératinocytes. Cependant, si l'on excepte les travaux qui montrent une augmentation de la synthèse d'ARN messager de l'IL-7 induite par le LPS, le PMA, l'IL-1-α [16,55] et surtout par l'IFN-γ [3], celle-ci apparaît constitutive et non modulable quelle que soit l'origine cellulaire considérée.

La première démonstration que l'IL-7 endogène produite peut effectivement exercer les activités biologiques jusqu'alors déduites de l'utilisation de sa forme recombinante exogène a été apportée dans trois systèmes biologiques différents qui reposent sur la mise en culture de cellules normales fraîchement isolées et l'emploi d'anticorps neutralisants spécifiquement dirigés contre l'IL-7 [8,18,21]. Dans certains cas, l'IL-7 n'est pas décelée dans les surnageants de culture suggérant l'existence d'une forme active immobilisée de cette cytokine à la surface de la matrice extra-cellulaire. En effet, l'IL-7 pourrait se lier aux complexes de protéoglycanes qui sont présents à une haute densité à la surface des cellules stromales productrices de cette cytokine. En accord avec cette hypothèse, il a été montré que l'IL-7 est capable de se fixer à l'héparine [26].

LES ACTIVITES BIOLOGIQUES

Nous traiterons successivement du rôle joué par l'IL-7 au cours des stades précoces de l'ontogenèse des lymphocytes B au sein du compartiment médullaire, dans l'ontogenèse intra-thymique des lymphocytes T ainsi que sur les cellules immunocompétentes matures dans le cadre de la réponse immunitaire (tableau 14.3). En introduction de ce paragraphe, nous tenons à souligner l'apport essentiel d'un travail récent réalisé à partir de souris pour lesquelles l'inactivation par recombinaison homologue du gène de l'IL-7 (souris $IL\text{-}7^{-/-}$) entraîne une lymphopénie (T et B) sévère dans les compartiments périphériques des souris traitées [58]. Ce travail, tout en montrant le rôle central de l'IL-7 dans la lymphopoïèse, apporte la première démonstration *in vivo* d'une fonction majeure exercée par une cytokine de manière non redondante.

Ontogenèse des lymphocytes B

L'IL-7 a été découverte en tant que facteur de croissance murin des cellules de la lignée lymphocytaire B à un stade de développement dit "pro-B/pré-B-II" qui est caractérisé par l'expression des marqueurs membranaires CD43, CD24 et BP-1, et par le réarrangement VDJ du gène codant pour la chaîne lourde des immunoglobulines accompagné de la synthèse intra-cytoplasmique de la chaîne μ [43]. En fait, des études complémentaires [16,55,58 et pour revue : 31] ont permis d'élargir et de préciser le spectre d'action de l'IL-7 à des précurseurs lymphocytaires B correspondant à un stade de développement plus précoce. En effet, les précurseurs dits "pro-B/pré-B-I", qui se caractérisent par le phénotype $CD24^-$ $CD43^+$ $BP\text{-}1^-$ associé à un réarrangement partiel (DJ) du gène codant pour la chaîne lourde, prolifèrent sous la dépendance de l'action conjointe de l'IL-7 et d'un autre facteur produit par les cellules stromales médullaires (il pourrait s'agir du facteur "c-kit ligand"). Au contraire, les progéniteurs lymphoïdes dits "pré-pro B" (de phénotype $CD24^-$ et n'ayant pas réarrangé le gène de la chaîne lourde) sont capables de s'expandre en la présence de lignées stromales non productrices d'IL-7 tandis que le développement et la maturation des cellules pré-B en cellules B immatures puis matures qui expriment à leur surface l'IgM ne dépendent ni des cellules stromales ni de l'IL-7. De manière intéressante, il a donc pu être conclu que les signaux requis pour la croissance des précurseurs lymphocytaires B et, en particulier, ceux délivrés par l'IL-7 sont strictement dépendants des différents stades d'expression des gènes codant pour les immunoglobulines [12].

Enfin, il est important de souligner que l'IL-7 est également un facteur de maturation essentiel de l'ontogenèse B : il induit la différenciation des cellules "pro-B/pré-B-large" en cellules "pré-B/pré-B-small", transition qui s'accompagne de la perte de l'expression du marqueur CD43 [58].

TABLEAU 14.3 — PRINCIPALES ACTIVITÉS BIOLOGIQUES EXERCÉES PAR L'IL-7

	activité biologique	cellules cibles
I- Ontogenèse des lymphocytes B		
	- prolifération :	• pro-B/pré-B-I (*) • pro-B/pré-B-II • lymphocytes B matures activés (**)
	- différenciation :	• pro-B/pré-B-large à pré-B-small
II- Ontogenèse intra-thymique		
	- maintien en survie :	• précurseurs T $CD3^-CD4^-CD8^-CD25^+$
	- prolifération :	• précurseurs T $CD3^-CD4^-CD8^-CD25^+$ (**) • lymphocytes T matures $CD3^+CD4^-CD8^-$ (***) • lymphocytes T matures $CD4^+$ (***) et $CD8^+$
III- Réponse immunitaire		
	- activité anti-tumorale :	• cellules LAK (†) • monocytes sanguins
	- expression de CD25 :	• lymphocytes T circulants, spléniques et ganglionnaires de phénotype $CD4^+$ et $CD8^+$
	- prolifération :	• lymphocytes T circulants, spléniques et ganglionnaires de phénotype $CD4^+$ et $CD8^+$
	- production de cytokines :	• monocytes sanguins : IL-1, TNF-α, IL-6 • lymphocytes T : IL-2, IFN-γ • cellules stromales (thymus) : GM-CSF, IL-6

(*) action de l'IL-7 qui dépend de la présence de cellules stromales médullaires. (**) chez l'homme. (***) expansion préférentielle des cellules T sélectionnées par des molécules apparentées à la classe I du MHC ou "$NK1^+$ T cells" (6). (†) cellules tueuses dont l'activité anti-tumorale est dépendante de cytokines.

Alors que l'ensemble de ces actions exercées par l'IL-7 a pu être confirmé chez l'homme, d'autres apparaissent propres au système humain. Ainsi, l'IL-7 agit en concertation avec l'IL-3 [49] dans la prolifération des lymphocytes pré-B humains et est un agent costimulant de la prolifération des lymphocytes B matures activés [25].

Ontogenèse intra-thymique

La démonstration d'une synthèse abondante d'ARN messager codant pour l'IL-7 au sein du stroma thymique chez la souris a conduit de nombreux groupes de recherche à déterminer l'activité exercée par cette cytokine sur les différentes sous-populations thymiques.

Les études réalisées chez la souris permettent de proposer les quatre principales conclusions suivantes : 1) l'IL-7 stimule directement la prolifération des thymocytes matures sans l'adjonction de mitogènes ou d'autres cytokines [18,19,48] ; 2) l'IL-7 est un facteur de croissance des thymocytes matures $CD3^+$ dits "double-négatifs" car n'exprimant pas les marqueurs CD4 et CD8 [19,41,54] et à un moindre degré des populations matures $CD4^+$ et $CD8^+$ [19,41] ; 3) l'IL-7 agit également sur la population lymphocytaire thymique la plus immature connue, dite "triple-négative" car de phénotype $CD3^-CD4^-CD8^-$, en permettant son maintien en survie [54] et enfin, 4) l'IL-7 est sans effet sur les thymocytes immatures de phénotype $CD4^+CD8^+$.

Dans le laboratoire, nous avons pu préciser que l'IL-7 induit l'expansion préférentielle de thymocytes $V\beta8^+$ $CD4^-CD8^-$ et $V\beta8^+$ $CD4^+CD8^-$ sélectionnés par des molécules apparentées à la classe I du CMH [57]. En lien avec ce mode de sélection particulier qui explique son biais Vβ8, cette population a la propriété unique de produire l'IL-4 en réponse à une stimulation antigénique primaire [6,29]. Du fait de sa migration dans les organes périphériques, elle constitue donc une cellule régulatrice pouvant contrôler l'orientation Th1/Th2 de la réponse immunitaire [pour revue : 6]. Il reste à déterminer si l'IL-7 est ou non un facteur de compétence de ces cellules pour la production d'IL-4.

L'hypothèse d'un rôle central de l'IL-7 dans l'ontogenèse T a pu être confirmée en montrant, d'une part, que cette cytokine est également un facteur de croissance des thymocytes immatures fœtaux [41,59] et, d'autre part, qu'elle exerce des fonctions équivalentes chez l'homme [4,13,48]. En accord avec cette proposition, au sein du thymus des souris $IL\text{-}7^{-/-}$, bien que la distribution des lymphocytes $CD4^+$ et $CD8^+$ soit normale, la cellularité est réduite d'environ 20 fois [58].

L'IL-7 pourrait être impliquée dans l'ontogenèse T, non seulement en tant que facteur de croissance mais probablement aussi en tant que facteur de différenciation. Ainsi, l'IL-7 (seule ou en association avec le PMA) contribue à la génération de thymocytes fœtaux exprimant les chaînes gamma et delta du récepteur T [59]. Il reste cependant à déterminer s'il s'agit d'une action directe sur les précurseurs n'exprimant pas initialement le récepteur T ou bien d'une induction sélective de la prolifération des lymphocytes exprimant les chaînes gamma et delta. Par ailleurs, l'IL-7 pourrait contribuer à la différenciation des thymocytes fœtaux double-négatifs en lymphocytes matures de phénotype $CD4^-CD8^+$.

Réponse immunitaire

Il est bien établi que l'IL-7 exerce ses actions sur les lymphocytes T matures, non seulement au sein du compartiment thymique mais également au sein des tissus lymphoïdes périphériques. Ainsi, chez la souris, l'IL-7 participe à l'expansion *in vitro* des lymphocytes T de la rate et des ganglions [7,17,40]. Des résultats équivalents ont été obtenus à partir des lymphocytes T humains circulants [4,32,60]. Dans tous les cas, l'IL-7 agit à la fois sur les cellules à action "helper" et cytotoxique, de phénotype $CD4^+$ et $CD8^+$. Chez l'homme, il a aussi été proposé que les lymphocytes "mémoire" de phénotype $CD45R^-$ sont meilleurs répondeurs que leur contre-partie de phénotype $CD45R^+$ [60].

Deux principaux modes d'action sont attribués à l'IL-7 : cette cytokine agit sur les lymphocytes matures activés en tant que facteur de croissance mais également sur les lymphocytes matures au repos en association avec des agents connus pour stimuler la production d'IL-2.

Connaissant le rôle central de l'IL-2 dans les processus d'activation et d'expansion des lymphocytes effecteurs de la réponse immunitaire, plusieurs études ont eu pour but de rechercher si certaines actions de l'IL-7 ne mettent pas en jeu l'IL-2.

Les lymphocytes murins d'origine ganglionnaire et splénique, considérés comme non activés car non répondeurs à la Con A ou à l'IL-2, peuvent proliférer en réponse à l'IL-7 associée à la Con A [40]. Dans cette situation, l'IL-7 agit, au moins en partie par l'intermédiaire de l'IL-2 produite, en induisant l'expression du récepteur de haute affinité de cette cytokine. Cependant, dans un système analogue [7], le seul remplacement de la Con A par le PMA rend l'action de l'IL-7 indépendante de l'IL-2. L'emploi de mitogènes différents et/ou de populations de lymphocytes contaminées à des degrés variables par des cellules accessoires capables de délivrer des signaux d'activation et de produire des cytokines peut expliquer ces résultats divergents. Chez l'homme, des conclusions opposées ont également été rapportées. Tandis que Armitage et coll. [4] proposent que l'action de l'IL-7 sur les lymphocytes T circulants non activés repose en partie sur sa capacité d'induire une augmentation du niveau d'expression du récepteur de l'IL-2 à la surface des cellules cibles proliférantes, Londei et coll. [32] suggèrent que cette action n'est pas dépendante de l'IL-2. Lorsqu'on considère des lymphocytes matures activés et en particulier ceux stimulés spécifiquement par un antigène ou bien par un anticorps dirigé contre la molécule CD3, l'ensemble des études réalisées concluent que l'IL-7 exerce une action mitogénique directe qui ne dépend pas de l'IL-2 [4,7,17,32].

L'hypothèse d'un rôle central de l'IL-7 dans la réponse immunitaire a pu être élargie en montrant chez la souris que l'IL-7 participe à la mise en place des évènements précoces responsables de la GVH du fait en particulier de sa capacité de co-stimuler l'expansion des cellules T (de la moelle allogénique greffée) et leur production de cytokines [30].

Plusieurs travaux menés *in vitro* permettent par ailleurs de proposer que l'IL-7 est active sur les populations cellulaires effectrices des réponses cytotoxique et anti-tumorale. A l'image de l'IL-2, l'IL-7 stimule l'activité LAK dans la fraction cellulaire nulle enrichie à partir des cellules mononucléées circulantes humaines [1,53]. Cette action de l'IL-7 ne s'exerce cependant pas par l'intermédiaire de l'IL-2. Comparée à cette dernière, l'IL-7, bien que moins efficace, a l'intérêt de présenter une action prolongée. Chez la souris, une activité LAK indépendante de l'IL-2 a également été obtenue en stimulant des populations cellulaires spléniques et ganglionnaires par l'IL-7 [34].

Par ailleurs, l'IL-7 agit à la fois en tant que facteur de croissance et de différenciation sur les lymphocytes T porteurs du marqueur membranaire $CD8^+$ et responsables de l'activité cytotoxique observée au sein des cultures lymphocytaires mixtes, ou de cultures constituées de populations cellulaires syngéniques infectées par le virus de l'influenza [2,21]. Cette activité cytotoxique induite par l'IL-7, bien que seulement en partie dépendante de l'IL-2 apparaît comparable dans son intensité à celle de l'IL-2.

Enfin, dans un modèle *in vitro* de mélanome humain, l'IL-7 induit une activité anti-tumorale exercée par les monocytes [2]. Cette activité repose probablement sur la capacité de l'IL-7 d'induire la production d'IL-1-α, d'IL-1-β et de TNF-α par ces monocytes. Cette dernière action de l'IL-7 pose le problème de savoir si, en agissant sur le compartiment myéloïde, cette cytokine pourrait également être impliquée dans la réaction inflammatoire.

Plusieurs travaux récents [3,20,37] soulignent que l'IL-7 pourrait jouer un rôle déterminant dans l'immunité de la peau et les pathologies associées [8,47]. Produite par les kératinocytes, l'IL-7 constitue un facteur de croissance des lymphocytes T résidents (DETC pour "dendritic epidermal T cell") au sein de l'épiderme. La survie des DETC (permise grâce à leur symbiose avec les kératinocytes) ainsi que leur activation et leur croissance au cours de la réponse immunitaire spécifique mettraient en jeu l'IL-7.

LA PLACE DE L'IL-7 DANS LE RESEAU DE PRODUCTION ET D'ACTION DES CYTOKINES

La production et les fonctions de nombreuses cytokines sont modulées de façon positive ou négative par de très nombreux facteurs et en particulier par d'autres cytokines. En ce qui concerne l'IL-7, aucune cytokine capable de réguler sa production n'a jusqu'ici été mise en évidence de manière claire.

Cependant, les travaux [2] montrant que l'IL-7 stimule la production d'IL-1, de TNF-α et d'IL-6 par les monocytes sanguins conduisent à penser que ce facteur pourrait participer à part entière au réseau de production en cascade des cytokines. Cette capacité de l'IL-7 à induire la production de cytokines, et en particulier celle de GM-CSF et d'IL-6, peut être étendue aux cellules épithéliales thymiques murines [19 et résultats du laboratoire]. Il reste donc à rechercher si certaines fonctions de l'IL-7 ne s'exercent pas par l'intermédiaire de la production de ces autres cytokines. Quoiqu'il en soit, certaines fonctions biologiques exercées par l'IL-7 peuvent également être potentialisées par d'autres cytokines. C'est en particulier le cas lorsque l'on considère la prolifération thymocytaire induite par les combinaisons de cytokines IL-7 + IL-1, IL-7 + GM-CSF ou encore IL-7 + TNF-α [18,19]. Dans d'autres systèmes biologiques, c'est l'IL-7 qui semble se comporter comme l'agent potentialisateur de l'action d'autres cytokines. Ainsi, l'IL-7 est un agent co-stimulateur de la prolifération et/ou de l'activité cytotoxique des lymphocytes T matures en réponse à l'IL-2 [60], l'IL-6 [41] ou à l'IL-12 [38].

Si l'IL-7 agit en concertation avec de nombreuses cytokines, il reste également vrai qu'à l'image de nombreuses actions exercées par d'autres cytokines, celles exercées par l'IL-7, telles que l'induction de la prolifération des précurseurs B et T et l'activité cytotoxique des cellules NK, peuvent être au moins partiellement antagonisées par l'IL-4 [53] ou le TGF-β [16].

L'ensemble de ces données suggère donc bien que l'IL-7 est impliquée dans le réseau "auto-régulé" de production et d'action des cytokines.

PATHOLOGIE ET STRATEGIES THERAPEUTIQUES

Il est légitime de penser que l'IL-7 pourrait participer au développement de plusieurs types de lymphomes et de leucémies. Dans le syndrome de Sézary qui est un lymphone T cutané, l'IL-7 dont l'origine cellulaire est probablement kératinocytaire, semble être impliquée dans l'expansion des cellules T malignes [8]. De plus, des travaux réalisés à partir de souris exprimant un transgène codant pour l'IL-7 montrent que cette cytokine peut constituer à la fois un facteur "favorisant" agissant comme un oncogène et un facteur de croissance "privilégié" des lymphomes T cutanés que développent ces souris [47].

L'IL-7 pourrait également être impliquée dans l'expansion clonale de cellules lymphocytaires T et B de leucémies aiguës [11,36,52,56]. Il reste néanmoins à comprendre pourquoi, chez les patients atteints, aucune production d'IL-7 n'a pu être décelée à ce jour, tant dans les différents fluides biologiques qu'à partir de suspensions de cellules fraîchement isolées.

In vitro, l'IL-7 stimule, seule ou en association avec d'autres cytokines, la prolifération de cellules leucémiques humaines lymphoblastiques T, pré-B ou pro-B [11,36]. Il semble donc acquis que les cellules leucémiques répondent à l'IL-7 à un stade de maturation comparable à celui des cellules normales. On doit cependant noter qu'une proportion non négligeable des patients étudiés ne produit pas de clones répondeurs [52]. Une seule étude a permis d'isoler chez certains patients des cellules leucémiques pro-B capables de se différencier sous l'effet de l'IL-7 [52]. Cette action de l'IL-7, non décrite à partir de cellules normales, n'a pas pu être corrélée à un phénotype ou à un profil clinique particulier.

Le rôle possible de l'IL-7 dans la transformation néoplasique des cellules leucémiques a été recherché dans des lignées murines pré-B dépendantes de l'IL-7 et transfectées par l'ADN complémentaire codant pour l'IL-7 à l'aide de vecteurs rétroviraux. L'IL-7 ainsi produite selon un mode autocrine semble impliquée dans la transformation de ces cellules [45]. A l'opposé, dans d'autres modèles tumoraux murins (leucémie liée au virus Abelson, tumeurs liées à la présence d'oncogènes), la transformation maligne des cellules n'est pas dépendante de la production d'IL-7 [45,62].

Deux orientations thérapeutiques mettant potentiellement en œuvre les actions anti-tumorale et stimulatrice de la lymphopoïèse exercées par l'IL-7 ont récemment été abordées. Différents modèles de tumeurs murines ont permis de montrer que l'IL-7, *in vivo*, participe au rejet anti-tumoral. Dans le modèle du sarcome métastasé, l'activité anti-tumorale dépend de la présence de lymphocytes T cytotoxiques [24]. L'IL-7 aurait une activité équivalente à celle de l'IL-2 et les deux cytokines peuvent agir en synergie. Dans le modèle de rejet d'une lignée plasmocytaire, l'activité anti-tumorale exercée par l'IL-7 dépend de la présence de lymphocytes de phénotype CD4+ et de macrophages mais non des cellules NK [22]. Enfin, dans un modèle de fibrosarcome, l'IL-7 stimule les lymphocytes cytotoxiques directement impliqués dans le rejet, en exerçant une activité supérieure à celle de l'IL-2 [35].

L'activité anti-tumorale exercée par l'IL-7 dans ces différents modèles permet donc d'envisager son application en thérapeutique humaine, d'autant que l'IL-7 semble dénuée des effets secondaires induits par l'IL-2, l'IFN-γ ou le TNF-α.

Plus généralement, l'IL-7 injectée à une souris normale entraîne une augmentation du nombre de leucocytes circulants et intra-spléniques ainsi qu'une réduction du nombre de CFU de la moelle qui s'accompagne d'une forte augmentation de celles-ci dans la rate [9]. L'injection d'IL-7 conduit également à une augmentation du nombre de cellules lymphoïdes et plus particulièrement des lymphocytes B immatures. Dans un modèle de souris transgénique, l'expression du transgène de l'IL-7 a été retrouvée dans la moelle, la rate et le thymus [51]. Le nombre de précurseurs lymphocytaires B ainsi que celui des cellules constituant les sous-populations intra-thymiques immatures et lymphocytaires T périphériques sont apparues augmentés.

De manière intéressante, chez la souris irradiée à haute dose [14] ou bien ayant reçu un traitement par le cyclophosphamide [39], l'injection d'IL-7 permet de réduire la durée de la lymphopénie ainsi induite tout en entraînant [14] ou non [39] des effets significatifs sur le compartiment myéloïde. Ainsi l'IL-7 pourrait être proposée dans la prise en charge des greffes de moelle pour accélérer le développement des cellules lymphoïdes mais il reste à vérifier que ces lymphocytes sont fonctionnels.

REFERENCES

[1] ALDERSON M.R., SASSENFELD H.M., WIDMER M.B. — Interleukin-7 enhances cytolytic T lymphocyte generation and induces lymphokine-activated killer cells from 0human peripheral blood. *J. Exp. Med.*, 1991, *172*, 577-587.

[2] ALDERSON M.R., TOUGH T.W., ZIEGLER S.F., GRABSTEIN K.H. — Interleukin-7 induces cytokine secretion and tumoricidal activity by human peripheral blood monocytes. *J. Exp. Med.*, 1991, *173*, 923-930.

[3] ARIIZUMI K., MENG Y., BERGERSTESSER P.R., TAKASHIMA A. — IFN-γ-dependent IL-7 gene regulation in keratinocytes. *J. Immunol.*, 1995, *154*, 6031-6039.

[4] ARMITAGE R.J., NAMEN A.E., SASSENFELD H.M., GRABSTEIN K.H. — Regulation of human T cell proliferation by IL-7. *J. Immunol.*, 1990, *144*, 938-941.

[5] ARMITAGE R.J., ZIEGLER S. BECKMANN M.P., et al. — Expression of receptors for interleukin 4 and interleukin 7 on human T cells. *Mechanisms of Lymphocyte Activation and Immune Regulation.* Edited by S. GUPTA et al., Plenum Press, New-York, 1991.

[6] BIX M., LOCKSLEY R.M. — Natural T cell. Cells that co-express NKRP-1 and TCR. *J. Immunol.* 1995, *155*, 1020-1022.

[7] CHAZEN G.D., PEREIRA G.M., LEGROS G., et al. — Interleukin-7 is a T-cell growth factor. *Proc. Natl. Acad. Sci. USA*, 1989, *86*, 5923-5927.

[8] DALLOUL A., LAROCHE L, BAGOT M, et al. — Interleukin-7 is a growth factor for Sézary lymphoma cells. *J. Clin. Invest.*, 1992, *90*, 1054-1060.

[9] DAMIA G., KOMSCHLIES K.L., FALTYNEK C.R., et al. — Administration of recombinant human interleukin-7 alters the frequency and number of myeloid progenitor cells in the bone marrow and spleen of mice. *Blood*, 1992, *79*, 1121-1129.

[10] DIBIRDIK I., LANGLIE M.C., LEDBETTER J.A., et al. — Engagement of interleukin-7 receptor stimulates tyrosine phosphorylation, phosphoinositide turnover, and clonal proliferation of human T-lineage acute lymphoblastic leukemia cells. *Blood*, 1991, *78*, 564-570.

[11] EDER M., OTTMANN O.G., HANSEN-HAGGE T.E., et al. — Effects of recombinant human IL-7 on blast cell proliferation in acute lymphoblastic leukemia. *Leukemia*, 1990, *4*, 533-540.

[12] ERA T., OGAWA M., NISHIKAWA S., et al. — Differentiation of growth signal requirement of B lymphocyte precursor is directed by expression of immunoglobulin. *EMBO J.*, 1991, *10*, 337-342.

[13] FABBI M., GROH V., STROMINGER J.L. — IL-7 induces proliferation of $CD3^{-/low}$ $CD4^-CD8^-$ human thymocyte precursors by an IL-2 independent pathway. *Int. Immunol.*, 1992, *4,* 1-5.

[14] FALTYNEK C.R., WANG S., MILLER D., et al. — Administration of human recombinant IL-7 to normal and irradiated mice increases the numbers of lymphocytes and some immature cells of the myeloid lineage. *J. Immunol.*, 1992, *149*, 1276-1282.

[15] GOODWIN R.G., FRIEND D., ZIEGLER S.F., et al. — Cloning of the human and murine interleukin-7 receptors: demonstration of a soluble form and homology to a new receptor superfamily. *Cell*, 1990, *60*, 941-951.

[16] GOODWIN R.G., NAMEN A.E. — The cloning and characterization of interleukin-7. Molecules and cell in immunity. *Year Immunol.,* Basel, Karger, 1990, *6*, 127-139.

[17] GRABSTEIN K.H, NAMEN A.E., SHANEBECK K., et al.— Regulation of T cell proliferation by IL-7. *J. Immunol.*, 1990, *144*, 3015-3020.

[18] HERBELIN A., MACHAVOINE F., SCHNEIDER E., et al. — IL-7 is requisite for IL-1-induced thymocyte proliferation. Involvement of IL-7 in the synergistic effects of granulocyte-macrophage colony-stimulating factor or tumor necrosis factor with IL-1. *J. Immunol.* 1992, *148*, 99-105.

[19] HERBELIN A., MACHAVOINE F., VICARI A., et al. — Endogenous granulocyte-macrophage colony-stimulating factor (GM-CSF) is involved in IL-1- and IL-7-induced murine thymocyte proliferation. *J. Immunol.*, 1994, *153*, 1973-1981.

[20] HEUFLER C., TOPAR G., GRASSEGER A.,et al. — Interleukin-7 is produced by murine and human keratinocytes. *J. Exp. Med.*, 1993, *178*, 1109-1114.

[21] HICKMAN C.J., CRIM J.A., MOSTOWSKI H.S., SIEGEL J.P. — Regulation of human cytotoxic T lymphocyte development by IL-7. *J. Immunol.*, 1990, *145*, 2415-2420.

[22] HOCK H., DORSCH M., DIAMANTSTEIN T., BLANKENSTEIN T. — Interleukin-7 induces $CD4^+$ T cell-dependent tumor rejection. *J. Exp. Med.*, 1991, *174*, 1291-1298.

[23] HUNT P., ROBERTSON D., WEISS D., et al. — A single bone marrow-derived stromal cell type supports the in vitro growth of early lymphoid and myeloid cells. *Cell*, 1987, *48*, 997-1007.

[24] JICHA D.L., MULE J.J., ROSENBERG S.A. — Interleukin-7 generates anti-tumor cytotoxic T lymphocytes against murine sarcomas with efficacy in cellular adoptive immunotherapy. *J. Exp. Med.*, 1991, *174*, 1511-1515.

[25] JOSHI P.C., CHOI Y.S. — Human interleukin-7 is a B cell growth factor for activated B cells. *Eur. J. Immunol.*, 1991, *21*, 681-686.

[26] KIMURA K., MATSUBARA H., SOGOH S., et al. — Role of glycosaminoglycans in the regulation of T cell proliferation induced by thymic stroma-derived T cell growth factor. *J. Immunol.*, 1991, *146*, 2618-2624.

[27] KINCADE P.W., LEE G., PIETRANGELI C.E., et al. — Cells and molecules that regulate B lymphopoiesis in bone marrow. *Annu. Rev. Immunol.*, 1989, *7*, 111-143.

[28] KONDO M., TAKESHITA T., HIGUCHI M., et al.— Functional participation of the IL-2 receptor γ chain in IL-7 receptor complexes. *Science*, 1994, *263*, 1453-1454.

[29] LEITE DE MORAES M.C., HERBELIN A., MACHAVOINE F., et al. — MHC class I-selected $CD4^-CD8^-TCR\alpha\beta^+$ T cells are a potential source of IL-4 during primary immune response. *J. Immunol.*, 1995, (in press).

[30] LEVY R.B., JONES M., HAMILTON B.L., et al. — IL-7 drives donor T cell proliferation and can costimulate cytokine secretion after MHC-matched allogeneic bone marrow transplantation. *J. Immunol.*, 1995, *154*, 106-115.

[31] LOFFERT D., SCHAAL S., EHLICH A., et al. — Early B-cell development in the mouse: insights from mutations introduced by gene targeting. *Immunol. Rev.*, 1994, *137*, 135-153.

[32] LONDEY M., VERHOEF A., HAWRYLOWICZ C., et al. — Interleukin-7 is a growth factor for mature human T cells. *Eur. J. Immunol.*, 1990, *20*, 425-428.

[33] LUPTON S.D., GIMPEL S., JERZY R., et al. — Characterization of the human and murine IL-7 genes. *J. Immunol.*, 1990, *144*, 3592-3601.

[34] LYNCH D.H., MILLER R.E. — Induction of murine lymphokine-activated killer cells by recombinant IL-7. *J. Immunol.*, 1990, *145,* 1983-1990.

[35] LYNCH D.H., NAMEN A.E., MILLER R.E. — In vivo evaluation of the effects of interleukins 2, 4 and 7 on enhancing the immunotherapeutic efficacy of anti-tumor cytotoxic T lymphocytes. *Eur. J. Immunol.*, 1991, *21,* 2977-2985.

[36] MAKRYNIKOLA V., KABRAL A., BRADSTOCK K. — Effects of interleukin-7 on the growth of clonogenic cells in T-cell acute lymphoblastic leukaemia. *Leuk. Research.*, 1991, *15*, 879-882.

[37] MATSUE H., BERGSTRESSER P.R., TAKASHIMA A. — Keratinocyte-derived IL-7 serves as a growth factor for dendritic epidermal T cells in mice. *J. Immunol.*, 1993, *151*, 6012-6019.

[38] MEHROTRA P.T., GRANT A.J., SIEGEL J.P. — Synergistic effects of IL-7 and IL-12 on human T cell activation. *J. Immunol.*, 1995, *154*, 5093-5102.

[39] MORISSEY P.J., CONLON P., BRADDY S., et al. — Administration of IL-7 to mice with cyclophosphamide-induced lymphopenia accelerates lymphocyte repopulation. *J. Immunol.*, 1991, *146*, 1547-1552.

[40] MORISSEY P.J., GOODWIN R.G., NORDAN R.P., et al. — Recombinant interleukin-7, pre-B cell growth factor, has costimulatory activity on purified mature T cells. *J. Exp. Med.*, 1989, *169*, 707-716.

[41] MURRAY R., SUDA T., WRIGHTON N., LEE F., ZLOTNIK A. — Interleukin-7 is a growth and maintenance factor for mature and immature thymocytes. *Int. Immunol.*, 1989, *1*, 526-531.

[42] NAMEN A.E., LUPTON S., HJERRILD K., et al.— Stimulation of B-cell progenitors by cloned murine interleukin-7. *Nature*, 1988, *333*, 571-573.

[43] NAMEN A.E., SCHMIERER A. E., MARCH C.J., et al.— B-cell precursor growth-promoting activity. Purification and characterization of a growth factor active on lymphocyte precursors. *J. Exp. Med.*, 1988, *167*, 988-1002.

[44] NOGUCHI M, NAKAMURA Y., RUSSEL S.M., et al.— Interleukin-2 receptor γ chain: a functional component of the interleukin-7 receptor. *Science*, 1993, *262*, 1877-1880.

[45] OVERELL R.W., CLARK L., LYNCH D., et al. — Interleukin-7 retroviruses transform pre-B cells by an autocrine mechanism not evident in Abelson murine leukemia virus transformants. *Mol. Cell. Biol.*, 1991, *11,* 1590-1597.

[46] PARK L.S., FRIEND D.J, SCHMIERER A.E., et al. — Murine interleukin-7 (IL-7) receptor. Characterization on an IL-7-dependent cell line. *J. Exp. Med.*, 1990, *171,* 1073-1089.

[47] RICH B., CAMPOS-TORRES J., TEPPER R.I., et al. — Cutaneous lymphoproliferation and lymphomas in interleukin-7 transgenic mice. *J. Exp. Med.*, 1993, *177*, 305-316.

[48 ROIFMAN C.M., WANG G., FREEDMAN M., PAN Z. — IL-7 receptor mediates tyrosine phosphorylation but does not activate the phosphatidylinositol-phospholipase C-gamma 1 pathway. *J. Immunol.*, 1992, *148*, 1136-1142.

[49] SAELAND S., DUVERT V., PANDRAU D., et al. — Interleukin-7 induces the proliferation of normal human B-cell precursors. *Blood*, 1991, *78*, 2229-2238.

[50] SAKATA T., IWAGAMI S., TSURUTA Y., et al. — Constitutive expression of interleukin-7 mRNA and production of IL-7 by a cloned murine thymic stromal cell line. *J. Leuk. Biol.*, 1990, *48*, 205-212.

[51] SAMARIDIS J., CASORATI G., TRAUNECKER A., et al. — Development of lymphocytes in interleukin-7-transgenic mice. *Eur. J. Immunol.*, 1991, *21*, 453-460.

[52] SKJONSBERG C., ERIKSTEIN B.K., SMELAND E.B., et al. — Interleukin-7 differentiates a subgroup of acute lymphoblastic leukemias. *Blood*, 1991, *77*, 2445-2450.

[53] STOTTER H., CUSTER M.C., BOLTON E.S., et al.— IL-7 induces human lymphokine-activated killer cell activity and is regulated by IL-4. *J. Immunol.*, 1991, *146*, 150-155.

[54] SUDA T., ZLOTNIK A. — IL-7 maintains the T cell precursor potential of $CD3^{-}CD4^{-}CD8^{-}$ thymocytes. *J. Immunol.*, 1991, *146*, 3068-3073.

[55] SUDO T., ITO M., OGAWA Y., et al. — Interleukin-7 production and function in stromal cell-dependent B cell development. *J. Exp. Med.*, 1989, *170*, 333-338.

[56] TOUW I., POUWELS K., VAN AGTHOVEN T., et al.— Interleukin-7 is a growth factor of precursor B and T acute lymphoblastic leukemia. *Blood*, 1990, *75*, 2097-2101.

[57] VICARI A., LEITE DE MORAES M.C., GOMBERT J.M., et al. — Interleukin-7 induces preferencial expansion of Vß8.2$^+$CD4$^-$8$^-$ and Vß8.2$^+$CD4$^+$8$^-$ murine thymocytes positively selected by class I molecules. *J. Exp. Med.*, 1994, *180*, 653-661.

[58] VON FREEDEN-JEFFRY U., VIEIRA P., LUCIAN L.A., et al. — Lymphopenia in interleukin (IL)-7 gene-deleted mice identifies IL-7 as a nonredundant cytokine. *J. Exp. Med.*, 1995, *181*, 1519-1526.

[59] WATANABE Y., SUDO T., MINATO N.,et al. — Interleukin-7 preferentially supports the growth of gamma delta T cell receptor-bearing T cells from fetal thymocytes in vitro. *Int. Immunol.*, 1991, *3*, 1067-1075.

[60] WELCH P.A., NAMEN A.E. GOODWIN R.G.,et al. — Human IL-7: a novel T cell growth factor. *J. Immunol.*, 1989, *143*, 3562-3567.

[61] WILES M.V., RUIZ P., IMHOF B.A. — Interleukin-7 expression during mouse thymus development. *Eur. J. Immunol.*, 1992, *22*, 1037-1042.

[62] YOUNG J.C., GISHIZKY M.L., WITTE O.N. — Hyperexpression of interleukin-7 is not necessary or sufficient for transformation of a pre-B lymphoid cell line. *Mol. Cell. Biol.*, 1991, *11*, 854-863.

[63] ZENG Y.X., TAKAHASHI H., SHIBATA M., KIROKAWA K. — JAK3 janus kinase is involved in interleukin-7 signal pathway. *FEBS Lett.*, 1994, *353*, 289-293.

Chapitre 15

INTERLEUKINE-8 & CHÉMOKINES

J.-M. CAVAILLON

INTRODUCTION

Des facteurs chimiotactiques sont indispensables au recrutement de cellules circulantes sur le site inflammatoire. Il est apparu que certains médiateurs étaient impliqués dans un recrutement sélectif. Ainsi, l'IL-3 et l'IL-4 possèdent une activité chimiotactique vis à vis des lymphocytes T, l'IL-5 exerce son pouvoir chémoattractant à l'égard des éosinophiles et le TGFß est chimiotactique pour les monocytes. Il existe de plus de nombreuses cytokines qui présentent de fortes similitudes dans leurs séquences et leurs structures génomiques et qui exercent une activité chimiotactique vis à vis de nombreux leucocytes. Il s'agit de polypeptides basiques de faibles masses moléculaires (8 - 10 kDa) ayant une forte affinité pour l'héparine. Les formes matures sont comprises entre 68 (RANTES) [27] et 94 (PBP) acides aminés. Le terme de "chémokines" a été proposé en 1992 pour définir cette famille qui présente de 20 à 85 % d'homologie (figure 15.1). Ce sont les hématologistes qui les premiers, en 1977-78, découvrirent deux membres de cette famille. Il s'agissait du "platelet factor-4" (PF-4) et de la β-thromboglobuline (β-TG), tous deux libérés par les plaquettes activées [2,11]. Les immunologistes prendront la relève et en 1985 est décrit un peptide "IP-10" produit par les macrophages activés par l'interféron gamma [18]. De nombreux membres de cette famille, dont l'interleukine-8, ont été décrits à partir de 1987 [3,25,28]. Deux sous-groupes ont été constitués en fonction de la position des deux premières cystéines, qui sont soit adjacentes (sous groupe C-C), soit séparées par un acide aminé (sous-groupe C-x-C). Il y a au total 4 cystéines en position invariable (tableau 15.1 & 2). Un nouveau sous-groupe pour lequel 2 des cytéines sont absentes a récemment été identifié [15,22] (tableau 15.3). La lymphotactine en est le prototype. Ces médiateurs possèdent également diverses autres activités sur la prolifération, la différenciation et l'activation fonctionnelle de leurs cibles cellulaires. De nombreuses chémokines ont été identifiées par des techniques de biologie moléculaire impliquant l'identification des ADN complémentaires. Aussi, toutes les activités biologiques n'ont pas encore été identifiées.

CARACTERISTIQUES BIOCHIMIQUES DE L'IL-8

L'IL-8 produite par les monocytes/macrophages est un peptide de 72 acides aminés (8,4 kDa, pI = 8,0 - 8,5) dérivant d'un précurseur de 99 acides aminés [20]. L'IL-8 humaine présente 82 %, 75 % et 74 % d'homologie avec les IL-8 de lapin, de chien et de porc, respectivement. L'IL-8 murine n'a pas été caractérisée alors que le récepteur murin pour l'IL-8 a été cloné. Elle est extrêmement stable puisque 90 % de son activité est retrouvée après 30 min à 60°C, et 86 % après 5 min à 100°C. L'IL-8 ne possède pas de site de N-glycosylation (Asparagine-X-Thréonine/Sérine). Plus de 80% de l'IL-8 provenant des cellules endothéliales correspondent à un peptide de 77 a.a.. C'est également la forme majoritaire produite par les fibroblastes (62%). Biologiquement, ce

TABLEAU 15.1 — *LA FAMILLE DE L'IL-8 (LES α-CHEMOKINES DU SOUS-GROUPE C-x-C)*

Cytokine humaine	murine	*Acronyme**	Nb a.a. (forme mature)	Sources	Homologie IL-8 humaine	Observations
IL-8		*MDNCF* *NAF, NAP-1* *MONAP*	72	Mo/MØ, T, kératin., fibro. neutro., endoth. hépatoc., chondroc.	100 %	Partage le même récepteur que NAP2, GRO & ENA78 homologie MCP-1: 21%
GROα	KC CINC (rat)	*MGSA* *NAP-3*	73	fibrobl., synovioc. endoth., hépatocyte muscle lisse	43 %	
GROβ	MIP-2α		73	Mo/MØ	42 %	homologie GROα : 90%
GROγ	MIP-2β		73	Mo/MØ	40 %	homologie GROα : 86%
ENA78			78	cell. épithél.	33 %	homologies : 52% GROα 53% NAP-2.
IP-10	Crg-2	*γ-IP*	77	Mo/MØ, fibro. endoth., kératinoc. cell. mésangiales	24 %	semble dépourvu d'activités sur les neutrophiles. Partage avec PF4 un site de fixation héparane sulfate.
PF-4			71	plaquettes	39 %	forme un tétramère.
PBP → **CTAP-III** → **ß-TG** → **NAP-2**			94 (- 9 a.a.) (- 13 a.a.) (- 25 a.a.)	plaquettes, Mo/MØ	 46 %	PBP est inactif; seuls ses dérivés obtenus après clivages protéolytiques successifs sont chimiotactiques. (CTAPIII / NAP2 sont des Heparin / heparan sulfate degrading enzymes)

et également :
Mig ; NAP-4 ; GCP-2 ; LIX

* MDNCF : monocyte derived neutrophil activating factor ; NAF : neutrophil activating peptide ; (MO)NAP : (monocyte-derived) neutrophil activating factor ; GRO : Growth related oncogens; MGSA : melanoma growth-stimulating activity ; CINC : Cytokine-induced neutrophil chemoattractant; MIP : macrophage inflammatory protein ; PF-4 : platelet factor-4; PBP : platelet basic protein ; CTAP-III : connective tissue activating peptide III ; ßTG : ß-thromboglobulin ; IP-10 : interferon induced peptide-10 ; ENA-78 : epithelial cell-derived neutrophil activating peptide of 78 a.a.

TABLEAU 15.2 — *LA FAMILLE DE MCP-1 (LES β-CHEMOKINES DU SOUS-GROUPE C-C)*

Cytokine humaine	Cytokine murine	*Acronyme**	Nb a.a. (forme mature)	Sources	homologie MCP-1	Observations
MCP-1	JE	*MCAF* *LDCF* *SMC-CF*	76	Mo/MØ, fibrobl. endoth., kératin. muscle lisse, T cellules tumorales	100 %	JE, l'équivalent murin, possède 49 a.a. supplémentaires
MCP-2			76	MØ, fibrobl. ostéosarcome	62.5 %	homologie avec MCP-3 : 58% ; avec MIP-1α : 40%
MCP-3	MARC		76	mastocytes	71 %	homologie avec MIP-1α : 30 %
MIP-1α		*LD78*	67	T, B, Mo/MØ mastoc., fibrobl. cell. Langerhans	39 %	MØ : ↑ activité anti-tumorale induit prod. IL-1, IL-6, TNF. activité myélosuppressive
MIP-1β		*Act.2*	67	T, B, Mo/MØ mastoc., fibro.	36 %	homologie : 67 % MIP-1α MØ : n'induit pas de cytokines
RANTES			68	T, NK, plaquettes endoth., épithél., fibrobl., mésangiales muscle lisse	29 %	homologie homme/ souris : 85% 46% MIP-1α; 43% MIP-1β induit la libération d'histamine
I-309	TCA3		67	T, mono., masto	31 %	homologies : 38% MIP-1α 27% MIP-1β, 30% RANTES
	fic		74	fibro.	57 %	se lie aux monocytes et aux cellules endothéliales
	CCF18		102	pro-B, MØ, mast, fibro.		homologie : 55% C10 chémoattractant pour les lympho.T

et également :

Eotaxine ; MRP-1 (C10) ; MRP-2

* MCP-1 : monocyte chemoattractant protein-1 ; MCAF : macrophage chemotactic and activating factor ; JE : produit du gène JE ; MIP : Macrophage inflammatory protein; LDCF : lymphocyte derived chemotactic factor; SMC-CF : smooth muscle cell derived chemotactic factor; RANTES : regulated on activation, normal T cell expressed and secreted. fic : fibroblast induced cytokine; MRP : MIP-related protein

TABLEAU 15.3 — *LA LYMPHOTACTINE (γ-CHEMOKINE DU SOUS-GROUPE C)*

Cytokine	Acronymes	Chromos.	Nb a.a. (forme mature)	Sources	Observations
Lymphotactine	SCM-1 ATAC	1q23.25	75	T activés CD8+ thymoc. rate, intestin grêle	homologies : 29% MIP1α, 30% MCP-2 homme-souris : 61%

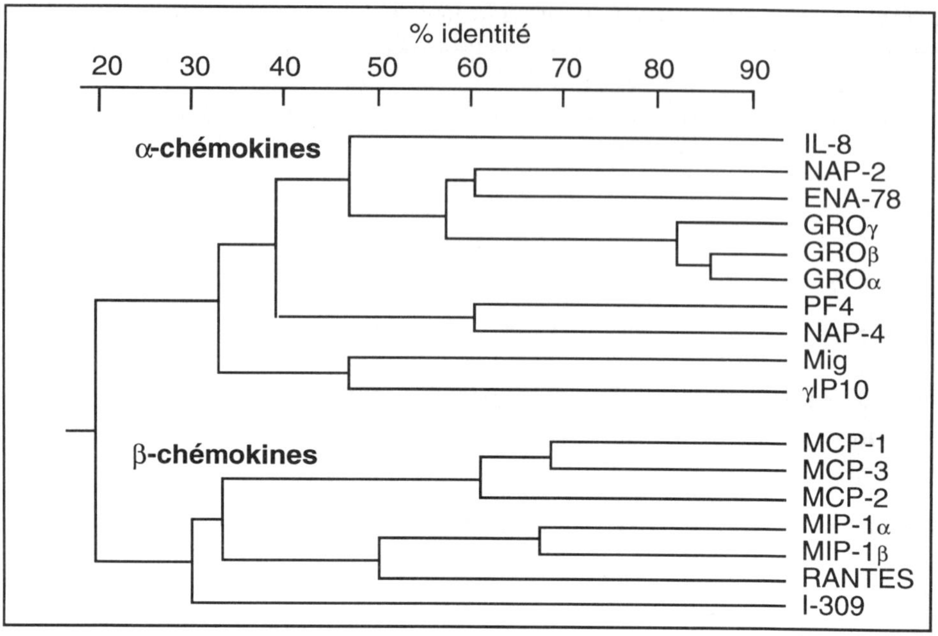

Fig. 15.1 — *Phylogénie des chémokines (adapté de Murphy, 1994)*

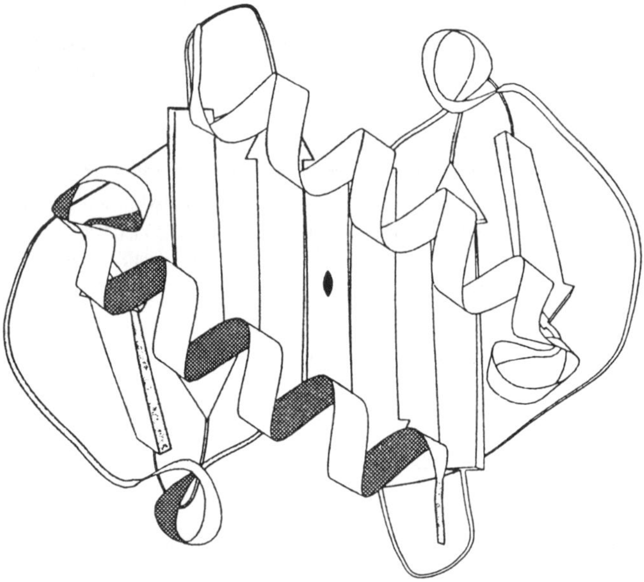

Fig. 15.2 — *Structure tridimensionnelle de l'IL-8 humaine sous sa forme dimérique*
(avec l'aimable autorisation de E.T. Baldwin ; Proc. Natl. Acad. Sci. USA 1991,88,502)

dernier est 2 à 10 fois moins actif que la forme de 72 a.a. [24]. L'action de la thrombine réduit la forme de 77 a.a. en celle de 72 a.a.. Comme pour l'ensemble des membres de la famille, les ponts disulfures entre la première et la troisième cystéine et entre la seconde et la quatrième, aboutissent à une structure secondaire avec deux boucles.
En solution, l'IL-8 existe sous une forme dimérique, liée par des ponts hydrogène. La forme monomère est en équilibre avec le dimère et les travaux concernant la forme qui se lie effectivement au récepteur sont controversés. Les résidus NH_2 terminaux # 4, 5 et 6 sont essentiels pour la fixation de l'IL-8 à son récepteur et pour son activité biologique. L'activité est présente dans le peptide 1-51. La molécule est constituée de 2 α-hélices anti-parallèles et symétriques au sommet d'un feuillet ß anti-parallèle formé de 6 brins [1] (figure 15.2). Cette structure est très certainement semblable pour les autres membres de la famille de l'IL-8. En remplaçant les résidus Leu25 et Val27 de l'IL-8 par des résidus tyrosine, on lui fait acquérir une propriété chémoattractante pour les monocytes [19].

LES GENES DE L'IL-8

Le gène de l'IL-8 est, comme pour les autres membres de la famille du sous groupe C-x-C, situé sur le chromosome 4 humain (4q13-21). Tout comme les gènes de GRO et IP-10, il est constitué de 4 exons. Le gène de PF-4 est, lui, constitué de 3 exons. En amont du gène de l'IL-8 figurent des sites potentiels de fixation pour des facteurs nucléaires connus tels que AP-1, AP-2, interferon-regulatory factor 1, hepatocyte nuclear factor 1, glucocorticoid receptor, NF-IL6, octamer binding proteins et NF-κB.

SOURCES ET INDUCTEURS

Comme cela apparaît résumé dans la figure 15.3, de nombreuses cellules (monocytes /macrophages, cellules endothéliales et épithéliales, fibroblastes, hépatocytes) peuvent, sous l'effet de l'IL-1 ou du TNFα, produire de l'IL-8. De même, des virus et l'ARN double brin activent la production d'IL-8 par les fibroblastes. Les mitogènes induisent la production d'IL-8 par les lymphocytes T. Le PMA ou la combinaison IL-2 + anti-CD16 permet la production d'IL-8 par les cellules NK. D'autres cellules telles que les lignées d'astrocytes, les mélanocytes, les cellules synoviales, les chondrocytes, les cellules mésothéliales, les éosinophiles, les cellules du muscle lisse, les cellules mésangiales, et les kératinocytes sont des sources potentielles d'IL-8. Les mastocytes sont également une source importante d'IL-8 et les souris déficientes en mastocytes présentent une déficience dans le recrutement des neutrophiles (40% de l'infiltrat de souris normales). Les cellules du chorion, et les cellules déciduales produisent de l'IL-8 induite par les anti-progestatifs et inhibée par la progestérone. Il est donc possible que l'IL-8 participe à la parturition. Les neutrophiles eux-mêmes peuvent produire de l'IL-8, illustrant une fois encore les activités autocrines des cytokines. Il est intéressant de noter la synthèse orientée des cellules épithéliales intestinales vers le pôle basolatéral au détriment du pôle apical.

L'endotoxine est un puissant stimulus des monocytes / macrophages. Dès 1 h de culture, on observe l'apparition de mRNA spécifique de l'IL-8, et 3-4 h après le début de l'activation, l'IL-8 est détectable dans le surnageant de culture. Le pic est atteint après 24h et correspond à plus de 500 ng /10^6 monocytes / macrophages. L'interféron gamma seul n'est pas un inducteur d'IL-8 mais il potentialise l'effet du LPS. Il a été montré qu'au cours d'une activation de cellules sanguines par le LPS, une première phase de production d'IL-8 (8-12 h) était observée consécutivement à l'activation par le LPS, tandis que la deuxième phase de production (12-24 h) était due à l'action de l'IL-1 et du TNFα produits par les cellules activées [10]. Chez des volontaires, l'injection d'endotoxine (4 ng/kg) induit l'apparition d'IL-8 plasmatique avec un pic au bout de 2 h, de l'ordre de 700 pg/ml. Chez des babouins, l'injection de LPS, de germes entiers d'*Escherichia coli* ou d'IL-1α induit de l'IL-8 détectable dans le plasma [31].

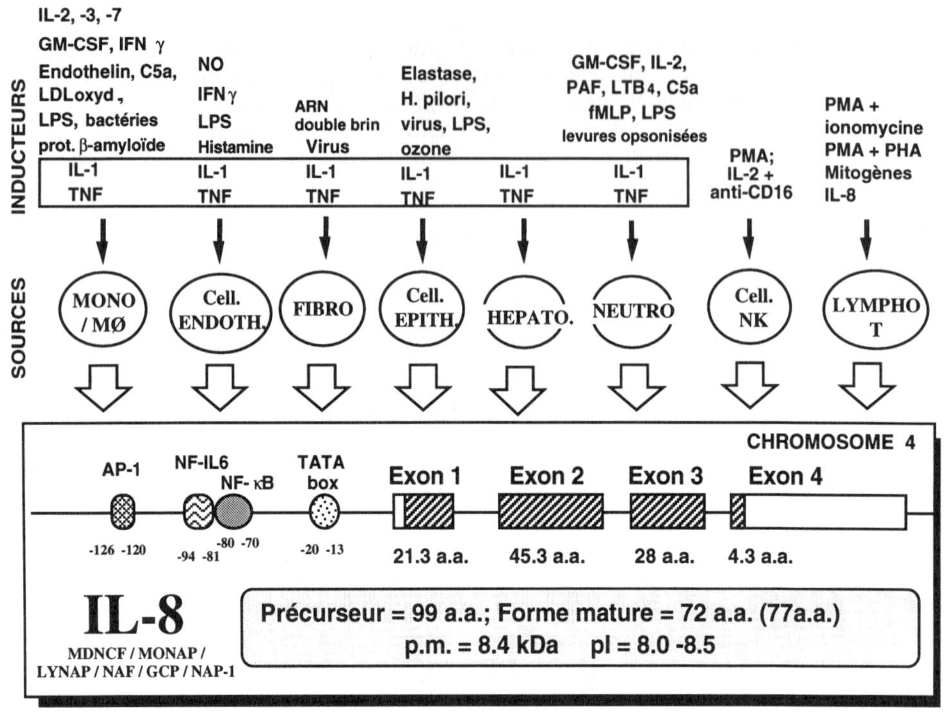

Fig. 15.3 — *Les sources et les inducteurs de l'interleukine-8*

LES RECEPTEURS DE L'IL-8

Deux molécules (40 & 32 kDa) qui fixent l'IL-8 ont été mises en évidence à la surface des neutrophiles humains (IL-8 RA et IL-8 RB). Les expériences de fixation à l'aide d'IL-8 radiomarquée définissent des Kd de 4 et 0,5 nM et un nombre de sites de l'ordre de 75 000 dans un rapport IL-8 RA / IL-8 RB de l'ordre de 1. La fréquence d'IL-8 RB est plus grande que celle d'IL-8 RA à la surface des lymphocytes. L'IL-8 après fixation est rapidement internalisée et dégradée. L'IL-8 induit une "down regulation" de plus de 80% des récepteurs, seulement 10 minutes après son interaction. Après élimination de l'IL-8 dans le milieu, les neutrophiles réexpriment très rapidement leurs récepteurs. NAP-2 se fixe sur le même récepteur que l'IL-8, ce qui n'est pas le cas du PF-4 qui reconnaît le même site héparane-sulfate qu'IP-10. Deux récepteurs présentant 77% d'homologie, ont été clonés chez l'homme [13,23] (tableau 15.4). Un pseudogène contenant trois codon stop a été identifié. Les deux récepteurs possèdent un site de fixation pour une protéine G. Le gène du premier (IL-8 RA) correspond à un récepteur de haute affinité de 40 kDa possédant 4 sites de N-glycosylation et fixe exclusivement l'IL-8. Des homologies ont été notées entre ce récepteur de l'IL-8 et ceux des autres signaux chimiotactiques pour les neutrophiles comme le fMLP (29% d'homologie) et le C5a (34% d'homologie). Le second (IL-8 RB) correspond à un peptide de 32 kDa présentant un site potentiel de N-glycosylation. Il partage 71 à 80 % d'homologie avec ses homologues clonés chez le lapin et la souris. Celui-ci fixe avec des affinités différentes certains membres de la famille de ces cytokines (IL-8 > GROα > NAP2). Chacun de ces deux récepteurs possède 7 domaines transmembranaires et il est probable que ces récepteurs soient enroulés autour de la membrane (figure 15.4). Les 2e et 3e boucles intracytoplasmiques, ainsi que le

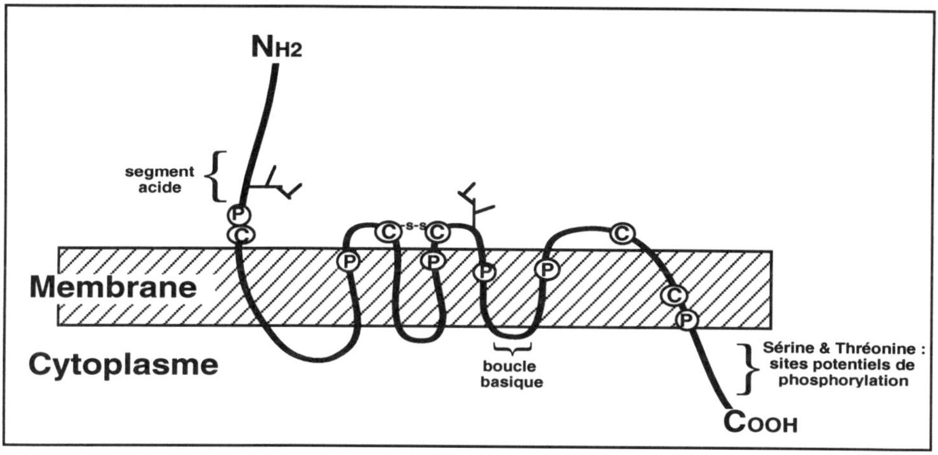

FIG. 15.4 — *Aspect schématique des récepteurs de l'IL-8*

TABLEAU 15.4 — LES RÉCEPTEURS DES CHÉMOKINES

Récepteurs	Chromos.	a.a.	ligand	Cellules	Observations
IL-8 RA (CD128a)	2q34.35 humain	350	IL-8	PMN, MØ, T, NK cell. mélanome	Kd = 2.2 x 10^{-9} M 23 - 30% d'homologie avec les récepteurs C5a, fMLP, PAF
IL-8 RB (CD128b)	2q34.35	355	IL-8 > GRO = NAP2	PMN, Lympho., NK précurs. myéloïdes	Kd (IL-8) = 3.8 x 10^{-9} M 77 % homologie avec IL-8 RA
IL-8 RP	2q34.35				pseudogène
CC CK R1	3p21	355	MIP-1α RANTES MCP-3	PMN, MØ, T, B précurs. myéloïdes placenta, poumon, foie	54% d'identité avec CC CKR2
CC CK R2		374	MCP-1	MØ précurs. myéloïdes	30% d'identité avec les IL-8 R 2 isoformes (A & B)
CC CK R3		355	MIP-1α, −1β RANTES	éosinophiles	63% identité avec CC CK R1 51% identité avec CC CK R2B
CMKBRL1	3p21	355	β–chemokines	PMN, MØ cerveau, poumon	40% d'identité avec CC CK R2 42% d'identité avec CC CK R1
Antigène Duffy	1	339	α et β chemokines	Erythrocytes Cell. endoth. neurones cérébraux	ne transmet pas de signal; fixe aussi *Plasmodium vivax*
ECRF3	virus Herpès Saimiri	321	GRO α > NAP2 > IL-8		
US28	Cytomegalo-virus humain	343	MIP-1α/β, RANTES, MCP-1		56% d'homologie avec IL-8 RB

segment C-terminal comportent des déterminants impliqués dans l'interaction avec les G-protéines. L'IL-8 RA jouerait un rôle prédominant dans le recrutement des neutrophiles aux fortes concentrations d'IL-8 [5,12]. Le gène de l'IL-8 RB est composé de 3 exons. Son promoteur possède des sites SP-1, AP-2, AP-3 et NFκB. Le promoteur du gène de l'IL-8 RB est très semblable et contient un site GRE.

Les souris génétiquement invalidées pour le récepteur de l'IL-8 présentent une splénomégalie (x 2 - 4), une lymphoadénopathie (x 3 -10), une augmenation de la cellularité myéloïde dans la moelle osseuse et un accroissement de neutrophiles circulants (x 12). Le recrutement de PMN dans la cavité péritonéale après injection de thioglycolate est extrêmement amoindri [4]. Ce récepteur murin est spécifique des chémokines murines KC et MIP-2 [16].

Il est à noter que les hématies humaines possèdent environ 2000 sites de fixation pour l'IL-8 à leur surface (Kd = 5nM). Il s'agit de l'antigène Duffy qui est également impliqué dans la reconnaissance de *Plasmodium vivax*. Les deux ligands entrent effectivement en compétition.

LES ACTIVITES DE L'IL-8

L'ensemble des chémokines ont bien entendu en commun leur propriétés chémoattractantes (Tableau 15.5). La notion que les α-chémokines soient actives sur les neutrophiles et les β-chémokines sur les monocytes n'est pas complètement exacte. En effet, IP-10 (une α-chémokine) est sans effet sur les neutrophiles mais est active sur les monocytes, tandis qu' I-309 (une β-chémokine) est active sur les deux populations. Les activités de l'IL-8 sont résumées dans le tableau 15.6. Le neutrophile constitue sans nul doute la cible privilégiée de l'IL-8. L'IL-8 partage avec de nombreux autres membres de sa famille des propriétés chimiotactiques vis à vis des neutrophiles.
L'activité chimiotactique de l'IL-8 s'exerce aussi sur les basophiles, les éosinophiles, les cellules NK, et sur les lymphocytes T. Ce phénomène implique la participation de G protéines, l'activation de protéine kinase C et l'infiltration préalable de neutrophiles. l'IL-8 est non seulement chimiotactique mais aussi activatrice de nombreuses de nombreuses fonctions des neutrophiles. Comme le fMLP, le C5a ou le PAF, l'IL-8 active

TABLEAU 15.5 — Nature des cellules répondeuses aux signaux chémoattractants des α– et β-chémokines

		CHIMIOTACTISME :					
		PMN	BASO	EOS	LYMP	MONO	NK
α-chémokines C-x-C Chromosome 4	IL-8	+	+	+	+		+
	GRO α/β/γ	+	+				
	ENA 78	+					
	PF-4	±				±	
	IP-10				+	+	
	CTAP-III / NAP-2	+					
β-chémokines C-C Chromosome 17	MCP- 1/ 2 / 3		+	/ /+		+	+
	MIP-1α / β		+	+/	+	+	+/
	RANTES		+	+	+	+	+
	I-309	+				+	

la 5-lipooxygénase et la production de LTB4. L'IL-8 agit également comme agent de "priming" amplifiant les libérations de leucotriènes et d'anion superoxyde induites par le fMLP. L'IL-8 est un agent dégranulant pour les neutrophiles aboutissant à l'exocytose des granules spécifiques et azurophiles et à la libération de lactoferrine, d'élastase, de ß-glucuronidase, de peroxydase et de vitamine B12-binding protein. L'IL-8 accroît les fonctions fongicides des neutrophiles à l'égard de *Candida albicans*. Ce dernier phénomène nécessite l'activation d'une GTP-binding protein. De plus des marqueurs membranaires sont augmentés à la surface des neutrophiles. C'est le cas de CD11b/CD18, CD11c/CD18, du FcαR, et CR1 tandis que le FcγRIII et les marqueurs HLA A,B, et C restent inchangés. NAP 2 et GROα peuvent, tout comme l'IL-8, accroître l'expression de CD11b/CD18 et de CR1 et diminuer celle de ELAM-1 et LECAM-1; PF 4 et CTAP III sont dépourvus d'une telle activité. L'IL-8 humaine est active sur les neutrophiles de nombreuses espèces (poulet, chien, chèvre, cobaye, singe, souris, porc, lapin et rat). L'IL-8 joue donc un rôle à part entière dans les mécanismes inflammatoires et sa participation dans le recrutement des neutrophiles contribue à l'entretien de ce phénomène (figure 15.5). Sans être par elle-même un facteur induisant la libération d'histamine, l'IL-8 module la réactivité des basophiles. Si ces derniers ont été en contact préalable avec l'IL-3, l'IL-8 amplifie la dégranulation. Par contre, si l'IL-8 est mise en contact avec les cellules avant l'IL-3, elle agit alors en inhibant la libération d'histamine.

In vivo, l'IL-8 injectée dans la peau induit un accroissement de la perméabilité vasculaire, une extravasation plasmatique et une infiltration de neutrophiles au site d'injection. Une importante synergie est observée avec les prostaglandines. L'injection d'IL-8 aboutit rapidement à une courte leucopénie suivie d'une neutrophilie (250 - 400% des valeurs de base) résultant de la libération de neutrophiles du pool de la moelle osseuse.

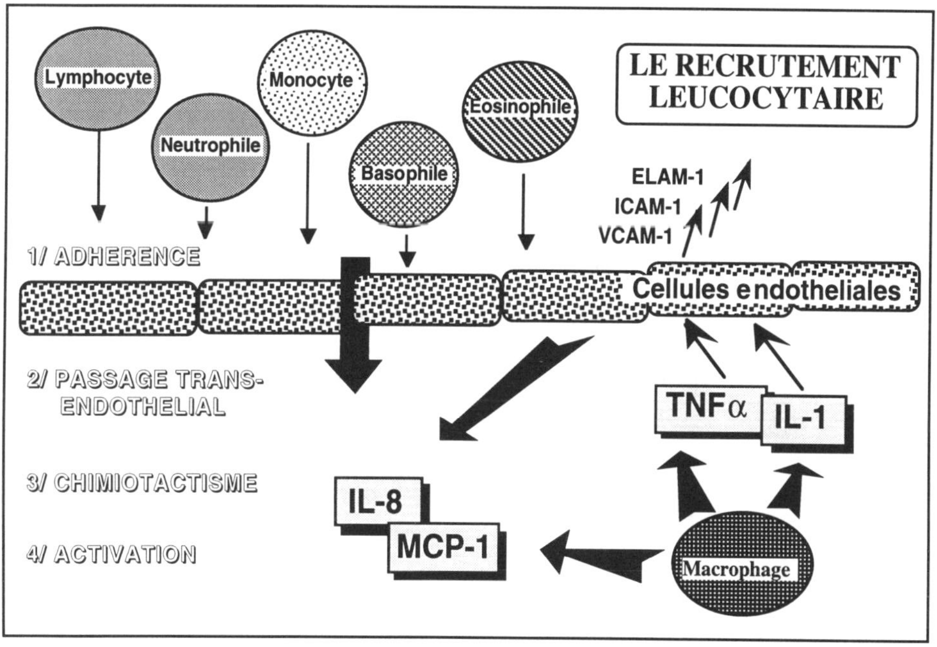

Fig. 15.5 — *Le rôle le l'IL-8 et de MCP-1 dans le recrutement des cellules circulantes sur le site inflammatoire*

TABLEAU 15.6 — LES ACTIVITES DE L'IL-8

Cible	Activités
Neutrophiles	- chimiotactisme - modification de la forme; polymérisation de l'actine - augmentation du Ca++ intra-cellulaire et de l'explosion respiratoire - activation des phospholipase et 5-lipooxygénase, induction de LTB4 et 15-HETE - stimule la phosphatidylinositol-4-phosphate kinase ($\rightarrow$ PIP2) - stimule la production de PAF - dégranulation : sécrétion d'élastase, lactoferrine, ß-glucuronidase, myélopéroxydase - augmente l'adhérence aux cellules endothéliales - inhibe l'induction de la NO synthetase - accroissement de l'activité anti-fongique et anti-mycobactérie - augmentation de l'expression de CD11b/CD18, CD11c/CD18, Fcα R, et CR1 - "priming" pour une production accrue d'anion superoxyde ($O2^-$)
Basophiles	- chimiotactisme - inhibe ou augmente la libération d'histamine induite par l'IL-3 *(selon la chronologie des expositions aux cytokines respectives)*
Lymphocytes T	- chimiotactisme - induction d'inositol tri-phosphate (IP3)
Lymphocytes B	- inhibe la production d'IgE et d'IgG4 induite par l'IL-4 ± anti-CD40 - inhibe la croissance induite par l'IL-4 - limite les productions d'IL-6 et de TNFα
Cell. endothéliales	- augmentation de la perméabilité vasculaire - favorise l'angiogénèse
Kératinocytes	- augmente la prolifération et le $[Ca^{++}]i$
Cell épidermiques	- augmentation de l'expression HLD DR
Fibroblastes	- chimiotactisme
Muscle lisse	- chimiotactisme ; mitogénicité ; production de PGE2
Moelle osseuse	- suppression de la formation des colonies à partir des progéniteurs myéloïdes
Système nerveux	- fièvre (indépendante des PGE2) ; hyperalgie - diminue la prise alimentaire à court terme
Mélanome	- facteur autocrine de croissance
Os	- inhibe la résorption osseuse.

Produite sur un site inflammatoire, l'IL-8 contribue donc au recrutement des neutrophiles. Il a été montré que l'IL-8 (icv ou ip) est à l'origine de fièvre. Cette dernière n'est pas due à l'induction de prostaglandines. Le même phénomène avait été rapporté pour MIP-2. De la fièvre peut être également induite par MIP-1α & β; mais cette dernière est inhibée par l'addition d'ibuprofen, indiquant que pour ces deux cytokines, comme pour l'IL-1, l'IL-6 et le TNFα, les prostaglandines jouent un rôle d'intermédiaire. De plus, l'IL-8 est hyperalgique, une fois encore sans l'intermédiaire de PGE2.

Une des récentes activités attribuées à l'IL-8 est sa capacité à inhiber la production d'IgE et d'IgG4 par les lymphocytes B en présence d'IL-4. Un des mécanismes proposés serait la capacité de l'IL-8 à limiter la production d'IL-6 et de TNFα par les lymphocytes B. Ces deux dernières cytokines agissent de façon autocrine pour favoriser les productions d'IgE et d'IgG4.

INHIBITION

Les glucocorticoïdes inhibent la production d'IL-8 et du MCP-1 [21,30]. Pour ce qui est de l'effet des prostaglandines, des résultats contradictoires ont été rapportés selon la population cellulaire étudiée (monocytes *vs* cellules mononucléées). La vitamine 1,25(OH)2-D3 inhibe la production induite par l'IL-1α au niveau des kératinocytes, des fibroblastes et des cellules mononuclées sanguines mais pas au niveau des cellules endothéliales. Le DMSO (scavenger pour le radical hydroxyl (OH.) et les inhibiteurs de protéines kinases. Les interférons α et β inhibent la production d'IL-8 par les fibroblastes et l'IFNγ inhibe celle des cellules mononucléées. L'IL-4, l'IL-10, l'IL-13 et le TGFβ inhibent celle produite par les monocytes /macrophages [29,32] et par les neutrophiles activés par le LPS. Si l'agent activateur est le TNFα, ces cytokines sont alors sans effet. Au contraire, l'IL-4 et l'IL-10 amplifient la production d'IL-8 par les cellules endothéliales activées par le LPS [9]. La cyclosporine exerce bien entendu ses activités inhibitrices au niveau des lymphocytes T, tandis que la dexamethasone réprime sélectivement la production d'IL-8 selon la nature de l'activateur. (ex. pas d'effet sur l'induction par le PMA). Il existe enfin des enzymes (aminopeptidase N, C5a inactivating protease) qui dégradent l'IL-8.

PATHOLOGIES

Comme toute les cytokines de l'inflammation, l'IL-8 est détectable dans les fluides biologiques au cours de différentes pathologies inflammatoires. L'IL-8 est plus abondante dans le liquide synovial d'arthrite rhumatoïde que d'ostéoarthrite. Au cours de l'arthrite rhumatoïde le macrophage, plus que le fibroblaste, est source d'IL-8. Cette dernière peut être également retrouvée dans le plasma (arthrite rhumatoïde, pancréatite aiguë, transfusion incompatible). Au cours du syndrome septique des taux plasmatiques d'IL-8 très élevés sont observés chez les malades non-survivants. Tout comme pour l'IL-6, l'IL-8 corrèle avec le pronostic vital. L'IL-8 est présente dans le sang de cordon chez les prématurés à la suite d'une chorionamniotite. On la trouve en grande quantité dans les lésions des psoriasis cutanés et des lymphomes T cutanés. Au cours du rejet de greffe rénale, l'IL-8 est produite par les cellules épithéliales tubulaires proximales et distales. Chez les patients asthmatiques, l'expression du gène et la présence de la protéine ont été mises en évidence dans les cellules épithéliales bronchiques. Lors de la fibrose pulmonaire idiopathique, le mRNA est retrouvé dans les macrophages alvéolaires en corrélation avec la gravité de la maladie et du nombre de neutrophiles dans le lavage broncho-alvéolaire qui contient de l'IL-8. Ces mêmes malades présentent également une expression accrue d'ARNm pour le MCP-1 dans les cellules épithéliales, les macrophages, les cellules endothéliales et les cellules du muscle lisse.

MCP-1

L'homologie entre l'IL-8 humaine et le MCP-1 humain est de 21%. Le MCP-1 humain est un peptide basique de 76 acides aminés et d'un poids moléculaire déductible de 8.7 kDa. Une certaine hétérogénéité du MCP-1 naturel a été rapportée, pouvant être le reflet de O-glycosylation. Les MCP-1 de souris, de lapin et de rat possèdent une séquence de 48 acides aminés supplémentaires en position C-terminal par rapport au MCP-1 humain [26]. Sur l'ensemble de la séquence partagée avec la cytokine humaine, l'homologie avec le MCP-1 murin est de 62 %. Les gènes de RANTES, MCP-1 et des MIP-1 humains (LD-78, Act-2) sont situés sur le chromosome 17 (chromosome 11 chez la souris). Les gènes de MIP-1α/β et de MCP-1 sont constitués de 3 exons et sont sous le contrôle de NFκB et de Sp1. L'inhibition de la synthèse de protéine bloque l'expression du gène de MCP-1 induite par l'IL-1, le TNF ou le LPS tandis qu'elle aboutit à une super-induction du gène de l'IL-8 [6].

MCP-1, fut d'abord décrit comme produit par des fibroblastes en présence du platelet-derived growth factor (PDGF). Il peut être produit aussi par les mêmes sources cellulaires que celles à l'origine de l'IL-8 et sous l'égide de signaux communs d'activation dont en particulier l'IL-1 et le TNF (figure 15.6). Une production spontanée a également été décrite pour des fibroblastes dermiques humains, des cellules du muscle lisse de babouin et certaines lignées tumorales.

On estime à 1700 ± 600 le nombre de sites pouvant fixer le MCP-1 à la surface des monocytes. Ces derniers ont une constante d'affinité de l'ordre de 1.9 x 10^{-9} M. Quatre récepteurs ont été clonés pour les β-chémokines humaines. L'un fixe MIP-1α, MCP-3 et RANTES (CC chemokine receptor-1, CC CK R1) et son gène se situe sur le chromosome 3, le second reconnaît MCP-1 et existe sous deux isoformes (CC CK R2A & B), le troisième lie MIP-1α et β et RANTES, la spécificité du dernier (chemokine β receptor like-1, CMKBRL1) n'a pas encore été précisée (tableau 15.4). Trois récepteurs pour les β-chémokines murines ont également été clonés (Scya3r) et leurs gènes se situent sur le chromosome 9

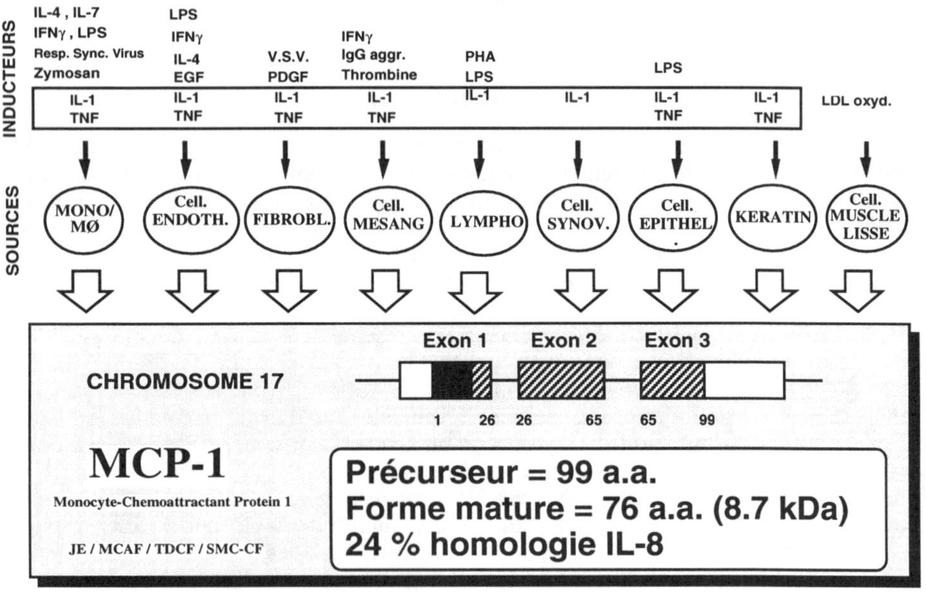

Fig. 15.6 — *Les sources et les inducteurs du MCP-1*

Le MCP-1 est un facteur chimiotactique pour les monocytes, et des injections de MCP-1 aboutissent effectivement *in vivo* à l'accumulation de monocytes au site d'injection. C'est aussi un facteur d'activation des monocytes/macrophages. Il augmente la capacité des monocytes à inhiber la croissance de cellules tumorales *in vitro* et l'expression de certaines molécules d'adhérence (CD11c, CD11b). Des anticorps anti-intégrines β-2 et α-4 inhibent ce chimiotactisme vis à vis des monocytes [14]. MCP-1 induit l'explosion respiratoire et la production d'IL-1 et d'IL-6, mais pas de TNF. Outre ses activités sur les monocytes/macrophages, le MCP-1 agit également sur les basophiles, en les recrutant sur le site inflammatoire et en induisant une libération d'histamine. Cette dernière est accrue si les cellules ont été, dans un premier temps en contact avec l'IL-3. Sa production est inhibée par les glucocorticoïdes [21] et les oestrogènes.

TABLEAU 15.7 — LES ACTIVITES DE MCP-1

Cible	Activités
Monocytes	- chimiotactisme
	- augmente le calcium cytosolique
	- augmente l'activité anti-tumorale
	- induit l'explosion respiratoire
	- induit la libération d'acide arachidonique
	- induit la libération d'anion superoxyde, de N-acétyl ß-glucuronidase
	- induit la production d'IL-1 et d'IL-6 (pas de TNF)
	- induit l'expression de CD11c et CD11b
	- augmente le pool de $[Ca^{++}]i$
Basophiles	- chimiotactisme
	- induit la libération d'histamine

LA LYMPHOTACTINE

La lymphotactine dont le clonage du gène a été rapporté chez la souris et chez l'homme [15,22], appartient à cette même famille de chémokines mais ne possède que deux des 4 cystéines des α et β- chémokines, définissant ainsi un nouveau sous-groupe (γ-chémokines). Seul le pont disulfure Cys2 - Cys4 des α et β- chémokines est conservé. Le gène de la lymphotactine humaine situé sur le chromosome 1, code pour un précurseur de 114 a.a.. La protéine mature de 75 a.a. présente 61% d'homologie avec son homologue murin, 28.5% avec le MIP-1α humain et 30% avec le MCP-2 humain. La lymphotactine est chémoattractante pour les lymphocytes T CD4+ et CD8+. Elle augmente les flux calciques et la concentration intracellulaire de calcium dans les lymphocytes.

La lymphotactine ne doit pas être confondue avec le "lymphocyte chemoattractant factor" (LCF) découvert en 1982 [7], cloné en 1994 [8] et renommé récemment **interleukine-16**. L'interleukine-16 biologiquement active est un homotétramère de (4 x 14 kDa), sans peptide signal et n'appartient pas à la famille des chémokines. Produite par les lymphocytes T activés par la Con.A ou les cellules CD8+ en présence d'histamine, l'IL-16 est chémoattractante pour les lymphocytes CD4+, les monocytes et les éosinophiles. Son activité dépend de l'expression membranaire du CD4 par lequel elle transmet son signal. L'IL-16 active les cellules CD4+ au repos comme en témoigne l'augmentation de l'expression du HLA-DR et du CD25 (IL-2 R).

REFERENCES

[1] BALDWIN E.T., WEBER I.T., CHARLES R.S. et al. - Crystal structure of interleukin-8 : symbiosis of NMR and crystallography. *Proc. Natl. Acad. Sci. USA.,* 1991, 88, 502-506.

[2] BEGG S., PEPPER D.S., CHESTERMAN C.N., MORGAN C.N. - Complete covalent structure of ß-thromboglobulin. *Biochem.,* 1978, 17, 1739-1744.

[3] BROWN K.D., ZURAWSKI S.M., MOSMANN T.R., ZURAWSKI G. - A family of small inducible proteins secreted by leukocytes are members of a new superfamily that includes leukocyte and fibroblast-derived inflammatory agents, growth factors and indicators of various activation processes. *J. Immunol.,* 1989, 142, 679-687.

[4] CACALANO G., LEE J., KIKLY K. et al. - Neutrophil and B cell expansion in mice that lack the murine Il-8 receptro homolog. *Science,* 1994, 265, 682-684.

[5] CHUNTHARAPAI A., KIM K.J.. Regulation of the expression of IL-8 receptor A/B by IL-8 : possible functions of each receptor. *J. Immunol.,* 1995, 155, 2587-2594.

[6] COLOTTA F., BORRE A., WANG J.M., et al. - Expression of a monocyte chemotactic cytokine by human mononuclear phagocytes. *J. Immunol.,* 1992, 148, 760-765.

[7] CRUIKSHANK W., CENTER D.M. - Modulation of lymphocyte migration by human lymphokines. II. Purification of a lymphotactic factor. *J. Immunol.,* 1982, 128, 2569-2574.

[8] CRUIKSHANK W., CENTER D.M., NISAR N., et al. - Molecular and functional analysis of a lymphocyte chemoattractant factor: association of biologic function with CD4 expression. *P.N.A.S.,* 1994, 91, 5109-5113.

[9] DE BEAUX A.C., MAINGAY J.P., ROSS J.A. et al. - Interleukin-4 and interleukin-10 increase endotoxin-stimulated human umbilical vein endothelial cell interleukin-8 release. *J. Interf. Cytok. Res.,* 1995, 15, 441-445.

[10] DEFORGE L.E., KENNEY J.S., JONES M.L., et al. - Biphasic production of IL-8 in lipopolysaccharide (LPS)-stimulated human whole blood. Separation of LPS- and cytokine -stimulated components using anti-tumor necrosis factor and anti-IL-1 antibodies. *J. Immunol.,* 1992, 148, 2133-2141.

[11] DEUEL T.F., KEIM P.S., FARMER M., HEINRIKSON R.L. - Amino acid sequence of human platelet factor 4. *Proc. Natl. Acad. Sci. USA.,* 1977, 74, 2256-2258.

[12] HAMMOND M.E.W., LAPOINTE G.R. FEUCHT P.H. et al. - IL-8 induces neutrophils chemotaxis predominantly via type I receptors. *J. Immunol.,* 1995, 155, 1428-1433.

[13] HOLMES W.E., LEE J., JUANG W.J. et al. - Structure and functional expression of a human interleukin-8 receptor. *Science,* 1991, 253, 1278-1280.

[14] JIANG Y. BELLER D.I., FENDL G., GRAVES D.T. - MCP-1 regulates adhesion molecule expression and cytokine production in human monocytes. *J. Immunol.,* 1992, 148, 2423-2428.

[15] KELNER G.S., KENNEDY J., BACON K.B. et al. - Lymphotactin : a cytokine that represents a new class of chemokine. *Science,* 1994, 266, 1395-1399.

[16] LEE J., CACALANO G., CAMERATO T. et al. - Chemokine binding and activities mediated by the mouse IL-8 receptor. *J. Immunol.,* 1995, 155, 2158-2164.

[17] LINDLEY I.J.D., WESTWICK J., KUNKEL S.L. - Nomenclature announcement - the chemokines. *Immunol. Today.,* 1993, 14, 24.

[18] LUSTER A.S., UNKELESS J.C., RAVETCH J.V. - Gamma interferon transcriptionally regulates an early response gene containing homology to platelet proteins. *Nature (London),* 1985, 315, 672-676.

[19] LUSTI-NARASIMHAN M., POWER C.A., ALLET B. et al. - Mutation of leu25 and Val27 introduces CC chemokine activity into IL-8. *J. Biol. Chem.,* 1995, 270, 2716-2721.

[20] MATSUSHIMA K., MORISHITA K., YOSHIMURA T. et al.- Molecular cloning of a human monocyte-derived neutrophil chemotactic factor (MDNCF) and the induction of MDNCF mRNA by interleukin-1 and tumor necrosis factor. *J. Exp. Med.,* 1988, 167, 1883-1893.

[21] MUKAIDA N., ZACHARIAE C.C.O., GUSELLA G.L., MATSUSHIMA K. - Dexamethasone inhibits the induction of monocyte chemotactic-activating factor production by IL-1 or TNF. *J. Immunol.,* 1991, 146, 1212-1215.

[22] MÜLLER S., DORNER B., KORTHÄUER U. et al. - Cloning of ATAC, an activation-induced chemokine-related molecule exclusively expressed in CD8+ T lymphocytes. *Eur. J. Immunol.,* 1995, 25, 1744-1748.

[23] MURPHY P.M., TIFFANY H.L. - Cloning of complementary DNA encoding a functional human interleukin-8 receptor. *Science,* 1991, 253, 1280-1283.

[24] NOURSHARGH S., PERKINS J.A., SHOWELL H.J. et al. - A comparative study of the neutrophil stimulatory activity in vitro and pro-inflammatory properties in vivo of 72 amino acid and 77 amino acid IL-8. *J. Immunol.,* 1992, 148, 106-111.

[25] OPPENHEIM J.J., ZACHARIAE C.O.C., MUKADAI N., MATSUSHIMA K. - Properties of the novel pro-inflammatory supergene "intercrine" cytokine family. *Annu. Rev. Immunol.,* 1991, 9, 617-648.

[26] ROLLINS B.J. - JE/MCP-1 : an early-response gene encodes a monocyte-specific cytokine. *Cancer Cell,* 1991, 3, 517-524.

[27] SCHALL T.J. - Biology of the RANTES/SIS cytokine family. *Cytokine,* 1991, 3, 165-183.

[28] SHERRY B., CERAMI A. - Small cytokine superfamily. *Current Opin. Immunol.,* 1991, 3, 56-60.

[29] STANDIFORD T.J., STRIETER R.M., CHENSUE S.W., et al. - IL-4 inhibits the expression of IL-8 from stimulated human monocytes. *J. Immunol.,* 1990, 145, 1435-1439.

[30] TOBLER A., MEIER R., SEITZ M. et al. - Glucocorticoids downregulate gene expression of GM-CSF, NAP-1/IL-8 and IL-6 but not M-CSF in human fibroblasts. *Blood.,* 1992, 79, 45-51.

[31] VAN ZEE K.J., DEFORGE L.E., FISCHER E. et al. - IL-8 in septic shock, endotoxemia and after IL-1 administration. *J. Immunol.,* 1991, 146, 3478-3482.

[32] de WAAL MALEFYT R., ABRAMS J., BENNET B., et al. - Interleukin-10 inhibits cytokine synthesis by human monocytes: an autoregulatory role of IL-10 produced by monocytes. *J. Exp. Med.,* 1991, 174, 1209-1220.

REVUES GENERALES

BAGGIOLINI M., DEWALD B., MOSER B. Interleukin-8 and related chemotactic cytokines - CxC and CC chemokines. *Adv. Immunol.,* 1994, 55, 97-179.

MURPHY P.M. - The molecular biology of leukocyte chemoattractant receptors. *Annu. Rev. Immunol.,* 1994, 12, 593-633.

Chapitre 16

INTERLEUKINE-9

J.-C. RENAULD

INTRODUCTION

Comme beaucoup de cytokines, l'interleukine-9 (IL-9) a initialement été décrite sous diverses dénominations avant de prendre sa place dans la nomenclature des interleukines. La première description de cette protéine reposait sur la capacité de surnageants de lymphocytes T activés de maintenir la croissance de clones de lymphocytes T auxiliaires murins, en l'absence de cellules accessoires et d'antigène [17]. Cette approche permit de dériver des lignées de lymphocytes T permanentes et dépendant d'un facteur jusqu'alors inconnu. Celui-ci reçut le nom de "P40" du fait de sa taille, estimée sur la base d'un fractionnement sur gel. Indépendamment, un nouveau facteur avait aussi été identifié et partiellement purifié à partir de surnageants de lymphocytes T murins activés par des lectines. Ce facteur, dénommé MEA (Mast cell Enhancing Activity), qui induisait la prolifération de lignées de mastocytes muqueux ainsi que la production d'IL-6 par ces mêmes mastocytes fut plus tard identifié à P40.

L'équivalent humain de l'IL-9 fut lui aussi caractérisé grâce à deux approches différentes. D'une part, l'utilisation de l'ADNc murin permit l'identification, par hybridation croisée, d'un ADNc humain codant pour une protéine active sur des lignées de lymphocytes T humains [12]. D'autre part, ce même ADNc était identifié à la suite du clonage d'un nouveau facteur humain induisant la prolifération *in vitro* d'une lignée de leucémie méga-caryoblastique [20]. C'est d'ailleurs suite à cette observation qui suggérait un rôle pour P40 dans l'hématopoïèse que cette molécule fut baptisée IL-9.

CARACTERISTIQUES BIOCHIMIQUES ET CLONAGE DE L'IL-9

L'obtention de lignées de lymphocytes T dépendant de P40 a permis la purification de la protéine naturelle murine à partir de surnageants de lymphocytes T auxiliaires activés [18]. Cette protéine était caractérisée, d'une part, par un point isoélectrique élevé (pI ~10) et, d'autre part, par une glycosylation très généreuse. En effet, alors que la protéine purifiée apparaissait en gel comme une molécule de taille hétérogène variant entre 32 et 39 kDa, un traitement par la N-glycanase réduisait celle-ci à une masse molaire de 15 à 16 kDa.

La protéine mature est un polypeptide de 126 acides aminés auxquels s'ajoute un peptide signal de 18 résidus [19] (tableau 16.1). Conformément aux estimations faites après déglycosylation, la masse molaire prédite par la séquence est de 14 150 Da, la présence de 4 sites potentiels de glycosylation expliquant probablement la différence de masse molaire avec la protéine native. Les deux particularités de la séquence de la protéine sont la présence de 10 cystéines dans la protéine mature et la fréquence élevée de résidus basiques responsables du pI mentionné plus haut.

L'IL-9 humaine naturelle n'a jamais été isolée, l'ADNc ayant été directement identifié par des méthodes de biologie moléculaire, soit par hybridation croisée avec son homologue murin, soit à la suite du clonage par expression d'un facteur induisant la prolifération d'une lignée cellulaire dérivée d'une leucémie mégacaryoblastique humaine. La protéine humaine montre le même nombre d'acides aminés et une homologie de 55% avec la protéine murine. On peut noter que l'IL-9 murine est active chez l'homme alors que l'IL-9 humaine n'est pas active chez la souris.

TABLEAU 16.1 — CARACTERISTIQUES DE l'IL-9

		Humaine		Murine
Nb d'acides aminés	précurseur	144		144
	forme mature	126		126
N-Glycosylation potentielle		4		4
Ponts disulfures		5		52
Masse molaire (forme mature)		32-39 kDa		30-40 kDa
Homologie Homme / souris			55 %	
Chromosome		5		13
Nb exons		5		5

LES GENES DE L'IL-9 ET LEUR EXPRESSION

Le gène de l'IL-9, situé sur le chromosome 5 chez l'homme et 13 chez la souris, est constitué de 5 exons et 4 introns qui s'étendent sur un peu plus de 3 kb (figure 16.1) [13]. L'homologie des séquences codantes humaines et murines est de 69% et varie selon les exons entre 56 et 74%. Par contre, aucune homologie n'a été trouvée dans les introns à l'exception du deuxième intron qui est aussi le plus court (69% d'homologie sur une centaine de nucléotides). Par ailleurs, des séquences répétitives poly dG-dT ou poly dA-dC ont été décelées dans le troisième intron humain et le quatrième intron murin. Ces séquences répétitives permettraient à l'ADN d'adopter localement une structure en double hélice gauche ou Z-ADN, ce qui permettrait une régulation de l'expression des gènes grâce à des protéines possédant une affinité pour ces structures. Une séquence Alu a aussi été identifiée dans le quatrième intron du gène de l'IL-9 humaine. La signification de ces séquences Alu, présentes en grand nombre dans le génome humain, n'est pas connue.

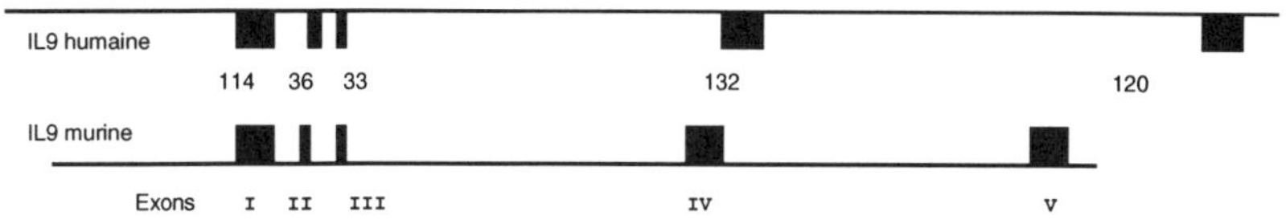

FIG. 16.1 — *Structure des gènes de l'IL-9.*

Les exons sont représentés par des boîtes noires et leur taille en nucléotides est mentionnée entre les deux gènes.

Contrairement aux introns, les séquences situées directement en aval et en amont du gène ont été particulièrement conservées au cours de l'évolution. Cette observation reflète vraisemblablement l'importance de ces régions dans la régulation de l'expression du gène. En particulier, les 600 nucléotides situés en aval du départ de transcription possèdent plusieurs séquences consensus correspondant à divers facteurs de transcription (AP-1, AP-2, Interferon Regulatory Factor 1, SP-1, NF-kB,...). La signification réelle de ces séquences pour le gène de l'IL-9 reste cependant à démontrer.

L'expression de l'IL-9 semble être limitée aux lymphocytes T activés. Chez la souris, l'IL-9 est produite par des clones de lymphocytes T auxiliaires du type TH2 ainsi que par des lymphocytes T frais stimulés par des lectines ou des cellules allogéniques [16]. Chez l'homme, l'IL-9 est produite par les cellules sanguines mononucléées activées par des stimuli non spécifiques comme les esters de phorbol et un ionophore ou par des stimuli spécifiques des lymphocytes T (anticorps anti-CD3, PHA,...) [13]. Une des caractéristiques de la production d'IL-9 par des lymphocytes T périphériques est son apparition tardive au cours de l'activation, avec un pic d'expression d'ARNm survenant 28 heures après stimulation. Cette observation suggérait l'intervention de seconds messagers nécessaires à l'expression de l'IL-9. Cette hypothèse fut confirmée par le fait que la cycloheximide, un inhibiteur de la synthèse protéique, bloque complètement l'induction de l'ARN de l'IL-9.

La production d'IL-9 par les lymphocytes T in vitro semble être l'aboutissement d'une production de cytokines en cascade. En effet, l'activation de ces cellules entraîne une production précoce d'IL-2 (maximale après 2 heures de stimulation). Celle-ci est nécessaire à la production d'IL-4 (après 4 à 6 heures) et l'IL-2 et l'IL-4 sont toutes deux requises pour obtenir une production d'IL-10 (après environ 12 heures). Enfin, c'est la combinaison d'IL-4 et d'IL-10 qui permet la production d'IL-9 aux stades tardifs de l'activation (~24 heures) [6,7].

LE RECEPTEUR DE L'IL-9

Les caractéristiques fonctionnelles et biochimiques du récepteur de l'IL-9 murine ont été étudiées en utilisant l'IL-9 recombinante produite dans des cellules d'insectes [2]. Des sites de fixation spécifiques de l'IL-9 ont été détectés sur des cellules d'origines diverses comme des clones T auxiliaires, des lignées de mastocytes, de macrophages et des thymomes. L'analyse de Scatchard de ces sites de fixation présents à la surface d'un clone de lymphocytes T a montré que le récepteur de l'IL-9 était constitué d'une seule classe de sites de haute affinité (Kd ~100 pM). Par ailleurs, des expériences de "cross-linking" de l'IL-9 marquée avec son récepteur ont permis de mettre en évidence une chaîne unique de ~64 kDa dont la taille était réduite à ~54 kDa après déglycosylation par la N-glycanase.

Le récepteur de l'IL-9 est une protéine de 468 acides aminés chez la souris et de 522 acides aminés chez l'homme avec une homologie de 55% entre les protéines humaine et murine [14] (tableau 16.2). L'analyse de la séquence protéique permet de définir 4 domaines bien distincts. Un premier domaine, comprenant les 37 premiers acides aminés

TABLEAU 16.2 — CARACTERISTIQUES DU RECEPTEUR DE L'IL-9

		Humain	Murin
Nb d'acides aminés	précurseur	522	468
	forme mature	482	431
N-Glycosylation potentielle		2	2
Masse molaire prédite		57 kDa	52 kDa
Homologie Homme / souris		55 %	
Affinité (Kd)		1-2 x 10-10 M	
Chromosome		X / Y	

aminés, est caractérisé par son hydrophobicité et constitue le peptide signal. Une autre région hydrophobe d'une vingtaine de résidus correspond à la région transmembranaire et délimite les domaines extra-cellulaire (234 acides aminés) et cytoplasmique (177 et 231 acides aminés respectivement chez la souris et l'homme).

Le domaine extra-cellulaire du récepteur de l'IL-9 est le domaine le mieux conservé entre l'homme et la souris et possède en outre une homologie significative avec plusieurs autres récepteurs de cytokines comme les récepteurs de l'IL-4, de l'IL-6, de l'IL-7, etc. En particulier, on retrouve plusieurs cystéines à des distances précises ainsi qu'un motif WSEWS situé à proximité de la région transmembranaire et caractéristique de cette nouvelle famille des récepteurs hématopoïétiques.

Comme de nombreux récepteurs de cytokine, le domaine cytoplasmique du récepteur de l'IL-9 ne possède pas d'activité tyrosine-kinase et se caractérise par la présence d'une proportion élevée de prolines et de sérines. Le récepteur de l'IL-9 humaine possède notamment une succession ininterrompue de 9 sérines qui ne semblent cependant pas indispensable à la transduction du signal. Au contraire de la région extracellulaire, le domaine cytoplasmique ne possède pas d'homologie significative avec d'autres récepteurs, à l'exception de la partie située immédiatement en aval de la région transmembranaire qui possède un motif "PXP", appelé boîte 1, présent dans la plupart des récepteurs de cytokines. De plus, cette région montre une forte homologie avec le domaine cytoplasmique de la chaîne ß du récepteur de l'IL-2. Cette homologie n'est certainement pas fortuite puisqu'on sait que la chaîne γ du récepteur de l'IL-2 s'associe avec le récepteur de l'IL-9 pour transmettre le signal d'activation à l'intérieur des cellules [10]. Les tyrosine-kinases Jak1 et Jak3, respectivement associées avec le récepteur de l'IL-9 et la chaîne γ du récepteur de l'IL-2, sont ensuite activés et induisent la phosphorylation d'une seule des tyrosines du récepteur de l'IL-9 (Y407). Celle-ci est indispensable à l'activation des facteurs de transcription STAT-1 et -3 qui semblent être responsables de la majorité des effetsde l'IL-9. Il n'est cependant pas exclu que d'autres voies soient activées en aval du récepteur de l'IL-9 comme le suggère par exemple le fait que la protéine IRS-2/4PS soit phosphorylée dans certaines cellules en réponse à l'IL-9 [21]. La figure 16.2 résume de façon schématique la transduction du signal par le récepteur de l'IL-9 .

Le clonage d'autres récepteurs de cytokines comme ceux de l'IL-4, de l'IL-5 et de l'IL-7 a mis en évidence l'existence de messages générés par épissage alternatif et donnant naissance à des formes solubles de ces récepteurs. Dans le cas du récepteur de l'IL-9, des messages prédisant une forme soluble ont été identifiés chez l'homme comme chez la souris. Cependant, nous ignorons encore la signification physiologique de ce phénomène. Par ailleurs, ces mécanismes d'épissage alternatif semblent particulièrement importants dans le cas du récepteur de l'IL-9 puisque, outre les formes solubles, plusieurs types de messages prédisant des récepteurs membranaires tronqués ont été identifiés. Cette diversité explique vraisemblablement la détection d'au moins 5 messages différents par la technique du "Northern blot" sur du RNA messager de lymphocytes T humains et pourrait correspondre à une régulation post-transcriptionnelle du récepteur de l'IL-9.

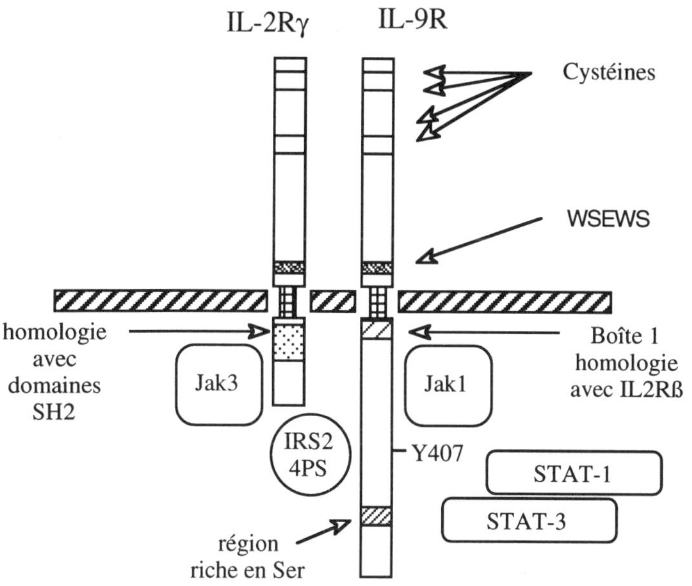

FIG. 16.2 — *Représentation schématique de la structure du récepteur de l'IL-9.*

Enfin, cette complexité est encore accrue par la présence dans le génome humain de 4 pseudogènes du récepteur de l'IL-9, en plus du "vrai" gène qui est constitué de 11 exons et localisé dans une nouvelle région pseudoautosomale du bras long des chromosomes X et Y [9].

ACTIVITES BIOLOGIQUES DE L'IL-9

Les lymphocytes T

Paradoxalement, la signification physiologique de la première activité biologique mise au crédit de l'IL-9 reste encore aujourd'hui assez floue. Alors que la plupart des clones de lymphocytes T auxiliaires prolifèrent en présence d'IL-9, aucune réponse n'a encore été observée sur des lymphocytes T fraîchement isolés [16,18]. Chez la souris, la capacité de répondre à l'IL-9 semble apparaître progressivement après une longue période de culture *in vitro*. Chez l'homme, cette capacité semble s'acquérir plus rapidement, quoiqu'il ne soit pas possible de dériver des lignées uniquement en présence d'IL-9 comme c'est le cas chez la souris.

La seule activité de l'IL-9 décrite à ce jour pour des lymphocytes T frais concerne la prolifération de thymocytes foetaux murins en synergie avec l'IL-2 [17], alors que l'IL-9 semble inactive sur les thymocytes adultes.

Les mastocytes

L'IL-9 a été récemment identifiée comme le facteur responsable d'une activité dénommée MEA (Mast cell Enhancing Activity) [8]. L'IL-9 induit en effet la profifération de lignées mastocytaires murines, soit seule, soit en synergie avec l'IL-3. En outre, l'IL-9 semble jouer un rôle dans la différenciation de ces cellules puisqu'elle stimule la production d'IL-6 par ces lignées mastocytaires ainsi que l'expression de certaines protéases spécifiques des mastocytes. In vivo, les souris transgéniques se caractérisent par une mastocytose importante, particulièrement au niveau des épithélium du tube digestif et de la trachée.

Le système hématopoïétique

L'identification de l'IL-9 comme un facteur de croissance pour une lignée leucémique mégacaryoblastique [20] a été le premier indice d'un rôle de l'IL-9 dans l'hématopoïèse. On rappellera cependant que le gène de l'IL-9 humaine a été localisé sur le chromosome 5, dans une région fréquemment sujette à des réarrangements dans les syndromes myélodysplasiques. Chez l'adulte, l'IL-9 induit le développement de colonies BFU-E en présence d'érythropoïétine et semble avoir un spectre d'activités assez spécifique des précurseurs érythroïdes [1]. Chez le foetus, l'IL-9 est non seulement plus active sur les précurseurs érythroïdes mais aussi capable d'induire la maturation de colonies d'autres lignées (CFU-Mix et CFU-GM) [5].

PHYSIOPATHOLOGIE DE L'IL-9

Quoiqu'il soit encore certainement prématuré de tirer des conclusions pratiques sur l'implication de l'IL-9 dans diverses pathologies, quelques voies semblent déjà se dessiner. Ainsi, les effets de l'IL-9 dans le système hématopoïétique et la localisation de son gène dans la région 5q31->q35 du chromosome 5 suggèrent une relation avec certains syndromes myélodysplasiques. Par ailleurs, l'activité sur les mastocytes ainsi que certaines expériences montrant un effet de l'IL-9 sur la production d'IgE chez l'homme [3] évoquent les processus allergiques. Enfin, l'étude de souris transgéniques pour l'IL-9, exprimant de façon constitutive de grandes quantités d'IL-9, a permis d'entrevoir un rôle de facteur autocrine dans certains lymphomes [15]. En effet, alors que la plupart des souris transgéniques semblent peu affectées par la surexpression d'IL-9, on observe, chez ~5% des animaux, l'apparition de lymphomes thymiques envahissant le thymus, la rate et les ganglions lymphoïdes. L'incidence des tumeurs peut cependant augmenter jusqu'à 100 % après injection de doses très faibles d'agent mutagène, reflétant vraisemblablement l'importance d'autres événements dans l'apparition de ces tumeurs.

Chez l'homme, une expression constitutive d'IL-9 a été démontrée dans les ganglions de patients atteints de lymphome de Hodgkin ou de lymphome anaplasique à grandes cellules [11]. L'hypothèse d'une boucle autocrine dans certaines de ces tumeurs a été récemment renforcée par l'observation d'une inhibition de la prolifération *in vitro* d'une lignée de lymphome de Hodgkin par des anticorps dirigés contre l'IL-9 ou des oligonucléotides antisens [4]. Ces résultats demandent toutefois à être confirmés et étendus avant de commencer à entrevoir certaines applications thérapeutiques et les années à venir devraient voir se préciser l'importance physiologique de cette cytokine.

REFERENCES

[1] DONAHUE R.E., YANG Y.C., CLARK S.C. — Human P40 T-cell growth factor (Interleukin-9) supports erythroid colony formation. *Blood*,1990, 75,2271-2275.

[2] DRUEZ C., COULIE P., UYTTENHOVE C., VAN SNICK J. — Functional and biochemical characterization of mouse P40/IL-9 receptors. *J. Immunol.*, 1990, 145, 2494- 2499.

[3] DUGAS B., RENAULD J.-C., PENE J., et al. — Interleukin-9 potentiates the Interleukin-4-induced immunoglobulin (IgG, IgM and IgE) production by normal human B lymphocytes. *Eur. J. Immunol.*, 1993, 23, 1687- 1692.

[4] GRUSS H.J., BRACH M.A., DREXLER H.G., et al. — Interleukin 9 is expressed by primary and cultured Hodgkin and Reed-Sternberg cells. *Cancer Res.*, 1992, 52, 1026-1031.

[5] HOLBROOK S.T., OHLS R.K., SCHRIBLER K.R., et al. — Effect of Interleukin-9 on clonogenic maturatio.n and cell-cycle status of fetal and adult hematopoiesis progenitors. *Blood*, 1991, 77, 2129-2134

[6] HOUSSIAU F., RENAULD J.-C., FIBBE W.E., VAN SNICK J. — IL-2 dependence of IL-9 expression in human T lymphocytes. *J. Immunol.*, 1992, 148, 3147-3151.

[7] HOUSSIAU F., SCHANDENE L., STEVENS M., et al. — A cascade of cytokines is responsible for IL-9 expression in human T cells. Involvement of IL-2, IL-4, and IL-10. *J. Immunol.*, 1995, 154, 2624-2630.

[8] HÜLTNER L., DRUEZ C., MOELLER J., et al. — Mast cell growth-enhancing activity (MEA) is structurally related and functionally identical to the novel mouse T cell growth factor P40/TCGFIII (Interleukin 9). *Eur. J. Immunol.*, 1990, 20, 1413-1416.

[9] KERMOUNI N., VAN ROOST E., ARDEN K.C., et al. — The IL-9 receptor gene: genomic structure, chromosomal localization in the pseudoautosomal region of the long arm of the sex chromosomes and identification of IL-9R pseudogenes at 9qter, 10pter, 16pter and 18pter. *Genomics*. 1995, *sous presse*

[10] KIMURA Y., TAKESHITA T., KONDO M., et al. — Sharing of the IL-2 receptor g chain with the functional IL-9 receptor complex. *Int. Immunol.* 1995, 7, 115-.120.

[11] MERZ H., HOUSSIAU F., ORSCHESCHEK K., et al. — Interleukin-9 expression in human malignant lymphomas: unique association with Hodgkin's disease and large cell anaplastic lymphoma. *Blood*, 1991, 78, 1311-1317.

[12] RENAULD J.-C., GOETHALS A., HOUSSIAU F., et al. — Cloning and expression of a cDNA for the human homolog of mouse T cell and mast cell growth factor P40. *Cytokine*, 1990, 2, 9-12.

[13] RENAULD J.-C., GOETHALS A., HOUSSIAU F., et al. — Human P40/IL-9: expression in activated $CD4^+$ T cells, genomic organization and comparison with the mouse gene. *J. Immunol.*, 1990, 144, 4235-4241.

[14] RENAULD J.-C., DRUEZ C., KERMOUNI A., et al. — Expression cloning of the murine and human interleukin 9 receptor cDNAs. *Proc. Natl. Acad. Sci. USA.*, 1992, 89, 5690-5694.

[15] RENAULD J.-C., VAN DER LUGT N., VINK A., et al. — Thymic lymphomas in Interleukin 9 transgenic mice. *Oncogene*, 1994, 9, 1327-1332.

[16] SCHMITT E., VAN BRANDWIJK R., VAN SNICK J., et al. — TCGFIII/P40 is produced by native murine $CD4^+$ T cells but is not a general T cell growth factor. *Eur. J. Immunol.*, 1989, 19, 2167-2170.

[17] SUDA T., MURRAY R., FISCHER M., YOKOTA T., ZLOTNIK A. — Tumor Necrosis Factor-α and P40 induce day 15 murine fetal thymocyte proliferation in combination with IL-2. *J. Immunol.*, 1990, 144, 1783-1787.

[18] UYTTENHOVE C., SIMPSON R.J., VAN SNICK.J. — Functional and structural characterization of P40, a mouse glycoprotein with T-cell growth factor activity. *Proc. Natl. Acad. Sci. USA.*, 1988, 85, 6934-6938.

[19] VAN SNICK J., GOETHALS A., RENAULD J.-C., et al. — Cloning and characterization of a cDNA for a new mouse T cell growth factor (P40). *J. Exp. Med.*, 1989, 169, 363-368.

[20] YANG Y.C., RICCIARDI S., CIARLETTA A., et al. — Expression cloning of a cDNA encoding a novel human hematopoietic growth factor: human homologue of murine T-cell growth factor P40. *Blood*, 1989, 74, 1880-.1884.

[21] YIN T., KELLER S.R., QUELLE F.W., et al. — Interleukin-9 induces tyrosine phosphorylation of Insulin Receptor Substrate-1 via JAK tyrosine kinases. *J. Biol. Chem.*, 1995, 270, 20497-20502.

Chapitre 17

INTERLEUKINE-10

C. LECLERC

INTRODUCTION

De nombreuses observations faites dans des modèles expérimentaux très divers ont établi, il y a plusieurs décennies, que les réponses immunitaires humorales et cellulaires sont très souvent exclusives. Ces observations restées longtemps sans explication ont trouvé récemment une base rationnelle lors de la mise en évidence de sous-populations de lymphocytes T auxiliaires spécialisées dans l'induction des réponses anticorps ou dans l'activation de réactions d'hypersensibilité retardée. La capacité différentielle de ces sous-populations Th1 et Th2 à engendrer ces diverses activités biologiques a été montrée être liée à la production sélective de diverses lymphokines : IL-2 et IFNγ pour les Th1 et IL-4, IL-5 et IL-6 pour les Th2. Chacune de ces sous-populations Th1 et Th2 est de plus capable de réguler négativement la prolifération ou la fonction de l'autre sous-population. Ainsi, l'IFNγ produit par les Th1 bloque-t-il la prolifération des Th2. Les Th2 produisent quant à elles, un facteur capable de bloquer la production de cytokines par les Th1. Ce facteur, le CSIF (cytokine synthesis inhibitor factor) a été découvert en 1989 par l'équipe de Tim Mosmann et a reçu le nom d'interleukine-10 [9, 15, 23, 38].

LE FACTEUR INHIBANT LA SYNTHÈSE DES CYTOKINES (CSIF)

Contrairement à beaucoup de lymphokines, le CSIF ou IL-10 a été mis en évidence de façon parfaitement rationnelle en supposant l'existence de facteurs produits par les Th2 et susceptibles de bloquer la production de cytokines par les Th1. Cette hypothèse s'est avérée exacte et Fiorentino et coll. [9] ont pu démontrer que des surnageants produits par des lignées Th2 activés par la ConA inhibent la production d'IFNγ par les cellules d'un clone Th1 stimulées par l'antigène en présence de cellules présentant l'antigène (CPA). Par contre, les surnageants de clones Th1 stimulés par la ConA ne possèdent pas d'activité CSIF.

L'activité CSIF bloque non seulement la production d'IFNγ par les Th1 mais aussi la synthèse de l'IL-2, de l'IL-3, du CSF et du TNF. L'inhibition de la production de ces lymphokines est cependant plus variable que celle de l'IFNγ. Chez la souris, l'activité inhibitrice du CSIF ne s'exerce que sur les Th1 et ne bloque pas la prolifération des Th1 en réponse à de l'IL-2 exogène et n'agit pas par un effet direct sur la viabilité des cellules.

Clonage de l'IL-10 murine

L'ADNc codant pour l'IL-10 murine (IL-10 m) a été isolé à partir d'une banque d'ADNc préparée à partir des cellules du clone Th2 D10 stimulé par la ConA [23]. La transfection de cellules COS avec ces ADNc a permis d'identifier des clones d'ADNc capables d'entraîner la production d'une activité CSIF dans le surnageant des cellules COS transfectées.

L'ADNc codant pour l'IL-10 murine a un cadre ouvert de lecture de 178 amino-acides. Les 18 amino-acides terminaux correspondent à une séquence signal hydrophobe, caractéristique d'une protéine sécrétée. Le polypeptide mature comprend donc 160 amino-acides et a un poids moléculaire théorique de 18,7 kDa. L'IL-10 m recombinante produite par les cellules COS est détectée sous trois formes polypeptidiques de 17,19 et 21 kDa. Deux sites potentiels de N-glycosylation sont présents sur la molécule et expliqueraient cette hétérogénéité des masses moléculaires.

Le gène codant pour l'IL-10 murine est situé sur le chromosome 1, comprend cinq exons et serait présent en une seule copie dans les cellules.

Clonage de l'IL-10 humaine

Des clones d'ADNc codant pour l'IL-10 humaine (IL-10 h) ont été isolés à partir d'une librairie d'ADNc préparée à partir de clones T humains activés. L'utilisation d'une sonde d'ADNc codant pour l'IL-10 m a permis par hybridation de sélectionner un clone humain, le clone B21. Une librairie d'ADNc préparée à partir de l'ARN m de ce clone a abouti à la sélection de deux clones par hybridation avec des oligonucléotides correspondant à la région codante de l'IL-10 m [35].

L'ADNc de l'IL-10 humaine code pour un polypeptide de 178 amino-acides contenant comme l'IL-10 m une séquence signal hydrophobe de 18 amino-acides. La protéine contient un site potentiel unique de N-glycosylation. Le gène codant pour l'IL-10 humaine a été localisé sur le chromosome 1.

Les cellules COS transfectées avec les clones d'ADNc codant pour l'IL-10 humaine produisent un seul polypeptide de 18 kDa, ce qui suggère que l'IL-10 h ne serait pas glycosylée. Ce polypeptide inhibe la production d'IFNγ par des clones Th1 murins. De plus, l'IL-10 h est également capable de bloquer la production de lymphokines par des lymphocytes humains activés par la PHA ou par des anticorps anti-CD3. Il est à noter que l'IL-10 m n'a pas d'effet sur des lymphocytes humains activés.

L'homologie des interleukines 10 humaines et murines est supérieure à 80 % au niveau de l'ADN et elle est de 73 %, si l'on compare les séquences en acides aminés des deux protéines.

Homologie entre l'interleukine-10 et un produit d'un gène du virus d'Epstein-Barr

La comparaison des séquences des interleukines murines et humaines a montré une très forte homologie avec un cadre ouvert de lecture d'un gène du virus d'Epstein-Barr, BCRF1, alors qu'aucune homologie avec d'autres protéines ou lymphokines connues n'a été détectée. Cette homologie est restreinte aux régions des trois gènes codant pour les protéines matures et est d'environ 70 % [23, 35]. L'ensemble des données suggère que le BCRF1, correspondrait au gène cellulaire ancestral de l'IL-10 qui aurait été "capturé" par le virus. Quatre lignées de lymphocytes B humains transformés par le virus EBV sur sept testées se sont avérées contenir de l'ARNm de BCRF1.

La protéine BCRF1 a été exprimée par des cellules COS transfectées avec le gène viral. Le polypeptide produit a une masse de 17 kDa, similaire à l'IL-10 m non glycosylée ou à l'IL-10 h [17]. Le BCRF1 ainsi produit (ou IL-10 virale (IL-10 v)) inhibe la production d'IFNγ par des cellules Th1 murines avec une efficacité similaire à l'IL-10 m.

L'IL-10 v inhibe également l'IFNγ produit par des lymphocytes humains activés par la PHA, l'IL-2 ou des anticorps anti-CD3.

L'IL-10 v comme l'IL-10 h inhibe également la production d'IFNγ par des cellules NK humaines. La fonction CSIF de l'IL-10 virale est donc similaire à celle des IL-10 humaine et murine. D'autres activités sont cependant différentes (cf. paragraphes suivants).

Anticorps monoclonaux spécifiques de l'IL-10

La mise en évidence de l'IL-10 dans des surnageants de diverses populations cellulaires, clones ou lignées a été facilitée par la production d'anticorps monoclonaux spécifiques de cette lymphokine. Six anticorps monoclonaux (SXC1 à SXC6) ont été produits par Mosmann et coll. [24] en immunisant des rats Lewis contre l'IL-10 murine partiellement purifiée. Un ELISA employant deux de ces anticorps permet la détection de l'IL-10 avec une sensibilité comparable au test CSIF et avec une fiabilité très supérieure à ce test. Certains de ces anticorps monoclonaux neutralisent l'activité CSIF de l'IL-10 (SXC1 à SXC4) et l'anticorps SXC1 a été utilisé pour le blocage *in vivo* de l'activité de l'IL-10 [15].

Les cellules productrices d'IL-10

L'ARNm de l'IL-10 m est produit par des clones Th2 stimulés par la ConA et peut être également détecté avec le clone Th2 D10 non stimulé. Au contraire, des clones Th1 n'expriment pas d'ARNm spécifiques de l'IL-10 m. De l'ARNm pour l'IL-10 m a été également détecté avec un lymphome B Ly1$^+$ et dans deux lignées mastocytaires.

De l'ARNm pour l'IL-10 h est exprimé par certains clones T humains activés par le PMA et des anticorps anti-CD3. Récemment, Del Prete et al [5] ont analysé la production d'IL-10 par douze clones Th1 et Th2 humains. Cette étude a permis de démontrer que les deux types de clones produisent cette cytokine, au contraire de ce qui avait été établi chez la souris. De plus, aussi bien l'IL-10 h que l'IL-10 v bloquent la réponse proliférative à l'antigène de ces clones Th1 et Th2. Le rôle régulateur de l'IL-10 semble donc concerner chez l'homme les deux populations cellulaires alors que chez la souris ce rôle est spécifiquement orienté vers la suppression des réponses Th1.

O'Garra et al. [25, 26] ont analysé par diverses méthodes la capacité de lymphomes B murins et de lymphocytes B normaux à produire de l'IL-10. Tous les lymphomes B testés produisent de façon constitutive de l'IL-10 m. Cette production a été mise en évidence par Northern et également par un test ELISA, ce qui indique que ces cellules tumorales produisent bien la protéine. Des cellules B péritonéales de souris produisent également de l'ARNm pour l'IL-10, après stimulation par le LPS. Les lymphocytes B péritonéaux Ly-1 semblent être les principaux producteurs de cette lymphokine chez les souris adultes normales. Cette production n'est pas détectable dans la rate de souris adultes mais le devient par contre chez des animaux âgés, ce qui corrèle avec l'expansion importante de la population splénique Ly-1$^+$ chez ces animaux.

TABLEAU 17.1 — PROPRIETES PHYSICOCHIMIQUES DES INTERLEUKINES MURINES ET HUMAINES ET CELLULES LES PRODUISANT.

	IL-10 m	*IL-10 h*	*IL-10 v*
Nombre d'acides aminés : *Précurseur :* *Forme nature :*	 178 160	 178 160	
Nombre de cystéines	5	4	
Masse moléculaire	17, 19, 21 kDa	18 kDa	
Sites de glycosylation	2 sites	1 site	
Homologie avec l'IL-10 h : *ADN :* *Acides aminés :*	 80 % 73 %		70 %
Cellules productrices :			
lymphocytes T	Th2 (ConA) Th2 D10 (non stimulé)	clones T (PMA + anti-CD3) clones Th1 et Th2	
lymphocytes B	lymphome B Ly-1+ lymphocytes B normaux (lymphocytes péritonéaux Ly-1+)	lignées B transformées par EBV lymphomes B	certaines lignées B, humaines transformées par EBV
monocytes / macrophages	macrophages stimulés par du LPS	monocytes stimulés par du LPS	
Divers	Lignées mastocytaires Kératinocytes		

Chez l'homme, la transformation de lymphocytes B par l'EBV entraîne une production constitutive d'IL-10 [35]. La production de cette cytokine semble impliquée dans les mécanismes par lesquels ce virus entraîne la prolifération des lymphocytes B. L'expression d'IL-10 a été également détectée dans 8 lymphomes sur 15 provenant de patients infectés par le VIH-1 [7]. Cette production était associée avec la présence du virus EBV dans les cellules et pourrait donc jouer un rôle majeur dans les lymphomes associés à l'infection par le virus du SIDA.

Si les lymphocytes T et B semblent être les principales cellules capables de produire de l'IL-10, une telle production a également pu être mise en évidence après stimulation de monocytes/macrophages par le LPS. Ainsi, des macrophages péritonéaux murins stimulés par du LPS produisent de 2 à 5U/ml d'IL-10 [11]. Des monocytes humains activés par du LPS produisent également des quantités importantes d'IL-10. Cette production d'IL-10 est inhibée par l'addition d'IL-4. Récemment, une production d'IL-10 par des monocytes / macrophages humains cultivés en présence de VIH-1 a également été mise en évidence.

ACTIVITES BIOLOGIQUES DE L'INTERLEUKINE-10

L'inhibition de la production de lymphokines par les lymphocytes Th1

Comme la plupart des cytokines, l'IL-10 possède de nombreuses activités et cellules cibles. Sa capacité à inhiber la production de lymphokines par les lymphocytes Th1 en fait cependant une molécule d'un intérêt tout particulier.

Il est aujourd'hui bien établi que l'inhibition de la production de lymphokines par les Th1 n'est pas due à un effet direct de cette cytokine sur les lymphocytes T, mais à une inhibition de la fonction CPA des monocytes-macrophages. Ainsi la préincubation de CPA spléniques avec de l'IL-10 pendant sept heures bloque la capacité de ces cellules à présenter l'antigène à des lignées T [10]. Cette inhibition de la capacité de présenter l'antigène s'exerce vis à vis de macrophages spléniques, de monocytes humains ou de lignées macrophagiques [10, 36]. Un effet similaire a été également démontré pour des cellules de Langerhans. Par contre, l'IL-10 n'a aucun effet sur la capacité de lignées B transformées par le virus EBV à présenter l'antigène. De même, la production d'IFNγ par des Th1 n'est pas affectée par l'IL-10 si les cellules présentant l'antigène sont des lymphocytes B spléniques purifiés [10, 36].

L'activité inhibitrice de la fonction CPA des monocytes / macrophages ne s'exerce que si les cellules sont vivantes. En effet, l'activité inhibitrice de l'IL-10 n'est pas observée avec des CPA fixées au glutaraldéhyde. Cette inhibition ne s'exerce pas au niveau du traitement intracellulaire de l'antigène ("processing"). La stimulation de la production d'IFNγ par des clones Th1 stimulés par l'entérotoxine B de *Staphylococcus* est inhibée par l'IL-10. Or, cette toxine est un super-antigène et ne requiert donc pas de "processing" pour activer les lymphocytes T. De plus, des monocytes traités par l'IL-10 perdent également la capacité de présenter des peptides qui ne requièrent pas de "processing".

L'inhibition de la capacité des monocytes / macrophages traités par l'IL-10 à présenter l'antigène semble être -au moins en partie- liée à la forte diminution de l'expression des antigènes de classe II à la surface de ces cellules [36]. L'IL-10 v exerce sur les monocytes / macrophages un effet similaire à celui de l'IL-10 humaine. Par contre, ni l'IL-10 h, ni l'IL-10 v ne modifient l'expression des molécules du CMH de lymphocytes B humains transformés par le virus EBV. Il faut noter que ces résultats ont été obtenus avec des monocytes humains et que l'IL-10 n'a pas d'effet sur l'expression des antigènes de classe II d'une lignée macrophagique murine [10]. Récemment, un effet inhibiteur de l'IL-10 sur l'expression de l'antigène B7 induite par du LPS ou de l'IFNγ a été également mis en évidence.

Effet inhibiteur de l'IL-10 sur la prolifération de lymphocytes T induite par des mitogènes

Cet effet inhibiteur de l'IL-10 sur la fonction CPA des macrophages ne se limite pas à la présentation d'un antigène spécifique mais affecte également la réponse proliférative des lymphocytes T à des mitogènes comme la ConA, la PHA ou celle induite par des anticorps anti-CD3. Cette suppression affecte aussi bien les populations $CD4^+$ que $CD8^+$ et n'est observable que si les cellules T purifiées sont cultivées en présence de monocytes / macrophages comme CPA. Aucun effet inhibiteur n'est obtenu si ces cellules T sont cultivées en présence d'IL-10 et de lymphocytes B activés, ou de cellules dentritiques ou de cellules fibroblastiques L comme CPA. Cet effet inhibiteur est donc extrêmement spécifique [6] du macrophage. Cette inhibition de la prolifération induite par la ConA pourrait s'expliquer par l'inhibition de la production d'IL-2, conséquence de l'effet CSIF de l'IL-10. Cependant, si une telle inhibition est effectivement démontrable, les mécanismes d'inhibition de l'IL-10 apparaissent plus complexes que la simple inhibition de la production de l'IL-2. En effet, l'IL-10 aurait un effet inhibiteur sur l'expression du récepteur à l'IL-2 [6]. Il faut cependant noter que l'addition d'IL-2 peut inverser totalement [32] ou partiellement [6] l'inhibition par l'IL-10 des réponses prolifératives à la PHA.

Activités de l'IL-10 sur les cellules monocytaires et les macrophages

L'effet direct de l'IL-10 sur la capacité des monocytes / macrophages à présenter l'antigène n'est qu'un des nombreux effets de cette lymphokine sur ces cellules. Incubés en présence d'IL-10, des macrophages péritonéaux perdent leur capacité d'adhérence, subissent un important changement morphologique ainsi qu'une forte diminution de leur capacité à produire des cytokines [1, 11]. Ainsi, la production de TNFα induite par LPS est-elle totalement inhibée par des concentrations d'IL-10 de 10 unités/ml. La production d'IL-1 et d'IL-6 par ces cellules est également fortement diminuée. Des résultats similaires ont été obtenus avec la lignée macrophagique murine IG18A. Cet effet inhibiteur de l'IL-10 sur la production d'IL-6 par les macrophages activés pourrait jouer un rôle physiologique comme le suggère l'importante augmentation de la production d'IL-6 induite par l'addition d'anticorps anti-IL-10 à des cultures de macrophages péritonéaux stimulés par le LPS.

Des résultats similaires ont été obtenus avec des monocytes humains stimulés par le LPS ou l'IFNγ en présence d'IL-10 [37]. L'IL-10 inhibe très fortement la production d'IL-1α, d'IL-1β, d'IL-6, d'IL-8, du TNFα, du GM-CSF et du G-CSF. L'IL-10 viral inhibe également la production de TNFα et du GM-CSF. L'addition d'anticorps neutralisant l'IL-10 à des cultures de monocytes stimulés par le LPS stimule fortement la production des cytokines, suggérant comme pour les macrophages murins, un rôle physiologique important de l'IL-10 endogène produite par les monocytes activés.

L'IL-10 bloque également la production de monoxyde d'azote et de peroxyde d'hydrogène par les macrophages activés [1, 12]. Cette inhibition s'accompagne d'une suppression quasi-complète de la capacité de ces macrophages à tuer des microorganismes intracellulaires, comme *Toxoplasma gondii*, ou extracellulaires, comme *Schistosoma mansoni*. Une synergie important de l'IL-10, de l'IL-4 et du TGF-β a été mise en évidence dans ces tests.

L'effet inhibiteur de l'IL-10 sur les fonctions effectrices des monocytes / macrophages est donc médié, aussi bien par l'inhibition de la synthèse par les cellules Th1 de molécules comme l'IFNγ, que par l'inhibition de la capacité des monocytes / macrophages à répondre à ces molécules.

TABLEAU 17-2 — PRINCIPALES ACTIVITES DE L'IL-10 SUR LES MONOCYTES ET LES MACROPHAGES

- Modification morphologique, diminution de l'adhérence
- Inhibition de l'expression des antigènes de classe II du CMH (constitutive et induite par l'IFNγ)
- Inhibition de l'expression de B7
- Inhibition de la fonction de présentation de l'antigène
- Inhibition de la production des cytokines induites par le LPS ou l'IFNγ (IL-1α, IL-1β, IL-6, IL-8, IL-12, TNFα, GM-CSF, G-CSF)
- Inhibition de la production d'H_2O_2 et de NO
- Inhibition de la capacité de tuer des microorganismes intra- ou extracellulaires (*Toxoplasma gondii* et *Schistosoma mansoni*).

L'interleukine-10 est un facteur de croissance et de différenciation des lymphocytes T

Le lymphome B murin CH12.LX produit un facteur, le B-TCGF, qui potentialise la réponse proliférative de thymocytes murins à l'IL-2, l'IL-4 ou l'IL-7 [31]. Cette activité B-TCGF est abolie par l'addition d'anticorps anti-IL-10 aux cultures de thymocytes, démontrant ainsi l'identité du B-TCGF avec l'IL-10. De plus, les IL-10 recombinantes humaines et murines augmentent considérablement la prolifération des thymocytes incubés en présence d'IL-2 et d'IL-4. Par contre, l'IL-10 v n'a aucune activité dans ce test [22].

L'IL-10 est également un co-facteur de prolifération et de différenciation des lymphocytes T, $CD8^+$, cytotoxiques, activité qui ne s'observe toutefois que si de l'IL-2 est présente dans les cultures [2, 18].

L'interleukine-10 est un facteur de croissance et de différenciation des lymphocytes B

Contrairement à ce qui est observé avec des monocytes / macrophages, l'IL-10 augmente de façon très significative l'expression des antigènes de classe II à la surface des lymphocytes B murins. Cet effet a été mis en évidence avec des petits lymphocytes B purifiés, de haute densité et provenant de souris non immunisées, ce qui indique que l'IL-10 peut agir sur des lymphocytes B au repos, en l'absence de toute autre cellule [8]. Cette augmentation est spécifique des antigènes de classe II et l'IL-10 n'a pas d'effet sur l'expression des récepteurs Fc (CD23) ou sur l'expression des antigènes de classe I. Bien que l'IL-10 ne stimule pas la prolifération des lymphocytes B au repos, elle induit une nette augmentation de la viabilité de ces cellules cultivées *in vitro*. Cet effet sur la viabilité des lymphocytes B a été mis en évidence aussi bien avec l'IL-10 recombinante murine qu'avec l'IL-10 virale. Par contre, l'IL-10 v n'augmente pas l'expression des antigènes de classe II à la surface des lymphocytes B. Ceci pourrait constituer un avantage sélectif important pour le virus car la viabilité des cellules infectées est ainsi augmentée mais non leur capacité à stimuler les réponses immunitaires [8].

L'augmentation de l'expression des antigènes de classe II à la surface des lymphocytes B au repos a été mise en évidence sur des lymphocytes B de différentes lignées de souris (BALB/c, DBA/2, etc...). Par contre, l'IL-10 n'a aucun effet sur des lymphocytes B de souris portant la mutation Xid. Cette mutation affectant la maturation des lymphocytes B est caractérisée par une absence de lymphocytes B, $CD5^+$. Ceci pourrait indiquer que l'IL-10 agit exclusivement sur cette sous-population de lymphocytes B Ly-1, $CD5^+$. Or, Ishida et coll. ont récemment démontré [19] que l'administration continue depuis la naissance à des souris d'un anticorps monoclonal neutralisant l'interleukine-10 aboutit à la disparition des lymphocytes B, Ly-1 péritonéaux. Ces souris ainsi traitées ont des taux d'IgM sériques réduits et sont incapables de répondre à des antigènes T-indépendants comme le α1,3-dextran. La population lymphocytaire B splénique apparaît normale chez ces animaux ainsi traités. La similitude entre souris Xid et souris traitées par des anticorps anti-IL-10 est donc frappante et il est tentant de suggérer que le défaut des souris Xid serait lié à une incapacité à répondre à l'IL-10. Il faut noter que les souris traitées par des anticorps anti-IL-10 ont des niveaux d'IFNγ sériques anormalement élevés et que l'administration d'anticorps anti-IFNγ restaure la population de lymphocytes B, Ly-1, péritonéale.

Des études récentes ont démontré que l'IL-10 était également un facteur de prolifération et de différenciation des lymphocytes B humains activés par *Staphylococcus aureus* (SAC) ou par des anticorps anti-CD40 [4, 28]. L'IL-10 entraîne une prolifération importante de ces cellules ainsi stimulées , ainsi que la différenciation de ces lymphocytes en cellules produisant des IgG, IgA ou IgM. Ces activités sont démontrables aussi bien avec l'IL-10 humaine recombinante qu'avec l'IL-10 virale.

L'IL-10 est également capable de prévenir la mort par apoptose des lymphocytes B des centres germinatifs. Cependant, des résultats contradictoires ont été obtenus pour des cellules de leucémies lymphoides chroniques pour lesquelles l'IL-10 induit l'apoptose. Des résultats récents de Itoh et Hirohata [20] indiquent que les effets de l'IL-10 sur l'apoptose des lymphocytes B dépendraient de l'état d'activation de ces cellules.

L'interleukine-10 est un facteur de croissance des mastocytes

Bien qu'incapable seule de stimuler la prolifération des mastocytes, l'IL-10 augmente de façon très importante la croissance de ces cellules induites par l'IL-3 ou l'IL-4 [33]. Ces résultats ont été obtenus avec la lignée mastocytaire murine MC/9 mais l'IL-10 augmente également la taille et le nombre de colonies formées par les précurseurs de mastocytes présents dans les ganglions mésentériques et cultivés en présence d'IL-3 et d'IL-4.

Implication de l'IL-10 dans diverses infections

Un certain nombre de données semblent indiquer que l'IL-10 jouerait un rôle important dans la pathologie de certaines maladies infectieuses et notamment d'infections parasitaires. Ainsi, les souris BALB/c sensibles à l'infection par *Leishmania major* produisent des quantités importantes d'IL-10 un mois après l'infection par ce parasite tandis que les souris de la souche C57BL/6, résistantes, ne synthétisent pas cette cytokine [14]. Ceci reflète bien la dichotomie Th1/Th2 qui a été mise en évidence dans ce modèle expérimental.

Les lymphocytes $CD4^+$ de souris infectées par *Schistosoma mansoni* produisent également des quantités importantes d'IL-10 [29]. De plus, les lymphocytes B de souris infectées produisent également de l'IL-10, et notamment après stimulation par un oligosaccharide purifié à partir d'oeufs de Schistosome [34]. Cette production d'IL-10 et d'IL-5 corrèle avec l'absence de production d'IFNγ, qui est en grande partie restaurée par l'addition aux cultures de cellules d'anticorps neutralisant l'IL-10. L'IL-10 est donc très certainement responsable de la forte diminution des réponses des Th1 et donc de l'immunité de type cellulaire, observée dans le cas de cette helminthiase.

TABLEAU 17-3 — PRINCIPALES ACTIVITES DE L'IL-10 SUR LES LYMPHOCYTES B ET T ET LES MASTOCYTES

Cellules cibles	*Activités de l'IL-10*
Lymphocytes T	- Inhibition de la production des lymphokines produites par les Th1 - Inhibition de la réponse proliférative induite par des mitogènes (PHA, ConA) ou par des anticorps anti-CD3 - Co-facteur de croissance (augmentation de la réponse proliférative des thymocytes et lymphocytes T spléniques à l'IL-2 et l'IL-4) - Co-facteur de prolifération et de différenciation des lymphocytes T cytotoxiques (en présence d'IL-2)
Lymphocytes B	
Lymphocytes B murins au repos	- Augmentation de l'expression des antigènes du CMH de classe II (pas d'effet sur les lymphocytes B provenant de souris portant la mutation Xid) - Augmentation de la viabilité des lymphocytes B en culture
Lymphocytes B humains activés par SAC ou par des anticorps anti-CD40	- Augmentation de la prolifération et de la différenciation de lymphocytes B humains activés par SAC ou par des anti-CD40 (sécrétion d'IgG, IgA et IgM) - Induction ou prévention de l'apoptose
Mastocytes	- Augmentation de la prolifération de la lignée mastocytaire MC/9 en présence d'IL-3 ou d'IL-4 - Augmentation du nombre et de la taille des colonies formées par les précurseurs de mastocytes en présence d'IL-3 et d'IL-4.

Des résultats similaires obtenus après infection de souris par *Trypanosoma cruzi* ont mis en évidence une production d'IL-10 pendant la phase aiguë de l'infection [30]. De plus, ces travaux ont démontré que l'IL-10 bloquait l'inhibition de la replication intracellulaire du parasite induite par activation par l'IFNγ des macrophages, ce qui représente certainement un des principaux mécanismes qu'utilise le parasite pour échapper aux défenses de son hôte. Cette hypothèse est notamment étayée par la corrélation existant entre la susceptibilité de certaines lignées de souris à l'infection par *Trypanosoma cruzi* et la forte production d'IL-10 par les macrophages de ces animaux, comparée à celle de souris résistantes [27]. De plus, l'administration d'anticorps neutralisant l'IL-10 à des souris sensibles les protègent contre la mortalité liée à l'infection par ce parasite [27].

L'IL-10 pourrait également jouer un rôle important dans l'infection par *Mycobacterium avium* où l'administration d'anticorps anti-IL-10 réduit le nombre de bactéries présentes dans les organes des souris infectées.

Effets anti-inflammatoires de l'IL-10

Des données récentes [13,16] indiquent que l'IL-10 protégerait les souris du choc endotoxinique. Ainsi, une simple injection de 1000 unités d'IL-10 permet la survie de souris injectées avec 500 µg de LPS, une dose qui tue normalement 50 % des animaux [13]. Cette protection semble liée à l'inhibition par l'IL-10 de la production de TNF-α.

Un effet protecteur de l'IL-10 a également été observé dans un modèle de maladie autoimmune expérimentale. Il faut de plus noter que des souris dont le gène de l'IL-10 a été inactivé développent une entérocolite chronique [21].

Ces propriétés anti-inflammatoires de l'IL-10 pourraient avoir des applications importantes en clinique pour le traitement de diverses affections. Récemment, et afin d'explorer la possibilité d'utiliser cette cytokine chez l'homme, 70 volontaires ont reçu diverses doses d'IL-10 (1, 10 ou 25 µg/Kg) par voie intraveineuse. Les résultats de ce premier essai clinique indiquent que l'injection d'IL-10 n'entraîne pas d'effets secondaires indésirables, mais bloque la prolifération des lymphocytes T et inhibe la production de TNF-α et d'IL-1β [3].

REFERENCES

[1] BOGDAN C., VODOVOTZ Y., NATHAN C. — Macrophage deactivation by interleukin-10. J. *Exp.Med.*, 1991, *174*, 1549-1555

[2] CHEN W.F., ZLOTNIK A. — IL-10 : a novel cytotoxic T cell differentiation factor. *J. Immunol.*, 1991, *147*, 528-534.

[3] CHERNOFF A.E., GRANOWITZ E.V., SHAPIRO L., VANNIER E., LONNEMANN G., ANGEL J.B., KENNEDY J.S., RABSON A.R., WOLFF S.M., DINARELLO C.A. — A randomized, controlled trial of IL-10 in humans. *J. Immunol.*, 1995, *154*, 5492-5499.

[4] DEFRANCE T., VANBERVLIET B., BRIÈRE F., DURAND I., ROUSSET F., BANCHEREAU J. — Interleukin-10 and transforming growth factor β cooperate to induce anti-CD40-activated naive human B cells to secrete immunoglobulin A. *J. Exp. Med.*, 1992, *175*, 671-682.

[5] DEL PRETE G., De CARLI M., ALMERIGOGNA F., GIUDIZI M.G., BIAGIOTTI R., ROMAGNANI S. — HUMAN IL-10 is produced by both type 1 helper (Th1) and type 2 helper (Th2) T cell clones and inhibits their antigen-specific proliferation and cytokine production. *J.Immunol.*, 1993, *150*, 353-360.

[6] DING L. and SHEVACH E.M. — IL-10 inhibits mitogen-induced T-cell proliferation by selectively inhibiting macrophage costimulatory function. *J. Immunol.*, 1992,*148*, 3133-3139.

[7] EMILIE D., TOUITOU R., RAPHAEL M., PEUCHMAUR M., DEVERGNEE O., REA D., COUMBRARAS J. CREVON M.-C., EDELMAN L., JOAB I., GALANAUD P. — *In vivo* production of interleukin-10 by malignant cells in AIDS lymphomas. *Eur. J. Immunol.*, 1992, *22*, 2937-2942.

[8] FEI GO N., CASTLE B.E., BARRETT R., KASTELEIN R., DANG W., MOSMANN T.R., MOORE K.W., HOWARD M. — Interleukin-10, a novel B cell stimulatory factor: unresponsiveness of X chromosome-linked immunodeficiency B cells. *J. Exp. Med.*, 1990, 172, 1625-1631.

[9] FIORENTINO D.F., BOND M.W., MOSMANN T.R. — Two types of mouse T helper cell. *J. Exp. Med.*, 1989, *170*, 2081-2095.

[10] FIORENTINO D.F., ZLOTNIK A., VIEIRA P., MOSMANN T.R., HOWARD M., MOORE K.W., O'GARRA A. — IL-10 acts on the antigen-presenting cell to inhibit cytokine production by Th1 cells. *J. Immunol.*, 1991, *146*, 3444-3451.

[11] FIORENTINO D.F., ZLOTNIK A., MOSMANN T.R., HOWARD M., O'GARRA A. — IL-10 inhibits cytokine production by activated macrophages. *J. Immunol.*, 1991, *147*, 3815-3822.

[12] GAZZINELLI R.T., OSWALD I.P., JAMES S.L., SHER A. — IL-10 inhibits parasite killing and nitrogen oxide production by IFN-γ-activated macrophages. *J. Immunol.*, 1992, 148, 1792-1796.

[13] GÉRARD C., BRUYNS C., MARCHANT A., ABRAMOWICZ D., VANDENABEELE P., DELVAUX A., FIERS W., GOLDMAN M., VELU T. — Interleukin-10 reduces the release of tumor necrosis factor and prevents lethality in experimental endotoxemia. *J. Exp. Med.*, 1993, 177, 547-550.

[14] HEINZEL F.P., SADICK M.D., MUTHA S.S., LOCKSLEY R.M. — Production of interferon γ, interleukin 2, interleukin 4, and interleukin 10 by $CD4^+$ lymphocytes *in vivo* during healing and progressive murine leishmaniasis. *Proc. Natl. Acad. Sci. USA*, 1991, *88*, 7011-7015.

[15] HOWARD M., O'GARRA A. — Biological properties of interleukin 10. *Immunol., Today*, 1992, *13*, 198-200.

[16] HOWARD M., MUCHAMUEL T., ANDRADE S., MENON S. — Interleukin-10 protects mice from lethal endotoxemia. *J. Exp. Med.*, 1993, *177*, 1205-1208.

[17] HSU D.H., de WAAL MALEFYT R., FIORENTINO D.F., DANG M.N., VIEIRA P., de VRIES J., SPITS H., MOSMANN T.R., MOORE K.W. — Expression of interleukin-10 activity by Epstein-Barr virus protein BCRF1. *Science*, 1990, *250*, 830-832.

[18] HSU D.H., MOORE K.W., SPITS H. — Differential effects of IL-4 and IL-10 on IL-2-induced IFN-γ synthesis and lymphokine-activated killer activity. *Intern. Immunol.*, 1992, *4*, 563-569.
[19] ISHIDA H., HASTINGS R., KEARNEY J., HOWARD M. — Continuous anti-interleukin-10 antibody administration depletes mice of Ly-1 B cells but not conventional B cells.*J. Exp. Med.*, 1992, *175*, 1213-1220.
[20] ITOH K., HIROHATA S. — The role of IL-10 in human B cell activation, proliferation and differentiation. *J. Immunol.*, 1995, *154*, 4341-4350.
[21] KÜHN R., LÖHLER J., RENNICK D., RAJEWSKY K., MÜLLER W. — Interleukin-10 - deficient mice develop chronic enterocolitis. *Cell*, 1993, *75*, 263-274.
[22] McNEIL I.A., SUDA T., MOORE K.W., MOSMANN T.R., ZLOTNIK A. — IL-10, a novel growth cofactor for mature and immature T cells. *J. Immunol.*, 1990, *145*, 4167-4173.
[23] MOORE K.W., VIEIRA P., FIORENTINO D.F., TROUNSTINE M.L., KHAN T.A., MOSMANN T.R. — Homology of cytokine synthesis inhibitory factor (IL-10) to the Epstein-Barr virus gene BCRFI. *Science*, 1990, *248*, 1230-1234.
[24] MOSMANN T.R., SHUMACHER J.H., FIORENTINO D.F., LEVERAH J., MOORE K.W., BOND M.W. — Isolation of monoclonal antibodies specific for IL-4, IL-5, IL-6, and a new Th2-specific cytokine (IL-10), cytokine synthesis inhibitory factor, by using a solid phase radioimmunoadsorbent assay. *J. Immunol.*, 1990, *145*, 2938-2945.
[25] O'GARRA A., STAPLETON G., DHAR V., PEARCE M., SCHUMACHER J., RUGO H., BARBIS D., STALL A., CUPP J., MOORE K., VIEIRA P., MOSMANN T., WHITMORE A., ARNOLD L., HAUGHTON G., HOWARD M. — Production of cytokines by mouse B cells: B lymphomas and normal B cells produce interleukin 10. Intern. *Immunol.*, 1990, *2*, 821-832.
[26] O'GARRA A., CHANG R., GO N., HASTINGS R., HAUGHTON G., HOWARD M. — Ly-1 B (B-1) cells are the main source of B cell-derived interleukin 10. *Eur. J. Immunol.*, 1992, *22*, 711-717.
[27] REED S.G., BROWNELL C.E., RUSSO D.M., SILVA J.S., GRABSTEIN K.H., MORRISSEY P.J. — IL-10 mediates susceptibility to *Trypanosoma cruzi* infection. *J. Immunol.*, 1994, *153*, 3135-3140.
[28] ROUSSET F., GARCIA E., DEFRANCE T., PÉRONNE C., VEZZIO N., HSU D.H, KASTELEIN R., MOORE K.W., BANCHEREAU J. — Interleukin-10 is a patent growth and differentiation factor for activated human B lymphocytes. *Proc. Natl. Acad. Sci. USA*, 1992, *89*, 1890-1893.
[29] SHER A., FIORENTINO D., CASPAR P., PEARCE E., MOSMANN T. — Production of IL-10 by $CD4^+$ T lymphocytes correlates with down-regulation of Th1 cytokine synthesis in helminth infection. *J. Immunol.*, 1991, *147*, 2713-2716.
[30] SILVA J.S., MORRISSSEY P.J., GRABSTEIN K.H., MOHLER K.M., ANDERSON D., REED S.G. — Interleukin-10 and interferon γ regulation of experimental *Trypanosoma cruzi* infection. *J. Exp. Med.*, 1992, *175*, 169-174.
[31] SUDA T., O'GARRA A., MACNEIL I., FISCHER M., BOND M.W. ZLOTNIK A. — Identification of a novel thymocyte growth-promoting factor derived from B-cell lymphomas. *Cell. Immunol.*, 1990, *129*, 228-240.
[32] TAGA K., TOSATO G. — IL-10 inhibits human T cell proliferation and IL-2 production. *J. Immunol.*, 1992, *148*, 1143-1148.
[33] THOMPSON-SNIPES L., DHAR V., BOND M.W., MOSMANN T.R., MOORE K.W., RENNICK D.M. — Interleukin-10: a novel stimulatory factor for mast cells and their progenitors. *J. Exp. Med.*, 1991, *173*, 507-510.
[34] VELUPILLAI P., HARN D.A. — Oligosaccharide-specific induction of interleukin 10 production by $B220^+$ cells from schistosome-infected mice: a mechanism for regulation of $CD4^+$ T-cell subsets. *Proc. Natl. Acad. Sci. USA*, 1994, *91*, 18-22.
[35] VIEIRA P., de WAAL-MALEFYT R., DANG M.N., JOHNSON K.E., KASTELEIN R., FIORENTINO D.F., de VRIES J.E., RONCAROLO M.G., MOSMANN T.R., MOORE K.W. — Isolation and expression of human cytokine synthesis inhibitory factor cDNA clones: homology to Epstein-Barr virus open reading frame BCRFI. *Proc. Natl. Acad. Sci. USA*, 1991, *88*, 1172-1176.
[36] de WAAL MALEFYT R., HAANEN J., SPITS H., RONCAROLO M.G., VELDE A.T., FIGDOR C., JOHNSON K., KASTELEIN R., YSSEL H., de VRIES J.E. — Interleukin-10 (IL-10) and viral IL-10 strongly reduce antigen-specific human T cell proliferation by diminishing the antigen-presenting capacity of monocytes via downregulation of class II major histocompatibility complex expression. *J. Exp. Med.*, 1991, *174*, 915-924.

[37] de WAAL MALEFYT R., ABRAMS J., BENNETT B., FIGDOR C.G., de VRIES J.E. — Interleukin-10 (IL-10) inhibits cytokine synthesis by human monocytes: an autoregulatory role of IL-10 produced by monocytes. *J. Exp. Med.*, 1991, *174*, 1209-1220.
[38] ZLOTNIK A., MOORE K.W. — Interleukin-10. *Cytokine*, 1991, *3*, 366-371.

REVUE GÉNÉRALE

de VRIES J.E. & de WAAL MALEFYT R. Interleukin-10. In : Molecular Biology Intelligence Unit.Springer-Verlag. 1994

Chapitre 18

INTERLEUKINE-11

V. F. J. QUESNIAUX

INTRODUCTION

La plupart des cellules sanguines ont une durée de vie extrêmement courte et leur destruction physiologique est normalement contrebalancée par la formation de précurseurs myéloïdes par la moelle osseuse. Les précurseurs médullaires doivent assurer la production quotidienne de milliards de cellules sanguines appartenant aux différentes lignées érythrocytaire, monocytaire, granulocytaire et mégacaryocytaire, et cela dans des proportions bien définies. La régulation de ce processus d'hématopoïèse requiert donc un système de contrôle précis capable de s'adapter rapidement aux différentes situations physiologiques.

Bien qu'encore très incomplète, notre compréhension de la régulation de l'hématopoïèse s'est considérablement améliorée lors des dix dernières années. Tout d'abord, la mise au point d'essais in vivo pour l'étude de certains progéniteurs hématopoïétiques et surtout la production en culture in vitro de cellules hématopoïétiques à partir de précurseurs médullaires ont constitué des étapes essentielles à l'étude de la différenciation et de la prolifération impliquées dans la formation des cellules sanguines. La "cascade" hématopoïétique allant des cellules souches aux cellules matures est probablement un processus continu dont quatre stades principaux peuvent être distingués expérimentalement. (i) Les cellules souches les plus primitives sont définies opérationnellement par leur capacité à reconstituer et maintenir à long terme toutes les lignées du système hématopoïétique. Ces cellules sont typiquement responsables du maintien des greffes de moelle osseuse pour la durée de vie du receveur. Les cellules souches ne sont quantifiables que par des modèles in vivo de reconstitution hématopoïétique compétitive, donc uniquement chez l'animal. (ii) D'autres progéniteurs précoces multipotents ne peuvent reconstituer les différentes lignées hématopoïétiques que pour une durée de temps limitée. Ils sont responsables de la "prise" de la greffe dans la période suivant directement la transplantation médullaire. Ces précurseurs sont caractérisés soit in vivo soit in vitro et désignés par une variété de noms tels que CFU-S (Colony-Forming Unit Spleen) ou LTC-IC (Long Term Culture-Initiating Cell), selon le système expérimental utilisé. (iii) Les précurseurs plus matures, multipotents ou déjà spécialisés, sont capables de former des colonies en milieu de culture semi-solide. Ils sont identifiés par la ou les lignées auxquelles appartiennent leur descendance (G-CFC, M-CFC, GM-CFC ou GEMM-CFC par exemple pour Granuloïde- Erythroïde- Monocytique- Megacaryocytique Colony-Forming Cell). (iv) Finalement, après les dernières étapes de maturation médullaire, les cellules matures passent en circulation où elles peuvent être caractérisées par leur morphologie.

Jusqu'en 1983, les stimuli utilisés pour initier la production en culture in vitro de cellules hématopoïétiques à partir de précurseurs médullaires étaient des surnageants de cultures cellulaires. Les lignées cellulaires étaient sélectionnées empiriquement selon leur capacité à produire des activités stimulatrices. Ces stimuli étaient donc constitués de mélanges complexes de principes actifs inconnus. Durant les dix dernières années, grâce à l'essor des techniques de biologie moléculaire, un grand nombre de ces principes actifs, les facteurs de croissance hématopoïétiques, ont été identifiés et produits à grande échelle. Ceci a permis, non seulement de caractériser la contribution spécifique de chacun de ces facteurs à la production des cellules sanguines, mais aussi de les utiliser comme médicaments pour influencer la production de l'une ou l'autre lignée cellulaire hématopoïétique in vivo.

Une des indications principales des traitements à base de cytokines est la prévention des neutropénie, anémie et thrombocytopénie induites par les chimio- ou les radiothérapies. En chimiothérapie, les infections bactériennes et fongiques ainsi que les complications hémorragiques représentent des risques majeurs. Les cytokines peuvent être utilisées pour réduire la morbidité associée aux traitements anticancéreux. De ce fait, l'usage des cytokines devrait permettre d'éviter les retards dans les cycles de chimiothérapie et d'intensifier les traitements chez certains patients.

Il est intéressant de constater que les cytokines dont l'efficacité thérapeutique a été prouvée à ce jour, à savoir l'érythropoïétine, le G-CSF (granulocyte colony-stimulating factor) et le GM-CSF (granulocyte-macrophage CSF), ont un spectre d'activité très pointu, et qu'elles agissent à un stade tardif de la maturation hématopoïétique. Cependant, l'utilisation de cytokines agissant plus tôt dans la cascade hématopoïétique, sur les cellules souches par exemple, a aussi un potentiel thérapeutique prometteur. Elles pourraient par exemple être utilisées pour la multiplication des cellules souches, soit in vivo avant prélèvement, soit en culture in vitro.

Après avoir connu une phase exponentielle dans les années 1983-1986, la fréquence de découverte et de clonage de nouvelles cytokines s'est considérablement ralentie, suggérant que la plupart des cytokines avaient été identifiées. Cependant, dans le domaine de l'hématopoïèse, il était clair que la plupart des facteurs connus agissaient sur des précurseurs relativement matures et l'on comprenait encore bien peu la régulation des cellules souches. La régulation hématopoïétique et lymphopoïétique s'est en fait avérée bien plus complexe qu'originalement anticipé. Tout récemment, dans les années 90, un nombre de facteurs agissant sur les systèmes lymphopoïétique et hématopoïétique, et notamment sur les cellules hématopoïétiques plus primitives, ont pu être mis en évidence, tels que les ligands pour c-kit ou flt-3, ou bien encore l'interleukine-11.

L'interleukine-11 (IL-11) a été clonée récemment à partir de la lignée de cellules stromales PU34 (1). Cette lignée avait été sélectionnée selon sa capacité à soutenir la croissance de précurseurs hématopoïétiques multipotents pendant 3 semaines en co-culture. Le milieu conditionné des cellules PU34 stimulait aussi la prolifération des plasmacytomes murins T1165, habituellement dépendants de l'IL-6. Bien que les cellules PU34 produisent de l'IL-6 (ainsi que de l'IL-7, GM-CSF, M-CSF, G-CSF et Leukemia Inhibitory Factor ou LIF), les cellules T1165 répondaient au milieu conditionné des cellules PU34 en présence d'un excès d'anticorps neutralisants anti IL-6, suggérant la présence d'une nouvelle activité mitogènique différente de l'IL-6. Les cellules T1165 ont servi à établir un essai biologique qui a été utilisé pour le clonage du gène de l'IL-11 de primate par expression fonctionnelle dans les cellules COS-1. L'ADN complémentaire (ADNc) de l'IL-11 humaine a ensuite été isolé par homologie à partir d'une lignée de fibroblastes pulmonaires foetaux humains (2).

Peu après, un autre facteur était cloné à partir de la lignée de cellules stromales dérivées de moelle osseuse humaine KM-102 et baptisé le "Adipogenesis Inhibitory Factor" ou AGIF (3). L'AGIF est produit par les cellules KM-102 stimulées par une combinaison de phorbol ester et de calcium ionophore et s'est avéré être identique à l'IL-11.

L'IL-11 agit à différents stades de la "cascade" hématopoïétique. In vivo, une des activités principales de l'IL-11 est l'augmentation de la production de plaquettes et de neutrophiles en circulation. Chez l'homme, les premiers essais cliniques de l'IL-11 recombinante humaine produite à l'échelle industrielle ont démontré l'efficacité thérapeutique de l'IL-11 dans le traitement de la thrombopénie et de la neutropénie occasionnées par les traitements chimiothérapeutiques utilisés en oncologie.

Dans ce chapitre, l'IL-11 sera tout d'abord présentée du point de vue moléculaire, à savoir structure de la protéine, structure et régulation génique, récepteur et médiation du signal biologique. Dans un deuxième temps, les activités biologiques de l'IL-11 seront abordées, à savoir les activités détectées dans des systèmes in vitro ainsique les activités pharmacologiques mises en évidence in vivo et dans des modèles utilisés en recherche préclinique. Enfin, les premiers résultats des études cliniques réalisées chez l'homme seront présentés. Afin de réduire le nombre de références à un minimum, seules les publications essentielles seront citées et l'on se référera aux revues par Quesniaux (4) et Du et Williams (5, 6) pour une bibliographie plus complète.

CARACTÉRISTIQUES BIOCHIMIQUES

Les séquences nucléotidiques des gènes de l'IL-11 humaine et de l'IL-11 de primate sont identiques à 97%. L'ADNc de ces gènes code pour une séquence de 199 acides aminés comprenant une séquence signal de 21 résidus (Tableau 18.1). La protéine exprimée à partir de l'ADNc a une masse moléculaire d'environ 23kD. La séquence protéique de l'IL-11 est unique parmi les cytokines en ce qu'elle contient une forte proportion de résidus prolyl (17%), aucune cystéine ni aucun site de fixation de chaine polysaccharidique à des asparagines. Il n'y a pas d'homologie de séquence entre l'IL-11 et l'IL-6, tant au niveau nucléotidique que protéique.

TABLEAU 18.1 — CARACTÉRISTIQUES DE L'INTERLEUKINE-11 HUMAINE

Nombre d'acides aminés :	Précurseur : 199 acides aminés Forme mature : 178 acides aminés
Nombre de cystéines :	Aucune
Composition en acides aminés:	17% de proline
Glycosylation :	Pas de site de N-glycosylation
Poids moléculaire :	Précurseur: 23kDa des-Pro hIL-11 recombinante: 19 047 Da
Chromosome :	Gène sur chromosome 19 (bande 19q13.3-q13.4)
Nombre d'exons :	5 exons

L'IL-11 recombinante humaine exprimée dans *E. Coli* fusionnée à la thioredoxine contient 177 acides aminés (des-Pro hIL-11, 19047 Da). Après clivage, l'IL-11 est purifiée par des méthodes chromatographiques conventionnelles. Jusqu'à présent, aucune donnée cristallographique n'a été obtenue sur la conformation tridimensionnelle de l'IL-11. Cependant, les données conformationnelles de plusieurs membres de la famille des cytokines, tels que l'hormone de croissance et les IL-2, IL-4, IL-5, G-CSF, M-CSF ou GM-CSF, ont révélé des motifs structuraux communs consistant en une partie centrale formée de 4 hélices α connectées par des boucles de longueur variable. Un modèle de structure tertiaire de l'IL-11 a été proposé et évalué par protéolyse limitée (7; Figure 18.1). Des études structure/fonction utilisant des modifications chimiques sélectives ainsi que des délétions géniques et de la mutagénèse dirigée ont permis de mettre en évidence deux régions importantes pour l'activité de l'IL-11. La mutation ou l'alkylation du résidu Met 58 entraîne une réduction de 25 fois de l'activité sur un plasmacytome murin in vitro. D'autre part, la modification des Lys 41 et 98 entraîne une réduction de 3 fois de son activité . Les résidus carboxyterminaux sont également essentiels puisque l'activité de l'IL-11 est réduite de 25 fois après clivage des 4 résidus terminaux et elle est complètement abrogée lorsque les 8 résidus terminaux sont éliminés. Par analogie aux sites de liaison de l'hormone de croissance à son récepteur, il a été proposé que la Met 58 et l'extrêmité C-terminale de l'IL-11 seraient impliquées dans un premier site de liaison alors que les Lys 41 et 98 feraient partie d'un second site de liaison au récepteur.

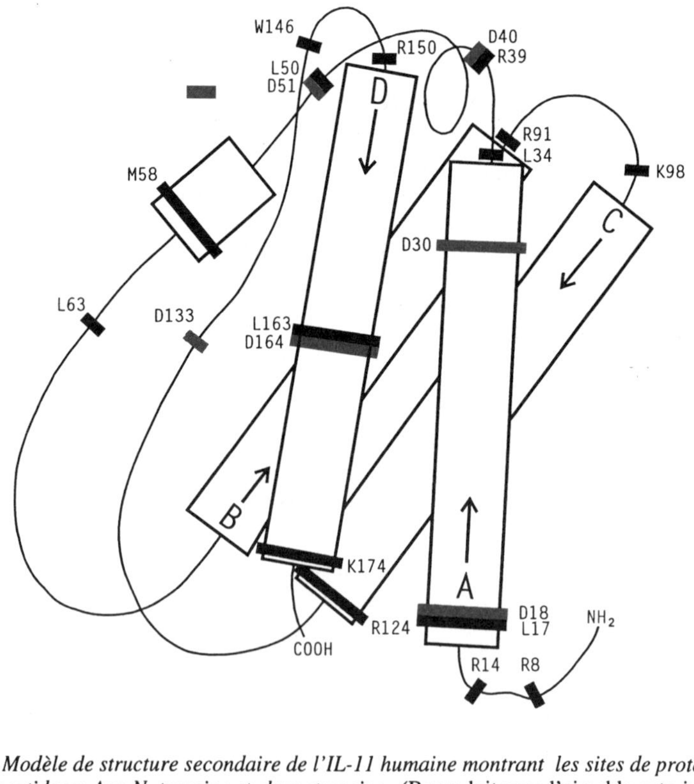

FIG.18-1 — *Modèle de structure secondaire de l'IL-11 humaine montrant les sites de protéolyse limitée par les endopeptidases Asp-N, trypsine et chymotrypsine.* (Reproduit avec l'aimable autorisation de "The American Society for Biochemistry and Molecular Biology, Inc.").

LES GÈNES

La séquence génomique complète de l'IL-11 a été élucidée (8). Le gène de l'IL-11 est long de 7Kb. Il consiste en 5 exons séparés par 4 introns et est situé sur le bras long du chromosome 19 (bande 19q13.3-q13.4). La région adjacente en 5' du gène de l'IL-11 contient plusieurs séquences de contrôle transcriptionnel similaires à celles présentes dans d'autres gènes de cytokines telles que l'IL-2, l'IL-3, l'IL-6, l'IL-9 ou le GM-CSF. Une séquence promotrice de 10 paires de bases contenant un site AP-1 pourrait être un élément de régulation important pour l'expression du gène d'IL-11. Le niveau de transcription basal du gène de l'IL-11 dans la lignée fibroblastique PU-34 dépend de ce promoteur ainsi que des complexes JunD/AP-1. La région non transcrite en 3' du gène de l'IL-11 contient une séquence similaire à l'élément de réponse à l'IL-1 présent sur le gène de l'IL-6. Cet élément est essentiel pour l'induction de l'expression de l'IL-6 en réponse à l'IL-1 mais ne semble pas impliqué dans la régulation transcriptionnelle de l'IL-11.

La séquence codante pour l'IL-11 et l'AGIF consiste en 597 nucléotides codant pour une chaîne polypeptidique de 199 acides aminés. Adjacente au codon d'initiation putatif se trouve une séquence de 17-20 acides aminés hydrophobes qui ressemble à une séquence signal de sécrétion. Dans la région non codante située en 3' du gène de l'IL-11 se trouvent de nombreuses copies de la séquence ATTTA, une séquence d'instabilité des ARN qui est un élément important de la régulation de l'expression des gènes de cytokines.

L'analyse de l'ARN messager de différentes lignées cellulaires par la méthode de Northern a révélé l'existence de 2 transcripts distincts de 1.5 et 2.5 Kb, comprenant des séquences 3' non codantes supplémentaires (1). Deux transcripts de 1.3 et 2.6Kb, utilisant des sites de polyadénylation alternatifs et contenant la même séquence codante ont aussi été mis en évidence dans la lignée stromale KM-102 (3).

Récemment, l'ADNc de l'IL-11 murine a été cloné par expression fonctionnelle à partir d'une librairie d'ADNc de cellules thymiques foetales murines T2 stimulées par des lipopolysaccharides. Les ADNc murins et humains sont homologues à 86% et les protéines correspondantes devraient être homologues à 88%.

LES RÉCEPTEURS

L'IL-11 et l'IL-6 ayant de nombreuses activités biologiques similaires, on pouvait s'attendre à ce que ces deux cytokines partagent un récepteur commun. Effectivement, l'IL-11 et l'IL-6 utilisent la même chaîne gp130 pour la transmission du signal intracellulaire (Tableau 18.2). Ceci a d'abord été montré de manière indirecte: l'IL-11 et l'IL-6 induisent le même profil de protéines phosphorylées sur les résidus tyrosyls et activent l'expression du même protooncogène junB dans les cellules TF1. De plus, ces effets sont inhibés par des anticorps anti-gp130 dans les deux cas (9).

La chaîne α spécifique du récepteur de l'IL-11 murine (IL-11Rα) a ensuite été clonée en utilisant des oligonucléotides correspondants au motif WSXWS, qui est conservé au sein de la famille des récepteurs d'hématopoïétines (10). La liaison de l'IL-11 à l'IL-11Rα est de faible affinité (Kd ca.10nM). Cette liaison est requise mais insuffisante en soi pour la transmission du signal intracellulaire. En effet, l''association de l'IL-11Rα avec la chaîne gp130 est nécessaire pour créer un récepteur de haute affinité pour l'IL-11 capable de transmettre les signaux biologiques de prolifération et de différentiation en réponse à l'IL-11. La protéine gp130 est donc une sous-unité commune aux récepteurs de l'IL-11, de l'IL-6, de l'Oncostatine M, du LIF et du CNTF

(Ciliary Neurotropic Factor). La région extracellulaire de l'IL-11Rα possède respectivement 24 et 22% de similarité de séquence avec les chaînes α des récepteurs de l'IL-6 et du CNTF. L'IL-11Rα est exprimée dans de nombreux tissus dont la moelle osseuse, la rate, le thymus, mais aussi le foie, le cerveau, le coeur, les reins, les muscles ou les glandes salivaires. Les effets pleïotropiques de l'IL-11 pourraient donc s'expliquer par la distribution très large de son récepteur IL-11Rα, étant donné que la chaîne gp130 est ubiquitaire.

TABLEAU 18-2 — CARACTÉRISTIQUES DU RÉCEPTEUR DE L'INTERLEUKINE-11

Caractéristiques	**Récepteur**	
	Chaîne α	**Chaîne β**
Dénomination:	NR1	gp130
Nombre d'acides aminés :	432	918
domaine extracellulaire	343	597
région transmembranaire	25	22
domaine cytoplasmique	38	277
Masse molaire:	46kDa	100kDa
Espèce d'origine:	murine	humaine
Appartenance à la superfamille :	récepteurs d'hématopoïétines	récepteurs de cytokines

La liaison de l'IL-11, de l'IL-6, du LIF ou de l'Oncostatine M à leurs récepteurs induit la dimérisation du récepteur, la tyrosyl phosphorylation et l'activation de la chaîne gp130, suivie de l'activation de protéine kinases à tyrosine associées à la chaîne gp130 ainsi que d'autres protéine kinases à serine ou thréonine. Ces protéine kinases incluent la famille des tyrosine kinases de type JAK2, les MAP kinases (mitogen-activated proteins) ainsi que des kinases associées à la protéine ribosomale S6 ($pp90^{rsk}$). La phosphorylation des protéine kinases associées à la chaîne gp130 induit l'expression de différents gènes de réponse précoce (tels que *tis* 11, *tis* 21 et *jun* B), selon le type de cellule impliquée.

L'IL-11 ainsi que toutes les autres cytokines dont le signal d'activation est transmis par la chaîne gp130 peut activer par tyrosyl phosphorylation le facteur de transcription APRF (acute-phase response factor), qui est présent à l'état latent dans le cytoplasme. L'APRF phosphorylé acquiert alors la capacité à se lier aux éléments de réponse à l'IL-6 présents sur de nombreux gènes régulés par l'IL-6. L'APRF, qui appartient à la famille des protéines STAT, pourrait jouer un rôle central dans les signaux intracellulaires médiés par la chaîne gp130.

LES SOURCES

Contrairement à un certain nombre de cytokines impliquées dans la régulation de l'hématopoïèse, l'IL-11 n'est pas produite par les lymphocytes T ou les monocytes. Aucune expression d'IL-11 n'a pu être détectée par la méthode de Northern, ni dans différentes lignées de cellules T, ni dans le foie, le coeur ou le rein (3). De fait, l'IL-11 semble relativement spécifique des cellules d'origine mésenchymale. In vitro, l'IL-11 est exprimée entre autres par les fibroblastes médullaires, les ostéoblastes et ostéosarcomes, les fibroblastes pulmonaires, cellules épithéliales bronchiales ou alvéolaires, chondrocytes articulaires, synoviocytes, les cellules endothéliales vasculaires, les trophoblastes, les keratinocytes, ainsi que par les cellules thymiques foetales murines. De plus, des ARN messagers de l'IL-11 ont été détectés par réaction polymérase en chaîne dans plusieurs lignées cellulaires leucémiques ou mégacaryoblastiques.

RÉGULATION

L'expression de l'IL-11 peut être modulée par plusieurs autres cytokines tels que l'IL-1α et les TGFβ1 et β2. D'autres cytokines telles que le TNFα, l'IL-3, l'IL-6, le LIF et le KL, ou bien encore les endotoxines n'affectent pas l'expression de l'ARN messager d'IL-11 par les fibroblastes ou les cellules endothéliales. Les mécanismes régulateurs diffèrent selon les populations cellulaires.

Dans les fibroblastes médullaires tels que la lignée PU-34, l'expression de l'IL-11 est stimulée au niveau posttranscriptionnel. En effet, le gène de l'IL-11 est exprimé de manière constitutive par les cellules PU34. Ceci semble être dû à la transactivation du complexe JunD.AP-1 lié au site AP-1 situé dans la région promotrice en 5'. L'expression de l'IL-11 est augmentée par l'IL-1α, qui n'agit pas sur le taux de transcription du gène d'IL-11, mais stabilise plutôt les ARN messagers d'IL-11. Cette stabilisation du messager par l'IL-1α implique des tyrosine kinases et requiert des séquences d'ARN situées sur différentes régions de l'ARN messager de l'IL-11, en plus des motifs AUUUA de la région 3' non codante.

Au contraire, dans des lignées de cellules épithéliales du système respiratoire, l'IL-1α et le TGFβ1 induisent l'accumulation de l'ARN messager codant pour l'IL-11 sans pour autant augmenter la demi-vie de ces ARN messagers.

Dans les fibroblastes humains normaux d'origine pulmonaire (CCL-202), la production constitutive d'IL-11 est très faible mais l'expression d'IL-11 est stimulée par l'IL-1α, les TGFβ1 et β2, l'agoniste de la protéine kinase C (PKC) PMA (phorbol 12-myristate 13-acétate), le calcium ionophore A23187 et l'inhibiteur de la pompe à Na^+/H^+ ouabaïne. Les effets individuels de l'IL-1α, et des TGFβ1 et β2 se produisent, au moins partiellement, au niveau transcriptionnel et découlent de mécanismes intracellulaires indépendants de la PKC, des nucléotides cycliques et de la calmoduline. Cependant, l'effet synergique de l'IL-1 et du TGFβ semble dépendant de la calmoduline.

L'IL-11 est aussi exprimée dans les cellules de tissus connectifs telles que les chondrocytes articulaires et les synoviocytes (11). Dans ces cellules, l'expression de l'ARN messager et de la protéine d'IL-11 est induite en réponse à l'IL-1β, au TGFβ1 et au PMA, indiquant un mécanisme dépendant de la PKC. D'autres cytokines telles que l'IL-6, le bFGF, le LIF ou le PDGF AA sont sans effet sur la production d'IL-11 par ces cellules.

L'expression de l'ARN messager de l'IL-11 par les osteoblastes est augmentée en réponse à l'IL-1, le TGFβ, l'1,25-dihydroxy vitamine D3 et l'hormone parathyroïde (12).

LES ACTIVITÉS BIOLOGIQUES

L'IL-11 ayant été à l'origine clonée sur la base de son activité stimulatrice de la prolifération d'un plasmacytome dépendant de l'IL-6 pour sa croissance, les activités biologiques de l'IL-11 ont tout d'abord été étudiées dans des modèles sensibles à l'IL-6. En effet, l'IL-11, comme l'IL-6, stimule la mégacaryopoïèse, à la fois in vitro et in vivo. De plus, l'IL-11 et l'IL-6 excercent aussi des activités similaires sur les cellules lymphoïdes, les hépatocytes, les préadipocytes, ou certains précurseurs hématopoïétiques. Cependant, l'IL-11 se distingue nettement de l'IL-6 pour certaines de ses activités, telles que la stimulation des précurseurs érythroïdes (13).

Effets sur la lymphopoïèse

L'IL-11 augmente de 2 à 3 fois la formation des lymphocytes B sécrétant des immunoglobulines en réponse à l'antigène (1). Cet effet ne semble pas être un effet mitogène direct sur les cellules B puisque cette réponse peut être complètement abrogée après déplétion des cellules T de la culture de cellules spléniques. Plus précisément, les lymphocytes T $CD4^+$, mais pas les $CD8^+$, semblent nécessaires (14). L'IL-11 n'agit pas sur la synthèse d'ADN ni sur la sécrétion d'immunoglobulines par les cellules B activées par le Staphylococcus Cowan I, un mitogène des cellules B indépendant des cellules T. Ces résultats suggèrent que l'IL-11, comme l'IL-6, est un régulateur de la fonction des cellules T.

L'IL-11 agit en synergie avec le KL, l'IL-4, l'IL-6 ou le G-CSF pour maintenir les précurseurs B-lympho-hématopoïétiques en culture en milieu liquide. La combinaison d'IL-11, de KL et d'IL-7 permet le développement des cellules pré-B à partir de précurseurs hépatiques foetaux $AA4.1^+/B220^-/Mac\text{-}1^-/Ly6A^+$ prélevés au 12ième jour de gestation.

Bien que l'ARN messager de l'IL-11 ait été détecté par réaction polymérase en chaîne dans différentes lignées de cellules leucémiques telles que les HL60, U937 ou les K562, leur croissance n'est pas stimulée par l'IL-11 de manière autocrine.

Effets sur la mégacaryopoïèse

L'IL-11 agit en synergie avec l'IL-3 pour stimuler la formation de colonies mégacaryocytaires à partir de cellules médullaires murines (1). Les effets de l'IL-11 sur le développement mégacaryocytaire semblent qualitativement et quantitativement similaires à ceux de l'IL-6. En combinaison avec l'IL-3, l'IL-11 augmente la prolifération et la différentiation des précurseurs mégacaryocytaires médullaires humains, et ceci même après lélimination des cellules médullaires adhérentes, la déplétion des cellules T, ou la sélection des précurseurs $CD34^+$. L'IL-11 semble stimuler spécifiquement les précurseurs primitifs BFU-MK (burst-forming unit megakaryocyte), qui sont enrichis dans la fraction de cellules médullaires $CD34^+DR^-$. Au contraire, l'IL-11 ne stimule pas les précurseurs plus matures CFU-MK (colony-forming unit-megakaryocyte), qui sont enrichis dans la fraction $CD34^+DR^+$. De plus, l'IL-11 agit en synergie avec la thrombopoïétine, un régulateur majeur de la production de plaquettes in vivo découvert récemment, pour augmenter le nombre de colonies mégacaryoblastiques obtenues en culture de moelle osseuse murine.

L'IL-11 augmente le nombre et la ploïdie des mégacaryocytes matures en culture liquide de cellules médullaires, par comparaison avec des cultures contrôles sans facteur ou contenant de l'IL-6 ou du LIF.

L'IL-11 agit comme un facteur autocrine pour les lignées cellulaires mégacaryoblastiques humaines CMK et Meg.J. En effet, la prolifération de ces cellules est stimulée par l'IL-11, les deux lignées produisent l'ARN messager de l'IL-11 et leur croissance est inhibée par des anticorps ou des oligonucléotides anti-sens spécifiques de l'IL-11.

Effets sur l'érythropoïèse

Nous avons démontré que l'IL-11 stimule les différents stades de l'érythropoïèse susceptibles d'être étudiés in vitro (13). L'IL-11 n'a pas d'activité propre sur la formation des colonies hématopoïétiques à l'exception des précurseurs érythroides matures CFU-E (Colony-forming unit-erythroid). La formation de colonies érythroïdes à partir de CFU-E de foie foetal ou de moelle osseuse adulte est stimulée de manière dose-dépendante par l'addition d'IL-11. Le nombre de colonies obtenues est environ 30% du nombre maximal de colonies stimulées par l'érythropoïétine. Les effets de l'IL-11 et de l'érythropoïétine sont additifs à des concentrations sub-optimales d'érythropoïétine.

L'IL-11 augmente de façon dose-dépendante la formation de colonies de cellules médullaires en réponse à l'IL-3 et l'érythropoïétine. Cet effet est plus marqué pour les colonies érythroïdes, soit pures soit mixtes, dont le nombre peut doubler.

De plus, nous avons montré qu'en présence d'IL-3, l'IL-11 permet la maturation terminale des colonies issues de BFU-E, et ceci sans addition d'érythropoïétine exogène. Le stade de maturation de ces colonies est semblable à celui des colonies obtenues en présence d'érythropoïétine. Ces résultats confirment que l'IL-11 agit à un stade tardif du développement érythroïde. Un tel effet n'a pas pu être démontré avec le KL, un autre facteur agissant sur les précurseurs érythroïdes, puisque le KL, en combinaison soit avec l'IL-3 soit avec l'IL-11, requiert l'addition d'érythropoïétine pour permettre la maturation des colonies BFU-E.

En combinaison avec l'IL-3 et l'érythropoïétine, l'IL-11 stimule le développement de larges colonies rondes et compactes qui n'ont pas la morphologie multicentrique typique des colonies érythroïdes dérivées de BFU-E. Après 8 jours d'incubation, alors que les cellules issues de BFU-E sont différenciées et totalement hémoglobinisées, ces colonies sont composées d'environ 100000 cellules à la morphologie d'érythroblastes primitifs qui se comportent comme des CFU-E en culture secondaire. La maturation érythroide se poursuit jusqu'au 12ième jour d'incubation où les colonies sont complètement hémoglobinisées. Le fait que la fréquence des BFU-E ne soit pas diminuée dans ces cultures suggère que les précurseurs des larges colonies érythroblastiques sont différents des BFU-E.

La stimulation de colonies érythroïdes par l'IL-11 a aussi été démontrée pour les précurseurs médullaires humains $CD34^+$. En présence d'érythropoïétine, l'IL-11 induit la formation de colonies de type BFU-E.

Effets sur les précurseurs monocytaires et granulocytaires

Un effet direct de l'IL-11 sur les précurseurs monocytaires spécialisés a été rapporté: des cellules blastiques provenant de cultures contenant de l'IL-3 se développent uniquement en colonies de macrophages dans des cultures secondaires contenant de l'IL-11 et de l'érythropoïétine alors qu'elles se développent en colonies mixtes neutrophile-macrophage en présence d'IL-6 et d'érythropoïétine.

L'IL-11, comme l'IL-6, semble accélérer le cycle cellulaire des précurseurs CFC murins d'origine foetale, mais pas celui des précurseurs d'origine adulte.

Effets sur les précurseurs multipotents

L'IL-11 agit en synergie avec l'IL-3 et le KL pour stimuler la multiplication des précurseurs multipotents (12). Ceci est observé, non seulement au niveau de la formation de colonies par les CFC-GEMM, mais aussi de la multiplication des précurseurs des CFC-GEMM en culture liquide. L'expansion de ces précurseurs semblait à l'origine dépendre strictement de la présence combinée des IL-1 et IL-3. Nous avons montré que l'IL-11 peut remplacer l'IL-1 dans ces cultures et qu'une stimulation maximale est obtenue par la combinaison des deux facteurs d'origine stromale, l'IL-11 et le KL. La stimulation de colonies mixtes par l'IL-11 en combinaison avec l'IL-3, le KL, ou d'autres facteurs a aussi été observée pour des populations cellulaires enrichies en précurseurs telles que des cellules spléniques récoltées 4 jours après myélodéplétion par le 5-fluorouracil ou des cellules médullaires humaines $CD34^+$. De plus, bien que l'IL-11 soit inefficace en soi, elle agit en synergie avec le KL sur la survie/production des précurseurs primitifs CFU-S après 6 jours en culture en milieu liquide. La combinaison d'IL-11 et de KL semble aussi plus favorable que l'IL-3 au maintien en culture de cellules souches capables d'assurer la reconstitution hématopoïétique à 120 jours.

L'IL-11 agit également en synergie avec le ligand du récepteur flt3 pour stimuler l'expansion de cellules Lin^-, $Sca\text{-}1^+$ en culture en milieu liquide, produisant des cellules à l'apparence de blastes immatures contenant un taux accru d'HPP-CFC.

La combinaison d'IL-11 et de KL s'est avérée optimale pour le développement de précurseurs hématopoïétiques à partir de cellules souches embryonnaires en culture.

En culture médullaire à long terme (>4 semaines), l'IL-11 augmente le nombre de cellules non adhérentes, de CFC-GM et CFC-MK, et de CFU-S primitives, mais semble plutôt diminuer la population de cellules capables de reconstitution hématopoïétique à long terme.

Effets sur l'ostéoclastogénèse

Nous avons indiqué plus haut que l'IL-11 est exprimée par les ostéoblastes. Bien que l'IL-11 seule n'ait pas d'activité sur le développement des ostéoclastes, l'IL-11 stimule de manière dose-dépendante la formation des ostéoclastes en co-culture de cellules médullaires avec des cellules osseuses (12). Cet effet est également observé avec des combinaisons d'IL-11 et d'1,25-dihydroxy vitamine D3 ou d'hormone parathyroïde en culture médullaire. Les ostéoclastes produits sont de grande taille, de ploïdie élevée, et ils sont fonctionnels en terme de résorption osseuse (12). Des anticorps spécifiques de l'IL-11 neutralisent les effets de l'hormone parathyroïde sur la résorption osseuse. De plus, les anticorps anti IL-11 bloquent aussi partiellement le développement ostéoclastique induit par l'IL-1, le TNF et l'1,25-dihydroxy vitamine D3. Ces résultats indiquent que l'IL-11 est un médiateur/cofacteur essentiel de l'ostéoclastogénèse et de la résorption osseuse en réponse à différents facteurs. Contrairement à l'IL-6 qui n'augmente l'ostéoclastogénèse qu'en situation de carence en oestrogène, les effets de l'IL-11 sont indépendants de la production d'oestrogène.

Effets sur la réponse de phase aiguë

L'IL-11 stimule la production de plusieurs protéines majeures de phase aigue lors du processus inflammatoire. Cette stimulation est observée à la fois in vitro et in vivo et est qualitativement et quantitativement similaire à l'activité de l'IL-6 et du LIF.

Effets sur la matrice extracellulaire

Nous avons vu plus haut que l'IL-11 est exprimée par les chondrocytes articulaires et les synoviocytes en réponse à l'IL-1β ou le TGFβ (11). L'IL-11 n'affecte pas la prolifération des chondrocytes, elle n'augmente pas l'activité de l'enzyme métalloprotéase stromelysin, mais stimule au contraire la synthèse de novo d'inhibiteurs tissulaires des métalloprotéases de type 1 (TIMP-1) par les chondrocytes et les synoviocytes. L'IL-11 pourrait donc moduler l'homéostase du cartilage en prévenant la dégradation de la matrice extracellulaire lors d'inflammation articulaire. Un effet similaire sur la production de TIMP a été décrit pour l'IL-6, qui est aussi produite à forte concentration par les chondrocytes articulaires.

Effets sur l'adipogénèse

L'IL-11 inhibe l'adipogénèse dans des cultures de pré-adipocytes murins 3T3-L1 (3). Elle inhibe aussi de manière dose-dépendante l'activité lipoprotéine lipase des adipocytes 3T3-L1 différenciés. L'IL-11 pourrait réguler de manière paracrine la différentiation adipocytaire dans le microenvironnement hématopoïétique médullaire et de ce fait jouer un rôle dans l'hématopoïèse associée aux cellules stromales. Ce type d'activité inhibitrice de l'adipogénèse a aussi été montré pour d'autres facteurs exprimés par des lignées de cellules stromales médullaires tels que l'IL-1, IL-6, le LIF ou le TGFβ.

Effet sur la neurogénèse

Il a été montré que l'IL-11 est un régulateur de la neurogénèse et du phénotype des neurones sympathiques en culture.

Méthodes de dosage

La première méthode de dosage de l'IL-11 décrite était un essai biologique basé sur la stimulation par l'IL-11 de la prolifération de la lignée cellulaire T10, un sous clone du plasmacytome murin T1165. Cet essai est relativement spécifique des IL-6 et IL-11 humaines et murines, bien que les cellules T10 répondent aussi faiblement au TNFα et à l'IL-1α humains ainsi qu'au GM-CSF murin. L'utilisation d'anticorps neutralisants permet de vérifier la spécificité de la réponse obtenue. La courbe de titration est linéaire dans une gamme de concentrations de 0.3 à 10 ng/mL et la demi-prolifération maximale est obtenue à 3ng/mL.

L'IL-11 peut aussi être mesurée par son activité biologique sur la prolifération des cellules B9-11, un sous-clone de l'hybridome B9. Les cellules B9-11 répondent à l'IL-6 et à l'IL-11 mais ni au LIF, au CNTF ou à l'Oncostatine M, qui utilisent également la chaîne gp130 dans leur récepteur, ni aux IL-1 à -13 humaines, au G-CSF, au M-CSF, au GM-CSF, à l'IFNα, au TNFα, au TNFβ, au FGF, ou au NGF. La prolifération des cellules B9-11 en réponse à l'IL-11 est inhibée par des anticorps anti IL-11 ou anti gp130, mais pas par des anticorps spécifiques du récepteur de l'IL-6. La demi-prolifération maximale est obtenue à 30ng/mL d'IL-11. L'utilisation simultannée d'anticorps neutralisants anti IL-6 permet de mesurer l'IL-11 dans des fluides biologiques.

PHARMACOLOGIE / ACTIVITES BIOLOGIQUES IN VIVO

Activités de l'IL-11 chez l'animal normal

Dès les premières études in vivo, l'IL-11 humaine s'est avérée être un stimulateur assez spécifique de la thrombopoïèse et de la neutropoïèse chez la souris normale (15, 16). Dès le troisième jour de traitement, le taux de plaquettes en circulation augmente de l'ordre de 1,5 fois et reste élevé durant toute la durée du traitement. La ploïdie des mégacaryocytes augmente après administration d'IL-11. Ces effets sont similaires à ceux de l'IL-6. De plus, l'IL-11 stimule les précurseurs hématopoïétiques au niveau médullaire. Le nombre de CFC-MK, CFC-GM, BFU-E et CFC-GEMM médullaires est augmenté, et leur cycle cellulaire accéléré. Ceci s'accompagne également d'une augmentation de l'hématopoïèse périphérique, telle que la mégacaryopoïèse splénique. L'administration continue d'IL-11 par minipompe pendant 7 jours cause une diminution de la cellularité et du nombre de précurseurs primitifs (CFU-S) médullaires. En parallèle, on assiste à une augmentation jusqu'à 20-50 fois de la cellularité splénique ainsi que du nombre de CFU-S dans la rate et le sang périphérique. Ces résultats indiquent que l'IL-11 induit la mobilisation des précurseurs hématopoïétiques en périphérie.

Au niveau de la lymphopoïèse, l'administration d'IL-11 in vivo augmente le nombre de cellules productrices d'Ig en réponse à l'antigène ainsi que le taux d'Ig circulantes, et ceci à la fois pour les réponses immunitaires primaires et secondaires (14).

Les études chez le rat ont confirmé l'augmentation dose-dépendante des taux plaquettaires observée après administration d'IL-11 humaine chez la souris. Cet effet est similaire à celui obtenu avec l'IL-6. L'IL-11 induit également une augmentation dose-dépendante de la cellularité médullaire, ainsi que de la taille et de la ploïdie des mégacaryocytes médullaires. La réponse de phase aigue semble moins prononcée avec l'IL-11 qu'avec l'IL-6, et le poids corporel est affecté par l'IL-6 mais pas par l'IL-11.

Chez le chien, l'IL-11 induit une augmentation des taux plaquettaires de 1,4 à 3,1 fois, sans changement de taille des plaquettes. Les taux de leucocytes sont inchangés, mis à part une forte proportion de mégacaryocytes de haute ploïdie. Le nombre de précurseurs CFC-GM est augmenté dans la moelle osseuse et en périphérie. L'IL-11 est bien tolérée sans effets secondaires notables.

En analogie avec les résultats observés chez les rongeurs et le chien, l'IL-11 humaine a également des effets thrombopoïétiques in vivo chez le singe. Ces effets s'accompagnent d'une diminution des taux d'érythrocytes circulants ainsi que des hématocrites. L'IL-11 semble par ailleurs bien tolérée malgré une réponse de phase aigue au jour 15 du traitement. Les effets thrombopoïétiques de l'IL-11 sont encore augmentés par l'administration concommitante d'IL-3 ou de GM-CSF.

Activités de l'IL-11 dans des modèles précliniques

Les chimiothérapies utilisées pour le traitement des cancers causent généralement des réductions drastiques des taux de plaquettes circulantes. Les doses de chimiothérapie doivent souvent être diminuées, ou les traitements interrompus, pour éviter des réductions dangereuses des taux de plaquettes pouvant entraîner des hémorragies incontrôlées. En cas de baisse trop importante des taux plaquettaires, on a recours à des transfusions qui entraînent des risques d'infection. L'IL-11 a déjà été évaluée dans plusieurs modèles de chimiothérapie et d'irradiation, avec ou sans transplantation médullaire.

Chez la souris myélodéprimée par traitement au cyclophosphamide, l'IL-11 accélère le retour à des taux normaux de plaquettes et de neutrophiles en circulation ainsi que la restoration d'un nombre normal de CFC-GM, BFU-E et CFC-GEMM médullaires et spléniques (17). La reconstitution immunitaire est aussi améliorée, tant au niveau du nombre de cellules productrices d'Ig en réponse à l'antigène qu'au niveau du taux de production d'Ig.

Dans un modèle de myélosuppression cumulative par chimiothérapie répettée à la nitrosourée, l'IL-11 réduit considérablement la mortalité et la pancytopénie. Le traitement à l'IL-11 augmente de manière significative les taux résiduels de leukocytes et de plaquettes circulants, l'hématocrite, ainsi que la cellularité totale et le nombre de précurseurs médullaires et spléniques.

Dans un modèle murin de transplantation de cellules médullaires et spléniques après irradiation létale, l'administration quotidienne d'IL-11 accélère la reconstitution des neutrophiles circulants, qui atteignent les valeurs normales après 8-10 jours au lieu de 14-15 jours en l'absence de traitement (18). L'IL-11 améliore aussi sensiblement les taux de plaquettes en circulation: la chute du taux de plaquettes normalement observée 10 jours après irradiation et transplantation est 3 fois moins forte dans les animaux traités à l'IL-11. Le retour à des taux normaux de plaquettes circulantes est plus rapide (au jour 10) et atteint des valeurs supra-normales au jour 18, alors que les animaux contrôles atteignent tout juste les valeurs normales. La cellularité médullaire et splénique, ainsi que le contenu en précurseurs CFU-GM et CFU-GEMM de ces organes sont augmentés de 3 à 5 fois dans les animaux traités à l'IL-11. Au contraire, le nombre de précurseurs immatures de type CFU-S primitifs semble inchangé.

La myélosuppression profonde résultant d'une combinaison d'irradiation sub-létale et de chimiothérapie au carboplatine est aussi améliorée par l'administration d'IL-11. La thrombocytopénie et l'anémie sont réduites en intensité et en durée, et le nombre des précurseurs mégacaryocytaires, érythroïdes, granulocytiques et monocytiques médullaires et spléniques est augmenté.

Des cellules médullaires transfectées par le gène de l'IL-11 ont été transplantées dans des souris irradiées létalement. Elles induisent la production continue de fortes concentrations d'IL-11 dans le plasma. Dans les souris exprimant l'IL-11, la baisse d'hématocrite normalement observée après irradiation ne se produit pas. De même, la diminution du taux de plaquettes consécutive à l'irradiation est atténuée et le retour à la normale accéléré. Le taux de plaquettes se stabilise à un niveau 1,5 fois supérieur à la normale pendant 4 à 14 semaines. Les taux de leucocytes semblent normaux malgré une augmentation importante du nombre des précurseurs myéloïdes spléniques.

L'administration concommitante d'IL-11 et de KL après irradiation létale et transplantation médullaire augmente encore les effets induits par l'IL-11 seule. Ceci a été observé au niveau des leucocytes et plaquettes périphériques, de la cellularité médullaire, mais aussi de la cellularité et des précurseurs hématopoïétiques spléniques. L'érythropoïèse semble au contraire peu affectée.

Au delà de l'accélération de la reconstitution hématopoïétique observée chez les souris myélodéprimées par une combinaison de chimiothérapie et de radiation, l'IL-11 agit aussi sur la reconstitution de la muqueuse intestinale. La prolifération des cellules de l'intestin grêle est augmentée et les structures des villosités, fortement endommagées par le conditionnement, sont reconstituées de manière spectaculaire. Ces effets sont associés à une baisse de la mortalité et de la morbidité due à l'état septique causé par les microorganismes intestinaux endogènes (19).

Dans un modèle d'inflammation de la muqueuse orale chez le hamster, l'IL-11 diminue l'étendue et la sévérité de l'ulcération et augmente le taux de survie des animaux (20).

L'administration d'IL-11 réduit aussi fortement les anomalies macro-et microscopiques dues aux dommages subis par le colon et l'intestin grêle dans des modèles de colite aigue induite par administration locale d'acide acétique chez le rat ou d'inflammation intestinale chronique chez le rat transgénique HLA-B27 (20).

Ces résultats indiquent que l'IL-11 devrait être bénéfique en cas de myélosuppression et plus particulièrement de traitement chimiothérapeutique ou irradiation, par son effet stimulateur à la fois de l'hématopoïèse et de la reconstitution de la muqueuse intestinale. De plus, l'IL-11 pourrait permettre l'intensification des doses de chimiothérapie, tout du moins dans le traitement des tumeurs sensibles à la nitrosourée ou au cyclophosphamide.

PATHOLOGIE / ETUDES CLINIQUES

Jusqu'à présent, aucune pathologie associée à un défaut de production d'IL-11 n'a été identifiée chez l'homme ou chez l'animal.

Les études cliniques de phase II avec l'IL-11 recombinante humaine ont démontré de manière significative l'effet de l'IL-11 sur la restauration des taux plaquettaires après chimiothérapie, et ceci à un niveau suffisant pour éviter le besoin de transfusions sanguines. Les essais cliniques en double aveugle comprenaient 2 groupes de patients traités avec 25 ou 50 ug/kg d'IL-11 et un groupe de patients recevant du placebo. 96% des patients recevant seulement le placebo nécessitèrent au moins une transfusion alors que 30% des patients traités avec la dose supérieure d'IL-11 ne nécessitèrent pas de transfusion pour restaurer leurs taux de plaquettes.

RÉFÉRENCES

[1] PAUL S.R., BENNETT F., CALVETTI J.A., et al. — Molecular cloning of a cDNA encoding interleukin 11, a stromal cell-derived lymphopoietic and hematopoietic cytokine. *Proc. Natl. Acad. Sci.*, 1990, 87, 7512-7516.

[2] PAUL S.R., YANG Y.C., DONAHUE R.E., GOLDRING S., WILLIAMS D.A. — Stromal cell-associated hematopoiesis: Immortalization and characterization of a primate bone marrow-derived stromal cell line. *Blood,* 1991, 77, 1723-1733.

[3] KAWASHIMA I., OHSUMI J., MITA-HONJO K., et al. — Molecular cloning of a cDNA encoding adipogenesis inhibitory factor and identity with Interleukin-11. *FEBS Letters,* 1991, 283, 199-202.

[4] QUESNIAUX V. — Interleukin 11. *Leukemia and Lymphoma,* 1994, 14, 241-249.

[5] DU X.X. AND WILLIAMS D.A. — Interleukin-11: a multifunctional growth factor derived from the hematopoietic microenvironment. *Blood.*, 1994, 83, 2023-2030.

[6] DU X.X. AND WILLIAMS D.A. — Update on development of Interleukin -11 *Cur. Opinion Hematol.*, 1995, 2, 182-188.

[7] CZUPRYN M.J., MCCOY J.M., SCOBLE H.A. — Structure-function relationships in human Interleukin-11. *J. Biol. Chem,.* 1995, 270, 978-985.

[8] McKINLEY D., WU Q., YANG-FENG T., YANG Y.C. — Genomic sequence and chromosomal location of human Interleukin-11 gene. *Genomics.,* 1992, 13, 814-819.

[9] YIN T., TAGA T., LIK-SHING M. et coll. — Involvement of Il-6 signal transducer gp130 in IL-11-mediated signal transduction. *J. Immunol.*, 1993, 151, 2555-2561.

[10] HILTON D.J., HILTON A.A., RAICEVIC A. et coll. — Cloning of a murine IL-11 receptor α-chain; requirement for gp130 for high affinity binding and signal transduction. *EMBO J.*, 1994, 13, 4765-4775.

[11] MAIER R., GANU V., LOTZ M. — Interleukin-11, an inducible cytokine in human articular chondrocytes and synoviocytes, stimulates the production of the tissue inhibitor of metalloproteinases. *J. Biol. Chem.*, 1993, 268, 21527-21532.

[12] GIRASOLE G., PASSERI G., JILKA R.L., MANOLAGAS S.C. — Interleukin-11: A new cytokine critical for osteoclast development. *J. Clin. Invest.*, 1994, 93, 1516-1524.

[13] QUESNIAUX V.F.J., CLARK S.C., TURNER K., FAGG B.. — Interleukin-11 stimulates multiple phases of erythropoiesis in vitro. *Blood*, 1992, 80, 1218-1223.

[14] YIN T., SCHENDEL P., YANG Y.C.. — Enhancement of in vitro and in vivo antigen-specific antibody responses by Interleukin-11. *J. Exp. Med.*., 1992, 175, 211-216.

[15] QUESNIAUX V.F.J., MAYER P., LIEHL E., et al. — Review of a novel hematopoietic cytokine, Interleukin-11. *Int. Rev. Exp. Pathol.*, 1993, 34A, 205-214.

[16] NEBEN T.Y., LOEBELENZ J., HAYES L. et coll.— Recombinant human Interleukin-11 stimulates megakaryocytopoiesis and increases peripheral platelets in normal and splenectomized mice. *Blood*, 1993, 81, 901-908.

[17] HANGOC G., YIN T., COOPER S. et coll. — In vivo effects of recombinant Interleukin-11 on myelopoiesis in mice. *Blood*, 1993, 81, 965-972.

[18] DU X.X., NEBEN T., GOLDMAN S. et coll.. — Effects of recombinant Interleukin-11 on hematopoietic reconstitution in transplant mice: Acceleration of recovery of peripheral blood neutrophils and platelets. *Blood,* 1993, 81, 27-34.

[19] DU X.X., DOERSCHUK C.M., ORAZI A., WILLIAMS D.A.. — A bone marrow-derived growth factor, Interleukin-11, stimulates recovery of small intestinal mucosal cells after cytoablative therapy. *Blood*, 1994, 83, 33-37.

[20] KEITH J.C., ALBERT L., SONIS S.T. et coll.. — IL-11, a pleiotropic cytokine: exciting new effects of IL-11 on gastrointestinal mucosal biology. *Stem Cells Dayt.*, 1994, 12 Suppl.1, 79-89.

Chapitre 19

INTERLEUKINE-12

G. DELESPESSE

INTRODUCTION

Initialement identifiée par certains comme un facteur stimulant les cellules NK (NKSF, natural killer cell stimulation factor) et par d'autres comme un *f*acteur de maturation des lymphocytes cytotoxiques (CLMF, cytotoxic lymphocyte maturation factor) l'interleukine 12 humaine a été clonée sur la base de deux activités biologiques distinctes: (i) induction de la production d'IFN-γ et (ii) augmentation de la cytotoxicité lymphocytaire. L'IL-12 est un hétérodimère composé de deux chaînes structurellement non apparentées, reliées par un pont disulfure: p40 (± 40 kD) et p35 (± 35 kD). Chaque sous-unité est codée par un gène distinct et régulée de manière largement indépendante. La structure de p40 est homologue à celle du récepteur à l'IL-6 et celle de p35 est homologue à celle de l'IL-6, en sorte que l'IL-12 ressemble à un complexe formé par une interleukine et son récepteur soluble. Le récepteur à l'IL-12, dont la structure n'est que partiellement élucidée, est un complexe multimoléculaire composé d'au moins deux unités, β1 et β2, apparentées à la chaîne gp 130 du récepteur à l'IL-6. L'expression sélective du récepteur à l'IL-12 (IL-12R) sur les lymphocytes T activés et les cellules NK rend compte des deux activités biologiques essentielles de cette interleukine: augmentation de la production d'IFN-γ et facilitation de la cytotoxicité lymphocytaire. L'IL-12 est également active sur les cellules souches de moelle osseuse. Précocement produite par les cellules présentant l'antigène (cellules dendritiques, monocytes/macrophages) l'IL-12 joue un rôle essentiel dans l'immunité naturelle et acquise. De nombreux pathogènes induisent directement la production d'IL-12 par les phagocytes; à son tour l'IL-12 stimule la production d'IFN-γ par les cellules NK, qui amplifie la production d'IL-12 et stimule la bactéricidie des phagocytes. De concert avec l'IFN-γ, l'IL-12 induit la maturation des lymphocytes T naïfs en cellules effectrices de type 1 (Th1) et inhibe le développement d'effecteurs de type 2 (Th2). L'IL-12 est non seulement nécessaire pour l'induction d'une réponse de type 1 à médiation cellulaire, mais elle en assure également le maintien, en facilitant la prolifération et la production de cytokines par les cellules Th1. De nombreux modèles in vivo ont confirmé le rôle important de l'IL-12 non seulement dans la protection de l'organisme contre des pathogènes intracellulaires ou contre le cancer, mais également dans la pathogénie de maladies auto-immunes spécifiques d'organe. L'IL-12 se profile comme un agent thérapeutique possible en pathologie infectieuse et tumorale; elle s'est de plus révélée être un adjuvant puissant dans le cadre de vaccinations visant à induire des réponses de type cellulaire. Réciproquement, les antagonistes de l'IL-12 apparaissent comme des agents thérapeutiques pouvant enrayer le développement de maladies inflammatoires et/ou auto-immunes chroniques. Ce chapitre résume les données publiées jusqu'en septembre 1995; faute d'espace, la bibliographie a été fortement écourtée et consiste principalement en articles de revues.

STRUCTURE (1,2,3)

L'IL-12 est une cytokine unique dont la structure évoque celle d'un complexe formé par une cytokine et son récepteur soluble.

L'IL-12 est un hétérodimère de 70 kD (p70), composé de deux glycoprotéines p40 (± 40 kD) et p35 (± 35 kD) reliées entre elles par un pont disulfure (tableau 19.1). L'ADNc du p40 humain (numéros d'accès dans Gen Bank M65292 et M65272) s'étend sur 2-3 kb et contient dans sa région 3' un domaine non codant de 1.3 kb incluant une copie d'un élément Alu répétitif et plusieurs copies de la séquence, ATTA déstabilisante pour l'ARNm. Cet ADNc p40 code pour un polypeptide de 320 acides aminés comprenant un peptide signal de 22 résidus hydrophobes, ce qui correspond à une protéine mature dont la masse moléculaire (Mr) calculée est de 34,7kD. La protéine p40 contient un site de liaison à l'héparine, trois sites de N-glycosylation et dix cystéines; huit d'entre elles forment quatre ponts disulfures intramoléculaires, une est libre et la dernière est engagée dans un pont disulfure liant la chaîne p35. Le gène codant pour la chaîne p40 est localisé sur le chromosome 5q31-q33, non loin des gènes codant pour les récepteurs au M-CSF (monocyte colony-stimulating factor) et à l'IL-4. L'ADNc du p35 humain (numéros d'accès dans Gen Bank M65291 et M65271) s'étend sur 1.3 kb et comprend également de multiples éléments de séquence ATTA dans sa région non codante 3'. L'ADNc du p35 humain code pour une protéine mature de 219 acides aminés, correspondant à une Mr de 27,5kD. La molécule p35 contient trois sites potentiels de N-glycosylation (deux seulement sont glycosylés) et sept cystéines; six d'entre elles forment des ponts disulfures intramoléculaire, la dernière est engagée dans le pont disulfure liant la chaîne p40. L'ADNc codant pour p35 possède 2 sites potentiels d'initiation de la transcription dont un présente des homologies de séquence avec les sites équivalents permettant l'expression de protéines membranaires. Ceci suggère donc l'existence possible d'une forme membranaire de p35 et d'IL-12. Le gène codant pour p35 est localisé sur le chromosome 3q12-3q13.2. Des cellules transfectées avec l'ADNc pour p40 ou p35 sécrètent les protéines correspondantes, mais l'IL-12 biologiquement active (p70) n'est produite que par des cellules cotransfectées par les deux types d'ADNc. Cependant, une faible activité biologique peut être observée in vitro lorsque les deux chaînes libres sont présentes à de très fortes concentrations. Cette observation suggère que les deux chaînes peuvent s'associer au niveau de l'IL-12-R et transmettre un signal à la cellule. Ce processus n'est vraisemblablement pas physiologique, compte tenu qu'il requiert de très fortes concentrations de p40 et p35. Les ADNc codant pour les chaînes p40 et p35 de souris (numéros d'accès dans Gen Bank M86671 et M86672) présentent 70% et 67% d'homologie avec leur correspondant humain respectif. L'IL-12 humaine n'est pas active sur les cellules de souris alors que l'IL-12 de souris est active sur les cellules humaines. Des hétérodimères hybrides (souris/humains) sont actifs dans les deux espèces si p35 est d'origine murine, alors qu'ils ne sont actifs que sur les cellules humaines si p35 est d'origine humaine, et ceci quelle que soit l'origine de p40. La chaîne p35 détermine donc la spécificité d'espèce de l'IL-12. Par contre, des études par mutagénèse dirigée indiquent que la chaîne p40 détermine l'affinité de p70 pour son récepteur. La séquence peptidique de la chaîne p35 prédit une structure hélicoïdale, typiquement observée pour la plupart des cytokines. Cette séquence est homologue à celle d'autres cytokines, principalement l'IL-6 et le G-CSF (granulocyte colony-stimulating factor). L'analyse de la séquence peptidique de la chaîne p40 révèle que celle-ci appartient à la famille des récepteurs pour les cytokines hématopoïétiques. Le domaine extracellulaire de ces récepteurs est caractérisé par la présence de quatre résidus cystéine et un résidu tryptophane dont les positions sont conservées, ainsi que par le motif Trp-Ser-X-Trp-Ser (WSXWS). La chaîne p40 présente la plus forte homologie avec les récepteurs pour l'IL-6 et le CNTF (ciliary neurotrophic

TABLEAU 19.1 — CARACTERISTIQUES DE l'IL-12

		Humaine		Murine	
		p35	p40	p35	p40
Nb d'acides aminés	précurseur	253	328	215	335
	forme mature	196	306	193	313
N-Glycosylation potentielle		3	4	1	5
Ponts disulfures		3	5	3	6
Masse molaire (forme mature)		30-33 kDa	35-44 kDa		
pI		6,5	5,4		
Homologie Homme / souris		60 %	70 % [a]		
Chromosome		3q12-13	5q31-33		
homologie avec le domaine extracellulaire de l'IL-6 R		-	24 %		

[a] L'IL-12 humaine est inactive sur les cellules murines et l'IL-12 murine est active sur les cellules humaines

factor). Les récepteurs pour l'IL-12, l'IL-6 et le CNTF ont un domaine Ig à leur extrémité N-terminale; le motif WSXWS de p40 est modifié suite à l'insertion d'un résidu alanine (WSEWAS); il est localisé près de l'extrémité C-terminale de la molécule. La plupart des membres de cette famille de récepteurs aux cytokines peuvent être exprimés sous une forme soluble, se terminant immédiatement après le motif WSXWS. Ceci peut résulter soit d'un clivage protéolytique des récepteurs membranaires, soit d'un épissage alternatif de l'ARN aboutissant à l'élimination des unités codant pour les régions intracytoplasmiques et transmembranaires. Le récepteur à l'IL-6 est composé d'une chaîne liant l'IL-6 avec une faible affinité (IL-6Rα) et d'un dimère de gp130, qui seul ne lie pas la cytokine mais qui est en fait une molécule de transduction de signal membranaire, utilisée également par d'autres récepteurs de cytokine (CNTF, LIF). Le complexe formé par l'IL-6-Rα et l'homodimère de gp130 lie l'IL-6 avec une forte affinité. De plus, des complexes composés d'IL-6 et de fragments solubles d'IL-6-Rα se lient également à gp130 et transmettent un signal à la cellule induisant l'activité biologique de l'IL-6. Il en est de même des complexes solubles CNTF-CNTF-Rα. Par analogie à l'IL-6 et au CNTF, il a été postulé qu'au cours de l'évolution, l'IL-12 ait dérivé d'une cytokine primitive (p35) se liant à un récepteur constitué d'une chaîne de reconnaissance de faible affinité (forme primitive de p40, qui est l'équivalent de l'IL-6-Rα) et d'autres chaînes (équivalentes au gp130) assurant la transduction du signal. Au cours de l'évolution, le segment transmembranaire du p40 aurait disparu, mais l'association efficace de la forme primitive de l'IL-12 (p35) et de son récepteur soluble (p40) se serait maintenue grâce à une liaison covalente. Ce concept est supporté par l'observation déjà mentionnée qu'un mélange contenant des concentrations élevées de p40 et p35 est capable d'induire la production d'IFN-γ par des cellules sensibles à l'IL-12.

L'IL-12-R EST UN COMPLEXE MULTIMOLECULAIRE (4,5)

La structure et l'expression de l'IL-12-R ne sont pas entièrement élucidées. Les études initiales utilisant la cytométrie de flux ont révélé que l'IL-12-R est exprimé sur les lymphocytes T (CD4 et CD8) et les cellules NK activées, et que son expression est accrue par l'IL-2 et l'IL-12. L'IL-12-R n'est pas détectable sur les cellules mononucléées sanguines au repos, sur les cellules T au repos, sur les monocytes de même que sur les lymphocytes B au repos ou activés; par contre il serait faiblement détectable sur les cellules NK non activées. Ces observations ont été confirmées par des expériences de liaison à l'équilibre d'IL-12 radiomarquée qui ont permis de démontrer qu'une cellule T ou NK activée exprime 100-700 sites de liaison de forte affinité (5-20 pM), 200-1000 sites d'affinité moyenne (50-200 pM) et 800-5000 sites de faible affinité (2-6 nM). Une chaîne de l'IL-12-R (β1) a été identifiée et clonée à l'aide d'un anticorps monoclonal non neutralisant (AC 2-4E6). Le nombre de sites reconnus par cet anticorps à la surface d'un lymphoblaste T égale la somme des sites liant l'IL-12 avec une intensité forte, moyenne et faible. Mais, l'AC-2-4E6 reconnaît 200-800 sites à la surface des lymphocytes B ou des lignées myéloïdes qui ne lient pas l'IL-12; de plus, l'activation des lymphocytes B s'accompagne d'une liaison accrue de l'anticorps, qui par ailleurs reconnaît 5-70% des cellules mononucléées sanguines non activées. Ces données suggèrent donc que la chaîne β1 reconnue par cet anticorps est également associée à d'autres récepteurs distincts de l'IL-12-R. L'ADNc de la chaîne β1 humaine code pour une protéine transmembranaire de type I de 662 acides aminés (Mr calculée: 73,1kD). Le domaine extracellulaire (516 acides aminés) contient 6 sites de N-glycosylation, il est suivi d'une région transmembranaire de 30 acides aminés et d'un domaine intracytoplasmique (91 acides aminés) ne contenant pas de tyrosine. La chaîne β1 présente une homologie de structure avec la gp130, et les récepteurs au LIF et au G-CSF. Les cellules transfectées avec l'ADNc de la chaîne β1 humaine lient l'IL-12 humaine ou murine avec une faible affinité (2-5 nM). La chaîne β1 de l'IL-12-R murin ressemble à son équivalente humaine (54% d'acides aminés identiques) dont elle se différencie par le fait qu'elle existe sous forme transmembranaire et soluble. Cette dernière n'est cependant pas sécrétée. Des anticorps polyclonaux dirigés contre la chaîne β1 inhibent la réponse lymphocytaire à l'IL-12, indiquant que β1 est nécessaire bien qu'elle ne suffise pas pour transmettre le signal de l'IL-12. Plus récemment, une seconde chaîne de l'IL-12-R (β2) a été clonée; les données actuellement disponibles indiquent que des cellules cotransfectées avec les chaînes β1 et β2 ont des sites de liaison de forte (40 pM) et faible (5 nM) affinité. Struturellement, β2 appartient à la même famille moléculaire que β1.

LA SOUS-UNITE P40, UN ANTAGONISTE POTENTIEL DE l'IL12.(4,6,7)

Le surnageant de cellules Cos-7 transfectées avec l'ADNc de la chaîne p40 de souris, contient des homodimères de p40 unis par un pont disulfure, se liant avec la même affinité que l'IL-12 aux IL-12-R exprimés sur les cellules T ou NK activées. Le dimère p40 inhibe l'activité biologique de l'IL-12 in vitro et in vivo. Ce dimère se lie principalement à la chaîne β1 de l'IL-12-R murin; il n'inhibe pas la liaison ou la réponse de lymphoblastes T humains à l'IL-12 humaine, bien qu'il inhibe la liaison de l'IL-12 humaine aux transfectants β1 humains. Des cellules COS-7 transfectées avec le p40 ADNc humain sécrètent également des homodimères de p40; l'affinité de ceux-ci pour l'IL-12-R est cependant 5 à 10 fois moindre que celle de l'IL-12, expliquant leur faible activité biologique anti-IL-12. L'implication pharmacologique de ces observations est évidente, alors que leur signification physiologique nécessite des études supplémentaires. Le traitement de souris par les dimères de p40 inhibe la production d'IFN-γ induite par l'endotoxine ainsi que le développement de réponses de type 1. Puisqu'en situation physiologique, les cellules produisant de l'IL-12 produisent 10-100 fois plus de p40 libre que d'IL-12, il est possible que cet excès de p40 puisse contrôler les effets biologiques de l'IL-12 chez la souris. Cet excès de p40 se retrouve également in vivo, dans le sérum de souris traitées par l'endotoxine ou dans l'exsudat pleural de malades atteints de pleurésie tuberculeuse. De plus, chez la souris traitée au LPS, le taux sérique de p40 reste élevé plus longtemps que celui de l'IL-12. Finalement, une étude récente par hybridation in situ sur des sections de rate de souris a indiqué que les ARNm de p40 et p35 ont une distribution spatiale distincte, suggèrant que certaines cellules pourraient produire du p40 indépendamment de l'IL-12.

LA PRODUCTION D'IL-12 ET SA REGULATION. (1, 8-15)

L'analyse de la production d'IL-12 est compliquée du fait que cette cytokine est codée par deux gènes distincts qui doivent être exprimés par la même cellule; de plus les cellules produisant l'IL-12 produisent un large excès (10-100X) de p40 libre. Globalement, l'IL-12 est produite par les cellules présentant l'Ag (CPA) et par les cellules de l'immunité naturelle.

L'IL-12 est exprimée de manière constitutive par les lignées de lymphocytes B transformés par le virus d'Epstein-Barr (VEB), et sa production est fortement augmentée par les esters de phorbol. Les lignées dérivées de lymphomes de Burkitt africain (qu'ils soient VEB^{+} ou -) ne produisent pas ou peu d'IL-12, même après stimulation aux esters de phorbol. Par contre, les lignées de Burkitt (VIH-) dérivées de malades infectés par le VIH, de même que les lignées dérivées de malades Hodgkiniens, produisent de grandes quantités d'IL-12 pour autant qu'elles soient infectées par VEB. Ceci suggère que ce virus peut, dans certains cas, transactiver la production d'IL-12. La production élevée d'IL-12 in vitro par des lymphomes associés au SIDA contraste avec la production déficiente d'IL-12 par les cellules mononucléées de ces malades stimulées par des produits d'origine bactérienne. A ce jour, on ignore si ces lymphomes associés au SIDA produisent de l'IL-12 in vivo. Les cellules B de leucémie lymphoïde chronique produisent également de faibles quantités d'IL-12. Les lymphocytes B normaux produisent très peu d'IL-12 et la signification physiologique de celle-ci reste à déterminer. Les principaux producteurs d'IL-12 sont les monocytes/macrophages et les cellules dendritiques. Les monocytes produisent de l'IL-12 en réponse à un grand nombre d'agents infectieux ou à leurs toxines; ces micro-organismes, d'origine bactérienne, parasitaire ou virale, ont en commun la propriété d'induire une réponse immunitaire de type 1. Certains pathogènes induisent directement la production d'IL-12 par les monocytes *(ex. Listeria monocytogenes, Toxoplasma gondi, Staphyloccus aureus (SAC), LPS...)*; d'autres ne le font qu'en présence d'IFN-γ*(ex.: Mycobacterium avis, BCG)*. Dans ce cas, la production initiale d'IFN-γ est donc indépendante de l'IL-12 et provient de cellules T $NK1^{+}$ ou exprimant un récepteur T γ/δ. Les monocytes produisent également de l'IL-12 lors de la présentation de l'Ag à des lymphocytes Th1 ou Th0; dans ce cas, la synthèse d'IL-12 est induite par l'engagement du CD40 (à la surface des monocytes) par son ligand exprimé sur les lymphocytes T activés. La production d'IL-12 lors de l'interaction T/monocyte ou T/cellule dendritique joue un rôle important dans la production d'IFN-γ en réponse à des Ags neutres, dépourvus d'activité adjuvante, tels que les protéines ou les peptides. Elle conditionne également la polarisation de la réponse immunitaire à ces Ags vers un phénotype Th1 ou Th2. Les cellules dendritiques produisent de l'IL-12 non seulement lors de leur interaction avec les cellules T mais également en réponse à des bactéries (SAC) ou leurs toxines (LPS). Les cellules dendritiques cutanées (cellules de Langerhans) sont de bonnes productrices d'IL-12 in vivo et in vitro, par opposition aux kératinocytes qui ne produisent que très peu d'IL-12 in vitro. L'IL-12 produite par les cellules de Langerhans joue un rôle important dans la sensibilisation de contact aux haptènes. L'anti-IL-12 inhibe la sensibilisation et induit une tolérance à l'haptène alors que l'IL-12 exogène empêche l'induction de la tolérance par l'irradiation cutanée aux UV. Cette dernière résulte en partie de la production d'IL-10 (qui bloque la synthèse d'IL-12) et de la destruction des cellules de Langerhans par les UV. L'IL-12 est également produite par les polynucléaires neutrophiles, les mastocytes du tissu conjonctif ainsi que par des lignées myéloïdes (en réponse au LPS) ou des lignées de carcinome épidermoïde. Il est intéressant de noter que les esters de phorbol qui sont de puissants inducteurs d'IL-12 pour les lignées lymphocytaires B transformées par le VEB, n'induisent pas la production d'IL-12 par les phagocytes, alors qu'ils stimulent la production d'autres cytokines par ces cellules.

La production d'IL-12 par les phagocytes est inhibée par l'IL-10; les mêmes cellules stimulées à produire de l'IL-12, produisent également de l'IL-10 de manière retardée. De plus, l'IL-12 induit la production d'IL-10 in vivo, principalement par les cellules non-T non-B. L'IL-10 assure donc l'inhibition en retour de la production d'IL-

12. Le TGF-β et la PGE_2 également produits par les phagocytes en réponse à certains agents infectieux, inhibent aussi la production in vitro d'IL-12. In vivo, le TGF-β pourrait favoriser la production d'IL-12 par des souris infectées avec du *Candida albicans.* L'IL-4 et l'IL-13 inhibent la production d'IL-12 par les cellules mononuclées du sang pour autant qu'elles soient ajoutées au même moment que l'agent inducteur; si elles sont ajoutées 24 ou 48 h avant celui-ci, elles ont un effet inverse très prononcé. Le moyen le plus efficace pour normaliser la production d'IL-12 par les cellules mononuclées du sang de malades infectés par le VIH est de préincuber celles-ci avec l'IL-4 ou l'IL-13, avant de les stimuler. L'IFN-γ, et dans une moindre mesure le GM-CSF augmentent la production d'IL-12 par les monocytes et les polynucléaires neutrophiles. L'effet facilitant de l'IFN-γ est plus prononcé si les cellules ont été préincubées avec cette cytokine; de plus, certains pathogènes (mycobactéries) ne peuvent pas induire la production d'IL-12 en absence d'IFN-γ. Aucune des cytokines contrôlant la production d'IL-12 par les phagocytes n'exerce un effet comparable sur les lignées lymphocytaires B.

La régulation du gène codant pour p40, facilement induit et exprimé uniquement par les cellules produisant l'IL-12, est mieux connue que celle du gène codant pour p35, très faiblement exprimé de manière ubiquitaire. Après activation, toutes les cellules produisant de l'IL-12 (phagocytes, lignées B) expriment 10 X plus d'ARNm de p40 que celui de p35, expliquant en partie la production d'un excès de p40 libre.

L'expression de p40 et p35, ainsi que leur régulation par l'IL-10 et l'IFN-γ, sont principalement contrôlées au niveau transcriptionnel. Les éléments responsables de la spécificité tissulaire et de la régulation de p40 s'étendent sur 3,3kb dans la région 5' du gène p40. Le promoteur est constitutivement activé dans des lignées B transformées par le VEB, il est inductible dans les lignées myéloïdes mais pas dans les lignées de lymphocytes T. La région -196 à -292 lie plusieurs facteurs nucléaires induits par l'IFN-γ et le LPS, incluant Ets2 et des facteurs apparentés à Ets. L'effet de l'IFN-γ sur la transcription de p40 est indirect alors que cette cytokine augmente directement la transcription de p35. En conclusion, la revue de la littérature révèle de grosses lacunes dans notre compréhension des mécanismes contrôlant la production de l'IL-12. Celle-ci est produite très rapidement après l'exposition de l'organisme à différents types d'agents infectieux, sa production est cependant contrôlée d'une manière complexe par d'autres cytokines qui peuvent soit l'augmenter (IFN-γ) ou l'inhiber (IL-10), soit exercer des effets opposés en fonction de conditions expérimentales particulières (IL-13, IL-4). Alors que la plupart des inducteurs connus de l'IL-12 stimulent également la production d'antagonistes de l'IL-12 (IL-10 et TGF-β) certaines protéines isolées de *Leishmania major*, seraient des inducteurs sélectifs d'IL-12. De telles molécules sont particulièrement intéressantes pour le développement de vaccins destinés à induire une réponse de type cellulaire ou à combattre une réponse de type 2.

SIGNAUX INDUITS PAR L'IL-12. (16)

La liaison de l'IL-12 à son récepteur (exprimé sur des clônes Th1) induit rapidement l'activation de tyrosines kinases (Jak 2 et Tyk 2) et la phosphorylation de plusieurs protéines, y compris des monomères inactifs des facteurs de transcription STAT1, STAT3 et STAT4 (STAT: signal transducers and activators of transcription). La phosphorylation de ceux-ci entraîne la formation d'homo- ou hétérodimères (STAT1-STAT1; STAT3/STAT4 et STAT4/STAT4) actifs qui migrent vers le noyau où ils transactivent les gènes cibles exprimant les séquences appropriées. Il est probable que les signaux induits par l'IL-12 puissent différer selon le type de cellule cible; $p56^{lck}$ est préférentiellement phosphorylée aux niveaux des cellules NK, alors que la kinase MAP (Mitogen Activated Protein) est préférentiellement phosphorylée au niveau des lymphoblastes T. Ceci pourrait refléter l'effet différentiel de l'IL-12 sur la prolifération de ces deux types de cellules. En effet, l'IL-12 augmente la prolifération des lymphoblastes T induite par l'IL-2 alors que, le plus souvent, elle inhibe la prolifération des cellules NK induite par l'IL-2. Le système de transduction Jak-STAT décrit dans des clones Th1 est non fonctionnel dans les cellules Th2. Celles-ci sont réfractaires à l'IL-12 bien que leurs éléments Jak2, Tyk2 et STATs soient intacts, et parfaitement fonctionnels pour autant qu'ils soient activés par des voies alternes, indépendantes de l'IL-12-R. La densité et l'affinité des IL-12-R exprimés sur les clônes Th2 étant comparables à celles observées sur les clônes Th1, la raison pour laquelle les cellules Th2 sont réfractaires à l'IL-12 reste inconnue. L'insensibilité ou la résistance à l'IL-12 s'acquiert rapidement lors de la maturation d'un lymphocyte T naïf ou précurseur (Tp) en cellule effectrice de type 2. Des études in vitro utilisant des Tp isolés de différentes souches de souris transgéniques exprimant le même TCR (T cell receptor) ont indiqué (i) que la résistance à l'IL-12 s'observe dès le troisième jour de l'activation primaire, (ii) qu'elle dépend du patrimoine génétique du donneur de cellules T et non du donneur de cellule présentant l'Ag, (iii) qu'elle est facilitée par l'IL-4 et inhibée par l'IL-12. Une meilleure compréhension des signaux transduits par l'IL-12 pourrait donc permettre le développement de stratégies visant à manipuler la polarisation Th1/Th2 de la réponse immunitaire.

ACTIVITES BIOLOGIQUES

L'IL-12 apparaît comme une cytokine clé de l'immunité naturelle et adaptative, jouant un rôle crucial dans la protection contre des pathogènes ayant un cycle intracellulaire obligatoire ou facultatif. Lors de la phase initiale d'invasion de l'organisme, un grand nombre d'agents infectieux stimulent les phagocytes à produire de l'IL-12, de même que d'autres cytokines pro-inflammatoires (IL-1, TFN-α). En synergie avec ces dernières, l'IL-12 induit la production d'IFN-γ et active la cytotoxicité des cellules NK, des lymphocytes T γ/δ et des lymphocytes T NK1$^+$. L'IFN-γ, en synergie avec le TNF-α et l'IL-1, active la machinerie bactéricide des phagocytes. L'IL-12 induite par ces pathogènes va de plus promouvoir la maturation des lymphocytes T Ag-spécifiques de type CD4 et CD8 en effecteurs cytotoxiques et de type 1, et inhiber leur développement en effecteurs de type 2. Les cellules T effectrices induites par l'IL-12 favorisent la phagocytose du pathogène (en induisant la production d'anticorps opsonisants et fixant le complément) et la bactéricidie des macrophages; de plus, elles peuvent directement détruire les cellules infectées. Les effets biologiques de l'IL-12 sont médiés principalement par les cellules NK et les lymphocytes T exprimant des IL-12-R de forte affinité. L'IL-12 peut également contrôler directement et indirectement l'activité de plusieurs types de cellules souches de la moëlle osseuse ainsi que l'activité des lymphocytes B.

L'IL-12 augmente la cytotoxicité, la production d'IFN-γ et la prolifération des cellules NK (2)

L'IL-12 augmente rapidement (6-8 hr) et directement l'activité cytotoxique des cellules NK. Cet effet ne requiert pas de cellules accessoires ni de cytokines exogènes ou endogènes, bien que dans certaines conditions expérimentales il soit inhibé par des anticorps anti-TNF-α. Cette dernière observation implique que (i) l'IL-12 stimule la production de TNF-α par les cellules NK et (ii) le TNF-α agit en synergie avec l'IL-12 pour l'induction de l'activité cytotoxique. L'augmentation de l'activité cytotoxique induite par l'IL-12 ne s'explique pas par la prolifération des cellules NK. La cellule NK activée par l'IL-12 est capable de lyser des lignées tumorales NK-sensibles ou résistantes, des macrophages infectés par des mycobactéries et des cellules infectées par des virus, y compris VIH. L'IL-12 restaure l'activité cytotoxique des cellules NK isolées de malades infectés par VIH. Quantitativement, l'activité cytotoxique maximale induite par l'IL-12 est inférieure à celle induite par l'IL-2 ou l'IFN-α mais il faut de 100 à 1000 fois plus d'IL-2 ou d'IFN-α pour obtenir le même niveau de cytotoxicité que celui induit par l'IL-12.

L'IL-2 et l'IL-12 ont un effet additif sur l'activité cytotoxique alors que l'IL-12 inhibe la prolifération des cellules NK induite par l'IL-2. Alors que l'IL-4 inhibe la cytotoxicité et la prolifération induite par l'IL-2, elle n'affecte pas la cytotoxicité, et augmente la prolifération des cellules NK stimulées par l'IL-12. L'IL-12 augmente le nombre de granules des cellules NK et facilite leur dégranulation en réponse à l'engagement du CD16; elle accroît l'accumulation des ARNm codant pour les sérines protéases associées aux granules (granzymes A et B) et pour la perforine. In vivo, l'administration quotidienne d'IL-12 à la souris entraîne une augmentation de l'activité cytotoxique des cellules NK hépatiques et spléniques. Cet effet est maximal au deuxième jour du traitement et disparaît par la suite. Les raisons de ce déclin, qui est également observé lors du traitement par l'IFN-α, restent incomprises. Il ne résulte pas d'une réduction du nombre de cellules NK, lequel est augmenté. Il pourrait résulter de la production d'antagonistes (IL-10 ou TGF-β); en effet, l'IL-12 induit la production d'IL-10 in vivo.

L'IL-12 renforce et stabilise le contact des cellules NK avec leur cible en augmentant l'expression de molécules d'adhésion telles que CD2, CD54, CD56 et CD11a. L'expression accrue de ces molécules d'adhésion à la surface des cellules NK traitées par l'IL-12 explique également leur plus grande facilité à migrer vers les tissus, d'autant plus que l'IL-12 exerce un effet chimiotactique pour les cellules NK. L'IL-12 contrôle à la fois la production et la réponse des cellules NK aux cytokines. L'effet le plus important et le mieux connu est l'induction de la production d'IFN-γ; qui s'observe sur des cellules au repos et activées. A cet égard, l'IL-12 agit en synergie avec l'IL-2 ainsi qu'avec d'autres signaux tels que ceux délivrés par les esters de phorbol, l'engagement du CD16 ou l'interaction de la cellule NK avec sa cible. Outre l'IFN-γ, l'IL-12 induit également la production d'autres cytokines par les cellules mononucléées de sang, à savoir: TNF-α, GM-CSF, M-CSF, IL-3, IL-8 et IL-2. Celles-ci sont produites en quantités beaucoup plus faibles que l'IFN-γ, et leur origine cellulaire (T ou NK) n'est pas clairement établie. Finalement, l'IL-12 inhibe directement la production d'IL-5 par les cellules NK et augmente l'expression des récepteurs aux cytokines sur les cellules NK y compris les chaînes (p55) et (p75) de l'IL-2-R, le TNFα-R p75 et l'IL-12-R. L'effet de l'IL-12 sur l'expression des TNF-R est complexe et dépendante de l'IFN-γ; en présence d'anti-IFN-γ, l'IL-12 inhibe l'expression de TNF-R p75 et augmente TNF-R p55.

L'IL-12 augmente in vivo et in vitro la prolifération des cellules NK. Cet effet mitogénique ne s'observe que sur des cellules NK préactivées. L'IL-12 inhibe l'effet mitogénique de l'IL-2 sur des cellules NK au repos ou faiblement activées, mais pas sur les cellules fortement activées exprimant beaucoup d'IL-2-Rα. In vitro, l'IL-12 augmente la prolifération des cellules NK dans des cocultures de cellules mononucléées et de lignées lymphocytaires irradiées, transformées par le VEB. L'effet inhibiteur de l'IL-12 sur la prolifération des cellules NK à l'IL-2 est bloqué par des anticorps anti-TNF-α alors que, en l'absence d'IL-12, le TNF-α n'inhibe pas la prolifération induite par l'IL-2. L'IL-4 n'inhibe pas mais augmente la prolifération des cellules NK supportée par l'IL-12 et de plus, l'addition d'IL-4 et d'IL-12 à des cultures de cellules mononucléées sanguines entraine la prolifération des cellules NK. Cette synergie IL-4/IL-12 s'explique en partie par l'effet facilitant de l'IL-12 sur l'expression de l'IL-4R et réciproquement par la facilitation de l'expression des IL-12-R par l'IL-4.

L'IL-12 augmente l'activité cytotoxique, la prolifération et la production d'IFN-γ par les lymphocytes T (2,17)

De nombreuses études in vitro et in vivo ont démontré que l'IL-12 favorise l'acquisition et l'expression de l'activité cytotoxique des lymphocytes T CD8. Elle agit en augmentant la synthèse des protéines cytolytiques (granzymes A et B, perforine) ainsi que la prolifération des lymphocytes CD8. Ces effets de l'IL-12 ont été observés dans des modèles de réponse non spécifique de l'Ag, spécifique d'antigènes tumoraux ou d'allo-antigènes. La génération de CTL (cytotoxic T lymphocytes) allospécifiques dans des cultures lymphocytaires mixtes est partiellement dépendante de la production endogène d'IL-12 par les monocytes du donneur; elle est de plus fortement accrue par l'addition d'IL-12 exogène. L'IL-12 permet l'induction de CTL allospécifiques en réponse à une stimulation par des cellules semi-allogéniques, ne différant que par les molécules d'histocompatibilité de classe I. Cette observation implique que l'IL-12 permet la maturation d'un précurseur CD8 en effecteur cytotoxique, en l'absence de lymphocytes T CD4 auxilliaires, ce qui a été vérifié in vitro dans un modèle de cytotoxicité anti-tumorale. L'induction de cellules CD8 cytotoxiques spécifiques d'une tumeur syngénique s'observe en présence d'IL-12, d'IL-6 et du cosignal B7.1. In vivo, l'injection d'IL-12 à la souris favorise le développement de CTL spécifiques de cellules allogéniques ou tumorales ainsi que de peptides. Les effets protecteurs de l'IL-12 dans certains modèles expérimentaux d'infection ou de greffe néoplasique ne s'observent pas chez les animaux déplétés en lymphocytes CD8. L'injection d'IL-12 recrute et active non seulement des cellules cytotoxiques spécifiques mais également des cellules NK et des lymphocytes T $NK1^+$, dont l'activité n'est pas restreinte par le complexe majeur d'histocompatibilité de classe I.

L'IL-12 n'est pas mitogénique pour les lymphocytes T au repos alors qu'elle augmente la prolifération des lymphoblastes T, de type TCRα/β $CD4^+$, TCRα/β $CD8^+$ ou $TCR\alpha/\delta^+$. La prolifération de ces lymphoblastes induite par l'IL-12 n'est pas inhibée par des anticorps neutralisants anti-IL-2 ou anti-IL-2-Rα, mais est augmentée de manière additive par l'IL-2, à l'exception des cellules γ/δ dont la prolifération à l'IL-2 est inhibée par l'IL-12. La prolifération maximale induite par l'IL-12 est inférieure à celle obtenue avec l'IL-2, cependant l'IL-12 est active à des concentrations beaucoup plus faibles que l'IL-2. L'IL-12 costimule la prolifération des lymphocytes T induite par des mitogènes, des anticorps, des cellules allogéniques ainsi que par des cytokines telles que l'IL-2, l'IL-4, l'IL-7 et l'IL-15. Cet effet costimulant ne s'observe qu'après plusieurs jours de culture, une latence qui correspond probablement au temps nécessaire pour l'induction des IL-12-R. L'effet mitogénique de l'IL-12 est fortement amplifié par le cosignal CD28/B7 et requiert la participation du cosignal CD2/CD58. Le pouvoir costimulant de l'IL-12 est également amplifié d'une manière très importante par l'engagement du CD28. Le cosignal CD28 peut augmenter la réponse à l'IL-12 soit en augmentant l'expression des IL-12-R soit en augmentant la production d'IL-2. Les lignées et les clones Th2 de souris sont réfractaires à l'IL-12 bien que la densité et l'affinité de leurs IL-12-R soient comparables à celles des clones Th1.

L'IL-12 peut également influencer l'expansion du pool lymphocytaire T en modulant (i) l'induction de la tolérance et (ii) la mort induite par l'activation cellulaire (AICD: activation-induced cell death). Ainsi que mentionné précédement, l'application d'un haptène sur la peau irradiée aux UV induit la tolérance à cet haptène; l'administration d'IL-12 empêche l'induction de cette tolérance et permet le développement d'une sensibilité de contact. De plus, la co-administration d'IL-12 et d'un peptide tolérogénique empêche l'induction de la tolérance à la protéine native. Cependant, l'IL-12 ne permet pas de rompre un état d'anergie ou de tolérance spécifique établi, ainsi, les lymphocytes T isolés d'une souris tolérante à $Mls\text{-}1^a$ ne peuvent être restimulés par cet Ag en présence d'IL-12.

L'IL-12 et l'IFN-γ inhibent l'AICD observée lors de stimulations répétitives de cellules T normales par l'anti-CD3, ou lors de la stimulation antigène-spécifique de lymphocytes T isolés de malades VIH^+. Cet effet inhibiteur de l'IL-12 sur l'AICD est en accord avec son rôle facilitant dans la prolifération de clones Th1. En effet, ceux-ci expriment à leur surface beaucoup de FasL (ligand du Fas) et de Fas dont l'interaction est responsable de l'AICD. Tout se passe donc comme si les cellules répondant à l'IL-12 étaient résistantes à l'apoptose induite par le couple FasL/Fas. Compte tenu que cette paire de molécules joue un rôle important dans l'homéostasie du système immunitaire en limitant l'expansion du pool de lymphocytes T et B périphériques (y compris de cellules autoréactives), il serait important de mieux connaître les liens existant entre l'IL-12 et l'AICD.

L'IL-12 induit la production d'IFN-γ par les lymphocytes T au repos ou activés, un effet qui s'observe sur toutes les sous-populations de cellules T: CD4, CD8, γ/δ, cellules naives ou effectrices Th0 et Th1. Les clones Th2 humains, par opposition à leurs homologues murins, produisent de l'IFN-γ en faible quantité, en réponse à l'IL-12. La production d'IFN-γ par les cellules T purifiées au repos ne s'observe qu'après 4-5 jours de culture, et elle est augmentée et accélérée par l'IL-1, le TNF-α, l'IL-2 et dans une moindre mesure par l'IL-6 et le cosignal CD28/B7. L'effet de l'IL-12 sur les cellules T au repos est partiellement inhibé par l'IL-4, complètement supprimé par le TGF-β et non influencé par l'IL-10. L'effet synergique des cytokines IL-1, IL-2 et TNF-α sur la réponse des cellules T au repos s'explique en partie par une augmentation des IL-12-R. L'IL-12 est un puissant costimulant de la production d'IFN-γ par les lymphocytes T activés via le complexe TCR/CD3 ou par les esters de phorbol. Cet effet costimulant de l'IL-12 n'est pas inhibé par le TGF-β, l'IL-4 ou l'IL-10, tout au moins dans un modèle utilisant des lymphocytes CD4 naifs humains. L'effet inhibiteur de l'IL-10 sur la production d'IFN-γ est indirect, il s'observe dans plusieurs modèles où les cellules T sont stimulées en présence de cellules accessoires; l'IL-10 agit sur ces dernières en inhibant leur production de cytokines y compris l'IL-12 et le TNF-α, ainsi que l'expression des molécules B7. L'effet facilitant de l'IL-12 sur la production d'IFN-γ par les cellules T activées est fortement amplifié par le cosignal CD28/B7. Le couple CD2/LFA3 aurait un rôle obligatoire dans cette réponse à l'IL-12. L'effet facilitant de l'IL-2 sur la réponse à l'IL-12 de cellules T activées s'explique en partie par une stabilisation accrue de l'ARNm de l'IFN-γ et en partie par un effet post-traductionnel. Ainsi que résumé plus loin, la production rapide d'IFN-γ observée lors de l'invasion de l'organisme par de nombreux agents pathogènes est dépendante de l'IL-12. La production in vitro et in vivo d'IFN-γ en réponse à des antigènes solubles est également contrôlée par l'IL-12 libérée lors de l'interaction des cellules présentant l'Ag avec les cellules T. L'IL-12 joue un rôle essentiel dans le choc endotoxique expérimental induit par l'injection de LPS à des souris prétraitées par le bacille de Calmette et Guérin (BCG). L'administration d'anti-IL-12 à ces animaux inhibe la production d'IFN-γ, empêche le développement du choc et assure leur survie. Dans ce modèle, l'IL-12 (dont la production maximale est observée après 2-3 h) agit en synergie avec l'IL-1 et le TNF-α (produits dans l'heure qui suit l'injection de LPS) pour induire la production massive et rapide d'IFN-γ (dont la production maximale est observée après 3-7 h). La production d'IFN-g en réponse à l'injection d'IL-12 est en effet beaucoup plus lente et ne s'observe qu'après 48 h de traitement. L'IL-12 joue également un rôle critique dans la réaction de Schwartzman. Dans ce modèle, la souris est "sensibilisée" à l'administration intraveineuse de LPS par l'injection sous-cutanée préalable d'une petite dose de LPS. L'IL-12 joue un rôle obligatoire dans la phase de sensibilisation. En effet, celle-ci est inhibée par l'anti-IL-12 et de plus, l'IL-12 (ou l'IFN-γ) peut se substituer au LPS pour sensibiliser l'animal.

ROLE DE L'IL-12 DANS LA POLARISATION DE LA REPONSE IMMUNITAIRE (18,19,20,21,22,23,24)

Introduction

La réponse immunitaire peut être protectrice, inefficace ou néfaste en fonction du type de lymphocytes T auxilliaires induits lors de l'immunisation. Schématiquement, les lymphocytes T auxilliaires sont classés en 3 catégories fonctionnellement distinctes selon le type de cytokines qu'ils sont capables de produire: (i) les cellules de type 1 produisant l'IL-2, l'IFN-γ et la lymphotoxine; (ii) les cellules de type 2 produisant l'IL-4, l'IL-5, l'IL-6, l'IL-10 et l'IL-13 et (iii) les cellules de type 0 capables de produires les cytokines de type 1 et 2. La maturation d'un lymphocyte T naïf (produisant principalement de l'IL-2 et dépourvu d'activité auxilliaire) en effecteur Th1 ou Th2 est contrôlée par 3 paramètres (i) l'intensité et la qualité du signal délivré par l'Ag au TCR, (ii) la nature et l'intensité des signaux de costimulation (ex.: B7.1, B7.2, CD30-L) et (iii) les cytokines présentes lors de l'activation de la cellule naïve. Ce dernier paramètre, considéré comme un dénominateur commun à l'ensemble des facteurs capables de polariser la réponse immunitaire vers les types 1 ou 2, a été le plus étudié. Schématiquement, la présence d'IL-12 lors de l'activation primaire favorise le développement d'effecteurs de type 1 et inhibe le développement de cellules de type 2; alors que l'IL-4 exerce des effets opposés. Cette activité de l'IL-12 est contrôlée par plusieurs facteurs: (i) des facteurs génétiques non identifiés mais dont certains sont exprimés au niveau des lymphocytes T (ii) la présence d'autres cytokines lors de l'activation primaire (IL-4, IFN-γ, TGF-β) et (iii) les cosignaux délivrés lors de l'activation de la cellule naïve. Cette section résume les observations in vivo et in vitro démontrant le rôle et analysant les mécanismes par lesquels l'IL-12 favorise les réponses immunitaires de type 1 et inhibe celles de type 2.

Etudes in vivo

Le rôle de l'IL-12 dans l'induction de réponses de type 1, et l'inhibition de réponses de type 2 a été initialement établi dans la Leishmaniose expérimentale. L'administration d'IL-12 à des souris Balb/c sensibles à *Leishmania major* (Lm), guérit les animaux de cette infection normalement fatale, et les rend résistants à toute réinfection ultérieure. L'IL-12 est également active comme adjuvant pour la vaccination à l'aide d'extraits solubles de Lm. Le traitement à l'IL-12 réduit considérablement la production d'IL-4 et augmente modérément la production d'IFN-γ par les lymphocytes T immuns isolés d'animaux infectés. Reciproquement, l'injection d'anti-IL-12 neutralisant lors de l'inoculation de souris résistantes (C57BL/6) inhibe la réponse protectrice de type 1 et permet le développement d'une réponse de type 2 inefficace, aboutissant à la dissémination de l'infection et à la mort de l'animal.

Le rôle obligatoire de l'IL-12 (endogène) dans l'induction de réponses de type 1 a été confirmé dans plusieurs modèles expérimentaux: (i) infections (listériose, toxoplasmose, candidose, tuberculose, yersiniose, histoplasmose, borréliose, cryptococcose), (ii) maladies autoimmunitaires spécifiques d'organe (diabète des souris non-obèses (NOD), encéphalomyélite expérimentale, arthrite au collagène) (iii) GVH aiguë et (iv) immunisation avec un antigène soluble en présence d'adjuvant. Bien que l'ensemble de ces études indique clairement que l'IL-12 est indispensable au développement d'une réponse de type 1 fonctionnelle (protectrice ou néfaste selon les modèles), il est probable que l'IL-12 ne soit pas absolument requise pour l'induction de cellules de type 1, définies par leur aptitude à produire de l'IFN-γ mais pas d'IL-4. En effet, les cellules naïves isolées de certaines souches de souris (B10.A) acquièrent un tel phénotype après activation en présence d'anti-IL-12 et il en est de même des lymphocytes humains (G. Delespesse, données non publiées). De plus, des résultats préliminaires indiquent que dans certaines conditions expérimentales, des cellules de type 1 (produisant des quantités faibles d'IFN-γ) peuvent être isolées de souris génétiquement déficientes en IL-12 p40. L'activité fonctionnelle de ces cellules T1 et la résistance des animaux déficients en IL-12 à différents pathogènes n'ont cependant pas encore été examinées. L'IL-12 apparaît donc comme une cytokine facilitant l'acquisition du phénotype de type 1, qui est requise pour le développement d'une telle réponse fonctionnelle. Alors que l'IL-12 est essentielle pour l'induction d'une réponse de type 1, elle n'est pas toujours obligatoire pour le maintien d'une telle réponse une fois établie, comme le montrent les études sur la toxoplasmose et la listériose expérimentales. Dans la majorité des études résumées ci-dessus, les effets de l'anti-IL-12 ont été comparés à ceux de l'IL-12 exogène, avec des résultats le plus souvent concordants. De plus, l'aptitude d'un traitement précoce par l'IL-12 à convertir une réponse de type 2 en réponse de type 1 a été bien illustrée dans le cas de souris infectées par des helminthes intestinaux ou soumises à des injections d'anticorps anti-IgD. Cependant, l'administration d'IL-12 à des souris sensibles au *Candida albicans* n'empêche pas la progression de l'infection; de plus, elle n'inhibe pas la production de quantités élevées d'IL-4 par les lymphocytes immuns, dont la production d'IFN-γ est cependant augmentée. Dans ce modèle, de même que dans la leishmaniose ou la schistosomose, l'effet thérapeutique de l'IL 12 résulte donc non seulement d'une production accrue d'IFN-γ mais également d'une inhibition de la production d'IL-4. Ces deux effets peuvent donc être dissociés. De plus, les mécanismes par lesquels l'IL-12 les induit n'ont pu être élucidés dans ces études in vivo. Néanmoins, l'inhibition de la production d'IL-4 est le plus souvent abolie par l'administration concomittante d'anticorps anti-IFN-γ, alors que la production accrue d'IFN-γ ne l'est pas. La seule conclusion possible est que certains effets du traitement à l'IL-12 sont dépendants de l'IFN-γ, lequel ne peut cependant pas se substituer à l'IL-12. Dans certains modèles (Candidose expérimentale) l'IL-12 requiert non seulement l'IFN-γ mais également le TGF-β pour induire une réponse fonctionnelle de type 1.

Etudes in vitro

De multiples études dans le modèle humain ou murin, s'accordent pour indiquer que la présence d'IL-12 lors de l'activation primaire de lymphocytes T, CD4 ou CD8, induit leur maturation en cellules effectrices produisant des quantités accrues d'IFN-γ. Ce conditionnement à produire plus d'IFN-γ est stable et se retrouve après plusieurs cycles de stimulation et d'expansion clonale en absence d'IL-12. L'IL-12 exerce un effet comparable mais moins prononcé sur des cellules mémoires au repos ou sur des cellules effectrices de type 0. L'analyse du rôle de l'IFN-γ endogène a donné lieu à des résultats contradictoires et la raison de ces divergences n'est pas apparente. Cet effet de l'IL-12 est partiellement ou complètement supprimé par l'IL-4 selon la souche de souris testée; chez l'homme des doses élevées d'IL-4 n'exercent qu'une inhibition partielle. Le TGF-β peut, selon la souche de souris examinée, inhiber ou faciliter l'augmentation de la production d'IFN-γ induite par l'IL-12. L'influence du TGF-β dépend de la quantité d'IL-2 produite lors de l'activation primaire et de la réponse des cellules naïves à celle-ci; lorsque la production d'IL-2 est élevée et que les cellules T y sont sensibles, le TGF-β facilite l'effet de l'IL-12, alors qu'il exerce un effet opposé lorsque la production et la réponse à l'IL-2 sont faibles.

Donc, l'aptitude de l'IL-12 à conditionner les cellules T pour une production accrue d'IFN-γ résulte d'un effet direct sur la cellule naïve, cet effet est modulé par la présence d'IL-4, de TGF-β, d'IL-2 et probablement aussi d'IFN-γ.

Les cellules CD4 effectrices dérivées de cellules naïves activées en présence d'IL-12 ont tendance à produire moins d'IL-4. Cet effet est cependant variable et dépend de plusieurs facteurs, ainsi dans certaines conditions expérimentales, l'IL-12 peut même augmenter la capacité à produire de l'IL-4. Un tel effet paradoxal a été observé sur les cellules néonatales humaines cultivées pendant plusieurs semaines en présence d'IL-12 et d'IL-4 ou stimulées pas l'anti-CD3 immobilisé sur des fibroblastes murins exprimant le CD32 humain (cellules CD32-L). La facilitation de l'IL-4 par l'IL-12 n'est cependant plus observée si les cellules néonatales sont activées sur des cellules CD32-L cotransfectées avec le B7.1 humain. Dans ces conditions, l'IL-12 tend à inhiber la maturation de cellules naïves en effecteurs produisant de l'IL-4. Cette inhibition est cependant transitoire et n'est plus observée après un ou deux cycles d'activation en condition neutre. La régulation par l'IL-12 de l'aptitude à produire de l'IL-4 est donc non seulement conditionnée par le type de costimulation lors de l'activation primaire (B7), mais également par la présence d'IL-4. En effet, l'IL-12 n'inhibe pas et peut même augmenter l'aptitude de l'IL-4 à conditionner les cellules naïves pour une production accrue d'IL-4. Les taux relatifs d'IL-12 et d'IL-4 lors de l'activation primaire d'une cellule naïve ont donc une influence déterminante sur la maturation de celles-ci en effecteur de type 1 ou 2. Quelle que soit la souche de souris utilisée, les cellules effectrices dérivées de cellules naïves activées en présence d'IL-4, non seulement produisent peu ou pas d'IFN-γ mais sont de plus résistantes à l'IL-12. Les cellules naïves isolées de certaine souche (Balb/c) et activées en l'absence de cytokines se développent en effecteurs produisant peu d'IFN-γ et résistants à l'IL-12. Cette résistance à l'IL-12 ne s'observe pas si de l'IL-12 est ajoutée aux cultures primaires. Dans leur ensemble, ces expériences indiquent que (i) l'IL-12 conditionne les cellules à répondre à l'IL-12 et (ii) l'effet de l'IL-12 sur la maturation de cellules naïves en effecteurs de type 1 ou 2 est contrôlé par des facteurs génétiques exprimés au niveau des cellules T naïves. Des données récentes indiquent que l'IL-12 agit en synergie avec le TGF-β pour induire la maturation de cellules naïves CD4 humaines en effecteurs de type 1. Ces observations révèlent que le TGF-β est un puissant inhibiteur de l'IL-4 alors qu'il inhibe peu ou pas l'effet facilitant de l'IL-12 sur la production d'IFN-γ (Byun, Yang et Delespesse; résultats non publiés). Il est donc probable que l'aptitude de l'IL-12 à supprimer in vivo le développement de cellules produisant de l'IL-4 résulte d'une synergie avec d'autres cytokines, telles que le TGF-β, l'IL-2, l'IFN-γ et probablement aussi l'IFN-α. Lorsque des cellules naïves sont activées en présence d'IL-12 et ultérieurement stimulées de façon répétitive en l'absence de cytokine exogène, elles se développent en cellules effectrices produisant de grandes quantités d'IL-4 et d'IFN-γ alors que leur production d'IL-5 est considérablement réduite (Byun, Yang et Delespesse; données non publiées). L'IL-12 est non seulement capable de contrôler la maturation de cellules naïves en effecteurs de type 1 ou 2, mais elle peut de plus conditionner et modifier de manière stable le profil de cytokines produites par des cellules mémoires. Lorsque les lymphocytes sanguins de malades allergiques au *Dermatophagoïdes* (Dp) sont stimulés par cet allergène et propagés en IL-2, ils se développent en lignées de type 2. L'addition d'IL-12 lors de la stimulation par Dp soluble, convertit le phénotype de ces lignées en type 1, produisant peu ou pas d'IL-4 et d'IL-10 et beaucoup d'IFN-γ. Le clonage par dilution limite de ces deux types de lignées confirme que les clones issus de cultures primaires effectuées en présence d'IL-12 ont un phénotype Th1/Th0. Cet effet de l'IL-12 n'est pas inhibé par des anticorps neutralisants anti-IFN-γ, et il a été rapporté qu'il requiert la présence de cellules $CD16^+$, considérées comme étant des cellules NK. Compte tenu que l'IL-12 ne peut pas conditionner le profil de cytokines produites par les clones Th2 établis, l'interprétation la plus probable de ces observations est que l'IL-12 a favorisé l'expansion sélective d'un petit nombre de cellules Th1/Th2 présentes dans la culture primaire. En effet, si les lymphocytes T sanguins fraîchement isolés sont immédiatement clonés en présence d'IL-12, celle-ci n'affecte pas la production d'IL-4 par les clones alors qu'elle augmente la production d'IFN-γ. Des observations analogues ont été rapportées dans un modèle murin, dans lequel il a de plus été observé que l'effet inhibiteur de l'IL-12 sur la production d'IL-4 nécessite la présence de cellules présentant l'Ag, impliquant que cet effet est indirect.

Finalement, l'IL-12 favorise également la maturation de lymphocytes T $CD8^+$ naïfs en effecteurs de type 1 et inhibe leur développement en cellules produisant de l'IL-4. Les effecteurs $CD8^+$ dérivés de précurseurs naïfs activés en présence simultanée d'IL-4 et d'IL-2 produisent de l'IL-4, de l'IL-5 et relativement peu d'IFNγ. L'addition d'IL-12 aux cultures primaires inhibe complètement l'aptitude des effecteurs à produire de l'IL-4 et augmente leur production d'IFN-γ et d'IL-5. L'IL-12 contrôle donc de manière différentielle la production d'IL-5 par les lymphocytes T $CD4^+$ et $CD8^+$.

Conclusions

L'IL-12 influence la maturation de lymphocytes T naïfs $CD4^+$ et $CD8^+$ en cellules effectrices, en conditionnant leur profil de cytokines. Elle augmente de façon stable leur production d'IFN-γ, un effet prédominant qui n'est que partiellement inhibé par l'IL-4. Elle inhibe la production d'IL-5 par les cellules $CD4^+$ alors qu'elle augmente celle des cellules $CD8^+$. Les effets de l'IL-12 sur la production d'IFN-γ et d'IL-5 sont directs, en ce sens qu'ils sont observés sur des préparations de lymphocytes T purifiés, cultivés en absence d'autre cytokine exogène. L'IL-12 inhibe également par un effet direct la maturation de lymphocytes $CD8^+$ en effecteurs produisant de l'IL-4. Dans chaque cas, le rôle de cytokines endogènes (IFN-γ, IL-10) doit être élucidé. L'effet inhibiteur de l'IL-12 sur la maturation de cellules CD4 en effecteurs produisant de l'IL-4 est probablement indirect et pourrait résulter d'une synergie de IL-12 avec d'autres cytokines, y compris le TGF-β.

ROLE FACILITANT DE L'IL-12 SUR LA PRODUCTION D'ANTICORPS (18,24)

Initialement considérée comme une arme potentielle pour inhiber la synthèse non désirée d'anticorps IgE, l'IL-12 apparaît actuellement comme une cytokine augmentant préférentiellement la production d'anticorps opsonisants et fixant le complément (IgG2a). Alors qu'in vitro l'IL-12 est un puissant inhibiteur de la synthèse d'IgE, in vivo le traitement par l'IL-12 ne supprime que transitoirement la production d'IgE et d'IgG1, mais il augmente d'une manière prolongée et importante la production d'anticorps IgG2a, et dans une moindre mesure d'anticorps IgG2b et IgG3. La synthèse d'anticorps IgE/IgG1 n'est inhibée que durant la première semaine après l'immunisation par des protéines solubles adsorbées sur hydrate d'alumine. Un effet transitoire identique est observé lors d'immunisations répétées en présence d'IL-12. L'immunisation répétitive de souris Balb/c par de petites doses d'antigène adsorbé sur hydrate d'alumine entraîne une production chronique et abondante d'IgE. L'administration d'IL-12 à ces animaux hyperimmunisés augmente non seulement leur production d'IgG2a mais également d'IgE. L'effet facilitant de l'IL-12 sur la production d'anticorps a été mis en rapport avec l'accumulation de lymphocytes B dans les organes lymphoïdes des animaux traités. Le rôle de l'IFN-g dans l'inhibition de la synthèse d'IgE induite par l'IL-12 est variable selon les auteurs et les raisons de ces divergences ne sont pas apparentes.

Des travaux récents suggèrent qu'une partie des effets de l'IL-12 sur la production d'anticorps résulterait d'un effet direct de l'IL-12 sur les lymphocytes B. Ces données préliminaires indiquent en outre que l'IL-12 exercerait un effet différentiel sur les lymphocytes B1 ($CD5^+$) et les lymphocytes B2 (CD5-). L'IL-12 augmenterait la prolifération et la production d'anticorps par les lymphocytes B2 alors qu'elle inhiberait celles des lymphocytes B1. En effet, alors que le traitement à l'IL-12 augmente la production globale d'anticorps anti-PC (phosphorylcholine) par des souris immunisées avec des complexes PC-KLH, ce traitement inhibe complètement l'expression des anticorps anti-PC possèdant l'idiotype T15, exclusivement produits par les lymphocytes B1. De plus l'IL-12 inhibe la prolifération in vitro des lymphocytes B1 en réponse à l'IL-5. Ces auteurs auraient détecté la liaison de l'IL-12 sur les lymphocytes B1 au repos et sur les lymphocytes B2 activés au LPS, à l'aide d'une technique ultrasensible d'immunofluorescence. La notion que l'IL-12 puisse directement contrôler l'activité des lymphocytes B est en accord avec un travail récent utilisant des lymphocytes B humains activés par un mélange de SAC et d'IL-2. Dans ce systême, l'IL-12 augmente de manière dépendante de la dose la prolifération et la production d'IgG, d'IgA et IgM par des lymphocytes B hautement purifiés. Il est cependant important de noter que de l'IFN-γ est produit dans ces cultures, en sorte que les auteurs n'ont pas exclu la possibilité que l'effet de l'IL-12 soit indirect et médié, par exemple, par des cellules NK capables de faciliter la réponse des lymphocytes B. L'effet facilitant de l'IL-12 sur des lymphocytes B humains hautement purifiés et stimulés par un mélange de SAC + IL-2 ou à l'aide de lymphocytes T préactivés et fixés à la paraformaldéhyde a été également observé dans notre laboratoire. Cet effet n'était observé que si les lymphocytes B avaient été isolés par sélection négative; de telles préparations produisaient de l'IFN-γ en réponse aux stimulants utilisés pour activer les lymphocytes B (SAC + IL-2 + IL-12); par contre, l'IL-12 ne facilitait pas la réponse de lymphocytes B isolés par sélection positive et incapables de produire de l'IFN-γ quel que soit le mode d'activation. A ce jour, le concept selon lequel l'IL-12 est capable de contrôler directement l'activité des lymphocytes B humains doit donc être considéré comme une hypothèse controversée.

IL-12 ET MALADIES AUTO-IMMUNES (25,26,27)

Certaines maladies auto-immunes spécifiques d'organe (thyroïdite auto-immune, sclérose en plaque, arthrite rhumatoïde) sont caractérisées par l'accumulation locale de lymphocytes T auxilliaires de type 1. Le rôle pathogénique des cellules de type 1 a été confirmé expérimentalement dans des modèles d'auto-immunité induite par immunisation avec des auto-antigènes (encéphalomyélite expérimentale, arthrite induite par le collagène de type II) ou survenant spontanément chez des animaux génétiquement prédisposés (souris NOD, souris non obèses développant spontanément un diabète insulino-dépendant). Le traitement de ces animaux par des cytokines de type 2 (IL-10 et dans une moindre mesure IL-4) exerce un effet protecteur alors que l'IL-12 accélère et aggrave la maladie. Le transfert adoptif de l'encéphalomyélite expérimentale par des lymphocytes CD4 immuns est facilité et aggravé si le receveur est traité par l'IL-12 alors qu'il est retardé et considérablement atténué si le receveur est traité par des injections d'Ac anti-IL-12 neutralisant. L'administration d'IL-12 lors de l'immunisation par le collagène aggrave l'arthrite qui devient destructrice, et augmente la production d'auto-anticorps opsonisants et fixant le complément (IgG2a, IgG2b, IgG3), ainsi que la production d'IFN-γ par les lymphocytes auto-immuns. Finallement, le traitement de jeunes souris femelles NOD par l'IL-12 accélère et augmente la fréquence de diabète alors que l'administration d'anti-IL-12 réduit de 5 fois l'incidence de la maladie. Ces données, bien que fragmentaires, suggèrent la possibilité d'utiliser des antagonistes de l'IL-12 pour la prévention et peut-être aussi le traitement de certaines maladies auto-immunes ou inflammatoires chroniques telles que la maladie de Crohn ou la colite ulcéreuse.

IL-12 ET HÉMATOPOÏÈSE (28)

In vitro, l'IL-12 costimule la prolifération et la différenciation de cellules souches multi- ou uni-potentielles, induites par leurs facteurs de croissance. Cet effet direct mais synergique de l'IL-12 s'observe sur des préparations de progéniteurs hautement purifiés ou dans des cultures uni-cellulaires, ce qui implique la présence d'IL-12-R sur les cellules souches hématopoïétiques. En présence de cellules NK, les effets de l'IL-12 sont inversés. L'activité suppressive de l'IL-12 observée dans ces conditions est totalement inhibée par un mélange d'anticorps anti-IFN-γ et anti-TNF-α. Après une semaine de traitement par une dose quotidienne d'IL-12 élevée (1 μg) les souris présentent un tableau d'insuffisance médullaire associée à l'apparition de foyers d'hématopoïèse splénique et hépatique. Ces animaux sont anémiques, neutropéniques, lymphopéniques et leur moëlle osseuse est hypocellulaire. L'hématopoïèse ectopique s'explique par l'effet facilitant de l'IL-12 sur la mobilisation des cellules souches, lesquelles se retrouvent en quantité accrue dans la circulation. La lymphopénie résulte en partie d'une redistribution lymphocytaire illustrée par l'accumulation de lymphocytes B dans les organes lymphoïdes. La toxicité médullaire de l'IL-12 ne s'observe pas chez des souris manipulées génétiquement et n'exprimant pas d'IFN-γ-R. Chez ces animaux, l'IL-12 stimule la moëlle osseuse en augmentant le nombre de progéniteurs sans affecter pour autant le nombre total de cellules; de plus, elle facilite la migration des progéniteurs vers la rate. L'effet stimulant de l'IL-12 sur l'hématopoïèse observée en absence d'IFN-γ explique son effet protecteur chez des animaux ayant reçu une dose myélotoxique et léthale d'irradiation. Cet effet radioprotecteur est inhibé par des anticorps anti-IL-1 et anti-SCF (Stem Cell Factor) confirmant la notion que l'IL-12 seule est inactive et que son effet stimulant résulte essentiellement d'une synergie avec les facteurs de croissance hématopoïétiques. L'intérêt clinique de ces observations est évident, compte tenu de l'utilisation potentielle de l'IL-12 pour le traitement de malades cancéreux ou porteurs de certaines infections chroniques. Le rôle de l'IL-12 dans la régulation de l'hématopoïèse chez l'individu normal ou infecté n'est cependant pas élucidé. Les souris déficientes en IL-12 permettront probablement de répondre à cette question. A ce propos, il est intéressant d'indiquer que les organes lymphoïdes primaires et secondaires ainsi que le pool lymphocytaire circulant sont normaux chez ces animaux. Ces observations contrastent avec des données antérieures indiquant, qu'in vitro, l'IL-12 peut influencer la maturation des thymocytes.

IL-12 ET LES MALADIES INFECTIEUSES (29-34)

L'IL-12 joue un rôle essentiel et probablement obligatoire dans la protection de l'organisme contre des bactéries ou parasites ayant un cycle intracellulaire obligatoire ou facultatif, qui sont normalement éliminés par les macrophages activés. L'IL-12 agit à 3 niveaux: (i) au stade préimmun, en activant l'activité cytotoxique des cellules NK et leur production d'IFN-γ, (ii) lors de l'induction de la réponse adaptative T-dépendante adéquate: en favorisant le développement de cellules T auxilliaires de type 1, de lymphocytes CD8 cytotoxiques, ainsi que la production d'anticorps opsonisants et fixant le complément et (iii) lors de la phase effectrice en augmentant la prolifération et la production d'IFN-γ par les cellules T. Une fois établies, certaines réponses de type 1 deviennent cependant indépendantes de l'IL-12 comme l'ont démontré des études sur la listériose et la toxoplasmose expérimentales, ainsi le traitement par l'anti-IL-12 d'animaux chroniquement infectés par ces pathogènes n'influence ni l'évolution de l'infection, ni la production endogène d'IFN-γ induite par le microorganisme. Certains pathogènes *(Listeria monocytogenes, Toxoplasma gondi, Mycobacterium tuberculosis,...)* induisent directement la production d'IL-12 par les macrophages alors que d'autres (BCG, *Mycobacterium avis...)*, n'induisent la production d'IL-12 que si les macrophages sont conditionnés par l'IFN-γ. Celui-ci est probablement libéré très précocement par les cellules Tγ/δ ou par les lymphocytes T $NK1^+$. Le rôle protecteur de l'IL-12 a été démontré dans des modèles murins de listériose, toxoplasmose, histoplasmose, cryptococcose, leishmaniose, malaria, candidose systémique ou muqueuse ainsi que dans les infections par plusieurs types de mycobactéries. Dans tous les cas, le traitement précoce par l'Ac anti-IL-12 neutralisant aggrave la maladie et convertit la réponse lymphocytaire protectrice de type 1 en une réponse de type 2 inefficace et souvent facilitante. Le traitement précoce par l'IL-12 exogène a l'effet inverse et confère un état de résistance à des animaux génétiquement susceptibles. L'IL-12 n'a cependant aucun effet thérapeutique dans la candidose expérimentale; dans certaines conditions elle peut même l'aggraver. L'IL-12 s'est révélée très active comme adjuvant pour la vaccination d'animaux susceptibles à l'aide d'extraits de *Leishmania major*. Dans la majorité des cas, l'IL-12 n'exerce un effet protecteur que si elle est administrée au tout début de l'infection. Il y a cependant des exceptions, dont la plus notable est la possibilité de guérir des souris susceptibles (Balb/c) infectées depuis plusieurs semaines par *Leishmania major*, à l'aide d'un traitement combinant l'IL-12 et le Pentostam (dérivé antimonique).

Collectivement, l'ensemble de ces études suggèrent l'utilisation possible de l'IL-12 comme adjuvant pour la vaccination contre les pathogènes intracellulaires (mycobactéries, malaria, leishmania) ou comme traitement d'appoint en combinaison avec les médicaments anti-infectieux conventionnels, lors d'infections opportunistes ou chroniques.

L'IL-12 joue également un rôle important dans la physiopathologie des infections par des bactéries extracellulaires, qui sont le plus souvent éliminées de l'organisme par les polynucléaires neutrophiles. D'une part, la plupart de ces bactéries sont de puissants inducteurs de la production d'IL-12 et d'autre part, l'IL-12 augmente considérablement la production d'anticorps opsonisants et fixant le complément, qui facilitent la phagocytose des bactéries par les polynucléaires. Dans le cas de la borréliose, l'IL-12 peut avoir un effet néfaste en facilitant le développement d'une réponse de type 1 inadéquate, responsable de lésions inflammatoires chroniques (arthrite) alors que la protection est plutôt assurée par une réponse de type 2. De plus, l'IL-12 joue un rôle essentiel dans le choc toxi-infectieux expérimental, car il peut être empêché par l'injection précoce d'anti-IL-12 ou de l'antagoniste IL-12 p40. Par contre, l'IL-12 ne protège pas et peut même diminuer la résistance aux nématodes intestinaux (*Nippostrongylus brasiliensis*). L'IL-12 exerce un effet protecteur dans la schistosomose expérimentale, en inhibant la réponse de type 2 responsable de la formation de granulomes et de fibrose induite par les oeufs de ce parasite dans le foie. Cette réaction aux oeufs de schistosomes aboutit à la cirrhose qui est une des causes de décès par insuffisance hépatique. Cette réaction granulomateuse et fibrotique est considérablement atténuée chez les animaux vaccinés à l'aide d'oeufs de schistosome et d'IL-12. Des observations similaires ont été réalisées dans le cas de l'onchocercose expérimentale.

Le rôle de l'IL-12 dans les infections virales est moins bien connu. Tous les virus n'induisent pas la production d'IL-12 endogène, et par exemple, elle est produite lors d'infection par le MCMV (cytomégalovirus murin) mais pas par le LCMV (virus de la méningite chorio-lymphocytaire). La production précoce d'IFN-γ par les cellules NK d'animaux infectés par le MCMV est dépendante de l'IL-12 alors que l'activité cytotoxique des cellules NK ou des lymphocytes T CD8 est dépendante de la production endogène d'IFN-α/β mais pas d'IL-12. Des doses très faibles d'IL-12 ont un effet protecteur discret lors d'infection par le CMV ou le LMCV, par contre, des doses normales (utilisées pour traiter les infections parasitaires) sont particulièrement toxiques pour les animaux infectés au LMCV. Cette toxicité s'accompagne paradoxalement d'une réduction drastique des lymphocytes CD8 cytotoxiques et résulte d'une production excessive de TNF-α et d'hydrocortisone.

L'IL-12 a également été étudiée dans le modèle murin d'immunodéficience acquise (MAIDS) induite par l'inoculation d'un mélange de rétrovirus. Dans ce modèle, le traitement précoce ou retardé par l'IL-12 est remarquablement actif et permet le contrôle de l'infection virale et de l'immunodéficience.

Le rôle de l'IL-12 dans l'infection par le VIH a été étudié extensivement. Ainsi que résumé plus haut, la production d'IL-12 par les cellules sanguines de sujets infectés est considérablement réduite. Cette anomalie est précoce et sélective, elle s'observe avec la même intensité durant la période asymptomatique, et la production des autres monokines proinflamatoires (TNF-α) est normale. Bien que les mécanismes ne soient pas élucidés, il est possible que la production déficiente d'IL-12 résulte d'une réduction du nombre de cellules sanguines capables de produire cette cytokine dans les conditions expérimentales utilisées. Il se pourrait que l'IL-12 induite dans ces conditions soit principalement produite par les cellules dendritiques et non par les monocytes. In vitro, l'IL-12 corrige un grand nombre d'anomalies de la réponse lymphocytaire des malades infectés: (i) en augmentant l'activité cytotoxique des cellules NK (ii) en augmentant la prolifération et production d'IFN-γ par les lymphocytes T stimulés par des mitogènes ou des antigènes, y compris des antigènes du VIH (iii) en inhibant l'apoptose de lymphocytes T induite lors de leur activation (iv) en conditionnant les lymphocytes T CD4 et CD8 pour une production accrue et prolongée d'IFN-γ. Cependant, elle conditionnerait les mêmes cellules pour une production accrue d'IL-10, dont les effets immunosuppresseurs ne sont probablement pas souhaitables chez ces malades. Trois propriétés biologiques de l'IL-12 justifient les essais cliniques en cours: (i) son activité stimulante in vitro sur les lymphocytes de malades infectés, (ii) son aptitude à protéger les animaux immunodéficients contre des infections par des germes opportunistes et (iii) son activité anti-tumorale.

IL-12 ET IMMUNITE ANTI-TUMORALE (35-39)

Plusieurs propriétés biologiques de l'IL-12 lui confèrent le profil d'une cytokine potentiellement importante dans la protection contre les tumeurs: (i) augmentation de l'activité cytotoxique des cellules T et NK, (ii) augmentation de la prolifération de ces mêmes cellules, (iii) augmentation de la production d'IFN-γ, TNF-α et TNF-β, (iv) induction de lymphocytes T auxilliaires de type 1, (v) facilitation de la production de certaines classes d'anticorps et (vi) inhibition de l'angiogenèse.

L'activité anti-métastasique et anti-tumorale de l'IL-12 a été évaluée dans un grand nombre de modèles murins. L'administration précoce ou retardée d'IL-12 inhibe les métastases spontanées ou induites et augmente la survie des animaux. L'administration locale ou systémique d'IL-12 à des animaux porteurs de mélanomes, carcinomes, sarcomes et lymphomes inhibe la croissance de la tumeur, prolonge la survie et parfois entraîne la régression totale de la néoplasie.

L'IL-12 est également active pour inhiber la récidive après irradiation et greffe de moëlle osseuse chez des animaux porteurs de lymphomes. Ces effets ont été observés avec des doses non toxiques d'IL-12. De plus, les animaux guéris de leur tumeur suite au traitement par l'IL-12 sont activement immunisés et résistants à toute greffe ultérieure de cellules tumorales. Finallement, la résistance spontanée à certaines tumeurs peut résulter de la production endogène d'IL-12 induite par la tumeur. L'effet anti-tumoral de l'IL-12 se compare favorablement à celui de l'IL-2 ou de l'IFN-γ.

L'IL-12 a été utilisée avec succès comme adjuvant pour la vaccination à l'aide de peptides tumoraux, induisant non seulement une immunité anti-tumorale (CTL spécifique) mais de plus un état de résistance à l'inoculation de cellules tumorales. La transfection de cellules cancéreuses faiblement immunogéniques par les gènes codant pour l'IL-12, ou mieux encore pour l'IL-12 et l'antigène B7.1, s'est révélée très efficace pour empêcher le développement et/ou entraîner la régression de tumeurs. L'activité anti-tumorale de l'IL-12 est médiée par les lymphocytes T (les sous-populations CD4 et CD8 ayant un rôle variable selon le type de tumeur) et dans une moindre mesure par les cellules NK. Dans la plupart des cas, l'effet anti-tumoral de l'IL-12 est inhibé par la neutralisation de l'IFN-γ, cependant l'IFN-γ ne peut pas remplacer l'IL-12. Finalement, il est important de noter que toutes les tumeurs ne présentent pas la même sensibilité aux effets thérapeutiques de l'IL-12. L'origine de la "résistance" apparente de certaines tumeurs n'est pas encore élucidée.

L'ensemble de ces observations chez la souris a justifié les essais cliniques de l'IL-12 dans le traitement de certains types de cancer humains. Aucun résultat n'est disponible à ce jour.

REFERENCES

[1] WOLF S.F., SIEBURTH D., SYPEK J. — Interleukin-12: a key modulator of immune function. *Stem Cells.*, 1994; 12(2): 154-68.

[2] TRINCHIERI G. — Interleukin-12 : a proinflammatory cytokine with immunoregulatory functions that bridge innate resistance and antigen- specific adaptive immunity. *Annu Rev Immunol.*, 1995, 13: 251-76.

[3] ZOU J.J., SCHOENHAUT D.S., CARVAJAL D.M., et al. — Structure-function analysis of the p35 subunit of mouse interleukin-12. *J Biol Chem.*, 1995; 270(11):5864-71.

[4] PRESKY D.H., GUBLER U., CHIZZONITE R.A., GATELY M.K. — IL-12 receptors and receptor antagonists. *Research in Immunol.*, 1996, In Press.

[5] CHUA A.O., WILKINSON V.L., PRESKY D.H., GUBLER U. — Cloning and characterization of a mouse IL-12 receptor-beta component. *J.Immunol.*, 1995, 155: 4286-4294.

[6] GERMANN T., RUDE E., MATTNER F., GATELY M.K. — The IL-12 P40 homodimer as a specific antagonist of the IL-12 heterodimer. *Immunology Today.*, 1995, 16(10): 500-501.

[7] GILLESSEN S., CARVAJAL D., LING P., et al. — Mouse interleukin-12 (IL-12) p40 homodimer: a potent IL-12 antagonist. *Eur J Immunol.*, 1995, 25(1): 200- 6.

[8] FLESCH I.E., HESS J.H., HUANG S., et al. — Early interleukin-12 production by macrophages in response to mycobacterial infection depends on interferon gamma and tumor necrosis factor alpha. *J Exp Med.*, 1995, 181(5): 1615-21.

[9] KRAAN TCTMV, BOEIJE LCM, SMEENK RJT, et al. — Prostaglandin-E2 is a potent inhibitor of human interleukin 12 production. *J Exp Med.*, 1995, 181(2): 775-779.

[10] MA X., D'ANDREA A., KUBIN M., et al. — Production of interleukin-12. *Research in Immunol.*, 1996, In Press.

[11] SCHWARTZ T. — Interleukin-12 and its role in cutaneous sensitization. *Research in Immunol.*, 1996, In Press.

[12] SHU U., KINIWA M., WU C.Y., et al. — Activated T cells induce interleukin-12 production by monocytes via CD40-CD40 ligand interaction. *Eur J Immunol.*, 1995, 25(4): 1125-8.

[13] SKEIKY Y.A., GUDERIAN J.A., BENSON D.R., et al. — A recombinant Leishmania antigen that stimulates human peripheral blood mononuclear cells to express a Th1-type cytokine profile and to produce interleukin-12. *J Exp Med.*, 1995, 181(4): 1527-37.

[14] SPACCAPELO R., ROMANI L., TONNETTI L., et al. — TGF-beta is important in determining the in vivo patterns of susceptibility or resistance in mice infected with Candida albicans. *J Immunol.*, 1995, 155(3): 1349-60.

[15] BIRON C.A., GAZZINELLI R.T. — Effects of IL-12 on immune responses to microbial infections - A key mediator in regulating disease outcome. *Current Opinion in Immunology.*, 1995, 7(4): 485-496.

[16] JACOBSON N.G., SZABO S.J., GULER M.L., et al. — Regulation of interleukin-12 signal transduction during T helper phenotype development. *Research in Immunol.*, 1996, In Press.

[17] GOLLOB J.A., LI J., REINHERZ E.L., RITZ J. — CD2 regulates responsiveness of activated T cells to interleukin-12. *J. Exp. Med.*, 1995, 182(3): 721-731.

[18] GERMANN T., RUDE E., SCHMITT E. — The influence of IL-12 on the development of Th1 and Th2 cells and its adjuvant effect for humoral immune responses. *Research in Immunol.*, 1996, In Press.

[19] HSIEH C.S., MACATONIA S.E., O'GARRA A., MURPHY K.M. — T cell genetic background determines default T helper phenotype development *in vitro*. *J Exp Med.*, 1995, 181(2): 713-21.

[20] O'GARRA A., MURPHY K. — Role of cytokines in determining T-lymphocyte function. *Curr Opin Immunol.*, 1994, 6(3): 458-66.

[21] ROMANI L., BISTONI F., MENCACCI A., et al. — IL-12 in Candida albicans infections. *Research in Immunol.*, 1996, In Press.

[22] SEDER R.A. — The role of IL-12 in the regulation of Th1 and Th2 differentiation. *Research in Immunol..*, 1996, In Press.

[23] SEDER R.A., PAUL W.E. — Acquisition of lymphokine-producing phenotype by CD4+ T cells. *Ann Rev Immunol.*, 1994, 12: 635-73.

[24] METZGER D.W., VOGEL L.A., Van CLEAVE V.H., et al. — The effects of IL-12 on B cell subset function. *Research in Immunol.*, 1996, In Press.

[25] ADORINI L., TREMBLEAU S. — The role of endogenous IL-12 in the induction of Th1 cell-mediated autoimmune diseases. *Research in Immunol.*, 1996, In Press.

[26] NEURATH M.F., FUSS I., KELSALL B.L., et al. — Antibodies to interleukin 12 abrogate established experimental colitis in mice. *J.Exp.Med.*, 1995, 182: 1281-1290.

[27] TREMBLEAU S., GERMANN T., GATELY M.K., ADORINI L. — The role of IL-12 in the induction of organ-specific autoimmune diseases. *Immunology Today.*, 1995, 16(8): 383-386.

[28] JACOBS.E.N. — SEW. IL-12, a direct stimulator and indirect inhibitor of hematopoiesis. *Research in Immunol.*, 1996, In Press.

[29] CHOUGNET C., CLERICI M., SHEARER G.M. — Role of IL-12 in HIV disease/AIDS. *Research in Immunol.*, 1996, In Press.

[30] HUNTER C.A., REMINGTON J.S. — The role of IL-12 in infectious diseases, Toxoplasma. *Research in Immunol.*, 1996, In Press.

[31] NABORS G.S., AFONSO L.C., FARRELL J.P., ScOTT P. — Switch from a type 2 to a type 1 T helper cell response and cure of established Leishmania major infection in mice is induced by combined therapy with interleukin-12 and Pentostam. *Proc Natl Acad Sci USA.*, 1995, 92(8): 3142-6.

[32] SCHARTON-KERSTEN T, DENKERS EY, GAZZINELLI R, SHER A. Role of IL-12 in the induction of cell-mediated immunity to Toxoplasma gondii. Research in Immunol. 1996, In Press.

[33] STEVENSON M.M., TAM M.F., WOLF S.F., SHER A. — IL-12-induced protection against blood-stage plasmodium chabaudi as requires IFN-gamma and TNF-alpha and occurs via a nitric oxide-dependent mechanism. *J.Immunol.*, 1995, 155(5): 2545-2556.

[34] WYNN T.A., CHEEVER A.W., JANKOVIC D., et al. — An IL-12-based vaccination method for preventing fibrosis induced by schistosome infection. *Nature.*, 1995, 376(6541): 594-6.

[35] BRUNDA M.J. — Role of IL-12 as an antitumor agent: Current status and future directions. *Research in Immunol.*, 1996, In Press.

[36] FUJIWARA H., ZOU J.P., HERRMANN S., HAMAOKA T. — IL-12-induced tumor regression depends on a striking reversal of suppressed IFN-gamma production by anti-tumor T cells, their accumulation to tumor sites and in sity IFN-gamma production. *Research in Immunol.*, 1996, In Press.

[37] NOGUCHI Y., RICHARDS E.C., CHEN Y.T., OLD L.J. — Influence of interleukin 12 on p53 peptide vaccination against established Meth A sarcoma. *Proc Natl Acad Sci USA.*, 1995, 92(6): 2219-23.

[38] VOEST E.E., KENYON B.M., O'REILLY M.S., et al. — Inhibition of angiogenesis in vivo by interleukin 12. *J Natl Cancer Inst .*, 1995, 87(8): 581-6.

[39] ZITVOGEL L., LOTZE M.T. — Role of interleukin-12 (IL-12) as an antitumor agent: Experimental biology and clinical application. *Research in Immunol.*, 1996, In Press.

Chapitre 20

INTERLEUKINE-13

A.J. MINTY

INTRODUCTION

Le premier article à traiter de l'IL-13, sans le savoir, était une des études pionnières de Tim Mosmann et collègues sur les sous-populations de lymphocytes T "helper", TH1 et TH2, chez la souris [5]. Dans cet article, un clone cDNA est décrit qui code pour un mRNA exprimé exclusivement dans les lymphocytes T de la classe TH2. Ce clone cDNA a été nommé P600 puisqu'il générait un fragment de 600 paires de base après coupure avec l'enzyme Pst1. Aucune activité biologique n'était rapportée pour la protéine codée par ce cDNA. Cependant, lors de la découverte de son homologue humain en 1993 [30,32], il devint clair que cette protéine était une cytokine avec plusieurs activités anti-inflammatoires et immunomodulatrices importantes. Vu la production de cette cytokine par les lymphocytes T et ses activités sur lymphocytes B et monocytes, le nom IL-13 était immédiatement proposé et adopté [44].

CARACTÉRISTIQUES BIOCHIMIQUES

La forme sécrétée, ou mature, de l'IL-13 est une protéine de 112 acides aminés (Tableau 20.1). Elle existe partiellement sous une forme N-glycosylée. On a décrit un variant auquel il manque un résidu glutamine (78) dû à un épissage alternatif, qui garde toutefois la même activité biologique [30]. Ce variant correspond aux séquences des protéines de rat et de souris dérivées de leurs cDNA correspondants, auxquelles il manque également ce résidu glutamine (Figure 20.1).

TABLEAU 20.1 — CARACTÉRISTIQUES DE l'IL-13.

		IL-13 humaine	IL-13 souris
Nombre d'acides aminés	**Précurseur**	132 (146)*	131
	Forme mature	112	111
Nombre de cystéines		4	4
Sites potentiels de N-Glycosylation		4	3
Masse molaire (forme mature) (kDa)		12.4	12.2
% homologie homme / souris		60 %	

* Il y a deux codons potentiels d'initiation.

```
                     HÉLICE A

                        h  h   h   h     §      hh h h
IL-13 R    GPVRRSTSPPVALRELIEELSNITQDQKTSLCNSSMVWSVDLTAG-----
           *** ** * *  * ********** * *** ******* **
IL-13 M    GPVPRSVSLPLTLKELIEELSNITQDQ-TPLCNGSMVWSVDLAAG-----
           **** *      * ****** **** *  ********  * **
IL-13 H    GPVPPST----ALRELIEELVNITQNQKAPLCNGSMVWSINLTAG-----

             *         * * *  *   *  **§ **    *  *  §
IL-4  H    NFVHGHKCD-ITLQEIIKTLNSLT-EQKT-LCTELTVTDIFAASKNTTEK
               * * **  * ***  **  *    *  ***  *    * *****
IL-4  M    TRSHIHGCDKNHLREIIGILNEVT-GEGTP-CTEMDVPNVLTATKNTTES
           *   ****    *****  ** **    *** **** ** ***** ****
IL-4  R    TGNGIHGCNDSPLREIINTLNQVT-EKGTP-CTEMFVPDVLTATRNTTEN
                      E9              (28/24)
                                         I
              HÉLICE B           S--------S      HÉLICE C
                                 I
             §h     hh  hh      (56/65)            h  h  hh  h
IL-13 R    -GFC---AALESLTNISS----C---------------NAIHRTQRILNGL
            ***    ** ******    *               *** ****** **
IL-13 M    -GFC---VALDSLTNISN----C---------------NAIYRTQRILHGL
             *     ** ** * *    *                **  *** * *
IL-13 H    -MYC---AALESLINVSG----C---------------SAIEKTQRMLSGF

             *    *             *                        * * *
IL-4  H    ETFCRAATVLRQFYSHHEKDTRCLGATAQQFHRHKQLIRFLKRLDRNLWGL
           *  ***  *** **  * * * **                  * ** *    *
IL-4  M    ELVCRASKVLRIFYLKHGK-TPCL-------KKNSSVLMELQRLFRAFRCL
           ** **** *** **         ***       *  * ** **  * *    *
IL-4  R    ELICRASRVLRKFYFPRDV-PPCL-------KNKSGVLGELRKLCRGVSGL
           (44/46)                                          R88
             I
             S-S                       HÉLICE D
              I
            (70/99)   §                 h  hh  h   h
IL-13 R    -----CNQKASDV-ASSPP--DTKIEVAQFISKLLNYSKQLFRYCH
                ** **      ** *  ******* ** *** * ***** *
IL-13 M    -----CNRKAPTT-VSSLP--DTKIEVAHFITKLLSYTKQLFRHGPF
                *  *       ***  ******* *    **    * *** * *
IL-13 H    -----CPHKVSAGQFSSLHVRDTKIEVAQFVKDLLLHLKKLFREGRFN

                *                *            *  **    **
           §
IL-4  H    AGLNSC---------------PVKEANQSTLENFLERLKTIMREKYSKCSS
                **                *         *  *** ** **   **
IL-4  M    DSSISC---------------TMNESKSTSLKDFLESLKSIMQMDYS
            *  **               * ***  * **********      *
IL-4  R    NSLRSC---------------TVNESTLTTLKDFLESLKSILRGKYLQSCTSMS
                                                     R121.Y124
```

---

* = acide aminé identique; § = jonction d'exon; h= résidu hydrophobe.

Les ponts disulfures sont numérotés (x/y) pour les positions des cys dans l'IL-13 et l'IL-4 humaines. Résidus E9, R88, R121 et Y124 sont importants pour l'intéraction de l'IL-4 avec son récepteur.

FIG. 20.1 — Comparaison des séquences de l'IL-13 et de l'IL-4 de rat, de souris et d'homme.

L'IL-13 humaine recombinante contient deux ponts disulfures (28-56) et (44-70) (J.C. Guillemot, comm. pers.), qui sont homologues à ceux de l'IL-4 (Figure 20.1). L'IL-13 montre une homologie limitée avec l'IL-4 dans la première et quatrième régions de l'hélice α de l'IL-4 [32,43]. Les hélices B et C ne montrent que très peu d'homologie avec l'IL-4, mais plusieurs alignements peuvent être faits entre les séquences de l'IL-13 et de l'IL-4 dans ces régions, en conservant les résidus hydrophobes à l'intérieur de la structure de l'IL-4 [43] (Figure 20.1). La structure tridimensionnelle de l'IL-4 avec quatre hélices (up, up, down, down) pourrait donc s'appliquer également à l'IL-13, mais avec les hélices B et C nettement plus courtes. En effet, les études de dichroïsme circulaire sur l'IL-13 murine et humaine montrent un spectre d'absorption caractéristique d'une protéine riche en hélice-α ([43] et M.C. Bonnet, comm. pers.).

L'IL-13 humaine agit sur les cellules de souris, de rat et de lapin, bien qu'elle soit moins active que la protéine propre à l'espèce. Par contre, les IL-13 humaine et murine ont la même activité sur les cellules humaines [30].

LE GENE IL-13

Le gène de l'IL-13 humaine est situé à l'extrémité proche du centromère d'un "cluster" de gènes de lymphokines comportant l'IL-4, l'IL-5, l'IL-3 et le GM-CSF (Figure 20.2) sur le bras long du chromosome 5 (23-31). Le gène de l'IL-13 de souris a été localisé dans la région centrale du chromosome 11. Les gènes de l'IL-13 humaine et murine ont été isolés et caractérisés par McKenzie et al [31] et Smirnov et al [40]. Ils sont formés tous les deux d'une structure avec 4 exons et 3 introns, retrouvée dans de nombreux gènes des cytokines (Figure 20.2). Les positions des introns sont à peu près les mêmes que celles dans le gène de l'IL-4, avec l'exon 1 renfermant l'hélice A et l'exon 4 renfermant l'hélice D (Figure 20.1). Les introns sont considérablement plus petits que ceux des gènes de l'IL-4. Les régions en amont des gènes de l'IL-13 humaine et murine sont très conservées (76% homologie sur 400 paires de base), mais ne montrent que peu d'homologie avec le gène de l'IL-4, bien que quelques séquences régulatrices soient communes [31,40].

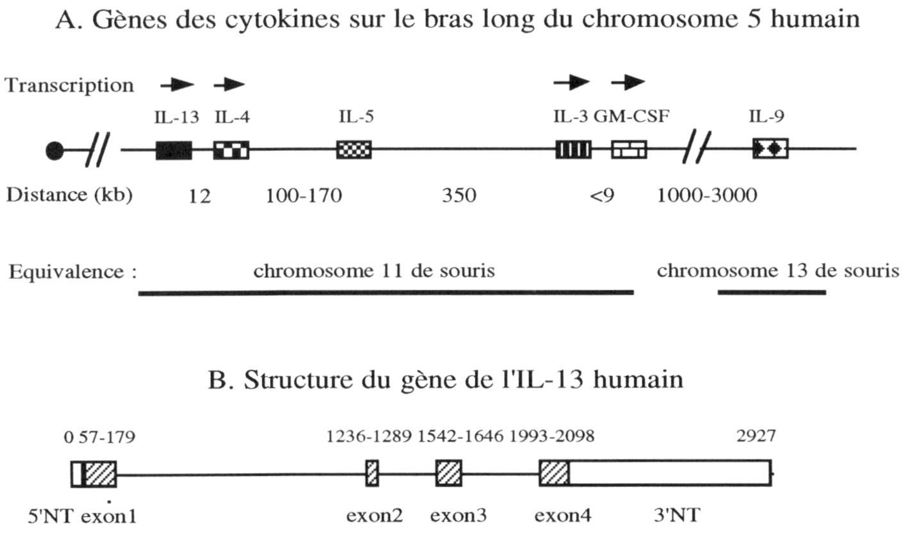

FIG. 20.2 — Localisation chromosomique et structure du gène de l'IL-13.

Le mRNA de l'IL-13 humaine est de 1280 nucléotides, avec une courte région 5' non-codante et une région 3' non-codante contenant quatre copies de la séquence (A/T)ATTTA (A/T), avec une copie du motif TTATTTATT impliqué dans l'instabilité des mRNA des cytokines. Il y a deux codons ATG potentiellement initiateurs de la traduction : le second est dans un contexte plus proche de la séquence consensus CC(A/G)CCAUGG permettant l'initiation de la traduction [32]. L' utilisation du premier ATG, qui reste à démontrer, donnerait une protéine de 146 acides aminés qui pourrait exister sous une forme membranaire.

RÉCEPTEURS

Le nombre de récepteurs pour l'IL-13 et pour l'IL-4 présents sur divers types cellulaires est donné dans le Tableau 20.2 adapté de Vita et al [41] et d'Obiri et al [35].

TABLEAU 20.2 — DISTRIBUTION DES RÉCEPTEURS DE L'IL-13 SUR DIVERS TYPES CELLULAIRES .

Cellule	Caractéristiques	IL-13r / cell	IL4r / cell
WS-RCC	Carcinome de rein	2000	2300
PM-RCC	" "	26000	3800
HL-RCC	" "	150000	
COS-3	fibroblaste	2500	2200
A431	kératinocyte	205	315
U937	promyélomonocyte	420	700
THP-1	monocyte	270	260
Sang périphérique	monocyte	120	
TF-1	pre-myéloïde	130 - 250	750
HL60	promyélomonocyte	ND	ND
NALM-6	lymphocyte pre-B	ND	2150
Daudi	lymphome de Burkitt	ND	450
Raji	" "	ND	2300
DH	transformé par EBV	300	
Sang périphérique	lymphocyteT (activé PHA)	ND	700
H9	lymphocyte T	ND	
MLA-144	lymphocyte T	ND	350

ND = non-détectable (< 50r/cell)

L'IL-13 se lie avec une haute affinité (Kd = 300pM) à son récepteur. Il semblerait que les cellules exprimant le récepteur de l'IL-13 soient une sous-population de celles qui expriment le récepteur de l'IL-4. En particulier, les récepteurs de l'IL-13 semblent absents des lymphocytes T activés, des lignées de lymphocytes T et de certaines lignées de lymphocytes B. Les expériences de compétition croisée pour la liaison soit de l'IL-13 soit de l'IL-4 ont démontré que l'IL-4 peut normalement inhiber la liaison de l'IL-13 (sauf le cas des lignées de carcinome de rein qui expriment beaucoup de récepteurs IL-13 : Tableau 20.2), alors que l'IL-13 ne peut généralement inhiber que partiellement la liaison de l'IL-4 à son récepteur [35,41].

Puisque la sous-unité caractérisée du récepteur de l'IL-4 (IL4R gp140) ne lie pas l'IL-13, ces résultats semblaient indiquer la présence d'une autre sous-unité partagée par les récepteurs IL-4 et IL-13 [43]. Cette conclusion a été également tirée des études montrant la capacité d'un antagoniste de l'IL-4 (Y124D) d'inhiber les effets de l'IL-13 [1].

Lors de la démonstration de la participation de la chaîne γ du récepteur IL-2 dans le récepteur IL-4, cette chaîne γ a été proposée comme étant la chaîne commune entre les récepteurs de l'IL-4 et de l'IL-13. Cependant, les études récentes sur les lymphocytes B de malades souffrant d'une immunodéficience (X-SCID) où le gène pour la chaîne γ est délété ou muté, ont montré de façon concluante que cette chaîne γ n'intervient pas dans le mécanisme d'action de l'IL-13 ou de l'IL-4 permettant la prolifération des lymphocytes B et la production d'immunoglobulines [29]. De plus, les effets de l'IL-4 et de l'IL-13 sont constatés sur les cellules non-hématopöiétiques qui n'expriment pas la chaîne γ [15,35]. Les anticorps anti-chaîne γ peuvent inhiber la prolifération de la lignée mastocytaire MC/9 induite par l'IL-4 mais non celle induite par l'IL-13 . Enfin, la transfection de la chaîne γ dans la lignée de plasmocytome B9 augmente la prolifération seulement en réponse à l'IL-4 [15]. La chaîne γ n'est donc pas le composant partagé entre les deux récepteurs.

Un autre modèle (illustré dans la Figure 20.3, et discuté par la suite) est suggéré par des expériences de plusieurs laboratoires [25,27] qui montrent que les anticorps contre la sous-unité gp140 du récepteur IL-4 peuvent inhiber les réponses à l'IL-13, ce qui indique que cette sous-unité fait partie du récepteur IL-13. Cette sous-unité pourrait donc former un hétérodimère avec la sous-unité liant l'IL-13. La formation d'un tel hétérodimère est suggérée par les expériences de "cross-link" [41]. Dans ce modèle, la chaîne gp140 formerait un hétérodimère soit avec la chaîne γ, soit avec la sous-unité liant l'IL-13. La sous-unité liant l'IL-13 n'a pas été décrite, mais des études de "cross-link" montre une taille d'environ 70kDa [35,41].

LES SOURCES ET LES INDUCTEURS

L'IL-13 peut être produite par les lymphocytes T CD4+ et CD8+. Bien que chez la souris elle soit exprimée presqu' exclusivement par les clones de lymphocyte T de type TH2, chez l'homme elle peut également être exprimée par des clones de type TH1 [44] (A. Minty & A. Bensussan, résultats non-publiés). Les premières expériences examinant l'expression de l'IL-13 *in vitro* par des populations de lymphocytes T cultivés dans les conditions favorisant soit une réponse de type TH1 soit une réponse de type TH2 indiquent que l'IL-13 est produite préférentiellement en association avec l'IL-4, dans une réponse de type TH2 comme c'est le cas chez la souris (M. Bréban, A.Minty, D. Fradelizi, S. Asselin, résultats non-publiés). Cependant, l'expression de l'IL-4 et de l'IL-13 est clairement dissociée quand les lymphocytes T "naifs" CD4+CD45RO- sont stimulés par le TCR , puisque les cellules effectrices qui en résultent produisent des quantités importantes d'IL-13, d'IL-5 et d'IFNγ mais pas d' IL-4 [3].

Récemment, l'expression de l'ARNm de l'IL-13 a été trouvée dans des lignées de lymphocytes B et dans les lymphocytes B activés par l'anti-CD40, puis par le PMA et l'ionomycine [14,22]. Les lymphocytes B ainsi stimulés n'expriment pas l'ARNm de l'IL-4. Par contre, les mastocytes activés expriment les deux cytokines, IL-4 et IL-13, qui peuvent agir avec le ligand-CD40 pour induire la production d'IgE par les lymphocytes B voisins [2]. Cette expression d'IL-13 par les lymphocytes B et les mastocytes pourrait donc être importante dans le mécanisme d'allergie .

Une expression optimale de l'IL-13 est obtenue, comme pour d'autres lymphokines, avec une combinaison d'inducteurs (par exemple PMA + PHA-P ou anti-CD2 + anti-CD28). La cyclosporine-A peut inhiber la production d'IL-13 par les lymphocytes T induite par la PHA-P. La combinaison de PMA et d'un ionophore calcique stimule la production de l'IL-13 dans les lignées de mastocytes et de basophiles.

ACTIVITÉS BIOLOGIQUES IN VITRO

Bio-essai

Nous avons développé [25] une méthode de dosage de l'activité biologique de l'IL-13 murine ou humaine qui est relativement, mais pas complètement, spécifique. Cette méthode consiste à mesurer la prolifération d'un sous-clone (B9.1.3) de la lignée plasmocytaire B9 murine développé par L. Aarden pour le dosage de l'IL-6. Ce sous-clone, isolé après culture continue en IL-13, garde une réponse à l'IL-6, et a acquis une capacité à répondre à l'IL-13 (ED50 = 5 ng/ml pour l'IL-13 humaine, 50 pg/ml pour l'IL-13 de souris). Il a également acquis une réponse proliférative à l'IL-4 murine, mais à des doses plus importantes. Pour analyser les niveaux d'IL-13 dans les échantillons biologiques humains il est donc nécessaire d'effectuer le dosage en présence d' anticorps anti-IL-6.

La réponse proliférative de la lignée prémyéloïde humaine TF-1 peut également être employée pour doser l'IL-13 murine et humaine [2] surtout dans le cas d'échantillons murins où les cytokines telles que l'IL-3, l'IL-4 et le GM-CSF ne sont pas actives.

Activités biologiques : un "survol"

L'IL-13 a été décrite comme étant une cytokine "IL-4-like" qui agit sur les monocytes et les lymphocytes B, mais pas sur les lymphocytes T [44] . En effet, les études de fixation montrent une compétition croisée entre l'IL-13 et l'IL-4 sur un certain nombre de types cellulaires et l'absence de récepteurs sur les lymphocytes T [35,41] (voir RÉCEPTEURS). Deux expériences suggèrent néanmoins que les lymphocytes T ont le potentiel d'exprimer les récepteurs de l'IL-13. Kohler et al [23] ont constaté l'activation d'un facteur de transcription NF-IL4 (IL-4Stat/Stat 6) dans les préparations hautement purifiées de lymphocytes T et Jinquan et al [19] ont montré le potentiel de l'IL-13 d'inhiber le chimiotactisme des lymphocytes T induit par des chemokines. Il semble donc concevable que des récepteurs de l'IL-13 soient présents sur les lymphocytes T non-activés, mais qu'ils disparaissent après activation.

Des activités spécifiques de l'IL-13 sont difficiles à détecter. L'inhibition de la prolifération de certaines lignées de cellules dérivées des leucémies lymphoblastiques aiguës a été constatée avec l'IL-13, mais pas avec l'IL-4 [37]. La prolifération de la lignée B9 peut, dans certains cas, être induite par l'IL-13, mais pas par l'IL-4 [25,44], alors que d'autres clones B9 répondent aux deux cytokines, bien que plus fortement avec l'IL-13 [15]. Quelques effets de l'IL-13 sur les progéniteurs hématopoïétiques (Lin-Sca1+) de la souris sont apparemment plus prononcés que ceux constatés avec l'IL-4 [18]. Cependant, il est difficile d'exclure des différences relativement triviales, par exemple dans la stabilité des deux cytokines, qui auraient des effets importants, surtout dans les expériences de culture sur plusieurs jours.

Des expériences sur des populations cellulaires hétérogènes peuvent également donner des réponses apparemment spécifiques de l'IL-13, qui seraient le résultat de la combinaison d'une activité activatrice (partagée par l'IL-4 et l'IL-13) sur un type cellulaire et d'une activité inhibitrice (spécifique à l'IL-4) sur un deuxième type cellulaire. Par exemple, l'induction de l'IFNγ dans les cellules LGL (large granular lymphocytes) [32] a pu être le résultat d'une induction de l'IL-12 dans les monocytes de ces cultures (partagée par IL-13 et IL-4 [7]) agissant en synergie avec l'IL-2 pour activer la production de l'IFNγ, et une inhibition concomitante de l'effet de l'IL-2 par l'IL-4, mais pas par l'IL-13.

Transduction du signal

Les phosphorylations de 4PS/IRS-2 et de NF-IL-4/IL-4Stat/Stat 6, considérées comme des intermédiaires relativement spécifiques de la transduction de signal IL-4, ont également été constatées avec l'IL-13 [20,23,27]. Puisque la sous-unité gp140 du récepteur IL-4 fait également partie du récepteur IL-13 (voir RÉCEPTEURS), il est clair que, bien que nous n'ayons que peu d'informations sur la transduction du signal IL-13, nous pouvons apprendre beaucoup des études sur l'IL-4.

Une partie de la transduction du signal IL-4 implique la phosphorylation de la tyrosine 497 dans un motif I4R de la sous unité gp140 par des kinases associées avec le récepteur de l'IL-4 [20]. Plusieurs kinases sont associées au récepteur IL-4 : JAK-1, JAK-3, c-fes ou une protéine semblable à c-fes. L'IL-4 active JAK-3 par les 48 acides aminés carboxy-terminaux de la chaîne γ, mais en accord avec l'idée que l'IL-13 n'utilise pas la chaîne γ, JAK-3 n'est pas activée par l'IL-13 [20]. Il est donc possible qu'une autre JAK kinase soit associée avec la sous-unité liant l'IL-13. La tyrosine 497,

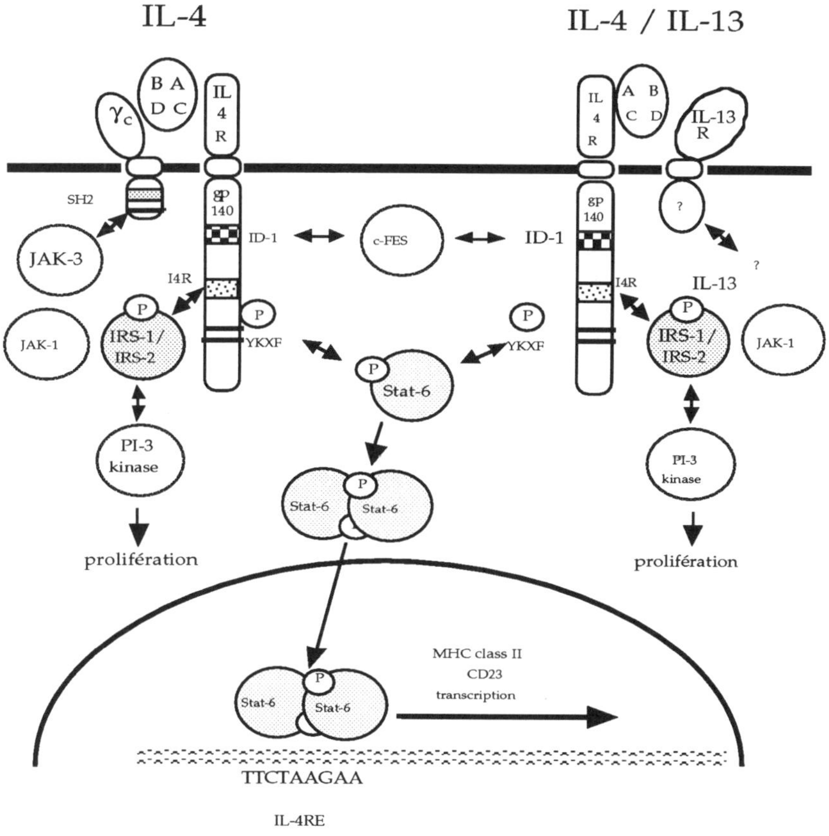

FIG. 20.3 — Transduction du signal par l'IL-13.

une fois phosphorylée, constitue un site d'ancrage pour les protéines IRS-1 et IRS-2. Ces protéines servent de "docking proteins" pour d'autres médiateurs de transduction de signaux contenant des domaines SH2 (Src homology) tels que la phosphoinositide-3 kinase.

Une autre voie de signalisation partagée par l'IL-13 et l'IL-4 est la protéine Stat 6. Cette protéine peut interagir directement avec deux séquences situées dans la région carboxy-terminale de la gp140 contenant un motif phospho-YKXF, par l'intermédiaire des domaines SH2 [17]. La proximité d'une autre kinase associée au récepteur provoque la phosphorylation de Stat 6, suivie d'une dissociation du récepteur et sa migration au noyau. A ce niveau elle peut activer, ou réprimer, l'expression de multiples gènes, par exemple ceux des CMH classe II, des récepteurs Fc et du CD23 par un élément TTCTAAGAA (IL-4RE)[17](Figure 20.3). Les JAK kinases sont probablement impliquées dans la phosphorylation de Stat 6 comme c'est le cas pour d'autres protéines Stat.

L'interprétation la plus simple de la signalisation de l'IL-13 et de l'IL-4 à l'heure actuelle serait l'existence de deux types de récepteurs pour l'IL-4, avec des modes de signalisation les uns communs, les autres différents. Ces deux types de récepteurs comporteraient la sous-unité gp140 associée soit à la chaîne γ, soit à la sous-unité liant l'IL-13. L'IL-13 utiliserait seulement le deuxième type de récepteur.

Effets sur les monocytes et les macrophages

L'IL-13 et l'IL-4 provoquent une forme "alternative" d'activation des macrophages [13], qui contraste avec l'activation et la désactivation classique constatées avec l'IFNγ et l'IL-10 (Tableau 20.3).

(1) Quand l'IL-13 est administrée en même temps que des lipopolysaccharides bactériens, elle inhibe la production des cytokines pro-inflammatoires (IL-1, TNF, IL-6, IL-8, MCP-1..) [11,32] et augmente la production des inhibiteurs naturels de l'IL-1 [6,34]. (C'est pour cette raison que l'IL-13 a été classée au début comme une cytokine anti-inflammatoire). De plus, l'IL-13 diminue l'expression du CD14, le récepteur au LPS, sur les monocytes circulants [11] bien qu'elle puisse augmenter l'expression de cette molécule sur les lignées monocytaires (P. Liauzun, comm. pers.). Le concept de l'IL-13 en tant que cytokine anti-inflammatoire doit être quelque peu modifiée pour tenir compte du "priming" de la production du TNF-α et de l'IL-12 par l'IL-13 administrée avant un signal inflammatoire [7]. Cependant, même dans ces conditions, une diminution de l'expression d'autres cytokines (par exemple l'IL-1 et l' IL-8) est constatée et il est possible que l'activité de l'IL-13 dans ces conditions puisse néanmoins être globalement "anti-inflammatoire" mais aussi immunostimulatrice.

(2) L'IL-13 exerce également d'autres activités immuno-modulatrices, telles que l'augmentation des molécules du CMH de classe II et de la présentation d'antigène [11,12]

(3) L'IL-13 exerce des activités anti-procoagulantes (diminution du facteur tissulaire) en commun avec les autres cytokines TH2 , l'IL-4 et l'IL-10 [16].

(4) L'IL-13 induit plusieurs changements de morphologie, d'agrégation et d'adhérence. Elle augmente l'expression des intégrines CD11b, CD11c, CD18, CD29 (VLA-5) [11]. Elle induit également le chimiotactisme des monocytes.

(5) L'IL-13 inhibe la cytotoxicité dépendante d'anticorps (ADCC), en partie par la diminution des FcγR1 (bien que ces deux événements puissent être dissociés, car en présence d'IFNγ ou d'IL-10 l'expression de FcγR1 est maintenue alors que l'ADCC est toujours inhibée par l'IL-13 [11]).

(6) L'IL-13 induit l'enzyme 15-lipoxygénase qui catalyse l'hydropéroxidation des acides gras. Ceci a pour conséquence la production accrue de 15-(s)-acide hydroxyeicosatetranoique (15-HETE) qui antagonise la réponse fonctionnelle aux leukotriènes .

(7) L'IL-13 inhibe la production du monoxyde d'azote (NO) par les macrophages du péritoine de souris stimulés par LPS et IFN-γ [13] et par les macrophages de la

moëlle osseuse différenciés en culture en présence de GM-CSF et stimulés par du LPS [12]. Par contre, elle augmente la production de NO dans les macrophages de la moëlle osseuse différenciés en culture en présence de M-CSF et stimulés par du LPS [12].

(8) L'IL-13 n'affecte pas la production d'ions superoxyde induite par le PMA dans les macrophages péritonéaux de souris, mais elle inhibe la production d'ions superoxyde induite par le PMA dans les monocytes humains. Les effets de l'IL-13 et l'IL-4 sur les ions superoxyde peuvent donc être différents selon l' espèce.

TABLEAU 20.3 — EFFETS DE L'IL-13 SUR LES MACROPHAGES

	IL-13 ou IL-4	IL-10	IFNγ
Inflam. cytokines (traitement avec LPS)	-	-	+
IL-1ra, sIL-1r II " "	+	+	+
IL-12 ,TNF-α (traitement avant LPS)	+	-	+
CMH classe II / APC	+	-	+
Récepteurs Fc/ ADCC	-	+	+
CD11b / CD11c	+	0	0
CD14	-	0	0
Récepteurs mannose	+	+/0	-
NO	+/-*	-	+
Explosion oxydative	-/0 *	-	+
Activité procoagulante	-	-	+
15-lipoxygenase / 15-HETE	+	0	-
Lsk tyrosine kinase	+		-
Csk tyrosine kinase	0		+

+ = augmenté, - = diminué, 0 = pas de changement, * variable (voir texte).
APC = présentation d'antigène
ADCC = cytotoxicité dépendante d'anticorps
CMH = complexe majeur d'histocompatibilité

L'IL-13 (comme l'IL-4) joue un rôle protecteur de l'inflammation. En limitant la production de NO, d'ions superoxyde et des cytokines pro-inflammatoires (tel le TNF) l'IL-13 protège l'hôte contre les dommages tissulaires infligés normalement par ces agents. L'IL-13 augmente également l'expression des récepteurs mannose [13], qui servent, entre autre, à neutraliser des enzymes sécrétées avec des ligands mannosylés tels que les hydrolases lysosomales et les activateurs du plasminogène. Ses effets sur les mécanismes de défense anti-microbienne sont variables avec une diminution des récepteurs Fc et de l'ADCC, mais une augmentation des récepteurs mannose qui augmenterait la phagocytose des parasites mannosylés. Comme nous l'avons vu, la capacité anti-microbienne des monocytes via la production de NO et/ou d'ions superoxyde peut être affectée de diverses façons par l'IL-13.

Effets sur les lymphocytes B

L'IL-13 a de nombreuses activités sur les lymphocytes B qui ressemblent à celles de l'IL-4, bien qu'elle soit souvent moins active [8,36,43].

(1) L'IL-13 induit la prolifération des cellules B en co-stimulation avec l'anti-CD40 ou avec des anti-Ig [8,36].

(2) Par contre, elle inhibe la prolifération des cellules pre-B dans un système de culture qui emploie les cellules stromales et l'IL-7. Elle inhibe également la prolifération des cellules pre-B tumorales provenant des leucémies aiguës

lymphoblastiques (ALL) [37]. Ces effets sont similaires à ceux de l'IL-4, mais certaines lignées ALL répondent préférentiellement soit à l'IL-4 soit à l'IL-13. L'IL-4 réduit la viabilité de ces lignées ALL en culture, alors que ceci n'est pas observé avec l'IL-13.

(3) Elle inhibe la prolifération induite par l'IL-2 et l'apoptose des leucémies lymphocytiques chroniques (CLL) (N. Chaouchi & J.F. Delfraissy, comm. pers.).

(4) Elle stimule la production des immunoglobulines et induit celles des IgE et IgG4 [8,36].

(5) Elle augmente la production du CD72, des molécules du CMH classe II et du CD23 [8,36].

Les lymphocytes B de souris ne répondent pas à l'IL-13 [44]. La proportion des lymphocytes B humains exprimant des récepteurs IL-13 n'est pas encore claire. Les études de fixation sur les lignées B humaines suggèrent que les récepteurs IL-13 ne sont présents que sur certaines cellules B [14,35,41]. Ceci serait cohérent avec l'augmentation du CD23 observée seulement sur une sous-population de cellules [8,36]. Cependant, l'expression de CD72 est augmentée sur la majorité des lymphocytes B spléniques [36].

Sur les lymphocytes B d'amygdales, les effets prolifératifs de l'IL-13 touchent principalement la population de cellules naïves (IgD+) [8]. Ceci indique peut-être un rôle pour l'IL-13 dans une réponse immunitaire primaire (par opposition aux effets de l'IL-2 qui agissent principalement sur la population IgD- "matures"). Bien que l'IL-13 semble être un régulateur mineur de la production des IgG et IgM dans les cellules B d'amygdales comparée à l'IL-2 ou l'IL-10, elle induit fortement la production des IgG4 et IgE en co-stimulation avec le ligand CD40. L'IL-13 et l'IL-4 sont les seules cytokines capables d'induire directement la production des IgE [36].

Effets sur des précurseurs hématopoïétiques

Chez la souris, l'IL-13 a deux effets principaux sur les précurseurs hématopoïétiques primitifs de la moëlle [18]. Elle augmente la prolifération de ces cellules en synergie avec d'autres cytokines, surtout le SCF. Elle favorise la formation de colonies macrophagiques en présence de combinaisons de cytokines telles que SCF + G-CSF qui génèrent normalement des colonies granulocytaires.

Cependant, chez l'homme, l'IL-13 agit sur des précurseurs CD34+ du sang de cordon ou de la moëlle pour inhiber, plutôt que pour promouvoir, la formation des colonies G/M ou M [38]. Ceci peut refléter soit une différence d'espèce soit une différence dans la maturité des cellules progénitrices. L'augmentation des colonies M chez la souris induite par l'IL-13 est constatée avec les cellules plus primitives, mais pas avec les cellules plus matures [18] alors que la diminution des colonies M à partir des cellules humaines par l'IL-13 s'exerce sur les précurseurs plus tardifs [38]. L'IL-13 est aussi un fort stimulateur de la production de mégakaryocytes à partir des cellules CD34+ du sang de cordon humain (particulièrement en combinaison avec d'autres cytokines telles que l'IL-3) [42].

Effets sur les cellules non-hématopoïétiques

Une quantité croissante de données montre l'activité pléiotropique de l'IL-13. D'autres types cellulaires affectés directement par l'IL-13 sont les cellules endothéliales et microgliales, les kératinocytes, et les carcinomes de rein et de colon. Les effets de l'IL-13 sur ces cellules peuvent avoir des conséquences au niveau des cellules hématopoïétiques : par exemple, l'induction des molécules d'adhésion sur les cellules endothéliales [39] peut influencer le "trafic" des leucocytes.

Il apparait que la régulation de la production de cytokines par l'IL-13 dans les cellules non-hématopoïétiques est très différente de celle exercée sur les monocytes du sang. Par exemple, la production de l'IL-6 et de l'IL-8 est inhibée par l'IL-13 dans les monocytes [11,32]. Par contre celle de l'IL-6 est augmentée dans les cellules endothéliales et microgliales et dans les kératinocytes [10,39] (G. Sébire & M. Tardieu comm. pers.) . Celle de l'IL-8 est augmentée dans les cellules endothéliales et dans les carcinomes (G. Kolios & J. Westwick, comm. pers.). Tout ceci illustre les rôles potentiellement conflictuels ou complémentaires joués localement par l'IL-13 dans les réactions inflammatoires.

PATHOLOGIE

Activités anti-inflammatoires

La description des activités anti-inflammatoires sur la production de monokines en réponse au LPS a provoqué des essais de l'IL-13 dans des modèles inflammatoires et autoimmuns chez la souris et chez le rat. Dans les deux modèles, d'arthrite induite par le collagène chez la souris (CIA) (N. Bessis, D. Fradelizi & C. Fournier, comm. pers.) et d'encéphalomyélite autoimmune expérimentale chez le rat (EAE) [4], une seule injection de cellules produisant de l'IL-13 amène une amélioration significative, et de longue durée, de l'état pathologique de ces animaux. L'implication d'une diminution de la production de TNF-α dans les effets bénéfiques de l'IL-13 a été suggérée, mais pas démontrée.

Activités anti-tumorales

Dans des expériences similaires, la co-injection dans les souris "nude" de cellules CHO produisant de l'IL-13 avec des cellules tumorales HeLa empêche la formation de tumeur [26]. L'injection du mastocytome P815 produisant de l'IL-13 chez la souris DBA/2 ne provoque que de petites tumeurs, qui régressent rapidement. Les souris ainsi traitées peuvent être re-injectées plus tard avec la lignée parentale P815 sans former de tumeur. Le mécanisme de rejet initial n'a pas été déterminé, mais les monocytes et les neutrophiles infiltrent la tumeur, et l'on ne voit pas dans ces tumeurs l'infiltration d'éosinophiles constatée dans les tumeurs traitées à l'IL-4. Ceci peut être dicté, en partie, par la production locale de chemokines sous l'influence de l'IL-13 .

Activité anti-VIH

Une autre utilisation potentielle de l'IL-13 en clinique, qui n'est suggérée pour l'instant que par des expériences *in vitro*, concerne le contrôle de la charge virale dans les malades atteints du SIDA. A la suite de la publication initiale de Montaner et al [33] décrivant l'inhibition de la production du virus VIH-1 dans les monocytes-macrophages dérivés du sang et infectés *in vitro*, cette inhibition a également été constatée dans les lignées monocytaires infectées de façon chronique, dans les macrophages alvéolaires infectés *in vitro* et dans les cultures de cellules mononucléées de sang isolées à partir des malades atteints du SIDA [9]. Puisque le macrophage est un réservoir important du virus, cet effet inhibiteur de l'IL-13 pourrait être bénéfique, bien que l'IL-13 n'ait pas d'activité directe sur la production du virus par les lymphocytes T.

Immunomodulation par l'IL-13

Un inconvénient potentiel d'une telle utilisation de l'IL-13 a été soulevé par l'inhibition de la production de l'ARNm de l'IL-12 p40 dans les monocytes stimulés par le LPS [11,12], puisqu'un défaut de production d'IL-12 a été impliqué dans l'immunodéficience associée à l'infection par le virus VIH . De tels résultats ont conduit à penser que l'IL-13 pourrait inhiber l'immunité cellulaire [44]. Cependant, l'IL-13 inhibe peu la production de l'hétérodimère p70 de l'IL-12 stimulée par le LPS et n'inhibe pas, voire augmente, cette production par les monocytes stimulés par le SAC ([7] et nos résultats non-publiés). Le pré-traitement des monocytes avec de l'IL-13 avant la stimulation LPS ou SAC augmente, en fait, la production de l'IL-12 [7] et pourrait contribuer ainsi au développement d'une réponse plutôt de type TH1 ou type1, instrumentale dans l'immunité cellulaire. De plus, l'IL-13 n'a pas les effets inhibiteurs de l'IL-4 sur les fonctions des lymphocytes T, tels que la production de l'IFNγ et de la perforine. Elle peut participer à une réponse humorale via ces effets sur les lymphocytes B, et pourrait donc stimuler les deux types de réponses immunitaires.

IL-13 et allergie

L'étude des souris dans lesquelles le gène de l'IL-4 a été délété par recombinaison homologue ("knock-out") montre que l'IL-4 est nécessaire à la production des IgE [24]. Les souris délétées du gène IL-13 n'ont pas de défaut de production des IgE, en accord avec l'absence d'effet de l'IL-13 sur les lymphocytes B de souris. Cependant, chez l'homme, une partie importante et variable de l'activité induisant la production des IgE ne peut être inhibée par un anticorps anti-IL-4. L'activité restante pourrait donc être dûe à l'IL-13. Ceci serait cohérent avec l'identification d'un locus génétique, se situant dans la région adjacente au gène IL-4, qui régule la production des IgE chez les sujets atopiques [28].

Kimata et al [21] ont décrit récemment la production spontanée de l'IL-4, mais pas de l'IL-13, par les lymphocytes T dérivés de malades atteints de dermatite atopique (AD). (Cependant ces auteurs n'ont pas décrit l'expression de ces cytokines à partir de cellules T activées). Au contraire, ils ont constaté la production spontanée de l'IL-13, mais non de l'IL-4, dans les lymphocytes T des malades atteints d'un syndrome néphrotique (NS). Il serait désormais intéressant de regarder davantage la production de l'IL-13 et de l'IL-4 dans différentes conditions pathologiques où l'on constate une production accrue des IgE.

L'IL-13 et l'IL-4 peuvent être exprimées par les mastocytes activés. Dans ces cellules elles agiront de concert avec le ligand CD40 pour induire l'expression des IgE par les lymphocytes B avoisinants. Cette expression de l'IL-13 par les mastocytes pourrait être importante dans la pathogénèse de l'atopie. Le variant de l'IL-4 (Y124D), qui inhibe la production des IgE induite par l'IL-4 et l'IL-13, pourrait être utile en tant qu' antagoniste compétitif capable de limiter des réactions allergiques.

CONCLUSIONS

L'IL-13 est une protéine de 112 acides aminés sécrétée par les lymphocytes T CD4+ et CD8+ , les lymphocytes B et les mastocytes après activation. Elle peut être exprimée de façon concomitante avec l'IL-4, faisant partie d'une réponse lymphocytaire du type TH2, mais elle peut aussi être exprimée indépendamment de l'IL-4. Elle partage une sous-unité de son récepteur avec l'IL-4, et ses activités biologiques sont donc également partagées avec l'IL-4 dans de multiples types cellulaires, à l'exception des lymphocytes T activés qui ne possèdent pas de récepteur pour l'IL-13. Ses activités anti-inflammatoires et immunostimulatrices pourraient être utiles dans le traitement des pathologies autoimmunes, tumorales et virales. Un peu plus de deux ans ont passé depuis les premières publications identifiant plusieurs activités biologiques de l'IL-13. L'avenir nous réserve, sans doute, encore quelques surprises. En particulier, la caractérisation du récepteur IL-13 éclaircira de multiples aspects de la biologie de l'IL-13.

RÉFÉRENCES

[1] AVERSA G., PUNNONEN J , COCKS B.G. et al. - An interleukin 4 (IL-4) mutant protein inhibits both IL-4 or IL-13-induced human immunoglobulin G4 (IgG4) and IgE synthesis and B cell proliferation: support for a common component shared by IL-4 and IL-13 receptors. *J. Exp. Med.*, 1993, 178, 2213 - 2218.

[2] BURD P.R., THOMPSON W.C., MAX E.E., MILLS F.C.- Activated mast cells produce interleukin-13. *J. Exp. Med.*, 1995, 181, 1373-1380.

[3] BRINKMANN V., KRISTOFIC C.- TCR-stimulated naive human CD4+ 45RO- T cells develop into effector cells that secrete IL-13, IL-5 and IFN-γ, but no IL-4, and help efficient IgE production by B cells. *J. Immunol.*, 1995, 154, 3078-3087.

[4] CASH E., MINTY A., FERRARA P., et al. - Macrophage-inactivating interleukin-13 suppresses experimental autoimmune encephalomyelitis in rats. *J. Immunol.*, 1994, 153, 4258-4267.

[5] CHERWINSKI H.M., SCHUMACHER J.H., BROWN K.D., MOSSMANN T.R.- Two types of mouse helper T cell clone III. Further differences in lymphokine synthesis between Th1 and Th2 clones revealed by RNA hybridization, functionally monospecific bioassays, and monoclonal antibodies. *J Exp Med.*, 1987, 166, 1229-1244.

[6] COLOTTA F., RE F., MUZIO M. et coll. - Interleukin-13 induces expression and release of interleukin-1 decoy receptor in human polymorphonuclear cells. *J. Biol. Chem.*, 1994, 269, 12403-12406.

[7] D'ANDREA A., MA X., ASTE-AMEZAGA M., et al. - Stimulatory and inhibitory effects of interleukin (IL)-4 and IL-13 on the production of cytokines by human peripheral blood mononuclear cells : priming for IL-12 and tumor necrosis factor α production. *J. Exp. Med.*, 1995, 181, 537-546.

[8] DEFRANCE T., CARAYON P., BILLIAN G. et al. - Interleukin-13 is a B cell stimulating factor. *J Exp. Med.*, 1994, 179, 135-143.

[9] DENIS M., GHADIRAN E.- Interleukin-13 and interleukin-4 protect bronchoalveolar macrophages from productive infection with human immunodeficiency virus type 1. *AIDS Res. and Human Retroviruses*, 1994, 10, 795-802.

[10] DEROCQ J.-M., SEGUI M., POINOT-CHAZEL C. et al..- Interleukin-13 stimulates interleukin-6 production by human keratinocytes. Similarity with interleukin-4. *FEBS Lett.*, 1994, 343, 32-36 .

[11] DE WAAL-MALEFYT R., FIGDOR C.G., HUIJBENS R. et al.- Effects of IL-13 on phenotype, cytokine production, and cytotoxic function of human monocytes. *J.Immunol.*, 1993, 151, 6370-6381.

[12] DOHERTY T.M., KASTELEIN R., MENON S., et al. - Modulation of murine macrophage function by IL-13. *J. Immunol.*, 1993, 151, 7151-7160.

[13] DOYLE A., HERBEIN G., MONTANER L.J. et al.- Interleukin-13 alters the activation state of murine macrophages in vitro : comparison with interleukin-4 and interferon-γ. *Eur. J. Immunol.*, 1994, 24, 1441-1445.

[14] FIOR R., VITA N., RARHAEL M. et al.- Interleukin-13 gene expression by malignant and EBV-transformed human B lymphocytes. *European Cytokine Network*, 1994, 5, 593-600.

[15] HE Y.-W., MALEK T.R.- The IL-2 receptor γc chain does not function as a subunit shared by the IL-4 and IL-13 receptors. Implication for the structure of the IL-4 receptor. *J. Immunol.*, 1995, 155, 9-12.

[16] HERBERT J.-M., SAVI P., LAPLACE M.-C. et al.- IL-4 and IL-13 exhibit comparable abilities to reduce pyrogen-induced expression of procoagulant activity in endothelial cells and monocytes. *FEBS Lett .*, 1993, 328, 268-270.

[17] HOU J., SCHINDLER U., HENZEL W.J. et al.- An interleukin-4-induced transcription factor: IL-4 Stat. *Science*, 1994, 265, 1701-1706.

[18] JACOBSEN S.E.W., OKKENHAUG C., VEIBY O.P. et al.- Interleukin-13: novel role in direct regulation of proliferation and differentiation of primitive hematopoietic progenitor cells. *J. Exp. Med.*, 1994, 180, 75-82.

[19] JINQUAN T., DELEURAN B., GESSER B. et al.- Regulation of human T lymphocyte chemotaxis in vitro by T cell-derived cytokines IL-2, IFN-γ, IL-4, IL-10 and IL-13. J. Immunol., 1995, 154, 3742-3752.

[20] KEEGAN A.D., JOHNSTON J.A., TORTOLANI P.J. et al.- Similarities and differences in signal transduction by interleukin-4 and interleukin-13 : analysis of Janus kinase activation. *Proc. Natl. Acad. Sci. (USA)*, 1995, 92, 7681-7685.

[21] KIMATA H., FUJIMOTO M., FURUSHO K.- Involvement of interleukin (IL)-13 , but not IL-4, in spontaneous IgE and IgG4 production in nephrotic syndrome. *Eur. J. Immunol.*, 1995, 25, 1497-1501

[22] KINDLER V., MATTHES T., JEANNIN P., ZUBER R.H.- Interleukin-2 secretion by human B lymphocytes occurs as a late event and requires additional stimulation after CD40 cross-linking. *Eur. J. Immunol.*, 1995, 25, 1239-1243.

[23] KOHLER I., ALLIGER P., MINTY A. et al..- Human interleukin-13 activates the interleukin-4-dependent transcription factor NF-IL4 sharing a DNA binding motif with an interferon-γ-induced nuclear binding factor. *FEBS Lett.* ,1994, 345, 187-192

[24] KOPF M., LE GROS G., BACHMANN M. et al.- Disruption of the murine IL-4 gene blocks TH-2 cytokine responses. *Nature*, 1993, 362, 245-248.

[25] LABIT-LE BOUTEILLER C., ASTRUC R., MINTY A., et al. - Isolation of an IL-13 dependent subclone of the B9 cell line useful for the estimation of human IL-13 bioactivity. *J. Immunol. Methods*, 1995, 181, 29-36.

[26] LEBEL-BINAY S., LAGUERRE B., QUINTIN-COLONNA F. et al.- Experimental gene therapy of cancer using tumor cells engineered to secrete IL-13. *Eur. J. Immunol.*, 1995, 25, 2340-2348.

[27] LIN J.-X., MIGONE T.-S., TSANG M. et al.- The role of shared receptor motifs and common Stat proteins in the generation of cytokine pleiotropy and redundancy by IL-2, IL-4, IL-7, IL-13 and IL-15. *Immunity*, 1995, 2, 331-339.

[28] MARSH D.G., NEELY J.D., BREAZDALE D.R. et al.- Linkage analysis of IL-4 and other chromosome 5q31.1 markers and total serum immunoglobulin E concentrations. *Science*, 1994, 264, 1152-1156.

[29] MATTHEWS D.J., CLARK P.A., HERBERT J. et al.- Function of the interleukin-2 (IL-2) receptor gamma chain in biological responses of X-linked severe combined immunodeficient B cells to IL-2, IL-4, IL-13 and IL-15. *Blood*, 1995, 85, 38 - 42 .

[30] MCKENZIE A.N., CULPEPPER J.A., DE WAAL MALEFYT R.B. et al.- Interleukin-13, a T-cell-derived cytokine that regulates human monocyte and B-cell function. *Proc. Natl. Acad.Sci (USA)*, 1993, 90, 3735-3739.

[31] MCKENZIE A.N.J., LI X., LARGAESPADA D.A. et al.- Structural comparison and chromosomal localization of the human and mouse IL-13 genes. *J. Immunol.* , 1993, 150, 5436 - 5444.

[32] MINTY A., CHALON P., DEROCQ J.-M. et al.- Interleukin-13 is a new human lymphokine regulating inflammatory and immune responses. *Nature*, 1993, 362, 248-250.

[33] MONTANER L.J., DOYLE A.G., COLLIN M. et al.- Interleukin-13 inhibits human immunodeficiency virus type 1 production in primary blood-derived human macrophages in vitro. *J Exp Med.*, 1993, 178, 743-747.

[34] MUZIO M., RE F., SIRONI M. et al.- Interleukin-13 induces the production of interleukin-1 receptor antagonist (IL-1ra) and the expression of the mRNA for the intracellular (keratinocyte) form of IL-1ra in human myelomonocytic cells. *Blood*, 1994, 83, 1738-1743.

[35] OBIRI N., DEBINSKI W., LEONARD W.J., PURI R.K.- Receptor for interleukin-13. Interaction with interleukin-4 by a mechanism that does not involve the common γ chain shared by receptors for interleukins 2, 4, 7, 9 and 15. *J. Biol. Chem.*, 1995, 270, 8797-8804.

[36] PUNNONEN J., AERSA G., COCKS B.G. et al.- Interleukin-13 induces interleukin-4-independent IgG4 and IgE synthesis and CD23 expression by human B cells. *Proc. Natl. Acad. Sci. (USA)*, 1993, 90 , 3730-3734.

[37] RENARD N., DUVERT V., BANCHEREAU J., SAELAND S.- Interleukin-13 inhibits the proliferation of normal and leukemic human B-cell precursors. *Blood*, 1994, 84, 2253-2260.

[38] SAKAMOTO O., HASHIYAMA M., MINTY A., et al. - Interleukin-13 selectively suppresses the growth of human macrophage progenitors at the late stage. *Blood.*, 1995, 85, 3487-3493.

[39] SIRONI M., SCIACCA F.L., MATTEUCCI C. et al. Regulation of endothelial and mesothelial cell function by interleukin-13 : selective induction of vascular cell adhesion molecule-1 and amplification of interleukin-6 production. *Blood*, 1994, 84, 1913-1921.

[40] SMIRNOV D.V., SMIRNOVA M.G., KOROBKO V.G., FROLOVA E.I.- Tandem arrangement of human genes for interleukin-4 and interleukin-13 : resemblance in their organisation. *Gene.*, 1995, 155, 277-281.

[41] VITA N., LEFORT S., LAURENT P., CAPUT D., FERRARA P.- The interleukin-13 receptor : characterisation and comparison with the interleukin-4 receptor on several cell types. *J. Biol. Chem.*, 1995, 270, 3512-3517.

[42] XI X., SCHLEGEL N., CAEN J. et al..- Differential effects of recombinant human interleukin-13 on the in vitro growth of human haematopoietic progenitor cells. *British J. of Haematology.* 1995, 90, 921-927.

[43] ZURAWSKI S.M., VEGA F., HUYGHE B., ZURAWSKI G.- Receptors for interleukin-13 and interleukin-4 are complex and share a novel component that functions in signal transduction. *EMBO Journal* , 993, 12, 2663-2670.

[44] ZURAWSKI G., DE VRIES J.E.- Interleukin-13, an interleukin 4-like cytokine that acts on monocytes and B cells, but not on T cells. *Immunol. Today*, 1994, 15,19-26.

Chapitre 21

TUMOR NECROSIS FACTOR ET LYMPHOTOXINES

J.-M. CAVAILLON

INTRODUCTION

En 1893 à New York, William Coley, traite avec un certain succès des sarcomes humains avec un mélange de *Serratia marcescens* et de streptocoques. En 1943, Murray Shear caractérise le lipopolysaccharide (LPS) comme étant le composant actif des bactéries à Gram négatif. Le BCG est lui aussi capable de limiter la croissance des tumeurs chez la souris. Pourtant aucun de ces produits bactériens n'est capable de détruire *in vitro* des cellules tumorales. En 1975, dans le laboratoire de Llyod Old à New York, Elizabeth Carswell, découvre que la substance active capable d'induire la nécrose des tumeurs est présente dans le sérum de souris traitées par le BCG et le LPS [8]. Ainsi était mise en évidence la présence du "tumor necrosis factor" (TNF). Daniella Männel (Heidelberg) montra que le TNF pouvait être produit par les macrophages activés par le LPS. La poursuite des investigations devait aboutir à l'obtention de la molécule recombinante en 1984 [35].

D'autres groupes, travaillant sur la cachexie associée aux infections parasitaires, furent également impliqués dans la découverte du TNF. Le groupe d'Anthony Cerami (New York) montra que ce phénomène était associé à l'inhibition d'une enzyme, la lipoprotéine lipase, présente en particulier dans les adipocytes. Le facteur responsable de cette inhibition était lui aussi produit par les macrophages activés par le LPS. Ce facteur nommé alors "cachectin" fut purifié en 1985 et on s'aperçut alors que sa séquence correspondait à celle du TNF [4].

Dès 1967/68, Ruddle et Waksman décrivaient l'existence d'un facteur cytotoxique produit par les lymphocytes T lors de la réponse d'hypersensibilité retardée, tandis que Granger et ses collègues décrivaient un médiateur cytotoxique produit par les lymphocytes T au cours d'une stimulation par des mitogènes, qu'ils nommèrent lymphotoxine. Le clonage de ce facteur en 1984 devait confirmer les présomptions d'homologie avec le TNF. L'appellation de TNFα fut alors donnée au facteur produit par les macrophages et le nom de TNFβ remplaça le terme de lymphotoxine. Malheureusement pour la clarté de la nomenclature, Browning et al. [7] clone en 1993 le gène d'une nouvelle molécule apparentée qu'ils nomment alors lymphotoxine-β, attribuant la lettre α à la précédente lymphotoxine décrite. Ainsi la lymphotoxine-α devient la nouvelle appellation du TNFβ ! Nous verrons qu'au contraire des TNFα et β, la lymphotoxine–β n'existe que sous forme membranaire.

CARACTERISTIQUES BIOCHIMIQUES DU TNFα ET DES LYMPHOTOXINES

Le TNFα est constitué de 3 sous-unités de 17 kDa chacune (pI = 5.3) (figure 21.1) [22]. Le TNFα humain n'est pas glycosylé au contraire du TNFα de souris ou du TNFβ. Pour ces derniers, la glycosylation ne participe pas à l'activité biologique. Chaque monomère est essentiellement constitué en feuillets β. Le TNFα est produit sous la forme d'un précurseur de 233 acides aminés alors que la forme mature est constituée de 157 acides aminés. La séquence supplémentaire de 76 acides aminés du précurseur est exceptionnellement longue pour un peptide signal impliqué dans la sécrétion. Un seul pont disulfure existe par molécule de TNFα (Cys 69 - Cys 101) alors qu'il n'y a pas de cystéine dans le TNFβ humain (Tableau 21.1). En 1994, trois équipes concurrentes décrouvrent que la libération du TNFα par la cellule activée requiert le clivage du précurseur entre les acides aminés Ala_{76} - Val_{77} par une métalloprotéinase (Zn^{++} endopeptidase) [15,31,33]. Les inhibiteurs de cette enzyme bloquent le relargage du TNFα *in vitro* et protègent la souris d'une injection létale de LPS. La séquence d'acides aminés présente une homologie de 79% entre les TNFα humain et murin et d'environ 30% entre le TNFα et le TNFβ. Une forme membranaire de 26 kDa, biologiquement active lors de contacts cellulaires, a également été mise en évidence pour le TNFα à la surface des cellules activées [27]. Celle-ci correspond à la molécule de TNF ayant conservée son peptide signal et pour laquelle un alignement de 18 acides aminés hydrophobes, au sein des 30 résidus N-terminaux, sert d'ancrage à la molécule dans la membrane. Les séquences du TNFα de dix espèces animales ont été clonées (homme,

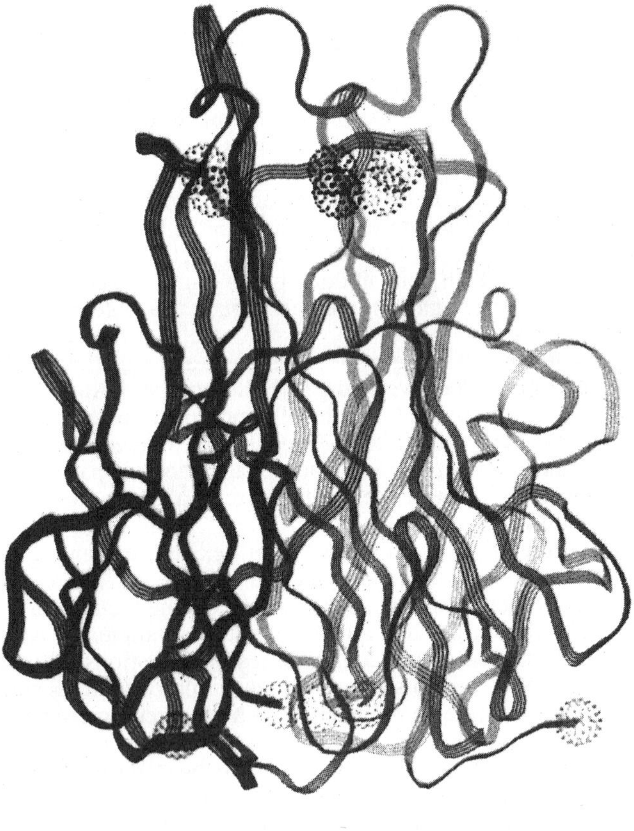

FIG. 21.1 — *Aspect tridimensionnel de l'association de 3 molécules des TNFα.*
(reproduit avec l'aimable autorisation de E.Y. Jones. Nature 1989, 338, 225)

TABLEAU 21.1 — CARACTERISTIQUES DU TNFα ET DES LYMPHOTOXINES

	TNFα		TNFβ / LTα		LTβ	
	Humain	Murin	Humain	Murin	Humain	Murin
Nombre d'acides aminés						
précurseur	233	235	205	202	244	310
forme mature	157	156	171	169		
Homologies homme / souris	79 %		74 %		77 %	
Homologie avec le TNFα	-	-	28 %	35%	21 %	
Nombre de cystéines	2	2	0	1	1	
Glycosylation	0	+	+	+	1N	
masse molaire (monomère)	17.3 kDa	18.5 kDa	25 kDa	18 kDa	25 kDa	33 kDa
Chromosome	6p21	17	6p21	17	6	17
Nombre d'exons	4	4	4	4	4	3

souris, rat, lapin, chat, mouton, chèvre, bovin, porc, cheval). L'identité de séquence inter-espèce est de 71% pour le TNFα et de 61% pour le TNFβ. Le TNF est extrêmement labile et son activité biologique décroît très rapidement. Le TNF humain recombinant conserve son activité 9 jours à 37°C lorsqu'il est à la concentration élevée de 2,5 µg/ml mais à des concentrations plus faibles, de 25 ng/ml, l'activité n'est plus que de 40% de l'activité initiale après 48 h à 37°C. L'activité d'un surnageant de monocytes contenant 14 ng/ml de TNFα a décru de 95% après 24 h à 37°C, de 80% après 24 h à 4°C et même de 15% après 96 h à -70°C [2].

La lymphotoxine-β forme avec la lymphotoxine-α un hétérotrimère (β/α2) à la surface des lymphocytes T. Ce dernier agit *via* un récepteur différent de ceux du TNFα et le TNFβ solubles. TNFα et lymphotoxines appartiennent à une vaste famille de molécules solubles, incluant le nerve growth factor (NGF), ou membranaires (CD27 ligand, CD30 ligand, CD40 ligand, fas ligand) (tableau 21.2). L'évolution de ces molécules à partir d'un gène ancestral au cours de plusieurs centaines de millions d'années a requis des événements successifs (duplication des gènes, mutations) associant tant les gènes des ligands que ceux de leurs récepteurs [5].

GENES DU TNFα ET DES LYMPHOTOXINES

Les gènes du TNFα et des lymphotoxines se situent de façon unique au sein des gènes du complexe majeur d'histocompatibilité, aussi bien chez l'homme (chromosome 6) que chez la souris (chromosome 17) (figure 21.2). Les gènes du TNFα et du TNFβ sont séparés de seulement 6000 paires de bases chez l'homme et de 11000 paires de bases chez la souris. Le gène du TNFα est constitué de 4 exons. L'organisation des gènes des TNFα et TNFβ est très semblable aussi bien chez la souris que chez l'homme. Cependant, les deux gènes utilisent des promoteurs qui leur sont propres. Trois sites de fixation pour le facteur nucléaire NFκB ont été identifiés en 5' du gène du TNFα. Deux d'entre eux peuvent également fixer le facteur NF-GMa. Des sites de fixation pour les facteurs AP-2 et SP-1 ont également été mis en évidence, en amont de la "TATA box" (séquence qui fixe le facteur ubiquitaire TFIID). Le promoteur du gène de TNFβ ne contient qu'une séquence con sensus pour le NFκB, un site AP-2 et un site SP-1 [23].

TABLEAU 21.2 — SUPERFAMILLE DES LIGANDS ET RECEPTEURS APPARENTES AU TNF

	kDa	a.a.	Chromosome	Observations
LIGANDS				
CD40L	35	261	Xq24	27% homologie avec TNFα (25% avec TNFβ) trimérique, source T activés
CD30L	26	234	9q33	T activés
CD27L		193	19p13.3	présent sur B & T
NGF	26	120	1p13	homodimère. Facteur neurotrope, favorise la survie et la différenciation des neurones
Fas-L	31	278		28% homologie avec TNFα (29% avec TNFβ)
RECEPTEURS				
CD40	48	277	20q11.2-13.2	présent sur les cellules B matures, cellules dendritiques folliculaires, cellules épithéliales (homologie homme / souris : 67%)
CD30		595	1p36	présent sur B, NK et T (Marqueur Th2)
CD27	55		12q13	présent sur T
NGF R	70-75	399	17q21-22	faible affinité pour NGF. Le récepteur de haute affinité est le trkA
Fas	36	278	10q24.1	impliqué dans la signalisation de l'apoptose (APO-1)

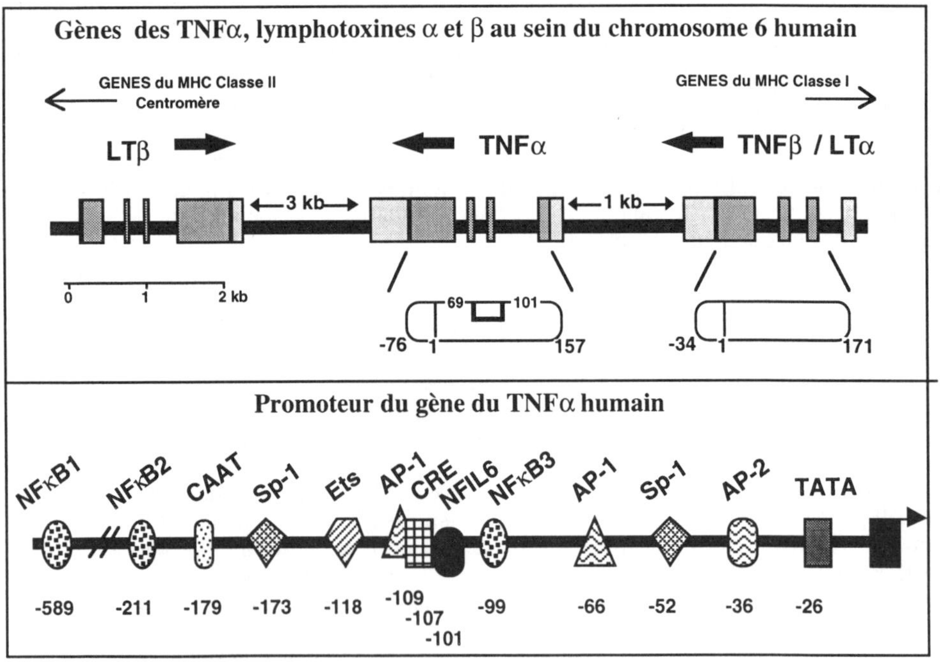

FIG. 21.2 — *Représentation schématique des gènes du TNF humain*

La transcription des gènes du TNFα peut se produire en absence de synthèse protéique comme lors de l'activation par l'interféron gamma ou le C5a. Ainsi la synthèse du TNFα est fortement contrôlée au niveau post-transcriptionnel. Cela implique sans doute la participation d'une région consensus octamérique non traduite en 3' de l'ARN messager. Cette séquence (UUAUUUAU) est également présente dans les messagers du TNFβ, de l'IL-1, du GM-CSF, des interférons et des oncoprotéines *c-myc* et *c-fos*. Cette séquence riche en AU contrôle la demi-vie et la traduction des ARNm.

Il existe un polymorphisme des molécules de TNF. Ainsi des allèles TNFB1 (asp 26) et TNFB2 (Thr 26) ont été observés en relation avec l'intensité de la production de TNFα et TNFβ [32,37]. De plus, 13 allèles ont été décrits pour les microsatellites du gène du TNFα.

LES RECEPTEURS DU TNF

Comme pour les autres cytokines, l'étude de la fixation du TNF aux cellules a permis de déterminer des constantes d'affinité diverses comprises entre 10^{-9} et 10^{-11} M et des nombres de sites variant de 1000 à 10000 par cellule. La présence des récepteurs est modulée par les différents traitements appliqués aux cellules. Ainsi l'IL-2 et l'activation des lymphocytes T accroîssent la présence des TNF R. On observe cette même augmentation de l'expression des TNF R au cours de la maturation des macrophages ou en présence d'activateurs des protéines kinases (qui élèvent les taux d'AMPc). Au contraire, l'H_2O_2, les agents de dépolymérisation des microtubules (vinblastine, colchicine), l'épinéphrine, l'insuline et la somatostatine diminuent leur nombre. L'interféron gamma semble posséder différentes propriétés selon la cellule étudiée. L'expression des TNF R à la surface des fibroblastes diminuent sous l'effet de l'IL-1, et les TNF R présents à la surface des neutrophiles diminuent sous l'action du TNF lui-même, du PAF, de LTB_4, C5a et de LPS.

Deux TNF récepteurs ont été identifiés et clonés (Tableau 21.3) [17,30,44]. Ils présentent 28 % d'homologie entre eux et constituent une superfamille qui inclue le nerve growth factor recepteur et le CD40. Chacun des deux récepteurs du TNF peut fixer aussi bien le TNFα que le TNFβ et est à l'origine de l'activation du facteur de transcription NF-κB. Les mécanismes d'activation des TNF R requièrent un "pontage" de ces derniers par le TNF di ou trimérique. En effet, des anticorps entiers et des fragments F(ab')2 anti-TNF R sont capables de mimer les activités du TNF alors qu'il n'en est rien des fragments Fab [13]. La plupart des cellules exprime les deux types de récepteurs. Des deux récepteurs de la souris, seul le TNF R type I fixe le TNF humain. Les deux récepteurs transmettent des signaux d'activation, mais ils sont sans doute associés à des fonctions différentes [46]. Le TNF R I s'exprime de façon constitutive et en faible quantité, tandis que l'expression du TNF R II est inductible.

TNF R Type I (p55) [CD120a]

Le récepteur pour le TNF de type I est une glycoprotéine de 426 a.a., et d'environ 55 kDa (3 sites de N-glycosylation). Le gène, situé sur le chromosome 12 humain et constitué de 10 exons, code pour une protéine de 455 a.a. (leader = 29 a.a.; région extracellulaire = 182 a.a.; region transmembranaire = 21 a.a.; region cytoplasmique = 223 a.a.). On trouve le TNFR I à la surface des lignées HL60, U937 et de lignées de lymphocytes T et B. Sa région extracellulaire est extrêmement riche en résidus cystéines (n = 24) dont les positions sont conservées par rapport au récepteur du Nerve Growth Factor (NGF R) avec lequel il présente 34 % d'homologie (figure 21.3). Le récepteur murin, dont le gène est sur le chromosome 4, présente 64 % d'homologie avec son homologue humain. Il existe une séquence conservée présentant un motif d'environ 80 acides aminés dans la région C-terminale qui transmet le signal pour la mort cellulaire. Ce domaine appelé "death domain" peut s'auto-associer ou se fixer à d'autres séquences analogues [9]. Le motif du death domain du récepteur p55 se lie à lui-même et à un "death domain" présent dans fas, un récepteur membre de la même superfamille. Ainsi Fas-ligand est impliqué dans l'élimination des cellules T périphériques potentiellement auto-réactives et contribue à la cytotoxicité à médiation cellulaire T. Le "death domain" de p55 est également impliqué dans les effets anti-viraux du TNF et dans l'induction de la sphingomyélinase acide. Ce domaine et une région située en amont sont nécessaires à l'induction de la NO synthase. Plusieurs protéines récemment clonées présentent une séquence homologue au "death domain", à savoir le Fas-associated death domain (FADD / MORT-1; 23 kDa), TNF R I -associated death domain (TRADD; 34 kDa) [21], receptor interacting protein (RIP; 14 kDa). Il en est de même pour la protéine "reaper" de la drosophile, un peptide cytoplasmique de 65 a.a. impliqué dans l'apoptose. La protéine FADD s'associe à fas et la protéine TRADD se lie au TNF R I. RIP s'associe à fas et à un moindre degré au TNF R I. Une protéine, homologue à la heat shock protein de 90 kDa, la TNF Receptor Associated Protein-1 (TRAP-1), interagit également avec le domaine intracellulaire du TNF R I. L'apoptose joue un rôle important dans l'immunité anti-virale, en éliminant les cellules infectées par les virus. Le virus de la vaccine contient un gène qui code pour un inhibiteur de protéase de la famille de la serpine. Cette protéine (crmA) est un puissant inhibiteur de l'apoptose induite par les ligands du TNF RI et de l'antigène fas [47] ainsi que de l'activité cytotoxique de granzyme B, une sérine protéase présente dans les granules des lymphocytes T cytotoxiques [38].

Les souris génétiquement invalidées pour le TNF R I contrôlent moins bien les infections (Listeria, Mycobactérie) que les souris sauvages. Elles sont au contraire plus résistantes au choc endotoxinique en présence de galactosamine (agent hépatotoxique employé pour accroître la sensibilité des souris au LPS) [41].

TNF R Type II (p75) [CD120b]

Ce récepteur est la forme présente sur les monocytes. Le gène, situé sur le chromosome 1 humain, code pour une protéine de 461 a.a. dont la forme mature est de 439 a.a. (soit 46 kDa) (leader = 22 a.a.; région extracellulaire = 235 a.a.; région transmembranaire = 28 a.a.; région cytoplasmique = 176 a.a.). Le poids moléculaire de la glycoprotéine est d'environ 75 kDa suggérant une forte glycosylation (2 sites potentiels de N-glycosylation et 7 de O-glycosylation). Le gène du TNF R de type II murin est situé sur le chromosome 6. On dénombre une vingtaine de cystéines dont les positions sont conservées par rapport au NGF R et au CD 40 (marqueur des lymphocytes B; 38.5% d'homologie). D'autres homologies ont été notées avec différents marqueurs membranai-

TABLEAU 21.3 — LES CARACTERISTIQUES DES RECEPTEURS HUMAINS DU TNF

		TNF R type I (CD120a)	TNF R type II (CD120b)
Chromosome		12	1
Kd (t1/2)		0.5 nM (>3h)	0.1 nM (10 min)
masse molaire		55 kDa	46 kDa
homologie	homme / souris	64 %	62 %
	Type I / type II	31 %	
	NGF R humain	27 %	32 %
	CD 40 humain	39 %	31 %
	antigène OX40 rat	37 %	30 %
	shope fibroma virus T2	38 %	29 %

res de lymphocytes humains (antigène Fas / APO-1, CD 27), murins (4-1BB) ou de rat (OX40). Une séquence d'environ 78 a.a. dans la région C-terminale est impliquée dans le signal pour l'augmentation de la croissance cellulaire et l'activation de NFκB par le TNF. Deux protéines qui se fixent dans cette région (TRAF1 & TRAF2) sont impliquées dans le déclenchement du signal [42]. Ce dernier implique l'activation d'une caseine kinase-1.Le récepteur p75 a une affinité plus forte que p55 pour le TNF. Aussi, p75 fixe préférentiellement le TNF aux faibles concentrations, pouvant ultérieurement le transférer au p55.

Un TNF mutant qui ne se fixe pas à p75 conserve l'ensemble des propriétés du TNF observées *in vivo* (hypotension, tachycardie, augmentation des lactates plasmatiques, induction d'IL-6 et d'IL-8, induction de disfonctionnement organique) mais perd sa capacité à induire une granulocytose et un délestage des TNF R de la surface des neutrophiles [53,54]. En outre ce mutant est également moins pyrogène.

Les souris génétiquement invalidées pour le TNF R II ne montrent pas de différences significatives aussi marquées que les souris invalidées pour le TNF R I, lorsqu'on les compare aux souris sauvages. Elles sont en revanche moins sensibles à des doses létales de TNF [14].

Formes Solubles

Des formes solubles des TNF R type I (30 kDa) et type II (40 kDa) ont été mises en évidence dans l'urine, le plasma ou les surnageants de culture de cellules. Ils sont constitués des domaines extracellulaires des formes membranaires [19,34]. Leur libération de la surface cellulaire peut être induite par divers stimuli. Ainsi les neutrophiles libèrent-ils leur TNF R à la suite d'activation par le fMLP, le C5a, le GM-CSF ou le Ca ionophore. Les formes solubles des récepteurs du TNF sont normalement présentes chez les sujets sains (de 1 à 3 ng/ml). Leur concentration est accrue dans diverses pathologies, souvent en relation avec la sévérité de la maladie (rejet de greffe, infections, maladies auto-immunes, cancer, insuffisance rénale). De même, ces récepteurs solubles sont présents dans les lavages broncho-alvéolaires de patients souffrant de syndrome de détresse respiratoire aiguë de l'adulte. Ces formes solubles fixent parfaitement le TNF et, à fortes concentrations, inhibent les activités biologiques du TNF. Il est aussi probable que ces

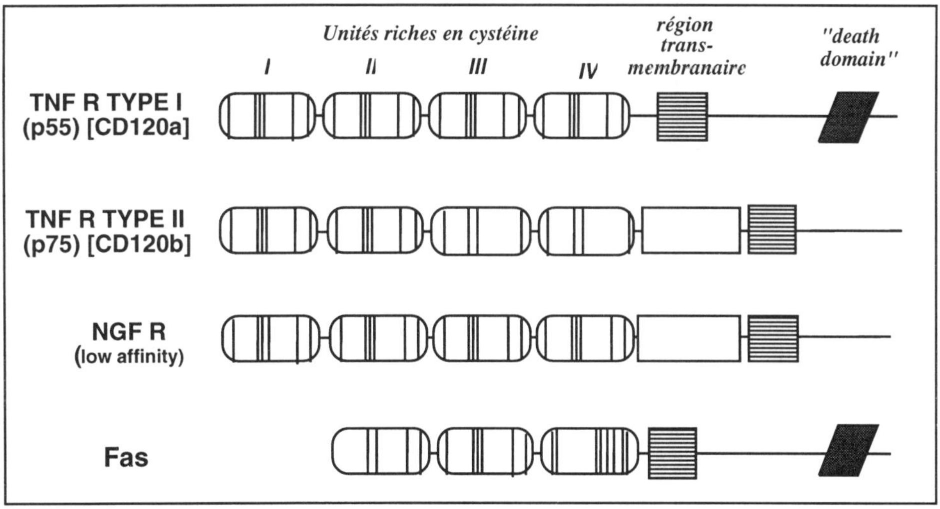

FIG. 21.3 — *Schéma des domaines extracellulaires et cytoplasmiques des TNF R et de récepteurs apparentés (Nerve Growth Factor, NGF; Fas)*

formes solubles en faibles concentrations puissent protéger les molécules de TNF et accroître leur demi-vie [2]. Leur affinité est plus grande pour le TNFα (Kd= 65 pM) que pour le TNFβ. L'obtention de molécules chimères composées du domaine extracellulaire du TNF R et d'une région Fcγ (c.à.d. une molécule dimérique) a permis de neutraliser les effets délétères dûs à l'excès de TNF lors de pathologie comme le syndrome septique [3,29]. Le plus fascinant fut sans doute la découverte de protéines produites par des virus (myxoma virus; shope fibroma virus) présentant une forte homologie de séquence avec ces récepteurs [47,51] (cf chapitre 1). On conçoit fort bien que de telles molécules virales puissent atténuer les mécanismes de défenses anti-virales impliquant la participation du TNF.

Récepteur LTβ

Le récepteur du complexe membranaire lymphotoxine-α / lymphotoxine-β est différent des récepteurs précédemment décrit. Le récepteur de la LTβ appartient à la même super-famille de récepteurs que ceux du TNF. Le récepteur murin est une protéine de 415 a.a. dont le gène est sur le chromosome 6 (homologue du chromosome 12 chez l'homme) et partage 76% d'homologie avec le récepteur humain [10,14a].

SOURCES ET INDUCTEURS

Le TNFβ est produit uniquement par les lymphocytes T. Comme pour l'IL-1, l'IL-6 ou l'IL-8, de nombreuses cellules sont capables de produire du TNFα :

Monocytes / macrophages	Lymphocytes T (+ TIL)	Cellules NK (Cellules LAK)
Lymphocytes B	Fibroblastes	Neutrophiles
Kératinocytes	Astrocytes	Cellules endothéliales
Cellules mésangiales	Hépatocytes	Neurones
Trophoblaste	Basophiles / Mastocytes	Cellules de Langerhans
Cellules muscle lisse	Éosinophiles	Cellules granuleuses (Ovaire)
Cellules épithéliales (rein, intestin)	Cellules de Paneth	Cellules de Kupffer

Sans doute, la plupart de ces cellules expriment le gène du TNF après activation. Il a cependant été rapporté la présence spontanée d'ARNm pour le TNF dans les mastocytes cutanés et des biopsies hépatiques. Le TNFα est spontanément exprimé dans le thymus. Au niveau de l'endomètre lors de la phase tardive sécrétoire, les cellules glandulaires expriment du TNFα mis en évidence par immunohistochimie. Lors de la phase proliférative, pratiquement toutes les cellules stromales sont positives. Au cours de la gestation, les cellules déciduales et les cellules endothéliales produisent du TNFα. Le TNF est également présent naturellement dans le lait humain. Enfin, au cours de l'embryogénèse, il y a expression des ARNm du TNF.

La plupart des inducteurs évoqués lors de l'induction d'IL-1 sont également capables d'aboutir à la production de TNFα (Tableau 21.4). De nombreux inducteurs de TNFα sont également capables d'induire la production de TNFβ s'ils sont activateurs des lymphocytes T. Les cinétiques de production sont cependant différentes : les lymphocytes T requièrent pour produire le TNFβ un temps plus long que les monocytes / macrophages ne mettent pour secréter le TNFα. Les germes entiers de Staphylocoque, de Streptocoque et de *Bordetella pertussis* n'induisent pas de TNFβ alors que la toxine de pertussis peut induire les deux formes de TNF tout comme la "toxic shock syndrome toxin-1" (TSST-1) du Staphylocoque. L'ensemble des superantigènes bactériens (Streptococcal Pyrogen Exotoxin A & C (SPE A & C), Staphylococcal Enterotoxin B (SEB)) sont bien entendu d'excellents inducteurs de TNFβ.

TABLEAU 21.4 — LES INDUCTEURS DE TNFα (MACROPHAGES)

CYTOKINES & MEDIATEURS	PRODUITS MICROBIENS	STIMULI IMMUNOLOGIQUES	AUTRES
IL-1 ; IL-2 ; TNF GM-CSF ; IFNγ ACTH ; Cross-linking FcγR	bactéries (LPS; TSST-1, SPE A & B, SEB); parasites; mycoplasmes; virus champignons	tumeurs; GVH rejet de greffe Réact. mixte lymphoc. IgA polymériques anti-CD3; anti-CD28 anti-CD69 (+ PMA) traitement OKT3 *in vivo* fragments fibronectine	Exercice; Particules; Zymosan; Calcium ionophore; mitogènes T; PMA *(PHA, PWM, ConA)* Dimethylnitrosamine Rayons X

/Les études employant les endotoxines comme agent de stimulation des monocytes / macrophages ont montré que les mêmes phénomènes d'amplification et d'inhibition étaient observés lors de la production de TNFα, d'IL-1 et d'IL-6 (figure 21.4).
n vivo le TNFα est une cytokine très fréquemment retrouvée lors d'infections dans le plasma ou le liquide céphalo-rachidien (LCR). Au cours de méningites il a été montré une excellente corrélation entre les taux de LPS et de TNFα dans le LCR, ce qui n'était pas

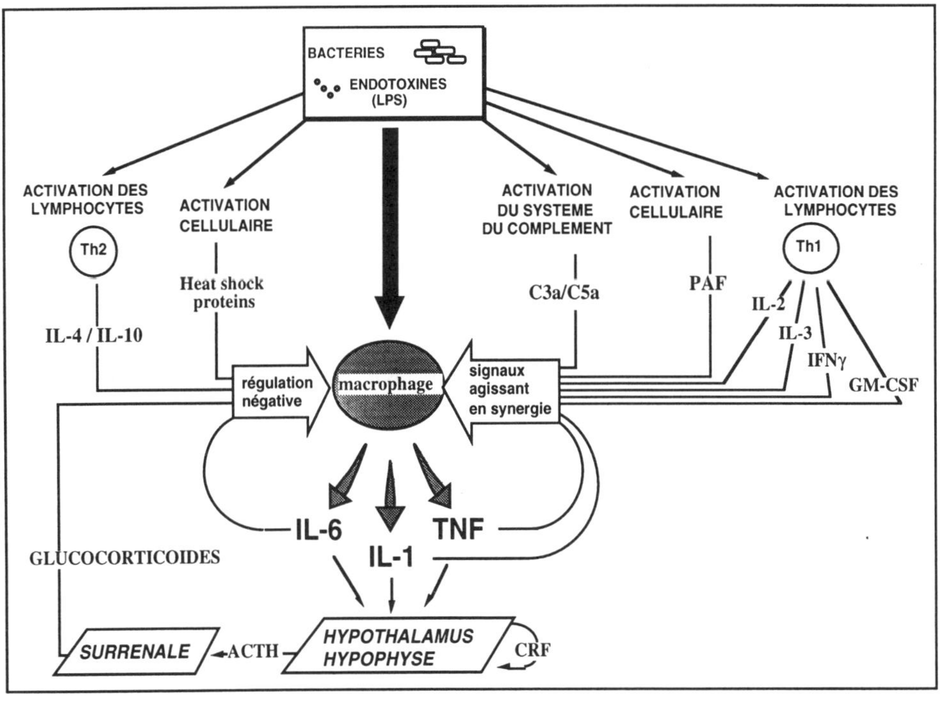

FIG. 21.4 — *Schéma illustrant les différents signaux pouvant amplifier ou au contraire réduire les productions d'IL-1, d'IL-6 et de TNFα consécutives à l'activation des monocytes/macrophages par les bactéries ou les endotoxines.*

le cas avec l'IL-6 et l'IL-1. Par ailleurs, de nombreux auteurs ont montré lors des septicémies, une association entre le taux de TNFα plasmatique, le score de gravité et la survie des patients. Le TNFα est la première cytokine à apparaître dans le plasma à la suite d'une injection de LPS ou de bactéries. Celle-ci est-elle indispensable à la génération d'IL-1 et d'IL-6 ? Des travaux du groupe de Cerami, à l'aide d'anticorps anti-TNFα le laisse supposer. Cependant il a été montré que l'IL-1 et l'IL-6 pouvaient être produites en l'absence de TNFα. En effet, dans l'heure qui suit l'injection de LPS chez des souris invalidées pour les gènes des TNFα et TNFβ, les taux d'IL-6 plasmatique sont retrouvés identiques à ceux observés chez les souris normales. Ce n'est qu'ultérieurement que des différences sont observées, illustrant alors les effets du TNFα sur la perpétuation de la production d'IL-6.

ACTIVITES DU TNF

Activités anti-tumorales

Sans doute l'activité tumoricide des macrophages reflète-t-elle leur capacité à produire du TNFα. Cette activité peut être sécrétée ou exprimée à la surface des cellules. De même, la capacité que possèdent les mastocytes à libérer du TNFα explique parfaitement les observations déjà anciennes qui rapportaient une activité cytotoxique de la part de ces cellules. Le TNFα est à l'origine d'une lyse cellulaire soit par des mécanismes nécrosants, soit par des mécanismes d'apoptose [28]. La production de NO_2^- dépendante de la L-arginine est également impliquée et agit en synergie avec le TNF. Les évé nements intervenant dans la cytotoxicité impliquent l'internalisation du TNF, l'activation d'endonucléases endogènes et la production de radicaux libres par la chaîne respiratoire mitochodriale [43]. Une fragmentation de l'ADN (en fragments d'environs 200 paires de bases) accompagne l'apoptose de la cellule. La formation de pores laissant passer les ions a également été évoquée comme mécanisme de cytotoxicité. L'IFNγ et l'IL-4 amplifient les effets cytotoxiques du TNF vis à vis des cellules tumorales. Les lignées fibroblastiques L929 et WEHI-164 Clone 13 sont largement utilisées pour mesurer l'activité biologique du TNF dans les surnageants de culture ou dans les fluides biologiques. La sensibilité aux activités cytolytiques du TNF varie selon les lignées tumorales (WEHI-164 > L929). L'emploi d'anticorps anti-TNFα ou anti-TNFβ permet de préciser la nature de la cytokine. Bien qu'une forte cross-réactivité inter-espèce existe, certaines activités biologiques (TNF ovin et bovin par exemple) ne sont mises en évidence qu'avec la lignée la plus sensible (i.e. WEHI-164 Clone 13). Certaines cellules tumorales sont plus sensibles au TNFα qu'au TNFß tandis que d'autres presentent une sensibilité identique. L'acquisition d'une résistance au TNF a été démontrée *in vivo* après implantation chez la souris de la lignée tumorale WEHI-164, extrêmement sensible *in vitro* au TNF. Le choc thermique et les protéines du stress (HSP) diminuent la sensibilité des cellules tumorales au TNF. Ces mêmes agents diminuent par ailleurs la production de TNF. Chez les sujets cancéreux on observe la présence de TNF plasmatique.

L'utilisation du TNF à des fins prophylactiques dans le cancer s'est révélée décevante, et responsable de nombreux effets indésirables, que ce soit seule, associée à l'IL-2 ou à des cellules LAK (lymphokine activated killer). Sans doute les mécanismes mis en jeu par les cellules TIL ("tumor infiltrating lymphocytes") impliquent-ils la participation de TNFα et d'interféron gamma. L'orientation actuelle s'attache à apporter le TNFα localement au site de la tumeur plutôt que de façon systémique. Des taux élevés de bcl-2 inhibent l'apoptose initiée par le TNF. Au contraire, l'expression excessive de c-myc accroît la sensibilité des cellules [52]. La dérégulation de c-myc dans les cellules tumorales pourraît expliquer leur sensibilité accrue au TNF [26].

Activation des cellules du système immunitaire

Lymphocytes T

Le TNFα est un co-facteur de l'activation des lymphocytes T et des thymocytes. Il agit en synergie avec les mitogènes T (PHA, anti-CD3, ester de phorbol...)[18]. Il peut co-induire la production d'IL-2, l'apparition des récepteurs pour l'IL-2 et la prolifération des T. Cependant, ces propriétés nécessitent des concentrations de TNF bien supérieures à celles requises pour observer les mêmes phénomènes qu'avec l'IL-1 (> 100 x). Alors que le TNFα de souris est co-mitogénique pour les thymocytes de souris et agit en synergie avec l'IL-1, l'IL-2 et l'IL-4, il n'en est rien pour le TNFα humain [39]. Le TNF est aussi impliqué dans l'acquisition de l'activité cytotoxique par des lymphocytes T CD8+ allospécifiques. *In vivo*, l'injection d'anticorps anti-TNF empêche la sensibilisation de lymphocytes T cytotoxiques et le développement d'une hypersensibilité de contact [6]. Le TNF est capable, lors de l'activation de la cellule T, de participer à la transcription du VIH (cf chapitre 36) .

Lymphocytes B

Le TNF est sans action sur les lymphocytes B au repos. Néanmoins, il peut co-participer à la prolifération des lymphocytes B en présence d'activateur. Les études concernant son rôle dans la différenciation des lymphocytes B en plasmocytes et dans la sécrétion d'immunoglobulines ont abouti à des résultats contradictoires. Il semble cependant se dégager aujourd'hui un consensus pour un rôle amplificateur [57].

Monocytes / Macrophages

Le TNFα est clairement un activateur des macrophages. Ainsi, il peut induire la production de PGE_2, l'expression de c-fos et de TNFα, la libération de lysozyme et la production d'IL-1, d'IL-6, d'IL-8 et d'IL-10. Le TNFα agit sur l'expression de certaines molécules marqueurs de surface : il décroît l'expression des récepteurs pour le G-CSF et module l'effet de l'IFNγ sur l'expression des antigènes de classe II du complexe majeur d'histocompatibilité. Il peut également agir comme co-facteur, avec par exemple le LPS, pour accroître les activités microbicides, cytostatiques et cytotoxiques des macrophages. Il stimule la réplication du VIH dans les macrophages. Il favorise la survie des cellules de Langerhans *in vitro* et la prolifération d'astrocytes.

Polynucléaires neutrophiles

Le TNF accroît l'expression des molécules CD11b, CD11c et CD35 à la surface des polynucléaires neutrophiles. Il agit comme un agent de "priming" augmentant la production d'H_2O_2 à la suite de l'activation des cellules par le fMLP [25]. *In vivo* le TNF induit une rapide neutropénie suivie d'une neutrophilie. Il active les PMN comme en témoigne la détection accrue dans le plasma de lactoferrine et de complexes élastase-α-1-antitrypsine.

Augmentation de la résistance aux infections

Il a été montré que le TNF augmente la réponse immunitaire *in vitro* que ce soit à des antigènes T-dépendants ou T-indépendants. Face à de nombreux agents pathogènes, le TNF s'est montré efficace, aussi bien dans des modèles *in vitro* qu'*in vivo*, pour protéger les cellules ou l'individu. *In vitro,* l'addition de TNF accroît l'activité cytotoxique des cellules effectrices vis à vis de cellules infectées par des virus et l'activité microbicide des macrophages et des neutrophiles à l'égard de parasites (*Trypanosome cruzi; Plasmodium falciparum...). In vivo,* l'injection de TNF avant l'introduction d'agents pathogènes augmente la survie de souris vis à vis de *Klebsiella pneumoniae,* de *Listeria monocytogenes,* de *Salmonella typhimurium* ou de *Candida albicans.* Au contraire, l'injection d'anticorps neutralisant le TNF endogène produit par les souris au cours de l'infection, aboutit à un accroissement de la mortalité (*Listeria, Chlamydia, Mycobactéries...*) ou à une exacerbation de l'infection (*Leishmania major, Toxoplasma gondii, Pneumocystis carinii...*) [1,48,49,56]. La résistance accrue de souris mâles à l'infection par *Toxoplasma gondii* est associée à une production plus élevée de TNF au delà du 10e jour chez les mâles que chez les femelles [40]. Rappelons également la forte mortalité des souris invalidées pour le gène du récepteur du TNF de type I lors d'une injection non létale de *Listeria* chez la souris normale [41]. De même, face aux infections virales, le TNF apparaît essentiellement bénéfique; soit en agissant en synergie avec les interférons, soit de par sa capacité à lyser des cellules infectées par des virus.

Activation du système nerveux central et périphérique

Le TNF agit sur les neurones de l'hypothalamus pour induire de la fièvre via la production de PGE2 et d'IL-1. Il a été montré que d'importantes quantités de TNF étaient détectables 30 à 60 minutes avant les accès de fièvre observés au cours du paludisme [24]. L'induction de fièvre a également été évoquée pour l'interféron. Mais, l'IFN accroît-il sans doute la fièvre en augmentant la production de TNF. Le TNF est également impliqué dans les phénomènes d'anoréxie. D'autre part, le TNF induit la prolifération des astrocytes et permet la régénération axonale.

TNF et embryogénèse

Les messagers du TNF ont été mis en évidence au cours des différents stades de l'embryogénèse chez la souris et chez la poule, au niveau du cerveau, du tube neuronal, des nerfs spinaux mixtes périphériques et même très précocément dès le stade blastocyte [16]. La participation du TNF a été évoquée lors de la formation de la plaque neurale et de la morphogénèse pulmonaire. Il n'en demeure pas moins que les souris invalidées pour les TNFα et TNFβ présentent peu de modifications morphologiques, si ce n'est l'absence de ganglions et de plaques de Peyer [11].

TNF et hématopoïèse

Les activités du TNF sur les processus de l'hématopoïèse semblent diverger en fonction des observations *in vitro* ou *in vivo*. Ainsi *in vitro*, il a été rapporté des effets inhibiteurs sur l'érythropoïèse et la myélopoïèse. Le TNF semble accroître les activités du GM-CSF mais décroître celles des G- et M-CSF [36]. Le TNF amplifie la prolifération des progéniteurs humains induite par l'IL-3 dans des cultures à court terme alors qu'il inhibe ultérieurement la prolifération et la différenciation des granulocytes. *In vivo,* le TNF favorise la reconstitution hématopoïétique après irradiation ou chimiothérapie. Une hyperplasie érythroïde et myéloïde observée dans la moelle osseuse est sans doute la conséquence de phénomènes indirects via la production de CSF. *In vivo*, le TNFα induit la production de G-CSF détectable dans le sérum de patients traités par cette cytokine.

Activités pro-inflammatoires

Outre ses activités directes, le TNFα est à l'origine de diverses réponses tant locales que systémiques, car il est responsable de l'induction d'un grand nombre d'autres médiateurs:

Activité Pro-coagulante, activateur du plasminogène, Epinéphrine, Norépinéphrine, Leukotriènes, PGE2, PGD2, TxA2, TxB2, PAF, NGF, TNF, IL-1, IL-6, IL-8, IL-10, MCP-1, PDGF, TGF$_\beta$ *IFN*$_\gamma$, *Cortisol, Insuline, CSFs, NO, O2-, H2O2 (etc...)*

A ce titre le TNFα et l'IL-1 possèdent de nombreuses activités communes et il a souvent été rapporté un effet de synergie entre ces deux cytokines. Le TNFα possède ainsi un certain nombre d'activités pro-inflammatoires (Tableau 21.5 et chapitre 32). Lors de pathologies inflammatoires articulaires, le TNFα est retrouvé dans le liquide synovial. Il est en particulier capable d'induire la synthèse de prostaglandines E2 et de collagénase par les cellules synoviales et de stimuler la résorption du cartilage. Le TNFα induit la production d'H_2O_2 et d'élastase par les chondrocytes. Il peut être aussi à l'origine de l'ostéolyse. Au niveau systémique, il entraîne une coagulation [formation de facteur Xa (Facteur X activé) et activation de la prothrombine], une hyper-perméabilité vasculaire à l'origine d'oedème pulmonaire, tandis qu'une hypoperfusion du tube digestif a été notée. Le TNF inhibe l'angiogénèse *in vitro*. *In vivo,* cette observation a été confirmée pour de fortes concentrations de TNFα alors que de faibles doses favorisent au contraire l'angiogénèse. Une production excessive ou chronique de TNFα constitue un des éléments principaux responsables des signes cliniques observés lors de la cachexie. Le TNFα agit directement sur les adipocytes, en inhibant l'activité de la lipoprotéine lipase. Le TNF est également responsable de la protéolyse musculaire et de la libération d'acides aminés. L'ensemble des effets pathogènes du TNF fait de cette molécule un élément majeur de l'état de choc.

TABLEAU 21.5 — ACTIVITES DE TYPE PRO-INFLAMMATOIRE DU TNFα

Systémique	**Endothélium vasculaire**	**Neutrophiles**
cachexie, coagulation hypertriglycéridémie hypotension modif. rythme cardiaque acidose syndrome de choc ↓ zinc plasmatique ↓ glucose plasmatique ↑ des LDH ↑ des cathécholamines, glucagon, ACTH et cortisol	↑ de l'activité pro-coagulante ↑ des molécules d'adhésion et du CMH I ↑ de la perméabilité vasculaire production de prostaglandines induction d'IL-6, IL-8, MCP-1, GM-CSF, IL-1 et endothelin-1 adhésion des cellules mononucléées et polynucléées sanguines Production NO Inhibe l'angiogénèse	Dégranulation (lactofer.) ↑ stress respiratoire activ. Phospholipase A2 libération acide arachid. et d'anion superoxyde ↑ CR3, CD45, CD11b ↓ CD43, CD44, LAM-1 ↑ dégranulation en réponse au LTB4 et PAF

Hépatocytes	**Fibroblastes**	**Peau / Tissus**	**Poumon**
induction de protéines de la phase aiguë; ↓ synthèse d'albumine	induit les productions de PGE2 et de collagènase; ↓ synthèses de collagène et fibronectine induit IL-6, IL-8, GM-CSF	infiltrat cellulaire oedème hémorragie nécrose (+ C5a)	infiltrat cellulaire oedème SDRA

Os	**Chondrocytes**	**Cellules synoviales**
Ostéolyse ↓ production ostéocalcine	résorption des protéoglycanes modulation de la production de superoxyde production H2O2 et d'élastase	induit productions de PGE2, glycosaminoglycanes et de collagénase modulation production superoxyde et de métalloprotéinase

LES INHIBITEURS DU TNF

Lorsque nous avons présenté la forme soluble des récepteurs pour les TNF, nous avons déjà eu l'occasion de présenter cette dernière comme un inhibiteur naturel de l'activité du TNF. Celui-ci a été identifié dans l'urine, le plasma ou les surnageants de cellules. Le TGFβ, l'"α-melanocyte stimulating hormone" et la colchicine sont d'autres entités capables de contrecarrer les activités induites par le TNF. De nombreuses substances naturelles et pharmaceutiques sont capables d'inhiber la production de TNF (Tableau 21.6). Il est à noter que les prostaglandines agissent sur la transcription du gène du TNFα en augmentant le taux d'AMPc alors qu'elles sont sans effet sur la production d'IL-1. De même, les PGE2 inhibent la transcription du TNFβ. Les neutrophiles activés produisent des enzymes capables de dégrader le TNF (cathepsine G, élastase leucocytaire). L'IL-4 inhibe la production de TNFα par les monocytes activés mais est sans effet sur la production de TNFα par les lymphocytes T activés.

TABLEAU 21.6 — QUELQUES UNS DES INHIBITEURS DE LA PRODUCTION DE TNFα

Glucocorticoïdes	Sérotonine	Quinolones, Danazol, sulfate d'hydrazine
Prostaglandines	Histamine	Pentoxifylline (inhib. phosphodiestérase)
IL-4, IL-6, IL-10, IL-13	Cathepsine G	Sérine Protéase Inhibiteur (TAME)
TGFβ, IFNα	Elastase leucocytaire	Misoprostol, Taurolidine, Tétrandrine
LDL oxydées	Adrénaline	N acétyl-cystéine, Chloroquine
α-globulines	Glutathion	Thalidomide, Morphine, Chlorpromazine
i.v. Ig, AMPc	Deferoxamine B	Iloprost (analogue prostacycline)
PMN activés par G-CSF		

TNF ET PATHOLOGIES

De nombreuses pathologies sont associées à la présence de TNFα plasmatique (tableau 21.7). C'est le cas pour les infections parasitaires et bactériennes. Mais on trouve également du TNFα circulant au cours des brûlures, des cancers, des infarctus du myocarde ou des rejets de greffes. Dans de nombreux cas le TNFα est directement impliqué dans les phénomènes pathologiques observés. Le TNFα est responsable des modifications cardiovasculaires observées lors des chocs septiques, de nécroses hémorragiques et du syndrome de détresse respiratoire aiguë de l'adulte. Il a d'ailleurs été montré que l'altération pulmonaire au cours des chocs septiques était supérieure chez les sujets pour lesquels on mettait en évidence du TNFα circulant. La fréquence du TNFα dans le sérum ou dans le liquide céphalorachidien (LCR) au cours des septicémies varie selon les études; des études longitudinales suggèrent que le TNFα peut être détecté chez la très grande majorité des malades. Du TNFα a également été mis en évidence dans le LCR de patients atteints de sclérose en plaque. Dans les lavages broncho-alvéolaires, la présence de TNFα a été notée chez des patients asthmatiques ou au cours du syndrome de détresse respiratoire aiguë de l'adulte. La mise en évidence *in situ* de TNFα a été rapportée dans la dysplasie épidermique véruqueuse, les ulcères veineux, les reins greffés et rejetés et dans les selles de personnes présentant une maladie de Crohn. Chez certains malades et dans plus de 60 % des cas (septicémie, maladies rhumatismales, infection pulmonaire à *P. aeruginosa*), il a été mis en évidence des auto-anticorps anti-TNFα.

TABLEAU 21.7 — L'IMPLICATION DU TNFα DANS DE NOMBREUSES PATHOLOGIES

MISE EN EVIDENCE DE TNF PLASMATIQUE	ROLE du TNF DANS LA PATHOLOGIE	PRODUCTION *IN VITRO* MODIFIEE
Rejet de greffes	Avortement spontané	↑ Infection HIV
(coeur, reins, foie)	Enterocolite nécrosante	Arthrite rhumatoïde
G.V.H. ; Hémorragie	Conséquence de l'ischémie /	Hypercholestérolémie
Infarctus du myocarde	Reperfusion (poumon, coeur, foie)	Cirrhose hépatique
Paludisme ; Septicémie	SDRA, SIDA, Lèpre	Tuberculose récente
Péritonite ; État de choc	Fibrose pulmonaire, Hépatite	
Traumatisme crânien	Hypersensibilité de contact	↓ Alcoolisme
Traitement OKT3	Maladies auto-immunes	Syndrome septique
Leishmaniose ; Lèpre	Cachexie, Diabète, Tuberculose	Lupus érythémateux
SDRA ; Cancer ;	Cancer, Leucémie, Rejet de greffe	Rougeole
Coagulation Intravasculaire Disséminée	Arthrite rhumatoïde, Méningite	Cirrhose biliaire
Alzheimer ; Migraine	Neuro-paludisme, Choc septique	

L'EMPLOI D'ANTICORPS ANTI-TNFα

De nombreuses études ont été menées *in vivo* afin d'évaluer l'efficacité d'anticorps anti-TNFα dans diverses pathologies. Des effets bénéfiques ont été rapportés en particulier dans les modèles animaux de chocs septiques [50]. Une telle efficacité a laissé penser que seul le TNF était responsable des phénomènes néfastes observés. En fait, des auteurs utilisant des anticorps anti-interféron gamma ou l'antagoniste du récepteur de l'IL-1 ont également obtenu des résultats bénéfiques dans le choc septique. Il apparaît bien que la cascade des cytokines est entièrement impliquée dans les phénomènes délétères observés lors de certaines pathologies infectieuses gravissimes. Cependant, pour certains auteurs l'injection d'anticorps ne se révèle être bénéfique que si elle précède l'induction de la septicémie. Ce dernier point rend compte des difficultés d'utilisation en thérapeutique humaine. Cependant, la survie et la diminution des aspects histopathologiques (poumon, foie, surrénale, rein) ont été obtenues dans certains modèles de septicémie chez le babouin, même lorsque l'anticorps était administré après l'injection bactérienne [20]. Une amélioration de la fonction ventriculaire a été notée chez l'homme lors de choc septique [55]. Dans les modèles expérimentaux de péritonites, l'injection d'anticorps anti-TNFα s'est révélée inefficace voire délétère. Dans les études sur le paludisme, des résultats prometteurs ont également été rapportés avec des anticorps anti-TNFα ou dirigés contre certaines adhésines. De même de tels anticorps diminuent la toxicité des traitements par l'IL-2, permettent la survie des greffons (peau, coeur) dans des modèles animaux, réduisent l'atteinte glomérulaire lors de néphrite expérimentale ou diminuent la pathologie d'encéphalomyélite allergique expérimentale. Les premières études au cours des greffes de moelle suggèrent que le traitement par anti-TNFα pourrait être bénéfique à titre prophylactique, contre le phénomène de réaction de greffon contre l'hôte. A ce jour, les résultats les plus spectaculaires en pathologie humaines ont été obtenus dans l'arthrite rhumathoïde [12] et dans la maladie de Crohn [52a] où des améliorations significatives ont été décrites après traitement à l'aide d'anticorps humanisés anti-TNF.

REFERENCES

[1] ALEXANDER H.R., SHEPPARD B.C., JENSEN L.C. et al. - Treatment with recombinant human tumor necrosis factor alpha protects rats against the lethality, hypotension and hyperthermia of Gram negative sepsis. *J. Clin. Invest.,* 1991, 88, 34-39.

[2] ARDEKA D., ENGELMANN H., MAOR Y. et al. - Stabilization of the bioactivity of tumor necrosis factor by its soluble receptors. *J. Exp. Med.,* 1992, 175, 323-329.

[3] ASHKENAZI A., MARSTERS S.A., CAPON D.J., et al. - Protection against endotoxic shock by a tumor necrosis factor receptor immunoadhesin. *Proc. Natl. Acad. Sci. USA,* 1991, 88, 10535-10539.

[4] BEUTLER B., GREENWALD D., HULEMS J.D., et al. - Identity of tumor necrosis factor and the macrophage secreted factor cachectin. *Nature (London),* 1985, 316, 552-554.

[5] BEUTLER B. VAN HUFFEL C. - An evolutionary and functional approach to the TNF receptor/ligand family. *Ann N.Y. Acad. Sci.,* 1994, 730, 118-133

[6] BROMBERG J.S., CHAVIN K.D., KUNKEL S. - Anti-tumor necrosis factor antibodies suppress cell-mediated immunity in vivo. *J. Immunol.,* 1992, 148, 3412-3417.

[7] BROWNING J.L., NGAM-EK A., LAWTON P. et al. - Lymphotoxin-β, a novel member of the TNF family that forms a heterodimeric complex with lymphotoxin on the cell surface. *Cell,* 1993, 72, 847-856.

[8] CARSWELL E.A., OLD L.J., KASSEL R.L., et al. - An endotoxin -induced serum factor that causes necrosis of tumors. *Proc. Natl. Acad. Sci. USA,* 1975, 72, 3666-3670.

[9] CLEVELAND J.L., IHLE J.N.- Contenders in FasL / TNF death signaling? *Cell,* 1995, 81, 479-482.

[10] CROWE P.D., VANARSDALE T.L., WALTER B.N., et al. - A lymphotoxin-β-specific receptor. *Science,* 1994, 264, 707-709.

[11] DE TOGNI P., GOELLNER J., RUDDLE N.H. et al. - Abnormal development of peripheral lymphoid organs in mice deficient in lymphotoxin. *Science,* 1994, 264, 703-706.

[12] ELLIOTT M.J., MAINI R.N., FELDMANN M. et al. - Randomised double-blind comparison of chimeric monoclonal antibody to tumor necrosis factor α versus placebo in rheumatoid arthritis. *Lancet,* 1994, 344, 1105-1110.

[13] ENGELMANN H., HOLTMANN H., BRAKEBUSCH C. et al. - Antibodies to a soluble form of a tumor necrosis factor receptor have TNF-like activity. *J. Biol. Chem.,* 1990, 265, 14497-14504.

[14] ERICKSON S.L., DE SAUVAGE F.J., KIKLY K. et al. - Decreased sensitivity to tumor necrosis factor but normal T-cell development in TNF receptor-2 deficient mice. *Nature,* 1994, 372, 560-563.

[14a] FORCE W.R., WALTER B.N., HESSION C. et al. - Mouse lymphotoxi-β receptor *J. Immunol.,* 1995, 155, 5280-88

[15] GEARING A.J.H., BECKETT P., CHRISTODOULOU M., et al. - Processing of tumour necrosis factor-α precursor by metalloproteinase. *Nature,* 1994, 370, 555-557.

[16] GENDRON R.L., NESTEL F.P., LAPP W.S., BAINES M.G.- Expression of tumor necrosis factor alpha in the developing nervous system. *Intern. J. Neuroscience,* 1991, 60, 129-136.

[17] GOODWIN R.G., ANDERSON D., JERZY R. et al. - Molecular cloning and expression of the type 1 and type 2 murine receptors for tumor necrosis factor. *Mol. Cell. Biol.,* 1991, 11, 3020-3026.

[18] HACKETT R.J., DAVIS L.S., LIPSKY P.E. - Comparative effects of tumor necrosis factor-α and IL-1β on mitogen-induced T cell activation. *J. Immunol.,* 1988, 140, 2639-2644.

[19] HELLER R.A., SONG K., ONASCH M.A. et al. - Complementary DNA cloning of a receptor for tumor necrosis factor and demonstration of a shed form of the receptor. *Proc. Natl. Acad. Sci. USA,* 1990, 87, 6151-6155.

[20] HINSHAW L.B., TEKAMP-OLSON P., CAHNG A.C.K. et al. - Survival of primates in LD100 septic shock following therapy with antibody to tumor necrosis factor alpha. *Circul. Shock,* 1990, 30, 279-292.

[21] HSU H., XIONG J., GOEDDEL D.V. - The TNF receptor-1 associated protein TRADD signals cell death and NFκB activatiton. *Cell,* 1995, 81, 495-504.

[22] JONES E.Y., STUART D.I., WALKER N. - Structure of tumor necrosis factor. *Nature (London),* 1989, 338, 225-228.

[23] JONGENEEL C.V. - The TNF and lymphotoxin promoters. IN : *Tumor Necrosis Factors: the molecules and their emerging role in Medicine.* B. Beutler Ed. Raven Press td. New York, 1992, pp 539-559.

[24] KARUNAWEERA N.D., GRAU G.E., GAMAGE P. et al. - Dynamycs of fever and serum levels of tumor necrosis factor are closely associated during clinical paroxysms in *Plasmodium vivax* malaria. *Proc. Natl. Acad. Sci. USA,* 1992, 89, 3200-3203.

[25] KHWAJA A., CARVER J.E., LINCH D.S. - Interactions of GM-CSF, G-CSF and TNF α in the priming of the neutrophil respiratory burst. *Blood,* 1992, 79, 745-753.

[26] KLEFSTROM J., VÄSTRIK I., SAKSELA E. et al. - c-Myc induces cellular susceptibility to the cytotoxic action of TNFα . *EMBO J.,* 1994, 13, 5442-5450.

[27] KRIEGLER M., PEREZ C., DEFAY K. et al. - A novel form of TNF/cachectin is a surface cytotoxic transmembrane protein : ramification for the complex physiology of TNF. *Cell,* 1988, 53, 45-53.

[28] LARRICK J.W., WRIGHT S.C. - Cytotoxic mechanism of tumor necrosis factor-α. *FASEB J.,* 1990, 4, 3215-3223.

[29] LESSLAUER W., TABUCHI H., GENTZ R. et al. - Recombinant soluble tumor necrosis factor receptor proteins protect mice from lipopolysaccharide-induced lethality. *Eur. J. Immunol.,* 1991, 21, 2883-2886.

[30] LOETSCHER H., PAN Y.C.E., LAHM H.W. et al. - Molecular cloning and expression of the human 55 kD tumor necrosis factor receptor. *Cell,* 1990, 61, 351-359.

[31] McGEEHAN G.M., BECHERER J.D., BAST R.C. et al. - Regulation of TNFα processing by a metalloproteinase inhibitor. *Nature,* 1994, 370, 558-561.

[32] MESSER G., SPENGLER U., JUNG M.C. et al. - Polymorphic structure of the TNF locus : an NcoI polymorphism in the first intron of the human TNFβ gene correlates with a variant amino acid in position 26 and a reduced level of TNFβ production. *J. Exp. Med.,* 1991, 173, 209-219.

[33] MOHLER K.M., SLEATH P.R., TITZNER J.N. et al. - Protection against a lethal dose of endotoxin by an inhibitor of TNF processing. *Nature,* 1994, 370, 218-220.

[34] NOPHAR Y., KEMPER O., BRAKEBUSCH C. et al. - Soluble forms of tumor necrosis factor receptors (TNF-Rs). The cDNA for the type I TNF-R, cloned using amino acid sequence data of its soluble form, encodes both the cell surface and a soluble form of the receptor. *EMBO J.,* 1990, 9, 3269-3278.

[35] PENNICA D., NEDWIN G.E., HAYFLICK J.S. et al. - Human tumour necrosis factor : precursor structure, expression and homology to lymphotoxin. *Nature (London),* 1984, 312, 724-729.

[36] PIACIBELLO W., SANSAVIO F., SEVERINO A. et al. - Opposite effects of TNFα on G-CSF and GM-CSF -dependent growth of normal and leukemic hemopoietic progenitors. *Cancer res.,* 1990, 50, 5065-5071.

[37] POCIOT F., BRIANT L., JONGENEEL C.V. et al. - Association of tumor necrosis factor and class II major histocompatibility complex allels with the secretion of TNFα and TNFβ by human mononuclear cells: a possible link to insulin-dependent diabetes mellitus. *Eur. J. Immunol.,* 1993, 23, 224-231.

[38] QUAN L.T., CAPUTO A., BLEACKLEY R.C. et al. - Granzyme B is inhibited by the cowpox virus serpin cytokine response modifier A. *J. Biol. Chem.,* 1995, 270, 10377-10379.

[39] RANGES G.E., ZLOTNIK A., ESPEVIK T. et al. - Tumor necrosis factor α is a growth factor for thymocyte. *J. Exp. Med.,* 1988, 167, 1472-1478.

[40] ROBERTS C.W., CRUICKSHANK S.M., ALEXANDER J. - Sex determined resistance to Toxoplasma gondii is associated with temporal differences in cytokine production. *Infect. Immun.,* 1995, 63, 2549-2555.

[41] ROTHE J., LESSLAUER W., LÖTSCHER H. et al. - Mice lacking the TNF R I are resistant to TNF mediated toxicity but highly susceptible to infection by *Listeria monocytogenes. Nature,* 1993, 364, 798-802.

[42] ROTHE M., WONG S.C., HENZEL W.J. et al. - A novel family of putative signal transducers associated with the cytoplasmic domain of the 75 kDa TNF receptor. *Cell,* 1994, 78, 681-692.

[43] SCHULZE-OSTHOFF K., BAKKER A.C., VANHAESEBROECK B. et al. - Cytotoxic activity of tumor necrosis factor is mediated by early damage of mitochodrial functions. *J. Biol. Chem.,* 1992, 267, 5317-5323.

[44] SMITH C.A., DAVIS T., ANDERSON D. et al. - A receptor for tumor necrosis factor defines an unusual family of cellular and viral proteins. *Science,* 1990, 248, 1019-1022.

[45] SMITH C.A., DAVIS T., WIGNALL J.M. et al. - T2 open reading frame from the shope fibroma virus encodes a soluble form of the TNF receptor. *Bioch.Biophys.Res.Comm.,* 1991, 176, 335-342.

[46] TARTAGLIATA L.A., WEBER R.F., FIGARI I.S. et al. - The two different receptors for tumor necrosis factor mediate distinct cellular responses. *Proc. Natl. Acad. Sci. USA.,* 1991, 88, 9292-9296.

[47] TEWARI M., DIXIT V.M. -Fas and TNF-induced apoptosis is inhibited by the poxvirus crmA gene product. *J. Biol. Chem.,* 1995, 270, 3255-3260.

[48] TITE J.P., DOUGAN G., CHATFIELS S.N. - The involvement of tumor necrosis factor in immunity to Salmonella infection. *J. Immunol.,* 1991, 147, 3161-3164.

[49] TITUS R.G., SHERRY B., CERAMI A. - Tumor necrosis factor plays a protective role in experimental murine cutaneous leishmaniasis. *J. Exp. Med.,* 1989, 170, 2097-2104.

[50] TRACEY K.J., FONG Y., HESSE D.G. et al. - Anti-cachectin/TNF monoclonal antibodies prevent septic shoc during lethal bacteraemia. *Nature (London),* 1987, 330,662-664.

[51] UPTON C., MACEN J.L., SCHREIBER M., McFADDEN G.- Myxoma virus expresses a secreted protein with homology to the tumor necrosis factor receptor gene family that contributes to viral virulence. *Virology,* 1991, 184, 370-382.

[52] VANDENABEELE P., GOSSENS V., BEYAERT R. et al. - Functional requirement of the two TNF receptors for induction of apoptosis in PC60 cells and the role of mitochondria in TNF-induced cytotoxicity. *Circ. Shock,* 1994, 44, 196-200.

[52a] VAN DULLEMEN H.M., VAN DEVENTER S.J.H., HOMMES D.W. et al. - Treatment of Crohns disease with anti-TNF chimeric monoclonal antibody. *Gastroenterol.,* 1995, 109, 129-135

[53] VAN OSTADE X., VANDENABEELE P. EVERAERDT B. et al. - Human TNF mutants with selective activity on the p55 receptor. *Nature,* 1993, 361, 266-269.

[54] VANZEE K.J., STACKPOLE S.A., MONTEGUT W.J., et al. - A human TNFα mutant that binds exclusively to the p55 TNF receptor produces toxicity in the baboon. *J. Exp. Med.,* 1994, 179, 1185-1191,

[55] VINCENT J.L., BAKKER J., MARECAUX G. et al. - Administration of anti-TNF antibody improves left ventricular function in septic shock patients. *Chest,* 1992, 101, 810-815.

[56] WONG G.H.W., GOEDDEL D.V. - Tumour necrosis factor α et β inhibit virus replication and synergize with interferons. *Nature (London),* 1986, 323, 819-822.

[57] ZOLA H., NIKOLOUTSOPOULOS A. - Effect of recombinant human tumour necrosis factor beta on activation, proliferation, and differentiation of human B lymphocytes. *Immunology,* 1989, 67, 231-236.

REVUES GENERALES

BEUTLER B. *Tumor Necrosis Factors : The Molecules and Their Emerging Role in Medicine.* Raven Press, Ltd, New York, 1992.

JÄÄTTELÄ M. - Biology of disease. Biologic activities and mechanisms of action of tumor necrosis factor-α / cachectin. *Lab. Invest.,* 1991, 64, 724-742.

PAULI U. - Control of TNF gene expression *Crit. Rev. Eukar. Gene Expr.,* 1994, 4, 323-344.

VANDENABEELE P., et al. - Two tumor necrosis factor receptors : structure and function. *Trends Cell Biol.,* 1995, 5, 392-399.

VASSALI P. - The pathophysiology of tumor necrosis factor. *Annu. Rev. Immunol.* 1992, 10, 411-452.

WRIDE M.A., SANDERS E.J. - Potential roles for TNFα during embryonic development. *Anat. Embryol.,* 1995, 191, 1-10.

Chapitre 22

INTERFERON GAMMA

F. LEFÈVRE, B. CHARLEY, C. LA BONNARDIÈRE

INTRODUCTION : PLURALITÉ DES INTERFERONS

En 1957, Isaacs et Lindenmann découvraient un facteur soluble, induit dans des fibroblastes de poulet par un virus Influenza atténué, et capable de conférer à d'autres cellules un état de résistance à l'infection par un virus pathogène. Ils baptisaient ce facteur interféron (IFN), rendant ainsi compte du phénomène d'interférence virale observé initialement. Il apparut très vite que ce facteur était une protéine de faible masse moléculaire, et dont la sécrétion est induite dans la plupart des tissus, y compris lymphoïdes, par des agents infectieux variés, particulièrement les virus ou des fractions virales. Cet effet antiviral puissant (une molécule d'IFN peut suffire à commuter une cellule) n'est qu'une manifestation d'un grand nombre de modifications constatées dans les cellules traitées à l'IFN, et qui passent par l'induction et la répression de nombreux gènes. Les IFN sont en effet des cytokines à effets pléiotropes : activité antivirale, inhibition de la multiplication cellulaire, effets anti-tumoraux, stimulation de l'expression d'antigènes membranaires (ex: récepteurs aux immunoglobulines, antigènes d'histocompatibilité), stimulations des fonctions cytotoxiques des macrophages et des lymphocytes.

On connaît aujourd'hui chez les mammifères 5 familles d'IFNs appartenant à deux grands types: les IFN-α,–β,–ω et -τ appartiennent au type I, l'IFN-γ appartient au type II.

Les IFNs de type I sont des protéines de 166 à 172 acides aminés, codées par des gènes sans introns. Le gène de l'IFN-β, ainsi que les familles multigéniques des IFN-α et -ω sont regroupés chez l'homme sur un même segment du chromosome 9 [8]. L'activité biologique des protéines IFN de type I est acido-stable (pH 2, 24h). Leurs sources de production sont les fibroblastes (IFN-β), les lymphocytes (IFN-α, –ω), les monocytes-macrophages (IFN-α), les trophoblastes embryonnaires dans certaines espèces de ruminants (IFN-τ).

Le type II est à ce jour représenté par une seule espèce: l'IFN-gamma ou "immun", décrit initialement comme produit par les lymphocytes T en réponse aux mitogènes et aux antigènes.

C'est en 1965 qu'un virologiste, F. Wheelock, découvrit que les leucocytes circulants de donneurs sains, donc sans infection virale, sécrétaient une substance antivirale ressemblant à l'interféron. Il réalisa alors que ce phénomène résultait de l'action de la phytohémagglutinine (PHA), une lectine végétale utilisée pour activer les leucocytes [32]. L'analyse physico-chimique révélait cependant que cette substance antivirale induite par la PHA était distincte de l'IFN viro-induit produit par les mêmes leucocytes, et notamment que ce nouvel IFN était labile à pH acide (pH 2, 24h).

L'IFN-GAMMA EST CODÉ PAR UN GÈNE UNIQUE, ÉPISSÉ

L'ADNc de l'IFN-γ humain a été cloné dès 1982 à partir de leucocytes sanguins stimulés par un mitogène, avec une fréquence dans la banque d'environ 1 clone sur 2400 [12]. L'ADNc, de 1,2 kb de long, code pour un polypeptide de 166 acides aminés. Un peptide signal hydrophobe de 23 résidus précède la séquence de 143 résidus de la protéine sécrétée, commençant par un résidu Glu (tableaux 22-1 et 22-2).

Localisé chez l'homme sur le chromosome 12, le gène de l'IFN-γ diffère de ceux des IFNs de type I par la présence de 3 introns de 1238,95 et 2422 paires de bases.

Le promoteur du gène contient une boîte TATA prototype, comme celle de l'IFN-β.

On trouve une séquence de 200 pb environ, analogue d'une séquence du promoteur du gène de structure de l'IL-2, qui fonctionne comme un activateur transcriptionnel et semble contrôler les expressions "tissu-spécifiques" dans les lymphocytes T [34].

On a pu montrer dans les lignées de cellules T (CD4+) que l'induction du gène de l'IFN-γ est bien transcriptionnelle [8].

TABLEAU 22.1 — L'INTERFERON-GAMMA

	HOMME		SOURIS
LE GÈNE			
Nombre d'exons	4		4
Homologie H./S. (séquence codante)		65%	
Chromosome	12		10
LA PROTÉINE			
Mr apparent de la forme active	45-50 kDa		38 kDa
Mr en gel SDS	20-25 kDa		19 kDa
Nombre d'acides aminés			
- pré-IFN	166		155
- IFN maturé	143		136
Cystéines (positions)	0		1(133)
Nombre d'Asn N-glycosylables (position)	2(25,97)		2(19,72)
Charge	basique		basique

TABLEAU 22.2 — SÉQUENCES PROTÉIQUES DE L'IFN-γ, DÉDUITES DE LA SÉQUENCE NUCLÉOTIDIQUE (COMPARAISON HUMAIN/ MURIN)

```
    S1     S10        S20   1        10        20    *   30
Hu  MKYTSYILAFQLCIVLGSLGCYC QDPYVKEAENLKKYFNAGHSDVADNGTLFLGI
Mu  .NA.HC...L..FLMAV.-.... HGTVIESL.S.NN...SSGI..-EEKS...D.
          40        50         60         70        80
Hu  LKNWKEESDRKIMQSQIVSFYFKLFKNFKDDQSIQKSVETIKEDMNVKFFNSNKKK
Mu  WR..QKDG.M..L....I...LR..EVL..N.A.SNNISV.ESHLITT..SNS.A.
    90      *100       110       120      130         140
Hu  RDDFEKLTNYSVTDLNVQRKAIHELIQVMAELSPAAKTGKRKRSQMLFRGRRASQ
Mu  K.A.MSIAKFE.NNPQ...Q.FN...R.VHQ.L.ESSLR.....RC
```

Les résidus (code à une lettre) identiques pour les deux espèces figurent dans la séquence murine sous forme d'un point. Les deux Asn N-glycosylables de chaque séquence sont indiquées par un astérisque. Source : [8], avec modifications.

L'IFN-GAMMA: UN HOMODIMÈRE GLYCOSYLÉ

Les premières estimations de la masse molaire de l'IFN-γ variaient de 40 à 60 kDa, révélant un IFN nettement plus massif que les IFN-α et -β. Par la suite Yip et coll. [33] ont bien montré que par électrophorèse en gel de polyacrylamide-SDS l'IFN-γ se résolvait en 2 bandes majeures de Mr 20 et 25 kDa, ainsi qu'une bande mineure de 45 kDa.

On se fait maintenant une idée assez précise de cette molécule à l'état natif, notamment grâce à un très beau travail d'une équipe de Genentech à San Francisco : le monomère sécrété a (au maximum) 143 résidus dont l'extrémité N-terminale (Glu) est bloquée sous forme de pyroglutamate [22]. Des études convergentes ont établi que cette extrémité est impliquée dans la liaison de l'IFN-γ à son récepteur membranaire. Quant à l'extrémité C-terminale, elle est souvent tronquée de quelques résidus (jusqu'à 15), mais ces érosions terminales n'affectent pas grandement l'activité de la molécule. La protéine ne contient pas de pont disulfure (aucun résidu Cys chez l'Homme, une Cys C-terminale chez la souris), et possède deux sites potentiels de N-glycosylation. Les deux formes de 20 et 25 kDa correspondent respectivement au polypeptide glycosylé sur une seule, ou sur les deux positions [35].

La confirmation récente que l'IFN-γ humain de masse moléculaire 45 kDa est constitué d'un dimère du polypeptide décrit ci-dessus a été faite par la détermination de sa structure tridimensionnelle aux rayons X [10]: l'IFN-γ cristallise en un dimère compact. Chaque monomère est composé de 6 hélices α et de boucles (pas de feuillet β) et la compacité du dimère résulte d'une étroite interdigitation des hélices de chaque monomère (Fig. 22-1). Une telle intrication des sous-unités est rare parmi les protéines globulaires dimériques. Notons que seule la forme dimérique de l'IFN-γ est douée d'activité biologique.

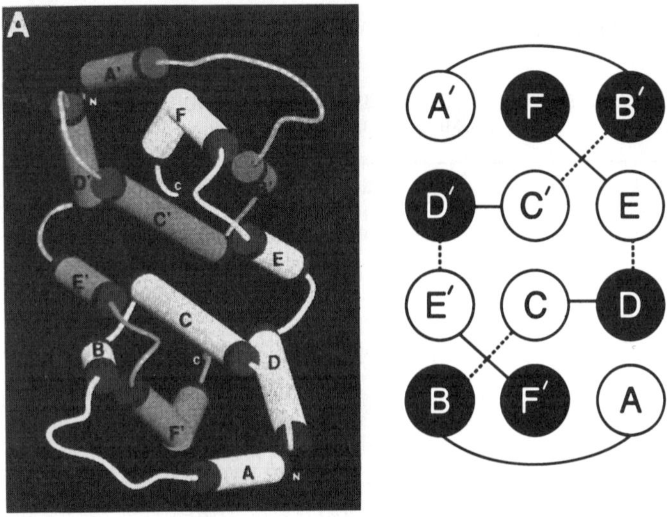

FIG. 22.1 — *Représentation schématique du dimère IFN-γ humain.* Sur la partie gauche, les hélices α sont représentées par des cylindres et les autres régions par des filaments. Sur la partie droite, les hélices α sont représentées par des cercles et les autres régions par des lignes continues ou pointillées, selon qu'elles sont au dessus ou au dessous du plan de la figure. Les extrémités N-terminales des hélices sont en noir [10] (reproduit avec la permission des auteurs).

LE RÉCEPTEUR POUR L'INTERFERON GAMMA

Les données de la génétique cellulaire

Chez les mammifères, la plupart des cellules de l'organisme possèdent des récepteurs aux IFNs (R-IFN) (absence de spécificité tissulaire). En revanche l'activité biologique des IFN "croise" peu d'une espèce à l'autre. Ces faits suggèrent que le(s) R-IFN sont les supports de cette spécificité d'espèce. De fait, bien avant le clonage moléculaire des ADNc des R-IFN, l'utilisation des hybrides somatiques Homme-Souris, qui possèdent différentes combinaisons de chromosomes (chr) humains identifiés et en petit nombre, avaient montré que: 1) le chr humain 21 contient l'information suffisante pour conférer aux cellules murines la capacité de lier les IFN humains de type I (α, β), mais aussi celle de permettre la transduction du signal. 2) Le seul chr 6 humain permet aux cellules de souris de lier l'IFN-γ humain, mais pas de répondre à l'effet biologique (stimulation des antigènes du CMH), alors que les mêmes cellules sont réceptives à l'IFN-γ murin. Dans ce cas, la transduction du signal est obtenue si le chr humain 21 est présent avec le chr 6. Les données sont tout à fait parallèles chez la souris, où le chr 10 (portant le R-IFN-γ) et le chr 16 (équivalent du chr 21 humain) doivent être tous deux présents [8].

Structure moléculaire du récepteur

Le clonage en 1988 de l'ADNc du récepteur de l'IFN-γ humain [2] a permis d'identifier la chaîne polypeptidique de 90 kDa responsable de la liaison, et a confirmé la localisation du gène de ce récepteur sur le chr 6. Sa séquence (tableau 22-3, 1ère colonne) révèle un domaine extracellulaire N-terminal de 228 résidus, un domaine trans-membranaire de 23, et un cytoplasmique de 221. Le taux d'identité humain/murin est de 62% pour les nucléotides et de 52% pour les aminoacides. Cette chaîne appartient à la famille de type II des récepteurs des cytokines (dont elle fut d'ailleurs le premier membre identifié et qui regroupe aussi les sous unités connues du récepteur aux IFNs de type I). Elle possède toutes les capacités de liaison du récepteur intact quand elle est exprimée dans des cellules murines [2]. Cependant la présence supplémentaire d'un fragment du chr 21 humain est nécessaire pour obtenir une sensibilité complète de ces cellules à l'IFN-γ humain ce qui montre qu'au moins un facteur accessoire spécifique d'espèce est nécessaire pour obtenir une réponse biologique. Le même type d'observation a été faite avec la chaîne murine exprimée en cellules humaines. Des expériences similaires utilisant des récepteurs hybrides homme-souris ont indirectement montré que le domaine extracellulaire du récepteur interagissait avec le facteur accessoire suggérant ainsi que ce dernier est localisé à la membrane. Le domaine cytoplasmique de la sous-unité de liaison n'évoque aucune homologie avec des protéines et donc avec des fonctions connues (kinase, phosphatase, domaines SH2 ou SH3). En étudiant l'expression de récepteurs humains tronqués dans des cellules murines porteuses du chr humain 21, Farrar et coll. ont bien montré que ce domaine cytoplasmique est impliqué dans l'effet biologique: la région proche de la membrane est requise pour l'internalisation du ligand et l'effet biologique, la partie C-terminale est impliquée seulement dans l'activité biologique et les résidus Tyr440, Asp441 et His444 jouent un rôle particulièrement important (voir pour revue [1, 11]).

Un facteur accessoire répondant plus ou moins complètement aux critères fonctionnels décrits ci-dessus a été cloné en 1994 chez l'homme et la souris [26, 14]. Il s'agit d'une protéine transmembranaire appartenant comme la chaîne de liaison à la classe II des récepteurs des cytokines. Chez l'homme, cette chaîne est effectivement codée par le chr 21, les trois domaines extracellulaire, transmembranaire et intracellulaire comportent respectivement 220, 26 et 64 résidus (tableau 22-3). Curieusement, si les 2 chaînes murines apportent bien l'ensemble des effets de l'IFN-γ murin quand elles sont exprimées en cellules humaines, l'inverse n'est pas vrai : dans des cellules murines exprimant les 2 chaînes humaines clonées, l'IFN-γ humain n'induit qu'une partie de ses effets biologiques, s'il y a bien induction des antigènes de classe I du CMH, il n'y a pas de protection contre les virus de l'encéphalomyocardite et de la stomatite vésiculaire (VSV). Ceci indique l'existence très probable d'autres facteurs accessoires spécifiques d'espèce, également codés par le chr 21, et impliqués dans les autres effets biologiques de l'IFN-γ.

TABLEAU 22.3 — LES DIFFÉRENTES SOUS-UNITÉS DU RÉCEPTEUR POUR L'IFN-GAMMA HUMAIN

	SOUS-UNITÉ DE LIAISON	FACTEUR ACCESSOIRE
Nombre d'acides aminés :	489	337
dont peptide signal	17	27
domaines : extra-cellulaire	228	220
trans-membranaire	23	26
cytoplasmique	221	64
Masse molaire apparente	90-95 kDa	-
Masse molaire déduite de la séquence	54 kDa	35 kDa
Kd	10^{-9}-10^{-10} M	-
Chromosome	6	21

Mécanismes moléculaires de la transduction du signal [11, 25]

Il semble bien établi (en particulier par l'analyse biochimique et cristallographique des complexes entre IFN-γ et forme soluble du récepteur) que le premier événement membranaire nécessaire à la transduction du signal est l'induction par le ligand de la dimérisation de la sous-unité de liaison du récepteur, chaque sous-unité de l'homodimère IFN-γ se liant à une molécule de récepteur (voir pour revue [11]). Ce signal induit dans les minutes qui suivent la transcription de nouveaux gènes dans la cellule cible, corrélé avec la fixation sur la séquence GAS (pour Gamma Activating Sequence) présente en amont du promoteur des gènes induits, d'un facteur nucléaire qui fut tout d'abord appelé GAF (pour Gamma Activated Factor). La mise en évidence récente des molécules impliquées dans la transduction du signal par l'IFN-α et l'IFN-γ a abouti à la caractérisation d'une nouvelle voie de transduction impliquant les tyrosine kinases membranaires de la famille JAK (les Janus Kinases) et une nouvelle famille de facteurs de transcription appelés STAT (pour Signal Transducer and Activator of Transcription). Ces facteurs, porteurs d'un domaine SH2, sont présents à l'état latent inactif dans le cytoplasme et leur activation est déclenchée par leur phosphorylation sous l'effet des kinases Jak suivie de leur homo ou hétérodimérisation. Cette voie de transduction, appelée voie JAK-STAT est en fait empruntée par de nombreuses cytokines qui utilisent chacune une combinaison particulière mais non exclusive de kinases Jak et de facteurs Stat : en 1995, on connaissait déjà 4 kinases Jak et 6 facteurs Stat distincts. Dans le cas de l'IFN-γ, les tyrosines kinases Jak1 et Jak2 et le facteur Stat1 (identifié comme étant le GAF) sont indispensables à la transduction du signal. Bien que l'on ne sache pas exactement comment les 2 chaînes connues du récepteur sont associées aux 2 kinases, la dimérisation du récepteur entraîne la phosphorylation de ces kinases et leur activation (curieusement, il ne s'agit pas d'une activation en cascade mais d'une activation interdépendante des 2 kinases) aboutissant à la phosphorylation de la tyrosine 440 de la chaîne de liaison du récepteur. On pense que cette tyrosine phosphorylée permettrait, par interaction spécifique avec le domaine SH2 du facteur Stat1 cytoplasmique, le recrutement de ce dernier dans le complexe récepteur-kinase. A l'issue de ces étapes membranaires, Stat1 est phosphorylé sur une tyrosine puis s'homodimérise par interaction réciproque de la phosphotyrosine d'un monomère avec le domaine SH2 de l'autre. Le dimère activé est ensuite rapidement transloqué vers le noyau où il stimule la transcription des gènes porteurs de la séquence GAS par liaison spécifique avec celle-ci (voir pour revue [25]).

LES SOURCES

Cellules lymphoïdes

Ce sont essentiellement deux populations lymphocytaires qui synthétisent et sécrètent, à l'état normal, l'IFN-γ : il s'agit des lymphocytes T et des cellules tueuses naturelles (NK) ou grands lymphocytes granuleux (LGL). C'est à la suite d'un processus d'activation par des agents inducteurs variés (antigènes, mitogènes, cytokines..., cf. paragraphe suivant) qu'est déclenchée la synthèse d'IFN-γ par ces cellules. Parmi les lymphocytes T (CD3+), à la fois les lymphocytes CD4+ et CD8+ chez l'homme (ou L3T4+/Lyt2- et L3T4-/Lyt2+ chez la souris) produisent l'IFN-γ après activation par les alloantigènes ou les mitogènes, alors que les antigènes solubles stimulent préférentiellement sa production par les lymphocytes T auxiliaires (CD4+). Des clones lymphocytaires T spécifiques d'un antigène peuvent également produire l'IFN-γ en réponse à l'antigène. Chez la souris, on distingue plusieurs populations de cellules T auxiliaires (cf. chapitre 18) sur la base du profil de cytokines qu'elles produisent après activation : ce sont les cellules Th1 qui synthétisent l'IFN-γ. Les cellules T à mémoire produisent plus d'IFN-γ et plus rapidement que des cellules non sensibilisées. Cette synthèse dépend de la production préalable d'IL1 par les cellules accessoires et d'IL2 par les cellules T auxiliaires (fig. 22-2). En l'absence de cellules T (souris scid, par exemple), il est possible de déclencher la production d'IFN-γ : de fait, des lymphocytes CD3-, des cellules NK expriment l'IFN-γ après activation non spécifique par des mitogènes, par l'IL2 ou par des esters de phorbol [28, 34]. *In vivo*, dans les modèles d'infection bactérienne, c'est l'action conjuguée de certains produits bactériens et du TNF-α produit par les macrophages qui active la production IFN-γ par les cellules NK (voir pour revue [11]).

Outre les cellules T et NK normales, des lignées transformées lymphoblastoïdes et myéloïdes peuvent également sécréter l'IFN-γ [34].

Cellules épithéliales du trophectoderme

Des cellules non lymphoïdes peuvent aussi synthétiser physiologiquement de l'IFN-γ en dehors de tout stimulus exogène : il s'agit des cellules épithéliales trophoblastiques (trophectoderme) de l'embryon de porc qui expriment pendant quelques jours, au moment de l'implantation dans la muqueuse utérine, des quantités très importantes d'IFN-γ, sans que le mécanisme déclenchant cette synthèse soit pour l'instant connu [18]. On ne sait pas si l'embryon humain produit un tel IFN-γ.

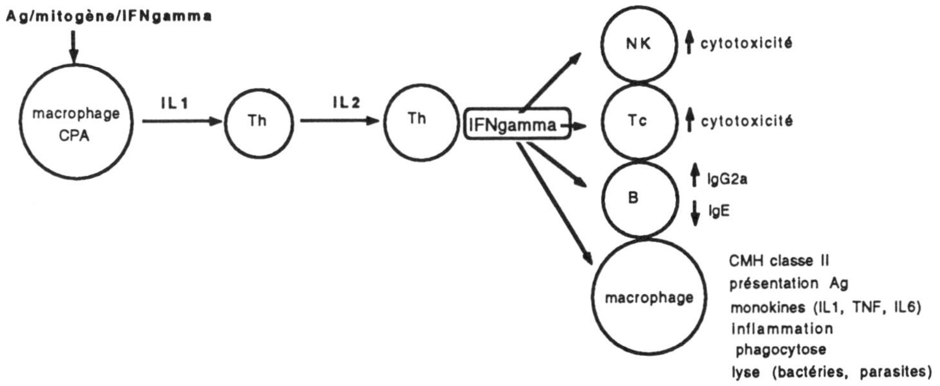

FIG. 22.2 — *Production et effets de l'interféron gamma.* CPA, cellule présentatrice d'antigène ; Th, cellule T helper ; NK, cellule tueuse naturelle (Natural Killer) ; Tc, cellule T cytotoxique ; CMH, complexe majeur d'histocompatibilité.

LES INDUCTEURS

La synthèse d'IFN-γ par les lymphocytes T et les cellules NK est la conséquence de l'activation de ces cellules par des inducteurs très variés : antigènes, mitogènes, superantigènes, cytokines, composés chimiques (tableau 22-4).

L'activation spécifique des lymphocytes T à mémoire requiert deux signaux : l'antigène lui-même et les produits de sécrétion des cellules accessoires présentatrices d'antigène (CMH classe II+) ; l'antigène inducteur peut être un antigène membranaire (alloantigène), ou un antigène soluble. Ce mode d'induction fait intervenir une série de cytokines interconnectées en un réseau fonctionnel : production d'IL-1 par les cellules accessoires, d'IL-2 par les cellules T auxiliaires, qui entraînent la production d'IFN-γ (fig. 22-2) lui-même capable d'activer en une boucle amplificatrice la sécrétion d'IL-1. Cette production peut être obtenue expérimentalement par l'emploi d'activateurs non spécifiques le plus souvent mitogéniques pour les cellules T tels que des lectines (PHA, ConA), des anticorps dirigés contre des protéines membranaires (anti-CD3), des extraits bactériens ayant pour certains des caractéristiques de superantigène (entérotoxines, produits de mycoplasme), des esters de phorbol (PMA, phorbol 12-myristate 13-acétate) ou des cytokines [34]. Une forte induction d'IFN-γ peut être par exemple obtenue *in vitro* par l'activation successive de cellules mononucléées sanguines par PMA puis PHA. Le superantigène MAS ("*Mycoplasma arthritidis* supernatant") induit également une forte expression d'IFN-γ par des cellules mononucléées du sang humain [23].

TABLEAU 22.4 — INDUCTEURS DE L'IFN-γ [5, 23, 34]

Cellules productrices	**Inducteur**	**Synergie**
Cellules NK	mitogènes	
	IFN gamma	PHA
	IL12, IL2	
	phorbol esters	
Cellules mononucléées du sang	anti CD3	phorbol esters
	IFN gamma	PHA
	mitogènes	phorbol esters
	IL2, NKSF	
	superantigène MAS	
Lignées T	PHA	
Lymphocytes T	antigène	
	mitogène	phorbol esters
	IL2	IL1

L'induction de la production d'IFN-γ par les cellules NK (ou par les grands lymphocytes granuleux, LGL) s'obtient par un seul signal : un mitogène (PHA), un ester de phorbol (PMA) ou une cytokine. En particulier l'IL-2 est capable d'agir directement sur les cellules NK. l'IL-12 (initialement appelée NKSF pour Natural Killer cell Stimulatory Factor) produite par les cellules B et les macrophages est aussi capable de déclencher directement la synthèse d'IFN-γ par les cellules NK mais aussi par les lymphocytes T [5]. L'IFN-γ est lui-même capable d'accroître sa propre expression dans des lymphocytes activés par un mitogène [34].

Les voies biochimiques mises en oeuvre par les inducteurs d'IFN-γ ne sont pas parfaitement connues : elles semblent impliquer des protéines kinases ainsi que des modifications du flux calcique. En particulier, il est possible d'induire une forte synthèse d'IFN-γ par l'action directe d'ionophores du calcium (A23187) sur les lymphocytes [9].

Après induction, l'apparition de l'ARNm de l'IFN-γ est très rapide, dès 30 à 60 min. après activation et le niveau maximal de transcription est obtenu entre 6 et 18 heures.

Certaines situations physiologiques ou pathologiques s'accompagnent d'une diminution voire d'une perte des capacités de synthèse d'IFN-γ : c'est notamment le cas chez le nouveau-né dans l'espèce humaine et chez les malades du SIDA [34]. Des désordres immunitaires s'accompagnant d'un déficit sélectif en production d'IFN-γ ont été décrits chez l'homme [30]. La synthèse d'IFN-γ peut être également bloquée expérimentalement par l'emploi de drogues immunosuppressives telles que la cyclosporine A ou les corticostéroïdes. L'IL-10 exerce également un effet inhibiteur sur la production d'IFN-γ par les cellules T[7, 34].

LES ACTIVITÉS BIOLOGIQUES

Effet antiviral

Par définition, l'IFN-γ, comme les autres interférons (voir chapitre 23), confère aux cellules qui lui sont réceptives un état réfractaire aux infections virales. L'établissement de cet état antiviral passe par l'induction de la synthèse de certaines enzymes (par exemple, la 2',5' oligoadénylate synthétase et la protéine kinase dépendantes d'ARN double-brin) qui ont notamment pour conséquences d'empêcher la synthèse des protéines virales ou de bloquer d'autres phases du cycle viral, telles que la décapsidation ou l'assemblage des virions. Plusieurs de ces systèmes sont à la fois induits par les IFN-α et β ou par l'IFN-γ. Des arguments expérimentaux suggèrent que l'induction de l'état antiviral par l'IFN-γ pourrait être en partie lié à l'effet antiviral d'IFN-α/β induits par l'IFN-γ.

L'induction de l'état antiviral est une propriété des IFN très utilisée pour réaliser leur dosage biologique, par inhibition de l'effet cytopathique d'un virus sur des cellules cibles prétraitées par l'IFN. Ce dosage biologique est très sensible puisqu'il permet de détecter quelques dizaines de picogrammes d'IFN.

L'activité antivirale de l'IFN-γ est le plus souvent spécifique d'espèce, c'est-à-dire qu'elle ne sera dosable que sur des cellules provenant de la même espèce animale que celle où a été produit l'IFN-γ [17].

L'importance de l'IFN-γ en tant que cytokine antivirale est attestée par le fait que certains virus ont développé des dispositifs permettant d'échapper à ses effets. Ainsi, plusieurs virus de la famille des Poxviridés, dont certains pathogènes, codent pour une protéine homologue du domaine extracellulaire du récepteur de l'IFN-γ et capable de le lier spécifiquement. Cette protéine, sécrétée par les cellules infectées, empêcherait l'interaction de l'IFN-γ avec son récepteur contrecarrant ainsi l'effet antiviral de cette cytokine [3].

L'activation macrophagique

Bien que la plupart des cellules expriment des récepteurs à l'IFN γ et lui sont donc sensibles, les cellules de la lignée monocytaire-macrophagique (y compris les cellules de Langerhans, les cellules de Kuppfer ...) sont les cibles privilégiées de l'IFN-γ, cette molécule constituant en fait le support de l'activité anciennement appelée "MAF" pour Macrophage Activating Factor. L'activation macrophagique par l'IFN-γ recouvre une grande variété de modifications fonctionnelles des macrophages : expression de molécules de surface (molécules de classe II du CMH, récepteur Fc, molécules d'adhésion), augmentation ou induction d'un potentiel sécrétoire (sécrétion d'IL1, de TNF-α, de composés du complément ...), accroissement des capacités phagocytaires, cytotoxiques, anti-infectieuses (tableau 22-5, Fig. 22-2).

L'expression des molécules de classe II du CMH est importante à considérer du fait notamment de ses conséquences fonctionnelles pour la présentation de l'antigène aux lymphocytes T auxiliaires. Si les divers IFN sont capables d'accroître cette expression, seul l'IFN-γ peut l'induire de novo sur les macrophages comme d'ailleurs à la surface d'autres types cellulaires (lymphocytes, cellules épithéliales, endothéliales, nerveuses...). Par cet effet biologique, l'IFN-γ exerce un rôle primordial dans les premières phases de la réponse immunitaire spécifique. Cette propriété caractéristique est mise à profit pour un dosage biologique de l'IFN-γ utilisant l'induction des molécules de classe II sur des lignées cellulaires négatives.

En augmentant le potentiel sécrétoire des macrophages et notamment leur capacité à produire l'IL-1 en réponse à un second signal inducteur, l'IFN-γ agit également indirectement sur les phases les plus précoces de l'activation des lymphocytes T (Fig. 22-2), eux-mêmes producteurs d'IFN-γ : on obtient ainsi une boucle amplificatrice d'interactions entre plusieurs cytokines, IL-1, IL-2 et IFN-γ.

TABLEAU 22.5 — EFFETS IMMUNO-MODULATEURS DE L'IFN-γ [4, 28]

Cellules cibles	Fonctions activées
Monocytes, macrophages et cellules apparentées	– induction CMH classe II, présentation Ag – expression récepteur Fc des Ig (phagocytose, ADCC) – potentiel sécrétoire (IL-1, TNF-α, H_2O_2, protéases, composés du complément, CSF, prostaglandines) - phagocytose, bactéricidie - activité cytotoxique - inhibition parasites intracellulaires (*Toxoplasma*, *Leishmania*) - molécules d'adhésion (LFA-1)
Granulocytes	- phagocytose, cytotoxité
Lymphocytes B	- CMH classe II, présentation Ag - commutation des Ig (induction IgG2a, inhibition IgE)
Autres cellules présentatrices d'Ag (CPA) (dendritiques)	- CMH classe II, présentation Ag
Lymphocytes T	- cytotoxicité - production IL-2 - expression récepteur IL-2
Cellules NK	- cytotoxicité
Autres cellules (astrocytes, épithéliales, fibroblastes, endothéliales)	- induction CMH classe II

L'activation macrophagique par l'IFN-γ se traduit aussi par l'expression, ou l'augmentation d'expression de plusieurs protéines de surface : le récepteur pour le fragment Fc des immunoglobulines, dont l'expression accrue sur les macrophages et sur les granulocytes entraîne une meilleure reconnaissance des cibles (micro-organismes ou cellules) par ces cellules opsonisées et une cytotoxicité dépendant des anticorps (ADCC) elle-aussi augmentée. Des molécules d'adhésion, notamment LFA1, voient leur expression accrue à la surface de macrophages activés par l'IFN-γ, ce qui augmente les interactions entre ces macrophages et d'autres cellules avec lesquelles ils entrent en contact, par exemple les lymphocytes.

Enfin, l'IFN-γ accroît les mécanismes de défense non spécifique des macrophages tels que leur capacité à lyser des cellules tumorales ou à inhiber la multiplication des bactéries et parasites intracellulaires. Dans ce cas, l'IFN-γ joue le rôle d'intermédiaire indispensable entre les lymphocytes T spécifiquement activés et les fonctions effectrices des macrophages qui ont phagocyté des agents pathogènes : en absence d'IFN-γ, ces parasites intracellulaires facultatifs ou obligatoires vont se multiplier dans les macrophages alors que l'activation macrophagique bloque cette multiplication. Cet effet s'exerce sur *Toxoplasma gondii*, les leishmanies, *Trypanosoma cruzi*, les *Candida* et des bactéries comme *Listeria monocytogenes* et les mycobactéries. Ce rôle est démontré *in vitro* mais aussi *in vivo* en utilisant des modèles animaux : notamment, par l'administration d'anticorps anti-IFN-γ, il est possible de montrer que la neutralisation des effets de l'IFN-γ entraîne une réduction de la résistance immune à l'égard de ces infections qui deviennent de ce fait plus sévères [4, 20, 28]. Chez la souris, une part importante de l'activité microbicide du macrophage vis à vis des agents pathogènes intracellulaires est due à l'oxyde nitrique (NO) synthétisé par la nitrique oxyde synthétase induite par l'IFN-γ (voir pour revue [11]).

Autres effets sur le système immunitaire [4, 7, 28]

En plus de son effet sur la présentation antigénique via l'induction des antigènes de classe II de CMH, déjà évoqué plus haut, l'IFN-γ exerce un effet direct sur les lymphocytes B et T (Fig. 22-2). Les effets des IFN, dont l'IFN-γ, sur la production d'anticorps par les lymphocytes sont très variables : en fonction du moment où il est administré par rapport à l'immunisation, l'IFN-γ peut en effet stimuler ou inhiber la production d'anticorps. Le rôle direct de l'IFN-γ sur les phases tardives de la différenciation des cellules B est plus nettement établi : il induit sélectivement la production d'anticorps d'isotype IgG2a par des cellules B activées alors que l'expression d'autres isotypes (notamment les IgE) s'en trouve inhibée. La réponse B est également influencée indirectement par l'IFN-γ qui exerce un effet antiprolifératif sur les lymphocytes Th2 murins, favorisant ainsi la différentiation des cellules Th1 et donc la réponse cellulaire au détriment de la réponse humorale. Son effet est donc l'opposé de celui de l'IL-10. L'IFN-γ exerce aussi un effet direct sur les lymphocytes T, en augmentant l'activité des lymphocytes T cytotoxiques (CD8+), en bloquant la prolifération des Th2, en augmentant l'expression des récepteurs à l'IL-2 et la production d'IL-2 par les lymphocytes T activés. Les cellules NK sont également activables par l'IFN-γ. De plus, l'IFN-γ joue un rôle essentiel dans l'effet antitumoral des lymphocytes CD8+ infiltrant les tumeurs (TIL, Tumor-infiltrating lymphocytes).

L'ensemble de ces effets plaide en faveur d'une utilisation de l'IFN-γ pour accroître les réponses immunitaires : de fait, couplé à un antigène, il en accroît l'immunogénicité [13].

Effets anti-infectieux

L'IFN-γ a un rôle anti-infectieux démontré *in vivo* par l'utilisation d'anticorps anti IFN-γ, via l'activation des fonctions bactéricides et antiparasitaires des macrophages (voir plus haut). Mais il peut également bloquer la multiplication de parasites dans d'autres types cellulaires : c'est ainsi que la multiplication du toxoplasme dans les cellules endothéliales ou celle de rickettsies dans les fibroblastes peut être bloquée par l'IFN-γ [20].

Inactivation du gène de l'IFN-γ et de son récepteur - Apport à la compréhension de leur rôle biologique

Le développement des techniques de recombinaison homologue dans les cellules souches embryonnaires murines ont permis en 1993 l'obtention de souris déficientes à l'état homozygote pour le gène de l'IFN-γ d'une part (souris γ-/-) et pour le gène codant pour la chaîne de liaison de son récepteur d'autre part (souris Rγ-/-) [6, 15]. Ces animaux, possédant dans les deux cas un système IFN-γ non fonctionnel, représentent un outil nouveau et irremplaçable pour une meilleure compréhension du rôle biologique joué *in vivo* par l'IFN-γ au cours de la réponse immunitaire et dans diverses infections expérimentales chez la souris.

les premiers résultats ont montré que les animaux ont un développement normal et restent en bonne santé s'ils ne sont pas soumis à des infections. Leur système immunitaire se développe normalement sans altération notable de la structure ou de la composition cellulaire des organes lymphoïdes ni de différences flagrantes dans l'expression des marqueurs de membrane (CD3, CD4, CD8, IgM de surface et antigènes de classe I et II du CMH). L'IFN-γ ne semble donc pas indispensable au développement du système immunitaire. Ces animaux sont d'autre part capables de développer des réponses T et B contre plusieurs antigènes ce qui montre que l'IFN-γ n'est pas indispensable à certains mécanismes fondamentaux de la réponse immunitaire (tels que le processing de l'antigène) dans lesquels il semblait toutefois impliqué. Cependant, ces animaux présentent un déficit très important des fonctions macrophagiques qui se traduit par une sensibilité accrue aux agents pathogènes intracellulaires infectant le macrophage tels que les mycobactéries, *Listeria monocytogenes* ou *Leishmania major* qui voient leur pouvoir pathogène considérablement accru par rapport aux souris témoins. Ceci semble lié principalement à l'absence d'induction des fonctions microbicides des macrophages (production de NO et d'ion superoxyde) par l'IFN-γ et confirme donc le rôle primordial de cette cytokine dans l'immunité contre ce type d'infection.

Les modifications observées chez ces animaux dans le contrôle des infections virales et le développement d'une immunité spécifique sont très variables en fonction du virus. Dans le cas de l'infection par le VSV ou le virus de l'Influenza, l'IFN-γ n'intervient pas dans le contrôle de l'infection ni dans l'établissement de l'immunité cellulaire ou humorale. Cependant, les souris Rγ-/- présentent une sensibilité accrue au virus de la vaccine bien q'elles développent un réponse cytotoxique normale contre ce virus [15, 24]. Enfin, si les souris Rγ-/- n'apparaissent par plus sensibles à une souche atténuée du virus de la pseudorage elles sont plus sensible à une épreuve virulente ultérieure et ceci est corrélé avec une production d'Ig spécifiques plus faible à l'issue de la phase d'immunisation par le virus atténué. Dans ce dernier cas, l'IFN-γ joue bien un rôle de médiateur dans la génération d'anticorps protecteurs [24].

La confirmation des données antérieures indiquant que l'IFN-γ joue *in vivo* un rôle important dans le développement d'une réponse de type Th1 dans l'infection par les agents pathogènes intracellulaires (virus et bactéries) donne des résultats variables. Ainsi, les souris Rγ-/- conservent leur capacité à développer une réponse de type Th1 lors de l'infection par une souche atténuée du virus de la pseudorage [24] ou par *Leishmania major* [27]. Cependant, dans ce dernier type d'infection, le phénomène inverse (perte de la réponse Th1 au profit de la réponse Th2) est observé avec les souris γ-/- [31]. Ce résultat curieux pourrait indiquer que l'effet de l'IFN-γ sur la réponse Th1 dépend du fond génétique de l'animal (différent chez les souris γ-/- et Rγ-/- dans les 2 types d'expériences) ou bien qu'en l'absence d'IFN-γ, le récepteur de l'IFN-γ est stimulé par une autre cytokine qui orienterait la réponse vers les Th2.

D'un point de vue général, ont peut constater que les résultats obtenus avec ces animaux génétiquement déficients sont plus fiables que ceux obtenus antérieurement en neutralisant *in vivo* l'IFN-γ par injection d'anticorps. Ceci explique l'intérêt croissant qu'ils suscitent dans ce type d'étude.

Utilisations thérapeutiques

L'exploitation de modèles d'infection expérimentale sur animaux de laboratoire a montré les effets bénéfiques du traitement par l'IFN-γ sur des maladies parasitaires (leishmanioses, toxoplasmose) ou bactériennes (salmonelloses, listérioses) ainsi que comme adjuvant de l'immunité. De même, l'administration d'IFN-γ chez les animaux domestiques a permis de caractériser ses effets anti-infectieux non spécifiques dans des pathologies virales et bactériennes ainsi que son action immunostimulante sur des animaux immunodéprimés. Ces résultats plaident en faveur d'une utilisation de l'IFN-γ en clinique bien qu'il ne soit pas dépourvu d'effets toxiques tels que fièvre, migraine, douleur au point d'injection, dont la gravité dépend de la quantité administrée. Ces effets néfastes sont le reflet du rôle pro-inflammatoire de l'IFN-γ notamment par l'intermédiaire de la libération de médiateurs inflammatoires par les macrophages activés : l'IL-1, les prostaglandines, le TNF-α.

L'injection d'IFN-γ chez l'homme provoque l'activation des monocytes sanguins et la stimulation de l'activité lytique des cellules NK circulantes, y compris chez les malades du SIDA. Les effets thérapeutiques les plus nets ont été obtenus dans le traitement de la lèpre lépromateuse chez l'homme et, en association avec l'antimoine, dans celui des leishmanioses cutanée et viscérale, notamment chez des malades réfractaires au traitement par l'antimoine seul. Chez des patients atteints d'une immunodéficience entraînant un taux élevé d'IgE sérique et un eczéma chronique, l'injection d'IFN-γ a provoqué une baisse du titre d'IgE. Il est possible de ce fait d'imaginer que l'IFN-γ puisse contribuer aux traitements contre l'allergie. Des perspectives nouvelles d'utilisation de l'IFN-γ découlent également des résultats expérimentaux obtenus dans certains modèles de maladies auto-immunes et qui montrent son effet bénéfique pour atténuer la gravité de ces affections.

Enfin, il est logique d'imaginer que l'IFN-γ puisse être mis à profit pour accroître les défenses immunitaires et notamment les fonctions macrophagiques de patients immunodéprimés [4, 19, 21].

LES INHIBITEURS

Des inhibiteurs de l'IFN-γ sont susceptibles d'être utilisés en clinique, dans des situations où cette molécule joue un rôle néfaste (voir paragraphe suivant). La forme soluble du récepteur à l'IFN-γ ne comprenant que le domaine extracellulaire de la molécule, joue un rôle d'inhibiteur de l'IFN-γ, et présente, par rapport aux anticorps anti-IFN-γ l'avantage de sa forte affinité pour le ligand. Pour remédier à son élimination rapide *in vivo*, une molécule hybride comprenant ce domaine externe du récepteur et une région constante d'immunoglobuline a été synthétisée : le dimère obtenu est dix fois plus efficace que le récepteur soluble pour bloquer l'activité de l'IFN-γ *in vitro* [16].

PATHOLOGIE

L'IFN-γ est impliqué dans le développement de divers états pathologiques et notamment dans les processus inflammatoires survenant comme conséquences de l'activation des macrophages. C'est par l'utilisation d'anticorps neutralisant les effets de l'IFN-γ *in vivo* que son rôle néfaste a pu être montré : l'injection d'anticorps anti-IFN-γ atténue les signes cliniques liés à la malaria expérimentale de la souris, à la néphrite auto-immune des souris NZB/NZW qui représente un modèle de lupus érythémateux disséminé, au choc endotoxinique. De même l'injection d'IFN-γ accroît la gravité du diabète insulino-dépendant de la souris et de la sclérose en plaque chez l'homme. Ces résultats indiquent donc que l'IFN-γ serait une composante importante intervenant dans plusieurs types de pathologies auto-immunes ainsi que dans le choc septique : ces constatations justifient la recherche d'inhibiteurs de l'IFN-γ utilisables dans ces circonstances pathologiques ainsi que l'utilisation thérapeutique d'anticorps anti-IFN-γ [4, 16].

RÉFÉRENCES

[1] AGUET M. - The interferon-γ receptor : a comparison with other cytokine receptors. *J. Interferon Res.*, 1990, 10, 551-558.

[2] AGUET M., DEMBIC Z., MERLIN G. - Molecular cloning and expression of the human interferon-γ receptor. *Cell*, 1988, 55, 273-280.

[3] ALCAMI A., SMITH G.L. - Vaccinia, cowpox, and camelpox viruses encode soluble gamma interferon receptors with novel broad species specificity. *J. Virol.*, 1995, 69, 4633-4639.

[4] BILLIAU A., DIJKMANS, R. - Interferon γ : mechanism of action and therapeutic potential. *Biochem. Pharmacol.*, 1990, 40, 1433-1439.

[5] CHAN S.H., PERUSSIA B., GUPTA J.W., KOBAYASHI M., POSPISIL M, YOUNG H.A., WOLF S.F., YOUNG D., CLARK S.C., TRINCHIERI G. - Induction of interferon γ production by natural killer cell stimulatory factor : characterization of the responder cells and synergy with the inducers. *J. Exp. Med.*, 1991, 173, 869-879.

[6] DALTON D.K., PITTS-MEEK S., KESHAV S., FIGARI I.S., BRADLEY A., STEWART T.A. - Multiple defects of immune cell function in mice with disrupted interferon-γ genes. *Science*, 259, 1742-1745.

[7] DE MAEYER E., DE MAEYER-GUIGNARD J. - Interferon-γ. *Current Opinion in Immunology*, 1992, 4, 321-326.

[8] DE MAEYER E., DE MAEYER-GUIGNARD J. - *Interferons and other regulatory cytokines*. J. Whiley Ed., 1988.

[9] DIANZANI F., ANTONELLI G., CAPOBIANCHI M.R. - Biological activity of gamma interferon. *Ann. Ist. Super. Sanita*, 1990, 26, 255-262.

[10] EALICK S.E., COOK W.J., VIJAY-KUMAR S., CARSON M., NAGABHUSHAN T.L., TROTTA P.P., BUGG C.E. - Three dimensional structure of recombinant human interferon-γ. *Science*, 1991, 252, 698-702.

[11] FARRAR M.A., SCHREIBER R.D. - The molecular cell biology of interferon-γ and its receptor. *Annu. Rev. Immunol.*, 1993, 11, 571-611.

[12] GRAY P.W., LEUNG D.W., PENNICA D., YELVERTON E., NAJARIAN R., SIMONSEN C.C., DERYNCK R., SHERWOOD P.J., WALLACE D.M., BERGER S.L., LEVINSON A.D. & GOEDDEL D.V. - Expression of human immune interferon cDNA in *E. coli* and monkey cells. *Nature*, 1982, 295, 503-508.

[13] HEATH A.W., PLAYFAIR J.H.L. - Conjugation of interferon-gamma to antigen enhances its adjuvanticity. *Immunology*, 1990, 71, 454-456.

[14] HEMMI S., BOHNI R. STARK G. DI MARCO F. AGUET M. - A novel member of the interferon receptor family complements functionality of the murine interferon-γ receptor in human cells. *Cell*, 1994, 76, 803-810.

[15] HUANG S., HENDRICKS W., ALTHAGE A., HEMMI S., BLUETHMANN H., KAMIJO R., VILCEK J., ZINKERNAGEL R.M., AGUET M. - Immune response in mice that lack the interferon-γ receptor. *Science*, 1993, 259, 1739-1742.

[16] KURSCHNER C., GAROTTA G., DEMBIC Z. - Construction, purification and characterization of new interferon γ inhibitor proteins. *J. Biol. Chem.*, 1992, 267, 9354-9360.

[17] LEFEVRE F. - Le système interféron : structure, biologie, applications. *Ann. Rech. Vét.*, 1989, 20, 17-38.

[18] LEFEVRE F., MARTINAT-BOTTE F., GUILLOMOT M., ZOUARI K., CHARLEY B., LA BONNARDIERE C. - Interferon-gamma gene and protein are spontaneously expressed by the porcine trophectoderm early in gestation. *Eur. J. Immunol.*, 1990, 20, 2485-2490.

[19] LEWIS D.B., WILSON C.B. - Gamma interferon : an immunoregulatory lymphokine with immunotherapeutic potential. *Pediatr. Infect. Dis. J.*, 1990, 9, 642-651.

[20] MURRAY H.W. - Gamma interferon, cytokine-induced macrophage activation and antimicrobial host defense *in vitro*, in animal models and in humans. *Diagn. Microbiol. Infect. Dis.*, 1990, 13, 411-421.

[21] MURRAY H.W. - Interferon-γ therapy in AIDS for mononuclear phagocyte activation. *Biotherapy*, 1990, 2, 149-159.

[22] RINDERKNECHT E., O'CONNOR B.H., RODRIGUEZ H. - Natural human interferon-γ. *J. Biol. Chem.*, 1984, 259, 6790-6797.

[23] RINK L., KRUSE A., NIKLAS W., HOYER J., KIRCHNER H. - Induction of cytokines in human peripheral blood and spleen cells by the mycoplasma arthritidis-derived superantigen. *Lymphok. Cytok. Res.*, 1992, 11, 105-108.

[24] SCHIJNS V.E.C.J., HAAGMANS B.L., RIJKE E.O., HUANG S., AGUET M., HORZINEK M.C. - IFN-γ receptor-deficient mice generate antiviral Th1-characteristic cytokine profiles but altered antibody responses. *J. Immunol.*, 1994, 153, 2029-2037.

[25] SCHINDLER C., DARNELL J.E. - Transcriptional responses to polypeptide ligands : the JAK-STAT. Pathway. *Annu. Rev. Biochem.*, 1995, 64, 621-651.

[26] SOH J., DONNELLY R.J., KOTENKO S., MARIANO T.M., COOK J.R., WANG N., EMANUEL S., SCHWARTZ B., MIKI T., PESTKA S. - Identification and sequence of accessory factor required for activation of the human interferon-γ receptor. *Cell*, 1994, 76, 793-802.

[27] SWIHART K., FRUTH U., MESSMER N., HUG K., BEHIN R., HUANG S., DEL GIUDICE G., AGUET M., LOUIS J.A. - Mice from a genetically resistant background lacking the interferon-γ receptor are susceptible to infection with *Leishmania major* but mount a polarized T helper cell 1-type CD4+ T cell response. *J. Exp. Med.*, 1995, 181, 961-971.

[28] TRINCHIERI G., PERUSSIA B. - Immune interferon : a pleiotropic lymphokine with multiple effects. *Immunol. Today*, 1985, 6, 131-136.

[29] VAN DEN BROEK M.F., MULLER U., HUANG S., AGUET M., ZINKERNAGEL R.M. - Antiviral defence in mice lacking both Alpha/Beta and Gamma interferon receptors. *J. virol.*, 1995, 69, 4792-4796

[30] VIRELIZIER J.L. - Les déficits de production d'interféron chez l'enfant. *La Presse Médicale*, 1984, 13, 495-498.

[31] WANG Z.E., REINER S.L., ZHENG S., DALTON D.K., LOCKSLEY R.M. - CD4+ effector cells default to the Rh2 pathway in interferon-g-deficient mice infected with *Leishmania major. J. Exp. Med.*, 1994, 179, 1367-1371.

[32] WHEELOCK E.F. - Interferon-like virus-inhibitor induced in human leukocytes by phytohemagglutinin. *Science*, 1965, 149, 310-311.

[33] YIP Y.K., BARROWCLOUGH B.S., URBAN C., VILCEK J. - Purification of two subspecies of human γ (immune) interferon. *Proc. Natl. Acad.Sci. USA*, 1982, 79, 1820-1824.

[34] YOUNG H.A., HARDY K.J. - : Interferon γ : producer cells, activation stimuli, and molecular genetic regulation. *Pharmac. Ther.*, 1990, 45, 137-151.

[35] ZOON K.C. - *Human interferons : structure and function. Interferon 9.* I. Gresser Ed., Academic Press 1987.

Chapitre 23

INTERFERONS ALPHA ET BETA

J. DE MAEYER-GUIGNARD

INTRODUCTION

L'interféron a été découvert en 1957, au cours d'une étude sur l'interférence virale, un phénomène défini par l'inhibition de la réplication d'un virus en présence d'un autre virus. Dans un modèle expérimental très simple, Isaacs et Lindenmann montrent que le mécanisme de l'interférence est indirect : ils recueillent du surnageant de cellules de poule exposées à un virus grippal inactivé par la chaleur pour le mettre sur d'autres cellules de poule qu'ils infectent quelques heures plus tard avec une souche de virus grippal actif. Comme le virus ne se réplique pas, ils en concluent que le surnageant des cellules exposées au premier virus doit contenir un "facteur" doté de propriétés antivirales, qu'ils appellent "interféron" [9]. Aujourd'hui nous savons que l'interféron ou plutôt les interférons sont une famille de cytokines multifonctionnelles. Si leur activité antivirale puissante leur permet de jouer un rôle unique, souvent déterminant dans la première ligne de défense de l'organisme contre l'invasion virale, c'est bien tantôt en synergie, tantôt en antagonisme avec d'autres cytokines et facteurs de croissance qu'ils exercent leurs nombreuses activités.

CLASSIFICATION DES INTERFERONS

Deux types d'interféron (IFN)

Pour des raisons historiques, on distingue deux *types* d'IFN :
a) **L'IFN type I**, qui comprend quatre classes : les *interférons alpha* (IFN-α), les *interférons beta* (IFN-β), les *interférons omega* (IFN-ω) et l'*interféron trophoblastique* (IFN-τ) ; ces quatre classes se différencient l'une de l'autre par leur structure primaire et leur antigénicité (tableau 23.1).
b) **L'IFN type II** ou IFN-γ envisagé dans un autre chapitre.

TABLEAU 23.1 — CARACTERISTIQUES DES IFN α, β et ω

Humains

	IFN-α	IFN-ω	IFN-β
Nombre d'acides aminés	165 ou 166	172	166
Nombre de cystéines	4	4	3
Nombre de gènes de structure codant pour des protéines actives	14	1	1
Localisation chromosomique	9p21-pter	9p21-pter	9p21-pter le gène β est distal par rapport aux gènes α

Murins

	IFN-α	IFN-β
Nombre d'acides aminés	166 ou 167 excepté IFN-α4 : 161	161
Nombre de cystéines	5	1
Nombre de gènes de structure	au moins 12	1
Localisation chromosomique	4	4

Evolution des gènes d'interféron

On trouve des gènes d'IFN chez tous les vertébrés, des poissons aux mammifères Les gènes des quatre classes d'IFN type I auraient évolué à partir d'un gène primordia unique.

La divergence entre l'*IFN*-β et l'*IFN*-α se serait produite il y a plus de 400 million d'années, ce qui explique que l'on trouve des gènes d'IFN-α et β chez tous les mammifère et d'autres vertébrés supérieurs [32]. Chez la poule, on ne trouve qu'une seule forme d'IF de type I [24].

Les *IFN*-ω auraient divergé des IFN-α, dont ils ont gardé toutes les propriétés, il y environ 100 à 300 millions d'années. L'absence d'IFN-ω chez certaines espèces animales comme la souris ou le chien, s'expliquerait par une perte de gènes durant l'évolution [2].

On a découvert récemment une quatrième classe d'IFN type I, d'abord chez certains ruminants, et plus récemment chez l'homme [33], l'IFN *trophoblastique* dont les gènes auraient divergé à partir des IFN-ω, il y a environ 30-65 millions d'années. L'IFN trophoblastique, dont le rôle est très spécialisé pendant la gestation, chez certains ruminants, a gardé quelques propriétés antivirales et antiprolifératives des IFNs. Tous les IFNs de type I sont regroupés dans une seule région chromosomique (chromosome 9 chez l'homme, 4 chez la souris) (tableau 23.1).

Que vient faire l'IFN-γ dans cette évolution ? L'IFN-γ est une lymphokine qui doit son appellation au fait qu'elle a été découverte en raison de ses propriétés antivirales. Tandis que les gènes des IFNs de type I sont dénués d'introns, le gène d'IFN-γ en comporte trois . Le gène d'IFN-γ est situé sur un autre chromosome que celui où l'on trouve le groupement des gènes d'IFN de type I (chromosome 12 chez l'homme, 10 chez la souris). La protéine d'IFN-γ n'a pas d'homologie évidente avec les IFNs de type I. Il est donc logique de penser que les IFNs de type I et de type II ne proviennent pas d'un gène ancestral commun.

Caractéristiques des gènes et des protéines d'interféron de type I

Les IFNs α et β

Chez l'homme, l'ensemble des gènes des \s de type I se trouve sur un fragment chromosomique d'une longueur totale de 400 kb [5]. Les séquences codantes des gènes des diverses formes d'IFN-α divergent entre elles d'environs 8 %. L'homologie entre le gène unique d'IFN-β et les gènes d'IFN-α est de 45 % au niveau de la séquence codante. La protéine mature des IFN-α a environ 30 % d'homologie en aa avec la protéine mature des IFN-β. Seul l'IFN-β a un site de glycosylation. La protéine d'IFN-β étant fortement glycosylée chez la souris, son PM apparent est de 28 à 35 kDa alors que son PM calculé d'après la séquence en aa est de 17 kDa [4].

Les IFN-ω

Découverts dans des bibliothèques d'ADNc chez l'homme et chez les bovidés, les IFN-ω, appelés antérieurement aII, forment une sous-classe d'IFN-α. Au niveau chromosomique, les gènes d'IFN-ω sont intercalés entre les gènes d'IFN-α. Ils ont, dans la partie 5' non codante qui correspond à la région d'inductibilité par les virus (voir plus loin), des domaines analogues à ceux décrits dans les gènes d'IFN-α. Les protéines d'IFN-ω ont 172-174 aa. Chez l'homme, il y a sept gènes d'IFN-ω dont six sont des pseudo-gènes. Il semble pourtant qu'une partie non négligeable de l'activité antivirale induite par les virus, dans les leucocytes humains, soit due à l'IFN-ω [2].

Les IFN-τ (trophoblastique)

Les interférons trophoblastiques ont été trouvés chez l'homme et chez certains ruminants (ordre des artiodactyles, parmi lesquels on trouve par exemple, les vaches, les moutons et les chèvres). Chez les ruminants, ils ont une fonction tout à fait particulière et limitée à quelques jours : la reconnaissance de la gestation par l'organisme maternel qui a pour conséquence la persistance du corps jaune, nécessaire au maintien de la sécrétion de progestérone pendant la période d'implantation (autour du jour 12). Les IFNs trophoblastiques étaient connus sous d'autres appellations, oTP-1 et bTP-1 (ovine trophoblastic protein-1 et bovine TP-1), avant que l'on réalise qu'ils sont des IFNs de type I et que leurs gènes on probablement divergé des gènes d'IFN-ω. Chez l'homme, leur fonction n'a pas encore ét établie.

Les gènes d'IFN trophoblastique diffèrent cependant des gènes d'IFN-ω au niveau des séquences 5' et 3', ce qui confirme qu'ils constituent une classe différente. L'activit antivirale et antiproliférative des IFN trophoblastiques existe, mais elle est faible [21].

Dosages des interférons alpha/beta

Etant donné que la présence d'un inducteur viral dans la cellule déclenche le plu souvent la synthèse à la fois d'IFN-β et d'un mélange de sous-espèce d'IFN-α, on préfère utiliser le sigle a/b pour désigner l'IFN présent dans les préparations.

La méthode de dosage la plus utilisée pour les IFN α/β est basée sur l'activit antivirale de ces molécules. En général, on expose des tapis cellulaires à des concentration décroissantes de la préparation à doser, et, après un temps d'incubation qui peut varier de 6 à 24 heures, on met les cellules en présence de la dose de virus calculée pour obtenir leu destruction complète en 24 à 48 heures. S'il y a de l'IFN dans la préparation, il protège le cellules de l'effet cytopathique du virus révélateur. Cela permet de déterminer le titre d'un préparation en se basant sur la dernière dilution qui exerce encore un effet protecteur. Pa définition, une unité d'IFN correspond à la quantité nécessaire et suffisante pour protéger 5 % des cellules dans un système de dosage donné. Une unité d'IFN correspond environ à un concentration protéique de 10^{-13} à 10^{-14} M, ce qui classe les IFN parmi les cytokines les plu actives.

L'OMS met à la disposition des chercheurs des préparations étalons pour des IFN humains et murins. Cela permet aux différents laboratoires d'étalonner leur système d dosage par rapport à cet étalon, et donc d'exprimer les titres d'IFN en unités internationales Il est particulièrement important de pouvoir déterminer exactement le nombre d'unités d'IFN présentes dans les préparations destinées à la thérapeutique humaine.

INDUCTION DES INTERFERONS ALPHA ET BETA

Contrairement à celle de l'IFN-γ et d'autres cytokines, la synthèse des IFN α/β n représente pas une fonction spécialisée de quelques types de cellules, dans l'organisme Toutes les cellules sont capables de produire des IFN α/β. L'expression des gènes des IFN α/β étant placée sous le contrôle d'un promoteur inductible, le niveau de base de synthèse d l'IFN est généralement très bas. On décèle parfois, cependant, une faible production dit "spontanée" d'IFN α/β dans certaines cellules, comme les macrophages péritonéaux et le leucocytes du sang périphérique. Cette faible synthèse constitutive peut augmenter d plusieurs ordres de grandeur si la cellule se trouve en présence d'un *inducteur.*

Les inducteurs d'IFN

Les principaux *inducteurs* d'IFN α/β *in vivo* et *in vitro* sont d'une part les *virus* (tou les virus sont inducteurs mais les virus à ARN sont supérieurs aux virus à ADN, dans cett activité), d'autre part, les *ARN en double brin* (naturels et synthétiques). On suppose qu c'est l'ARN en double brin formé au cours du cycle viral qui déclenche le mécanism d'induction. La production d'IFN dans les cellules infectées par les virus joue un rôl important dans la défense antivirale de l'organisme. En effet, l'IFN sécrété par une cellul infectée peut induire un état antiviral dans les cellules environnantes, ce qui limite la propagation de l'infection virale. L'IFN constitue donc la première ligne de défense de l'organisme contre l'invasion virale puisqu'il intervient avant que l'immunité cellulaire et humorale n'entre en jeu.

Parmi les *autres inducteurs*, on a décrit divers micro-organismes (rickettsies, protozoaires, mycoplasmes), certaines bactéries intracellulaires (*Listeria monocytogenes*) ainsi que l'endotoxine, un polysaccharide de la paroi cellulaire des bactéries Gram négatives (liste non exhaustive).

Enfin, les *cytokines* et les *facteurs de croissance* peuvent agir parfois comme inducteurs d'IFN. Chez la souris, par exemple, on a observé une augmentation de la production d'IFN-α/β par l'IL-2, et également par le CSF-1, un facteur de croissance des macrophages. Deux cytokines, l'IL-1 et le TNF, peuvent induire la synthèse d'IFN-β, dans les fibroblastes humains [4].

Les diverses classes d'IFN présentes dans les préparations

La présence d'un inducteur déclenche le plus souvent la synthèse, à la fois, d'IFN-α et d'IFN-β, mais cette règle comporte des exceptions. Ainsi, dans les fibroblastes humains, l'ARN synthétique en double brin polyI-C induit uniquement de l'IFN-β. Dans les leucocytes humains, les myxovirus, comme par exemple le virus de Sendai, induisent principalement diverses formes d'IFN-β mais pas d'IFN-β. Dans les fibroblastes de souris, les virus et les ARN en double brin induisent, à la fois de l'IFN-β principalement, ainsi que diverses sous-espèces d'IFN-α. Dans les leucocytes humains, *in vitro*, le virus de Sendai induit, à la fois, de l'IFN-α et ω.

Vu la variabilité des espèces d'IFN produites *in vitro* par l'induction virale, il vaut mieux parler d'IFN-α/β s'il n'y a pas de caractérisation des diverses formes d'IFN. De toute façon, qualitativement et quantitativement, les diverses formes d'IFN dépendent, à la fois, du virus inducteur et de la cellule induite.

Mécanismes moléculaires de l'induction des gènes d'IFN-α/β par les virus et les ARN en double brin

Comme celle de plusieurs cytokines, l'expression des gènes d'IFN est régulée par des facteurs transcriptionnels présents dans le cytoplasme et qui migrent dans le noyau après avoir été activés. L'activation qui survient dans les cellules en présence de virus ou d'ARN consiste, dans le cas de l'IRF (voir plus loin) au moins, en une phosphorylation. Une fois dans le noyau, le facteur transcriptionnel activé se fixera sur son site spécifique, dans l'ADN en amont du site de la coiffe, déclenchant ainsi la transcription du gène.

Les domaines d'inductibilité des gènes des IFN-α et de l'IFN-β

Dans les gènes d'IFN α et β humains, on a mis en évidence une région d'environ 100 paires de bases, en amont du site de la coiffe qui serait responsable du contrôle de la transcription (la taille de cette région a été déterminée par des expériences de délétion) [7].

On a identifié dans cette région deux domaines contigus indispensables à la transcription :

a) En amont, IRF-E (Interferon Regulatory Factor Element), un domaine constitué d'hexamères répétitifs de type $(GAAATG)_4$, sur lesquels se fixent deux sortes de facteurs transcriptionnels appelés IRF (Interferon Regulatory Factor). Les IRF-1 sont des facteurs transcriptionnels positifs, les IRF-2, des facteurs transcriptionnels négatifs. On les a observés dans les cellules humaines et murines [8].

b) En aval, un domaine contigu à IRF-E, constitué de 10 nucléotides (GGGAAATTCC) qu'on appelle κBE ou élément κB. Le facteur qui se fixe sur κBE n'est autre que NF-κB, un facteur découvert pour ses propriétés régulatrices de l'expression des chaînes k des immunoglobulines. Dans le gène d'IFN-β humain, la séquence nucléotidique sur laquelle se fixe le NF-κB est située dans la région des nucléotides correspondants -66 à -57, à partir de la coiffe. Le domaine κBE correspond à la région décrite antérieurement sous le sigle PRDII (positive regulatory domain) par le groupe de Maniatis [7].

Les ADNc d'IRF-1 ont été obtenus chez la souris et chez l'homme. Les virus induisent aussi l'IRF-1 ; là encore, on décèle un mécanisme de régulation fine de la synthèse d'IFN-α/β dans la cellule. Normalement, la synthèse d'IFN est inhibée par le verrouillage de la transcription dû à l'IRF-2. En cas d'agression (l'infection virale), plusieurs mécanismes de déverrouillage interviennent rapidement.

Une question importante n'a pas encore été résolue dans ces expériences : la part du facteur NF-κB et de l'IRF-1 dans la transcription des IFN α/β. D'après certaines expériences du groupe de Weissmann, le domaine de NF-κB interviendrait surtout dans l'induction de l'IFN-β [16]

Les premières observations de la régulation de l'expression des gènes d'IFN α et β, au niveau moléculaire, ont donné des résultats inattendus. Etant donné que les effets biologiques antiviraux antiprolifératifs et immunomodulateurs des IFN α et de l'IFN-β sont semblables, on s'attendait à ce que les mécanismes d'induction de ces deux formes d'IFN soient les mêmes. On a observé, au contraire, que tandis que la transcription du gène d'IFN-β humain peut se faire simplement à la suite de la fixation du facteur transcriptionnel NF-κB sur son site d'ADN classique, la transcription de l'IFNα1 humain a lieu à partir d'un site de type répétitif (GAAATG)4 après fixation d'un facteur (encore non caractérisé) qui n'est pas le NF-κB [16]. Même si l'interprétation de ces résultats a conduit à souligner les particularités des mécanismes d'induction des IFN α et β, d'autres travaux sont plutôt en faveur d'une synergie du NF-κB et du IRF-1 dans la transcription du gène d'IFN-β humain [12].

MECANISMES D'ACTION DES IFN α ET β

De même que les autres ligands protéiques, les IFN α/β exercent leurs actions à partir d'un récepteur spécifique, situé à la surface de la membrane cellulaire. Il existe un récepteur commun pour toutes les sous-espèces d'IFN-α et l'IFN-β : le récepteur a/b. En raison de la propriété de spécificité d'espèce des IFNs, c'est en cellules humaines que les IFN α/β humains peuvent exercer leurs actions avec la plus haute activité spécifique ; leurs effets en cellules murines sont faibles. Si l'on compare l'activité de différents interférons humains, en cellules humaines, on observe toutefois une variabilité de l'activité spécifique selon la ou les sous-espèce(s) d'IFN-α, et selon la cellule cible.

Le récepteur des interférons alpha beta et omega

Le récepteur commun des interférons alpha/beta (IFN-α/β) est composé d'au moins deux chaînes, IFNAR1 et IFNAR2, et probablement d'une troisième chaîne non encore caractérisée. On savait depuis longtemps, que pour développer leurs actions, les IFN-α/β humains ont besoin du chromosome 21, et l'IFN-β murin du chromosome 16. On sait actuellement, que les gènes de structure des chaînes IFNAR1 et IFNAR2 se trouvent sur ces chromosomes. Chez l'homme, la chaîne IFNAR1 a 533 acides aminés, et est composée d'un domaine extracellulaire important de 422 aa, d'un seul domaine transmembranaire, et d'une partie intracytoplasmique de 100 aa. En raison de leurs séquences et de leur structure, les chaînes IFNAR peuvent être considérées comme des membres de la famille des récepteurs des cytokines. Comme pour d'autres récepteurs de cette famille, la portion extracellulaire d'IFNAR1 est composée de multiples unités d'environ 100 aa chacune. On observe plusieurs sites de glycosylation, dont le degré de glycosylation varie probablement selon le type de cellules ; ceci expliquerait les poids moléculaires différents que l'on peut observer [14, 27, 28, 29]. Le gène IFNAR2 code pour trois protéines différentes, obtenues par exclusion d'exon, épissage différentiel et utilisation différentielle des sites de polyadénylation. De ces trois formes d'IFNAR2, deux sont des protéines transmembranaires dont les domaines extracellulaires et transmembranaires sont identiques mais dont les domaines intracytoplasmiques sont respectivement de 67 et de 251 acides aminés [15]. La présence de la chaîne IFNAR1 est indispensable au développement de l'activité des interférons, y compris celle de l'IFN autocrine qui n'est pas sécrété par la cellule, mais qui agit de l'intérieur [22]. Si la chaîne IFNAR1 est inactivée par mutagenèse insertionnelle, toutes les formes moléculaires à la fois de l'IFNα, de l'IFN-ω, et de l'IFN-β, ne peuvent plus exercer leurs effets biologiques. Les souris knockout pour la chaîne IFNAR1 ont une sensibilité accrue à certaines infections virales : lorsqu'elles sont infectées par le virus de la stomatite vésiculeuse par exemple, toutes meurent, tandis que les souris normales résistent à l'infection [19].

La transduction des signaux des IFN de type 1

Contrairement à beaucoup de récepteurs transmembranaires, les chaînes du récepteur de l'IFN α/β sont dénuées d'activité catalytique propre, mais activent des protéines kinases distinctes. De très grands progrès ont été faits ces dernières années dans la compréhension des mécanismes de la transduction des signaux, grâce, entre autres, aux travaux des groupes de I. Kerr en Grande Bretagne, de J. Darnell aux USA, et de S. Pellegrini à l'Institut Pasteur de Paris. La liaison de l'IFN-α/β avec son récepteur est suivie presque aussitôt (± 1 mn) de l'activation par phosphorylation de deux tyrosine kinases JAK1 et Tyk2 [1, 31]. Chacune de ces tyrosines kinases a un poids moléculaire d'environ 130 kDa, et se trouve à proximité de la partie intracytoplasmique de la chaîne IFNAR1. JAK1 et Tyk2, à leur tour, activent rapidement, par phosphorylation d'une tyrosine, des facteurs de transcription déjà présents dans le cytoplasme sous forme inactive. Il s'agit de trois protéines distinctes, ayant un poids moléculaire respectif de 84, 91 et 113 K. Ces protéines appartiennent à la famille des STAT (Signal Transducers and Activators of Transcription). STAT 91 et 84 sont dérivés d'un même gène de structure, par épissage différentiel. Une fois activées, ces trois protéines forment un complexe appelé ISGF3 (Interferon Stimulated Gene Factor 3). ISGF3 migre alors vers le noyau, où il se lie à une quatrième protéine de 48 k, STAT 48, qu'on retrouve à la fois dans dans le cytoplasme et le noyau [3, 6, 13]. Dans le noyau, grâce à l'affinité très spécifique de la STAT 48, la formation du complexe de STAT 48 avec ISGF3 lui permet de se lier à des séquences d'ADN appelées ISRE (Interferon Stimulated Response Elements) lesquels se trouvent en amont de nombreux gènes induits par l'IFN-α/β. L'ISRE consiste en une séquence conservée de 15 nucléotides. Il est intéressant de noter que STAT 91 intervient aussi dans l'activation de la transcription par beaucoup d'autres cytokines telles que par exemple, l'INF-g, l'IL-4 , l'IL-6, l'IL-10 et le PDGF [10, 20, 25]. Le tableau 23.2 mentionne quelques protéines dont la synthèse est induite ou nettement augmentée à la suite de l'interaction des IFN α/β avec leur récepteur.

LES PRINCIPALES ACTIVITES BIOLOGIQUES DES IFN α/β

Elles sont résumées dans le tableau 23.3 et détaillées dans la référence [4].

Activité antivirale

L'activité antivirale, qui a été la première activité biologique reconnue des IFN α/β demeure une de leurs propriétés principales, c'est pourquoi elle est envisagée à part. Les IFN-α/β peuvent influencer tous les stades du cycle de l'infection virale (tableau 23.4).

Selon les mécanisme décrits plus haut, les molécules d'IFN exercent leurs actions indirectement, à partir de récepteurs cellulaires spécifiques, d'où ils déclenchent la synthèse

TABLEAU 23.2 — QUELQUES PROTEINES INDUITES PAR LES IFN α et β DANS LES CELLULES HUMAINES *

Protéine	Taille en kDa	Localisation chromosomique	Fonction ou activité
2-5 A synthétase	100 69 46 40	- - 12 12	Antivirale ; autres, épissage
P1 kinase	68	-	Inhibition de la traduction du mRNA viral
MxA	76	21	Antivirale
MxB	73	21	?
GBP-1	67	-	protéine G
Protéine 17 kDa	17	-	Inhibition de la réplication cellulaire
MHC-classe I	45	6	Régulation de la réponse immune
b-2 microglobuline	12	15	" "
MHC-classe II	24 à 33	6	" "
Indoléamine 2,3 Dioxygénase	42	-	Dégradation du tryptophane
Metallothionéine	-	16	Affinité pour les métaux lourds

* Tableau non exhaustif

TABLEAU 23.3 — LES PRINCIPALES ACTIVITES BIOLOGIQUES DES IFN α et β

1. Activité antivirale.	Dirigée contre tous le virus. En général, les virus à ARN sont plus sensibles que les virus à ADN (par exemple, le virus de la vaccine ou l'herpès). Certains virus (par exemple les adénovirus, le poliovirus, et le virus de l'hépatite B) ont développé des mécanismes, plus ou moins efficaces, pour échapper à l'activité antivirale.
2. Activité anticellulaire.	Inhibition de la réplication de certaines cellules normales ou cancéreuses, y compris des cellules du système hématopoïétique. Cette activité explique partiellement l'activité antitumorale des IFN α et γ
3. Modulation de l'expression des antigènes du complexe majeur d'histocompatibilité de type I et, à un moindre degré, de type II.	Un des mécanismes responsables de l'activité immunomodulatrice des IFN α et β. La modulation de l'expression des antigènes CMH de type II est surtout une fonction de l'IFN γ.
4. Stimulation de l'activité des macrophages.	Contribue à l'activité antivirale, antitumorale et antiparasitaire.
5. Stimulation des cellules NK.	Les cellules dites "NK" (Natural Killer) jouent un rôle important dans la défense antitumorale. Leur stimulation par les IFN α et β contribue à l'activité antitumorale de ces IFN.
6. Effets sur l'hypersensibilité de type retardé.	L'hypersensibilité de type retardé est un phénomène d'immunité cellulaire, important dans l'immunité antivirale, antiparasitaire et antitumorale. Les IFN α et β peuvent, soit stimuler, soit inhiber cette activité, selon le moment de leur action.
7. Activité antitumorale.	La croissance de certaines tumeurs est ralentie ou inhibée par les IFN α et β. Le mécanisme de cette activité est complexe et fait appel à la fois aux effets sur le système immunitaire et à des effets directs sur la cellule cancéreuse comme par exemple, l'effet antiprolifératif, ou dans certains cas la stimulation de la différenciation.

d'une série de protéines dotées d'activité antivirale. Les deux principales protéines (ou familles de protéines) ainsi induites par les IFNα et β sont (figure 23.1) :

- d'une part, les *2-5 A synthétases*,
- d'autre part, la *protéine kinase P1,*

toutes deux clonées récemment, chez l'homme, par le groupe de A. Hovanessian à l'Institut Pasteur de Paris [17, 18].

Les 2-5 A synthétases sont des enzymes qui catalysent la synthèse d'oligomères d'adénine, dont le trimère est le plus abondant. La propriété principale de ces oligomères

TABLEAU 23.4 — LES MECANISMES ANTI-VIRAUX DES IFN α et β

Stade du cycle de l'infection virale	Exemple
Pénétration	virus de la stomatite vésiculeuse (VSV) VIH
Transcription	virus de l'influenza (via la protéine Mx)
Traduction	la plupart des virus via 1) 2-5 A synthétase 2) P1 kinase
Insertion du ADNc, assemblage du virion et sortie de la cellule	rétrovirus

consiste à activer une endonucléase, l'*endonucléase L*, capable de détruire les ARN viraux (figure 23.1, à gauche, de haut en bas).

La protéine kinase P1 est une sérine-thréonine kinase, dont l'effet d'inhibiteur sur l'activité du facteur d'initiation de la synthèse protéique *eIF-2*, aboutit à une réduction de la synthèse des protéines virales (figure 23.1, à droite, de haut en bas). Les 2-A synthétases et la protéine kinase jouent un rôle important dans la défense antivirale de la cellule et de l'organisme, car de très nombreux virus sont sensibles à leur action [23].

On a caractérisé, par ailleurs, une autre protéine induite par les IFN-α et l'IFN-β dont l'activité antivirale est, au contraire, très spécifique. Il s'agit de la *protéine Mx*, dont l'activité est dirigée principalement contre les orthomyxovirus (virus de l'influenza) [26].

Il ne faut pas perdre de vue cependant, que les trois protéines induites par les IFNs α/β, mentionnées ci-dessus, ne suffisent pas à expliquer toute l'activité antivirale des IFN. Il existe certainement bien d'autres mécanismes, non encore caractérisés, à l'échelle moléculaire.

Dans cette optique, l'utilisation clinique de l'IFN-α chez certains malades atteints de SIDA, a stimulé récemment les recherches sur l'activité des IFNs α et β contre les rétrovirus. On avait décrit depuis plusieurs années, dans des modèles murins, une inhibition et un dérèglement de la maturation des rétrovirus dans des cellules traitées à l'IFN α et β, et un phénomène similaire a été observé récemment dans des monocytes humains infectés par le VIH-1. On sait maintenant que l'IFN α ou β intervient à divers stades du cycle réplicatif du VIH : la pénétration, la transcription et la traduction des messagers.

Applications cliniques

Parmi les nombreuses applications des IFN de type I, on peut citer entre autres, l'utilisation dans le traitement de diverses infections virales, telles que l'hépatite B, C, et D ainsi que l'infection par le VIH. De plus, l'IFN-β est devenu le traitement de choix de la sclérose en plaques, qui est probablement une maladie auto-immunitaire ; les raisons de l'activité de l'IFN-β dans le traitement de cette maladie ne sont pas connues [11].

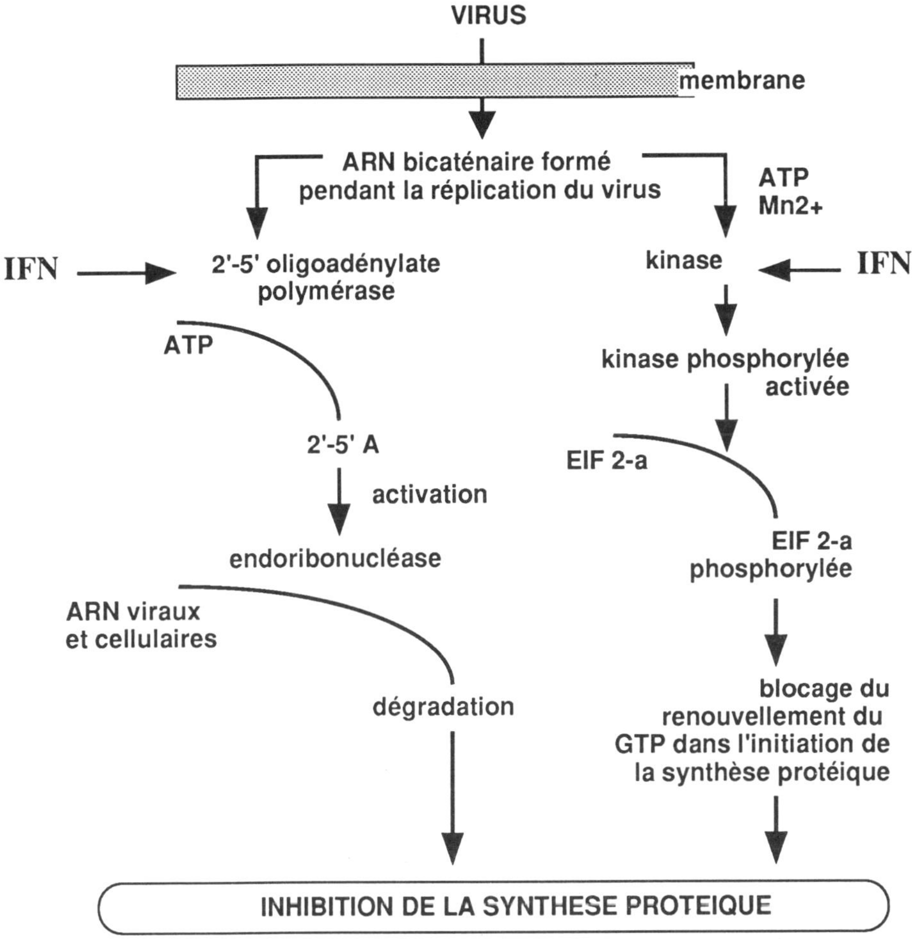

FIG. 23.1 — *Induction par les IFN α/β de protéines à effet antiviral*

CONCLUSIONS

Les IFNs de type I, par leur fixation sur un récepteur commun, suivie de l'induction de plusieurs protéines antivirales, jouent un rôle primordial dans la défense antivirale en amont du système immunitaire, et de ce fait se distinguent des autres cytokines. A cette activité antivirale s'ajoutent des activités antiprolifératives et immunomodulatrices, dues à la grande variété des protéines induites par ces IFNs. L'étude des mécanismes moléculaires qui contrôlent et régulent l'expression des différents gènes du système interféron a donné lieu à l'isolation de plusieurs facteurs de transcription, qui ne sont que partiellement caractérisés et dont les interactions précises restent à déterminer.

REFERENCES

[1] BARBIERI G., VELASQUEZ L., SCROBOGNA M., et al. - Activation of the protein tyrosine kinase tyk2 by interferon α/β. *Eur. J. Biochem.*, 1994, 223, 427-435.

[2] CAPON D.J., SHEPARD H.M., GOEDDEL D.V. - Two distinct families of human and bovine interferon-α genes are coordinately expressed and encode functional polypeptides. *Mol. Cell. Biol.*, 1985, 5, 768-779.

[3] DARNELL J.E., KERR I.M., STARK G.R. - Jak-STAT pathways and transcriptional activation in response to IFNs and other extracellular signaling proteins. *Science*, 1994, 264, 1415-1421.

[4] DE MAEYER E., DE MAEYER-GUIGNARD J. - *Interferons and other regulatory cytokines*. John Wiley & Sons, Inc. New-York, 1988.

[5] DIAZ M.O., POMYKALA H.M., BOHLANDER S.K.,et al. - Structure of the human type-1 interferon gene cluster determined from a YAC clone contig. *Genomics*, 1994, 22, 540-552.

[6] FU X.Y. - A trascription factor with SH2 and SH3 domains is directly activated by an IFN-α induced cytoplasmic protein tyrosine kinase. *Cell*, 1992, 70, 323-335..

[7] GOODBOURN S., MANIATIS T. - Overlapping positive and negative regulatory domains of the human β-interferon gene. *Proc. natl. Acad. Sci. USA*, 1988, 85, 1447-1451.

[8] HARADA H., FUJITA T., MIYAMOTO M., et al. - Structurally similar but functionally distinct factors, IRF-1 and IRF-2, bind to the same regulatory elements of IFN-inducible genes. *Cell*, 1989, 58, 729-739.

[9] ISAACS A., LINDENMANN J. - Virus interference. I. The interferon. *Proc. Roy. Soc. B.*, 1957, 147, 258-267.

[10] KESSLER D.S., VEALS S.A., FU X.Y., LEVY D.E. - Interferon-α regulates nuclear translocation and ADN-binding affinity of ISGF3, a multimeric transcriptional activator. *Genes & Development*, 1990, 4, 1753-1765.

[11] KNOBLER R.L., GREENSTEIN J.I., JOHNSON K.P., et al. - Systemic recombinant human interferon-β treatment of relapsing-remitting multiple sclerosis : pilot study analysis and six-year follow-up. *J. IFN Res.* 1993, 13, 333-340.

[12] LEBLANC J.F., COHEN L., RODRIGUES M., HISCOTT J. - Synergism between distinct enhanson domains in viral induction of the human beta interferon gene. *Mol. Cell. Biol.*, 1990, 10, 3987-3993.

[13] LEVY D.E., KESSLER D.S., PINE R., DARNELL J.E. Jr. - Cytoplasmic activation of ISGF3, the positive regulator of interferon-α-stimulated transcription, reconstituted *in vitro*. *Genes & Development*, 1989, 3, 1362-1371.

[14] LUTFALLA G., GARDINER K., PROUDHON D., et al. - The structure of the human interferon α/β receptor gene. *J. Biol. Chem.*, 1992, 267, 2802-2809.

[15] LUTFALLA G., HOLLAND S.J., CINATO E., et al. - Mutant U5A cells are complemented by an interferon-α/β receptor subunit generated by alternative processing of a new member of a cytokine receptor gene cluster. *EMBO J.*, 1995, in press.

[16] MACDONALD N.J., KUHL D., MAGUIRE D., et al. - Different pathways mediate virus inductibility of the human IFN-α_1 and IFN-β genes. *Cell*, 1990, 60, 767-779.

[17] MARIE I., HOVANESSIAN A.G. - The 69-kDa 2-5 A synthetase is composed of two homologous and adjacent functional domains. *J. Biol. Chem.*, 1992, 267, 9933-9939.

[18] MEURS E., CHONG K., GALABRU J., et al. - Molecular cloning and characterization of the human double-stranded RNA-activated protein kinase induced by interferon. *Cell*, 1990, 62, 379-390.

[19] MULLER U., STEINHOFF U., REIS L.F.L., et al. - Functional role of type I and type II interferons in antiviral defense. *Science*, 1994, 264, 1918-1921.

[20] PELLEGRINI S., SCHINDLER C. - Early events in signalling by interferons. *TIBS*, 1993, 18, 338-342.

[21] ROBERTS R.M., CROSS J.C., LEAMAN D.W. - Unique feature of the trophoblast interferons. *Pharmac. Ther.*, 1991, 51, 329-345.

[22] ROUSSEAU V., CREMER I., LAURET E., et al. - Antiviral activity of autrocrine interferon β requires the presence of a functional interferon type I receptor. *J. IFN and Cytokine Res.*, 1995, 15, 785-789.

[23] SAMUEL C.E. - Antiviral actions of interferon. Interferon-regulated cellular proteins and their surprisingly selective antiviral activities. *Virology*, 1991, 183, 1-11.

[24] SEKELLICK M.J., FERRANDINO A.F., HOPKINS D.A., MARCUS P. - Chicken interferon gene: cloning, expression, and analysis. *J. IFN Res.*, 1994, 14, 71-79.
[25] SHUAI K. - Interferon-activated signal transduction to the nucleus. *Current opinion in Cell Biology*, 1994, 6, 253-259.
[26] STAEHELI P. - Interferon-induced proteins and the antiviral state. *Advances in Virus Research*, 1990, 38, 147-200.
[27] UZE G., LUTFALLA G., BANDU M.T., PROUDHON D., MOGENSEN K.E. - Behavior of a cloned murine interferon α/β receptor expressed in homospecific or heterospecific background. *Proc. Natl. Acad. Sci. USA*, 1992, 89, 4774-4778.
[28] UZE G., LUTFALLA G., EID P., et al. - Murine tumor cells expressing the gene for the human interferon α/β receptor elicit antibodies in syngenic mice to the active form of the receptor. *Eur. J. Immunol.*, 1991, 21, 447-451.
[29] UZE G., LUTFALLA G., GRESSER I. - Genetic transfer of a functional human interferon *a* receptor into mouse cells : cloning and expression of its ADNc. *Cell*, 1990, 60, 225-234.
[30] UZE G., LUTFALLA G., MOGENSEN K.E. - α and β interferons and their receptor and their friends and relations. *J. IFN and Cytokine Res.*, 1995, 15, 3-26.
[31] VELAZQUEZ L., FELLOUS M., STARK G.R., PELLEGRINI S. - A protein tyrosine kinase in the interferon alpha/beta signaling pathway. *Cell*, 70, 313-322.
[32] WEISSMANN C., WEBER H. - The interferon genes. *Progr. Nucl. Acid. Res.*, 1986, 33, 251-302.
[33] WHALEY A.E., MEKA C.S.R., HARBISON L.A., et al. - Identification and cellular localization of unique interferon mRNA from human placenta. *J. Biol. Chem.*, 1994, 269, 10864-10868.

Chapitre 24

HILDA / LIF

Y. JACQUES, D. HEYMANN, S. MINVIELLE, A GODARD

INTRODUCTION

L'HILDA/LIF est une cytokine qui a été caractérisée de manière indépendante par plusieurs laboratoires sur la base d'activité biologiques très diverses. Les premières actions décrites pour L'HILDA/LIF ont pour cibles deux lignées murines d'origine hématopoïétique avec des effets opposés. L'HILDA (Human Interleukin DA) a été définie, purifiée et clonée sur la base de son effet inducteur de la prolifération de la lignée DA1a [39,26,40]. Le LIF (Leukemia Inhibitory Factor) a été parallèlement identifié par sa propriété d'inhiber la prolifération et d'induire la différenciation de la lignée leucémique myéloïde M1 [60,22]. Depuis lors, l'appellation HILDA/LIF recouvre de nombreuses activités biologiques (tableau 24-1), les plus intéressantes d'entre elles étant observées en dehors du système hématopoïétique.

Sur la base d'analogies structurales, de partage de chaînes transductrices et d'activités biologiques communes, l'HILDA/LIF est classée dans la famille des cytokines pleiotropes et redondantes composée de l'Interleukine-6 (IL-6), de l'IL-11, de l'Oncostatine M (OSM), du Ciliary Neurotrophic Factor (CNTF) et plus récemment de la Cardiotrophine-1 (CT-1)[44].

Les diverses activités biologiques de l'HILDA/LIF observées à la fois in vivo et in vitro et son implication dans différentes pathologies laissent entrevoir différentes perspectives thérapeutiques pour cette cytokine.

TABLEAU 24-1 — NOMENCLATURE DE L'HILDA/LIF

Acronyme	Nom	Ref
HILDA	Human Interleukin for DA cells	40
LIF	Leukemia Inhibitory Factor	22
D-Factor	Differentiation Factor	60
DIF	Differentiation Inducing Factor	1
CNDF	Cholinergic Neuronal Differentiation Factor	61
HSF III	Hepatocyte Stimulating Factor III	5
DRF	Differentiation Retarding Factor	34
DIA	Differentiation Inhibitory Activity	52
OAF	Osteoclast Activating Factor	1
MLPLI	Melanoma Derived Lipoprotein Lipase Inhibitor	41

TABLEAU 24-2 — CARACTÉRISTIQUES DE L'HILDA/LIF

			Homme	Souris
Chromosome			22 q12-1	11 A1-A2
Taille du gène (kbases)			7,6	8,7
Introns/exons			2/3	2/3
Taille des messagers (kbases)			4 et 1,8	4.2
Nb d'acides aminés	Précurseur	*forme D*	202	202
		forme M		199
	protéine mature	*forme D*	180	180
		forme M		180
Sites de N-glycosylation			7	7
Nb cystéines (ponts disulfures)			6 (3)	6 (3)

CARACTÉRISTIQUES MOLÉCULAIRES

Gène

L'HILDA/LIF est codée par un gène unique à la fois chez l'homme et la souris. Le gène humain a été localisé sur le chromosome 22 en q12-1 [58](Tableau 24.2), dans une région distale par rapport au point de cassure impliqué dans le sarcome d'Ewing. Cette position en fait un marqueur génétique intéressant pour l'étude du locus impliqué dans la neurofibromatose de type CNF2. Le gène murin a été localisé près du centromère du chromosome 11 (bandes A1-A2), dans une région de synthénie avec le chromosome 22 humain [33]. Le gène humain de l'OSM a une organisation introns/exons similaire à celui du gène de l'HILDA/LIF. De plus il est sur le même chromosome et très proche du gène de l'HILDA/LIF (~15 kbp)[32]. Ceci suggère une origine ancestrale commune pour ces deux gènes.

Les gènes humain et murin ont des tailles respectives de 7,6 et 8,7 kilopaires de bases et comportent chacun trois exons, deux introns et une région 3' non traduite exceptionnellement longue de 3200 paires de bases (FIG. 24-1). Alors que les deux gènes ont des séquences très conservées dans les régions codantes, leurs régions non codantes ne le sont que dans certains segments qui pourraient avoir de ce fait un rôle régulateur. Deux de ces segments, localisés dans le premier intron, pourraient être des éléments de contrôle en cis. Il existe deux formes majeures de messagers pour l'HILDA/LIF humaine, l'une majoritaire de 4 kb, l'autre de 1,8 kb dans laquelle il manque une partie importante de la région 3' non traduite. Cette région pourrait être impliquée dans le contrôle de l'expression et de la stabilité des ARNm. Les régions 5' flanquantes (non transcrites) et 5' non traduites sont également très homologues et pourraient contenir, comme cela a été montré pour le gène du GM-CSF, des éléments de régulation spécifiques de tissu. Enfin, deux sites d'initiation de la transcription, situés à 100 paires de bases l'un de l'autre dans la région promotrice, ont été mis en évidence. Ils sont tout deux proches de motifs TATA. Les régions promotrices des gènes humains et murins contiennent également des régions riches en GC (éléments amplificateurs potentiels).

En plus de la forme sécrétée diffusible (D), une forme immobilisée et associée à la matrice extracellulaire (M) a été identifiée pour l'HILDA/LIF murine mais pas pour son homologue humaine [46]. Ces deux formes sont codées par des transcrits qui utilisent, à la suite d'un mécanisme d'épissage alternatif, des exons 1 générés par des promoteurs différents (Figure 24-1). En conséquence de cet épissage, les deux formes d'HILDA/LIF diffèrent par une courte séquence à l'extrémité N-terminale du peptide signal, séquence qui commanderait la localisation ultérieure (D ou M) de la protéine. L'utilisation de promoteurs différents prédit en outre une régulation indépendante des deux formes pendant la différenciation cellulaire et suivant le site tissulaire d'expression.

Peu de données sont actuellement disponibles concernant les mécanismes de contrôle de la transcription du gène de l'HILDA/LIF. L'activation monocytaire par les esters de phorbol et la vitamine D3 est accompagnée par une induction de la transcription du gène HILDA/LIF qui est dépendante de la synthèse de protéines relais [3]. Lors de l'activation lymphocytaire T, l'induction des transcrits et la sécrétion de la protéine sont en grande partie bloquées par la cyclosporine A [8]. Les régions promotrices des gènes humains et murins contiennent des motifs de liaison possibles pour des facteurs de transcription de type SP1 et AP2.

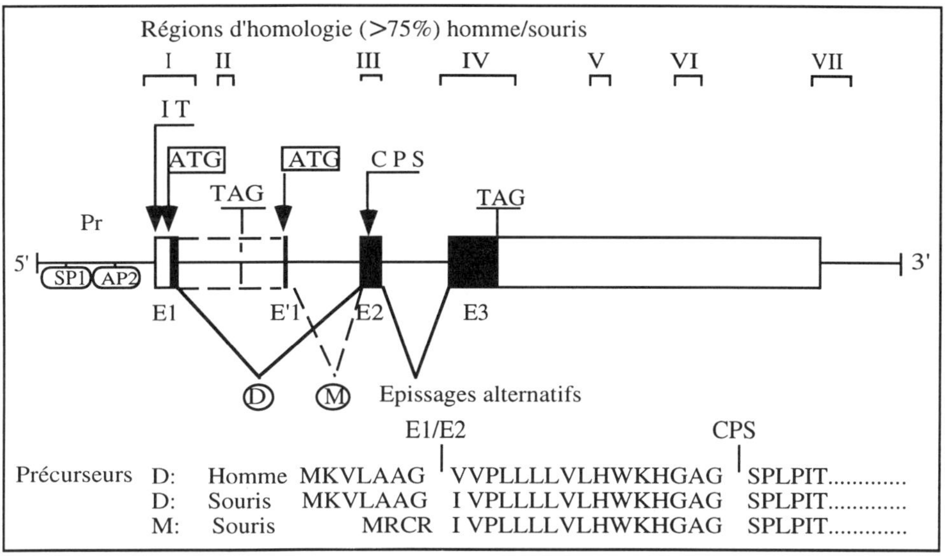

FIG. 24-1 — *Structure du gène murin de l'HILDA/LIF.* Pr: région promotrice. E: exons. Rectangles noirs/blancs: régions traduites/non traduites. IT: site initiation de la transcription. ATG/TAG codons initiation/arrêt de la traduction. D et M: épissages alternatifs pour les formes diffusible et matricielle. CPS: site de coupure du peptide signal. Bas de la figure: séquences primaires des extrémités N-terminales des précurseurs humain et murin (d'après les références 54 et 46).

Protéine

L'HILDA/LIF est une glycoprotéine monomérique dont la masse moléculaire est très variable selon les sources cellulaires de production (de 38 à 67 kDa). La grande majorité de cette hétérogénéité réside dans son degré variable de glycosylation qui peut atteindre 60% de sa masse moléculaire. Les ADNc codants pour l'HILDA/LIF de souris, de rat et humain prédisent une séquence codante de 202 acides aminés, avec des homologies inter-espèces de séquences primaires très fortes: 79% entre homme et souris, 92% entre rat et souris et 82 % entre rat et homme. Les 22 premiers résidus forment le peptide signal tandis que la protéine mature est composée de 180 acides aminés avec une masse moléculaire (squelette polypeptidique) de 23 kDa (Tableau 24-2). La molécule HILDA/LIF humaine contient 6 cystéines engagés dans 3 ponts disulfures (Figure 24-2). Seule la liaison C60-C163 est indispensable pour l'activité biologique [42]. Les sites potentiels de N-glycosylation sont au nombre de 7, dont quatre sont fonctionnels (positions 9, 34, 96 et 116). Les sites de O-glycosylation sont au nombre de 3. Le rôle de cette glycosylation importante de la molécule n'est pas élucidé. Des formes déglycosylées enzymatiquement ou recombinantes non glycosylées (*E. coli*) montrent des activités biologiques spécifiques inchangées par rapport aux formes natives glycosylées. La délétion des huit acides aminés C-terminaux abroge complètement l'activité biologique.

L'HILDA/LIF a été récemment crystallisée et sa structure établie à une résolution de 2 Å [47]. Cette structure est compacte et adopte une topologie constituée de 4 hélices α organisées de manière anti-parallèle (Figure 24-2), topologie retrouvée dans de nombreuses cytokines et dont le prototype est l'hormone de croissance (GH)[15]. L'HILDA/LIF fait partie de la sous-famille des cytokines à hélices longues tout comme la GH, le G-CSF et les cytokines apparentées fonctionnellement à l'HILDA/LIF (IL-6, IL-11, OSM, CNTF)[53]. Parmi ces cytokines, l'HILDA/LIF a le plus fort taux d'homologie de structure primaire (27%) et secondaire avec l'OSM. Deux des ponts disulfures de l'HILDA/LIF sont conservés dans l'OSM.

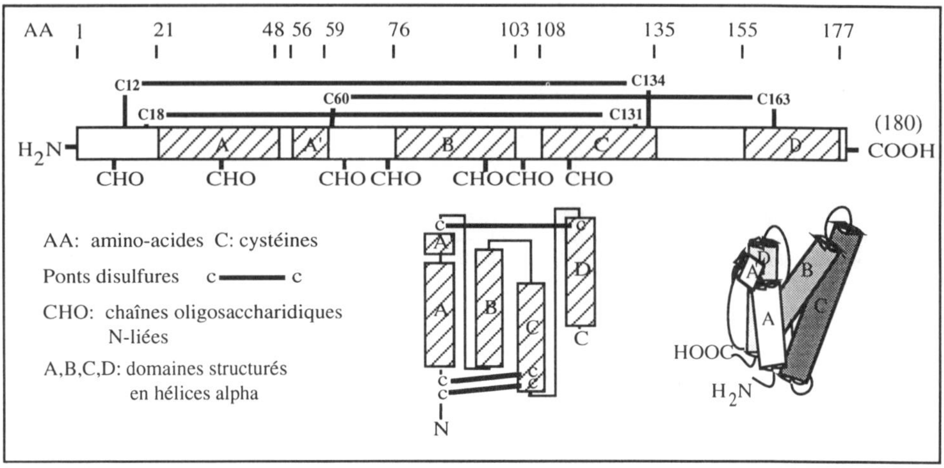

FIG. 24-2 — *Structure secondaire de l'HILDA/LIF humaine (forme sécrétée diffusible D)(d'après la ref 49)*

SOURCES

L'HILDA/LIF est produite par de nombreux types cellulaires, dont les lymphocytes T, les monocytes et macrophages, les ostéoblastes, les cellules stromales de la moelle osseuse, les astrocytes, les cellules souches embryonnaires, les fibroblastes, les cellules myocardiques, les cellules folliculaires de l'hypophyse, les synoviocytes et les chondrocytes, les mélanocytes (Figure 24-4). De nombreuses lignées leucémiques produisent également la cytokine telles que la lignée T HTLVI positive C10MJ2 à partir de laquelle l'HILDA a été clonée [40], la lignée murine LB3 à partir de laquelle le LIF a été cloné [22], la lignée lymphoblastoïde HSB2 et les lignées monocytaires humaines U937, HL60 et THP1. L'HILDA/LIF est également détectée dans les milieux de culture de lignées néoplasiques comme la lignée de carcinome vésical 5637, la lignée colique SW948, la lignée squameuse COLO 16 ainsi que différentes lignées de mélanome humain (SEKI, A375).

Des transcrits HILDA/LIF ont été mis en évidence in vivo chez la souris au cours de l'embryogenèse, à la fois dans l'embryon et les tissus extra embryonnaires. Les transcrits sont produits par le blastocyste dès 3,5 jours après la fécondation, c'est à dire avant la nidation, jusqu'au jour 12,5. La transcription du gène a lieu à 7,5 jours dans l'ectoderme extra embryonnaire et à 9,5, 10,5 et 12,5 jours dans le placenta. Des transcrits pour l'HILDA/LIF ont été également identifiés dans les glandes de l'endomètre murin [14]. Pendant la gestation, les cellules granulées de ces glandes pourraient sécréter de l'HILDA/LIF au niveau du trophoblaste foetal et du placenta. Des transcrits ont été également été détectés dans les myocytes au cours de la régénération musculaire suite à un traumatisme et dans les cellules de Schwann suite à la section d'un nerf périphérique [43].

De nombreux agents stimulent la transcription du gène HILDA/LIF et la sécrétion de la cytokine. Parmi ceux-ci, on peut citer les mitogènes de l'activation T (PHA) et des monocytes (vitamine D3), les activateurs de la protéine kinase C (esters de phorbol), l'acide rétinoïque et différentes cytokines comme l'IL-1, le TGFβ et le TNFα [18].

RÉCEPTEURS

Des récepteurs membranaires de haute affinité pour l'HILDA/LIF ont été identifiés sur de nombreux types cellulaires dans différentes espèces animales et chez l'homme. Ils sont exprimés à de très faibles densités (20 à 500 sites de liaison par cellule) et lient la cytokine avec une haute affinité (Kd= 50 pM).

Chez la souris, des études autoradiographiques ont indiqué que la fixation d'HILDA/LIF au sein du système hématopoïétique est restreinte aux monocytes, macrophages et leurs précurseurs alors qu'aucun marquage n'est observé sur les neutrophiles, les éosinophiles, les mastocytes, les érythrocytes ainsi que les cellules lymphocytaires. Des récepteurs de haute affinité ont été identifiés sur les lignées répondeuses M1 et DA1 à l'origine de l'identification de la cytokine, sur des cellules souches embryonnaires (ES) et des lignées de carcinomes embryonnaires (EC), sur des ostéoblastes murins et de rat mais pas sur les ostéoclastes, sur des hépatocytes murins foetaux et adultes, sur une sous-population cellulaire dérivée de la crête neurale de la souris, enfin sur une lignée épithéliale de rein de porc.

Chez l'homme, parmi les cellules du sang périphérique humain, seuls les monocytes, à l'inverse des lymphocytes, des cellules NK, des plaquettes et des polynucléaires, expriment des récepteurs de haute affinité pour l'HILDA/LIF [27]. Parmi les lignées cellulaires testées, des clones lymphocytaires T alloréactifs, des lignées myélomonocytaires (U937, THP1) et lymphocytaires T (HSB2) ou B (DAB) sont également négatives. En revanche, de nombreuses lignées tumorales d'origine non hématopoïétique telles que des mélanomes (FOSS, C32) et différents carcinomes (colon: SW948; sein: HBL100; placenta: JAR, JEG) expriment des récepteurs de haute affinité.

Plusieurs types cellulaires dont les monocytes, les ostéoblastes et certaines lignées tumorales non hématopoïétiques (SW948, FOSS, C32) expriment à la fois le récepteur et la lymphokine, ce qui suggère qu'une partie des action médiées par l'HILDA/LIF pourrait faire intervenir des mécanismes de type autocrine.

Il existe également des récepteurs de basse affinité pour l'HILDA/LIF. Ces récepteurs sont généralement en excès (5 à 20 fois) par rapport aux sites de haute affinité et sont caractérisés, comparativement à ces derniers, par une constante de dissociation à l'équilibre (Kd = 4 nM) environ 100 fois plus forte se traduisant sur le plan cinétique par une constante de vitesse d'association 30 fois plus faible et une constante de vitesse de dissociation 20 fois plus forte. Des expériences de pontage covalent ont montré l'interaction de l'HILDA/LIF avec deux chaînes majeures de masses moléculaires 250 et 120 kDa. La première constituerait le récepteur de basse affinité alors que la forme de haute affinité serait formée de l'association non covalente des deux chaînes [27].

Deux clones ADNc humains codant pour des protéines participant à la formation des récepteurs HILDA/LIF ont été obtenus (FIG. 24-3). Le premier code pour une séquence protéique totale de 1097 aminoacides comprenant un peptide signal de 44 résidus et des domaines extracellulaire, transmembranaire et cytoplasmique de 789, 26 et 238 résidus.Après expression de ce cDNA dans des cellules COS-7, le produit recombinant de masse moléculaire 190 kDa (gp190) fixe l'HILDA/LIF avec un Kd correspondant aux formes naturelles de faible affinité.

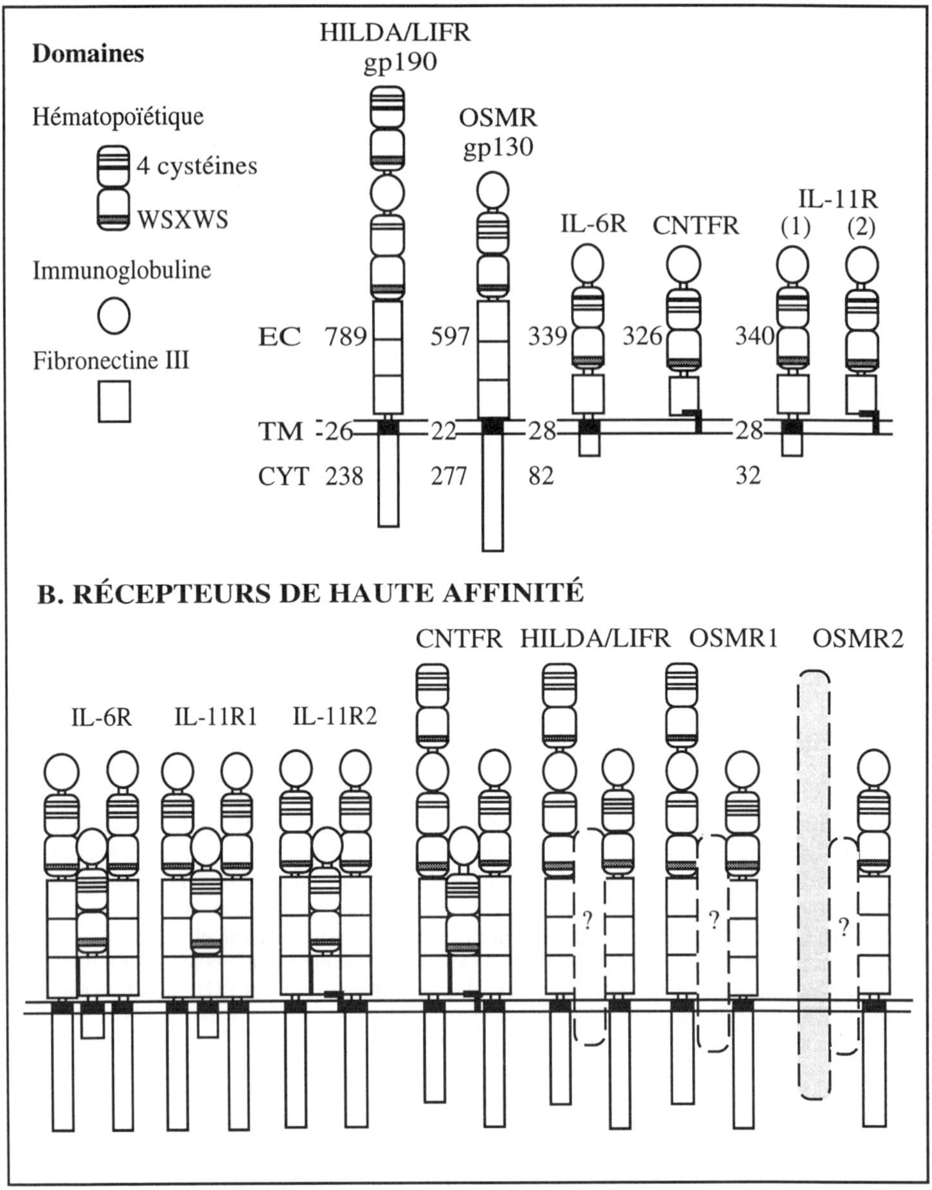

FIG. 24-3 — *Structure des chaînes des récepteurs humain à l'HILDA/LIF. et aux cytokines apparentées* A: La taille des parties extracellulaire (EC), transmembranaire (TM) et cytoplasmique (CYT) de chaque chaîne réceptrice est indiquée en nombre d'amino-acides. Le récepteur au CNTF est lié à la membrane par une liaison GPI (Glycophosphatidyl Inositol). Il existe deux isoformes du récepteur à l'IL-11, l'une transmembranaire (1), l'autre ancrée par une liaison GPI [ref 13]. B: arrangement des différentes chaînes pour former les récepteurs de haute affinité. La chaîne en grisé du récepteur OSM de type 2 est homologue à la gp190. Les troisièmes chaînes associées aux récepteurs à l'HILDA/LIF et à l'OSM (?) sont hypothétiques. Le récepteur à la cardiotrophine-1 n'est pas représenté: il utilise la chaîne gp130 [ref 44].

Le deuxième ADNc humain code pour une chaîne permettant la conversion de la liaison HILDA/LIF-gp190 basse affinité en haute affinité [23]. L'analyse de la séquence de cette deuxième chaîne montre qu'elle est identique à la chaîne gp130 du récepteur à l'Interleukine 6 (IL-6).

Le gène de la chaîne gp130 est localisé sur le chromosome 5 en q11 chez l'homme. Il existe également un pseudo-gène sur le chromosome 17 en p11 [48]. Le gène de la chaîne gp190 est localisé sur le chromosome 5 en p12-13 chez l'homme et sur le chromosome 15 chez la souris. Dans les deux espèces, il est co-localisé avec les gènes codant pour les récepteurs à l'IL-7 (chaîne α), à l'hormone de croissance et à la prolactine [25].

Les parties extracellulaires des sous-unités gp190 et gp130 contiennent chacune des domaines structuraux caractéristiques de la superfamille des récepteurs hématopoïétiques (Figure 24-3). Un tel domaine hématopoïétique (HR) est constitué d'environ 210 amino-acides et comprend 4 résidus cystéines conservés dans sa moitié N-terminale et un motif conservé Tryp-Ser-X-Tryp-Ser (WSXWS) à son extrémité C-terminale. On en trouve un seul exemplaire dans les récepteurs à l'IL-2 (chaînes β et γ), IL-3 (chaîne α), IL-4, IL-5 (chaîne α), IL-6 (chaîne α et chaîne gp130), IL-7, IL-9, IL-11 (chaîne α), IL-12, G-CSF, GM-CSF (chaîne α), érythropoïétine (EPO), hormone de croissance (GH), prolactine (PRL) et au facteur neurotrophique ciliaire (CNTF)(chaîne α). On en trouve deux exemplaires dans la chaîne β commune aux récepteurs à l'IL3, au GM-CSF et à l'IL5 et dans la chaîne gp190 du récepteur HILDA/LIF. Ce domaine hématopoïétique contient également une duplication structurale interne en deux modules d'environ 100 amino-acides. Des analyses prédictives indiquent que chacun de ces modules est composé de 7 feuillets β organisés de manière anti-parallèle pour former une structure de type barillet [7]. D'autres domaines sont également retrouvés dans les régions extracellulaires des récepteurs hématopoïétiques. Il s'agit des domaines de type immunoglobuline (Ig) et de type fibronectine de type III (FNIII). La partie extracellulaire de la chaîne gp130 est constituée d'un arrangement Ig-HR-3xFNIII, et celle de la chaîne gp190 d'un arrangement HR-Ig-HR-3xFNIII.

La chaîne gp190 a été identifiée chez la souris sous deux isoformes qui sont les produits d'épissages alternatifs d'un même gène. La première forme est une chaîne transmembranaire très semblable à l'homologue humaine (76% d'homologie de séquence). La deuxième est une version soluble ne contenant pas les régions intracellulaire, transmembranaire et le premier domaine FNIII [24]. Cette chaîne soluble est trouvée en grande quantité dans le sérum de souris. Elle pourrait avoir un rôle de transport de la cytokine. Elle pourrait également avoir un rôle agoniste comme c'est le cas pour les formes solubles des chaînes α de l'IL-6R, de l'IL-11R et du CNTFR, ou antagoniste c'est le cas pour la forme gp130 soluble.

Il est actuellement établi que la chaîne gp130 est un élément commun aux récepteurs à l'IL-6, à l'IL-11, à l'OSM, au CNTF et à la cardiotrophine-1 (CT-1) (Figure 24-3). La chaîne gp190 fait également partie des récepteurs à l'OSM et au CNTF. Ces deux chaînes ayant des fonctions transductrices, leur utilisation commune explique en partie les similitudes observées dans les spectres d'activité biologique de ces cytokines (tableau 11-3). La spécificité des récepteurs est conférée par l'intervention d'une troisième chaîne (α). Une telle chaîne a été identifiée pour les récepteurs à l'IL-6, à l'IL-11 et au CNTF. Le complexe gp130/gp190 est un récepteur commun au LIF et à l'OSM. Cependant, il présente des affinités plus faibles que les récepteurs de haute affinité décrits pour les deux cytokines, ce qui suggère l'existence d'éléments supplémentaires de type chaîne α spécifique. Des travaux récents par pontage de l'HILDA/LIF sur ses récepteurs mettent effectivement en évidence une troisième chaîne pour le LIF [28]. Il existe également un récepteur de haute affinité pour l'OSM qui n'est pas utilisé par le LIF. Ce récepteur OSM de type II utilise la chaîne gp130 et une autre chaîne (clonée mais pas encore publiée) homologue à la chaîne gp190.

Structure tridimensionnelle

L'HILDA/LIF humaine se fixe et active le récepteur de souris alors que l'HILDA/LIF de souris se fixe et active le récepteur humain avec une efficacité très réduite. Cette restriction inter-espèce a été exploitée pour définir les zones d'interaction de l'HILDA/LIF avec ses chaînes réceptrices [47]. Ainsi, des chimères homme-souris et des mutations ponctuelles sur la molécule humaine ont permis de définir trois régions sur la molécule HILDA/LIF interagissant avec les chaînes gp130 et gp190 (Figure 24-4). Une première région impliquant les hélices A et C (Site II) est en interaction avec le domaine HR de la chaîne gp130. Deux autres régions sont respectivement en interaction avec le premier (N-terminal) et deuxième domaine HR de la chaîne gp190: il s'agit d'une région impliquant la partie N-terminale de l'hélice D et la partie C-terminale de la boucle C/D (Site III) et d'une région impliquant la boucle entre les hélices A/A' et B ainsi que l'extrémité C-terminale de l'hélice D (Site I).

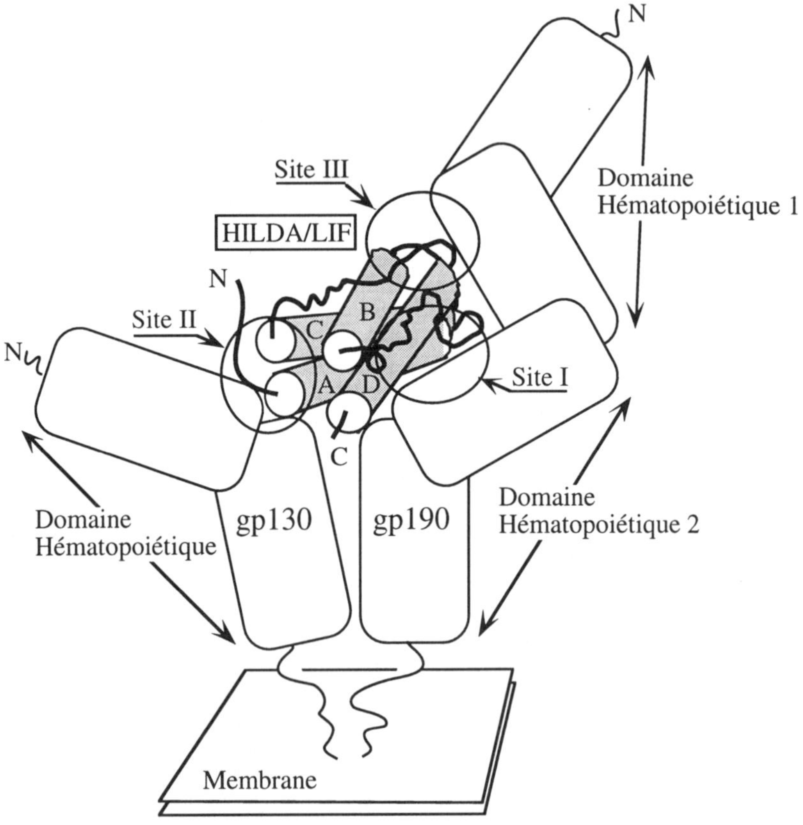

FIG. 24-4 — *Modèle tridimensionnel du complexe de l'HILDA/LIF avec les domaines extracellulaires des chaînes gp130 et gp190.* L'HILDA/LIF est schématisée par quatre hélices α (A,B,C,D). Chaque domaine hématopoïétique des chaînes gp130 et gp190 est divisé en deux modules de type "barillet". Les sites présumés d'interaction de l'HILDA/LIF avec ces deux chaînes sont indiqués par des ovales (d'après la référence 47).

Transduction intracellulaire

L'hétérodimérisation des domaines intracellulaires des chaînes gp130 et gp190 est nécessaire pour la transduction du signal induit par l'HILDA/LIF, l'OSM et le CNTF, et l'homodimérisation de la chaîne gp130 est nécessaire pour la transduction induite par l'IL-6 ainsi que probablement l'IL-11. Ces domaines intracellulaires, comme c'est le cas pour les autres membres de la superfamille des récepteurs hématopoïétiques, n'ont pas de motif consensus prédictif d'une activité connue de transduction (kinases). Cependant ils contiennent des motifs importants pour l'association de kinases intracellulaires [56]. Les régions proches de la membrane contient des motifs "Box1" et " Box2" qui sont impliquée dans l'association des kinases de type Jak (Janus kinases). Les régions plus éloignées de la membrane contiennent 5 résidus tyrosine (contenus dans des motifs consensus de type YXXQ) qui après phosphorylation peuvent lier des protéines contenant des structures de type SH2 (Sarc Homology). Les kinases Jak sont préassociées aux chaînes gp130 et gp190 en l'absence de la cytokine. L'interaction de la cytokine rapprochent les domaines intracellulaires et les kinases associées, ce qui induit la phosphorylation des Jak kinases elles-mêmes et des résidus tyrosines. La tyrosine phosphorée Y2 sur gp130 ainsi que la tyrosine phosphorylée Y3 sur gp190 sont impliquées dans l'association du facteur de transcription Stat3 (Signal Transducer and Activateur of Transcription). Stat3 est en particulier impliquée dans l'activation des gènes codants pour les protéines de la réponse aiguë de l'inflammation. La tyrosine phospholylée Y1 sur gp130 induit l'association de la protéine phosphatase PTP1D. L' association de Stat1 a été également décrite. Les chaînes gp190 et gp130, peuvent fixer trois des quatre membres actuellement connus de la famille Jak: il s'agit de Jak1, Jak2 et Tyk2. Cependant, l'HILDA/LIF tout comme les cytokines apparentées, activent des combinaisons distinctes de ces kinases suivant le type cellulaire [55].

Les cytokines utilisant les chaînes gp130/190 activent également la kinase Shc qui est à l'origine de la voie conduisant à l'activation de la protéine Ras puis de la cascade des MAP kinases, ainsi que la kinase PI3K qui induit la production d'acide phosphatidique [10]. L'HILDA/LIF active la kinase Hck au niveau des cellules souches embryonnaires [19].

ACTIVITÉS BIOLOGIQUES

Hématopoïèse

Les deux premières cibles cellulaires de l'HILDA/LIF sont d'origine hématopoïétique murine. Alors que l'HILDA/LIF induit la prolifération de la lignée myéloïde DA1.a (activité HILDA), elle inhibe la prolifération et induit la différenciation de la lignée leucémique monocytaire M1 (activités LIF et D-factor). Ces activités ne sont cependant pas retrouvées sur d'autres lignées myéloïdes murines. Des études sur leucémies humaines ont montré que l'HILDA/LIF inhibe la formation de colonies à partir de leucémies myéloïdes chroniques et prolonge le temps de doublement des cellules clonogéniques issues de leucémies myéloblastiques aiguës. L'HILDA/LIF, en combi-naison avec le G-CSF, le GM-CSF et l'IL-6, inhibe le potentiel clonogénique des lignées leucémiques myélomonocytaires humaines U937 et HL-60. Son effet sur des cellules leucémiques fraîchement isolées de patients atteints d'AML (acute myeloblasic leukemia) est controversé. Suivant les conditions expérimentales utilisées (avec ou sans sérum) des effets inhibiteurs ou activateurs du renouvellement des progéniteurs leucémiques ont été décrits.

L'action de l'HILDA/LIF sur les cellules hématopoïétiques normales est encore mal définie. Seule, l'HILDA/LIF n'a pas d'action de type CSF (facteur de stimulation de colonies) sur les précurseurs de la moelle osseuse ou du foie foetal. Toutefois, l'HILDA/LIF, comme l'IL-6 et le G-CSF, potentialise l'effet inducteur de l'IL-3 sur la formation de colonies blastiques indifférenciées. Cet effet semble être dû à une accélération de la mise en cycle G0->G1/S des cellules souches hématopoïétiques. Il pourrait expliquer le fait que l'HILDA/LIF augmente l'efficacité d'infection rétrovirale in vitro de ces même cellules souches [21]. En effet l'intégration d'un provirus dans le génome d'une cellule cible nécessite que celle-ci se divise. Plus récemment, l'HILDA/LIF a été décrite comme stimulant la réplication du virus HIV dans les cellules phagocytaires mononuclées [12]. L'HILDA/LIF augmente également l'effet inducteur de l'IL-3 sur la production de colonies mégacaryocytaires et cet effet est là encore partagé avec l'IL-6 et le G-CSF [16] D'autres travaux montrent l'induction par l'HILDA/LIF, mais uniquement en présence de sérum, de la croissance de précurseurs érythroïdes et éosinophiles. Un rôle pour l'HILDA/LIF dans le contrôle de l'hématopoïèse est également suggéré par le fait que les cellules stromales de la moelle osseuse expriment des transcrits pour l'HILDA/LIF de manière constitutive (Figure 24-5).

Des études in vivo ont permis de conforter la pertinence des cibles cellulaires et des effets observés in vitro. L'injection chez la souris de fortes doses d'HILDA/LIF recombinante entraîne une augmentation des mégacaryocytes dans la moelle osseuse et la rate, une augmentation des précurseurs érythrocytaires et des granulocytes matures dans la moelle osseuse, une augmentation des thymocytes corticaux, une augmentation des plaquettes avec un nombre normal de leucocytes dans le sang périphérique, une absence ou diminution des éosinophiles dans le péritoine (site d'injection de l'HILDA/LIF), enfin une accélération de la sédimentation érythrocytaire [37]. Inversement, l'inactivation du gène de l'HILDA/LIF chez la souris entraîne une diminution importante des cellules souches hématopoïétiques dans la rate et la moelle osseuse, un effet qui semble dû à l'absence de production de la cytokine par le microenvironnement médulaire [20].

Cellules souches embryonnaires

Lorsque des cellules souches embryonnaires (ES) issues d'un blastocyste avant implantation sont mises en culture, elles ont tendance à se différencier et à perdre leur caractère totipotent. L'addition d'HILDA/LIF à ces cultures inhibe cette différenciation [52] et permet la prolifération de populations pures de cellules ES qui, après réintroduction dans un blastocyste, sont capables de générer les cellules de tous les tissus. La présence d'une couche nourricière de fibroblastes embryonnaires permet d'obtenir des taux de prolifération plus importants, un effet qui pourrait être lié à la production par ces fibroblastes d'une forme matricielle de l'HILDA/LIF. Cette production est par ailleurs modulée par d'autres facteurs régulateurs tels que le TGFβ, l'IL-1α et le bFGF. Les cellules ES elles-mêmes expriment l'HILDA/LIF et le niveau d'expression est augmenté au cours de leur différenciation. L'accumulation d'ARNm pour l'HILDA/LIF et/ou sa production par le blastocyste, par l'ectoderme extra-embryonnaire, par le placenta et l'endomètre suggère fortement un rôle majeur de l'HILDA/LIF dans l'implantation utérine de l'embryon et le développement embryonnaire précoce [57]. Les contributions respectives des formes soluble et matricielle de l'HILDA/LIF, l'organisation temporelle de leurs effets, et leurs interactions avec d'autres régulateurs, restent à préciser.

Cellules nerveuses

La neuropoïèse, de manière similaire à l'hématopoïèse, fait intervenir de nombreux facteurs solubles qui contrôlent la différenciation des progéniteurs de la crête neurale ainsi que la fonction des cellules gliales et des neurones. Les facteurs neurotropes comme le NGF, le BDNF, le NT-3 et le CNTF, permettent la survie des neurones en culture, mais agissent aussi sur la prolifération et le développement de ces cellules. Le cholinergic neuronal differentiation factor (CNDF), caractérisé par son activité d'induction de la différenciation neuronale vers la voie cholinergique, a été identifié à l'HILDA/LIF [62]. L'HILDA/LIF induit la synthèse d'acétylcholine et inhibe la production des catécholamines à la fois in vitro et in vivo dans des souris transgéniques [4]. L'HILDA/LIF est aussi capable d'induire la production de "vasoactive intestinal polypeptide" (VIP). Cette action neuronale de l'HILDA/LIF pourrait rendre compte de l'état d'hyperexcitabilité des souris injectées avec de fortes doses d'HILDA/LIF.

En plus de son action régulatrice sur l'expression génique et la différentiation des cellules nerveuses, l'HILDA/LIF joue un rôle important dans les processus de réparation neuronale. Cette activité a été montrée in vitro et in vivo, sur des nerfs périphériques et au niveau du système nerveux central. Cette action de l'HILDA/LIF est complémentaire de celle du CNTF qui agit principalement comme facteur de survie et de maintien de la fonctionnalité des cellules matures [43].

TABLEAU 24-3 — REDONDANCE FONCTIONNELLE D'UNE FAMILLE DE CYTOKINES

CIBLE	EFFET BIOLOGIQUE	LIF	OSM	IL-6	IL-11	CNTF
Mégakaryocytes	différenciation	+	+	+	+	?
Cellules ES	différenciation	+	+	+	-	+
Hépatocytes	protéines phase aiguë	+	+	+	+	+
Cellules nerveuses	différenciation	+	+	+	+	+
Lipoprotéine lipase	inhibition	+	+	+	+	?
Résorption osseuse	induction	+	+	+	+	?
Cellules endothéliales	inhibition prolifération	+	+	-	-	?
Cellules musculaires	inhibition prolifération	+	?	?	?	?
Sarcome de Kaposi	Stimulation de prolifération	-	+	-	?	?
Lymphocytes T	signal accessoire	-	-	+	-	?
Lymphocytes B	production Ig	?	?	+	+	?
Cellules tumorales	molécules d'adhésion	+	+	+	?	?
Phagocytes	réplication virus HIV	+	-	?	?	?
Cell. épithéliale A549	inhibition de prolifération	-	+	+	?	-

Inflammation

En réponse à des réactions inflammatoires, les hépatocytes produisent une série de protéines plasmatiques dénommées protéines de phase aiguë de l'inflammation. Plusieurs cytokines interviennent dans l'activation de leur synthèse et parmi elles trois glycoprotéines (HSF I, II et III) purifiées à partir de milieux conditionnés de la lignée carcinomateuse colique COLO-16. Le HSF-I est identique à l'IL-6 tandis que le HSF-III est identique à l'HILDA/LIF [5]. L'HILDA/LIF et l'IL-6 induisent le même groupe de protéines inflammatoires (type II: fibrinogène, α2-macroglobuline et thiostatine), alors que l'IL-1 induit les protéines de type I (haptoglobine, α1-glycoprotéine acide, fraction C3 du complément). La comparaison des réponses globales hépatocytaires à l'IL-6 et à l'HILDA/LIF suggère cependant des mécanismes d'action spécifiques pour chaque cytokine. Les lymphocytes et monocytes activés pourraient constituer les sources d'HILDA/LIF lors des réactions inflammatoires.

Le choc endotoxinique provoqué chez la souris par l'administration de LPS est accompagné par une apparition d'HILDA/LIF dans le sérum. Il a été montré que l'injection chez la souris d'une seule dose d'HILDA/LIF bloque complètement le choc endotoxinique induit par le LPS, effet fortement synergique avec l'IL-1 et le TNF-α [2]. Des taux élevés d'HILDA/LIF sérique sont détectés chez des patients en choc septique [61].

L'HILDA/LIF est également augmentée dans les fluides synoviaux et les synoviocytes de patients souffrants de polyarthrite rhumatoïde. Cette sécrétion accrue pourrait être due à l'action de l'IL-1β et du TNFα produits par des monocytes infiltrants les articulations. La production d'HILDA/LIF est inhibée par la cytokine anti-inflammatoire IL-4, mais pas par l'IL-10, une autre cytokine anti-inflammatoire [17].

Métabolisme des lipides et cachexie

La cachexie est une morbidité qui se développe dans un organisme soumis à une infection chronique ou porteur d'une tumeur. Les altérations du métabolisme lipidique ont un rôle central dans ce processus. L'enzyme lipoprotéine lipase (LPL), présente dans les adipocytes, permet l'incorporation des acides gras circulants dans le tissu adipeux.

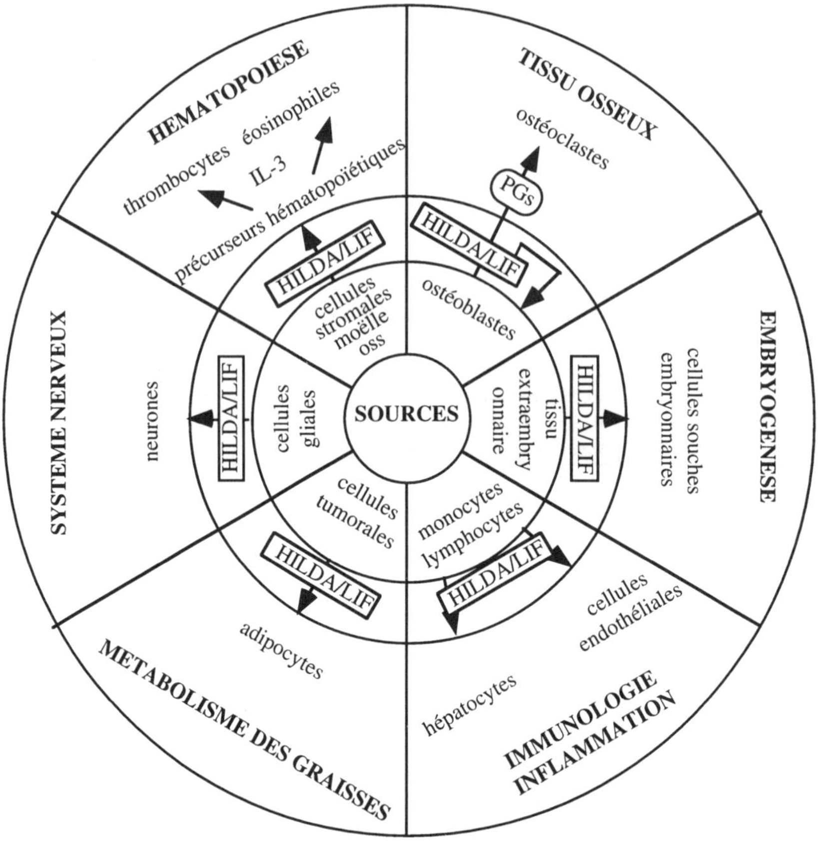

FIG. 24-5 — *Spectre de production et d'action de l'HILDA/LIF*

L'inhibition de la LPL entraîne ainsi une diminution de cette incorporation et un catabolisme des tissus adipeux. Plusieurs cytokines dont le TNF-α, l'IFN-γ ou l'IL-1, ont ce type d'action inhibitrice. Un autre facteur, appelé "melanoma lipoprotein lipase-inhibiting protein" (MLPLI), a été purifié à partir de la lignée de mélanome SEKI et est identique à l'HILDA/LIF [41]. A l'inverse du TNFα, de l'IFNγ ou de l'IL-1 qui sont produites par les cellules hôtes en réponse aux tumeurs, l'HILDA/LIF est un produit des cellules tumorales. En accord avec ces données in vitro, il a été observé que l'injection chez la souris de fortes concentrations d'HILDA/LIF entraîne une diminution significative du poids corporel.

Activités sur le métabolisme osseux

La régulation du tissu osseux résulte d'une part de l'activité des ostéoblastes qui assurent la formation de nouveau tissu osseux et des ostéoclastes responsables de la résorption osseuse. De nombreux facteurs (PDGF, FGF, TGF-β1) et en particulier des cytokines (IL-1, TNF-α et β, IFN-γ) participent à cette régulation. L'HILDA/LIF est identique au DIF, facteur capable d'augmenter la résorption osseuse in vitro [1]. Des analyses fonctionnelles et d'expression de récepteurs indiquent que la cible cellulaire de l'HILDA/LIF est l'ostéoblaste et non l'ostéoclaste. Il semble ainsi que l'HILDA/LIF agisse de manière autocrine sur l'activité ostéoblastique et de manière indirecte sur les ostéoclastes, via la production de prostaglandines par les ostéoblastes. Cette double activité est également suggérée in vivo chez la souris greffée avec des cellules productrices d'HILDA/LIF, où l'on observe l'apparition de foyers de calcification dans des sites musculaires ainsi qu'une augmentation importante du nombre des ostéoblastes médullaires et une formation accrue de tissu osseux [36]. Des études plus récentes montrent que L'HILDA/LIF peut également directement inhiber l'activité de formation osseuse des ostéoblastes [35].

Cellules musculaires, endothéliales et rénales

L'HILDA/LIF est un facteur de prolifération des myoblastes in vitro. Ces cellules expriment des récepteurs membranaires capables d'internaliser la cytokine [11]. La cytokine stimule également le taux de régénération musculaire après traumatisme.
L'HILDA/LIF est également un facteur inhibiteur de la prolifération des cellules endothéliales de type aortique. Elle inhibe également l'angiogénèse in vitro [45]. Elle pourrait ainsi jouer un rôle actif dans la pathogénèse de l'athérosclérose et être un facteur inhibiteur du développement tumoral.
L'HILDA/LIF agit aussi sur les cellules rénales. Elle bloque le transport d'eau par une lignée épithéliale de rein et inhibe de manière réversible la néphrogénèse in vitro [6]. Les souris transgéniques pour l'HILDA/LIF [51] montrent une glomérulonéphropathie associée à une prolifération des cellules mésangiales.

Système immunitaire

Un rôle potentiel de l'HILDA/LIF dans la réponse immune est d'abord suggéré par le fait qu'elle est produite par les lymphocytes T en réponse à l'activation antigénique [39] et par les monocytes [3]. La présence d'HILDA/LIF dans les urines de receveurs d'allogreffes a pu être corrélée avec les épisodes de rejet aigus [9,59].

Les monocytes expriment des récepteurs de haute affinité à l'HILDA/LIF. Ces récepteurs semblent fonctionnels puisque l'HILDA/LIF, comme l'IL-6, stimule l'expression de la chaîne α du récepteur à l'IL-2 sur des cellules myéloïdes [50]. A l'inverse, l'expression et la fonction de récepteurs à l'HILDA/LIF sur les lymphocytes reste matière à controverses. Chez la souris, des études autoradiographiques montrent que seule une petite fraction (2 à 8%) des lymphocytes de la moelle osseuse, de la rate du thymus et du péritoine peuvent lier l'HILDA/LIF [31]. Des clones lymphocytaires T murins IL-9 dépendants ont été décrits qui prolifèrent en réponse à l'HILDA/LIF. Chez l'homme, aucune étude n'a pour l'instant indiqué la présence de récepteurs ni d'action biologique de la cytokine sur les lymphocytes. Un rôle possible de l'HILDA/LIF dans la biologie du lymphocyte T peut être toutefois supposé du fait que (i) de nombreux types de cellules stromales et en particulier les cellules du stroma thymique produisent la cytokine, (ii) sa sur-expression chez la souris entraîne une atrophie du cortex thymique, (iii) son inactivation chez la souris entraine un défaut d'activation lymphocytaire au niveau du thymus [20] et, (iv) diverses pathologies dans lesquelles les relations stroma/lymphocytes sont importantes (pathologies arthritiques en particulier) semblent impliquer de façon très nette la cytokine. Des études récentes ont consisté à vectoriser spécifiquement l'HILDA/LIF sous forme de transgène dans les lymphocytes de souris. Ces souris transgéniques ont une hyperplasie lymphocytaire B et une distribution lymphocytaire T altérée, ce qui peut suggérer un effet direct de la cytokine sur certaines populations lymphocytaires [51].

Cancérologie

De nombreuses cellules tumorales produisent de l'HILDA/LIF et de l'OSM et expriment des récepteurs pour ces cytokines. L'OSM inhibe la croissance de certaines lignées tumorales, activité que l'HILDA/LIF ne partage pas. Des études récentes montrent que l'HILDA/LIF et l'OSM augmentent l'expression de certaines molécules d'adhésion à la surface des cellules tumorales et favorisent ainsi la lyse cellulaire par des effecteurs T et NK [29]. Par ailleurs, l'HILDA/LIF et l'OSM augmentent l'expression par certaines cellules tumorales d'intégrines importantes dans l'adhésion aux protéines de la matrice extracellulaire, ce qui pourrait réduire leur mobilité et leur activité métastatique [30]. La conjonction de ces effets complémentaires désignent l'HILDA/LIF et l'OSM comme des facteurs anti-tumoraux potentiels.

CONCLUSION

L'HILDA/LIF fait partie de ces facteurs solubles à large spectre de production et d'action, comme la famille des cytokines utilisant la chaîne gp130 (IL-6, IL-11, OSM, CNTF), l'IL-1, le TNF-α et le TGF-β. La pertinence physiologique de ce caractère pléiotrope est confortée par le fait que la plupart des activités attribuées à l'HILDA/LIF in vitro trouvent leurs corollaires in vivo dans des modèles ou l'HILDA/LIF est surexprimée ou déplétée. Un des objectifs actuels est d'expliquer en termes moléculaires la diversité des actions induites par l'HILDA/LIF, capable dans certains cas d'induire la différenciation cellulaire, dans d'autres de bloquer cette différenciation voire d'induire la prolifération. L'analyse des différents types de récepteurs et des mécanismes de transduction post-récepteur doit permettre d'avancer dans cette problématique.

Les multiples activités de l'HILDA/LIF et son importance dans différentes pathologies prédisent d'ores et déjà des applications cliniques potentielles (tableau 11-4). Ainsi, l'injection d'HILDA/LIF chez le singe augmente le nombre des plaquettes circulantes et diminue la thrombocytopénie après irradiation. Une étude réalisée chez l'animal a montré l'intérêt de l'HILDA/LIF dans le traitement des plaques athéromateuses [38].

Tableau 24-4 — APPLICATIONS CLINIQUES POTENTIELLES DE l'HILDA/LIF

Effet biologique	Application
* Augmentation des plaquettes * Augmentation efficacité infection rétrovirale * Augmentation catabolisme des graisses * Inhibition de la prolifération des cellules leucémiques * Induction de la prolifération des myoblastes	* Thrombocytopénie * Thérapie génique * Suppression des plaques athéromateuses * Suppression de certaines formes de leucémie myéloïdes * Traitement de la dystrophie musculaire

RÉFÉRENCES

[1] ABE T., MURAKAMI M., SATO T., et al. - Macrophage differentiation inducing factor from human monocytic cells is equivalent to murine leukaemia inhibitory factor. *J Biol Chem,* 1989, 264, 8941-8945.

[2] ALEXANDER H.R., WONG G.G.H., DOHERTY G.M., et al. - Differentiation factor/ Leukemia Inhibitory factor protection against lethal endotoxemia in mice; synergistic effect with interleukin-1 and tumor necrosis factor. *J Exp Med,* 1992, 175, 1139-42.

[3] ANEGON I., MOREAU J.F., GODARD A., et al. - Production of human Interleukin for DA cells HILDA/ Leukemia Inhibitory Factor LIF by activated monocytes. *Cell Immunol,* 1990, 130, 50-65.

[4] BAMBER B. A., MASTERS B. A., HOYLE G. W., et al. - Leukemia inhibitory factor induces neurotransmitter switching in transgenic mice . *Proc Natl Acad Sci USA,* 1994, 91, 7839-7843.
[5] BAUMANN H.H., WONG G.G. - Hepatocyte-stimulating factor III shares structural and functinnal identity with leukemia-inhibitory factor. *J Immunol,* 1989, 143, 1163-1167.
[6] BARD, J. B. L., ROSS, A. S. A. - LIF, the ES-cell inhibition factor, reversibly blocks nephrogenesis in cultured mouse kidney rudiments. *Development,* 1991, 113, 193-198.
[7] BAZAN J.F. - Structural design and molecular evolution of a cytokine receptor superfamily. *Proc Natl Acad Sci USA,* 1990, 87, 6934-6938.
[8] BENTOUIMOU N., MOREAU J.F., PEYRAT M.A., et al. - Effects of cyclosporine A on HILDA/LIF gene expression in human T cells. *Transplantation,* 1992, in press.
[9] BLANCHO G., MOREAU J.F., ANEGON I., SOULILLOU J.P. - HILDA/LIF is present in the urine of rejecting kidney graft recipients. *Transplant Int,* 1992, 5, 57-58.
[10] BOULTON T. G., STAHL N., YANCOPOULOS G. D. - Ciliary neurotrophic factor/Leukemia inhibitory factor/Interleukin-6/Oncostatin M family of cytokines induces tyrosine phosphorylation of a common set of proteins overlapping those induced by other cytokines and growth factors. *J Biol Chem,* 1994, 269, 11648-11655.
[11] BOWER J., VAKAKIS N., NICOLA N. A., AUSTIN L. - Specific binding of leukemia inhibitory factor to murine myoblasts in culture. *J Cell Physiol ,* 1995, 164,
[12] BROOR S., KUSARI A. B., ZHANG B., et al. - Stimulation of HIV replication in mononuclear phagocytes by Leukemia inhibitory factor. *J AIDS ,* 1994, 7, 647-654.
[13] CHÉREL M., SOREL M., LEBEAU B., et al. - Molecular cloning of two isoforms of a receptor for the human hematopoietic cytokine interleukin-11. *Blood ,* 1995, 86, 2534-2540.
[14] CROY B.A., GUILBERT L.J., BROWNE M.A., et al. - Characterization of cytokine production by the metrial gland and granulated metrial gland cells. *J Reprod Immunol,* 1991, 19,149-66.
[15] DE VOS A. M., ULTSCH M., KOSSIAKOFF A. A. - Human growth hormone and extracellular domain of its receptor; crystal structure of the complex. *Science ,* 1992, 255, 306-312.
[16] DEBILLI N., MASSE J. M., KATZ A., et al. - Effects of the recombinant hematopoietic growth factors Interleukin-3, Interleukin-6, Stem cell factor and Leukemia inhibitory factor on the megakaryocytic differentiation of CD34+ cells. *Blood ,* 1993, 82, 84-95.
[17] DECHANET J., TAUPIN J. L., CHOMARAT P., et al. - Interleukin-4 but not Interleukin-10 inhibits the production of Leukemia inhibitory factor by rheumatoid synovium and synoviocytes. *Eur J Immunol,* 1994, 24, 3222-3228.
[18] DERIGS H. G., ROSWELL H. S. - LIF mRNA expression is transcriptionally regulated in murine bone marrow stromal cells. *Leukemia,* 1993, 7, 630-634.
[19] ERNST M., GEARING D. P., DUNN A. R. - Functional and biochemical association of Hck with the LIF/IL-6 receptor signal transducing subunit gp130 in embryonic stem cells. *EMBO J ,* 1994, 13, 1574-1584.
[20] ESCARY J. L., PERREAU J., DUMÉNIL D., et al. - Leukemia inhibitory factor is necessary for maintenance of hematopoietic stem cells and thymocyte stimulation. *Nature,* 1993, 363, 361-364.
[21] FLETCHER F.A., WILLIAMS D.E., MALISZEWSKI C., et al. - Murine leukemia inhibitory factor enhances retroviral-vector infection efficiency of hematopoietic progenitors. *Blood,* 1990, 76, 1098-1103.
[22] GEARING D.P., GOUGH N.M., KING J.A., et al. - Molecular cloning and expression of cDNA encoding a murine myeloid leukaemia Inhibitory Factor (LIF). *Embo J ,* 1987, 6, 3995-4002.
[23] GEARING D.P., COMEAU M.R., FRIEND D.J., et al. - The IL-6 signal transducer, gp 130: an Oncostatin M receptor and affinity converter for the LIF receptor. *Science,* 1992, 255, 1434-37.
[24] GEARING D. P. - The leukemia inhibitory factor and its receptor. *Adv Immunol,* 1993, 53, 31-58.
[25] GEARING D. P., DRUCK T., HUEBNER K., et al. - The leukemia inhibitory factor receptor (LIFR) gene is located within a cluster of cytokine receptor loci on mouse chromosome 15 and human chromosome 5p12-p13. *Genomics,* 1993, 18, 148-150.
[26] GODARD A., GASCAN H., NAULET J., et al. - Biochemical characterization and purification of HILDA, a human lymphokine active on eosinophils and bone marrow cells. *Blood,* 1988, 71, 1618-23.
[27] GODARD A., HEYMANN D., RAHER S., et al. - High and Low affinity receptors for human interleukin for DA cells/leukemia inhibitory factor on human cells. Molecular characterization and cellular distribution. *J Biol Chem,* 1992, 267, 3214-22.
[28] HEYMANN D., GODARD A., RAHER S., et al. - Leukemia inhibitory factor (LIF) and Oncostatin M (OSM) high affinity binding require additional receptor subunits besides gp130 and gp190. *Cytokine,* 1995, sous presse.

[29] HEYMANN D., GODARD A., RAHER S., et al. - Human Interleukin for DA cells/Leukemia inhibitory factor and Oncostatin M enhance membrane expression of intercellular adhesion molecule-1 on melanoma cells but not the shedding of its soluble form. *Cytokine,* 1995, 7, 111-117.

[30] HEYMANN D., HARB J., RINGEARD S., et al. - Upmodulation of $\alpha v\beta 1$ integrin expression on human tumor cells by human interleukin for DA cells/Leukemia inhibitory factor and Oncostatin M: correlation with increased cell adhesion on fibronectin. *J Cell Biochem,* 1995, 58, 305-314.

[31] HILTON D. J., NICOLA N. A., METCALF D. - Distribution and comparison of receptors for leukemia inhibitory factor on murine hemopoietic and hepatic cells. *J Cell Physiol,* 1991, 146, 207-215.

[32] JEFFERY E., PRICE V., GEARING D. P. - Close proximity of the genes for Leukemia Inhibitory Factor and Oncostatin M. *Cytokine,* 1993, 5, 107-111.

[33] KOLA I., DAVEY A., GOUGH N.M. - Localization of the murine leukemia inhibitory factor gene near the centromere on chromosome 11. *Growth Factors,* 1990, 2, 235-40.

[34] KOOPMANN P., COTTON R.G.H. - A factor produced by feeder cells which inhibits embryonal carcinoma cell differentiation. Characterization and partial purification. *Exp Cell Res,* 1984, 154, 233-42.

[35] MAVALAL I., GUPTA A. K., AUBIN J. E. - Leukemia inhibitory factor inhibits osteogenic differentiation in rat calvaria cell cultures. *Endocrinol,* 1995, 136, 1411-1418.

[36] METCALF D., GEARING D.P. - Fatal syndrome in mice engrafted with cells producing high levels of the leukemia inhibitory factor. *Proc Natl Acad Sci USA,* 1989, 86, 5948-52.

[37] METCALF D., NICOLA N.A., GEARING D.P. - Effects of injected leukemia inhibitory factor on hematopoietic and other tissues in mice. *Blood,* 1990, 76, 50-56.

[38] MORAN C. S., CAMPBELL J. H., SIMMONS D. L., CAMPBELL G. R. - Human Leukemia inhibitory factor inhibits development of atherosclerosis. *Artioscler Thromb,* 1994, 14, 1356-1363.

[39] MOREAU J.F., BONNEVILLE M., PEYRAT M.A., et al. - Capacity of alloreactive human T cell clones to produce a factor inducing proliferation of the IL3-sensitive DA1 murine cell line. Evidence that this production is under IL2 control. *Ann Immunol Inst Pasteur,* 1986, 137c, 25-37.

[40] MOREAU J.F., DONALDSON D.D., BENNET F., et al. - Leukaemia Inhibitory factor is identical to the myeloid growth human interleukin for DA cells. *Nature,* 1988, 336, 690-92.

[41] MORI M.K., YAMAGUCHI K., ABE K. - Purification of a lipoprotein lipase-inhibiting protein produced by a melanoma cell line associated with cancer cachexia. *Biochem Biophys Res Comm,* 1989, 160, 1085-92.

[42] NICOLA N. A., CROSS B., SIMPSON R. J. - The disulfide bond arrangement of leukemia inhibitory factor: homology to oncostatin M and structural implications. *Biochem Biophys Res Comm,* 1993, 190, 20-26.

[43] PATTERSON P. H. - Leukemia inhibitory factor, a cytokine at the interface between neurobiology and immunology. *Proc Natl Acad Sci USA* , 1994, 91, 7833-7835.

[44] PENNICA, D., SHAW, K. J., SWANSON, A., et al. - Cardiotrophin-1. Biological activities and binding to the leukemia inhibitory factor receptor/gp130 signaling complex. *J Biol Chem,* 1995, 270, 10915-10922.

[45] PEPPER M. S., FERRARA N., ORCI L., MONTESANO R. - Leukemia inhibitory factor (LIF) inhibits angiogenesis in vitro. *J Cell Physiol,* 1995, 108, 73-83.

[46] RATHJEN P.D., TOTH S., WILLIS A., et al. - Differentiation inhibiting activity is produced in matrix-associated and diffusible forms that are generated by alternate promotor usage. *Cell,* 1990, 62, 1105-14.

[47] ROBINSON R. C., GREY L. M., STAUNTON D., et al. - The crystal structure and biological function of Leukemia Inhibitory Factor : Implication for receptor binding. *Cell,* 1994, 77, 1101-1116.

[48] RODRIGUEZ C., GROSGEORGE J., NGUYEN V. C., et al. - Human gp130 transducer chain gene (IL6ST) is localized to chromosome band 5q11 and possesses a pseudogene on chromosome band 17p11. *Cytogenet Cell Genet,* 1995, 70, 64-67.

[49] ROSE T.M., BRUCE A.G. - Oncostatin M is a member of a cytokine family that includes leukemia-inhibitory factor, granulocyte colony-stimulating factor, and interleukin 6. *Proc Natl Acad Sci USA,* 1991, 88, 8641-45.

[50] RUHL S., BEGLEY C. G., BICKEL M., PLUTZNIK D. H. - Transient expression of the IL-2 receptor a chain in IL-6 induced myeloid cells is regulated by autocrine production of prostaglandin E2. *Exp Hematol,* 1992, 20, 619-625.

[51] SHEN M. M., SKODA R. C., CARDIFF R. D., et al. - M. Expression of LIF in transgenic mice results in altered thymic epithelium and apparent interconversion of thymic and lymph node morphologies. *EMBO J,* 1994, 13, 1375-1385.

[52] SMITH A.G., HEATH J.K., DONALDSON D.D., et al. - Inhibition of pluripotential embryonic stem cell differentiation by purified polypeptides. *Nature,* 1988, 336, 688-90.
[53] SPRANG S. R., BAZAN J. F. - Cytokine structural taxonomy and mechanisms of receptor engagement. *Cur Op Struct Biol,* 1993, 3, 815-827.
[54] STAHL J., GEARING D.P., WILLSON T.A., et al. - Structural organisation of the genes for murine and human leukemia inhibitory factor. *J Biol Chem,* 1990, 265, 8833-41.
[55] STAHL N., BOULTON T. G., FARRUGGELLA T., et al. - Association and Activation of Jak-Tyk Kinases by CNTF-LIF-OSM-IL-6 Receptor Components. *Science,* 1994, 263, 92-95.
[56] STAHL N., FAGURRELLA T. J., BOULTON T. G., et al. - Choice of STATs and other substrates specified by molecular tyrosine-based motifs in cytokine receptors. *Science,* 1995, 267, 1349-1353.
[57] STEWART C. L. - The role of Leukemia inhibitory (LIF) and other cytokines in regulating implantation in mammals. *Ann N Y Acad Sci,* 1994, 734, 157-165.
[58] SUTHERLAND G.R., BAKER E., HYLAND V.J., et al. - The gene for leukemia inhibitory factor (LIF) maps to 22q12. *Leukemia,* 1989, 3, 9-13.
[59] TAUPIN J.L., MOREL D., MOREAU J.F., et al. - HILDA/LIF urinary secretion during acute kidney graft rejection. *Transplantation,* 1992, 53, 655-58.
[60] TOMIDA M., YAMAMOTO-YAMAGUSHI T., HOMUZI M. - Purification of a factor inducing the differentiation of mouse myeloid leukemia cells from conditionned medium of fibroblasts 929 cells. *J Biol Chem,* 1984, 259, 10978-82.
[61] VILLERS D., DAO T., NGYUEN J. M., et al. - Increased plasma levels of Human Interleukin for DA cells/Leukemia inhibitory factor in sepsis correlate with shock and poor prognosis. *J Infect dis,* 1995, 171, 232-236.
[62] YAMAMORI T., FUKADA K, AEBERSOLD, R, et al. - The cholinergic neuronal differentiation factor from heart cells is identical to leukemia inhibitory factor. *Science,* 1989, 246, 1412-16.

Chapitre 25

TRANSFORMING GROWTH FACTOR BETA

D. A. LAWRENCE

INTRODUCTION

Le *Transforming Growth Factor*-ß1 (TGF-ß1) des mammifères est le prototype d'une large famille de cytokines, comportant actuellement une vingtaine de membres de la Drosophile à l'Homme qui sont dotées de multiples actions biologiques [1, 10, 11, 27]. Si de nombreuses cytokines capables de stimuler la prolifération cellulaire sont connues, le nombre de celles pourvues d'actions inhibitrices est plus restreint. C'est justement son effet inhibiteur de la croissance des cellules épithéliales et endothéliales qui permet de ranger le TGF-ß dans la catégorie des cytokines inhibitrices. Néanmoins, le TGF-ß peut avoir des actions stimulatrices, par exemple sur la prolifération de certains fibroblastes [2, 24]. Il apparaît que l'effet du TGF-ß dépend du contexte cellulaire: le type de cellule cible et la présence d'autres facteurs de croissance dans le microenvironnement tissulaire déterminent le sens (inhibition ou stimulation) de son action, ce qui semble de plus en plus être le cas pour de nombreuses cytokines.

Les travaux de deux laboratoires, ceux de Moses et de Sporn, ont conduit à la découverte du TGF-ß en tant que molécule distincte en 1981. Précédemment, De Larco et Todaro [voir 13] avaient rapporté la présence d'une activité protéique appelée, *Sarcoma Growth Factor* (SGF), dans les milieux de cultures conditionnés par la croissance de fibroblastes de rongeurs transformés avec le rétrovirus sarcomatogène de Moloney, qui est capable d'induire la croissance cellulaire sans ancrage des cellules normales, un phénotype typique des cellules transformées. Ce SGF s'est trouvé être un mélange de TGF-α et de TGF-ß, les deux étant nécessaires pour induire la croissance sans ancrage, qui est le biotest classique à l'origine de la découverte de ces facteurs et qui est encore utilisé pour doser leur activité biologique. Il est important de souligner tout de suite que ces deux TGF (α et ß) font partie de deux familles de molécules très différentes.

CARACTÉRISTIQUES BIOCHIMIQUES

Les TGF-ß sont des petites protéines de 25 kDa dans leur forme biologiquement active, qui contiennent deux chaînes polypeptidiques identiques. Trois isoformes, TGF-ß1, ß2 et ß3 sont connues chez l'homme, et par séquençage d'ADN complémentaire (cDNA) un TGF-ß4 et un TGF-ß5 ont été identifiés chez le poulet et chez l'amphibien *Xenopus laevis*, respectivement (tableau 25-1) [10, 13, 27].

TABLEAU 25-1 — PROTÉINES DE LA SUPER-FAMILLE TGF-ß

Nom de la protéine	**Espèces hôtes**
Famille prototypique TGF-ß (homodimères)	
TGF-ß1	homme, souris (et autres mammifères)
TGF-ß2	" " "
TGF-ß3	" " "
TGF-ß4 (homologue du TGF-ß1 de mammifère)	poulet
TGF-ß5	*Xenopus*
Famille des inhibines (homo/hétérodimères; une sous-unité α, deux sous-unités ß - ßA et ßB connues).	
Inhibine A, (αßA)	homme, bovin
Inhibine B, (αßB)	" , "
Activine A, (ßAßA)	" , "
Activine AB, (ßAßB)	" , "
Famille DVR (deux branches phylogénétiques, groupées par similitude de séquences).	
nodal	homme, souris (et autres mammifères)
BMP-2	"
BMP-4	"
DPP	*Drosophile*
BMP-5	homme, souris (et autres mammifères)
BMP-6 (Vgr-1)	"
BMP-7 (OP-1)	"
BMP-8 (OP-2)	"
60A	*Drosophile*
Autres membres, plus ou moins divergents de TGF-ß1	
BMP-3	homme, souris (et autres mammifères)
Vg 1	*Xenopus*
GDF 1	homme, souris (et autres mammifères)
GDF-3 (Vgr-2)	"
GDNF	"
MIS	"

abréviations: DVR = *decapentaplegic, vgr-1 - related;* DPP = *decapentaplegic* ; Vg = pôle végétale; BMP = *bone morphogenesis proteins* ; GDF = growth differentiation factor; OP = osteogenic protein; GDNF = glial-derived neurotrophic factor; MIS = Müllerian inhibitory substance.

Le TGF-ß4 du poulet serait l'homologue du TGF-ß1 de mammifère. Il existe aussi en quantité plus faible les hétérodimères comportant une chaîne ß1 et une ß2 ou une chaine ß2 et une ß3. Ils sont tous synthétisés sous la forme d'un précurseur de 390 à

410 acides aminés (le monomère), dont la partie C-terminale de 112 acides aminés, à l'état dimérique, constitue le facteur biologiquement actif. Cette partie C-terminale contient toujours 9 résidus cystéines: une étude crystallographique révèle que 8 résidus sont impliqués dans quatre ponts intra-chaine et un neuvième assure la dimérisation (pont inter-chaine). (Notons qu'en dehors des TGF-ß plusieurs membres de la super-famille ne contiennent que 7 résidus cystéines dans leur partie C-terminale). Les TGF-ß1 à ß3 matures ont 72% à 80% d'identité de séquence entre eux. Par contre la partie N-terminale de ces trois précurseurs diverge quelque peu: TGF-ß1 et ß2 contiennent 3 sites de N-glycosylation contre 4 pour TGF-ß3; le tétrapeptide RGDL (arg-gly-asp-leu), impliqué comme signal de reconnaissance dans les interactions entre les protéines de la matrice extracellulaire et la surface des cellules, est présent dans le précurseur des TGF-ß1 et ß3 (ce qui est sûrement crucial pour focaliser son activité), mais absent dans celui de TGF-ß2; le nombre de résidus cystéines est de 3 pour TGF-ß1, 6 pour ß2 et 5 pour ß3. Chacun des précurseurs des TGF-ß, à l'exception du TGF-ß4, contient au début de la partie N-terminale une séquence codant pour une suite d'acides aminés hydrophobes (peptide signal) impliquée dans la sécrétion de la molécule. La séquence en acides aminés du TGF-ß1 mature (25kD) est identique chez l'homme, la vache, le porc et le singe et diffère d'un seul résidu chez la souris [10, 27].

Le TGF-ß1 est sécrété sous la forme d'un complexe de haut poids moléculaire biologiquement inactif, que nous avons appelé TGF-ß latent [12, 13]. Ce complexe est composé du domaine C-terminal bioactif (dimère de 25 kDa) en association non-covalente avec la partie N-terminale du précurseur (dimère d'env. 74 kDa, appelé ß1-LAP, pour latency-associated peptide) et, en fonction de la source, une autre protéine (appelée LTBP pour latent TGF-ß binding protein) de 125 kD à 205 kDa [20]. Cette dernière est liée pas des ponts disulfures à la ß1-LAP, mais n'a pas de liaison directe avec le TGF-ß1 actif (figure 25-1). La LTBP n'est pas essentielle pour conférer la latence. Elle est composée à plus de 60% de deux séquences riches en résidus cystéines: d'une part, 16 séquences répétitives du facteur de croissance EGF et, d'autre part, des motifs de 8 résidus cystéines. Le rôle exacte du LTBP n'est pas connu, mais il facilite la sécrétion du TGF-ß1 latent et, peut-être, le ciblage du complexe latent vers des molécules de la matrice extracellulaire. Parmi les trois résidus cystéines dans la ß1-LAP, deux sont indispensables pour la dimérisation de cette protéine et des mutations qui les changent pour d'autres acides aminés empêchent cette dimérisation et conduisent à la sécrétion d'un TGF-ß1 directement actif [20].
Il semble que quelques cellules peuvent sécréter au moins une partie de leur TGF-ß sous une forme directement active (13, 20). Le mécanisme d'activation *in vivo* du TGF-ß1 latent n'est pas connu, mais il est probable que plusieurs mécanismes existent. L'activation du TGF-ß1 latent est facilement obtenue *in vitro* par l'acidification [12]. Pour l'heure, il n'est pas exclu que des microenvironnements acides (stroma, ostéoclastes) puissent contribuer à l'activation du TGF-ß. Il est clair que cette activation *in vivo* constitue un point clé de régulation de l'activité de ce facteur [12]. Plusieurs travaux suggèrent que la plasmine est impliquée dans l'activation *in situ* et que ceci nécessite un contact entre cellules de différents types. Cependant, un autre travail a montré que la plasmine n'active qu'une faible partie du TGF-ß1 latent, tout en dégradant la molécule active [4]. Une molécule de la matrice extracellulaire, la thrombospondine peut aussi activer le TGF-ß1 latent [20]. (Notons que la thrombospondine est un inhibiteur de l'angiogenèse). Le TGF-ß1 actif, après avoir agi, est ensuite séquestré par l'α-2-macroglobuline (α-2-m) et éliminé dans le foie [1, 13, 27]. Il a été rapporté que le complexe TGF-ß1/α-2-macroglobuline peut être dissocié par l'héparine [13]. Les TGF-ß2 et ß3 sont également sécrétés sous forme de complexes latents [4].

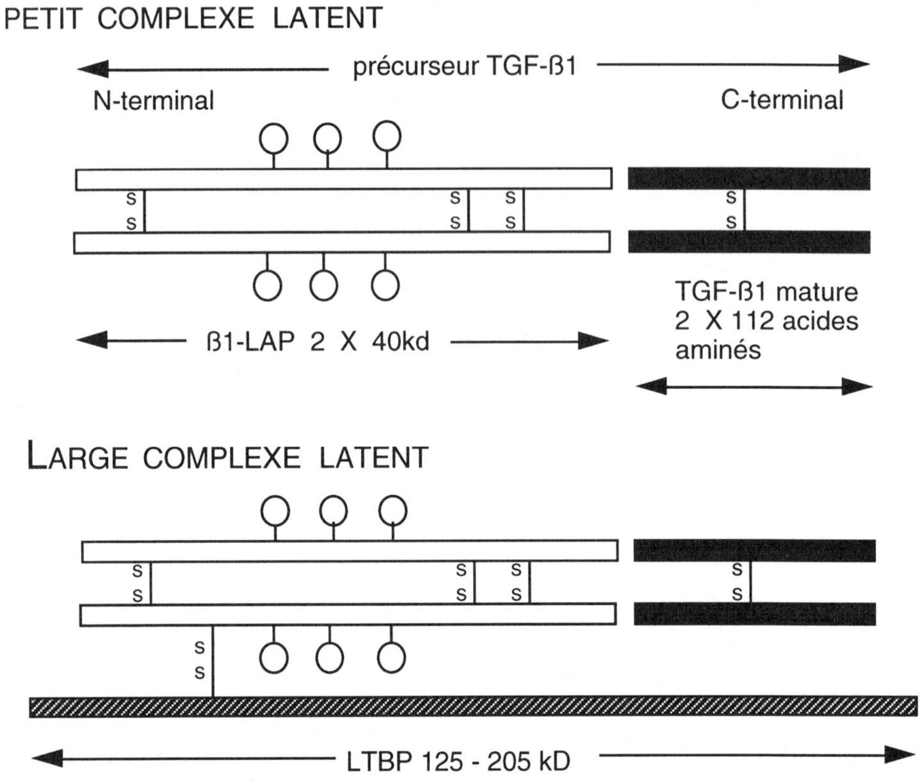

FIG 25-1 — *Schéma de la structure du TGF-β1 latent*: La partie bioactive (25 kD) est constituée d' homodimères, chacun de 112 acides aminés correspondant à l'extrêmité C-terminal du précurseur (390 acides aminés). La "*binding protein*" (1394 acides aminés chez l'homme) est associée avec le complexe latent provenant des plaquettes, mais elle n'est pas nécessaire pour la latence. Les lettres s s représentent les ponts disulfures, sans indications de leurs sites ou nombres. Les cercles vides représentent les sites de N-glycosylation [20].

LES GÈNES

Les gènes du TGF-ß1, ß2 et ß3 contiennent 7 exons et 6 introns: ils ont été localisés, respectivement, sur les chromosomes 19 (19q13), 1 (1q41), et 14 (14q24) [27]. On peut supposer qu'un gène très ancestral du TGF-ß a été dupliqué et que des contraintes fonctionnelles ont maintenu les similitudes de séquences au niveau des trois protéines.

Les séquences promotrices de ces trois gènes montrent des différences, ce qui indiquent une régulation différente de l'expression de chacun d'entre eux [19, 26]. Il n'y a pas de boîte TATA dans le promoteur du TGF-ß1, mais cette séquence existe dans celui des TGF-ß2 et ß3, ainsi qu'un site CRE (AMPc *responsive element*). Parmi d'autres éléments transcriptionnels de contrôle connus on peut citer la présence de sites SP1 dans le promoteur du TGF-ß1 et ß3 et de sites AP1 dans celui du TGF-ß1. Actuellement tout laisse à penser qu'il y aurait une régulation différentielle très fine de ces 3 gènes en fonction du tissu, du temps et du stade de développement.

LES RÉCEPTEURS

Une fois sécrétés dans le microenvironnement extracellulaire les TGF-béta peuvent interagir avec plusieurs "binding proteins" et, surtout, avec des récepteurs membranaires spécifiques, capables de transmettre un signal stimulateur ou inhibiteur, selon le cas. Trois types de récepteurs membranaires présentant une affinité pour les TGF-ß se trouvent à la surface de la grande majorité des cellules. Leurs gènes ont été clonés [5, 21]. Les récepteurs I et II sont des glycoprotéines dotées d'une activité sérine / thréonine kinase. Si la forme I a un poids moléculaire de 53 kDa, la forme II varie entre 70 à 85 kDa chez les mammifères. Le récepteur III, maintenant appelé *Betaglycan,* est quantitativement plus important que les deux autres. Ce dernier récepteur, de composition variable suivant le type cellulaire, contient une "*core*" protéine de 100 à 120 kDa, associée à environ 200 kDa de glycosaminoglycanes (*heparan* et *chondroitin sulfates*). Le *Betaglycan* a une affinité à peu près semblable pour les TGF-ß1, ß2 et ß3 , tandis que les récepteurs I et II ont une plus grande affinité pour les TGF-ß1 et ß3 que pour le TGF-ß2. En plus des trois principaux récepteurs membranaires, quelques autres ont fait l'objet de caractérisation à partir de cellules particulières [20].

Par des études de mutants cellulaires plus ou moins sensibles au TGF-ß, il a été démontré que ce sont les récepteurs I et II qui sont impliqués dans la transduction du signal [5, 21]. Le récepteur II est constitutivement actif. Ce dernier fixe le TGF-ß et forme un complexe héterodimerique avec le récepteur I qu'il transphosphoryle. Le récepteur I ainsi activé par phosphorylation transmet le signal en aval. La fonction du *Betaglycan* est peut-être de servir de moyen de stockage des TGF-ß et/ou de faciliter leur élimination et dans certains cas de présenter le ligand au récepteur II. La séquence protéique du *Betaglycan* ne révèle point de domaines porteurs d'activités enzymatiques connues dans la signalisation intracellulaire [10, 20]. Il est à noter que les formes latentes de TGF-ß ne reconnaissent pas ces récepteurs. Des expériences de coculture laissent à penser que le récepteur pour l'*Insulin-like Growth Factor II / Mannose-6-phosphate*, auquel le TGF-ß1 latent se fixe, pourrait jouer un rôle dans l'activation de celui-ci [12]. Les TGF-ß peuvent se lier à un certain nombre de protéines solubles, par ex., en dehors de la α-2-m citée plus haut, la fibronectine, la décorine, l'α-fétoprotéine, la collagène de type IV et la thrombospondine. Quand le TGF-ß est associé avec ces protéines il conserve son activité biologique, sauf dans les cas de complexes avec l'α-2-m et la décorine dans lesquels il est inactif [20].

LES SOURCES

La quasi-totalité des cellules de mammifères en culture exprime les ARNm codant les TGF-ß1, ß2 et ß3, et sécrète les protéines correspondantes sous une forme latente [1, 4, 12, 20]. En ce qui concerne l'expression de ces facteurs *in vivo*, les études effectuées indiquent que, tout en étant largement répandues, certaines isoformes peuvent avoir des spécificités tissulaires et/ou temporelles [19, 26]. Ainsi le TGF-ß3 semble important pour le développement du coeur (poulet et souris) et au cours de l'embryogenèse de la souris le TGF-ß1 (mais non pas ß2 et ß3) est fortement exprimé dans les tissus hématopoïétiques (foie, rate, moelle et thymus). De façon intéressante le TGF-ß1 n'est pas exprimé dans le cerveau du rat adulte, mais il le devient à la suite d'une blessure du cerveau, où il est impliqué dans la formation d'une cicatrice fibreuse empêchant la régénération nerveuse [17]. La plus forte concentration de TGF-ß1 se trouve dans les plaquettes sanguines humaines (20μg/unité de plaquettes), mais quantativement il y en a plus dans la matrice osseuse (env. 300μg/kg [32]. Contrairement aux plaquettes humaines, celles du porc contiennent également du TGF-ß2. Récemment il a été rapporté que le plasma humain (normal) contient approx. 4ng/ml de TGF-ß1 (provenant peut-être des os), sans qu'il soit possible de démontrer sa présence sous la forme active ou sous une forme latente [32]. Toutefois, cette étude laisse prévoir un rôle endocrine potentiel pour le TGF-ß1 et non pas seulement les rôles autocrine et paracrine que nous connaissons pour les TGF-ß2 et ß3. Quelques études ont montré une augmentation de l'activité TGF-ß (sans toujours distinguer les isoformes en cause) sécrétée par les cellules transformées ou explantées de divers cancers ou de sites d'inflammation. Une note de prudence s'impose concernant l'interprétation des niveaux d'expression des ARNm des TGF-ß (comme d'ailleurs tout autre ARNm), car ceux-ci ne donnent aucune information sur la synthèse des protéines correspondantes.

LES INDUCTEURS

La transcription du TGF-ß1 est induite par lui-même (auto-induction) et par l'ester de phorbol. Dans différentes lignées cellulaires l'acide rétinoïque induit le TGF-ß1 ou le TGF-ß2, ainsi que les récepteurs pour le TGF-ß [refs. citées dans 20, 25, et 27]. Pour le TGF-ß2, pour lequel il y a plusieurs transcrits allant de 2,8 kb à 5,8 kb, l'induction de son expression est modulée différemment par les TGF-ß1, ß2 et ß3, en fonction du type cellulaire [26, 27]. On peut qualifier d'inducteurs les substances ou les conditions de culture qui activent les formes latentes des TGF-ß; ainsi la plasmine, la thrombospondine, la sialidase, la mannose-6-phosphate et l'acidification activent à des degrés divers les TGF-ß [12, 20].

LES ACTIVITÉS BIOLOGIQUES

L'énorme bibliographie sur les effets des TGF-ß impose une sélection pour ne pas outrepasser les limites de ce chapitre. La très grande majorité des travaux concerne le TGF-ß1, ensuite le TGF-ß2 et, enfin le TGF-ß3 (d'origine recombinante). Tout en ayant une large similitude dans leurs activités biologiques *in vitro*, ces trois isoformes montrent quelques différences et il est probable que ces différences soient plus accentuées *in vivo*. Nous considérerons d'abord les effets sur la prolifération (y compris la différenciation cellulaire), et ensuite les effets sur les fonctions cellulaires (tableau 25-2).

Effets des TGF-ß sur la prolifération

Bien que le TGF-ß1 ait été mis en évidence initialement comme un stimulateur de la croissance sans ancrage (en agar mou) des lignées fibroblastiques, peu de cellules mésenchymateuses en monocouche sont stimulées par le TGF-ß1 et les autres types cellulaires (épithélial, endothélial) sont en général inhibés. La découverte des actions inhibitrices des TGF-ß a permis d'étayer la notion d'une régulation de la prolifération cellulaire résultant d'un équilibre entre des facteurs mitogènes et des facteurs inhibiteurs. Le TGF-ß1, souvent à des doses inférieures à 1 ng/ml, inhibe la croissance en monocouche, par exemple, des kératinocytes, des hépatocytes, des cellules endothéliales de l'aorte, des macrophages et des lymphocytes T et B de diverses espèces de mammifères y compris l'homme [1, 27]. Parfois le TGF-ß1 s'oppose à l'action d'autres cytokines, telles certaines interleukines, interférons et le TNF (tumor necrosis factor) [31].

TABLEAU 25-2 — PRINCIPAUX CHAMPS D'ACTIONS DES TGF-ß

Champs d'actions	Effets Inhibition	Effets Stimulation
Prolifération cellulaire (en croissance attachée) (souris),	cellules épithéliales endothéliales, et cellules immunes	cellules de Schwann, fibroblastes 3T3 ostéoblastes.
Fonctions cellulaires		
synthèse des composants de la matrice extracellulaire	collagène type II	stimulation générale des composants (sauf collagène type II)
stéroïdogenèse	selon le cas	selon le cas
immunosuppression	sécrétion d'immuno-globulines (sauf IgA)	sécrétion d'IgA
	production de CTL	
	activité NK	
	expression d'antigènes HLA-DR	

Le fait qu'il y ait ou non un effet inhibiteur sur la croissance de cellules par le TGF-ß1 peut être influencé par la présence ou l'absence de sérum dans les milieux de culture. Ainsi les cellules provenant de carcinomes humains du côlon sont plus sensibles au TGF-ß1 en absence de sérum. L'effet du TGF-ß1 peut être inversé après une infection virale; par exemple la croissance des lymphocytes B est normalement inhibée par le TGF-ß1, mais celle de certains lymphocytes B porteurs du virus Epstein-Barr n'est plus inhibée et peut même être stimulée par le TGF-ß1. Les fibroblastes de rat NRK-49F non-transformés, dont la stimulation par le TGF-ß1 en agar mou a permis sa découverte, sont inhibés par ce facteur quand ces cellules sont transformées par l'oncogène Ki-*ras* du virus sarcomatogène de Kirsten [11].

Quelques types de cellules ont une réponse proliférative positive au TGF-ß1, comme les ostéoblastes et les cellules de Schwann, ces dernières étant aussi stimulées par le TGF-ß2 [13, 27]. Il a été démontré que la stimulation de la croissance des fibroblastes AKR2B de souris par le TGF-ß1, après environ 20 h de traitement, est indirecte et résulte de l'induction préalable du proto-oncogène *c-sis*, qui code pour le mitogène PDGF-B, [1]. Notre laboratoire a montré que la croissance des fibroblastes établis de souris NIH3T3 et de ces mêmes fibroblastes transformés par l'oncogène H-ras, est stimulée de manière directe par le TGF-ß1, même à des doses de 1 à 10 pg/ml, en absence ou en présence du sérum [2]. Par contre, la croissance de fibroblastes embryonnaires non-établis ou immortalisés spontanément et capables de croître sans sérum est inhibée par le TGF-ß1.

In vivo le TGF-ß1 inhibe, de façon réversible, la prolifération des bourgeons terminaux épithéliaux de la glande mammaire de la souris. Quand le TGF-ß1 ou ß2 est injecté par voie intraveineuse chez le rat après une hépatectomie partielle, la régénération est inhibée [1, 27]. En général, on considère que les TGF-ß agissent localement, mais un autre travail *in vivo* a montré des effets systémiques chez la souris immunodéficiente, où des injections intrapéritonéales de plus de 2 µg/jour ont induit des fibroses et une cachexie [35]. Ces derniers auteurs ont conclu que la toxicité du TGF-ß1 limiterait sérieusement son utilisation *in vivo.* Ce peut être une question de dose et la voie d'administration, car d'autres auteurs ont trouvé que l'injection systémique du TGF-ß1 améliorait certaines arthropathies chez l'animal, tandis qu'une injection locale (dans une articulation) exacerbait la maladie [19, 31].

Cette capacité bifonctionnelle du TGF-ß1 se retrouve également sur le plan de la différenciation cellulaire: les cellules épithéliales des bronches humaines sont induites à se différencier sous l'effet du TGF-ß1, mais celui-ci bloque la différenciation des myoblastes du rat et celle des adipocytes de souris [1, 27].

Effets des TGF-ß sur les fonctions cellulaires

Stimulation de l'ECM

Les composants de la matrice extracellulaire (ECM), comme par exemple les glycoprotéines collagène, fibronectine et ténascine, les protéoglycanes contenant les glycosaminoglycanes chondroïtine sulfate et dermatane sulfate associées à une "*core*" protéine et les glycosaminoglycanes seules, tel l'acide hyaluronique, jouent un rôle crucial dans l'adhésion des cellules entre elles. Ces interactions cellulaires déterminent la formation des tissus, la migration des cellules et sont, donc, décisives dans l'embryogenèse, la réparation tissulaire et l'invasion tumorale. L'accroissement de la synthèse de tout un ensemble de molécules faisant partie de l'ECM est induit par les TGF-ß1 et ß2 dans les cellules mésenchymateuses (fibroblastes, myoblastes) et épithéliales, qu'elles soient normales ou transformées [1, 27]. Cette synthèse accrue de l'ECM résulte de l'accumulation de quatre actions de TGF-ß: il stimule la production des molécules de l'ECM, il augmente la synthèse des inhibiteurs de protéases, qui dégradent l'ECM, tout en diminuant la synthèse de ces protéases et il augmente la quantité d'intégrines, qui sont des récepteurs membranaires hétérodimériques permettant à la cellule de reconnaître spécifiquement différentes molécules de l'ECM dans les membranes basales ou sur d'autres cellules. Dans la figure 25-2 ces différents effets des TGF-ß1 et ß2 sur l'ECM sont résumés.

Il est intéressant de noter que le TGF-ß1 et le FGF basique individuellement ont un effet inhibiteur sur la synthèse du collagène de type II dans les chondrocytes de poulet. En présence des deux facteurs simultanément cette inhibition est synergique. Cet exemple montre, une fois de plus, la bifonctionnalité des TGF-ß.

Effets sur la stéroïdogenèse

Un autre rôle important du TGF-ß1 concerne ses effets sur la stéroïdogénèse [27]. La sécrétion du cortisol, basale ou induite par l'ACTH, par les cellules adrénocorticales bovines est inhibée par le TGF-ß1, tout comme celle de la testostérone par les cellules de Leydig porcine ou murine. Par contre la sécrétion du FSH par les cellules de l'hypophyse du rat est stimulée par le TGF-ß1. Inversement, certains stéroïdes régule la production du TGF-ß: quand le glucocorticoïde dexaméthasone est ajouté dans les cultures d'ostéoblastes humains il y a une induction de la sécrétion de protéases lysosomiales, qui active le TGF-ß latent, suggérant un rôle du TGF-ß dans la régulation de ces cellules osseuses [22].

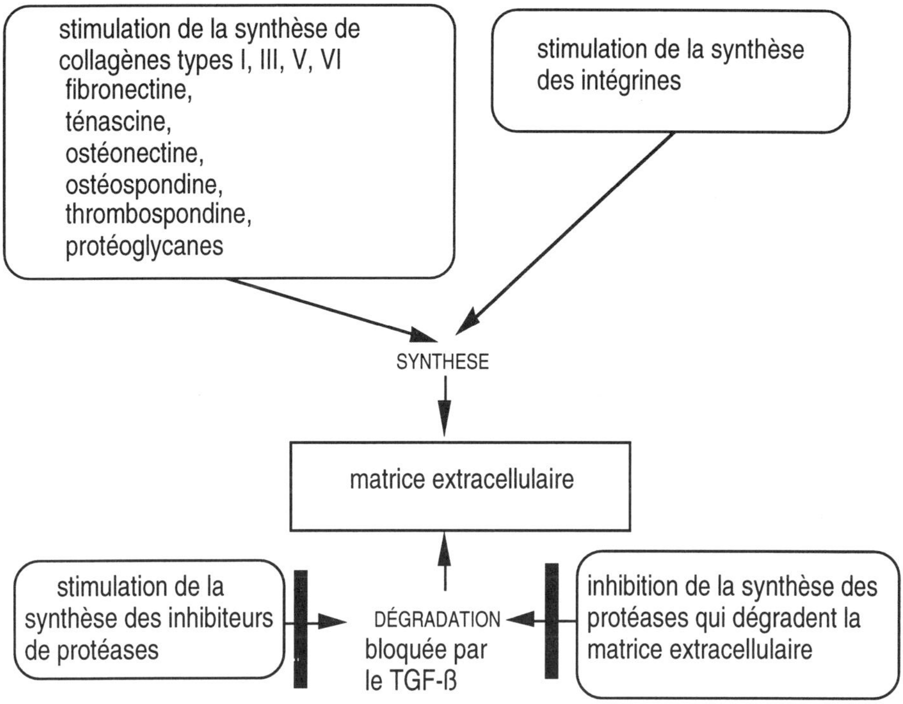

FIG 25-2 — *Les quatre actions du TGF-β1 et β2 stimulant la synthèse ou le maintien des composants de la matrice extracellulaire.*

Effets immunosuppressifs

Le blocage prolifératif des lymphocytes B humains, aussi bien par le TGF-ß1 que par le TGF-ß2, entraîne une réduction de la sécrétion des immunoglobulines [1, 27, 31]. Les lymphocytes B activés sécrètent du TGF-ß1 essentiellement dans une forme latente, mais ils sécrètent aussi une petite partie directement active, qui pourrait influencer leurs fonctions. En présence d'un anticorps anti-TGF-ß1, spécifique pour la forme active (25 kD) , et d'IL-2, les lymphocytes B préactivés augmentent leur sécrétion des IgG (+22%) et des IgM (+33%). En contraste avec la baisse de production de la plupart des Ig due à l'action du TGF-ß1, il faut noter que le TGF-ß1 induit une augmentation (10 à 20 fois) des IgA, l'isotype majoritaire dans les sécrétions des muqueuses [14]. Cet effet de TGF-ß1 fait partie du phénomène, appelé "*isotype switching*", dans lequel diverses cytokines conduisent les lymphocytes B à produire tel ou tel isotype d'immunoglobuline.

La production des lymphocytes T cytotoxiques (CTL) *in vitro* est inhibée par le TGF-ß1, si celui-ci est présent pendant les phases précoces de leur développement, mais non pas s'il est ajouté plus tard. Cependant l'activité des CTL n'est pas affectée par le TGF-ß1. Il semble que cette production réduite de CTL soit due à une baisse de la synthèse du TNF-α, provoquée par le TGF-ß1. L'activation des lymphocytes T est diminuée par le TGF-ß1 par un mécanisme impliquant une baisse d'expression (*downregulation*) du récepteur pour l'IL-2. Un autre type de lymphocyte, le "*large granular lymphocyte*" (LGL) joue un rôle important dans les défenses immunitaires, car il possède une activité cytolytique, l'activité NK (*natural killer*) ; cette activité NK est bloquée par le TGF-ß1, même en présence de l'INF-α, mais non pas en présence de l'IL-2 [27, 31].

Au début d'une réponse inflammatoire, le TGF-ß1, à des concentrations femtomolaires, attire les monocytes, les neutrophiles et les lymphocytes T par chimiotactisme et stimule leur production d'autres cytokines [1, 27, 31]. Après la maturation / activation de ces cellules aux sites de blessures / inflammation, l'action du TGF-ß1, maintenant à des concentrations plus élevées, change vers une désactivation de ces cellules, un processus normal et nécessaire dans la réponse inflammatoire. Ainsi la réponse du TGF-ß1 (et sans doute les autres isoformes) envers une cellule cible est conditionnée par son état de différentiation [31].

Pour terminer ce tour d'horizon des effets immunosuppressifs des TGF-ß il faut mentionner l'effet des TGF-ß1 et ß2 sur l'antigène HLA-DR, un antigène de la classe II du complexe d'histocompatibilité. L'antigène HLA-DR joue un rôle critique dans la réponse immune car il est impliqué dans la reconnaissance d'autres antigènes par les lymphocytes T helper (CD4+). L'expression de l'antigène HLA-DR dans les lignées de gliomes et de mélanomes humains est réduite en présence de TGF-ß2 ou de TGF-ß1. Cette expression réduite (*downregulation*) peut être contrecarrée, au moins partiellement, par l'INF-γ, un inducteur de l'expression des antigènes HLA de classe II [34].

Dosages des TGF-ß

Les deux biotests classiques, la stimulation de la croissance sans ancrage en agar mou des fibroblastes NRK-49F et l'inhibition de l'incorporation de la thymidine-^{3}H dans les cellules épithéliales de vison (CCL64) [1, 11] sont simples et très sensibles (on peut détecter 10 picogrammes/ml) mais ne distinguent pas les isoformes. Le dosage par compétition pour les récepteurs, entre une quantité fixe et connue de TGF-ß radiomarqué (^{125}I) et de TGF-ß non marqué dans un échantillon biologique, est spécifique mais moins sensible que les biotests et ne permet pas de distinguer les isoformes. Certains laboratoires disposent et divers fabricants proposent des anticorps et des sondes ADNc qui distinguent les isoformes.

MECANISMES D'ACTION

Les événements moléculaires intervenant dans la transmission des signaux TGF-ß entre le complexe [récepteur I / II / ligand] à la membrane plasmique et le noyau restent à éclaircir. Néanmoins on peut citer certaines protéines candidates qui seraient impliquées dans cette transmission.

Plusieurs travaux ont montré que les protéines G (Guanine nucleotide-binding proteins) jouent un rôle [30]. Ces dernières sont impliquées aussi dans la signalisation par les récepteurs de l'EGF, IGF-II et l'insuline (ces récepteurs possèdent une activité tyrosine kinase et non pas une activité ser / thr kinase comme les récepteurs des TGF-ß). Parmi les événements précoces (30 à 60 minutes après un traitement de cellules par les TGF-ß) on sait que l'expression de certains proto-oncogènes est augmentée, ex., c-*jun*, c-*fos*, tandis que pour c-*myc* elle est diminuée [1, 27]. Notons que les produits protéiques de ces proto-oncogènes peuvent se fixer sur des séquences très spécifiques de l'ADN et par delà sont des transactivateurs de l'expression de nombreux gènes.

Actuellement, beaucoup d'études sont portées vers les protéines connues pour être des effecteurs du passage à travers le cycle cellulaire, passage obligé pour qu'une cellule entre en mitose et se divise. Ainsi la protéine suppresseur de tumeurs RB, dont les formes mutées engendrent des rétinoblastomes, doit être phosphorylée au cours de la phase G1 (phase qui précède la mitose); l'action inhibitrice de TGF-ß1 serait dûe au fait qu'il bloque cette phosphorylation de RB [1]. Ce résultat vient en appui de ceux, plus anciens, qui situaient l'effet inhibiteur du TGF-ß1 vers la fin de la phase G1. Il a été démontré qu'une autre protéine suppresseur de tumeurs, la p53, est déphosphorylée par le TGF-ß1 dans les cellules inhibées par ce facteur mais non pas dans celles stimulées par lui [24]. Le TGF-ß1 influe également sur l'expression d'autres intervenants du cycle cellulaire comme les cyclines, leurs kinases associées et des inhibiteurs de ces kinases. Ainsi le TGF-ß1 induit l'expression de la protéine p21-WAF-1, un inhibiteur de kinases cyclines-dépendantes, dans les cellules inhibées par le TGF-ß1 et la réprime dans celles stimulées par ce facteur [25].

IMPLICATIONS EN PATHOLOGIE ET UTILISATIONS CLINIQUES

De par leurs effets immunosuppressifs, leur capacité d'attirer par chimiotactisme les fibroblastes et les monocytes, leur stimulation de la formation de l'ECM et leurs effets inhibiteurs sur la prolifération des cellules épithéliales et endothéliales, il est clair que les TGF-ß jouent un rôle très important dans bon nombre de processus biologiques normaux et pathologiques (tableau 25-3). Pour autant que les trois isoformes se ressemblent chez les mammifères, les TGF-ß2 et ß3 ne peuvent pas remplacer le TGF-ß1: ainsi chez les souris transgéniques dans lesquelles le gène TGF-ß1 a été inactivé (gene knockout), les souris meurent 2 ou 3 semaines après la naissance de cachexie à la suite d'une inflammation multifocale affectant particulièrement le coeur et les poumons [19]. Dans les souris transgéniques porteuses d'un gène TGF-ß1 surexprimé, les conséquence sont également létales. Ainsi trop ou trop peu de cette isoforme est incompatible avec la survie.

Le TGF-ß1 est certainement impliqué dans la réparation des blessures; lors de l'hémostase, sa libération des plaquettes où il est fortement concentré lui permet d'initier la réponse inflammatoire, en attirant par chimiotactisme les monocytes, les neutrophiles et les fibroblastes. Plusieurs travaux ont fait part d'une accélération de la guérison des plaies cutanées chez les animaux après un traitement avec un excipient contenant du TGF-ß1 [1, 27]. Cependant il est devenu clair qu'un excès de TGF-ß1 peut provoquer des cicatrices et diverses maladies fibrotiques. La réparation des blessures chez le fétus se fait sans laisser des cicatrices, ce qui n'est pas le cas chez l'adulte et les cicatrices n'ont pas que des conséquences esthétiques, mais aussi fonctionnelles (voir la section Les Sources à propos des cicatrices gliales de cerveau). Il semble que chez l'adulte cette réparation ait évolué de façon à optimiser sa vitesse aux dépens de la qualité de la réparation. Des travaux très récents montrent que le TGF-ß3 et des anticorps anti-TGF-ß1 et ß2 réduisent des cicatrices cutanées, en empêchant une trop grande réaction inflammatoire, l'angiogenèse et le dépot anarchique de molécules matricielles [28, 29]. Pour être efficace ces composés doivent être administrés dans une espace temporelle bien déterminée. Le TGF-ß2 a été montré d'une efficacité dans le traitement des ulcères veineux et pour améliorer la vue de patients touchés par la dégénérescence maculaire [28]. Si l'action bien régulée des TGF-ß semble tout à fait bénéfique dans la réparation des blessures, elle pourrait être néfaste dans certaines conditions inflammatoires. Ainsi, l'injection du TGF-ß1 ou ß2 dans les cavités articulaires de rongeurs a été suivie par l'apparition d'un érythème synovial avec une hyperplasie fibroblastique [31]. Par ailleurs, la synovie des genoux de patients souffrant d'une polyarthrite rhumatoïde, ou d'une autre affection rhumatismale, contient des quantités plus importantes de TGF-ß1 que celle des contrôles. Cependant, l'injection systémique du TGF-ß1 empêche le développement de certaines arthropathies chez l'animal. Cette différence d'effet suivant le mode d'administration proviendrait du fait qu'une injection locale du TGF-ß1 déclenche une réponse inflammatoire par recrutement de cellules immunes par chimiotactisme, tandis qu'une injection systémique annule des gradients de concentrations chimiotactiques près des sites lésés et, en conséquence, est anti-inflammatoire [19, 31].

L'implication des TGF-ß dans le survenu et/ou le maintien de maladies dites auto-immunes font l'objet de recherches intenses. Nous avons rapporté une augmentation de TGF-ß (sans pouvoir spécifier l'isoforme) dans les cultures de cellules sanguines des patients atteints de la sclérose en plaques (SEP) pendant la régression des exacerbations [13]. Les résultats d'un travail plus récent permettent d'envisager que le TGF-ß1 pourrait avoir un potentiel thérapeutique dans la SEP et dans la myasthenia gravis [16]. Des essais cliniques (phase I), dans lequels les patients souffrant de la SEP vont être traités avec du TGF-ß2, ont débuté à Bethesda en 1994 [28].

Dans de nombreuses pathologies une augmentation de l'ECM est un facteur critique dans le développement et/ou la progression de la maladie. En ce qui concerne le développement de tumeurs solides, la présence d'un stroma, composé d'abord de fibrine progressivement remplacée par d'autres éléments comme la fibronectine et les protéoglycanes, est nécessaire; sinon la tumeur, dépourvue d'un support pour être vascularisée, ne pourra croître. On peut imaginer qu'une cellule maligne, ayant échappée à l'inhibition de sa prolifération par le TGF-ß, sécrète diverses cytokines, dont le TGF-ß, et que ce dernier attire par chimiotactisme des monocytes-macrophages et des fibroblastes, aidant ainsi la tumeur à se développer. Les effets immunosuppressifs et angiogénétiques des TGF-ß aggraveraient cette situation. En rapport avec ce dernier point on peut noter que les cellules provenant de gliomes malins humains sécrètent du TGF-ß2, que celui-ci, en réduisant l'expression de l'antigène HLA-DR (voir plus haut) diminue la réponse immune de l'hôte, et permet à la tumeur d'échapper à la surveillance immunitaire [34]. Deux protéines de l'ECM, dont la synthèse est stimulée par le TGF-ß1, sont de possibles marqueurs tumoraux; il s'agit de la ténascine qui a été trouvée dans le stroma de tumeurs mammaires malignes, mais non pas dans les tumeurs bénignes [18] et d'une isoforme de la fibronectine qui a été trouvée dans 13 cas sur 13 de méningiomes et avec une moindre fréquence dans certains mélanomes et carcinomes [7]. Il est connu par ailleurs que le TGF-ß1 influe sur la synthèse de ces isoformes de la fibronectine par un mécanisme d'épissage alternatif [33]. Actuellement, la possibilité que les TGF-ß ou ses antagonistes pourraient être utilisés dans la thérapie des cancers, nécessitera la maîtrise de l'expression de ces facteurs là où il faut, ce que l'on n'est pas en mesure de faire pour le moment. En rapport avec le cancer, une des conséquences néfastes de la chimiothérapie parfois est l'induction de la prolifération des cellules mucosales qui engendre une stomatite buccale, rendant la prise d'aliments douloureuse: il a été démontré que le TGF-ß3 en application locale réduit la fréquence et la sévérité de ces ulcérations buccales [28].

Certaines maladies rénales, comme la glomérulonéphrite, sont aussi dues à des accumulations de composants de l'ECM. Dans un modèle expérimental chez le rat, cette affection rénale a pu être améliorée de 80% par les injections intra-veineuses d'un anticorps anti-TGF-ß1 [3]. Etant donné que le TGF-ß1 stimule la formation de l'ECM par les cellules glomérulaires, il semble probable qu'une dérégulation dans la synthèse et/ou dans l'activation de la forme latente des TGF-ß pourrait conduire à cette pathologie du rein. Le rôle de TGF-ß1 dans la production des IgA par les lymphocytes B, à travers le phénomène de "*isotype switching*", fait que cette cytokine pourrait être impliquée dans la néphropathie du type IgA, qui est caractérisée par les dépôts des IgA dans les cellules mésangiales, leur élargissement et un accroissement de l'ECM, conduisant à une dysfonction rénale.

Il a été rapporté que le TGF-ß1 allège les conséquences d'une ischémie provoquée chez le rat sur l'endothélium des vaisseaux coronaires [15]. Il semble que cet effet protecteur du TGF-ß1 pourrait être dû à une baisse du niveau circulant du facteur TNF. Dans la référence [15], il est mentionné que d'autres auteurs ont trouvé un accroissement du TNF chez les patients suite à un infarctus du myocarde. Chez la souris il a été démontré que l'apolipoprotéine-(a), en empêchant l'activation du plasminogène en plasmine, bloque indirectement l'activation du TGF-ß latent, permettant la prolifération des cellules musculaires lisses et conduisant à l'athérosclérose [9]. En matière de transplantation, la survie d'îlôts de Langerhans de rat transplantés chez des souris diabétiques a pu être prolongée par la culture préalable de ces cellules en présence de TGF-ß1, combinée avec un traitement des souris par des injections d'un anticorps anti-INF-γ [6]. Concernant l'importance des TGF-ß sur le plan de l'immunosuppression, on peut mentionner que le TGF-ß2 semble jouer un rôle dans l'immunité maternelle chez la souris, en empêchant le rejet du foetus [8] et que le TGF-ß1 a été impliqué avec l'IL-10 (autre cytokine anti-inflammatoire) dans l'abaissement de la réponse immunitaire lors de la phase tardive du choc septique [23].

TABLEAU 25-3 — ROLES CONNUS OU POTENTIELS DES TGF-ß EN PATHOLOGIE

Réparation des blessures	Accélération de la guérison des plaies cutanées, amélioration de la dégénérescence maculaire et de la stomatite buccale
Réponse inflammatoire chimiotactisme	Attirance des monocytes, neutrophiles et fibroblastes par
Fibroses	Excès de formation des composants de la matrice extracellulaire (Glomérulonéphrite - excès de matrice dans les glomérules)
Arthropathies	Inflammation, destruction de matrice
Tumeurs solides formation du	Glioblastoma - sécrétion du TGF-ß2, immunosuppression, stroma, effet d'angiogenèse
Antagonisme d'autres cytokines	Effet anti-*Tumor Necrosis Factor*-α, (Ischémie cardiaque)
Immunosuppression	Transplantation d'organes; immunité maternelle - blocage de rejet du foetus (TGF-ß2)

REMERCIEMENTS

Je remercie l'ARC et la Fondation de France pour leur aide financière et Raymond Devoret, Pierre Jullien et Mathilde Raynal pour une lecture critique du manuscrit.

RÉFÉRENCES

[1] BARNARD J.A., LYONS R.M., MOSES H.M. - The cell biology of Transforming Growth Factor-ß. Biochim. *Biophys. Acta*, 1990, 1032, 79-87.

[2] BENZAKOUR O., MERZAK A., DOOGHE Y., et al. - Transforming Growth Factor-beta stimulates mitogenically mouse NIH3T3 fibroblasts and those cells transformed by the EJ-H-ras oncogene. *Growth Factors*, 1992, 6, 265-275.

[3] BORDER W.A., OKUDA S., LANGUINO L.R., et al. - Suppression of experimental glomerulonephritis by antiserum against Transforming Growth Factor ß1. *Nature*, 1990, 346, 371-374.

[4] BROWN P.D., WAKEFIELD L.M., LEVINSON A.D., SPORN M.B. - Physiochemical activation of recombinant latent Transforming Growth Factor - beta's 1, 2 and 3. *Growth Factors,* 1990, 3, 35-43.

[5] CÁRCAMO J., ZENTELLA A., MASSAGUÊ J. - Disruption of Transforming Growth Factor ß signaling by a mutation that prevents transphosphorylation within the receptor complex. *Mol., Cell., Biol.*, 1995, 15, 1573-1581.

[6] CAREL J-C., SCHREIBER R.D., FALQUI L., LACY P.E. Transforming Growth Factor ß decreases the immunogenicity of Rat islet xenografts (rat to mouse) and prevents rejection in

association with treatment of the recipient with a monoclonal antibody to interferon - γ. *Proc. Natl. Acad. Sci. USA*, 1990, 87, 1591-1595.

[7] CARNEMOLLA B., BALZA E., SIRI A., et al. - A tumor-associated Fibronectin isoform generated by alternative splicing of messenger RNA precursors. *J.Cell Biol.*, 1989, 108, 1139-1148.

[8] CLARK D.A., FLADERS K.C., BANWATT D., et al. - Murine pregnancy decidua produces a unique immunosuppressive molecule related to Transforming Growth Factor ß2. *J. Immunol.*, 1990, 144, 3008-3014.

[9] GRAINGER D.J., KEMP D.J., LIU A.C., et al. - Activation of transforming growth factor-ß is inhibited in transgenic apolipoprotein(a) mice. *Nature*, 1994, 370, 460-462.

[10] KINGSLEY D.M. - The TGF-ß superfamily: new members, new receptors, and new genetic tests of function in different organisms. *Genes and Development*, 1994, 8, 133-146.

[11] LAWRENCE D.A. - Transforming Growth Factor - ß: a mutifunctional growth regulator. p. 215-234. *Malignant Cell Secretion*, (ed) V. Krsmanovic, J.F. Whitfield, CRC Press, Boca Raton, Florida. 1990

[12] LAWRENCE D.A. - Identification and activation of latent Transforming Growth Factor ß. *Meth. in Enzymol.*, p 327-336, vol. 198 Peptide Growth Factors, Part C (ed) D.Barnes, J.P.Mather, G.H.Sato. Academic Press Inc., San Diego USA. 1991.

[13] LAWRENCE D.A. - Transforming Growth Factor-ß: an overview. *Kidney Inter.*, 1995, 47, suppl. 49, ppS19-S23.

[14] LEBMAN D.A., NOMURA D.Y., COFFMAN R.L., LEE F.D. - Molecular characterization of germ-line immunoglobulin A transcripts produced during Transforming Growth Factor type ß-induced isotype switching. *Proc. Natl. Acad. Sci. USA*, 1990, 87, 3962-3966.

[15] LEFER A.M., TSAO P., AOKI N., PALLADINO M.A.Jr. - Mediation of cardioprotection by Transforming Growth Factor-ß. *Science*, 1990, 249, 61-64.

[16] LINK J., BING HE., NAVIKAS V., et al. - Transforming Growth Factor-ß1 suppresses autoantigen-induced expression of pro-inflammatory cytokines but not of interleukin-10 in multiple sclerosis and myasthenia gravis. *J. Neuroimmunol*, 1995, 58, 21-35.

[17] LOGAN A., BERRY M., GONZALEZ A.M., et al. - Effects of Transforming Growth Factor ß1 on scar production in the injured central nervous system of the rat. *Europ. J. Neuroscience,* 1994, 6, 355-363.

[18] MACKIE E.J., CHIQUET-EHRISMANN R., ADAMS-PEARSON C., et al. - Tenascin is a stromal marker for epithelial malignancy in the mammary gland. *Proc. Natl. Acad. Sci. USA*, 1987, 84, 4621-4625.

[19] McCARTNEY N.L., WAHL S.M. - Transforming Growth Factor-ß: a matter of life and death. *J. Leukocyte Biol.,* 1994, 55, 401409.

[20] MIYAZONO K., ICHIJO H., HELDIN C-H. - Transforming Growth Factor-ß: latent forms, binding proteins and receptors. *Growth Factors,* 1993, 8, 11-22.

[21] OKADOME T., YAMASHITA H., FRANZÊN P., et al. - Distinct roles of the Transforming Growth Factor-ß type I and type II receptors in signal transduction. *J. Biol., Chem.,* 1994, 269, 30753-30756.

[22] OURSLER M.J., RIGGS B.L., SPELSBERG T.C. - Glucocorticoïd-induced activation of latent transforming growth factor-beta by normal human osteoblast-like cells. *Endocrinology*, 1993, 133, 2187-2196.

[23] RANDOW F., SYRBE U., MEISEL C., et al. - Mechanism of endotoxin desensitization: involvement of interleukin 10 and Transforming Growth Factor-ß. *J. Exp. Med.*, 1995, 181, 1887-1892.

[24] RAYNAL S., JULLIEN P., LAWRENCE D.A. - Transforming Growth Factor-ß1 enhances serum-induced dephosphorylation of the P53 protein in cell lines growth-inhibited by this factor. *Growth Factors*, 1994, 11, 197-203.

[25] RAYNAL S., LAWRENCE D.A. - Differential effects of transforming growth factor-ß1 on protein levels of p21 WAF and cdk-2 and on cdk-2 kinase activity in human RD and CCL64 mink lung cells. *Inter. J. Oncol.*, 1995, 7, 337-341.

[26] REILLY M.A., DANIELPOUR D., ROBERTS A.B., SPORN M.B. - Regulation of expression of Transforming Growth Factor - ß isoforms is dependent upon cell type. *Growth Factors*, 1992, 6, 193-201.

[27] ROBERTS A.B., SPORN M.B. - The Transforming Growth Factor - betas, p. 419-472. (ed) M.B.Sporn, A.B. Roberts, Handbook of experimental pharmacology, vol. 95, I, *Peptide growth factors and their receptors*. Springer-Verlag, Berlin. 1990.

[28] ROWE P.M. - Clinical potential for TGF-ß. *The Lancet*, 1994, 344, 72-73.

[29] SHAH M. FOREMAN D.M., FERGUSON M.W.J. - Neutralising antibody to TGF-ß1,2 reduces cutaneous scarring in adult rodents. *J. Cell Science*, 1994, 107, 1137-1157.

[30] STEINER M.S., WAND G.S. BARRACK E.R. - Effects of Transforming Growth Factor ß1 on the adenylyl cyclase-cAMP pathway in prostate cancer. *Growth Factors*, 1994, 11, 283-290.

[31] WAHL S.M. - Transforming Growth Factor Beta (TGF-ß) in inflammation: a cause and a cure. *J. Clin. Immunol.*, 1992, 12, 61-74.

[32] WAKEFIELD L.M., LETTERIO J.J., CHEN T., et al. - Transforming Growth Factor-ß1 circulates in normal human plasma and is unchanged in advanced metastatic breast cancer. *Clin. Cancer Res.*, 1995, 1, 129-136.

[33] WANG A., SCOTT-COHEN D., PALMER E., SHEPPARD D. - Polarised regulation of Fibronectin secretion and alternative splicing by Transforming Growth factor ß. *J. Biol. Chem.*, 1991, 266, 15598-15601.

[34] ZUBER P., KUPPNER M.C., De TRIBOLET N. - Transforming Growth Factor - ß2 downregulates HLA - DR antigen expression on human malignant glioma cells. *Eur. J. Immunol.* 1988, 18, 1623-1626.

[35] ZUGMAIER G., PAIK S., WILDING G., et al. - Transforming Growth factor ß1 induces cachexia and systemic fibrosis without an antitumor effect in nude mice. *Cancer Res.*, 1991, 51, 3590-3594.

Chapitre 26

SOUS-POPULATIONS Th1 ET Th2

C. LECLERC

INTRODUCTION

Le système immunitaire se caractérise par la diversité des mécanismes effecteurs dont il peut disposer. Ainsi, il est établi depuis de nombreuses années qu'il existe une immunité humorale, dont les effecteurs sont les molécules d'anticorps produites par les lymphocytes B et une immunité cellulaire, caractérisée, par exemple, par les réactions d'hypersensibilité retardée (HSR). Les cellules T, $CD4^+$ jouent un rôle essentiel dans ces deux types de réponses immunitaires. De nombreuses observations, faites en clinique ou dans divers modèles expérimentaux, ont établi que réponses humorales et cellulaires sont souvent exclusives et sont de toute évidence soumises à des mécanismes de régulation distincts. L'analyse des marqueurs de surface des cellules T impliquées dans les réactions d'HSR ou dans la collaboration avec les lymphocytes B ne permet pas cependant de mettre en évidence l'existence de sous-populations T différentes, douées d'activités fonctionnelles distinctes.

En 1986, Mosmann et collaborateurs [28] démontraient que des lignées T, spécifiques de divers antigènes sont hétérogènes quant aux cytokines qu'elles peuvent produire après stimulation. Ces résultats, confirmés par plusieurs équipes, ont stimulé de nombreuses études depuis dix ans. Les résultats obtenus ont très largement contribué à la compréhension des mécanismes de résistance à l'infection, et des processus de régulation des réponses immunitaires.

L'EXISTENCE DE DEUX SOUS-POPULATIONS DE LYMPHOCYTES T, $CD4^+$: LES POPULATIONS Th1 ET Th2

Dans leurs premiers travaux, Mosmann et coll. [28] ont analysé la production de cytokines par une vingtaine de clones $CD4^+$, spécifiques de divers antigènes et provenant de plusieurs lignées de souris différentes. Après stimulation par l'antigène en présence de cellules présentant l'antigène (CPA) ou par la ConA, ces clones ne produisaient pas tous les mêmes cytokines. Ainsi par exemple, une partie des clones seulement produisaient de l'IL-2 ou de l'IFNγ. Sur la base de ces résultats, Mosmann et coll. [28] ont donc proposé l'existence de deux sous-populations, les Th1 et Th2 ayant des capacités différentes à produire diverses cytokines (tableau 26.1). Ces lignées ainsi classées dans ces deux groupes se sont avérées posséder des propriétés fonctionnelles très différentes. Ainsi, seules les lignées de type Th1 sont capables, injectées à des animaux normaux histocompatibles, de transférer une réaction d'HSR [1]. Les lignées Th1, productrices d'IFNγ et de lymphotoxines sont également capables, contrairement aux Th2, d'exercer une activité cytotoxique. Cette sous-population joue un rôle majeur dans l'élimination des micro-organismes intracellulaires.

TABLEAU 26.1 — PROPRIETES DES SOUS-POPULATIONS Th1 ET Th2

	Th1	*Th2*
	Cytokines	
IL-2	+	-
IFNγ	+	-
TNF-β	+	-
IL-4	-	+
IL-5	-	+
IL-6	-	+
IL-10	-	+
IL-13	-	+
IL-3	+	+
GM-CSF	+	+
TNF-α	+	+
	Fonctions	
Hypersensibilité retardée	+	-
Prolifération et différenciation des éosinophiles	-	+
Collaboration avec les lymphocytes B		
IgM et IgG3	+	+
IgG2a	+	-
IgG1	+	++
IgE	-	+

Les sous-populations Th1 et Th2 sont toutes deux capables de collaborer avec les lymphocytes B, mais induisent la production d'anticorps d'isotypes différents. De plus, des membranes isolées de clones Th1 et Th2 stimulent de façon similaire la prolifération de lymphocytes B au repos mais ne provoquent pas la synthèse d'immunoglobulines par ces lymphocytes. L'addition de surnageants de clones Th1 ou Th2 induit la production d'immunoglobulines par ces cellules ainsi activées.

Ceci indique que les cellules Th1 et Th2 sont capables de délivrer aux cellules B les mêmes premiers signaux de prolifération et d'activation mais que les cytokines qu'elles produisent sont responsables de leur capacité différente à induire la production d'immunoglobulines de certains isotypes. Ainsi, le groupe de Vitetta [41] a montré que, *in vitro*, les Th1 induisent la sécrétion d'IgG2a tandis que les Th2 induisent des IgG1. Le rôle majeur joué par l'IFN-γ dans la production des anticorps d'isotype IgG2a a été confirmé chez des souris rendues génétiquement incapables de produire le récepteur pour cette cytokine [18].

La sous-population Th2 joue un rôle majeur dans l'activation des lymphocytes B, et ceci notamment grâce à la production d'IL-4, d'IL-5, d'IL-6 et d'IL-10. En conjonction avec des anticorps anti-IgM ou anti-CD40, l'IL-4 stimule la prolifération des lymphocytes B et la production par ces cellules d'IgG1 (IgG4 chez l'homme) et d'IgE. Chez la souris, la production d'IgE est strictement dépendante de l'IL-4 et des souris rendues génétiquement incapables de produire de l'IL-4 ne produisent pas d'IgE. Chez l'homme, l'IL-13 a, comme l'IL-4, un effet stimulant marqué sur la synthèse des IgG4 et des IgE. Ces deux cytokines jouent donc un rôle majeur dans les phénomènes d'allergie [33].

L'IL-5 et l'IL-10 ont également un rôle important dans le contrôle de la sécrétion des immunoglobulines par les lymphocytes B. De plus, l'IL-5 est le facteur essentiel de croissance et de différenciation des éosinophiles.

Aucun marqueur cellulaire ne permet aujourd'hui de différencier les Th1 et les Th2. Cependant, il faut noter qu'après irradiation de souris, les cellules de type Th2 réapparaissent après 4 à 6 semaines alors qu'il faut trois mois pour que ces animaux récupèrent des cellules de type Th1.

Il faut noter que la dichotomie Th1/Th2 a été établie à partir de lignées de lymphocytes T maintenus en culture. L'analyse au niveau individuel des diverses cytokines produites par des lymphocytes T, $CD4^+$ a mis en évidence une très grande diversité dans les différents profils de secrétion [21]. Il existerait de fait une régulation autonome de la production des diverses cytokines et dans beaucoup de cas, la stricte classification en sous-populations Th1 ou Th2 ne rend pas compte de la diversité des réponses T observées.

LES SOUS-POPULATIONS DE LYMPHOCYTES T, $CD8^+$

Récemment, plusieurs études ont établi l'existence d'une dichotomie fonctionnelle de type Th1/Th2 parmi les lymphocytes T, $CD8^+$. En règle générale, les lymphocytes T, $CD8^+$ activés secrètent des cytokines correspondant à un profil de type Th1. Cependant, l'IL-4 induit la différenciation de lymphocytes T, $CD8^+$ en cellules secrétant des cytokines de type Th2 (IL-4, IL-5, IL-6 et IL-10). La capacité cytotoxique de ces $CD8^+$ de type Th2 reste controversée mais cette dichotomie des réponses T, $CD8^+$ pourrait jouer un rôle important dans certaines infections comme le SIDA ou dans l'évolution de maladies auto-immunitaires [39].

LES FACTEURS INFLUENÇANT L'ACTIVATION OU LA DIFFERENCIATION DES POPULATIONS Th1 ET Th2

Les précurseurs Th0 et leur différenciation en sous-populations Th1 et Th2

L'existence des sous-populations Th1 et Th2 a été initialement mise en évidence à partir de lignées T maintenues en culture depuis plusieurs semaines ou mois. En 1989, Firestein et coll. [10] ont cependant montré qu'un pourcentage élevé de clones T établis depuis peu de temps présentaient un profil différent de celui des Th1 et Th2. Ces cellules produisaient en effet de l'IL-2, IL-3, IL-4, IFNγ et TNF. Ces clones T ont été montrés être les précurseurs des Th1 et Th2 et ont reçu le nom de Th0. Les précurseurs de type

Th0 sont issus d'une sous-population ne produisant que de l'IL-2. L'utilisation de souris transgéniques permettant l'élimination sélective des cellules exprimant le gène de l'IL-4 a de plus permis de démontrer que les Th1 et Th2 proviendraient d'un précurseur commun, exprimant le gène de l'IL-4 lors de sa différenciation [20].

La différenciation des précurseurs Th0 en sous-populations Th1 et Th2 est contrôlée essentiellement par l'IL-4, l'IL-12 et l'IFNγ. La connaissance des cytokines impliquées dans la différenciation des sous-populations Th1/Th2 a beaucoup progressé grâce à l'utilisation de souris transgéniques pour un récepteur T spécifique d'un antigène donné. En présence d'IL-4 et de l'antigène, ces lymphocytes se différencient *in vitro* en Th2, et ceci quelle que soit la CPA utilisée [31]. Cet effet majeur de l'IL-4 dans la différenciation des lymphocytes Th2 est confirmé par l'absence de cytokines de type Th2 chez des souris génétiquement incapables de produire de l'IL-4.

L'IL-12, produite essentiellement par les macrophages et les lymphocytes B, joue un rôle primordial dans la différenciation des lymphocytes Th1 [31]. L'IL-4 a cependant un effet dominant sur l'IL-12 et des lymphocytes T cultivés en présence de ces deux cytokines se différencient en cellules Th2.

L'IFNγ jouerait également un rôle important dans la différenciation des Th1. Ainsi, Gajewski et coll. [12] ont établi que la majorité des clones cultivés en présence d'IL-2 se différenciaient en Th2, alors qu'en présence d'IL-2 et d'IFNγ, la majorité des clones obtenus étaient de type Th1. Le blocage de la différenciation des Th2 par l'IFNγ a été vérifié par Maggi et coll. [26] avec des lignées T établies à partir du sang périphérique de patients allergiques à des antigènes d'acariens. Des données contradictoires ont cependant été obtenues dans d'autres systèmes expérimentaux.

Il faut noter que des souris rendues génétiquement incapables de synthétiser le récepteur pour l'IFN-γ développent cependant des réponses de type Th1 en réponse à une stimulation virale, ou après infection par *Leishmania major*. Ces données suggèrent donc que l'action de l'IL-12 sur l'activation des Th1 serait indépendante de la production d'IFN-γ.

D'autres facteurs, tels que l'IL-1α ou le TGF-β, pourraient également influencer la différenciation des Th0 ou la croissance des Th1 et Th2. Ainsi, l'IL-1α est un facteur de croissance autocrine pour les Th2 alors que le TGF-β favoriserait le développement des Th1. Une fois différenciées, les sous-populations Th1 et Th2 apparaissent stables in vivo et des études de transfert adoptif ont montré que ces cellules pouvaient persister pendant des mois en l'absence de stimulation antigénique. La restimulation in vitro de ces lymphocytes permet de mettre en évidence un profil de cytokines comparable à celui des cellules transférées [42].

In vitro, cependant, il est possible de convertir une population de cellules Th1 en Th2 par culture en présence d'IL-4. Par contre, la population Th2 apparaît stable et n'est pas influencée par la culture en présence d'IL-12 [35].

Le rôle de l'environnement de l'antigène dans la polarisation Th1/Th2

La démonstration du rôle que jouent les cytokines IL-4, IL-12 et IFNγ dans la différenciation des Th1 et Th2 permet de supposer que l'induction sélective de la production d'une de ces cytokines au moment de l'interaction du système immunitaire avec un antigène aura des conséquences importantes sur la nature de la sous-population Th1 ou Th2 activée par cet antigène. Cette modification de l'environnement de l'antigène peut venir, soit de l'antigène lui-même, soit de l'exposition simultanée du système immunitaire à certains facteurs environnementaux (infections, produits pharmacologiquement actifs) qui vont induire la production de certaines cytokines par des lymphocytes T ou par d'autres cellules comme les mastocytes. Ainsi, des souris infectées par *Nippostrongylus brasiliensis* ou par *Schistosoma mansoni*, et immunisées par des antigènes tels que la myoglobine ou les globules rouges de moutons développent des réponses majoritairement de type Th2 [23]. Au contraire, *Brucella abortus* favorise l'activation de clones Th1. Le fait que les anticorps induits lors d'une infection virale soient essentiellement d'isotype IgG2a peut également être interprété comme marquant l'activation préférentielle de lymphocytes Th1, sous l'influence de l'interféron induit par l'infection virale. Il faut d'ailleurs noter que l'immunisation contre l'anatoxine tétanique d'animaux infectés par le virus de l'hépatite virale entraîne la production d'anticorps IgG2a, au contraire d'animaux normaux qui développent des réponses d'isotype IgG1.

In vitro, la toxine cholérique inhibe la prolifération de lignées de type Th1 sans modifier la croissance ou l'activation de lignées Th2. Cette inhibition sélective semble due à l'augmentation du taux intracellulaire d'AMP cyclique. Les prostaglandines E2, qui stimulent la production d'AMP cyclique aussi bien par les Th1 que par les Th2, n'inhibent cependant que la production des cytokines par les Th1 sans affecter l'activation des Th2. Ceci confirme l'hypothèse d'une inhibition sélective de l'activation des lignées Th1 par l'AMPc. Ces résultats expliqueraient pourquoi certains microorganismes induisent une forte polarisation des réponses Th1/Th2. Ainsi, *Bordetella pertussis*, dont un des facteurs majeurs de virulence est l'adénylcyclase, inhiberait la différenciation ou l'activation de lymphocytes Th1, ce qui expliquerait la capacité de ces bactéries à stimuler la synthèse d'IgE.

La vitamine A jouerait également un rôle dans l'activation Th1/Th2 et des taux de ce facteur anormalement bas favoriseraient le développement de réponses Th1. La diminution des réponses anticorps observées lors des avitaminoses A serait liée à cette activation préférentielle des Th1.

Le rôle de l'antigène dans la polarisation Th1/ Th2

Le rôle exact de l'antigène dans l'induction préférentielle des Th1 ou Th2 reste encore à élucider. Certaines données pourraient cependant suggérer que les lymphocytes Th1 et Th2 ont un répertoire différent. Par exemple, des lignées T, Th1 et Th2, provenant de souris infectées par *Leishmania major*, reconnaissent des fractions antigéniques différentes [38]. Récemment, Skeiky et al. [40] ont cloné un antigène de *Leishmania braziliensis* qui stimule préférentiellement la production de réponses Th1 par des cellules de sang périphérique de patients infectés par ce parasite. L'activation des cellules Th1 serait liée à la capacité de cet antigène à stimuler la synthèse d'IL-12. Certains antigènes pourraient donc modifier la polarisation Th1/Th2 grâce à leur capacité à provoquer la synthèse de certaines cytokines. Ainsi, un oligosaccharide purifié à partir d'oeufs de schistosomes provoque la production d'IL-10 par les lymphocytes de souris infectées. De même, l'immunisation par un peptide contenant huit copies d'un épitope T de *Leishmania major* induit une réponse T qui se caractérise par une très forte production d'IL-4, en absence d'IL-2 et d'IFNγ. Cette induction d'une réponse Th2 par ce peptide présenté sous forme d'octamère, s'accompagne d'une aggravation de l'infection parasitaire [24]. Il faut cependant noter que ces études ne permettent pas de conclure à l'existence de répertoires différents pour les Th1/Th2. Au contraire, l'analyse de la spécificité fine de lignées Th1 et Th2 spécifiques pour le peptide 64-76 de l'hémoglobine a démontré que ces lignées reconnaissaient les mêmes motifs peptidiques [9]. Les lymphocytes T provenant de sujets normaux ou allergiques reconnaissent également les mêmes épitopes de l'allergène Bet v 1.

Si la nature des peptides reconnus par les lymphocytes Th1 et Th2 ne semble pas, dans l'état actuel de nos connaissances, un des paramètres majeurs de l'orientation Th1/Th2, la forme sous laquelle est présenté l'antigène pourrait par contre jouer un rôle important dans cette polarisation. Des antigènes de haut poids moléculaire, créés par exemple par polymérisation par le glutaraldéhyde, induisent une forte inhibition des réponses IgE associée avec une élévation importante des réponses IgG2a. Cette modulation est abolie par l'injection d'un anticorps monoclonal anti-IFNγ, ce qui suggère que des antigènes de haut poids moléculaire stimulent préférentiellement l'activation de Th1. Ces résultats sont tout à fait en accord avec les travaux de de Wit et coll. [4] qui ont démontré que l'injection de gammaglobulines humaines désagrégées induit la suppression des réponses de type Th1, sans affecter les réponses de type Th2. Un antigène sous forme soluble activerait donc préférentiellement des réponses de type Th2 tandis qu'un antigène particulaire, ou de haut poids moléculaire, activerait préférentiellement les lymphocytes Th1.

Le rôle des cellules présentatrices d'antigène, dans la différenciation et l'activation des sous-populations Th1 et Th2

Le fait que l'état soluble ou polymérisé d'un antigène modifie sa capacité à induire des réponses Th1 ou Th2 pourrait être lié à la capacité différente qu'ont diverses cellules présentatrices d'antigène (CPA) à activer ces mêmes populations. En effet, Gajewski et coll. [13], utilisant des lignées Th1 et Th2 spécifiques de l'ovalbumine, ont démontré que les lymphocytes B stimulent de façon optimale la prolifération des clones Th2 alors qu'une forte prolifération des clones Th1 est observée avec les cellules adhérentes. Un antigène de type particulaire étant présenté de façon préférentielle par des cellules phagocytaires, comme les macrophages, ceci expliquerait le rôle joué par l'état de l'antigène sur l'induction de réponses Th1 ou Th2. Utilisant des souris transgéniques pour un récepteur T spécifique du cytochrome c, Duncan et Swain [5] ont démontré que la stimulation de lymphocytes Th0 en présence de lymphocytes B comme CPA induisait la production d'IFN-γ, alors que la restimulation en présence de macrophages favorisait la production d'IL-4. Ces données contradictoires mettent en évidence la complexité des mécanismes impliqués dans l'activation différentielle des sous-population Th1/Th2.

Cette différence d'activation des Th1 et Th2 par les lymphocytes B et les macrophages pourrait être liée à la génération de peptides différents par ces CPA. Ceci cependant ne semble pas être le cas car les travaux de Gajewski et coll. [13] ont démontré que cette différence était observable, non seulement avec l'ovalbumine, mais également avec le peptide correspondant à l'épitope T reconnu.

L'un des mécanismes par lesquels la CPA peut modifier l'orientation Th1/Th2 est la production sélective de certaines cytokines. Ainsi, suivant leur état d'activation, les macrophages peuvent produire de l'IL-1 ou de l'IL-12. L'IL-1 est un facteur de co-stimulation important pour les Th2, mais non pour les Th1 qui, de surcroît, n'expriment pas de récepteur de haute affinité pour cette cytokine. Au contraire, l'IL-12 stimule l'activation des cellules Th1. Suivant le niveau des diverses cytokines produites, le macrophage peut donc stimuler l'une ou l'autre de ces sous-populations.

Plusieurs études ont démontré que les cellules dendritiques de la rate stimulent de façon très efficace la différenciation des lymphocytes Th1, et ceci notamment grâce à leur capacité à produire de l'IL-12. *In vivo*, l'injection de cellules dendritiques préalablement incubées avec un antigène permet l'activation d'une réponse de type Th1 et l'induction de réponses anticorps d'isotypes IgG1 et IgG2a [3]. Dans les mêmes conditions, les macrophages favorisent la sécrétion d'anticorps IgG1 et IgE.

La capacité de CPA autres que les lymphocytes B, les cellules dendritiques ou les macrophages à stimuler les Th1 ou les Th2 a été peu étudiée. Il a cependant été montré que les cellules de Langerhans, ainsi que des cellules épidermiques, sont capables *in vitro* de stimuler aussi bien les Th1 que les Th2. Après exposition aux ultra-violets, ces cellules toutefois ne présentent plus l'antigène aux cellules Th1 mais le présentent toujours aux Th2. Des cellules hépatiques, non parenchymateuses, présentent l'antigène de façon efficace à des clones Th1 mais non à des clones Th2. Ces quelques données suggèrent qu'il pourrait exister un contrôle tissulaire de la différenciation des Th1 et Th2 de par les capacités différentes des diverses CPA à activer ces sous-populations.

Le rôle des molécules B7 dans la différenciation des sous-populations Th1 et Th2

Outre leur capacité à produire diverses cytokines, les cellules présentatrices d'antigène diffèrent également de par les molécules accessoires qu'elles présentent à leur surface. L'association des molécules CD28 ou CTLA4 à leurs ligands B7-1(CD80) et B7-2(CD86) induit un signal de costimulation des lymphocytes T. Les monocytes expriment B7-2 de façon constitutive alors que l'expression de B7-1 est induite par l'IFN-γ. Les lymphocytes B expriment rapidement B7-2 après activation, alors que B7-1 apparaît plus tardivement. Les cellules dendritiques non stimulées expriment faiblement B7-2 et l'activation par le GM-CSF induit une augmentation de l'expression de B7-1 et B7-2. Diverses approches ont récemment indiqué que B7-2 donnerait un signal de costimulation favorisant la synthèse d'IL-4 par les lymphocytes T et dirigerait donc l'activation des Th2 [11]. Au contraire, B7-1 favoriserait la stimulation de réponses Th1 [22].

Le contrôle génétique de l'activation des sous-populations Th1 et Th2

L'analyse des réponses de souris immunisées par le collagène humain de type IV a mis en évidence le rôle important que jouent les antigènes du complexe majeur d'histocompatibilité CMH de type II sur l'orientation des réponses T. En effet, le collagène stimule l'induction de réponses T prolifératives, associées à la production d'IL-2 et d'IFNγ chez des souris I-A^s. Pour toutes les autres lignées de souris, et notamment les souches I-A^b, l'immunisation par cet antigène provoque l'induction de réponses anticorps élevées et l'activation de cellules T, $CD4^+$, produisant de l'IL-4 et de l'IL-5 après stimulation [30]. L'activation sélective de Th1 chez les souris H-2^s et de Th2 chez des souris H-2^b ou H-2^d peut être mise en évidence après injection du collagène ou du même peptide 675-704, correspondant à l'épitope T immunodominant pour ces deux lignées de souris. Il est cependant intéressant de noter que ce peptide est susceptible d'induire des réponses de type Th1 chez des souris H-2^b, à condition d'augmenter les doses injectées d'un facteur cent. Le "processing" de l'antigène semble donc différent chez les souches de souris H-2^s et H-2^b et produirait des concentrations différentes du peptide immunodominant. Ainsi, de fortes concentrations de peptide associé aux antigènes du CMH de classe II activeraient les cellules Th1 tandis que ce peptide présent en faible densité induirait la différenciation des cellules Th2. L'utilisation de divers analogues peptidiques ayant une capacité variable à se fixer aux molécules de classe II du CMH a récemment permis de démontrer que l'activation des Th1 ou Th2 était en corrélation avec une fixation, respectivement forte ou faible du peptide à ces molécules [36]. Ces résultats pourraient notamment expliquer pourquoi l'induction d'anticorps d'isotype IgE est favorisée par l'administration de faibles doses d'antigène.

LE RÔLE DES SOUS-POPULATIONS Th1 ET Th2 DANS LA RÉSISTANCE AUX INFECTIONS PARASITAIRES

La leishmaniose cutanée murine

Le rôle majeur que jouent les cellules Th1 et Th2 dans la résistance aux infections a été extrêmement bien documenté dans le cas de la leishmaniose cutanée murine. La résistance à cette infection est génétiquement contrôlée : les souches résistantes, telles que la C57BL/6, guérissent spontanément après avoir développé une lésion cutanée et deviennent alors résistantes à une nouvelle infection. Par contre, les souches de souris sensibles, telles que la souche BALB/c, développent une infection qui se généralise et tue les souris en quelques semaines. L'analyse des ARN messagers préparés à partir des rates ou des ganglions de BALB/c et C57BL/6 infectées a permis de mettre en évidence des différences essentielles dans le profil des cytokines produites par ces deux lignées de souris, après infection par le parasite. Les souris BALB/c, sensibles, expriment des ARN messagers pour l'IL-4 et IL-10 alors que les C57BL/6 expriment des ARN messagers codant pour l'IFNγ. Ces cytokines sont essentiellement produites par les lymphocytes $CD4^+$ [17]. La production importante d'IL-4 par les souris BALB/c s'accompagne d'une

TABLEAU 26.2 — SOUS-POPULATIONS Th1 ET Th2 CHEZ DES SOURIS INFECTEES PAR SCHISTOSOMA MANSONI

Traitement des souris	*Cytokines majoritairement produites*	*Sous-populations Th1/Th2*
Infection percutanée par des cercaires (étude sur les splénocytes)	Production d'IFNγ et d'IL-2 qui diminue au cours de l'infection et production d'IL-4 et d'IL-5 qui augmente parallèlement	Th1 suivi de Th2
Injection d'oeufs (étude sur les ganglions drainants)	Du jour 0 au jour 7 : IFNγ, IL-2, IL-4, IL-5, IL-10 puis IL-4, IL-5, IL-10	Th0 Th2
Vaccination par des cercaires irradiés induisant une immunité protectrice (étude sur les splénocytes)	IFNγ, IL-2	Th1
Idem suivi d'injection d'oeufs	IL-5	Diminution des Th1 et apparition de Th2

TABLEAU 26.3 — SOUS-POPULATIONS Th1 ET Th2 DANS DIVERSES INFECTIONS PARASITAIRES MURINES

Parasite	*Souches de souris (ou traitement des souris)*	*Cytokines majoritairement produites*	*Relation Th1/Th2 et résistance à l'infection*
Trichuris muris	B.10BR (infection chronique, souche sensible)	IL-6, IFNγ	Profils Th1/Th2 intermédiaires
(analyse au niveau des cellules des ganglions mésentériques)	BALB/K (infection aiguë, souche résistante)	IL-2, IL-4, IL-5, IL-6, IL-9	Le profil proche de Th2 corrèle avec la résistance à l'infection
Trichinella spiralis	B10.G (infection chronique, souche sensible) (analyse au niveau des ganglions)	IL-4, IL-5, IL-9	Pas de corrélation avec la résistance à l'infection
	NIH (infection aiguë, souche résistante) (analyse au niveau des ganglions)	IL-4, IL-5, IL-9	
	B10.Q (analyse au niveau de la rate et des ganglions)	Production d'IFNγ dans la rate et d'IL-5 dans les ganglions	Profils Th1/Th2 différents suivant les organes
Trypanosoma cruzi	C57BL/6 (souche résistante) C3H/HeSnJ (souche sensible)	IFNγ produit par ces deux souches de souris	Pas de corrélation avec la résistance à l'infection
Plasmodium chabaudi chabaudi	Transfert de clones Th1 ou Th2		Protection par les deux types de clones

élévation importante des taux sériques d'IgE. La première indication qu'il pourrait exister une relation causale entre le type de cytokines produites et la résistance à la leishmaniose est venue d'expériences où les souris BALB/c, sensibles, étaient traitées par l'anticorps monoclonal GK1-5 anti-CD4$^+$. Ce traitement permet aux souris BALB/c de contrôler l'infection par le parasite et leur confère donc un phénotype résistant. Ces animaux ainsi traités, huit semaines après infection, produisaient des ARN messagers pour l'IFNγ et non pour l'IL-4, contrairement aux BALB/c non-traitées par l'anticorps monoclonal.

Ces résultats ont été confirmés par l'établissement de lignées T, spécifiques d'antigènes du parasite et provenant de BALB/c traitées ou non par l'anticorps anti-CD4, GK1-5. La lignée T, CD4$^+$, TCR-α/β$^+$, dérivée de BALB/c infectées produisait de l'IL-4 et de l'IL-5 après stimulation par des extraits de leishmanies. Au contraire, la lignée T dérivée de BALB/c traitées par l'anticorps GK1-5 produisait après stimulation antigénique de l'IL-2 et l'IFNγ. Des lignées de type Th1 ou Th2 ont également été obtenues à partir de souris BALB/c infectées en restimulant les cellules ganglionnaires avec différentes fractions antigéniques purifiées à partir d'extraits parasitaires [38]. Transférées à des souris BALB/c ou à des souris SCID, les lignées de type Th1 protègent contre l'infection alors que les lignées de type Th2 augmentent la taille des lésions induites par injection du parasite.

Les rôles respectifs que jouent les populations Th1 et Th2 dans la leishmaniose sont médiés par l'IFNγ et l'IL-4. En effet, l'administration d'un anticorps monoclonal neutralisant l'IFNγ abolit la résistance à l'infection de souris C57BL/6. De même, des souris C57BL/6 génétiquement incapables de produire de l'IFN-γ ou d'exprimer le récepteur pour cette cytokine perdent la capacité à contrôler l'infection par *Leishmania major*. Au contraire, des souris BALB/c traitées par un anticorps monoclonal anti-IL-4 au début de l'infection par les leishmanies ne développent de lésions que de très faible taille, et qui guérissent spontanément [37]. Ces souris traitées par un anticorps anti-IL-4 deviennent résistantes à une réinfection et développent des réponses de type Th1. L'IL-4 cependant n'est pas la seule responsable de la pathologie observée chez les souris BALB/c car son injection à fortes doses chez des souris C57BL/6 n'abolit pas la résistance de cette lignée à l'infection par les leishmanies.

Bien que le rôle essentiel de l'IFN-γ dans la résistance à l'infection par des leishmanies soit bien établi, l'administration de cette cytokine à des souris sensibles ne permet pas de les protéger contre l'infection par ce parasite. Au contraire, l'administration d'IL-12 à des souris BALB/c les protègent extrêmement efficacement contre l'infection par *Leishmania major* ou *Leishmania donovani*. Cet effet protecteur de l'IL-12 est associé à une inhibition de la production d'IL-4 et une augmentation de la synthèse d'IFN-γ. L'immunisation de BALB/c avec un extrait de leishmanies ou avec un antigène recombinant récemment cloné permet d'induire une immunité protectrice contre *Leishmania major* lorsque ces antigènes sont injectés en présence d'IL-12 [29].

Les mécanismes responsables de l'activation préférentielle des Th1 chez les C57BL/6 et des Th2 chez les BALB/c sont encore inconnus. Cependant, cette dichotomie ne dépend pas de la capacité infectieuse du parasite. En effet, trois jours après injection de promastigotes tués ou d'extraits parasitaires, les ganglions provenant de BALB/c produisent de l'IFNγ, de l'IL-4 et de l'IL-5, tandis que les ganglions de C57BL/6, immunisés de la même façon, produisent uniquement de l'IFNγ.

Autres infections parasitaires

Les résultats obtenus dans le modèle de la leishmaniose ont suscité de nombreux travaux centrés sur l'analyse des réponses Th1/Th2 dans diverses infections parasitaires. Des dichotomies similaires dans l'activation de ces sous-populations ont été mises en évidence dans la plupart des modèles étudiés. Ainsi, dans le cas de l'infection de souris par *Schistosoma mansoni*, la protection conférée par la vaccination avec des larves irradiées corrèle avec l'activation des lymphocytes Th1 (tableau 26.2). Au contraire, l'établissement d'une infection chronique après infection par des cercaires est associé à l'activation de lymphocytes Th2 [34]. Dans ce modèle, l'activation préférentielle de lymphocytes Th2 serait sous la dépendance de l'antigène. En effet, chez les animaux infectés, des extraits solubles des oeufs des schistosomes stimulent de façon prépondérante la sécrétion de lymphokines de type Th2. De plus, l'injection d'oeufs chez des animaux vaccinés modifie profondément le profil de cytokines produites qui, d'une dominance Th1, deviennent majoritairement de type Th2. Les mécanismes exacts par lesquels les oeufs stimulent préférentiellement les lymphocytes de type Th2 restent encore à élucider mais l'IL-4 joue de toute évidence un rôle essentiel dans ces processus.

Ces études ont également mis en évidence une éventuelle compartimentalisation des sous-populations Th1 et Th2. Ainsi, chez des souris infectées par *Schistosoma mansoni*, des réponses de type Th1 sont détectées dans la rate alors que les ganglions produisent plutôt des cytokines de type Th2. Des résultats similaires ont été obtenus chez des souris infectées par *Trichinella spiralis* [7, et tableau 26.3]. Ceci reflète la complexité des mécanismes mis en jeu et doit également amener à considérer avec beaucoup de prudence les études n'analysant que quelques cytokines, et ceci pour une seule localisation tissulaire. Ainsi, l'absence de corrélation des profils Th1/Th2 avec la résistance à l'infection par *Trichinella spiralis* (tableau 18.3) pourrait être liée à l'analyse exclusive des réponses ganglionnaires. Ces études ont également mis en évidence la complexité des profils des cytokines produites par les animaux infectés ; cette complexité pouvant être due à l'activation simultanée des sous-populations Th1/Th2 ou à la présence de précurseurs de type Th0.

Les travaux réalisés dans les modèles de la leishmaniose et de la bilharziose ont clairement indiqué que les Th1 jouent un rôle essentiel dans la protection anti-parasitaire, tandis que les Th2 sont responsables des pathologies induites par ces parasites. Cependant, des travaux réalisés avec des nématodes, *Heligmosomoïdes polygyrus*, *Nippostrongylus brasiliensis* et *Trichuris muris* ont montré que cette corrélation est en fait trop simplificatrice. En effet, alors que l'administration d'anticorps anti-IL-4 ne modifie pas la résistance à *N. brasiliensis*, elle diminue fortement la capacité des souris à contrôler une infection par *H. polygyrus*. Dans le cas de *T. muris*, l'injection d'anticorps anti-IFNγ permet l'élimination du parasite par des souches de souris sensibles, alors que le traitement par anticorps anti-IL-4 abolit la capacité de lignées résistantes à contrôler l'infection [8]. Ce même traitement abolit également totalement l'immunité induite par exposition de souris à *H. polygyrus* en présence d'un composé toxique pour cet helminthe. L'IL-4 peut donc exercer un effet protecteur dans certaines infections parasitaires, protection qui pourrait être associée à la production d'IgE dont le rôle essentiel dans la protection a été démontré dans une autre helminthiase, la bilharziose. Le rôle des Th2 dans l'éosinophilie doit être également considéré, quoique dans le cas de *H. polygyrus* le traitement par un anti-IL-5, bien que bloquant le développement d'une éosinophilie, ne modifie pas le cours de l'infection.

De plus, des clones Th1 et Th2 se sont montrés capables de protéger des souris contre l'infection par *Plasmodium chabaudi chabaudi*. Les clones Th1 protègent les souris par un mécanisme dépendant des dérivés nitrés et responsable de l'élimination intracellulaire des parasites tandis que la protection assurée par les Th2 se fait grâce à la production d'anticorps IgG1.

SOUS-POPULATIONS Th1 ET Th2 ET INFECTIONS BACTERIENNES OU VIRALES

L'induction d'une résistance à l'infection contre des bactéries intra-cellulaires, telles que *Mycobacterium leprae* ou *Listeria monocytogenes* apparaît liée à l'activation préférentielle de lymphocytes Th1. Ceci, sans nul doute, est lié au rôle important que joue l'IFNγ dans l'activation des capacités bactéricides des macrophages. L'administration d'anticorps monoclonaux anti-IL-4 à des souris infectées par *Listeria monocytogenes* augmente de façon très significative la résistance de ces animaux à l'infection [15]. Des résultats similaires ont été obtenus dans des modèles de candidose murine où ce traitement protège la quasi-totalité des animaux, et permet l'établissement d'une réponse de type Th1. Les résultats obtenus pour la leishmaniose murine sont donc certainement généralisables à beaucoup d'infections impliquant des microorganismes intracellulaires.

Compte-tenu du rôle important que joue l'IFNγ dans la résistance anti-virale, il peut être prédit que les Th1 jouent certainement un rôle majeur dans la résistance à nombre d'infections virales. Peu d'informations sont cependant disponibles dans ces modèles. Des travaux récents semblent indiquer que les lymphocytes Th2 seraient préférentiellement activés chez des souris infectées par le virus de la leucémie murine en présence de LP-BM5, co-infection à l'origine d'un syndrome d'immunodéficience chez la souris. Cette activation préférentielle pourrait jouer un rôle dans la stimulation chronique des lymphocytes B et l'augmentation des taux d'IgE sériques. Cette hypothèse est fortement étayée par l'observation récente que des souris génétiquement incapables de produire de l'IL-4 résistent à l'infection par LP-BM5.

LES SOUS-POPULATIONS Th1 ET Th2 CHEZ L'HOMME

L'existence de sous-populations T chez l'homme, identifiables sur la base d'une production différentielle de cytokines, a été pendant plusieurs années l'objet de nombreuses controverses. Aujourd'hui cependant, l'étude des cytokines produites par des clones de lymphocytes T provenant de malades atteints de diverses infections, ou souffrant d'allergies, a apporté la preuve incontestable de l'existence de sous-populations T, $CD4^+$, chez l'homme, équivalentes aux Th1 et Th2 identifiées chez la souris.

Sous-populations Th1 et Th2 chez des malades souffrant de diverses infections

L'activation sélective de lymphocytes de type Th1 a été démontrée lors d'infections par *Yersinia enterocolitica* et *Borrelia burgdorferi* (tableau 26.4). Des clones ou lignées T isolés à partir du sang périphérique ou du liquide synovial de malades infectés par ces pathogènes produisent majoritairement de l'IFNγ [45]. Au contraire, des clones T, spécifiques de l'anatoxine tétanique et provenant des mêmes malades, produisent essentiellement de l'IL-4 et IL-5 après restimulation.Cette dichotomie a pu être mise en évidence après restimulation des clones par l'antigène ou par des mitogènes tels que la ConA.

Dans le cas de patients infectés par *Mycobacterium leprae*, la nature des sous-populations T activées dépend des formes que revêt l'infection. Ainsi, l'analyse des ARN messagers extraits de biopsies cutanées de lésions tuberculoïdes a permis de mettre en évidence des ARN messagers codant pour l'IL-2 et l'IFNγ. Au contraire, des ARN messagers pour l'IL-4, l'IL-5 et l'IL-10 prédominent dans le cas de lésions lépromateuses [44]. Ces résultats ont été confirmés par l'analyse des cytokines produites par des clones T provenant de malades atteints de lèpre tuberculoïde. Ces clones, spécifiques de protéines de choc thermique, produisent de l'IL-2 et de l'IFNγ, ce qui est en accord avec l'existence d'une immunité de type hypersensibilité retardée chez ces malades [16]. Cette dichotomie Th1/Th2 n'est toutefois pas totalement exclusive car certains des clones producteurs d'IFNγ produisent également des quantités détectables d'IL-4 et d'IL-5.

Sous-populations Th1 et Th2 et SIDA

Le rôle des sous-populations Th1 et Th2 dans l'infection par le virus VIH-1 reste extrêmement controversé. Clerici et Shearer [2] ont établi que la progression vers le SIDA de patients infectés par le VIH-1 s'accompagne d'une modification du profil des cytokines produites par ces malades. Ainsi, une transition d'un profil de type Th1 (IL-2 élevé, IL-4 et IL-10 faibles) à un profil de type Th2 (IL-2 faible, IL-4 et IL-10 élevés) peut être mis en évidence suivant le stade de l'infection. Cette diminution de la synthèse d'IL-2 s'accompagne d'une forte diminution de la production d'IL-12. L'addition de cette cytokine à des cellules de malades restaure leurs réponses cellulaires in vitro [2].

Récemment, plusieurs groupes ont obtenu cependant des résultats en désaccord avec ces premières observations. Ainsi, l'équipe de Fauci a démontré que les lymphocytes T, $CD4^+$, de malades produisent de faibles taux d'IL-2 et d'IL-4, quel que soit le stade de la maladie [14]. De plus, l'analyse de la production de cytokines par un nombre élevé de clones provenant d'individus infectés par le VIH-1 a mis en évidence une augmentation modérée du pourcentage de clones de type Th0, mais n'est pas en faveur d'une polarisation vers un profil de type Th2 [27]. Ces travaux ont également démontré que le VIH se réplique préférentiellement dans des lymphocytes T, $CD4^+$, de type Th2. Aucune réplication virale n'a été observée après infection de clones de type Th1 par le VIH. Une meilleure compréhension de ces diverses observations sera certainement essentielle pour la mise au point de stratégies vaccinales efficaces.

Activation préférentielle de lymphocytes T de type Th2 chez des patients souffrant de diverses allergies

Des études récentes ont mis en évidence l'activation préférentielle de lymphocytes T de type Th2 chez des malades souffrant de diverses allergies (tableau 26.5). Beaucoup de ces études ont été réalisées en analysant la production de lymphokines par des clones T, $CD4^+$, spécifiques d'allergènes et obtenus à partir de lymphocytes du sang périphérique de sujets allergiques ou anormaux. Ainsi, des clones T ont été obtenus pour des allergènes extraits de venin d'abeille, de pollens ou d'acariens de poussière de maison. Les clones provenant d'individus allergiques produisent tous de fortes quantités d'IL-4 et peu, ou pas, d'IFNγ [25, 32, 46]. Ces clones produisent également de l'IL-5, IL-6, TNFα, GM-CSF, et dans certains cas de l'IL-2. Des clones T provenant des mêmes malades, mais spécifiques d'antigènes bactériens tels que l'anatoxine tétanique ou la PPD produisent de l'IL-2 et de l'IFNγ après restimulation par ces mêmes antigènes. De même, des clones T spécifiques d'extraits d'acariens, mais provenant d'individus normaux, produisent de l'IFNγ, mais peu ou pas d'IL-4. Tous ces clones produisent des quantités équivalentes d'IL-2 [43]. La différence majeure entre les clones T provenant d'individus allergiques ou non réside donc dans leur capacité à produire de l'IL-4 ou de l'IFNγ, le profil des autres cytokines étant plus variable et notamment en ce qui concerne l'IL-2 fréquemment produite par les clones issus d'individus allergiques.

Dans la plupart de ces études, la dichotomie de production IL-4/IFNγ par les clones T ne semblait pas dépendre du type de stimulation utilisée pour activer ces clones. Cependant, une étude récente par Yssel et coll. [46], utilisant des clones T spécifiques de Der pI, a démontré que l'absence de production d'IFNγ par ces clones n'est pas intrinsèque. La stimulation de ces cellules par du phorbol myristate acétate (PMA) en présence de l'ionophore de calcium A23187 a induit la production de fortes quantités d'IL-4, d'IL-5, d'IL-2 et d'IFNγ. Stimulées par les peptides de Der pI ou par la ConA, ces cellules produisaient uniquement de l'IL-4 et IL-5 [46].

Ces études ont basé leurs conclusions sur l'analyse des réponses de clones T obtenus à partir du sang périphérique d'individus allergiques. Bien évidemment, il est toujours envisageable que la source de cellules, ou les techniques utilisées pour établir et maintenir ces clones *in vitro* introduisent des biais expérimentaux importants. C'est pourquoi, il faut souligner toute l'importance des travaux de Kay et coll. [19] ou de Durham et coll. [6] qui ont analysé les ARN messagers présents dans les biopsies de la peau ou des muqueuses nasales après administration de l'allergène. Ces résultats ont totalement confirmé ceux obtenus *in vitro* à partir de clones et démontrent ainsi la validité des approches employées.

TABLEAU 26.4 — SOUS-POPULATIONS Th1 ET Th2 HUMAINES LORS DE DIVERSES INFECTIONS

Agent pathogène	*Modèle d'étude*	*Cytokines majoritairement produites*	*Profil Th1/Th2*
Yersinia enterocolitica (Arthrite)	Clones et lignées T, $CD4^+$ $\alpha\beta^+$	IFNγ	Th1
Borrelia burgdorferi (Maladie de Lyme)	Clones T, $CD4^+$ $\alpha\beta^+$	IFNγ	Th1
Mycobacterium leprae (lèpre tuberculoïde et lépromateuse)	Clones T, spécifiques de HSP65 ou de HSP67-80	IL-2, IFNγ	Th1
	Lésions lépromateuses Lésions tuberculoïdes	IL-4, IL-5, IL-10 IL-2, IFNγ	Th2 Th1
Virus de l'immunodéficience humaine (SIDA)	Lymphocytes totaux du sang périphérique Lymphocytes $CD4^+$ du sang périphérique	IL-2 élevé en début d'infection, IL-4 et IL-10 dominants en fin d'infection Faibles taux d'IL-2 et d'IL-4, quel que soit le stade de la maladie	Passage d'un profil de type Th1 à Th2 lors de l'évolution vers le stade SIDA Pas d'évidence d'une polarisation de type Th1 ou Th2

TABLEAU 26.5 — ACTIVATION PREFERENTIELLE DE LYMPHOCYTES T DE TYPE Th2 CHEZ DES PATIENTS SOUFFRANT D'ALLERGIE

Allergie	*Modèle d'étude*	*Allergène*	*Cytokines majoritairement produites*	*Profil Th1/Th2*
Conjonctivite printanière	Clones T, $CD4^+$, provenant du sang périphérique de 3 patients ou d'infiltrats de la conjonctive	Inconnu (stimulation par la PHA)	IL-2, IL-4	Th2
Allergie au venin d'abeille	Clones T, $CD4^+$, $\alpha\beta^+$ établis à partir du sang périphérique	Phospholipase A2 du venin d'abeille	IL-4, IFNγ, GM-CSF, TNFα, TNFβ	Intermédiaire
Allergies aux pollens	Clones T préparés à partir du sang périphérique	Allergène du groupe I de Lolium perenne	IL-4 et IL-5 (les clones issus des mêmes donneurs mais spécifiques pour l'anatomie tétanique ou la PPD produisaient de l'IL-4 et IFNγ)	Th2
	Biopsies cutanées de l'avant bras après application locale de l'allergène	Allergène extrait de Phleum pratense	ARN messagers pour l'IL-3, l'IL-4, l'IL-5 et le GM-CSF (IL-2 très faible)	Th2
Rhinite allergique	Biopsies nasales après application locale de l'allergène	Allergène extrait de Phleum pratense	ARN messagers pour l'IL-3, l'IL-4, l'IL-5 et le GM-CSF	Th2
Dermatite atopique	Clones T préparés à partir de biopsies de lésions cutanées	Acariens de poussière de maison (Dermatophagoïdes pteronyssinus)	IL-4 (les clones issus d'individus non allergiques produisaient de l'IFNγ)	Th2
Allergies aux acariens de la poussière de maison	Clones T, $CD4^+$, établis à partir du sang périphérique	Allergènes extraits de Dermatophagoïdes pteronyssinus	IL-2 (variable suivant les études), IL-4, IL-5, IL-6, GM-CSF et TNFβ (les clones issus d'individus non allergiques sécrétaient de l'IL-2, IFNγ, TNFα et GM-CSF)	Th2

CONCLUSIONS ET PERSPECTIVES

La mise en évidence des sous-populations Th1 et Th2 est certainement une des découvertes majeures faites en immunologie ces dernières années. La mise au point de nouveaux vaccins, par exemple parasitaires, était jusqu'alors essentiellement basée sur l'identification d'antigènes protecteurs, avec l'idée sous-jacente que la fonction protectrice d'un antigène est liée à sa nature intrinsèque. La plupart de ces approches ont échoué. Nos connaissances d'aujourd'hui sur la dichotomie fonctionnelle des sous-populations T permettent de comprendre ces échecs, et de prévoir que pour les surmonter il faudra privilégier la fonction plutôt que la spécificité. Comment induire "à la carte" des lymphocytes Th1 ou Th2 spécifiques pour un antigène "protecteur", voilà certainement la question qui devra être résolue pour pouvoir envisager de réels progrès en vaccination.

REFERENCES

[1] CHER D.J., MOSMANN T.R. — Two types of murine helper T cell clone. II. Delayed-type-I-hypersensitivity is mediated by Th1 clones. *J. Immunol.*, 1987, *138*, 3688-3694.

[2] CLERICI M., LUCEY D.R., BERZOFSKY J.A., PINTO L.A., WYNN T.A., BLATT S.P., DOLAN M.J., HENDRIX C.W., WOLF S.F., SHEARER G.M. — Restoration of HIV-specific cell-mediated immune responses by Interleukin-12 in vitro. *Science*, 1993, *262*, 1721-1724.

[3] De BECKER G., SORNASSE T., NABAVI N., BAZIN H., TIELEMANS F., URBAIN J., LEO O., MOSER M. — Immunoglobulin isotype regulation by antigen-presenting cells *in vivo*. *Eur. J. Immunol.*, 1994, *24*, 1523-1528.

[4] de WIT D., van MECHELEN M., RYELANDT M., FIGUEIREDO A.C., ABRAMOWICZ D., GOLDMAN M., BAZIN H, URBAIN J., LEO O. — The injection of deaggregated gamma globulins in adult mice induces antigen-specific unresponsiveness of T-helper type 1 but not type 2 lymphocytes. *J. Exp. Med.*, 1992, *175*, 9-14.

[5] DUNCAN D.D., SWAIN S.L. — Role of antigen-presenting cells in the polarized development of helper T cell subsets: evidence for differential cytokine production by Th0 cells in response to antigen presentation by B cells and macrophages. *Eur. J. Immunol.*, 1994, *24,* 2506-2514.

[6] DURHAM S.R., YING S., VARNEY V.A., JACOBSON M.R., SUDDERICK R.M., MACKAY I.S., KAY A.B., HAMID Q.A. — Cytokine messenger RNA expression for IL-3, IL-4, IL-5 and granulocyte/macrophage-colony-stimulating factor in the nasal mucosa after local allergen provocation: relationship to tissue eosinophilia. *J. Immunol.*, 1992, *148*, 2390-2394.

[7] ELSE K.J., GRENCIS R.K. — Helper T-cell subsets in mouse Trichuriasis. *Parasitology Today*, 1991, *7*, 313-316.

[8] ELSE K.J., FINKELMAN F.D., MALISZEWSKI C.R., GRENCIS R.K. — Cytokine-mediated regulation of chronic intestinal helminth infection. *J. Exp. Med.*, 1994, *179*, 347-351.

[9] EVAVOLD B.D., WILLIAMS S.G., HSU B.L., BUUS S. ALLEN P.M. — Complete dissection of the Hb(64-76) determinant using T-helper 1, T-helper 2 clones, and T-cell hybridomas. *J. Immunol.*, 1992, *148*, 347-353.

[10] FIRESTEIN G.S, ROEDER W.D., LAXER J.A., TOWNSEND K.S., WEAVER C.T., HOM J.T., LINTON J., TORBETT B.E., GLASEBROOK A.L. — A new murine $CD4^+$ T-cell subset with an unrestricted cytokine profile. *J. Immunol.*, 1989, *143*, 518-525.

[11] FREEMAN G.J., BOUSSIOTIS V.A., ANUMANTHAN A., BERNSTEIN G.M., Ke X.Y., RENNERT P.D., GRAY G.S., GRIBBEN J.G., NADLER L.M. — B7-1 and B7-2 do not deliver identical costimulatory signals, since B7-2 but not B7-1 preferentially costimulates the initial production of IL-4. *Immunity*, 1995, *2*, 523-532.

[12] GAJEWSKI T.F., JOYCE J., FITCH F.W. — Antiproliferative effect on IFN-γ in immune regulation. III. Differential selection of Th1 and Th2 murine helper T lymphocyte clones using recombinant IL-2 and recombinant IFNγ. *J. Immunol.*, 1989, *143*, 15-22.

[13] GAJEWSKI T.F., PINNAS M., WONG T., FITCH F.W. — Murine Th1 and Th2 clones proliferate optimally in response to distinct antigen-presenting cell populations. *J. Immunol.*,1991, *146*, 1750-1758.

[14] GRAZIOSI C., PANTALEO G., GANTT K.R., FORTIN J.P., DEMAREST J.F., COHEN O.J., SÉKALY R.P., FAUCI A.S. — Lack of evidence for the dichotomy of T_H1 and T_H2 predominance in HIV-infected individuals. *Science*, 1994, *265*, 248-252.

[15] HAAK-FRENDSCHO M., BROWN J.F., IIZAWA Y., WAGNER R.D., CZUPRYNSKI C.J. — Administration of anti-IL-4 monoclonal antibody 11B11 increases the resistance of mice to *Listeria monocytogenes* infection. J. *Immunol.*, 1992, *148*, 3978-3985.

[16] HAANEN J.B.A.G., de WAAL MALEFIJT R., RES P.C.M., KRAAKMAN E.M., OTTENHOFF T.H.M., de VRIES R.R.P., SPITS H. — Selection of a human T-helper type 1-like T cell subset by Mycobacteria. *J. Exp. Med.*, 1991, *174*, 583-592.

[17] HEINZEL F.P., SADICK M.D., MUTHA S.S., LOCKSLEY R.M. — Production of interferon γ, interleukin 2, interleukin 4, and interleukin 10 by $CD4^+$ lymphocytes *in vivo* during healing and progressive murine leishmaniasis. *Proc. Natl. Acad. Sci. USA.*, 1991, *88*, 7011-7015.

[18] HUANG S., HENDRICKS W., ALTHAGE A., HEMMI S., BLUETHMANN H., KAMIJO R., VILCEK J., ZINKERNAGEL R.M., AGUET M. — Immune responses in mice that lack the interferon-γ receptor. *Science*, 1993, *259*, 1742-1745.

[19] KAY A.B., YING S., VARNEY V., GAGA M., DURHAM S.R., MOQBEL R., WARDLAW A.J., HAMID Q. — Messenger RNA expression of the cytokine gene cluster, interleukin 3 (IL-3), IL-4, IL-5 and granulocyte/macrophage colony-stimulating factor, in allergen-induced late-phase cutaneous reactions in atopic subjects. *J. Exp. Med.*, 1991, *173*, 775-778.

[20] KAMOGAWA Y., MINASI L.E., CARDING S.R., BOTTOMLY K., FLAVELL R.A. — The relationship of IL-4 and IFN-γ-producing T cells studied by lineage ablation of IL-4 producing cells. *Cell*, 1993, *75*, 985-995.

[21] KELSO A. — Th1 and Th2 subsets: paradigms lost? *Immunol. Today*, 1995, *16*, 374-379.

[22] KUCHROO V.K., DAS M.P., BROWN J.A., RANGER A.M., ZAMVIL S.S., SOBEL R.A., WEINER H.L., NABAVI N., GLIMCHER L.H. — B7-1 and B7-2 costimulatory molecules activate differentially the Th1/Th2 developmental pathways: application to autoimmune disease therapy. *Cell*, 1995, *80*, 707-718.

[23] KULLBERG M.C., PEARCE E.J., HIENY S.E., SHER A., BERZOFSKY J.A. — Infection with *Schistosoma mansoni* alters Th1/Th2 cytokine responses to a non-parasite antigen. *J. Immunol.*, 1992, *148*, 3264-3270.

[24] LIEW F.Y., MILLOTT M.S., SCHMIDT J.A. — A repetitive peptide of *Leishmania* can activate T-helper type 2 cells and enhance disease progression. *J. Exp. Med.*, 1990, *172*, 1359-1365.

[25] MAGGI E., BISWAS P., del PRETE G., PARRONCHI P, MACCHIA D., SiMONELLI C., EMMI L., de CARLI M., TIRI A., RICCI M., ROMAGNANI S. — Accumulation of Th2-like helper T cells in the conjunctiva of patients with vernal conjunctivitis. *J. Immunol.*, 1991, *146*, 1169-1174.

[26] MAGGI E., PARRONCHI P., MANETTI R., SIMONELLI C., PICCINNI M.P., RUGIU F.S., de CARLI M., RICCI M., ROMAGNANI S. — Reciprocal regulatory effects on IFNγ and IL-4 on the *in vitro* development of human Th1 and Th2 clones. J. *Immunol.*, 1992, *148*, 2142-2147.

[27] MAGGI E., MAZZETTI M., RAVINA A., ANNUNZIATO F., De CARLI M., PICCINNI M.P., MANETTI R., CARBONARI M., PESCE A.M., Del PRETE G., ROMAGNANI S. — Ability of HIV to promote a T_H1 to T_H0 shift and to replicate preferentially in T_H2 and T_H0 cells. *Science*, 1994, *265*, 244-248.

[28] MOSMANN T.R., CHERWINSKI H., BOND M.W., GIEDLIN M.A., COFFMAN R.L. — Two types of murine helper T cell clone. I. Definition according to profiles of lymphokine activities and secreted proteins. *J. Immunol.*, 1986, *136*, 2348-2357.

[29] MOUGNEAU E., ALTARE F., WAKIL A.E., ZHENG S., COPPOLA T., WANG Z.E., WALDMANN R. LOCKSLEY R.M., GLAICHENHAUS N. — Expression cloning of a protective *Leishmania* antigen. *Science*, 1995, *268*, 563-566.

[30] MURRAY J.S., MADRI J., PASQUALINI T., BOTTOMLY K. — Functional CD4 T cell subset interplay in an intact immune system. *J. Immunol.*, 1993, *150*, 4270-4276.

[31] O'GARRA A., MURPHY K. — Role of cytokines in determining T-lymphocyte function. *Curr. Opin. Immunol.*, 1994, *6*, 458-466.

[32] PARRONCHI P., MACCHIA D., PICCINNI M.P., BISWAS P., SIMONELLI C., MAGGI E., RICCI M., ANSARI A.A., ROMAGNANI S. — Allergen- and bacterial antigen-specific T-cell clones established from atopic donors show a different profile of cytokine production. *Proc. Natl. Acad. Sci. USA.*, 1991, *88*, 4538-4542.

[33] PAUL W.E., SEDER R.A. — Lymphocyte responses and cytokines. *Cell*, 1994, *76*, 241-251.

[34] PEARCE E.J., CASPAR P., GRZYCH J.M., LEWIS F.A., SHER A. — Downregulation of Th1 cytokine production accompanies induction of Th1 responses by a parasitic helminth, *Schistosoma mansoni*. *J. Exp. Med.*, 1991, *173*, 159-166.

[35] PEREZ V.L., LEDERER J.A., LICHTMAN A.H., ABBAS A.K. — Stability of T_h1 and T_h2 populations. *Intern. Immunol.*, 1995, *7*, 896-875.

[36] PFEIFFER C., STEIN J., SOUTHWOOD S., KETELAAR H., SETTE A., BOTTOMLY K. — Altered peptide ligands can control CD4 T lymphocyte differentiation in vivo. *J. Exp. Med.*, 1995, *181*, 1569-1574.

[37] SADICK M.D., HEINZEL F.P., HOLADAY B.J., PU R.T., DAWKINS R.S., LOCKSLEY R.M. — Cure of murine leishmaniasis with anti-interleukin 4 monoclonal antibody. *J. Exp. Med.*, 1990, *171*, 115-127.

[38] SCOTT P., NATOVITZ P., COFFMAN R.L., PEARCE E., SHER A. — Immunoregulation of cutaneous leishmaniasis. T-cell lines that transfer protective immunity or exacerbation belong to different T-helper subsets and respond to distinct parasite antigens. *J. Exp. Med.*, 1988, *168*, 1675-1684.

[39] SEDER R.A., Le GROS G.G. — The functional role of $CD8^+$ T helper type 2 cells. *J. Exp. Med.*, 1995, *181*, 5-7.

[40] SKEIKY Y.A.W., GUDERIAN J.A., BENSON D.R., BACELAR O., CARVAHLO E.M., KUBIN M., BADARO R., TRINCHIERI G., REED S.G. — A recombinant *Leishmania* antigen that stimulates human peripheral blood mononuclear cells to express a Th1-type cytokine profile and to produce Interleukin-12. *J. Exp. Med.*, 1995, *181*, 1527-1537.

[41] STEVENS T.L., BOSSIE A., SANDERS V.M., FERNANDEZ-BOTRAN R., COFFMAN R.L., MOSMANN T.R., VITETTA E.S. — Regulation of antibody istoype secretion by subsets of antigen-specific helper T cells. *Nature*, 1988, *334*, 255-258.

[42] SWAIN S.L. — Generation and *in vivo* persistence of polarized Th1 and Th2 memory cells. *Immunity*, 1994, *1*, 543-552.

[43] WIERENGA E.A., SNOEK M., JANSEN H.M., BOS J.D., van LIER R.A.W., KAPSENBERG M.L. — Human atopen-specific types 1 and 2 T helper cell clones. *J. Immunol.*, 1991, *147*, 2942-2949.

[44] YAMAMURA M., UYEMURA K., DEANS R.J., WEINBERG K., REA T.H., BLOOM B.R., MODLIN R.L. — Defining protective responses to pathogens: cytokine profiles in leprosy lesions. *Science*, 1991, *254*, 277-279.

[45] YSSEL H., SHANAFELT M.C., SODERBERG C., SCHNEIDER P.V., ANZOLA J., PELTZ G. — *Borrelia burgdorferi* activates a T-helper type 1-like T-cell subset in Lyme arthritis. *J. Exp. Med.*, 1991, *174*, 593-601.

[46] YSSEL H., JOHNSON K.E., SCHNEIDER P.V., WIDEMAN J., TERR A., KASTELEIN R., de VRIES J.E. — T-cell activation-inducing epitopes of the house dust mite allergen der p I. Proliferation and lymphokine production patterns by Der p I-specific $CD4^+$ T-cell clones. *J. Immunol.*, 1992, *148*, 738-745.

Chapitre 27

CYTOKINES ET LYMPHOCYTES B : L'ACTION CONJOINTE DES CYTOKINES

M.L. GOUGEON

INTRODUCTION

Les défenses immunitaires ont pour fonction de rejeter spécifiquement tout élément étranger à l'organisme sans se détruire. La reconnaissance de ce qui est soi et non soi et l'activation d'effecteurs spécifiques de l'élément étranger sont des étapes réglées par des cellules spécialisées qui coopèrent entre elles, notamment les macrophages, les lymphocytes T et les lymphocytes B. Le macrophage capte l'antigène et le transforme. Il présente des fragments peptidiques dans le contexte des molécules du complexe majeur d'histocompatibilité (CMH) de classe II au lymphocyte CD4 auxilliaire (TH). Celui-ci coopèrera avec l'effecteur cytotoxique (lymphocyte CD8) spécifique de cet antigène ou choisira le lymphocyte B exprimant le récepteur immunoglobulinique réactif à cet antigène et présentant à sa surface des fragments peptidiques reconnus par le récepteur pour l'antigène du lymphocyte TH.

Cette interaction cellulaire entre le lymphocyte CD4 et le lymphocyte B représente la première étape d'une série d'évènements qui aboutiront à la génération de plasmocytes sécréteurs d'anticorps reconnaissant spécifiquement l'antigène. Cette différenciation des cellules B en plasmocytes implique au moins trois étapes de maturation (activation, prolifération et différenciation) dont chacune est contrôlée par les lymphocytes CD4 par l'intermédiaire, d'une part de molécules membranaires favorisant le contact entre les deux cellules et délivrant des signaux d'activation, et d'autre part de diverses cytokines sécrétées par les lymphocytes TH au cours de leur activation au contact de la cellule B. L'action des cytokines sur les cellules B est indépendante de l'antigène et des molécules du CMH exprimées par la cellule B et de plus elle est polyclonale. Il en résulte que la spécificité de la réponse humorale ne peut être maintenue que s'il existe un contact étroit entre les cellules TH et les cellules B de façon à ce que les cytokines agissent préferentiellement sur les cellules B ayant spécifiquement reconnu l'antigène.

Ce schéma introductif résume les différents aspects qui seront discutés dans ce chapitre c'est à dire d'une part le rôle et les contraintes moléculaires de la coopération TH-

B, d'autre part la dépendance vis à vis de diverses cytokines des étapes de maturation et de différenciation des lymphocytes B en plasmocytes sécréteurs d'anticorps.

LA COOPERATION ENTRE LYMPHOCYTES TH ET LYMPHOCYTES B

Les protéines membranaires impliquées dans l'interaction TH-B sont de plusieurs types: celles qui contribuent à la reconnaissance spécifique de l'antigène, celles qui délivrent des cosignaux indispensables à l'activation des deux cellules en contact et celles qui sont impliquées dans l'adhésion cellulaire. Ce "dialogue" entre récepteurs et ligands gouverne et restreint les interactions TH-B et par voie de conséquence les étapes ultérieures de la maturation B.

La reconnaissance spécifique de l'antigène par les cellules B et sa présentation aux cellules T

Le récepteur des cellules B pour l'antigène est de nature multimérique. Il est constitué d'une immunoglobuline de surface (Igs) et d'un hétérodimère d'Igα (CD79a) et Igβ (CD79b), protéines transmembranaires de la superfamille des Ig. L'association de l'hétérodimère Igα–Igβ avec l'Igs est toujours nécessaire à la transmission de signaux consécutive à la liaison de l'antigène au récepteur B. Celle-ci résulte en l'activation de plusieurs tyrosine kinases, conduisant à la phosphorylation des protéines de surface CD22 et CD19, ainsi que des protéines cytoplasmiques HS1, PLCγ2 et Vav (1). La liaison de l'antigène au récepteur B résulte en l'internalisation du complexe récepteur-antigène qui est ensuite dégradé dans les compartiments lysosomiaux, puis l'antigène est présenté sous la forme de peptides associés aux molécules de classe II du CMH. Une interaction spécifique de l'antigène entre cellules T et B a alors lieu lors de la reconnaissance par le récepteur T du peptide antigénique à la surface de la cellule B. Les molécules de classe II imposent donc une contrainte à cette interaction illustrée notamment par l'observation que des cellules T ne forment pas de conjugués avec des cellules B allogéniques présentant l'antigène approprié. La fonction essentielle des molécules de classe II dans l'interaction TH-B a aussi été déduite d'expériences montrant la capacité d'anticorps anti-CMH classe II à inhiber le contact cellulaire entre des clones de lymphocytes TH et des lymphocytes B au repos.

Ces contraintes qui gouvernent l'interaction avec une cellule B présentant l'antigène vont donc limiter la réponse humorale à un antigène thymo-dépendant. Un certain nombre d'autres molécules dites accessoires contribuent de façon importante à cette interaction qui aboutira à l'activation concommitante du lymphocyte B et du lymphocyte T. Deux systèmes ligand-récepteur exercent une profonde influence sur l'interaction T-B: la liaison de CD28/CTLA-4 sur les cellules T à B7.1 et B7.2 sur les cellules B permet la production de cytokines par la cellule T activée, et la liaison de CD40L exprimé par la cellule T activée à CD40 sur la cellule B induit l'entrée en cycle de cette dernière et la rend répondeuse aux cytokines produites par les cellules T.

Rôle de l'interaction entre les molécules CD28 et B7

Un certain nombre d'observations expérimentales suggèrent que la reconnaissance par le récepteur T de l'antigène associé aux molécules du complexe majeur d'histocompatibilité n'est pas une étape suffisante pour conduire à la prolifération des cellules T et à leur différenciation en cellules effectrices productrices de cytokines. En effet, en absence de cosignaux, l'activation du lymphocyte T par un antigène induit soit un état de non réponse (anergie) soit la mort du lymphocyte par apoptose. Pour qu'une cellule TH produise suffisamment d'IL-2, qui sera utilisée de façon autocrine par le lymphocyte pour assurer son expansion clonale, des signaux costimulateurs sont donc nécessaires et l'interaction entre la molécule CD28 à la surface de la cellule T et la molécule B7 à la surface de la cellule B présentant l'antigène apporte l'un de ces cosignaux (2-4).

L'importance des molécules CD28 et B7 dans le processus de coactivation est révélée au travers d'expériences effectuées avec des souris déficientes pour l'expression de ces molécules (souris génétiquement invalidées). L'absence d'expression de CD28 est associée à un déficit immunitaire profond. En effet, bien que le développement des lymphocytes T soit normal chez des souris génétiquement invalidées pour le gène CD28, la sécrétion de cytokines par les lymphocytes T périphériques en réponse à une stimulation est altérée et ces souris montrent une réponse humorale défectueuse (5). Ceci suggère que la molécule CD28 régule l'interaction T-B in vivo et que l'interaction de CD28 avec son ligand B7 est indispensable à la sécrétion optimale de cytokines. De façon surprenante des souris génétiquement invalidées pour le gène B7 ne montrent aucun déficit immunitaire. Ceci indique que la voie d'activation CD28-B7 est complexe et suggère l'intervention d'autres molécules.

Actuellement quatre molécules appartenant à la même famille ont été identifiées: B7-1 et B7-2 appartiennent à la superfamille des gènes des immunoglobulines, qui ont respectivement pour ligand CTLA-4 et CD28. B7-1, nommée aussi CD80, est exprimée sur les cellules B, mais aussi sur les monocytes activés, les cellules dendritiques et les lymphocytes T activés. L'induction de l'expression de B7-1 sur la cellule B est observée dans plusieurs circonstances mettant en jeu l'interaction T-B : la liaison du récepteur T à l'antigène présenté par la cellule B, la liaison de CD40 (autre molécule importante dans l'interaction T-B, voir plus loin) au ligand CD40L, ou les cytokines IL-2 et l'IL-4 sécrétées par la cellule TH activée. B7-2 est faiblement exprimée sur les lymphocytes B au repos et son expression est induite après stimulation de la cellule B au travers de son récepteur pour l'antigène, et précède celle de B7-1. Même si un certain nombre de questions se posent encore concernant le contrôle de l'interaction T-B par la famille de molécules CD28/B7, le modèle suivant a été proposé (3).

Liaison de l'antigène natif à la cellule B

↓

Internalisation, dégradation et association de peptides aux molécules du CMH et présentation de l'antigène au récepteur T

↓

Expression rapide de B7-2 et de CD40 à la surface de la cellule B

↓

Interaction du récepteur T avec le peptide présenté par la cellule B et interaction de B7-2 avec CD28 et de CD40 avec CD40L

↙ ↘

Activation de la cellule B — **Activation et prolifération de la cellule T**

↓ ↓

Expression de B7-1 et interaction avec CTLA-4 sur la cellule T

↓ ↓

Prolifération et différenciation B — **Sécrétion de cytokines Th0, Th1 ou Th2**

Rôle de l'interaction entre les molecules CD40 et CD40L

CD40 est une protéine membranaire exprimée à la surface des cellules B, des cellules dendritiques, des progéniteurs hématopoïétiques et des cellules épithéliales. C'est une glycoprotéine de poids moléculaire 45-50 kDa, membre de la superfamille du récepteur au TNF, qui se lie au ligand CD40 (CD40L), membre de la superfamille du TNF. CD40L est exprimé sur les cellules T activées, surtout les T CD4, mais aussi sur les T CD8 ainsi que sur les basophiles. L'importance de l'interaction entre CD40L sur les cellules T et CD40 sur les cellules B dans la réponse de ces dernières à un certain nombre de cytokines contribuant à leur differenciation en plasmocytes sécrétant des anticorps, est démontrée dans des expériences où cette interaction n'est pas possible, soit parce que l'une des molécules est absente, soit parce que des anticorps bloquent cette interaction. La nature fournit un exemple marquant représenté par le syndrome d'hyper-IgM, immunodéficience liée au chromosome X, et caractérisé par une absence d'IgG, IgA, et d'IgE dans le serum, une absence de centres germinatifs dans les ganglions, et une incapacité à développer une réponse secondaire à des antigènes thymo-dépendants. Ce syndrome est dû à une mutation dans le gène codant pour CD40L, ce qui empêche l'expression de la molécule ou la rend incapable de se lier à CD40 (6,7). Ce syndrome a été retrouvé dans des souris ayant une mutation dans le gène CD4OL. Les effets in vivo d'anticorps anti-CD40 confirment l'importance de cette molécule dans la réponse humorale (8). Les anticorps anti-CD40 bloquent les réponses primaires et secondaires à des antigènes thymodépendants, empêchent la formation de centres germinatifs et la génération de cellules B mémoires. En effet l'importance de la collaboration T-B dans le développement des centres germinatifs est bien établie et l'interaction entre les molécules CD40-CD40L semble être nécessaire, en particulier dans la délivrance de signaux de survie aux deux populations.

L'ensemble de ces données suggère que l'interaction CD40L-CD40 est une étape nécessaire à l'expression de diverses fonctions B: l'expansion clonale, la production d'Ig, la formation de centres germinatifs, la commutation isotypique, l'induction et le maintien de cellules mémoires (9). L'engagement de molécules co-stimulatrices au cours de l'activation de cellules T via le récepteur pour l'antigène est indispensable à la différenciation de cellules T en cellules productrices de cytokines. Comme nous l'avons mentionné ci-dessus, l'interaction CD28-B7 apporte l'un des signaux co-stimulateurs en l'absence duquel une anergie T serait induite. De façon comparable le bloquage de l'interaction CD40-CD40L rendrait les cellules B tolérantes, qui seraient alors incapables d'exprimer les molécules B7.1 et B7.2 à leur surface, ce qui aurait pour conséquence l'induction d'une anergie T. La cinétique d'expression des différentes molécules accessoires contribuant à l'activation des cellules B serait donc la suivante : l'interaction T-B mettant en jeu les molécules TCR-peptide-CMH classe II, les molécules d'adhésion CD4-CMH classe II et LFA-1-ICAM-1 (voir ci-dessous), induirait l'expression de CD40L à la surface du lymphocyte T dont l'interaction avec CD40 à la surface du lymphocyte B induirait l'expression sur ce dernier des molécules B7.1 et B7.2. L'interaction de ces dernières avec CD28/CTLA-4 sur le lymphocyte T permettrait son activation optimale, la sécrétion de cytokines qui ensuite activeront la prolifération et la différenciation des cellules B.

L'ensemble de ces observations montre le rôle clef de la molécule CD40 dans l'activation des cellules B et les paragraphes suivants illustreront son importance dans la réponse des cellules B aux cytokines.

Autres molécules impliquées dans l'interaction T-B

Le nombre de paires de ligands impliqués dans l'interaction T-B et contribuant à l'activation bidirectionnelle de ces deux lymphocytes et en fait important et continue de s'accroître (10). La contribution de l'interaction entre la molécule CD4 sur le lymphocyte T et un domaine non polymorphique de la molécule de classe II du CMH sur la cellule B dans l'activation de la cellule B est connue (11). Les anticorps contre les molécules de classe II bloquent la délivrance de signaux d'activation de la cellule T à la cellule B en inhibant la reconnaissance de l'antigène par la cellule T. De leur côté les anticorps anti-CD4 inhibent l'activation B dépendante des cellules TH en bloquant la formation de conjugués TH-B spécifiques de l'antigène et classe II restreints. Cependant des expériences récentes avec des souris génétiquement invalidées pour les molécules de classe II I-A et I-E suggèrent que cette interaction CD4-classe II ne joue pas un rôle essentiel dans la différenciation des cellules B puisque les lymphocytes B de ces souris secrètent normalement des Ig de différents isotypes en présence de cellules Th1 ou Th2 activées .

Les molécules d'adhésion telles que LFA-1/ICAM-1 ou ICAM-2 et CD2/LFA-3 sont aussi supposées jouer un rôle positif dans l'aide de la cellule T à la cellule B. Comme cela est discuté ci-dessus il est difficile de définir si ces interactions sont indispensables à la délivrance du signal d'aide de la cellule T à la cellule B mais elles y contribuent. Les anticorps anti-LFA-1 inhibent la formation de conjugués TH-B et inhibent l'activation B dépendante des cellules TH. Les restrictions qui gouvernent les interactions TH-B sont dynamiques et il apparaît que l'activation d'un récepteur peut modifier la contribution d'un autre récepteur à la stabilité du conjugué. Par exemple, le pontage du TCR résulte en un accroissement rapide et transitoire de l'affinité de LFA-1 pour son ligand ICAM-1. Il peut aussi résulter en l'apparition sur la molécule CD4 d'un site de liaison pour le TCR, ce qui entrainerait la redistribution conjointe de CD4 et du TCR. Ainsi la formation de récepteurs constitués de sous-unités multiples peut contribuer à l'évolution des signaux pendant l'interaction entre cellules TH et cellules B (12). Le contact entre la molécule CD2 et son ligand LFA-3 contribue également à l'augmentation de l'adhésion entre le récepteur T et l'antigène. La protéine CD2 est exprimée sur les lymphocytes T tôt durant l'ontogénie intra-thymique et elle interagit avec la molécule membranaire LFA-3 située notamment sur les cellules présentant l'antigène. Les deux molécules LFA-3 et CD2 sont similaires et appartiennent à la superfamille des immunoglobulines. Outre leur rôle d'adhésion dans les contacts intercellulaires, les protéines LFA-3 et CD2 peuvent se comporter comme des molécules d'activation et coopérer avec le récepteur pour l'antigène pour transmettre au lymphocyte T un signal induisant l'expression de l'interleukine-2 et de son récepteur ainsi que le signal de prolifération (13).

La molécule CD22 est un marqueur des cellules B matures et un membre de la superfamille des Ig. Des anticorps anti-CD22 augmentent la réponse des cellules B aux anti-Ig (14). CD22 reconnaît CD45, une tyrosine phosphatase exprimée par les lymphocytes et jouant un rôle majeur dans le processus d'activation des lymphocytes T et B et dans ce contexte CD22 pourrait fonctionner comme une molécule d'adhésion. CD22 étant une molécule transductrice de signaux d'activation dans les cellules B, il est possible que l'interaction CD22-CD45 contribue à une activation optimale de la cellule B (15).

Au cours du développement d'une réponse humorale à un antigène thymo-dépendant, les cellules T et B sont donc engagées dans un dialogue réciproque et dynamique qui implique, en plus de la liaison du récepteur T à l'antigène associé aux molécules du CMH de classe II, des familles de molécules qui contribuent au processus de différenciation du lymphocyte T en cellule productrice de cytokines et à l'activation de la cellule B qui devient sensible à ces cytokines.

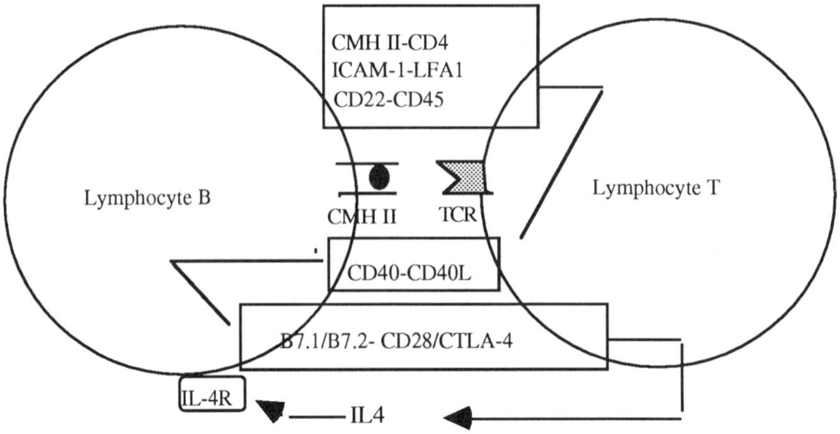

Figure 27.1 — Molécules impliquées dans l'interaction T-B

CYTOKINES ET SOUS-POPULATIONS TH

Les facteurs "helper"

La découverte, par Shimpl et Wecker dans les années 70, de l'influence de médiateurs solubles sur la différenciation des cellules B in vitro, a ouvert un champ d'investigation important au cours de ces 20 dernières années qui a abouti à la purification et au clonage de près d'une vingtaine de cytokines dont certaines sont préférentiellement impliquées dans l'établissement d'une réponse humorale. Shimpl et Wecker avaient constaté que le surnageant d'une culture de lymphocytes T stimulés dans une réaction mixte lymphocytaire, ou de lymphocytes T stimulés par des mitogènes, reconstituait in vitro la réponse anticorps de lymphocytes déplétés en cellules T. Quelques années plus tard Kishimito et coll. (16) montrèrent que la sécrétion d'Ig par des cellules B nécessitait deux signaux: un premier signal transmis par des anticorps anti-Ig (ou l'antigène) et un deuxième signal apporté par des facteurs "helper". Après ces premières expériences de multiples activités furent attribuées à ces facteurs "helper": activités de prolifération, de différenciation et influence sur la commutation isotypique. Les cytokines qui avaient une activité de prolifération B rentraient dans la catégorie des BCGF (B Cell Growth Factors) et celles qui présentaient une activité de différenciation étaient nommées BCDF (B Cell Differenciation Factors).

Lorsque les premières cytokines furent purifiées et clonées on pensait que chacune d'entre elles était produite par un seul type cellulaire, n'agissait que sur une seule cible et n'avait qu'une fonction spécifique. Donc les produits de monocytes/macrophages se sont appelés monokines, les lymphokines venaient des lymphocytes, les interleukines transportaient des messages d'une cellule blanche à une autre et les facteurs de croissance affectaient la croissance cellulaire. En fait il est apparu assez vite que la plupart des cytokines sont produites par plusieurs sources cellulaires, ont de multiples cibles, expriment des activités variées et fonctionnent dans un système de réseau très complexe, mettant notamment en jeu des processus régulateurs réciproques. Les activités nommées BCGF et BCDF représentaient en fait un mélange de cytokines dont chacune pouvait avoir une activité prolifératrice et/ou différenciatrice sur les cellules B. Avant de parler de leur mode d'action dans la réponse humorale, qui sera détaillé plus loin, ce paragraphe rappelle que les cytokines ayant un effet helper sont produites notamment par des sous-populations de cellules T nommées Th1 et Th2.

Les cytokines de type Th1 et Th2

L'observation initiale de Mosmann et coll. montrait que la stimulation in vitro par un antigène de clones de lymphocytes TH CD4+ murins résulte dans la sécrétion d'un mélange de cytokines dont la composition correspond à deux phénotypes distincts. Les cellules de type Th1 produisent de l'IFNγ, de l'IL-2, de l'IL-12, du TNFα et contribuent à la fois aux réponses humorales et à médiation cellulaire: production d'anticorps d'isotype IgG2a chez la souris, activation du macrophage, cytotoxicité directe et cytotoxicité dépendante d'anticorps, hypersensibilité de type retardé. Les cellules de type Th2 produisent de l'IL-4, IL-5, IL-6, IL-9, IL-10 et IL-13 et elles contribuent à la réponse humorale: elles sont impliquées dans la production d'IgE, d'IgG1 ou d'IgG4, dans l'immunité mucosale au travers de la croissance et de différenciation de mastocytes et d'éosinophiles et de la facilitation de la synthèse d'IgA. En l'absence de signaux polarisant, les cellules CD4+, désignées alors Th0, secrètent un mélange moins différencié de cytokines qui ont des effets intermédiaires dépendant des proportions de chaque cytokine dans ce mélange et des cellules répondeuses (17).

L'orientation de la nature des sous-populations Th (Th1 vs Th2) activées en réponse à une stimulation dépend en partie de l'antigène. Par exemple la plupart des clones T spécifiques d'allergènes secrètent un profil de cytokines de type Th2 (production d'IL-4 et IL-5) alors que la majorité des clones spécifiques de la PPD de *Mycobacterium tuberculosis* dérivés du même donneur secrètent des cytokines de type Th1 (IL-2, IFNγ, TNFβ). Les cellules humaines de type Th1 et Th2 diffèrent quand à leur potentiel cytolitique et leur mode d'aide aux cellules B pour la sécrétion d'anticorps. Les clones Th2 n'ont en général pas d'activité cytolytique, induisent la sécrétion d'IgM, IgG, IgA et IgE par les cellules B autologues en présence de l'antigène, avec un réponse B proportionnelle à la quantité de cellules Th2 ajoutées aux cellules B (17). En revanche, les clones Th1, dont la majorité est cytolytique, aident les cellules B pour la synthèse d'IgM, IgG, IgA , mais pas IgE, pour des rapports T:B inférieurs à 1. Lorsque les cellules T sont en excès par rapport aux cellules B, l'aide des cellules Th1 est diminuée probablement en raison de l'activité lytique contre les cellules B autologues présentant l'antigène . Ce mécanisme peut jouer un rôle important dans la régulation négative de la réponse anticorps in vivo.

Cette distinction Th1/Th2 appliquée aux cellules TH CD4+ est-elle retrouvée au sein des cellules CD8+? Chez la souris, les cellules CD8+ produisent essentiellement des cytokines de type Th1. Mais lorsque ces clones sont isolés à partir de lymphocytes provenant de certaines régions, telle que la muqueuse intestinale, on retrouve une forte proportion de cellules CD8+ qui secrètent de l'IL-5 . De façon similaire la majeure partie des cellules CD8+ du sang périphérique chez l'homme ont un profil Th1 mais ce n'est pas systématiquement le cas: par exemple des clones cytotoxiques CD8+ spécifiques d'antigènes de *Mycobacterium leprae* secrètent de l'IFNγ et de l'IL-10 mais pas d'IL-4, alors que des clones supresseurs produisent de l'IL-4 . Par ailleurs des clones CD8+ de phénotype Th2 (produisant IL-4, IL-5 et pas d'IFNγ) sont fréquemment retrouvés dans la peau de patients infectés par le VIH. L'ensemble de ces observations indique que le phénotype Th1 ou Th2 n'est pas limité aux cellules CD4+ mais que les cellules CD8 peuvent aussi être distinguées selon le profil des cytokines qu'elles secrètent (17).

Quels sont les facteurs qui influencent la différenciation d'une cellule précurseur en Th1 ou Th2? En plus de l'antigène, la nature de la cellule présentant l'antigène peut avoir une influence, en particulier au travers des molécules costimulatrices telles que B7 ou CD40, et la nature des cytokines qu'elle secrète. Par exemple l'IFNα, IL-10, IL-12 et

TGFβ produits par les macrophages et les cellules B ont une influence sur la différenciation des cellules CD4+ en Th1 ou Th2: toutes sauf l'IL-10 induisent une expansion Th1 dans différents systèmes antigéniques, alors que l'IL-10 est impliquée dans l'expansion Th2. Par ailleurs l'IL-4, strictement produite par les Th2 (cellules de la lignée mastocytes/ basophiles), apparaît le facteur dominant dans la différenciation des cellules T vers la population Th2 (17).

En général la nature de l'agent attaquant le système immunitaire est critique dans l'orientation du type de réponse. Les bactéries intracellulaires et certains virus en général induisent une réponse de type Th1 alors que les parasites extracellulaires induisent une réponse de type Th2. La propriété des agents intracellulaires à induire une réponse Th1 est associée à leur capacité à stimuler la production d'IFNα et d'IL-12 par les macrophages, ce qui induit la production d'IFNγ par les cellules T et NK, ce qui bloque le développement de cellules produisant de l'IL-4. A l'inverse, la production précoce d'IL-4 en réponse à des allergènes favorisera le développement de Th2. Par exemple des clones T ont été dérivés de muqueuse bronchique de patients présentant un asthme provoqué par des pollens. Les clones spécifiques de l'allergène avaient en majorité le phénotype Th2, produisaient de l'IL-4 et de l'IL-5, et induisaient la production d'IgE par les cellules B autologues en présence de l'allergène. Il est donc probable qu'in vivo ces cellules jouent un rôle important dans la pathophysiologie des allergies respiratoires.

ACTIVATION ET DIFFERENCIATION DES CELLULES B : L'ACTION CONJOINTE DES CYTOKINES

Activation et prolifération des lymphocytes B: influence de l'IL-4, de l'IL-13 et de l'IL-14

Il est possible d'activer des cellules B périphériques quiescentes par simple culture en présence d'anticorps anti-CD40. Elles deviennent blastiques et forment des agrégats homotypiques qui mettent en jeu les paires de molécules LFA-1-ICAM-1, CD23-CD21(18). L'expression des molécules CD23 (voir ci-dessous), des antigènes de classe II du CMH et de la molécule B7 est augmentée. Dans le cas des cellules B des centres germinatifs, la stimulation au travers de la molécule CD40 empêche leur mort par apoptose et, en présence d'IL-4, influence la différenciation des cellules B CD38+ CD44- en cellules B mémoires (CD38-CD44+) (19). Par ailleurs le signal d'activation au travers de CD40 induit la production d'IL-6 et d'IL-10 par la cellule B (20, 21).

La prolifération de cellules B au repos peut être obtenue en conjugant l'effet d'anticorps anti-CD40 (ou de ligand de CD40 soluble sous forme trimérique) avec une stimulation à l'aide d'anticorps anti-Ig. 70-80% des cellules B ainsi stimulées entrent en phase G1 du cycle cellulaire et 50-60% entrent en phase S, permettant une prolifération soutenue des cellules B (22). La prolifération des cellules B ainsi stimulées est accrue si l'IL-4 est ajoutée aux cultures. Dans ces conditions des lignées de cellules B peuvent être générées. De façon similaire, l'IL-13, qui partage des homologies avec l'IL-4, peut induire une stimulation forte est durable de cellules B stimulées par le ligand de CD40 (23). D'autres cytokines ont aussi des effets positifs sur la prolifération de cellules B stimulées par CD40L, telles que l'IL-1, l'IFNγ, ou l'IL-10, et la combinaison IL-4+IL-10 est additive. Dans ces conditions l'IL-10 induit l'expression du récepteur à l'IL-2 (CD25) et l'addition d'IL-2 à ce mélange accroît la croissance des cellules B (24). Les cellules qui prolifèrent en présence de CD40L et d'IL-4 expriment les molécules CD19, CD20, CD40, sIg, des niveaux élevés de CD23 et des antigènes HLA de classe II. Ces observations indiquent qu'un certain nombre de cytokines, plutôt de type Th2, ont des effets conjoints sur les étapes d'activation et d'expansion clonale des cellules B. Le paragraphe suivant montrera que certaines d'entre elles induisent aussi la differenciation des cellules B en plasmocytes.

Une autre cytokine, connue initialement sous le nom de HMW BCGF (facteur de croissance de haut poids moléculaire des cellules B), et nommée récemment IL-14 (25), a la propriété d'induire la prolifération des cellules B normales mais d'inhiber la sécrétion d'immunoglobulines. Par ailleurs l'IL-14 a été récemment identifiée comme facteur de croissance de cellules de lymphomes B non Hodgkiniens (26). En effet l'IL-14 est produite de façon constitutive par les cellules de lymphome et utilisée de façon autocrine et paracrine par ces mêmes cellules pour leur multiplication. La prolifération des cellules de lymphome peut être bloquée in vitro par la simple addition d'anticorps anti-IL-14 ou d' oligonucléotides anti-sens, ce qui confirme le rôle important que peut jouer cette cytokine dans la croissance de certaines cellules tumorales. Par ailleurs la stimulation de cellules B de lymphome par l'IL-14 entraîne l'expression à leur surface de la molécule Fas (CD95) (capable de transduire un signal de mort cellulaire par apoptose sur des cellules non tumorales), mais ces cellules ne deviennent pas sensibles pour autant à l'apoptose induite par des anticorps anti-Fas. Paradoxalement il peut même y avoir des effets synergiques entre l'IL-14 et le signal transmis par Fas, aboutissant à une augmentation de la prolifération des cellules de lymphome (27).

Différenciation des cellules B: influence de l'IL-4, l'IL-10, l'IL-13, du TGFβ et de l'IL-5

La seule activation de la cellule B avec des anticorps anti-CD40 ne suffit pas à induire la différenciation en plasmocyte. Par contre la coactivation de cellules B avec des particules de SAC (Staphyloccoque Aureus Cowan I) et des anticorps anti-CD40 induit la différenciation en plasmocytes sécréteurs d'IgM, IgG et d'IgA mais pas d'IgE. La costimulation au travers de CD40 et de l'Ig de surface suffit donc à induire la différenciation B, en absence de cytokines exogènes.

Les cytokines influençent la commutation isotypique et certaines d'entre elles induisent la sécrétion préférentielle d'un isotype. Par exemple l'IL-4 est responsable de la synthèse d'IgE. En effet la culture de cellules B en présence de CD40L et d'IL-4 induit la sécrétion massive d'IgE, les IgM et IgG étant peu sécrétées (28). En fait l'action conjointe de l'IL-4 et CD40L résulte en une commutation isotypique puisque des cellules B naïves sIgD+ sont capables de produire des IgE dans ces conditions. De façon similaire l'IL-13 combinée au signal via CD40 induit la commutation isotypique conduisant à la sécrétion d'IgE et d'IgG4 (29). Certaines cytokines peuvent avoir un rôle régulateur négatif dans ce processus. Par exemple les IFNγ et IFNα ont un effet inhibiteur de la synthèse d'IgE induite par l'IL-4 sur les cellules mononucléées, en induisant probablement la diminution de l'expression de CD40L sur la cellule T CD4+ (30). Le TGFβ a aussi un effet inhibiteur de la production d'IgE par les cellules B stimulées via CD40.

La synthèse des IgE est aussi gouvernée au travers d'une molécule importante, exprimée par les cellules B, CD23, qui est à la fois un récepteur et un ligand (31). CD23 est un récepteur pour la partie Fc des IgE (FcRεR2) et, en concentrant les complexes immuns IgE-anti-IgE à la surface des cellules B, il augmente l'efficacité de présentation de l'antigène par les cellules B aux cellules T. Par ailleurs CD23 est une molécule d'adhésion qui interagit avec CD21 pour réguler la synthèse d'IgE, la survie des cellules B dans les centres germinatifs et la présentation d'antigène aux cellules T. L'interaction entre la cellule Th et la cellule B médiée par un antigène et impliquant l'interaction CD40-CD40L résulte en l'expression de CD23 sur la cellule B, qui en interagissant avec CD21, augmente la force d'interaction entre les deux cellules. De plus, CD23 membranaire peut être clivée en fragments qui agissent en tant que cytokines in vitro.Le rôle régulateur de CD23 dans la réponse IgE a lieu au travers de la modulation de son expression par des cytokines. Par exemple l'IL-13, qui combinée à l'IL-4 induit la sécrétion d'IgE et d'IgG4, augmente l'expression de CD23 sur les cellules B, alors que l'IFNγ, connu pour diminuer la production de ces deux isotypes, diminue l'expression de CD23 sur la cellule B. Le rôle de CD23 in vivo dans la réponse anticorps de type IgE a été récemment étudié à l'aide de souris déficientes dans l'expression de cette molécule ou bien des souris la surexprimant. La surexpression dans des souris transgéniques de CD23 membranaire entraîne une altération de la réponse IgE alors que la surexpression de CD23 soluble n'a aucun effet sur la production d'IgE, ce qui suggère qu'in vivo chez la souris la forme soluble de CD23 ne joue pas le même rôle que la forme membranaire. L'immunisation de souris génétiquement invalidées pour CD23 avec un antigène T-dépendant résulte en un accroissement de la synthèse d'IgE ce qui suggèrerait chez la souris un rôle régulateur négatif de cette molécule. En revanche, chez le rat et l'homme, CD23 joue in vivo un rôle régulateur positif: le traitement de rats avec des anticorps anti-CD23 résulte en la chute de production d'IgE, et des résultats équivalents sont obtenus in vitro avec des cellules humaines. Les différences de fonctions de CD23 dans la réponse IgE chez la souris et l'homme ne sont pas comprises.

L'addition d'IL10 à des cellules B activées via CD40 résulte en la production importante d'IgM, IgG, d'IgA mais pas d'IgE. L'IL-10 induit la sécrétion d'IgG1, IgG2 et IgG3 par des cellules B d'amygdales mais aussi par des cellules B naïves sIgD+sIgM+, ce qui indique que l'IL-10 peut agir en tant que facteur de commutation pour les IgG (32). Une autre cytokine influence la commutation isotypique: le TGFβ. Des cellules B naïves sIgD+sIgM+ activées via CD40 et cultivées en présence d'IL-10 produisent très peu d'IgA mais l'addition de TGFβ induit la sécrétion de quantités importantes d'IgA1 et IgA2 tout en inhibant la sécrétion d'IgM et IgG. A l'inverse si le TGFβ est ajouté à des cellules dejà commutées sIgD- et stimulées par l'IL-10 dans le système CD40, la production d'IgM, IgG et IgA est bloquée. Ceci indique que le TGFβ représente un facteur de commutation pour les IgA (33). l'IL-5 agit en synergie avec l'IL-4 pour la sécrétion d'IgG1 et d'IgE et favorise la sécrétion d'IgM et d'IgG3.

Il est possible d'induire une réponse B spécifique d'un antigène, la toxine tétanique, en cocultivant des cellules B purifiées et activées via CD40 en présence d'IL-10: elles produisent alors des IgM et des IgG reconnaissant spécifiquement la toxine. Cette réponse est augmentée si l'IL-4 ou l'IL-2 sont ajoutées à l'IL-10. Par contre la combinaison IL4+IL5 est peu efficace, ce qui est contraire aux résultats mentionnés ci-dessus, obtenus en l'absence d'antigène (9). Ceci suggère que l'activation de la cellule B via son récepteur Ig oriente la réponse aux différentes cytokines. Ces résultats montrent aussi que l'engagement de la molécule CD40 à la surface de la cellule B est une étape critique qui met en route le processus de commutation isotypique, dont la spécificité est orientée par les cytokines.

La figure 27.2 résume de façon très schématique l'action d'un certain nombre de cytokines qui influencent in vitro les trois étapes de la maturation des cellules B. Comme il est mentionné ci-dessus, certaines d'entre elles peuvent avoir un effet inhibiteur et elles sont précédées d'un signe (-). Même si certaines cytokines ont clairement la capacité d'orienter la réponse vers un isotype dominant (IL-4 et IL-13 pour la réponse IgE, TgFß et IL-10 pour la réponse IgA et IL-6 pour la réponse IgG), il apparaît qu'in vitro la différenciation optimale de cellules B en plasmocytes requiert la participation de plusieurs cytokines, chacune d'entre elles intervenant sur au moins deux des trois étapes de la maturation B. Par exemple l'IL-2 (34), l'IL5 (35), l'IL-10 (36), IL-13 et l'IL-15 (37) interviennent dans la prolifération et la différenciation B préalablement activées via CD40, alors que l'IL-4 a la propriété d'influencer toutes les étapes de la maturation B. A l'inverse l'IL-6 est essentiellement impliquée dans l'étape de différentiation en plasmocytes sécréteurs d'IgG et son effet in vitro est montré sur des cellules B activées par le SAC ou le PWM (38). Il est probable que d'autres cytokines influençant les étapes de maturation B seront découvertes dans les prochaines années et complèteront ce schéma.

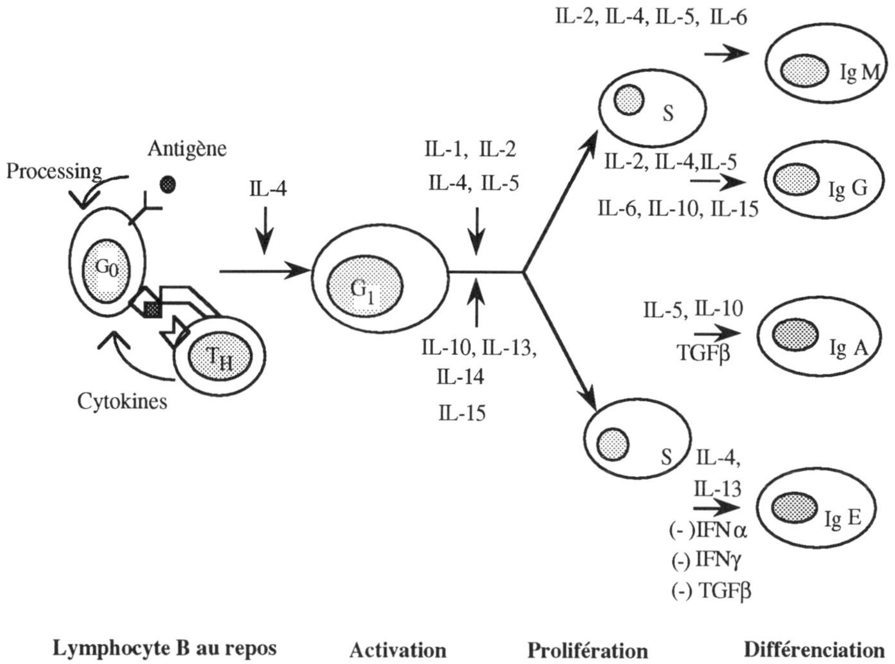

Figure 27.2 — Influence des cytokines sur les différentes étapes de maturaion B

CONCLUSIONS

Les réponses immunitaires T-dépendantes ont lieu dans les organes lymphoïdes organisés en zones au sein desquelles une série d'interactions lymphocytaires aboutissent notamment à la maturation des cellules B en plasmocytes. Les données de ce chapitre peuvent être intégrées dans le schéma suivant (9). L'entrée d'un agent pathogène ou antigène dans un organisme induit des réponses immunitaires spécifiques et non spécifiques. Les cellules dendritiques de la peau et des muqueuses initient la réaction spécifique en capturant l'antigène puis migrent vers les zones paracorticales des organes lymphoïdes riches en cellules T. Pendant la phase de migration les cellules dendritiques acquièrent la molécule CD40, probablement sous l'influence de GMCSF produit par différents types cellulaires au site d'entrée de l'antigène. L'activation des cellules T (naïves ou mémoires) par les peptides antigéniques présentés par les cellules dendritiques dans le contexte des molécules du CMH de classe II induit l'expression de la molécule CD40L et de toute une série de molécules d'adhésion qui renforcent l'interaction T-cellule dendritique. Ceci aboutit à la sécrétion de cytokines par les cellules T, qui agissent de façon autocrine en facteur de croissance des cellules T, qui activent les cellules dendritiques et qui recrutent les cellules B. Les cellules dendritiques seraient capables de présenter l'antigène aux cellules B. Celles ci interagiraient avec les cellules T et migreraient dans les follicules primaires où se produisait une expansion clonale massive des cellules B, associée à un taux élevé de mutations somatiques dans les gènes d'Ig, ce qui contribuerait au développement des centres germinatifs. Puis les centroblastes se différenciraient en centrocytes non proliférant qui migreraient dans la zone apicale. L'antigène présenté par les cellules dendritiques serait capté par l'Ig spécifique et présenté aux cellules T spécifiques qui produiraient un certain nombre de cytokines impliquées dans la diférentiation B en plasmocytes. L'interaction CD40-CD40L associée à l'influence de plusieurs cytokines (IL-4, IL-13, IL-10, IL-5, TGFβ, IL-2 etc...) permettrait la multiplication des rares cellules B selectionnées par l'antigène, la mise en route du processus de commutation isotypique, et la différenciation de certaines cellules B en plasmocytes sécréteurs d'anticorps et d'autres en cellules B mémoires. Ces cytokines sont donc des messagers intercellulaires indispensables aux différentes étapes de maturation B comprenant principalement l'activation, l'expansion clonale, la différenciation en plasmocytes associée à la commutation isotypique, la génération de cellules B mémoires. Il est à noter qu'au cours de ces différentes étapes de maturation B, seule l'étape d'activation se produisant au cours de l'interaction lymphocytaire T-B et initiée par la reconnaissance du peptide antigénique présenté par la cellule B au récepteur T, est antigène spécifique, les étapes successives d'expansion et de différenciation B n'étant plus que dépendantes d'un mélange complexe de cytokines ayant des effets synergiques ou antagonistes selon notamment l'état d'activation de la cellule B.

REFERENCES

[1] RETH M. — The B cell antigen receptor complex and co-receptors. *Immuno. Today* , 1995, 16, 310-313

[2] LINSLEY PS., LEDBETTER JA. — The role of the CD28 receptor during T cell responses to antigen. *Annu. Rev. Immunol*, 1993, 11, 191-212

[3] JUNE CH, BLUESTONE JA, NADLER LM, THOMPSON CB. — The B7 and CD28 receptor families. *Immunol. Today*, 1994, 15, 321-331

[4] ROBEY E, ALLISON JP. — T cell activation:integration of signals from the antigen receptor and costimulatory molecules. *Immunol. Today*, 1995, 16, 306-310

[5] SHAHINIAN A, PFEFFER K, LEE KP et al. — Differential T cell costimulatory requirements in CD28-deficient mice. *Science*, 1993, 261, 609-612

[6] CALLARD RE, ARMITAGE RJ, FANSLOW WC, SPRIGGS MK. — CD40 ligand and its role in X-linked hyper-IgM syndrome. *Immunol. Today*, 1993, 14, 559-564

[7] CONLEY ME. — X-linked immunodeficiencies. *Curr. Opin. Genet. Dev.*, 1994, 4, 401-406

[8] FOY TM, LAMAN JD, LEDBETTER JA et al. — gp39-CD40 interactions are essential for germinal center formation and the development of B cell memory. *J. Exp. Med.*, 1994, 180, 157163

[9] BANCHEREAU J, BAZAN F, BLANCHARD D, BRIÈRE F et al. — The CD40 antigen and its ligand. *Annu. Rev. Immunol.*, 1994, 12, 881-922

[10] PARKER DC. — T cell -dependent B cell activation. *Annu. Rev. Immunol.*, 1993 , 11, 331-360

[11] DOYLE C and STROMINGER J. — Interaction between CD4 and class II MHC molecules mediates cell adhesion. *Nature*, 1987, 330, 256-259.

[12] OWENS T. — A role for adhesion molecules in contact-dependent -T help for B cells . *Eur. J. Immunol.*, 1991, 21, 979-983.

[13] SEN J, BOSSU P, BURAKOFF, SJ, ABBAS AK. — T cell surface molecules regulating noncognate B lymphocyte activation. Role of CD2 and LFA-1. *J. Immunol.*, 1992, 148, 1037-1042 .

[14] CLARK EA, LANE PJL. — Regulation of human B cell activation and adhesion. *Annu. Rev. Immunol.*, 1991, 9, 97-127

[15] CHE-LEUNG L, SIDORENKO SP, CLARK EA. — Regulation of lymphocyte activation by the cell surface molecule CD22. *Immunol. Today*, 1994, 15, 442-449

[16] KISHIMITO T et al. — Effect of anti-Ig and enhancing soluble factor on differentiation and proliferation of B cells. *J. Immunol.*, 1975, 15, 1179-1184

[17] ROMAGNANI S. — Lymphokine production by human T cells in disease states. *Ann. Rev. Immunol.*, 1994, 12, 227-257

[18] KANSAS GS, TEDDER TF. — Transmembrane signals generated through MHC class II, CD19, CD20 and CD40 antigens induce LFA-1-dependent and independent adhesion in human B cells through a tyrosine kinase-dependent pathway. *J. Immunol.*,1991, 147, 4094-4102

[19] LIU YJ, JOSHUA DE, WILLIAMS GT, et al. — Mechanisms of antigen-driven selection in germinal centres. *Nature*, 1989, 343, 929-931

[20] CLARK EA, SHU G. — Association between IL-6 and CD40 signalling. IL-6 induces phosphorylation of CD40 receptors. *J. Immunol.*, 1990, 145, 1400-1406

[21] BURDIN B, PÉRONNE C, BANCHEREAU J, ROUSSET F. — EBV transformation induces B lymphocytes to produce IL-10. *J. Exp. Med.*,1993, 177, 295-304.

[22] BANCHEREAU J, de PAOLI P, VALLÉ A, GARCIA E, ROUSSET F. — Long-term human B cell lines dependent on IL-4 and anti-CD40. *Science*, 1991, 251, 70-72

[23] COCKS BG, de WAAL-MALEFYT R, GALIZZI JP, et al. — IL-13 induces proliferation and differentiation of human B cells activated by the CD49 ligand. *Intern. Immunol.*, 1993, 5, 657-663
[24] FLUCKIGER AC, GARRONE P, DURAND I, GALIZZI JP, BANCHEREAU J. — IL-10 upregulates functional high affinity IL2 receptors on normal and leukemic B lymphocytes. *J. Exp. Med.*, 1993, 178.
[25] AMBRUS JL JR, PIPPIN J, JOSEPH A, et al . — Identification of a cDNA for a human high-molecular-weight B-cell growth factor. *Proc Natl Acad Sci U S A*, 1993, 90, 6330-4
[26] FORD R, TAMAYO A, MARTIN B, NIU K, CLAYPOOL K, CABANILLAS F, AMBRUS JR — Identification of B-cell growth factors (interleukin-14; high molecular weight-B-cell growth factors) in effusion fluids from patients with aggressive B-cell lymphomas. *Blood*, 1995, 86:283-93
[27] OWEN-SCHAUB LB, METERISSIAN S, FORD RJ. — Fas/APO-1 expression and function on malignant cells of hematologic and nonhematologic origin. *J. mmunother.*, 1993, 14: 234-241
[28] ROUSSET F, GARCIA E, BANCHEREAU J. — Cytokine-induced proliferation and immunoglobulin production of human B lymphocytes triggered through their CD40 antigen. *J. Exp. Med.*,1991, 173, 705-710
[29] COCKS BG, de WAAL-MALEFYT R, GALIZZI JP, de VRIES JE, AVERSA G. — AL-13 induces proliferation and differentiation of human B cells activated by the CD40 ligand. *Intern. Immunol.*,1993, 5, 657-663.
[30] PÈNE J, ROUSSET F, BRIÈRE F, CHRÉTIEN I, et al. — IgE production by normal human l ymphocytes is induced by IL-4 and suppressed by IFNg and a and PGE2. *Proc. Natl. Acad. Sci.*,1988, 85, 6880-6884.
[31] BONNEFOY JY, LECOANET-HENCHOZ S, AUBRY JP et al. — CD23 and B cell activation. *Curr. Opin. Immunol.*, 7, 355-360.
[32] BRIÈRE F, SERVET-DELPRAT C, BRIDON JM et al. — Human IL-10 induces naive sIgD+B cells to sécréte IgG1 and IgG3. *J. Exp. Med.*,1994, 179.
[33] LEBMAN DA, NOMURA DY, COFFMAN RL, LEE FD. — Molecular characterization of germ-line IgA transcripts produced during TGFβ-induced isotype switching. *Proc. Natl. Acad. Sci.* , 1990, 87, 3962- 3966
[34] JLINEK DF, SPLAWSKI JB, LIPSKY PË. — The roles of interleukin 2 and interferon-gamma in human B cell activation, growth and differentiation. *Eur . J. Immunol.*,1986, 16, 925-932
[35] SWAIN SL. — Role of BCGFII in the differentiation to antibody sécrétion of normal and tumor B cells. *J. Immunol.*,1985, 134: 3934-3943
[36] FIORENTINO DF, BOND MW, MOSMANN TR. — Regulation of antibody isotype secretion by subsets of antigen-specific helper T cells. *J. Exp. Med.*, 1989, 170: 2081-2095
[37] ARMITAGE RJ, MACDUFF BM, EISENMAN J, PAXTON R, GRABSTEIN KH. — IL-15, a novel T cell growth factor that shares activities and receptor components with IL-2. *J. Immunol.*, 1995, 154, 483-790
[38] RAYNAL MC, LIU ZY, HIRANO T, MAYER L, KISHIMOTO T, CHEN-KIANG S. — Interleukin-6 induces secretion of IgG1 by coordinated transcriptional activation and differential mRNA accumulation. *Proc Natl Acad Sci (U S A)*, 1989, 86: 8024-8

Chapitre 28

CYTOKINES ET SYSTEME NERVEUX CENTRAL

F. HAOUR, E. BAN, C. MARQUETTE, D. WOLVERS

INTRODUCTION

Le rôle des cytokines dans les altérations neurologiques observées dans la phase aiguë qui suit un épisode infectieux ou une blessure importante a été rapidement identifié. Ces modifications neurologiques se manifestent par l'apparition de la fièvre, d'une augmentation du sommeil à onde lente, d'une diminution de l'appétit et de la motricité ainsi que d'une activation de l'axe hypothalamo-hypophyso-surrénalien [9,32,42,46]. Les cytokines et, en particulier, l'IL-1, sont les médiateurs de ces effets neurologiques qui peuvent être reproduits par injection périphérique ou intracérébroventriculaire de cytokines. D'autres cytokines telles que IL-2, IL-6 et le TNF, sont impliquées de façon plus ou moins importante dans les répercussions, au niveau du système nerveux central (SNC), des processus inflammatoires. L'ensemble des données physiopathologiques suggère que les cytokines sont capables d'activer des circuits neuronaux et neuroendocriniens et sont donc des médiateurs importants dans les interactions entre système nerveux central et système immunitaire [10] (fig 28.1).

D'autre part un nombre important de données obtenues in vitro suggère que les cytokines jouent, au niveau des cellules gliales, un rôle d'activateur qui semble voisin de celui qu'elles jouent au niveau des cellules du système immunitaire. Ce rôle se manifeste clairement in vivo dans le cas de lésions des tissus nerveux par traumatisme ou infection ainsi que dans les maladies dégénératives.

Nous aborderons ces deux aspects du rôle des cytokines au niveau du système neuroendocrinien et au niveau des cellules gliales en privilégiant le rôle de l'IL-1 pour laquelle les données sont les plus nombreuses.

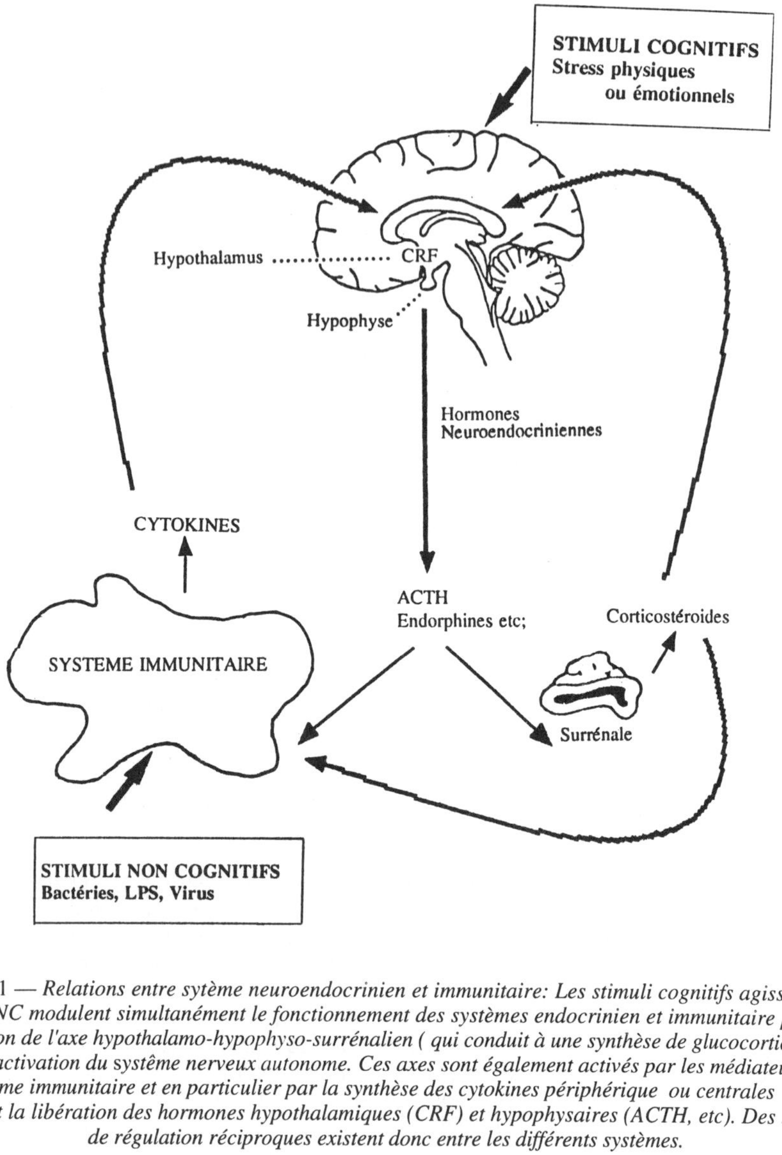

FIG. 28.1 — *Relations entre sytème neuroendocrinien et immunitaire: Les stimuli cognitifs agissant sur le SNC modulent simultanément le fonctionnement des systèmes endocrinien et immunitaire par activation de l'axe hypothalamo-hypophyso-surrénalien (qui conduit à une synthèse de glucocorticoïdes) et par activation du systême nerveux autonome. Ces axes sont également activés par les médiateurs du système immunitaire et en particulier par la synthèse des cytokines périphérique ou centrales qui modulent la libération des hormones hypothalamiques (CRF) et hypophysaires (ACTH, etc). Des boucles de régulation réciproques existent donc entre les différents systèmes.*

ROLE DES CYTOKINES DANS LA FIEVRE ET LES MANIFESTATIONS DE LA MALADIE

La disponibilité de cytokines recombinantes a permis de clarifier leurs divers rôles et en particulier leur fonction de pyrogène endogène. Des quantités d'IL-1, picomolaires par voie intra-cérébro-ventriculaire (icv) ou nanomolaires en intraveineuses (iv), permettent d'obtenir de la fièvre, l'activation de l'axe hypothalamo-hypophyso-surrénalien et les modifications des rythmes du sommeil et du comportement qui caractérisent la maladie [31,44,57].

Ces résultats soulèvent le problème de l'origine tissulaire et cellulaire des cytokines et celui du passage de la barrière hématoencéphalique. La plupart des travaux suggèrent que ce passage est très limité mais pourrait s'effectuer au niveau de l'area postrema, de l'éminence médiane, de l'organe vasculaire de la lame terminale ou des plexus choroïdes [4,15,45]. Les paragraphes suivants démontrent que la plupart des cytokines peuvent être synthétisées in situ dans le cerveau et pour certaines dans l'hypophyse. Il semble probable qu'au cours d'épisodes infectieux, de blessures, d'inflammations aiguës ou chroniques ou de processus tumoraux qui provoquent une libération de cytokines, celles-ci agissent sur le cerveau en cascade ou en synergie avec les cytokines synthétisées sur place.

PRODUCTION DES CYTOKINES DANS LE SNC ET LE SYSTEME NEUROENDOCRINIEN

IL-1

Les macrophages du cerveau, les astrocytes mais surtout la microglie [23] sont capables de synthétiser et de libérer de l'IL-1 sous l'effet de diverses stimulations [42]. L'IL-1 est également synthétisée dans les endothélium vasculaires et elle a été mise en évidence par immunocytochimie dans des neurones de l'hypothalamus humain [11]. La mise en évidence d'ARNm suggère la synthèse d'IL-1(α, β, ra) dans l'hippocampe, le cortex frontal et l'hypothalamus de rat dans des conditions basales [5]. A l'inverse chez la souris ces ARNm ne sont détectables que transitoirement après une stimulation du système immunitaire par l'injection périphérique de LPS [3]. De façon générale les endotoxines bactériennes (LPS) et les virus augmentent la production d'IL-1 ou de ses ARNm dans le cerveau [3,17,19,24]. L'administration de LPS par voie icv augmente également le taux d'IL-1 dans le liquide céphalorachidien [13]. Cet effet n'étant pas observé après injection intraveineuse de LPS, la synthèse d'IL-1 se réalise probablement in situ dans le SNC. D'autre part, des agents convulsivants augmentent le taux des ARNm de l'IL-1 dans différentes parties du cerveau [38] qui correspondent aux principales zones de dégénération neuronale induite par les convulsions.

IL-2

Plusieurs auteurs rapportent la présence d'IL-2 dans le cerveau de rongeur, en particulier dans l'hypothalamus et dans l'hippocampe [1,59]. Les quantités sont cependant très faibles et, pour certaines, ne seraient détectables que sur des cerveaux lésés.

IL-6

La production d'IL-6 a été démontrée dans des cultures de cellules gliales en particulier par les cellules microgliales et les astrocytes normaux ou infectés par un virus de la méningite. De façon semblable l'IL-1 et le LPS augmentent la synthèse d'IL-6 dans des cultures de microglie et d'astrocytes [20,43]. D'autre part, dans le tissu nerveux, on trouve des ARNm de l'IL-6 dans tout l'hippocampe et l'hypothalamus sans qu'il soit possible de préciser si la synthèse d'IL-6 est gliale ou neuronale [48]. *In vivo*, au cours d'une infection bactérienne ou virale et après injection d'endotoxine on trouve de l'IL-6 dans le SNC et le liquide céphalorachidien [28]. La synthèse d'IL-6 a été également démontrée dans des cultures primaires de cellules hypophysaires où elle peut être également stimulée par IL-1 et LPS [52].

TNF

Le TNF semble n'être présent, et produit *in vitro*, que dans les astrocytes et la microglie [34,43,48]. Sa production en culture est augmentée par une infection virale [37], par des traitements par le LPS ou par l'IL-1 et l'IFNg qui ont une action synergique sur la libération de TNF [12].
On trouve *in vivo* du TNF dans le liquide céphalorachidien de souris ayant une méningite d'origine bactérienne mais pas dans le cas d'une méningite d'origine virale [21].

RECEPTEURS DES CYTOKINES

Cellules gliales et neurones

IL-1: La présence de récepteurs de IL-1 dans le système nerveux des rongeurs est maintenant bien établie mais semble présenter de grandes variations selon les espèces et les cytokines utilisées.

Chez la souris des récepteurs IL-1 (fig 28.2) ont été caractérisés par autoradiographie quantitative dans les tissus immunocompétents mais aussi dans le gyrus denté de l'hippocampe, le cortex, les plexus choroïdes et les méninges [2,25,26,56]. Au niveau du gyrus denté ces récepteurs sont portés par la couche des cellules des grains et ont donc une localisation neuronale [2]. Aucun récepteur n'est détectable dans la région hypothalamique qui représente cependant une zone mise en jeu, de façon directe ou indirecte, dans l'action biologique des cytokines. La localisation de ces récepteurs dans ces différentes zones du cerveau a été confirmée par hybridation in situ [14]. Les récepteurs neuronaux, caractérisés chez la souris grâce à l'IL-1α recombinante humaine, reconnaissent de façon identique IL-1α et β (Kd 0,3 nM) et lient l'antagoniste du récepteur IL-1 (2, 26). Ils sont donc analogues aux récepteurs IL-1 de type I caractérisés dans les lymphocytes. Chez le rat au contraire une répartition très large des récepteurs [18,29] a été décrite qui n'a pu être retrouvée ultérieurement en utilisant une cytokine de la même espèce [36].

De tels récepteurs sont également présents sur des astrocytes en culture et in situ dans le cerveau sur les zones cicatricielles [2]. Par contre, dans les conditions basales, l'expression des récepteurs de l'IL-1 dans le compartiment glial du tissu nerveux est très faible et non détectable par les techniques usuelles.

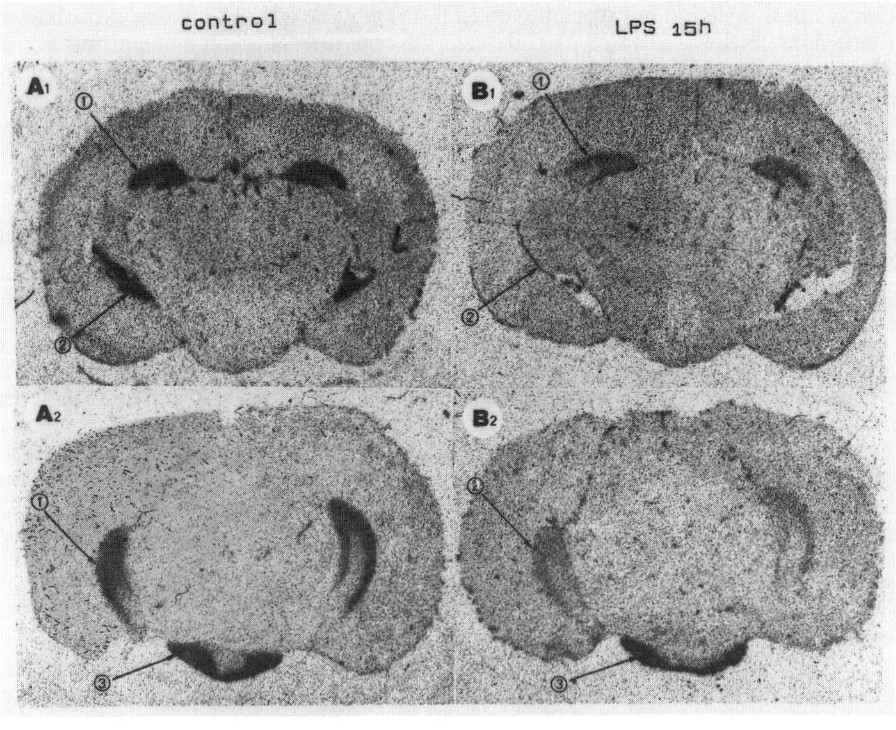

FIG. 28.2 — *Récepteurs de l'IL-1 dans le SNC et l'hypophyse de souris. A1 et 2; cerveau contrôle. B1 et 2 cerveau 15h après traitement par le LPS. 1 gyrus denté, 2 plexus choroïdes, 3 antéhypophyse (d'après Prog. NeuroEndocrineImmunology [25]).*

IL-2: Des sites de liaison pour l'IL-2 ont été mis en évidence dans l'hippocampe et dans de nombreuses régions du cerveau de rat en utilisant l'anticorps anti-Tac [1] ainsi que dans l'hypothalamus de souris [59].

IL-6: Bien qu'on ne dispose pas de données sur les récepteurs de IL-6 dans les cellules gliales [49] cette cytokine stimule la croissance astrocytaire et augmente la production de NGF par les astrocytes [20].
La présence de récepteurs de l'IL-6 dans les neurones n'a pas été démontrée par liaison directe mais on trouve des ARNm codant pour le récepteur IL-6 dans l'hippocampe et l'hypothalamus [48]. Au niveau de l'hypothalamus ces récepteurs pourraient être mis en jeu lors de la stimulation de la synthèse de somatostatine [47] et de CRF [39].

TNF: Des récepteurs du TNF (Kd 11nM) ont été identifiés dans des homogénats de cerveau de souris [30]. D'autre part les astrocytes de rat en culture expriment des récepteurs de haute affinité (Kd 0,8nM). La présence de ces récepteurs sur des neurones n'a pas été démontrée.

Hypophyse

IL-1: Des récepteurs de l'IL-1 sont présents dans le tissu hypophysaire du rat et de la souris [2,36]. Le ou les types cellulaires portant ces récepteurs ne sont cependant pas encore identifiés.
IL-2: Des récepteurs IL-2 (chaîne a) de basse affinité sont présents dans l'anté-hypophyse [51] et pourraient être responsables de l'effet de cette cytokine sur la libération d'ACTH.
IL-6: Des sites de liaison spécifique pour IL-6 (Kd: 2,7 nM) on été décrits dans l'hypophyse de rat [40]. La présence de ces récepteurs peut expliquer l'action directe de IL-6 sur la libération par les cellules hypophysaires de différents types d'hormones.
TNF: Le tissu hypophysaire est sensible à la présence de TNF (voir para-action biologique) mais la caractérisation des récepteurs du TNF n'a pas encore été réalisée dans ce tissu.

ACTION BIOLOGIQUE DES CYTOKINES DANS LE SNC ET LE SYSTEME NEUROENDOCRINIEN

IL-1

Action sur la croissance et la différenciation du SNC

L'IL-1 est impliquée dans la régulation de la prolifération des cellules gliales. L'effet de l'IL-1 est observé en culture de cellules mais est probablement mis en jeu dans les glioses réactionnelles [23]. L'IL-1 pourrait également avoir un rôle dans la survie neuronale et la croissance du SNC au cours de l'embryogénèse [42].

Action neuromodulatrice

De très nombreux effets modulateurs de l'IL-1 ont été mis en évidence: stimulation du système noradrénergique central [60], augmentation de la densité des récepteurs opiacés [61], augmentation de la biosynthèse de NGF [35], de la synthèse de composés amyloïdes, et de la production de prostaglandines (PGE2) [45] ainsi qu'un effet hyperalgésique aussi bien après injection iv que icv [42].

Action pyrogénique, somnogénique et modification du comportement

L'IL-1 est l'un des pyrogènes endogènes [19] libérés au cours d'un épisode infectieux. Par voie iv l'injection d'IL-1 produit une fièvre par un mécanisme dépendant de la synthèse de prostaglandines et impliquant la zone hypothalamique [15,31]. Par voie icv l'effet pyrogénique de l'IL-1 est obtenu avec des doses mille fois plus faibles et il peut

être inhibé par un anticorps ou un antagoniste du CRF ainsi que par un inhibiteur de la synthèse des prostaglandines [45]. Cet effet peut être également inhibé par un traitement par la 6-hydroxydopamine ce qui suggère que le système catécholaminergique intervient également dans le mécanisme d'induction de la fièvre [41,60].
L'IL-1 augmente le sommeil à ondes lentes chez le rat, le lapin et le chat [32]. Cet effet somnogène peut être rapproché des modifications du sommeil observées dans les maladies infectieuses ou chroniques. De même la diminution de l'activité locomotrice et de la prise alimentaire observée au cours de la maladie peut être attribuée à une action centrale de l'IL-1 [42,57].

Action au niveau neuroendocrinien

L'injection iv d'IL-1 provoque, à partir de l'hypothalamus la libération de somatostatine [47] ainsi que celle du CRF [6,46,58] qui à son tour induit une libération d'ACTH hypophysaire. L'IL-1 pourrait également avoir un rôle direct au niveau de la libération d'ACTH hypophysaire. Ceci a été mis en évidence [7] chez la souris mais est en contradiction avec les résultats de la plupart des autres auteurs qui ne constatent pas d'action à court terme de l'IL-1 sur la libération d'ACTH. On peut envisager qu'un tel effet pourrait se produire dans des conditions de stimulation à long terme qui peuvent être réalisées au cours d'épisodes inflammatoires prolongés [7,26].
En ce qui concerne la sécrétion des autres hormones hypophysaires certaines expériences in vitro suggèrent que IL-1 augmente la libération d'hormone thyréotrope (TSH), lutéotrope (LH), folliculostimulante (FSH) ainsi que celle d'hormone de croissance (GH) et de prolactine (PRL). D'autres indiquent au contraire une inhibition de la libération de LH et de PRL. Enfin l'injection d'IL-1 icv inhibe la sécrétion de LH [44].
Malgré les contradictions observées dans ce domaine il est clair que l'IL-1 et toutes perturbations conduisant à une production accrue d'IL-1, activent l'axe hypothalamo hypophyso surrénalien. La sécrétion de glucucorticoïdes qui en résulte module secondairement la réactivité du système immunitaire (effet immunosuppresseur) ainsi que celle du SNC et de l'hypophyse.

IL-2

La prolifération des oligodendrocytes et la croissance neuritique sont augmentées par la présence d'IL-2 en culture [42]. L'IL-2 serait donc un facteur neurotrophique.
Par ailleurs l'IL-2 possède diverses activités neuromodulatrices telles que l'inhibition de la libération d'acétylcholine [1], une augmentation de l'activité électrique des noyaux hypothalamiques, une activité inhibitrice au niveau de l'hypothalamus, une action sédative dans le cas d'une injection icv [42].
Au niveau hypophysaire l'IL-2 stimule la libération de ß-endorphine et d'ACTH dans des lignées hypophysaires de souris [51]. Ceci a été retrouvé chez des patients atteints de cancer et traités avec IL-2. Ce traitement est accompagné par divers effets secondaires tel que fièvre, malaise, mal de tête, états confusionnels, somnolence et nausées qui peuvent être mis en relation avec une augmentation de la teneur en eau dans le tissu nerveux.

IL-6

Au niveau central IL-6 serait mitogénique pour les astrocytes, neurotrophique pour les neurones en culture et capable de stimuler la synthèse de NGF dans des cultures astrocytaires [20,42]. L'injection icv d'IL-6 chez le rat induit une fièvre et une diminution de la prise alimentaire alors que ces effets ne sont pas observés après injection périphérique [33,42]. La responsabilité directe de IL-6 dans l'induction de la fièvre reste à démontrer.
Enfin l'IL-6 a une activité importante au niveau de l'hypophyse antérieure puisqu'elle stimule la libération d'ACTH, GH, LH et prolactine [52].

TNF

Les TNF α et β sont mitogéniques dans le cas d'astrocytes en culture [49] et le TNF est probablement impliqué dès le développement du SNC et dans les phénomènes de cicatrisation [42].
L'injection périphérique de TNFα est pyrogène chez les rongeurs d'une part par un effet direct au niveau des neurones de l'hypothalamus et d'autre part par l'induction de la synthèse d'IL-1 [17]. Des effets sur le sommeil, la prise alimentaire, similaires à ceux obtenus avec l'IL-1, sont également visibles après injection centrale ou périphérique de TNF [42]. Les effets neuroendocriniens du TNF se manifestent sur l'axe hypothalamo-hypophyso-surrénalien [8] au niveau de la libération de CRF et d'ACTH et de la production de prostaglandines dans l'hypothalamus [16].
Les effets au niveau hypophysaire sont contradictoires. L'injection iv de TNF produit une augmentation de la sécrétion d'ACTH mais l'injection intra hypothalamique ou icv n'a pas d'effet [50]. Pour d'autres auteurs le TNF a, au contraire, a un effet inhibiteur sur la libération des hormones hypophysaires [22].

CYTOKINES ET PATHOLOGIE DU SNC

Dans les cas de blessure et d'infection locale du SNC, la biosynthèse d'IL-1 par exemple est augmentée dans le tissu nerveux comme elle l'est à la périphérie. Les effets favorables (contrôle de l'infection, cicatrisation) ou défavorables (prolifération gliale, destruction neuronale) qui se produisent à la suite de la libération locale d'interleukine-1 dépendent probablement de l'intensité et de la durée de cette libération. Il faut noter que des taux élevés d'IL-1 sont présents dans les cerveaux de patients atteints de maladie d'Alzheimer ou du syndrome de Down [45], dans la sclérose multiple et l'encéphalite chronique [27]. Dans la maladie d'Alzheimer la synthèse d'IL-1 pourrait être la cause des formations cicatricielles et des dépôts de composés ß amyloïdes [45]. L'IL-1 a été également impliquée dans la genèse des symptomes neurologiques observés au cours de l'infection par le virus du SIDA (45).
Il faut de plus remarquer que, dans les conditions normales, l'expression des antigènes du complexe majeur d'histocompatibilité (CMH) de classe I et II est très réduite. Ces antigènes du CMH sont absents dans les neurones, les astrocytes, les oligodendrocytes et les plexus choroïdes alors qu'ils sont présents sur les cellules microgliales. En présence de cytokine les antigènes du CMH de classe I sont exprimés par toutes les cellules et ceux de classe II par les astrocytes et les plexus choroïdes [42]. Les cytokines peuvent également induire l'expression de molécules d'adhésion (ICAM-1). L'ensemble de ces données suggère que les interleukines pourraient avoir un rôle important dans la pathogénie des maladies autoimmunes et dégénératives ainsi que dans les maladies causées par des virus neurotropes tels que le virus du SIDA.

CYTOKINES CENTRALES ET HOMEOSTASIE DU SYSTEME IMMUNITAIRE

L'ensemble des données précédentes indique clairement l'importance du rôle régulateur des cytokines au niveau central et neuroendocrinien.
Dans le cas de l'IL-1, une stimulation du système immunitaire au niveau périphérique s'accompagne rapidement d'effets centraux. Les sites d'action primaire et la nature des messages qui peuvent leur faire suite ne sont pas encore connus de façon précises. Cependant la présence de récepteurs spécifiques de l'IL-1 sur des structures neuronales permet d'envisager des circuits de régulation en direction de la périphérie (fig 28.1). On peut envisager que certains neurones du gyrus denté sensibles à l'IL-1 projettent sur l'hypothalamus et activent la libération de neuromédiateurs et d'hormones neuroendocriniennes intervenant dans la régulation des fonctions immunitaires. Il a été en effet récemment démontré que l'injection par voie icv de doses très faibles d'IL-1

produisait une inhibition très rapide de la réactivité des cellules du système immunitaire périphérique [54,55]. Cet effet, qui peut être observé en moins de 30 minutes, est le résultat d'une activation de l'axe hypothalamo-hypophyso-surrénalien mais aussi d'une stimulation directe par l'innervation sympathique d'organes tels que la rate. Cet effet de type immunosuppresseur peut être également obtenu par une injection icv de LPS ou de la protéine gp120 du virus du SIDA [55] qui l'un et l'autre augmentent la synthèse locale d'IL-1. Les récepteurs centraux de l'IL-1 sont très probablement à l'origine des messages neuroendocriniens et nerveux sympathiques de type immunomodulateur observés dans ces expériences. Ces résultats laissent penser que des altérations de la production de cytokines, qui pourraient être induites au niveau central par un virus tel que celui du SIDA seraient susceptibles de provoquer un état d'immunosuppression.

Il semble à l'heure actuelle que les messages neuroendocriniens en provenance du cerveau et en direction des tissus immunocompétents soient essentiellement de type inhibiteur. On peut envisager que ces messages ont pour finalité un contrôle par le cerveau de l'ampleur de la réponse immunitaire. Ceci peut être obtenu d'une part en augmentant la sécrétion de diverses hormones hypophysaires et en particulier d'ACTH qui produira une libération de glucocorticoïdes immunosuppresseurs et, d'autre part, en modulant l'activité des organes immunocompétents par l'innervation sympathique.

Ces multiples boucles de régulation (fig 28.1) sont probablement interdépendantes et agissent en synergie. De ce fait l'homéostasie entre systèmes nerveux et immunitaire est la résultante de ces interactions multiples et complexes.

REFERENCES

[1] ARAUJO D.M., LAPCHAK P.A., COLLIER B., QUIRION R. - Localization of interleukin-2 receptors in the rat brain: interaction with the cholinergic system. *Brain Res.* 1989, 498, 257-266.

[2] BAN E., MILON G., PRUDHOMME N., FILLION G, HAOUR F. - Receptors for interleukin-1 (α and ß) in mouse brain: mapping and neuronal localization in hippocampus. *Neuroscience,* 1991, 43, 21-30.

[3] BAN E., HAOUR F., LENSTRA R. - Brain interleukin-1 gene expression induced by peripheral lipopolysaccharide administration. *Cytokine,* 1992, 4, 48-54.

[4] BANKS W., ORTIZ L., PLOTKIN S., KASTIN A. - Human interleukin-1a, murine IL-1 α and murine IL-1ß are transported from blood to brain in the mouse by a shared saturable mechanism. *J. Pharmacol. Exp. Therap.,* 1991, 259, 988-996.

[5] BANDTLOW C.E., MEYER M., LINDHOLM D., et al. - Regional and cellular codistribution of interleukin-1 beta and nerve growth factor mRNA in the adult rat brain: possible relationship to the regulation of nerve growth factor synthesis. *J. Cell. Biol.*, 1990, 111, 1701-1711.

[6] BERKENBOSH F., Van OERS J., Del REY A., et al. - Corticotropin-releasing factor producing neurons in the rat activated by IL--1. *Science,* 1987, 238, 524-526.

[7] BERKENBOSH F., De RIJK R., Del REY A., BESEDOVSKY H. - Neuroendocrinology of interleukin-1. In : *Circulating Regulatory Factors and Neuroendocrine Function.*, J.C. Porter and Jefna eds., Plenum Press, New York, pp. 303-314, 1990.

[8] BERNARDINI R., KAMILARIS T., CALOGERO A., et al. - CHROUSOS G. - Interactions between tumor necrosis factor a, hypothalamic corticotropin-releasing hormone and adrenocorticotropin secreation in the rat. *Endocrinol.*, 1990, 126, 2876-2881.

[9] BESEDOVSKY H., DEL REY A., SORKIN E., DINARELLO C.A. - Immunoregulatory feedback between interleukin-1 and glucocorticoid hormones. *Science*, 1986, 233, 652-654.

[10] BLALOCK J.E. - A molecular basis for bidirectional communication between the immune and neuroendocrine systems. *Physiol. Rev.*, 1989, 69, 1-32.

[11] BREDER C.D., DINARELLO C.A., SAPER C.B. - Interleukin-1 immunoreactive innervation of the human hypothalamus. *Science,* 1988, 240, 321-324.

[12] CHUNG I., BENVENISTE E. - Tumor necrosis factor a production by astrocytes. *J. Immunol.*, 1990, 144, 2999-3007.

[13] COCEANI F., LEES J., DINARELLO C.A. - Occurrence of interleukin-1 in cerebrospinal fluid of the conscious cat. *Brain Res.*, 1988, 446, 245-250.

[14] CUNNINGHAM E., WADA E., CARTER D., TRACEY D., BATTEY J., De SOUZA E. - In situ histochemical localization of type 1 interleukin-1 receptor messenger RNA in the central nervous system, pituitary and adrenal gland of the mouse. *J. Neurosci.*, 1992, 12, 1101-1114.
[15] DASCOMBE M.J. - The pharmacology of fever. *Progress in Neurobiology*, 1985, 25, 327-373.
[16] DINARELLO C.A. - The biology of interleukin 1 and comparison to tumor necrosis factor. *Immunol. Lett.*, 1987, 16, 227-232.
[17] DINARELLO C.A. - Interleukin-1. *Ann. NY Acad. Sci.*, 1988, 546, 122-132.
[18] FARRAR W.L., KILIAN P.L., RUFF M.R., HILL J.M., PERT C.B. - Visualization and characterization of interleukin-1 receptors in brain. *J. Immunol.*, 1987, 139, 459-453.
[19] FONTANA A., WABER E., DAYER J.M. - Synthesis of interleukin-1/endogenous pyrogen in the brain of endotoxin treated mice. *J. Immunol.,* 1984, 133, 1696-1698.
[20] FREI K., MALIPIERO U.V., LEIST T.P., et al. - On the cellular source and function of IL-6 produced in the central nervous system in viral diseases. *Eur. J. Immunol.,* 1989, 19, 689-694.
[21] FREI K., NADAL D., FONTANA A. - Intracerebral synthesis of tumor necrosis factor a and interleukin-6 in infectiious meningitis. *Ann. NY Acad. Sci.*, 1990, 594, 326-335.
[22] GAILLARD R., TURNILL D., SAPPINO P., MULLER A. - TNF α inhibits the hormonal response of the pituitary gland to hypothalamic releasing factors. *Endocrinology*, 1990, 144, 129-134.
[23] GUILIAN D., BAKER T.J., SHIH L.-C.N., LACHMAN L.B. - Interleukin-1 of the central nervous system is produced by ameboid microglia. *J. Exp. Med.*, 1986, 164, 594-604.
[24] GABELLEC MM, GRIFFAIS R, FILLION G. HAOUR F. - Brain expression of Interleukin-1 a, b and interleukine 1 receptor antagonist mRNA in mouse brain: regulation by bacterial lipopolysaccharide (LPS) treatment. *Mol. Brain. Research*, 1995, 31, 122-130.
[25] HAOUR F.G., BAN E.M., MILON G.M., BARAN D., FILLION G.M. - Brain interleukin-1 receptors: Characterization and modulation after lipopolysaccharide injection. *Prog. NeuroEndocrineImmunol.* 1990, 3, 196-204.
[26] HAOUR F., BAN E., MARQUETTE C., ROSTENE W., TSIANG H., FILLION G. - Interleukin-1 receptors in brain and pituitary; characterization and modulation during infection and stress. In: Neuroimmunomodulation: The state of the art. *Ann. N. Y. Acad. Sci.* , 1994, 741, 324-337..
[27] HOFMAN F. - Cytokines in central nerous system disease. In: *Neuroimmune Networks: Physiology and Diseases*, Alan R. Liss, Inc., 1989.
[28] HOUSSIAU F.A., BUKASA K., SUNDIC C.J., Van SNICK J. - Elevated levels of the 26 K human hybridoma growth factor (interleukin 6) in cerebrospinal fluid of patients with acute infection of the central nervous system. *Clin. Exp. Immunol.*, 1988, 71, 320-323.
[29] KATSUURA G., GOTTSCHALL P.E., ARIMURA A. - Identification of a high-affinity receptor for interleukin-1 beta in rat brain. *Biochem. Biophys. Res. Commun.*, 1988, 156, 61-67.
[30] KINOUCHI K., BROWN G., PASTERNAK G., DONNER D. - Identification and characterization of receptors for TNFα in the brain. *Biochem. Biophys. Res. Comm.*, 1991, 1532-1538.
[31] KLUGER M.J. - Fever: role of pyrogens and cryogens. *Physiol. Rev.*, 1991, 71, 93-127.
[32] KRUEGER J.M., WALTER J., DINARELLO C.A., WOLFF S.M., CHEDID L. -Sleep-promoting effects of endogenous pyrogen (interleukin-1). *Am. J. Physiol.*, 1984, 246, R994-R999.
[33] LeMAY L., VANDER A., KLUGER M. - Role of interleukin-6 in fever in rats. *Am. J. Physiol.*, 1990, 258, R798.
[34] LIEBERMAN A.P., PITHA P.M., SHIN H.S., SHIN M.L. - Production of TNF and other cytokines by astrocytes stimulated with lipopolysaccharide or a neurotropic virus. *P.N.A.S. USA*, 1989, 86, 6348-6352.
[35] LINDHOLM D., HEUMANN R., MEYER M., THOENEN H. - Interleukin-1 regulates synthesis of nerve growth factor in non-neuronal cells of rats sciatic nerve. *Nature,* 1987, 230, 658-659.
[36] MARQUETTE C., BAN E.Van DAM A.M., LANIECE P.,CRUMEYROLLE-ARIAS M., FILLION G., BERKENBOSCH F., HAOUR F. - Interleukin 1ß receptor in rat brain and pituitary. *Neuroendocrinology,* 1995, 62, 362-369.
[37] MERRIL J., KOYONAGI Y., ZACK J., THOMAS L., MARTIN F., CHEN I. -Induction of IL-1 and tumor necrosis factor a in brain cultures by human immunodeficiency virus type 1. *J. Virol.*, 1992, 66, 2217-2225.
[38] MINAMI M., KURAISHI Y., YAMAGUGHI T., et al - Convulsants induce interleukin-1ß messenger RNA in rat brain. *Biochem. Biophys. Res. Comm.*, 1990, 171, 832-837.
[39] NAITOH Y., FUKATA J., TOMINAGA T., NAKAI Y., TAMIS S., MORI K., IMURA H. - Interleukin-6 stimulates the secretion of adrenocorticotropic hormone in conscious freely moving rats. *Biochem. Biophys. Res. Commun.*, 1988, 155, 1459-1463.
[40] OHMICHI M., HIROTA K., KOIKE K., et al. - Binding sites for interleukin-6 in the anterior pituitary gland. *Neuroendocrinol.*, 1992, 55, 199-203.

[41] OVADIA H., ABRAMSKY O., WEIDENFELD J. - Evidence for the involvement of the central adrenergic system in the febrile response induced by interleukin-1 in rats. *J. Neuroimmunol.*, 1989, 25, 109-116.
[42] PLATA-SALAMAN C.R. - Immunoregulators in the nervous system, *Neuroscience & Biobehavioral Rev.*, 1991, 15, 185-215.
[43] RIGHI M., MORI L., DE LIBERO G., SIRONI M., BIONDI A. et al. - Monokine production by microglial cell clones. *Eur. J. Immunol.*, 1989, 19, 1443-1448.
[44] RIVIER C., CHIZZONITE R., VALE W. - In the mouse, the activation of the hypothalamic-pituitary-adrenal axis by a lipopolysaccharide (endotoxin) is mediated through interleukin-1. *Endocrinology,* 1989, 125, 2800-2805.
[45] ROTHWELL N.J., HOPKINS S.J., - Cytokines and the nervous system II: action and mechanisms of action. *T.I.N.S.*, 1995, 18, 130-136.
[46] SAPOLSKY R., RIVIER C., YAMAMOTO G., et al. - Interleukin-1 stimulates the secreation of hypothalamic corticotropin-releasing factor. *Science,* 1987, 238, 522-524.
[47] SCARBOROUGH D.E., LEE S.L., DINARELLO C.A., REICHLIN S. - Interleukin-1ß stimulates somatostatin biosynthesis in primary cultures of fetal rat brain. *Endocrinology,* 1989, 124, 549-552.
[48] SCHÖBITZ B., DE KLOET E.R., HOLSBOER F. - Gene expression and function of interleukin 1, interleukine 6 and tumor necrosis factor in the brain. *Progress in Neurobiology*, 1994, 44, 397-432.
[49] SELMAJ K.W., FAROOQ M., NORTON W.T., RAINE C.S., BROSNAN C.F. -Proliferation of astrocytes in vitro in response to cytokines. A primary role for tumor necrosis factor. *J. Immunol.*, 1990, 144, 129-135.
[50] SHARP B., MATTA S., PETERSON P., et al. - Tumor necrosis factor a is a potent ACTH secretagogue: comparison to interleukin-1ß. *Endocrinology,* 1989, 124, 3131-3136.
[51] SMITH L., BROWN S., BLALOCK J. - Interleukin-2 induction of ACTH secretion: presence of an interleukin-2 receptor a-chain-like molecule on pituitary cells. *J. Neuroimmunology*, 1989, 21, 249-254.
[52] SPANGELO B.L., JUDD A.M., ISAKSON P.C., MACLEOD R.,M. - Interleukin-6 stimulates anterior pituitary hormone release in vitro. *Endocrinology*, 1989, 125, 575-577.
[53] SPANGELO B., JUDD A., MACLEOD R., GOODMAN D., ISAKSON P. - Endotoxin-induced release of interleukin-6 from rat medial basal hypothalami. *Endocrinology,* 1990, 127, 1779.
[54] SUNDAR S.K., CIERPAL M.A., KAMARAJU L.S., et al. - Human immunodeficiency virus glycoprotein (gp 120) infused into rat brain induces IL-1 to elevate pituitary-adrenal activity and decrease peripheral cellular immune responses. *P.N.A.S. USA*, 1991, 88, 11246-11250.
[55] SUNDAR S.K., CIERPAL M.A., KILTS C., RITCHIE J.C., WEISS J.M. - Brain IL-1 induced immunosuppression occurs through activation of both pituitary-adrenal axis and sympathetic nervous system by corticotropin-releasing factor. *J. Neurosci.,* 1990, 10, 3701-3706.
[56] TAKAO T., TRACEY D.E., MITCHELL W.M., DESOUZA E.R. - Interleukin-1 receptors in mouse brain -characterization and neuronal localization. *Endocrinology*, 1990, 127, 3070-3078.
[57] TAZI A., DANTZER R., CRESTANI F., LE MOAL M. - Interleukin-1 induces conditioned taste aversion in rats: A possible explanation for its pituitary-adrenal stimulating activity. *Brain Res.*, 1988, 473, 369-371.
[58] TSAGARAKIS S., GILLIES G., REES L.H., et al. - Interleukin-1 directly stimulates the release of corticotrophin releasing factor from rat hypothalamus. *Neuroendocrinology,* 1989, 49, 98-101.
[59] VILLEMAIN F., GIARD J.M., OWENS T., BEAUDET A. - Immunohistochemical detection of interleukin-2 in normal mouse brain. *Soc. Neurosci. Abstr.,* 1990, 16, 1213.
[60] WEIDENFELD J., ABRAMSKY Q., OVADIA H. - Evidence for the involvement of the central adrenergic system in IL-1-induced adrenocortical response. *Neuropharmacol.,* 1989, 12, 1411-1414.
[61] WIEDERMANN C.J. - Interleukin-1 interaction with neuroregulatory systems: Selective enhancement by recombinant human and mouse interleukin-1 of in vitro opioid peptide receptor binding in rat brain. *J. Neurosci. Res.*, 1989, 22, 172-180.

Chapitre 29

CYTOKINES ET FONCTION DE L'OVAIRE

V. MACHELON

INTRODUCTION

Dans les dix dernières années, il est clairement apparu qu'il existe des relations bidirectionnelles entre système reproductif et système immunitaire. Les stéroïdes qui régulent les processus reproductifs peuvent moduler les fonctions immunitaires tandis que les cytokines peuvent influencer à la fois fonctions neuroendocrines et ovariennes. Ainsi l'ablation du thymus entraîne de graves dysfonctionnements ovariens et du développement de l'appareil de reproduction. Sur un plan plus physiologique, dès 1985 des concentrations plus élevées d'IL-1 plasmatique avait été détectées chez la femme après l'ovulation (10). La fonction première de l'ovaire est de libérer un ovocyte fécondable dans le tractus génital de façon cyclique. Chaque cycle ovarien comporte une première phase de maturation folliculaire précédant l'ovulation à laquelle fait suite la phase lutéale où se forme et régresse le corps jaune cyclique. Le follicule ovarien a une double fonction, gamétogène en assurant la croissance, la maturation puis l'émission du gamète femelle, l'ovocyte, et endocrinienne en synthétisant les hormones stéroïdes essentielles à la fonction de reproduction. L'ovaire des mammifères assure la croissance régulière des follicules dont quelques uns seulement iront jusqu'à la rupture. L'ovaire est entouré d'un épithélium. La partie la plus externe, l'albuginée, est formée de tissu conjonctif, de fibres de collagène et de cellules musculaires lisses et abrite la réserve d'ovocytes formée pendant la vie foetale. Dans la partie interne l'espace situé entre les follicules en croissance constitue le tissu interstitiel. Le développement du follicule jusqu'au stade ovulatoire est sous la dépendance des hormones gonadotropes hypophysaires: l'hormone folliculo-stimulante (FSH) et l'hormone lutéinisante (LH). FSH contrôle la multiplication et la maturation des cellules de la granulosa, sites de synthèse de l'estradiol jusqu'à l'ovulation. LH agit sur les cellules de la thèque interne qui produisent des androgènes, précurseurs de la synthèse d'estradiol par les cellules de la granulosa. Les fonctions sécrétoires de la thèque et de la granulosa évoluent de façon coordonnée. A l'augmentation de la production d'androgènes par la thèque correspond une possibilité accrue pour les cellules de la granulosa de synthétiser de l'estradiol. Dans un follicule préovulatoire (fig.29-1), l'ovocyte est entouré d'un massif cellulaire, le cumulus oophorus accolé aux cellules de la granulosa, le tout baignant dans une cavité, l'antrum, qui résulte des sécrétions des cellules de la granulosa. Jusqu'à l'ovulation la granulosa, séparée des couches plus externes de la thèque par une membrane basale, n'est pas vascularisée et les échanges métaboliques de l'ovocyte avec le sang s'effectuent à travers les cellules du cumulus et de la granulosa par un sytème très développé de "gap junction".

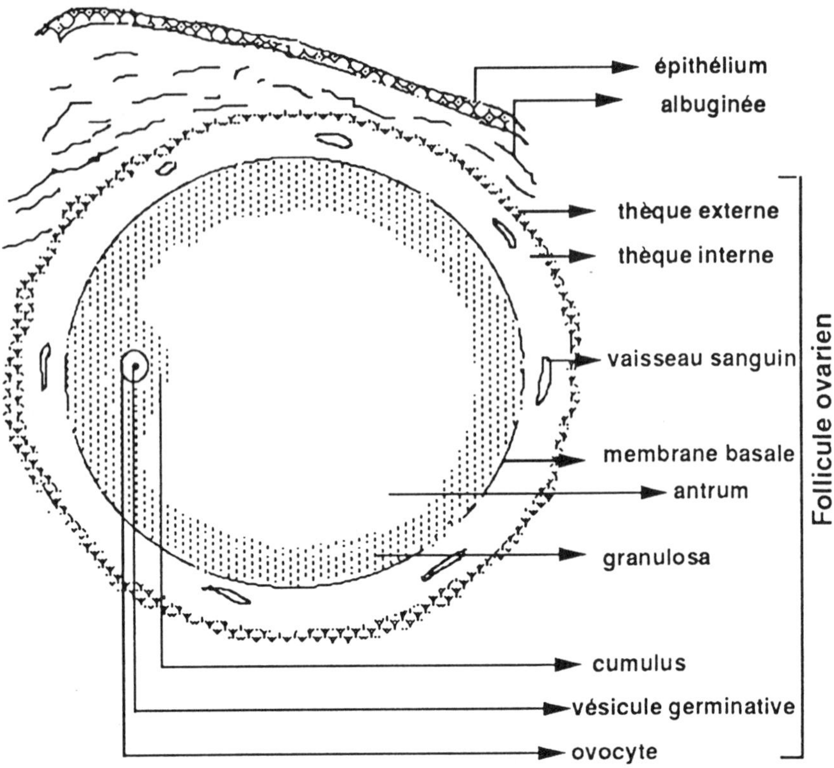

FIG. 29.1 — *Structure chématique d'un follicule ovarien préovulatoire.*

Dans la thèque externe un réseau artério-veineux alimente un réseau capillaire dense situé dans la thèque interne. Le réseau lymphatique est aussi très développé dans l'ovaire. Après l'ovulation, l'ovaire assure la préparation de l'utérus à l'implantation de l'oeuf fécondé, par transformation du follicule rompu en corps jaune. Les cellules lutéales du corps jaune produisent principalement de la progestérone dont la synthèse est induite et maintenue par la LH. Les cytokines sont susceptibles d'agir sur les fonctions ovariennes essentiellement par effet paracrine ou autocrine. Cela implique une production ovarienne de cytokines, des sites de réceptivité aux cytokines et des effets des cytokines sur le fonctionnement des cellules ovariennes aux différents stades du cycle et du développement du follicule.

CYTOKINES ET PRODUCTION DE GONADOTROPINES

Les fonctions ovariennes sont étroitement dépendantes des hormones gonadotropes hypophysaires. Nous évoquerons l'incidence des cytokines sur la production des gonadotropines, FSH et LH. Leur synthèse est sous le contrôle d'un facteur hypothalamique le Gonadotropin releasing Hormone (GnRH), essentiel au maintien de la synthèse de FSH par l'hypophyse et modulateur de la sécrétion de LH. En agissant au niveau de l'axe hypothalamo hypophysaire, les cytokines contrôlent le système endocrine. Ainsi en cas de stress, l'activation de la fonction corticotrope peut entraîner une inhibition de la fonction de reproduction; les pathologies infectieuses ou inflammatoires s'accompagnent souvent d'une réduction de la production d'hormones gonadotropes et de stéroïdes ovariens. Les cytokines IL-1 et IL-6 contrôlent la production des hormones hypophysaires gonadotropes soit directement par un effet activateur autocrine sur les cellules de l'antéhypophyse, soit indirectement en induisant la production de GnRH par les cellules hypothalamiques (63). L'injection intracérébrale d'IL-1 induit chez le singe la production de LH. En revanche, comme l'IL-6, elle inhibe la sécrétion de LHRH et de LH chez la ratte, cet effet s'accompagnant d'un dysfonctionnement total du cycle ovulatoire (52). Chez la ratte, le TNFα inhiberait la production d'hormones hypophysaires en contrôlant la réponse hypophysaire aux facteurs hypothalamiques (22).

PRODUCTION DES CYTOKINES OVARIENNES

Sites de production et de réceptivité

En identifiant les transcrits de plusieurs gènes des cytokines sur des extraits ovariens, par dosage dans le liquide folliculaire, par immunohistochimie sur coupes d'ovaire ou frottis cellulaires, on a mis en évidence une synthèse et une production de cytokines ovariennes (Tableau 29 -1).
L'origine cellulaire des cytokines ovariennes est multiple. D'une part, la présence de macrophages dans le tissu interstitiel dès les stades précoces de la folliculogenèse, et d'autre part, la présence de nombreux leucocytes dans l'ensemble du tissu ovarien au moment de l'ovulation et de la formation du corps jaune ou dans les follicules atrétiques suggère une origine leucocytaire (1). Les fibroblastes et les cellules endothéliales plus spécialement présentes dans le corps jaune, sont aussi des sources connues de cytokines. De nombreuses études récentes ont par ailleurs montré que les cellules ovariennes elle-mêmes pouvaient produire des cytokines. Les cellules de la thèque sont des sites de synthèse pour l'IL-1ß (31, 55); elles produisent aussi du TGFß (5, 14, 56). Le TNFα serait produit par les cellules de la granulosa dès les stades précoces de la folliculogenèse (12, 53); dans le follicule ovulatoire elles synthétisent de l'IL-1ß (32, 47) et de l'IL-6 (38). Les cellules de la granulosa produisent aussi du TGFß (28, 43) et les cellules lutéales produisent du TNFα (53). On retrouve aussi du TNFα dans les ovocytes de souris (12).
Parallèlement aux sites de production, le tissu ovarien contient des sites de liaison spécifiques pour l'IL-1ß et pour le TNFα .Des récepteurs du TNFα ont été identifiés par immunhistochimie sur les cellules de la granulosa et les cellules lutéales de truie (51). Des transcrits du gène du récepteur de l'IL-1 (IL-1R) sont présents dans les cellules de la thèque et de la granulosa humaine (32), et des IL-1R ont été localisés dans l'ovaire de souris (55).

Régulation de la production des cytokines ovariennes

Quelque soit leur origine cellulaire, la production des cytokines ovariennes peut être contrôlée par des facteurs ovariens endocrines, paracrines ou autocrines. La production de cytokines par les leucocytes est régulée par les stéroides ovariens. L'estradiol et la progestérone inhibent la production de TNFα et d'IL-1ß par les monocytes (37) et l'estradiol est un inhibiteur de la production d'IL-6 (50). La production de TGFß par les cellules de la granulosa serait induite par l'estradiol (6). D'autre part, la production des cytokines ovariennes est contrôlée par les gonadotropines. L'acquisition par les cellules ovariennes de la capacité à synthétiser de l'IL-1ß est liée à la décharge ovulante de gonadotropines (31). *In vitro,* la production par les cellules de la granulosa d'IL-6, de TNFα et de TGFß est régulable par FSH (24, 36, 43). Enfin, la production des cytokines est autorégulée. La production d'IL-6 par les cellules de la granulosa en culture est induite par l'IL-1 (24) et le TNFα mais inhibée par l'IFNγ ; la production de TNFα et d'IL-1 est inhibée par l'IL-6 et le TGFß. Les effets de l'IL-1ß sont neutralisés par l'agoniste du récepteur, l'IL-1ra. Des transcrits de l'IL-1ra ont été détectés dans les cellules de la thèque et de la granulosa (32).

TABLEAU 29-1 — PRODUCTION DES CYTOKINES OVARIENNES

	Sites de production		Sites de synthèse
	Dosages (surnageants de cultures ou liquides folliculaires)	Immunohistochimie coupes d'ovaire ou frottis cellulaires	Northern blot RT-PCR Hybridation in situ
tissu folliculaire		TNFα(rat,souris,bovin,humain) IL-1ß (humain, rat) IL-6 (souris)	TNFα(rat,souris)
tissu lutéal		TNFα (rat,souris, bovin, humain) TGFß (souris)	
follicule ovulatoire	TNFα(bovin, humain) IL-1 (porcin, humain) IL-1ra (rat, humain) IL-6 (humain) IFNγ (humain) IL-2 (humain)	IL-1(humain) IL-6(humain) TNFα(humain)	IL-1ß>>IL-1α (humain) IL-6 (humain) IL-1ra (humain)
cellules de la thèque		IL-1α(souris) IL-1ß(souris) TGFß(porcin) TGFß1 (rat)	IL-1ß (rat) TNFα (souris)
cellules de la granulosa	IL-1(humain) IL-6 (humain, rat, lignée souris)	TGFß2 (humain,rat, lignée ssuris) TNFα (humain, bovin, rat, souris)	IL-6 (humain) IL-1ß (humain) TNFα (souris)
ovocyte		TNFα (souris)	

CYTOKINES ET FOLLICULOGENÈSE

La folliculogenèse est la succession des différentes étapes du développement du follicule ou de son involution. C'est un phénomène continu, chaque jour des follicules entrent en phase de croissance. Depuis le moment où le follicule sort de la réserve constituée lors de l'ovogenèse jusqu'à la formation du follicule ovulatoire, les étapes du développement du follicule comportent une phase initiale de prolifération cellulaire et une phase terminale de différenciation cellulaire . Au cours de la phase de prolifération, l'étape dite de "recrutement" marque l'entrée en croissance des follicules gonado-dépendants, parmi lesquels seront sélectionnés les follicules ovulatoires. Les follicules non sélectionnés régressent au cours de la folliculogenèse et se transforment en follicules atrétiques.

Cytokines et prolifération

La phase de prolifération cellulaire est marquée par une prolifération intense des cellules de la granulosa à partir de l'étape de recrutement. Ce processus est essentiellement sous le contrôle de deux facteurs hormonaux, la FSH et l'estradiol.

Leurs effets sont modulés par des facteurs de croissance et des cytokines autocrines ou paracrines (figure 29-2).

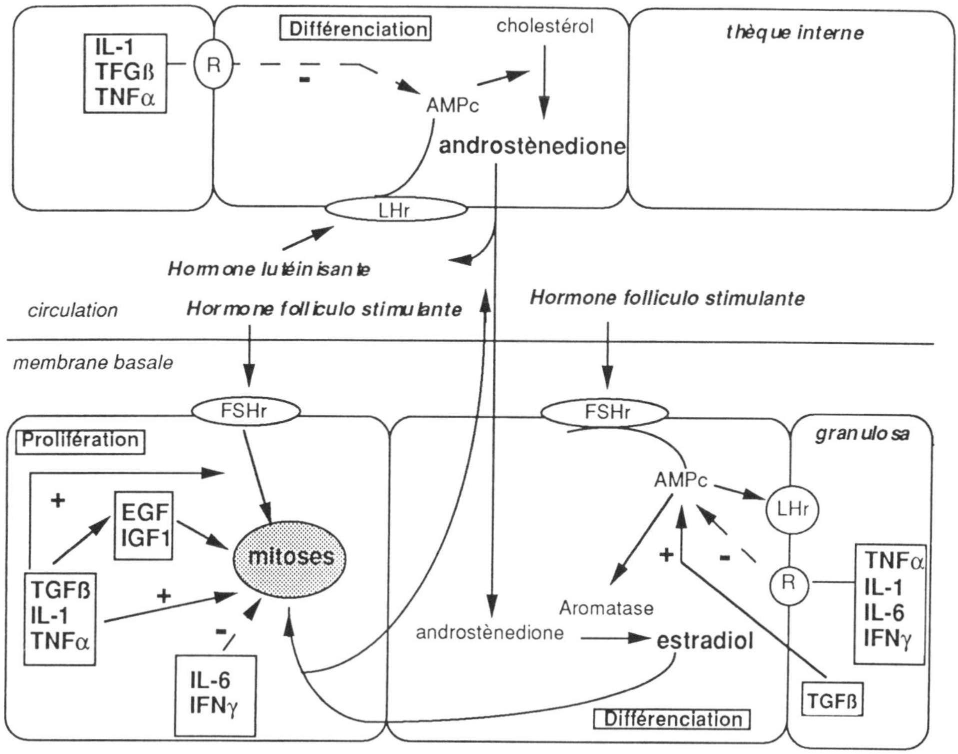

FIG. 29.2 — *Cytokines et folliculogenèse.*

En général, les cytokines activent la prolifération des cellules folliculaires en potentialisant les effets de FSH, de l'estradiol et des facteurs de croissance. L'IL-1α et le TNFα potentialisent les effets de l'epithelium growth factor (EGF), du fibroblast growth factor (FGF) ou de l'insulin growth factor I (IGF1) sur les cellules de la granulosa de porc (20). Le TGFß potentialise l'effet de FSH sur la prolifération des cellules de la granulosa in vitro (6). En revanche, il limite l'effet de l'EGF (56). De même, l'IL-6 et l'interféron inhibent la prolifération des cellules de la granulosa induite par FSH et l'estradiol (2, 65).

Cytokines et différenciation

Les cellules de la granulosa et de la thèque perdent progressivement leur aptitude à se diviser pour acquérir des fonctions différenciées: production de stéroïdes et de protéines sous le contrôle des hormones gonadotropes hypophysaires, l'étape terminale avant l'ovulation étant marquée par l'acquisition des récepteurs de la LH (LHr) par les cellules de la granulosa. Diverses études montrent que les cytokines affectent la stéroïdogenèse ou la formation des récepteurs aux gonadotropines sur les cellules de la granulosa et de la thèque, régulant ainsi la différenciation cellulaire et le développement folliculaire. En général, les cytokines inhibent l'acquisition des fonctions différenciées, à l'inverse de leurs effets activateurs sur la prolifération. Ainsi l'IL-1α chez la truie, l'IL-1ß chez la ratte, et l'IL-6 chez la ratte et la truie inhibent les fonctions stéroïdogènes induites par FSH sur les cellules de la granulosa ainsi que la formation des LHr (18, 26, 64). L'IL-1ß inhibe aussi la production d'androgènes stimulée par hCG par les cellules de la thèque chez la ratte (30). Le TNFα et l'IFNγ ont des effets très similaires: inhibiteur des fonctions stéroïdogènes induites par LH sur les cellules de la thèque et par FSH sur les cellules de la granulosa (23, 59, 65). TNFα agit aussi en synergie avec l'IFNγ et l'IL-1ß pour inhiber la production d'estradiol stimulée par FSH *in vitro*. Enfin le TNFα inhibe la capacité du TGFß d'augmenter l'activité aromatase des cellules de la granulosa. Le TGFß inhibe la production steroïdogène des cellules thécales chez la ratte (28) et chez la truie (14) par un effet autocrine. Toutefois, contrairement à l'ensemble des cytokines évoquées ici, le TGFß stimule l'acquisition des LHr et l'activité aromatase induites par FSH sur les cellules de la granulosa (5). Les voies de transduction des hormones gonadotropes passent par l'activation du système adénylate cyclase et l'augmentation de la concentration intracellulaire d'AMPc. Les effets antigonadotropes de l'IL-1 et du TNFα seraient liés à une action en amont et/ou en aval du système adenylate cyclase (19, 66). Les effets des cytokines sur la prolifération et la différenciation des cellules folliculaires peuvent être corrélés à l'état de différenciation fonctionnelle du follicule. Particulièrement marqués sur les cellules immatures, les effets de l'IL-1 et de l'IL-6 ne sont plus significatifs sur les cellules hautement différenciées (2, 18). Par ailleurs, les cytokines ont des effets spécifiques: l'IFNγ agit sur les cellules de la granulosa de ratte mais pas sur celles de truie, inversement l'IFNα est actif sur les cellules de truie mais ne l'est pas sur les cellules de ratte. Enfin par leur effets pléiotropiques, les cytokines peuvent à la fois inhiber ou activer une fonction donnée. Ainsi le TGFß active la prolifération des cellules de la granulosa de ratte induite par FSH en augmentant la production d'estradiol mais elle la réduit en inhibant l'effet de EGF. Il faut aussi noter que certaines cytokines comme l'IL-2 et l'IL-3 ne semblent pas avoir de rôle essentiel dans la régulation de la stéroidogenèse ovarienne(35).

Cytokines et atrésie folliculaire

La plupart des follicules vont régresser au cours des différentes étapes de la folliculogenèse, cette régression se traduisant fonctionnellement par une réduction des activités stéroïdogènes et une diminution de leur réceptivité à FSH. Tout déficit en estradiol soit par réduction de l'activité aromatasique soit par déficit du précurseur, l'androstènedione, entraîne une évolution vers l'atrésie. Au vu de leurs effets inhibiteurs des fonctions induites par les gonadotropines, en particulier l'activité aromatase des cellules de la granulosa induite par FSH, de nombreux auteurs ont évoqué le rôle des cytokines lors de la régression folliculaire ou atrésie. Le TNFα présent dans l'ovaire dès les stades précoces de la folliculogenèse, inhibiteur de l'activité aromatase des cellules de la granulosa comme de l'activité hydroxyl-lyase des cellules de la thèque, pourrait jouer un rôle dans l'entrée en atrésie des follicules. Il faut aussi noter que dans les cellules de la granulosa de rat, l'IL-6 induit l'apoptose, processus à l'origine de la mort cellulaire dans les follicules atrétiques (29).

CYTOKINES ET MATURATION OVOCYTAIRE

Chez les primates, l'ovocyte reste bloqué en prophase de 1ère division au moment de la naissance. La reprise de méiose a lieu après le pic d'ovulation de LH et se manifeste par la rupture de la vésicule germinative (GVBD) et l'émission du premier globule polaire. L'IL-1ß pourrait induire la rupture de la vésicule germinative en l'absence d'hCG chez la lapine (57) et des récepteurs de l'IL-1 ont été détectés dans les ovocytes de souris (55). Des transcrits du gène du TNFα ainsi que du TNFα ont été mis en évidence dans les ovocytes de souris (12). Le TNFα ovocytaire pourrait intervenir dans les relations entre l'ovocyte et les cellules folliculaires dès les stades précoces du développement folliculaire.

CYTOKINES ET OVULATION

Les modifications qui interviennent en vue de la rupture du follicule ovarien présentent de nombreuses analogies avec une réaction inflammatoire aiguë (15) tant par les processus développés que par la présence dans le follicule ovulatoire de facteurs spécifiquement liés à la réaction inflammatoire parmi lesquels on retrouve un certain nombre de cytokines (figure -3). En parallèle à une modification de la perméabilité vasculaire liée à la présence de prostaglandines et de leucotriènes, un intense processus de protéolyse se développe qui aboutit à la désintégration de l'apex du follicule et à sa rupture. Ces transformations sont induites par la décharge ovulante de FSH et de LH. Elles se traduisent par la production ovarienne de prostaglandines induite par LH et d'activateur du plasminogène induite par FSH, à l'origine d'une production en cascade d'enzymes protéolytiques qui aboutit à dissocier la matrice protéique des faisceaux de fibres de collagène de la paroi folliculaire. Les signaux d'activation précoces et immédiats comme la production d'histamine par les mastocytes sont pris en relais par des cytokines comme l'IL-1, l'IL-6 et le TNFα qui contribuent au développement du processus. Deux études, l'une sur le lapin (57) et l'autre sur le rat (8) montrent que l'IL-1ß est étroitement associé au processus ovulatoire soit en le provoquant en l'absence de gonadotropines soit en potentialisant l'effet des gonadotropines. Il faut toutefois noter que chez la ratte la production d'activateur du plasminogène par les cellules de la granulosa est inhibée par le TNFα (34) et par l'IL-1 (33). Les cytokines présentes dans le follicule ovulatoire sont produites à la fois par les leucocytes présents dans le follicule ovulatoire et par les cellules ovariennes elles-mêmes, thèqueet granulosa. Les cellules de l'epithélium ovarien impliquées dans le processus de rupture folliculaire produirait de l'IL-6 (67). La production de prostaglandines par les cellules de la thèque et de la granulosa du follicule ovulatoire est fortement stimulée par le TNFα, l'IL-1ß et l'IFNγ (9, 46, 61). Ces médiateurs lipidiques agissent sur la vasodilatation des capillaires sanguins, la perméabilité vasculaire et la mobilité cellulaire. L'inhibition de la synthèse des prostaglandines par l'indométhacine empêche la rupture folliculaire. L'IL-1ß stimule aussi la production de radicaux libres dans l'ovaire de ratte (7), facteurs qui induisent une nécrose cellulaire et sont nécessaires à la rupture folliculaire (68).

L'IL-1 et le TNFα sont à l'origine de la production d'IL-6 qui augmenterait la perméabilité vasculaire (39) et de chemokines qui par leurs propriétés chimiotactiques participent au recrutement des leucocytes. L'IL-2 produit dans le follicule préovulatoire pourrait provenir de la présence de lymphocytes T. Le rôle de cette cytokine dans le processus ovulatoire n'est pas clairement élucidé. L'IFNγ et le GM-CSF présents dans le follicule préovulatoire amplifient la réponse inflammatoire en augmentant la production d'IL-1 et TNFα. L'ampleur de la réaction inflammatoire dépend de l'équilibre entre cytokines proinflammatoires et antiinflammatoires. Dans le processus ovulatoire, la production folliculaire de TNFα et d'IL-1ß est contrôlée par celle d'IL-6 qui inhibe la production de TNFα et celle d'IL-1ra qui neutralise les effets de l'IL-1ß. La progestérone en inhibant la production des cytokines proinflammatoires TNFα et IL-1 par les monocytes contribuerait aussi à limiter l'importance de la réaction inflammatoire induite au moment de l'ovulation et à permettre la transformation du follicule ovulatoire en corps jaune.

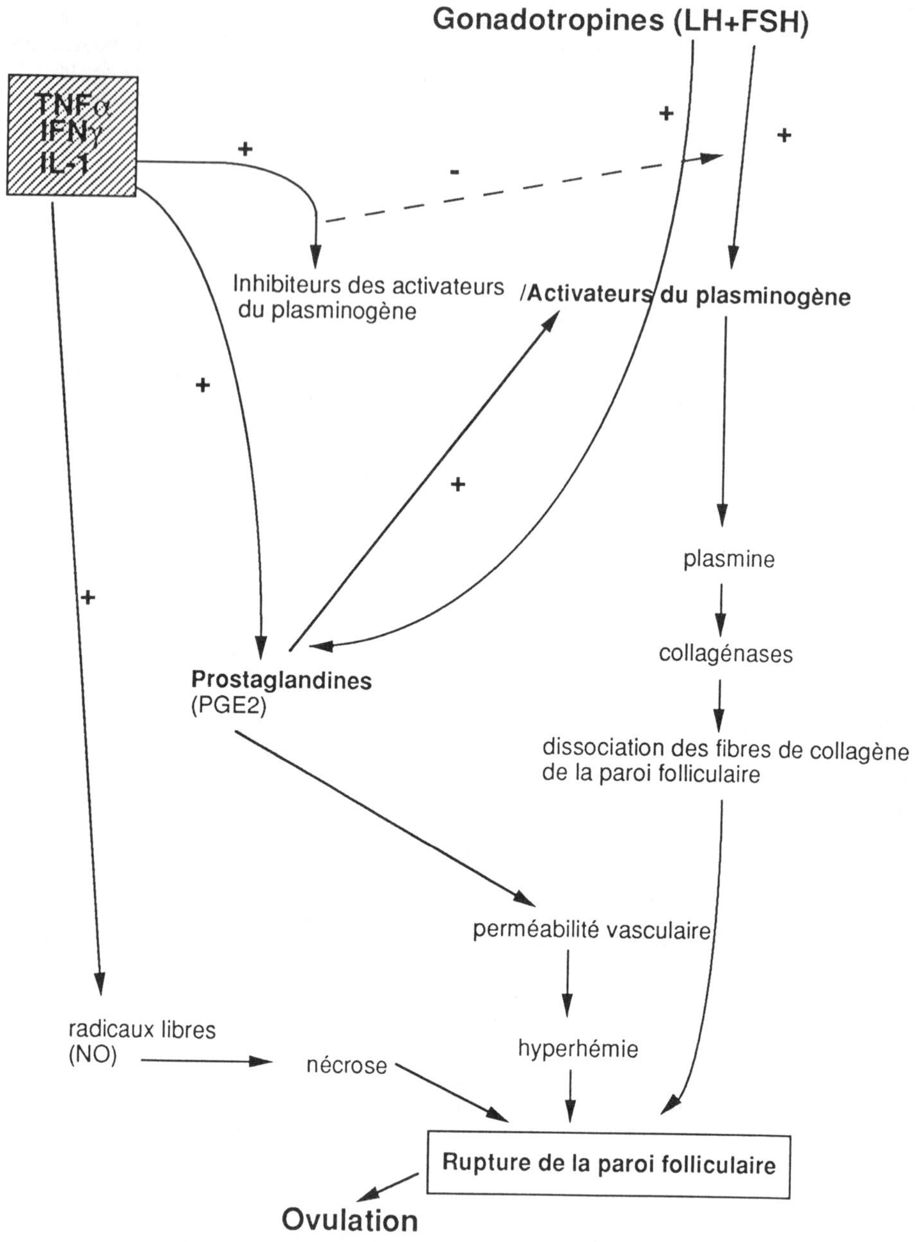

FIG. 29.3 — *Cytokines et ovulation*

CYTOKINES ET CORPS JAUNE

Angiogenèse et lutéinisation

Après la rupture folliculaire et la libération de l'ovocyte mature, le follicule ovulatoire se transforme en corps jaune. La mise en place d'un corps jaune fonctionnel s'accompagne de la lutéinisation des cellules de la thèque et de la granulosa qui constituent le tissu lutéal, d'une prolifération des fibroblastes et d'une vascularisation rapide des couches folliculaires sous l'action d'une intense activité angiogénique. Ce remodelage tissulaire qui associe prolifération et migrations cellulaires est notamment dû à la sécrétion locale par les cellules lutéales de facteurs peptidiques tels que les

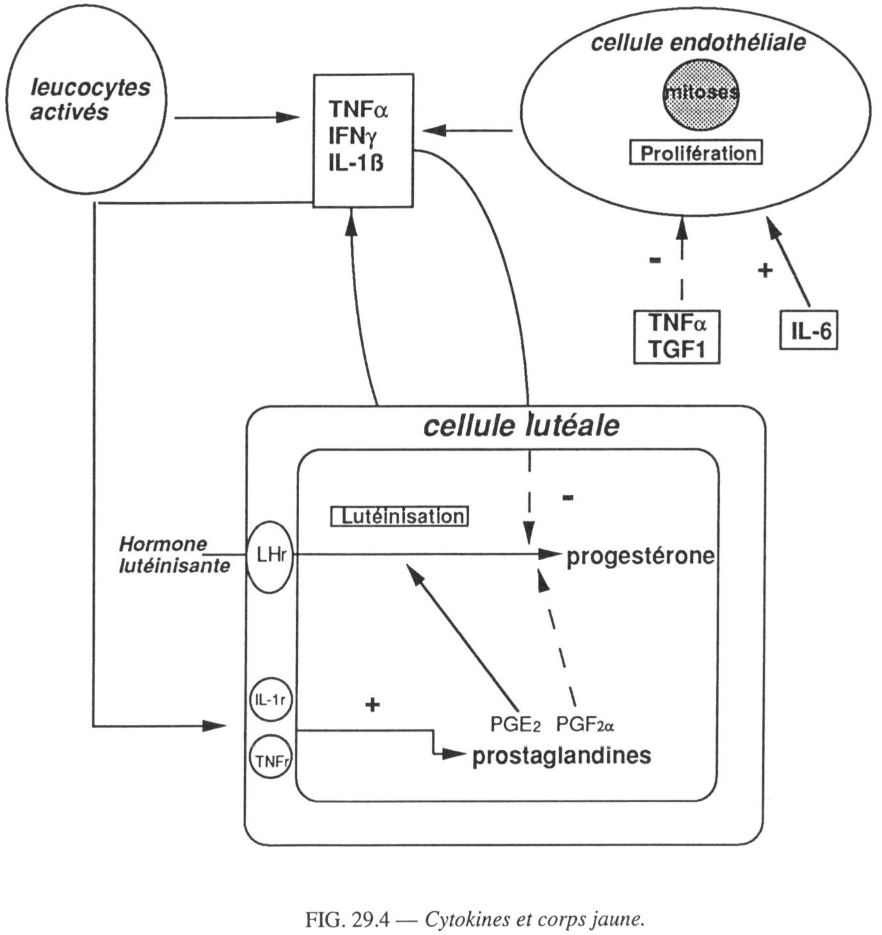

FIG. 29.4 — *Cytokines et corps jaune.*

facteurs de croissance fibroblast growth factors (FGFs) et vascular endothelial growth factor (VEGF) et de lipides comme les prostaglandines et les leucotriènes. Un certain nombre de cytokines sont produites par les leucocytes, par les cellules endothéliales et les fibroblastes présents en grand nombre dans le corps jaune, ou par les cellules lutéales (40). Parmi ces facteurs, l'IL-6 jouerait un rôle actif dans l'angiogenèse (42). Les cellules stéroïdogènes du corps jaune ne se multiplient pas ou peu après l'ovulation mais la lutéinisation s'accompagne d'une augmentation très importante de la production de progestérone sous l'effet de la LH. Celle-ci est possible grâce au réseau très dense de vaisseaux capillaires qui irriguent le tissu lutéal et fournit un apport suffisant en LDL indispensable à une stéroïdogenèse active. Nous avons mentionné précédemment les effets inhibiteurs des cytokines sur les fonctions induites par les gonadotropines. Ces effets disparaissent sur la production de progestérone stimulée par hCG par les cellules du follicule ovulatoire en particulier pour l'IL-1 et le TNFα (21).

Régression du corps jaune cyclique et lutéolyse

La durée d'un corps jaune est brève et sa régression intervient en permettant un nouveau cycle ovulatoire. Les estrogènes et les prostaglandines PGF2α jouent un rôle important dans le processus lutéolytique et le pourcentage de cellules répondant à la PGF2α augmenterait avec l'âge des corps jaunes. Le TNFα, l'IL-1ß et l'IFNγ sont de puissants stimulateurs de la production de prostaglandines PGF2α par les cellules lutéales (60). Ces cytokines auraient aussi un effet inhibiteur direct sur les capacités stéroïdogènes des cellules lutéales chez la truie (49). Vice et versa les prostaglandines augmentent la production de cytokines par les leucocytes et macrophages ovariens. La présence de globules blancs dans le corps jaune de ratte et de cobaye a été observée depuis longtemps. On leur attribuait un rôle dans la phagocytose des débris cellulaires et des cellules mortes. Actuellement on associe la régression du corps jaune à l'infiltration par des macrophages et à une production accrue de TNFα. Des récepteurs du TNFα ont été mis en évidence sur les cellules lutéales et le TNFα en association avec l'IFNγ aurait un effet cytotoxique. Ces facteurs induisent l'expression des gènes du complexe majeur d'histocompatibilité sur les cellules lutéales, rendant ces cellules sensibles à l'effet cyctoxique des lymphocytes T (45). De même le TNFα en induisant dans les cellules lutéales l'expression du Leukocyte Functional Antigen 3 (LFA-3), ligand de l'antigène CD2 des lymphocytes T, les sensibilisent à leur effet cytotoxique (27). Par ailleurs, le TNFα et le TGFß1 concourrent à la régression du corps jaune en inhibant la prolifération des cellules endothéliales (3).

CYTOKINES ET PATHOLOGIES OVARIENNES

Cytokines et stérilité

Il est bien connu qu'un certain nombre de situations pathologiques, stress, syndrome infectieux ou inflammatoire, liées à une production anormale de cytokines sont à l'origine de dysfonctionnements ovariens et modifient le déroulement du cycle ovulatoire.

La lutéinisation des cellules ovariennes est induite au moment de la décharge ovulante, peu avant la rupture du follicule ovulatoire. La lutéinisation précoce est marquée par une montée prématurée de la progestérone sérique avant la maturation complète du follicule ovulatoire. Cette anomalie est fréquemment observée chez des femmes traitées en vue d'une fécondation in vitro (16). C'est aussi une source connue de stérilité (11). Parce qu'il est produit par les cellules de la thèque avant la décharge ovulante et parce qu'il inhibe la production de progestérone par les cellules ovariennes, l'IL-1 pourrait empêcher la lutéinisation précoce. L'hypothèse est aussi évoquée pour le TNFα (58).

Au cours des traitements de la stérilité par stimulation ovarienne, le syndrome d'hyperstimulation ovarienne est une complication grave survenant dans environ 3% des cas. Il est corrélé à une production anormalement élevée d'IL-6 ovarienne (17) et à des concentrations plus élevées d'IL-2 dans le liquide folliculaire (44).

La ménopause précoce désigne une défaillance ovarienne survenant après la puberté et avant l'âge de 40 ans due à une épuisement prématuré de la réserve de follicules stimulables. Elle intervient chez environ 1% des femmes en âge de procréer. Sa fréquence est de 10 à 28% chez des femmes présentant des aménorrhées primaires et de 4 à 18% dans le cas d'aménorrhées secondaires. Sa survenue augmente les risques d'ostéoporoses et de maladies cardiovasculaires. Elle serait la conséquence d'un processus accéléré d'atrésie folliculaire lié à une production accrue d'IFNγ qui, en augmentant l'expression des gènes du complexe majeur d'histocompabilité par les cellules de la granulosa induirait un processus autoimmune de destruction folliculaire (13).

Cytokines et cancers ovariens

Les tumeurs épithéliales sont les plus fréquentes des tumeurs malignes de l'ovaire. Elles trouvent leur origine dans l'epithélium de surface. Le développement tumoral est associé à un dysfonctionnement de l'expression de gènes variés parmi lesquels une surexpression des oncogènes et une expression inappropriée des cytokines. De nombreuses cytokines sont exprimées dans les carcinomes ovariens (48) et l'IL-6 s'exprime dans les cultures primaires de cellules cancéreuses ovariennes (62). Le TNFα agit sur la motilité des cellules de lignées cancéreuses ovariennes (54) et pourrait jouer un rôle décisif dans l'évolution des tumeurs ovariennes et dans les métastases cancéreuses. Par ailleurs, l'expression du gène de l'antioncogène p53 est régulée par l'IL-6 et le TNFα dans les cultures de cellules de cancer ovarien (25). La présence de récepteurs de l'IL-2 laisse aussi supposer que les cancers ovariens seraient sensibles au traitement par l'IL-2 (4).

CONCLUSION

Depuis quelques années de nombreux travaux se sont attachés à montrer la présence de cytokines dans l'ovaire et leurs effets sur les cellules ovariennes. Si la production ovarienne de cytokines est liée à l'infiltration de l'ovaire par des cellules immunitaires, elle est aussi le propre des cellules folliculaires. Leur activation et la régulation de leur production est sous le contrôle de facteurs ovariens endocrines, paracrines ou autocrines. Les effets des cytokines sur le développement des follicules se traduisent généralement par une augmentation de la prolifération et une inhibition de la différenciation des cellules folliculaires. A cause de ces derniers effets, ces facteurs auraient un rôle actif dans l'atrésie folliculaire qui assure l'élimination continue des follicules non sélectionnés aux différents stades de la folliculogènese. Les cytokines sont fortement associées au processus de type inflammatoire qui se développe au moment de l'ovulation. Elles auraient un rôle essentiel dans la rupture du follicule ovulatoire permettant la libération d'un ovocyte fédondable. La formation d'un corps jaune cyclique est marqué par un intense processus de lutéinisation et d'angiogenèse. En favorisant la prolifération des cellules endothéliales et les migrations cellulaires, les cytokines joueraient un rôle essentiel dans la formation du corps jaune. Parce qu'elles potentialisent la lutéolyse induite par les prostaglandines et ont par elles-mêmes un effet cytotoxique, leur présence est liée à la régression du corps jaune cyclique. Enfin, elles ont été associées à un certain nombre de pathologies ovariennes touchant à la stérilité et au développement de cancers ovariens. En agissant par effets paracrines ou autocrines pour modifier ponctuellement les fonctions de l'ovaire les plus diverses, les cytokines ovariennes se sont révélées être des facteurs essentiels au fonctionnement ovarien.

RÉFÉRENCES

[1] ADASHI E.Y.-The potential relevance of cytokines to ovarian physiology: the emerging role of resident ovarian cells of the white blood cell series. *Endo. Rev.*, 1990, 11, 454-464.

[2] ALPIZAR E., SPICER L.J.- Effects of interleukin-6 on proliferation and follicle-stimulating hormone-induced estradiol production by bovine granulosa cells in vitro: dependence on size of follicle. *Biol. Reprod.*, 1993, 49, 38-43.

[3] BAGAVANDOSS P., WILKS J.W. - Isolation and characterization of microvascular endothelial cells from developing corpus luteum. *Biol. Reprod.*, 1991, 44: 1132-1139.

[4] BARTON D.P.J., BLANCHARD D.K., WELLS A.F. et al. - Expression of interleukin-2 receptor alpha (Il-2Rα)mRNA and protein in advanced epithelial ovarian cancer. *Anticancer Research*, 1994, 14, 761-772.

[5] BENDELL J.J, DORRINGTON J.- Rat thecal/interstitial cells secrete a transforming growth factor-ß-like factor that promotes growth and differenciation in rat granulosa cells. *Endocrinology*, 1988, 123, 941-948.

[6] BENDELL J.J., DORRINGTON J.- Estradiol-17ß stimulates DNA synthesis in rat granulosa cells: action mediated by transforming growth factor-ß. *Endocrinology*, 1991, 128, 2663-2665.

[7] BEN-SHLOMO I., KOKIA E., JACKSON M.J., et al. - Interleukin-1ß stimulates nitrite production in the rat ovary: evidence for heterologous cell-cell interaction and for insulin-mediated regulation of the inducible isoform of nitric oxide synthase. *Biol. Reprod.*, 1994, 51, 310-318.

[8] BRÄNNSTRÖM M., WANG L., NORMAN R.J.- Ovulatory effect of interleukin-1ß on the perfused rat ovary. *Endocrinology,* 1993, 132, 399-404.

[9] BRÄNNSTRÖM M., WANG L., NORMAN R.J.- Effects of cytokines on prostaglandin production and steroidogenesis of incubated preovulatory follicles of the rat. *Biol. Reprod.*, 1993, 48, 165-171.

[10] CANNON J.G., DINARELLO C.A.- Increased plasma interleukin-1 activity in women after ovulation. *Science,* 1985, 227, 1247-1249.

[11] CHECK J.H., CHASE J.S., NOWROOKI K., DIETTERIC C.J.- Premature luteinization: treatment and incidence in natural cycles. *Hum. Reprod.*, 1991, 6, 190-193.

[12] CHEN H-L, MARCINKIEWICZ J.L., SANCHO-TELLO M. et coll.-Tumor necrosis factor-α gene expression in mouse oocytes and follicular cells. *Biol. Reprod.*, 1993, 48, 707-714.

[13] COULAM C.B., STERN J.J.- Immunology of ovarian failure. *Am. J. Reprod. Immunol.*, 1991, 25:169-174.

[14] ENGELHARDT H., TEKPETEY F.R., GORE-LANGTON R.E., ARMSTRONG D.T.- Regulation of steroid production in cultured porcine thecal cells by transforming growth factor-ß. *Mol. Cel. Endocrin.,* 1992, 85, 117-126.

[15] ESPEYL.L.- Current status of the hypothesis that mammalian ovulation is comparable to an inflammatory reaction. *Biol. Reprod.*, 1994, 50, 233-238.

[16] FLEMING R., COUTTS J.R.- Induction of multiple follicular growth in normally mentruating women with endogenous gonadotropin suppression. *Fert. Steril.*, 1986, 45, 226-230.

[17] FRIEDLANDER M.D., RICARDO LORET DE MOLA J., GOLDFARB J.M.- Elevated levels of interleukin-6 in ascites and serum from women with ovarian hyperstimulation syndrome. *Fert. Steril.*, 1993, 60, 826-833.

[18] FUKUOKA M., YASUDA K., TAII S., et al. - Interleukin-1 stimulates growth and inhibits progesterone secretion in cultures of porcine granulosa cells. *Endocrinology*, 1989, 124, 884-890.

[19] FUKUOKA M., TAII S., YASUDA K., et al. - Inhibitory effects of interleukin-1 on luteinizing hormone-stimulated adenosine 3', 5' -monophosphate accumulation by cultured porcine granulosa cells. *Endocrinology,* 1989, 125, 136-143.

[20] FUKUOKA M., YASUDA K., TAII S., MORI T.- Synergistic actions of cytokines and growth factors in enhancing porcine granulosa cell growth. *Endocrinol. Japon*, 1992, 39, 277-288.

[21] FUKUOKA M., YASUDA K., EMI N. et coll.- Cytokine modulation of progesterone and estradiol secretion in cultures of luteinized human granulosa cells. *J.Clin.Endocrinol.Metab.*, 1992, 75, 254-258.

[22] GAILLARD R.C., TURNILL D., SAPPINO P., MULLER A.F.- Tumor necrosis factor α inhibits the hormonal response of th pituitary gland to hypothalamic releasing factors. *Endocrinology,* 1990, 127, 101-106.

[23] GOROSPE W.C., TUCHEL T., KASSON B.G.- γ-Interferon inhibits rat granulosa cell differentiation in culture.*Biochemical and Biophysical Research Communications,* 1988, 157, 891-897.

[24] GOROSPE W.C. , SPANGELO B.L.- Interleukin-6 production by rat granulosa cells in vitro: effects of cytokines, follicle-stimulating hormone, and cyclic 3',5' -adenosine monophosphate. *Biol. Reprod.*, 1993, 48, 538-543.

[25] GOTLIEB W.H., WATSON J.M., REZZI B.A. et al.- Cytokine-induced modulation of tumor suppressor gene expression in ovarian cancer cells: Up-regulation of p53 gene expression and induction of apoptosis by tumor necrosis factor-α. *Am. J. Obstet. Gynecol.*, 1994, 170, 1121-1130.

[26] GOTTSCHALL P.E., UEHARA A., HOFFMANN S.T., ARIMURA A.- Interleukin-1 inhibits follicle stimulating hormone-induced differenciation in rat granulosa cells in vitro. *Biochemical and Biophysical Research Communications,* 1987, 149, 502-509.

[27] HATTORI N., UEDA M., FUJIWARA H. et al. - Human luteal cells express leukocyte functional antigen (LFA)-3. *J.Clin.Endocrinol.Metab.*, 80, 78-84.

[28] HERNANDEZ E.R., HURWITZ AA., PAYNE D.W. et al.- Transforming growth factor-ß1 inhibits ovarian androgen production: gene expression, cellular localization, mechanism(s), and site(s) of action. *Endocrinology*, 1990, 127, 2804-2811.

[29] HUGHES F.M., FONG Y.Y., GOROSPE W.C.- Interleukin-6 stimulates apoptosis in FSH-stimulated rat granulosa cells in vitro: development and utilisation of an in vitro model. *Endocrine*, 1994, 2, 997-1002.

[30] HURWITZ A., PAYNE D.W., PACKMAN J.N., et al.- Cytokine-mediated regulation of ovarian function: interleukin-1 inhibits gonadotropin-induced androgen biosynthesis. *Endocrinology*, 1991, 129, 1250-1256.

[31] HURWITZ A., RICCIARELLI E., BOTERO L.et al.Endocri ne- and autocrine-mediated regulation of rat ovarian (theca-interstitial) interleukin-1ß gene expression: gonadotropin-dependent preovulatory acquisition. *Endocrinology,* 1991, 129, 3427-3429.

[32] HURWITZ A., LOUKIDES J., RICCIARELLI E. et al.- Human intraovarian interleukin-1 (IL-1) system: highly compartmentalized and hormonally dependant regulation of the genes encoding IL-1, its receptor, and its receptor antagonist. *J. Clin. Invest.*, 1992, 89, 1746-1754.

[33] HURWITZ A., FINCI-YEKESKESL Z., DUSHNIK M., et al.- Cytokines-mediated regulation of rat ovarian function: interleukin-1 inhibits plasminogen activator activity through the induction of plasminogen activator inhibitor-1 (PAI-1). *Mol. Cel. Endocrinol.*, 1994, 101, 307-314.

[34] KARAKJI E.G., TSANG B.K.- Tumor necrosis factor alpha inhibits rat granulosa cell plasminogen activator activity in vitro during follicular development. *Biol. Reprod.*, 1995, 52, 745-752.

[35] KASSON B. G., GOROSPE W.C.- Effects of interleukins 1, 2 and 3 on follicle-stimulating hormone-induced differenciation of rat granulosa cells. *Mol. Cel. Endocrinol.*, 1989, 62, 103-111.

[36] JUDD A.M., MACLEOD R.M.- The regulation of interleukin-6 and tumor necrosis factor release from primary cultures of ovarian cells. *Progress in NeuroEndocrinImmunology*, 1992, 5, 245-255.

[37] LOY R.A., LOUKIDES J.A., POLAN M.L.- Ovarian steroids modulate human monocyte tumor necrosis factor alpha messenger ribonucleic acid levels in cultured human peripheral monocytes. *Fert. Steril.*, 1992, 58, 733-739.

[38] MACHELON V., EMILIE D., LEFEVRE A. et al. - Interleukin-6 biosynthesis in human preovulatory follicles: some of its potential roles at ovulation. *J.Clin.Endocrinol.Metab.*, 1994, 71, 1363-1367.

[39] MARUO N., MORITA I., SHIRAO M., MUROTA S-I.- Il-6 increases endothelial permeability *in vitro. Endocrinology*, 1992, 131, 710-714.

[40] MARTAL J., ChÊNE N., HUYNH L. et al. - Cytokines et corps jaune. *Contracept. Fert. Sex.*, 1994, 22, 635-647.

[41] MORADI M.M., CARSON L.F., WEINBERG J.B. et al. - Serum and ascitic fluid levels of interleukin-1, interleukin-6, and tumor necrosis factor-alpha in patients with ovarian epithelial cancer. *Cancer,* 1993, 72, 2433-2440.

[42] MOTRO B., ITIN A., SACHS L., KESHET E.- Pattern of inteleukin 6 gene expression *in vivo* suggests a role for this cytokine in angiogenesis. *Proc. Natl. Acad. Sci. USA*, 1990, 87, 3092-3096.

[43] MUHLERON G.W., SCHOMBERG D.W.- Rat granulosa cells express transforming growth factor-ß type 2 messenger ribonucleic acid which is regulatable by follicle-stimulating hormone *in vitro. Endocrinology,* 1990, 126, 1777-1779.

[44] ORVIETO R., VOLIOVITCH I., FISHMAN P., BEN-RAFAEL Z. - Interleukin-2 and ovarian hyperstimulation syndrome: a pilot study. *Hum. Reprod.*, 1995, 10, 24-27.

[45] PATE J.L.-Involvement of immune cells in regulation of ovarian function. *J. Reprod. Fert.*, 1995, 49, 365-377.

[46] PETERSON C.M., HALES H.A., HATASAKA H.H., et al.- Interleukin-1ß (IL-1ß) modulates prostaglandin production and the natural IL-1 receptor antogaonist inhibits ovulation in the optimally stimulated rat ovarian perfusion model. *Endocrinology*, 1993, 133, 2301-2306.

[47] PIQUETTE G.N., SIMON C., EL DANASOURI I. et al. - Gene regulation of interleukin-1ß, interleukin-1 receptor type I, and plasminogen activator inhibitor-1 and -2 in human granulos-luteal cells. *Fert. Steril.*, 1994, 62, 760-770.

[48] PISA P., HALAPI E., PISA E.K. et al. - Selective expression of interleukin-10, interferonγ and granulocyte-macrophage colony-stimulating factor in ovarian cancer biopsies. *Proc. Natl. Acad. Sci. USA*, 1992, 89, 7708-7712.

[49] PITZEL L., JARRY H., WUTTKE W.- Effects and interactions of prostaglandin F2a, oxytocin, and cytokines on steroidogenesis of porcine luteal cells. *Endocrinology*, 1993, 751-756.

[50] POTTRAZ S.T., BELLIDO T., MOCHARIA H. et al. - 17ß-estradiol inhibits expression of interleukin-6 promoter-reporter constructs by a receptor-dependent mechanism. *J.Clin.Invest.,* 1994, 93, 944-950.

[51] RICHARDS R.G., ALMOND G.W.- Identification and distribution of tumor necrosis factor α receptors in pig corpora lutea. *Biol. Reprod.,* 1994, 51, 1285-1291.

[52] RIVEST S., RIVIER C.- The role of corticotropin-releasing factor and interleukin-1 in the regulation of neurons controlling reproduction functions. *Endo.Rev.,* 1995, 16, 177-199.

[53] ROBY K.F., WEED J., LYLES R., TERRANOVA P.F.- Immunological evidence for a human ovarian tumor necrosis factor-α. *J.Clin. Endocrinol. Metab.*, 1990, 71, 1096-1102.

[54] ROSEN E., GOLDBERG I., LIU D. et al. - Tumor necrosis factor stimulates epithelial tumor cell motility. *Cancer Res.*, 1991, 51, 5315-5321.

[55] SIMON C., FRANCES A., PIQUETTE G., POLAN M.L.- Immunohistochemical localization of the interleukin-1 system in the mouse ovary during follicular growth, ovulation and luteinization. *Biol. Reprod.*, 1994, 50, 449-457.

[56] SKINNER M.K., KESKI-OJA J., OSTEEN K.G., MOSES H.L.- Ovarian thecal cells produce transforming growth factor-ß which can regulate granulosa cell growth. *Endocrinology*, 1987, 121, 786-792.

[57] TAKEHARA Y., DHARMARAJAN A.M., KAUFMAN G., WALLACH E.E.- Effect of interleukin-1ß on ovulation in the *in vitro* perfused rabbit ovary. *Endocrinology*, 1994, 134, 1788-1793.

[58] TEKPETEY R.F., ENGELHARDT H., ARMSTRONG D.T.- Differential modulation of porcine theca, granulosa, and luteal cell steroidogenesis in vitro by tumor necrosis factor. *Biol. Reprod.,* 1993, 48, 936-943.

[59] TERRANOVA P.F., SANCHO-TELLO M., HUNTER V.J.- Tumor necrosis factor α and ovarian function. In "*The ovary* " E.Y. Adashi and P.C.K. Leung, 1993, 395-411, Raven Press, Ltd, New York.

[60] TOWNSON D.H., PATE J.L.- Regulation of prostaglandin synthesis by interleukin-1ß in cultured bovine luteal cells. *Biol. Reprod.*, 1994, 51, 480-485.

[61] WANG L.J., BRÄNNSTRÖM M.D., ROBERTSON S.A., NORMAN R.J.- Tumor necrosis factor a in the human ovary: presence in follicular fluid and effects on cell proliferation and prostaglandin production. *Fert. Steril.*, 1992, 58, 934-940.

[62] WATSON J.M., SENSINTAFFAR J.L., BEREK J.S., MARTINEZ-MAZA O.- Constitutive production of interleukin-6 by ovarian cancer cell lines and by primary ovarian tumor cultures. *Cancer Res.,* 1990, 50, 6959-6965.

[63] YAMAGUCHI M., YOSHIMOTO Y., KOMURA H., et al. -Interleukin-1 beta and tumour necrosis alpha stimulate the release of gonadotropin-releasing hormone and interleukin-6 by primary cultured rat hypothalamic cells. *Acta Endocrinologica (Copenh)*, 1990,123, 476-480.

[64] YASUDA K., FUKUOKA M., TAII S., TAKAKURA K., MORI T.- Inhibitory effects of interleukin-1 on follicle-stimulating hormone induction of aromatase activity, progesterone secretion, and functional luteinizing hormone receptors in cultures of porcine granulosa cells. *Biol. Reprod.*, 1990, 43: 905-912.

[65] YASUDA K., FUKUOKA M., FUJIWARA H., MORI T.- Effects of interferon on the steroidogenic functions and proliferation of immature porcine granulosa cells in culture. *Biol. Reprod.*, 1992, 47, 931-936.

[66] ZACHOW R.J., TASH J.S., TERRANOVA P.F.- Tumor necrosis factor-α attenuation of luteinizing-stimulated androstenedione production by ovarian theca-interstitial cells: inhibition at loci within the adenosine 3',5' -monophosphate-dependent signaling pathway. *Endocrinology*, 1993, 133, 2269-2276.

[67] ZILTENER H.J., MAINES-BANDIERA S., SCHRADER J.W., AUERSPERC N.- Secretion of bioactive interleukin-1, interleukin-6 and colony-stimulating factors by human ovarian surface epithelium. *Biol. Reprod.*, 1993, 49, 635-641.

[68] ZILTENER H.J., MAINES-BANDIERA S., SCHRADER J.W. et al. - The involvement of nitric oxide in the ovulatory process in the rat. *Endocrinology*, 1994, 135, 2287-2290.

Chapitre 30

CYTOKINES ET FONCTION TESTICULAIRE

C. PIQUET-PELLORCE et B. JÉGOU

INTRODUCTION

Découvertes initialement dans le système immunitaire, les cytokines apparaissent aujourd'hui produites dans de très nombreux organes et remplissent des fonctions biologiques très diverses. C'est ainsi que de nombreuses données récentes établissent le rôle important, voire primordial, de plusieurs cytokines dans différents aspects de la fonction de reproduction : *e.g.* les interactions immuno-endocriniennes, le contrôle de l'implantation et celui de la gestation (voir le chapitre 31). Au-delà de ces évènements, l'importance des cytokines dans le contrôle local, intragonadique, des gamétogénèses mâle et femelle est apparue évidente.

Ce chapitre a pour objectif de faire le point des connaissances actuelles sur les cytokines testiculaires, leurs récepteurs, leur implication dans le développement et le contrôle des fonctions de la gonade mâle. Après un bref rappel sur l'organisation et la fonction testiculaire, nous ferons un état des lieux concernant chaque cytokine dans cet organe : sources, cibles, rôles. De plus, après avoir abordé la question de l'environnement immunitaire intra-gonadique, nous dégagerons les premières pistes que la découverte des cytokines dans le testicule ouvre dans le domaine clinique.

STRUCTURE ET FONCTIONS DU TESTICULES

Les testicules de mammifères produisent, chaque jour, plusieurs centaines de millions de spermatozoïdes. Cette production repose sur une organisation structurale très complexe de la gonade qui est le siège d'interactions cellulaires d'une extraordinaire diversité impliquant des structures anatomiques spécifiques et variées, l'échange de matériel cellulaire entre différents types cellulaires ainsi que de très nombreux facteurs solubles et matriciels.

Organisation structurale du testicule

Le testicule est composé des *tubules séminifères* avasculaires dans lesquels sont produits les spermatozoïdes et du *tissu interstitiel* richement vascularisé qui entoure les tubules et dans lequel sont localisées les cellules de Leydig productrices des hormones mâles appelées androgènes et dont la testostérone en est le représentant le plus connu (figure 30.1).

Il est très bien établi que la production des spermatozoïdes et la sécrétion des androgènes sont indissociables. En effet, des niveaux adéquats d'androgènes sont indispensables pour assurer la différentiation sexuelle mâle et le développement des organes génitaux, des caractères sexuels secondaires, la sexualisation du cerveau et de l'hypothalamus, le comportement sexuel mâle et une spermatogenèse normale.

Les tubules séminifères et la spermatogenèse

Les tubules séminifères sont constitués de trois catégories de cellules : - les cellules de Sertoli qui s'étendent de la lame basale à la lumière des tubules ; - les différentes catégories de cellules germinales enchâssées dans ou entre les cellules de Sertoli ; - et les cellules péritubulaires de type myoïde qui bordent les tubules et sont séparées des cellules de Sertoli par une matrice extracellulaire (figure 30.2). Les cellules germinales, en permanent renouvellement, et les cellules de Sertoli qui cessent de se diviser au cours du développement pubertaire, forment *l'épithélium séminifère*.

Le processus de différenciation cellulaire qui, à partir des cellules germinales souches appelées spermatogonies, aboutit à la formation des spermatozoïdes, est intitulé *spermatogenèse*. La spermatogenèse se subdivise en trois phases : - la phase dite proliférative qui correspond à l'auto-renouvellement et aux divisions mitotiques des spermatogonies ; - la phase méïotique au cours de laquelle les spermatocytes primaires, issus de la dernière division spermatogoniale, se divisent en spermatocytes secondaires, qui se divisent à leur tour en spermatides rondes ; - la phase de métamorphose des spermatides en spermatozoïdes appelée *spermiogenèse* (figure 30. 2).

En chaque endroit du tubule séminifère, de sa base à sa lumière, plusieurs générations de cellules germinales se divisent, se différencient et se déplacent simultanément, tout en maintenant des contacts anatomiques et fonctionnels étroits avec les cellules de Sertoli.
Le processus spermatogénétique est strictement coordonné dans le temps et dans l'espace. Dans le sens transversal des tubules, cette coordination se traduit par l'existence d'un certain nombre d'associations de cellules germinales de composition constante, chaque type d'association définissant un *stade* du cycle de l'épithélium séminifère. En un point donné du tubule, la succession chronologique d'une série complète de stades jusqu'à la réapparition du premier constitue *un cycle de l'épithélium séminifère*. Ainsi, 6 stades ont été définis chez l'homme (I à VI) et 14 stades chez le rat (I à XIV) Dans le sens longitudinal du tubule, la coordination de la spermatogenèse se traduit par la succession des stades du cycle de l'épithélium séminifère dans un ordre correspondant à leur ordre numérique : c'est *l'onde spermatogénétique* (figures et 30.3).

L'extrême complexité anatomique de l'épithélium séminifère est le reflet de l'interdépendance totale des cellules germinales et des cellules de Sertoli. Ces dernières occupent une position tout à fait stratégique, dans la mesure où elles sont les seules cellules testiculaires en situation de communiquer, de la base à la lumière des tubules, avec les différentes générations de cellules germinales. Elles communiquent aussi entre elles dans le sens longitudinal des tubules, grâce à l'existence de jonctions ouvertes. Les cellules de Sertoli interagissent également, *via* leur pôle basal, avec les cellules péritubulaires et les cellules du tissu interstitiel par l'intermédiaire de signaux paracrines. De même, elles sont en contact avec les médiateurs provenant de la circulation générale. Les jonctions serrées intersertoliennes forment la barrière sertolienne qui constitue l'élément central des 'barrières hématotesticulaires'. Cette barrière sertolienne permet la subdivision de l'épithélium seminifère en un compartiment basal qui contient les cellules germinales préméïotiques et en un compartiment adluminal dont le microenvironnement particulier permet le déroulement de la méïose et la spermiogénèse [1].

Le tissu interstitiel et la production des androgènes

Le tissu interstitiel correspond au tissu conjonctif qui garnit les espaces entre les tubules séminifères : il contient la totalité des vaisseaux sanguins, des vaisseaux lymphatiques et des nerfs du parenchyme testiculaire (figure 30.1).

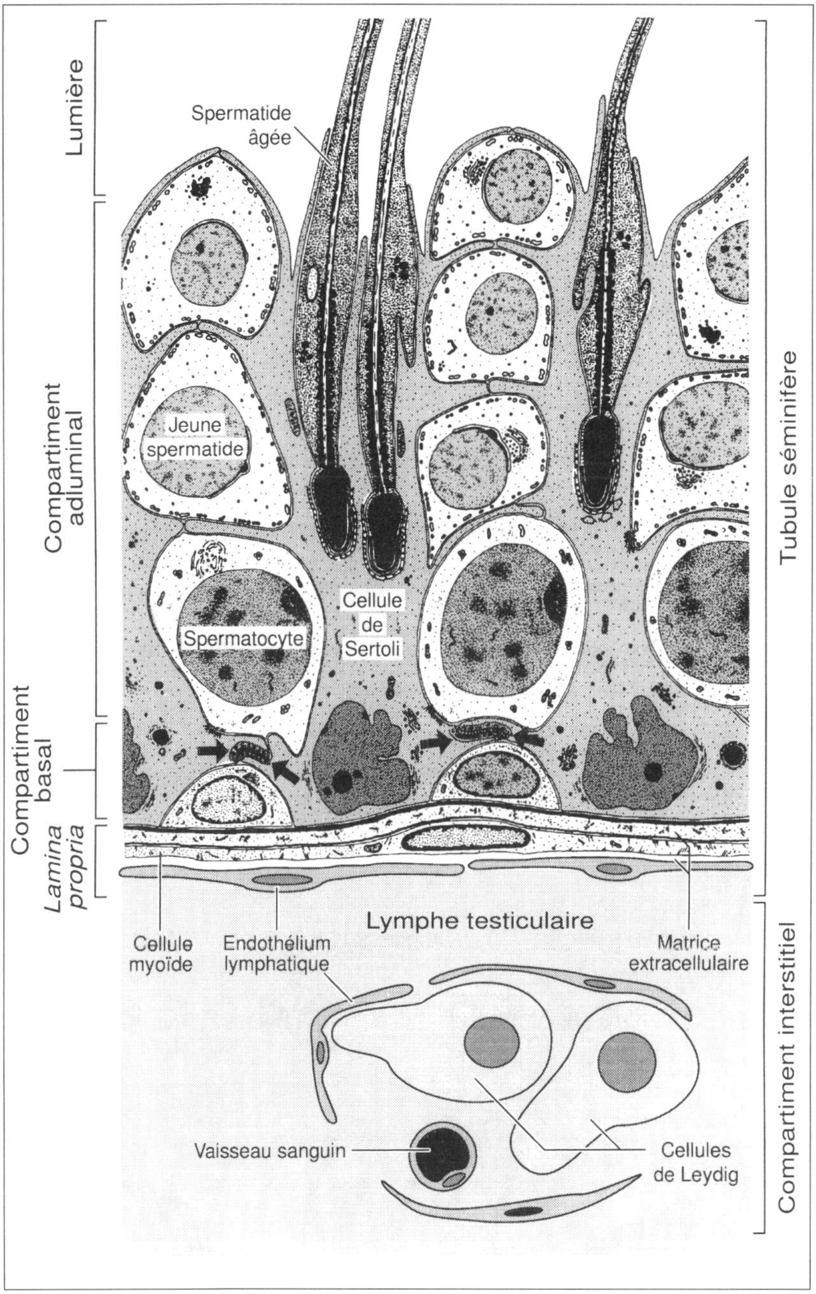

FIG. 30.1 — *Représentation schématique des deux compartiments consitutant le testicule de mammifères. Les flèches, situées à l'intérieur du tubule, indiquent la situation des jonctions serrées intersertoliennes qui délimitent le compartiment basal, dans lequel se situent les spermatogonies et les jeunes spermatocytes primaires non représentés sur ce schéma, et le compartiment adluminal contenant les cellules germinales méïotiques (spermatocytes) et post-méïotiques (spermatides). Les tailles relatives des différents types cellulaires ne sont pas respectées dans ce schéma. Jégou B., Pineau C., Dupaix A., Médecine/Sciences, 1995, 11, 519-527, (reproduit avec l'aimable autorisation de Médecine/Sciences)*

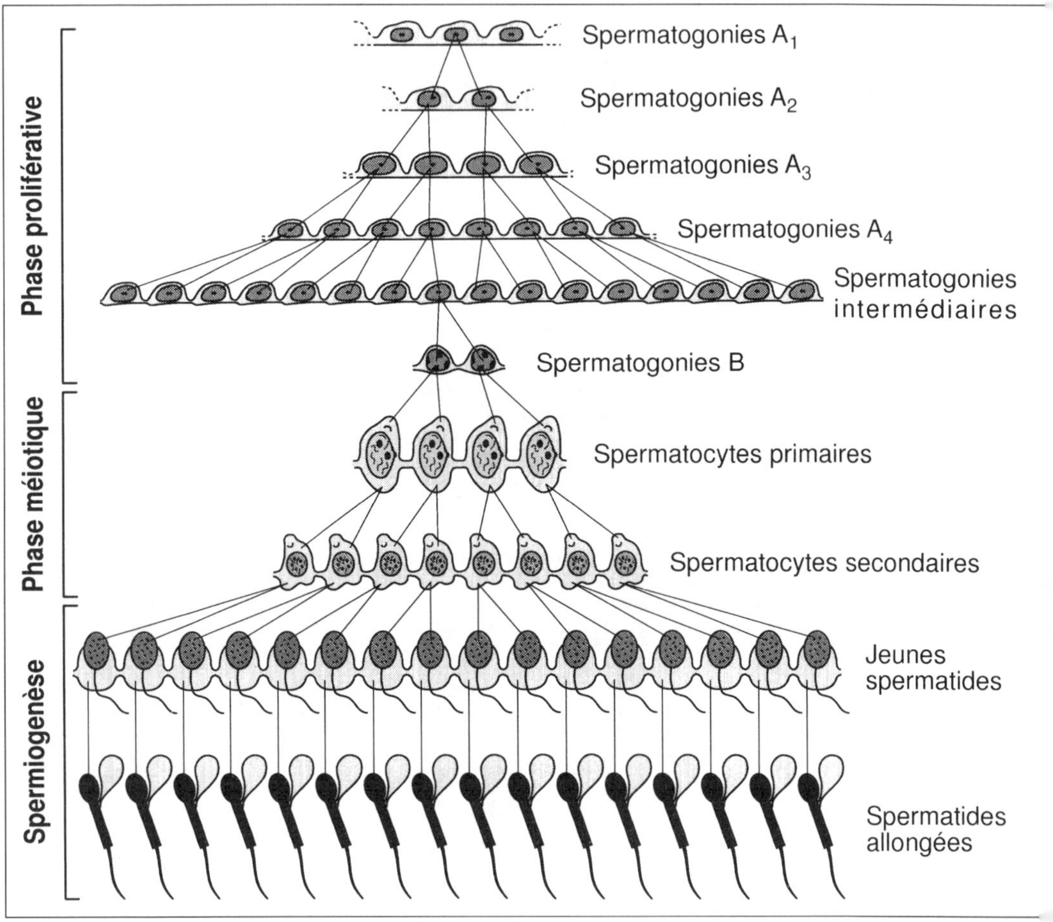

FIG. 30.2 — *Représentation schématique de la spermatogenèse chez les mammifères.*
Des ponts cytoplasmiques connectent chaque génération de cellules germinales. Les stades d'autorenouvellement et de réplication des spermatogonies souches (stem) ne sont pas représentés. Jégou B., Pineau C., Dupaix A., Médecine/Sciences, 1995, 11, 519-527, (reproduit avec l'aimable autorisation de Médecine/Sciences)

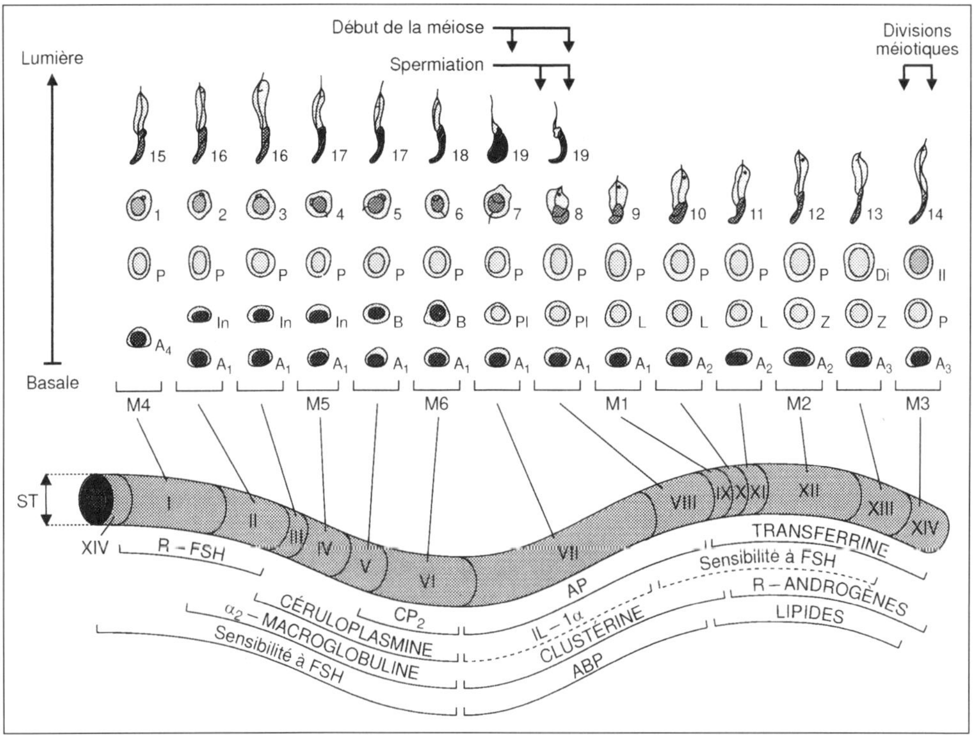

FIG. 30.3 — *Représentation schématique des 14 stades du cycle de l'épithélium chez le rat. A1-A4, spermatogonies de type A ; In, spermatogonie intermédiaire ; B, spermatogonie de type B ; Pl, spermatocytes préleptotène ; L, Z, P, Di : spermatocytes leptotène, zygotène, pachytène et diplotène ; II, spermatocyte secondaire ; 1-19, différents stades de la spermiogenèse ; 1-8, jeunes spermatides ou spermatides "rondes" ; 9-19, spermatides "agées" en cours d'allongement et allongées. Les stades précis où se produisent le début de la méïose (entrée en prophase des spermatocytes I préleptotène) a lieu aux stades VII et VIII, les mitoses méïotiques au début et à la fin du stade XIV. La spermiation se produit au stade VIII. La différenciation germinale s'effectue uniquement dans le sens transversal des tubules, c'est-à-dire de la partie basale à la lumière du tubule. M1-6 : mitoses spermatogoniales successives ; ST : section transversale du tubule. Les associations germinales (stades) sont distribuées le long du tubule dans un ordre chronologique, c'est l'onde spermatogénétique. La taille de chaque segment représenté le long du tubule est proportionnelle à la durée de chaque stade du cycle. (Adapté de Jégou B., Pineau C., Dupaix A., Médecine/Sciences, 1995, 11, 519-527)*

Outre les cellules de Leydig responsables de la production des androgènes, le tissu interstitiel contient des fibroblastes, des macrophages résidents, des mastocytes, des lymphocytes et du matériel conjonctif extra-cellulaire. Le volume total de tissu interstitiel et la proportion relative des différents constituants cellulaires de ce tissu varient de façon importante selon les espèces. Par exemple, le tissu interstitiel occupe 15 % du volume testiculaire chez le rat, mais 25 à 30 % de ce tissu chez l'homme ; les cellules de Leydig représentent environ 17 % du volume total du tissu interstitiel chez le rat, alors que chez le porc elles en représentent la quasi-totalité [2].

L'organisation générale du tissu interstitiel est compatible avec sa double fonction endocrine et paracrine. En effet, la présence en son sein des vaisseaux sanguins et lymphatiques auxquels sont souvent associées les cellules de Leydig permet l'exportation des produits que ces dernières sécrètent. De même, la situation anatomique de ce tissu permet aux produits des cellules interstitielles d'avoir accès aux tubules séminifères.

Régulations endocrine et paracrine de la fonction testiculaire

Régulation endocrine

La fonction testiculaire est essentiellement contrôlée par les hormones LH (Luteinizing Hormone) et FSH (Follicule Stimulating Hormone) produites par l'hypophyse. Tandis que l'action de la LH s'exerce exclusivement au niveau des cellules de Leydig pour contrôler la production de testostérone, la FSH régule spécifiquement le fonctionnement des cellules de Sertoli dans les tubules séminifères. L'activité des deux compartiments testiculaires subit aussi les effets modulateurs de la prolactine et de certaines hormones thyroïdiennes et surrénaliennes ; les modalités d'action de ces hormones ne sont pas très bien établies.

Régulation paracrine

La spécificité de l'organisation anatomique du testicule (e.g. les barrières hémato-testiculaires ; les stades du cycle de l'épithélium séminifère...) a, dès l'origine des études sur cet organe, suggéré l'existence de réseaux de communication locaux permettant le couplage anatomique, métabolique, et plus généralement fonctionnel des cellules. Dans le même temps, l'extrême complexité structurale du testicule qui en résulte, rend le décryptage des signaux de communications intragonadiques particulièrement difficile.

Dans les tubules séminifères, les cellules germinales et les cellules de Sertoli communiquent grâce à des structures anatomiques, impliquant des molécules d'adhésion et l'échange abondant de matériel cellulaire, mais aussi par l'intermédiaire des nombreux facteurs solubles qu'elles sécrètent [3, 4]. En outre, les cellules de Sertoli et les cellules myoïdes péritubulaires co-produisent une matrice extracellulaire indispensable à l'intégrité structurale des cellules de Sertoli, et à l'établissement des fonctions différenciées de ces cellules, et donc par voie de conséquence au développement des cellules germinales. Les cellules de Sertoli et les cellules péritubulaires contrôlent également leurs activités respectives grâce à la production de diverses molécules régulatrices solubles plus ou moins bien connues [5]. Enfin, alors que la testostérone produite par des cellules de Leydig exerce ses effets importants sur les tubules séminifères et la spermatogenèse, *via* les récepteurs des androgènes localisés au niveau des cellules péritubulaires et des cellules de Sertoli, il est maintenant bien établi qu'en retour, les tubules séminifères et plus particulièrement les cellules de Sertoli produisent différentes molécules capables de réguler le fonctionnement des cellules de Leydig.

Dans le tissu interstitiel, l'existence de communications anatomiques et biochimiques entre les cellules de Leydig et les macrophages est maintenant établie. Toutefois, leurs implications dans le contrôle de la fonction testiculaire reste à déterminer.

LES CYTOKINES TESTICULAIRES

Afin de progresser dans la compréhension de la régulation de la fonction testiculaire, les biologistes ont tenté, d'une part, de déterminer les cibles et le rôle des signaux hormonaux "classiques" telles que la LH, la FSH et la testostérone et, d'autre part, de démêler la nature des relations entre les différents types cellulaires constituant le testicule. Dans ce dernier cas, deux axes d'études *in vitro* ont été développés : - la recherche de facteurs inconnus mais spécifiques du testicule ; - la recherche de facteurs régulateurs déjà connus dans d'autre systèmes tel le système immunitaire, par exemple. C'est cette dernière option qui est à l'origine de l'identification de nombreuses cytokines produites par des cellules testiculaires non-hématopoiétiques, de la vie foetale à la puberté. Du fait de la difficulté à réaliser des études *in vivo* dans ce domaine, le rôle physiologique de ces cytokines testiculaires n'est pas toujours clairement établi, néanmoins, l'implication directe ou indirecte de plusieurs d'entre elles dans la régulation paracrine et autocrine de la spermatogenèse, ne fait désormais plus aucun doute.

Ce sous-chapitre tente de faire le point des connaissances actuelles sur les sources et les cibles des cytokines dans le testicule, ainsi que sur leurs rôles probables dans cet organe en se restreignant aux mammifères ; celles-ci sont résumées dans le tableau ci-contre.

L'Interleukine 1 : IL-1

L'IL-1 est une cytokine qui joue un rôle clé dans la coordination des systèmes nerveux, endocrine et immunitaire (cf chapitre 28 de ce volume). Au delà de son rôle dans la régulation de l'axe hypothalamo-hypophyso gonadique (cf chapitre 29 i.e. Machelon de ce volume), l'IL-1 semble impliquée dans le contrôle de la fonction testiculaire puisque son expression et celle de ses récepteurs de type I et II ont été mises en évidence dans le testicule de diverses espèces [6, 7, 8, 9]. Les cellules de Sertoli d'individus prépubères et pubères constituent une source importante d'IL-1 de type α, aussi bien chez le rat que chez l'homme [10, 11]. Comme pour les monocytes/macrophages, les lipopolysaccharides (LPS) et la phagocytose des billes de latex stimulent la synthèse d'IL-1 par les cellules de Sertoli [12]. La phagocytose des corps résiduels (fragments cytoplasmiques qui se détachent des spermatides âgées au moment de la spermiation) par les cellules de Sertoli induit également la production d'IL-1α [13]. Par ailleurs, l'utilisation d'un système de culture à deux compartiments contenant une matrice extracellulaire qui permet la polarisation des cellules de Sertoli et la mise en place de leurs jonctions serrées *in vitro*, a révéler la possibilité d'une production vectorielle d'IL-1 : la sécrétion basale se distribue également à chacun des pôles sertoliens, en revanche, en présence d'un agent activateur, l'IL-1 est relarguée essentiellement au pôle activé [14].

D'autres sources d'IL-1 testiculaire ont également été identifiées. Les cellules de Leydig produisent de grande quantités d'IL-1 principalement de type β, cependant cette IL-1β est elle-même capable de stimuler l'expression d'IL-1α par les cellules de Leydig [15]. De plus, il a été récemment suggéré que les cellules germinales de rat produisent également de l'IL-1α [16].

Des expériences d'hybridation *in situ* [9] et d'autoradiographie [8] établissent la présence abondante de récepteurs de l'IL-1 de type I et II au niveau du tissu interstitiel de souris. En ce qui concerne le tubule séminifère, la recherche des transcrits codant pour ces récepteurs dans des populations cellulaires purifées de rat a permis d'établir leur expression dans les cellules de Sertoli et dans les cellules péritubulaires et de la confirmer dans les cellules de Leydig [17].

La cible principale de l'IL-1 dans le tissu interstitiel semble être les cellules de Leydig dont elle inhibe la stéroïdogénèse, selon la majorité des auteurs [18-19]. A l'inverse, l'IL-1 stimule la production d'IL-6 par ces mêmes cellules [20, 21] ainsi que la prolifération des cellules de Leydig immatures *in vitro* [22]. L'IL-1 est aussi capable d'induire une réaction de type inflammatoire dans la microvascularisation testiculaire [23].

Au niveau du tubule séminifère, l'IL-1 module clairement les fonctions sertoliennes : elle stimule la production d'interleukine 6 (IL-6) [13, 24], tandis qu'elle inhibe la production de transferrine [25] et l'activation de l'activité aromatase [26].

La production d'IL-1 varie au cours du cycle de l'épithélium séminifère ; elle atteint son maximum aux stades où l'activité de synthèse d'ADN germinal est elle-même maximale [27]. Cette corrélation, étayée *in vitro* et *in vivo* par des expériences d'induction par l'IL-1 de la synthèse d'ADN dans les cellules germinales [28,29], suggère un rôle de l'IL-1 dans le contrôle de la réplication d'ADN de certaines classes de cellules germinales : les spermatogonies et les spermatocytes préleptotène. Cette hypothèse nécessite d'être validée par la mise en évidence des récepteurs de l'IL-1 au niveau de ces cellules. Néanmoins, l'ensemble des données sur la régulation de la production d'IL-1 par les cellules de Sertoli, le profil d'expression de l'IL-1 au cours de la spermatogenèse et son effet possible sur la réplication de l'ADN dans les cellules germinales, suggèrent que l'IL-1 pourrait être l'un des médiateurs de la synchronisation du cycle de l'épithélium séminifère. Ainsi, au moment de la spermiation, la phagocytose des corps résiduels par les cellules de Sertoli stimulerait la production d'IL-1, cette cytokine stimulerait alors la réplication de l'ADN dans les cellules germinales [4].

L'Interleukine 6 : IL-6

A la lumière des connaissances dans les autres systèmes cellulaires où l'IL-1 est un puissant inducteur de la production d'IL-6, la recherche de cette cytokine a été initiée dans le testicule. Alors qu'aucune trace de cette cytokine n'était trouvée dans les cellules péritubulaires ou germinales, l'expression et la production d'IL-6 par les cellules de Sertoli de rat ont été démontrées [24]. La production de cette cytokine augmente avec l'âge des animaux et est stimulable par le LPS et l'IL-1, ainsi que par la phagocytose de billes de latex ou de corps résiduels [24]. Des études cinétiques précises et l'utilisation d'un anticorps anti-IL-1α ont permis de démontrer que l'induction de la synthèse d'IL-6 par la phagocytose est réalisée par la production intermédiaire d'IL-1 [13]. De façon intéressante, le profil de sécrétion bidirectionnelle de l'IL-6 est très différent de celui de l'IL-1, la production constitutive d'IL-6 a lieu essentiellement au pôle apical des cellules de Sertoli, tandis qu'elle ne peut être stimulée qu'à partir du pôle basal de la cellule [14].

Les cellules de Sertoli ne constituent pas la seule source d'IL-6 dans le testicule. En effet, les cellules de Leydig sont également capables de synthétiser cette cytokine spontanément ou en réponse à l'IL-1 ou à l'hCG : human Chorionic Gonadotropin [21].

Le profil d'expression de l'IL-6 observé dans le modèle humain est similaire à celui décrit ci-dessus chez le rat puisque les cellules de Sertoli et les cellules de Leydig synthétisent de l'IL-6 et répondent toutes deux à l'IL-1 [11].

Des transcrits codant pour le récepteur de basse affinité de l'IL-6 ont été identifiés dans des cellules de Leydig et les cellules de Sertoli ; leur expression dans ces dernières est augmentée lorqu'elles sont cultivées en présence de FSH, d'IL-1 et d'IL-6 [30].

Le rôle de l'IL-6 dans le testicule n'est pas encore bien établi. Boockfor & Schwarz [31] ont montré son effet stimulateur, seul ou en synergie avec la FSH, sur la production de transferrine dans les cellules de Sertoli. Par ailleurs, plusieurs observations suggèrent son implication dans la régulation du processus spermatogénétique. En effet, la production de l'IL-6 varie au cours du cycle de l'épithélium séminifère [32]. De plus, l'IL-6 semble inhiber *in vitro* la réplication de l'ADN des spermatocytes préleptotène, alors que la baisse de la production d'IL-6 dans les tubules séminifères est corrélée avec le démarrage de la méïose. Cependant, le récepteur de l'IL-6 n'est pas exprimé par les cellules germinales en cours de méïose [30] mais aucune information n'est disponible quant à sa présence au niveau des spermatogonies. En conclusion, il semble que les productions d'IL-1 et d'IL-6 soient interdépendantes et réglées de façon précise au cours du cycle spermatogénétique et que ces cytokines soient impliquées dans sa régulation de façon opposée : l'IL-1 se présentant comme un inducteur de la réplication de l'ADN, l'IL-6 comme un inhibiteur.

TABLEAU 30.1 — Cytokines testiculaires

Cytokines	Site de production	**Cibles et rôles putatifs** Cellules de Leydig		Cellules de Sertoli		Cellules germinales		références
		récepteurs	effets	récepteurs	effets	récepteurs	effets	
IL-1	L,S,G	+	↓ stéroïdogénèse ↑ prolifération ↑ IL-6 production	+	↑ production IL-6 ↓ transferrine, oestradiol	?	↑ synthèse de DNA	6-29
IL-6	L,S	+	**N**	+	module la production de transferrine	?	↓ synthèse de DNA	11,13,14, 21,24,30-32
TNFα	G	?	↓ fonctions	+	module les fonctions ↑ IL-6 production	?	↑ prolifération des CGP	31,33-44
IFN	S,G,P	**N**	↓ stéroïdogénèse	**N**	↓ fonctions	**N**	**N**	45-51
c-kit ligand	S	+	**N**	-	**N**	+	↑ survie des CGP ↑ prolifération des SG	52-62
TGFα/EGF	L,S,G,P	+	↑ stéroïdogénèse module fonctions	+	module les fonctions ↑ prolifération	+	**N**	63-75
TGFβ	(L)S,P(G)	+	↓ fonctions	+	↓ fonctions	+	↓ prolifération des CGP	76-90
Activine	L,S,P	+	↓ stéroïdogénèse	+	module les fonctions	+	↑ prolifération des SG	93-112
Inhibine	L,S	+	↑	+	**N**	+	↓ prolifération des SG	93-112
IGF-I	L,S,P,G	+	stéroïdogénèse ↑ prolifération ↑ stéroïdogénèse	+	↑ fonctions	+	↑ différenciation des SG ↑ prolifération des SG	3,39,121-137
FGF	L,S,G,P	+	module les fonctions	+	↑ fonctions ↑ prolifération	+	↑ survie des CGP	138-146
NGF	G	**N**	**N**	+	?	-	**N**	147-154
PDGF	L,S	+	module stéroïdogenèse	+	**N**	-	**N**	155-159

Abréviations : G: *cellules germinales* ; L: *cellules de Leydig* ; S: *cellules de Sertoli* ; P: *cellules péritubulaires* ; CGP: *cellules germinales primordiales* ; SG: *spermatogonies* ; (L): *uniquement dans le modèle porcin* ; (G): *existence d'un transcript germinal tronqué.*
Symboles : ↑: *stimulation* ; ↓: *inhibition* ; **+**: *présence* ; **?**: *résultats peu clairs* ; -: *absence* ; **N**: *non étudié.*

Le Tumor Necrosis Factor : TNFα

De nombreux patients gravement malades endurant une septicémie présentent non seulement des taux sériques élevés de TNFα et d'IL-1 mais également une testostéronémie réduite [33, 34]. Cette observation clinique a encouragé plusieurs groupes à étudier l'effet du TNFα sur la production d'androgènes testiculaires. *In vivo*, la perfusion d'animaux par du TNFα diminue très significativement les taux de testostérone plasmatiques alors que les concentrations de LH et de FSH sont augmentées [35]. Ces résultats sont confortés par les études réalisées chez l'homme [36] et suggèrent un effet inhibiteur du TNFα sur la cellule de Leydig. Bien que la littérature sur ce sujet soit quelque peu contradictoire, il semble que l'on puisse aujourd'hui conclure que le TNFα inhibe, *in vitro,* la stéroïdogénèse des cellules de Leydig, que celles-ci soient stimulées ou non par l'hCG [37-39]. De plus, le TNFα semble pouvoir prolonger son effet inhibiteur direct de la production d'androgènes en régulant négativement l'expression du récepteur de l'hCG/LH à la surface des cellules de Leydig [37].

Le TNFα est aussi capable de moduler les fonctions des cellules de Sertoli qui possèdent des récepteurs de haute affinité pour cette cytokine [40, 41]. En effet, le TNFα inhibe les productions de lactate, d'inhibine et d'oestradiol stimulées par la FSH [41]. A l'inverse, cette cytokine semble stimuler la production sertolienne de transferrine à certains stades du cycle de l'épithélium séminifère [31] ainsi que la production d'IL-6 par les cellules de Sertoli [42]. Enfin, *in vitro*, le TNFα augmente sensiblement l'adhésion des lymphocytes à ces cellules [42].

En 1993, les travaux de De et coll. [40] ont élucidé l'origine cellulaire du TNFα dans le testicule en localisant son ARNm dans les spermatocytes pachytène et les jeunes spermatides et en montrant une activité biologique de type TNF dans les milieux conditionnés par des fractions cellulaires enrichies en jeunes spermatides. La recherche d'un ARNm codant pour le récepteur du TNFα dans les jeunes spermatides et les spermatocytes s'est révélée négative. Cependant, deux publications récentes suggèrent rôle du TNFα sur les cellules germinales. En effet, le TNFα, *in vitro*, stimule la prolifération des cellules germinales primordiales [43] ; cette cytokine stimule également la production d'une protéine B94 au niveau de l'acrosome des spermatozoïdes, le transcrit de cette protéine étant identifié dans les spermatides âgées [44].

Les interférons : IFN

L'expression ectopique d'interféron α dans le testicule par le biais de la transgénèse conduit à un phénotype de mâle stérile, sans que l'on en comprenne les raisons [45, 46]. Ces expériences, dans le contexte actuel où le problème des maladies sexuellement transmissibles est particulièrement préoccupant, nous ont conduit à étudier et à mettre en évidence la production d'interférons par différentes populations cellulaires testiculaires purifiées [47]. *In vitro*, les spermatocytes pachytène et les jeunes spermatides produisent spontanément de l'IFN α et expriment l'ARN messager de cette cytokine. Cependant, l'addition de virus de Sendai dans les cultures augmente la production de ce facteur uniquement dans les cellules germinales haploïdes. Les cellules péritubulaires et les cellules de Sertoli sont aussi capables de synthétiser de l'IFNα en présence de virus. Les cellules de Sertoli activées se distinguent par leur sécrétion très importante. Le profil d'expression de l'interféron γ dans les cellules testiculaires apparait complètement différent de celui de l'IFN α, puisque seules les jeunes spermatides sont capables d'exprimer l'ARNm de cette cytokine et de la sécréter [47].

Des études très récentes de notre laboratoire indiquent que les IFN sont capables d'induire au niveau des cellules testiculaires la production de plusieurs protéines majeures du système de défense anti-virale telles que la 2'5'A-synthétase et la protéine kinase dépendante de l'ARN double brin, PKR (Dejucq et coll., résultats non publiés). Ces résultats confirment le rôle très probable des IFN dans la protection antivirale locale. En outre, l'IFN γ tient certainement une place importante dans la régulation de l'expression des molécules du complexe majeur d'histocompatibilité (CMH) et donc dans la capacité du système immunitaire d'y organiser une défense efficace dans le testicule. Ainsi des études *in vitro,* sur des lignées tumorales d'origine leydigienne et sertolienne, ont montré que l'IFN γ induit l'expression des molécules du CMH de classe I à la surface de ces deux types cellulaires, alors qu'elle induit celle des molécules du CMH de classe II uniquement à la surface des cellules d'origine leydigienne [48].

Outre le rôle potentiel des interférons dans la défense anti-infectieuse, il est probable que ces cytokines soient également impliquées dans la régulation paracrine de la spermatogenèse. En effet, des études *in vitro* ont montré que les interférons inhibent la synthèse de stéroïdes par les cellules de Leydig [49] et les cellules de Sertoli [50]. Dans le même sens, sur la base de quelques cas cliniques, le traitement de certains types de dysfonctionnements de la spermatogenèse par l'IFN α fait actuellement l'objet d'un débat [51].

c-kit et son ligand

L'existence de lignées de souris mutantes W^v et Steel qui présentent le même phénotype de stérilité mais se complémentent pour restorer un phénotype sauvage, a été à l'origine de la découverte d'un facteur d'origine stromale dans la gonade foetale indispensable à la migration et au développement des cellules germinales primordiales (CGP). Ce facteur est dénommé *Steel factor, Stem cell factor, Mast-cell Growth Factor* ou *c-kit-ligand.* Son récepteur, le proto-oncogène c-kit, a été identifié au niveau des CGP [revues cf 52,53]. Le facteur Steel existe sous deux formes, l'une transmembranaire et l'autre soluble correspondant au produit de clivage de la première. Plusieurs travaux montrent que ces deux formes sont requises pour le développement de l'embryon en individu fertile [54]. Diverses études *in vitro*, corrélées au profil d'expression de c-kit et son ligand au cours du développement, ont permis d'établir clairement que ce couple de molécules est nécessaire à la survie, la migration et la prolifération des CGP [52,53].

L'expression du proto-oncogène c-kit, comme celle de son ligand, ne se limite pas à la vie embryonnaire, ces molécules étant présentes dans le testicule à tous les âges. Le facteur Steel, produit sertolien [55], est localisé de façon prépondérante à la base de la cellule à des stades du cycle de l'épithélium séminifère où les cellules de Sertoli sont en contact étroit avec les spermatogonies de type A [56]. La production de cette cytokine est stimulable par la FSH [57]. Le récepteur du facteur Steel est exprimé par les spermatogonies de type A [58]. Un transcrit de c-kit, unique au testicule, codant pour une forme protéïque tronquée de ses domaines extracellulaire et transmembranaire, a été mise en évidence dans les cellules germinales haploïdes [59]. Enfin, une très forte expression de c-kit dans les cellules de Leydig a été décrite [60] sans que l'on ait le moindre indice sur la nature de sa fonction dans ces cellules.

En ce qui concerne les actions du facteur Steel sur les cellules germinales, les travaux de Yoshinaga et coll. [60] proposent l'existence d'au moins deux populations de spermatogonies : - l'une, indépendante de c-kit, correspond aux spermatogonies souches de réserve (encore dite de type A0 ou As) ; - l'autre, dépendante de c-kit, correspond aux spermatogonies de type A dites intermédiaires qui prolifèrent et se différencient dans le tubule. De nombreux autres travaux corroborent l'hypothèse selon laquelle le ligand de c-kit participe au contrôle d'une étape clé de la spermatogenèse : la division des spermatogonies [56-58,61]. Les études chez l'homme démontrent une localisation du c-kit et de son ligand identique à celle observée chez les rongeurs, ainsi qu'une corrélation nette entre l'expression de c-kit et le déroulement normal de la spermatogenèse [62].

Les membres de la famille des Transforming growth factors : TGF

Epidermal Growth Factor/Transforming Growth Factor α: (*EGF/TGF*α)

L'EGF et le TGFα sont deux protéines homologues à 30% qui se lient au même récepteur [63]. De façon étonnante, les travaux de Tsutsumi et coll. [64] montrent que l'ablation des glandes salivaires, qui sont la source majeure d'EGF circulant chez les rongeurs, affecte très négativement le processus spermatogénétique des animaux. Bien que ces études soient maintenant controversées [65], il est clair que le TGFα est produit par les cellules péritubulaires et les cellules de Sertoli [66], ainsi que par les cellules de Leydig [67]. Des études récentes indiquent que l'EGF pourrait être également produit par les spermatocytes [68]. De plus, la présence du récepteur commun de l'EGF et du TGFα a été mis en évidence sur les cellules péritubulaires [66], ainsi qu'en proportion plus ou moins importante selon les espèces sur les cellules de Leydig et sur les cellules de Sertoli [68,69]. Les cellules germinales post-méïotiques semblent aussi posséder des sites de fixation pour l'EGF/TGFα [68].

La majorité des cellules testiculaires exprimant le récepteur de l'EGF/TGFα, les actions de ces facteurs dans le testicule sont probablement multiples. Les expériences *in vitro* montrent qu'ils influencent les fonctions leydigiennes, notamment en modulant le nombre de récepteurs de l'hCG et la production de testostérone [70-72]. L'EGF et/ou le TGFα stimulent la prolifération et la migration des cellules péritubulaires [66]. Ils modulent également les fonctions sertoliennes telles que les productions de lactate, de transferrine, d'inhibine et d'oestradiol [73,74]. D'après Bartlett et coll. [75], l'EGF serait impliqué dans la communication entre les cellules germinales et les cellules de Sertoli pour la régulation de la spermatogenèse, puisque les taux d'EGF varient au cours du cycle de l'épithélium séminifère.

Les membres de la famille du TGF β

Classiquement, plusieurs molécules dimériques présentant des structures proches sont rassemblées dans une même famille nommée après son chef de file, le TGF β [cf chapitre 25 de ce volume]. Cette famille comprend, notamment, des peptides gonadiques tels que l'activine, l'inhibine et l'hormone anti-Müllérienne (AMH) sur lesquels nous ferons aussi le point dans ce chapitre.

Les TGF β

Le TGFβ ainsi que ses récepteurs ont été identifiés dans le testicule de plusieurs mammifères [76-78]. L'expression des trois isoformes β 1, 2 et 3 s'avère spécifique de types cellulaires précis et varie au cours du développement gonadique [79-81]. Chez le rat, les ARNm codant pour les diverses formes du TGFβ sont abondants dans les cellules péritubulaires, tandis que la production plus discrète de TGFβ par les cellules de Sertoli apparait controlée négativement par la FSH [80]. Dans le modèle porcin, les cellules de Leydig semblent avoir la capacité de produire du TGFβ [78]. Enfin, un transcrit de petite taille du TGF β1 a été identifié dans les cellules germinales de rat [79], la présence de la protéine dans ces cellules reste encore controversée, bien que Teerds & Dorrington [82] aient observé une immunoréaction positive avec un anticorps anti-peptide.

Les récepteurs du TGF β de types I, II et III ont été localisés sur les cellules de Leydig [83], les cellules de Sertoli [84], les cellules péritubulaires et sur les cellules germinales [85]. En fait, le TGFβ apparaît avant tout comme un inhibiteur des fonctions différenciées des cellules de Leydig et de Sertoli, capable de contrer les effets stimulateurs des gonadotropines. En effet, le TGFβ inhibe la production de testostérone par les cellules de Leydig et celle d'oestradiol par les cellules de Sertoli [19, 86]. Très récemment, Panthou et coll. [87] ont mis en évidence la stimulation par le TGFβ de la production des composés de la matrice extracellulaire sertolienne. Par ailleurs, connu pour ses effets anti-prolifératifs dans de nombreux systèmes, le TGFβ présente aussi cette caractéristique vis à vis des cellules germinales primordiales [88]. Au contraire, il stimule la prolifération des cellules de Leydig d'origine foetales [89]. Ces résultats ainsi que les effets du TGFβ sur les cellules péritubulaires suggèrent un rôle important de ce facteur dans le développement gonadique. En effet, les travaux de Skinner et Moses [77] et ceux d'Ailenberg et coll. [90] montrent que ce facteur peut stimuler la migration des cellules myoïdes péritubulaires et moduler leur structure tridimensionnelle ainsi que leurs propriétés chimiotactiques et contractiles.

L'inhibine et l'activine

Inhibines et activines sont des protéines dimériques constituées de sous-unités communes [91]. Tandis que les inhibines comportent une sous unité a associée à l'une ou l'autre des sous-unités βA ou βB, l'appariement de deux sous-unités β est à l'origine des trois formes d'activine : l'activine (βA,βB), l'activine A (βA,βA) et l'activine B (βB,βB). Jusqu'à présent, deux récepteurs pour ces molécules ont été clonés (cf revue [92]).

Les sous-unités α et β sont exprimées dans le testicule foetal [93] et dans le testicule adulte où leur expression semble être dépendante du stade du cycle de l'épithélium seminifère [94-96]. Les cellules de Sertoli produisent activines et inhibines [97-100] et leur expression est stimulable par la FSH [100, 101], par des facteurs paracrines tels que l'EGF [74], ainsi que par des produits germinaux encore inconnus [102]. Activine et inhibine sont également synthétisés par les cellules de Leydig [97-101] et leurs productions règlées par la LH (pour revue cf [19, 86, 95, 101, 103]. Enfin, récemment, de Winter et coll. [104] ont montré que les cellules péritubulaires produisent également de l'activine de type A.

Tandis que le rôle endocrine de l'inhibine est d'inhiber la production de FSH, celui de l'activine est, à l'inverse, de stimuler la production de cette hormone [91]. Outre leur rôle endocrine, ces facteurs semblent aussi pouvoir exercer un rôle paracrine dans le testicule. En effet, les récepteurs de ces facteurs ont été identifiés sur les cellules de Sertoli, les cellules de Leydig, et les cellules myoïdes péritubulaires [94, 104], ainsi que sur les cellules germinales à différents stades de développement [105, 106].

Localement, les inhibines et activines apparaissent aussi jouer des rôles antagonistes. Par exemple, elles affectent la prolifération des cellules germinales : les activines stimulent la synthèse d'ADN dans les spermatogonies [107], tandis que l'injection *in vivo* d'inhibine réduit le nombre de ces cellules [108]. A l'inverse, alors que l'inhibine stimule la stéroïdogénèse des cellules de Leydig, l'activine l'inhibe [110] et cet effet peut être inversé par l'inhibine [110]. Les effets de l'activine sur les cellules de Sertoli sont variés : *in vitro*, elle induit la réagrégation de ces cellules en structure évoquant des tubules seminifères [107], elle inhibe la production d'oestradiol induite par la FSH, tandis qu'elle stimule les sécrétions de transferrine et d'inhibine [104].

L'invalidation des gènes codant pour l'activine et pour l'inhibine chez la souris a révélé des résultats inattendus : les souris déficientes en inhibine développent des tumeurs testiculaires rapidement après la naissance [111], tandis que seules les souris femelles déficientes en activine B voient leur capacité de reproduction sérieusement altérée [112].

L'hormone anti-Müllérienne : AMH

L'hormone anti-Müllérienne, comme son nom l'indique, est responsable, chez le foetus mâle, de la régression des canaux de Müller, ébauches de l'utérus et des trompes de la femelle [113]. On ne lui connaît pas d'autres rôles chez le mâle bien qu'elle continue à être produite par le testicule jusqu'à la puberté [114]. L'étude de sujets atteints de puberté précoce a permis de démontrer que le déclin de la production d'AMH au moment de la puberté est inversement proportionnel à celle de testostérone [115]. Ce déclin de la production d'AMH coïncide aussi avec l'arrêt de la prolifération des cellules de Sertoli, la fin de leur maturation et le début de la méïose. Ces observations, ainsi que le profil d'expression du récepteur de l'AMH au cours du cycle spermatogénétique [116], ont conduit à l'hypothèse d'un rôle de l'AMH dans le contrôle du processus spermatogénétique. Par ailleurs, l'AMH réprime spécifiquement l'expression du gène de l'aromatase testiculaire [117], suggérant un rôle auxiliaire de l'AMH dans le processus de différenciation testiculaire. Toutefois, il faut noter que l'étude des souris déficientes en AMH [118], tout comme l'étude de patients présentant une anomalie du gène codant pour cette hormone [119], confirment le rôle fondamental de l'AMH dans la régression des ébauches müllériennes chez le foetus mâle, mais n'établit aucun autre rôle pour cette hormone. Le clonage récent du récepteur de l'AMH [116, 117] devrait permettre d'affiner notre connaissance du rôle de l'AMH dans la différenciation gonadique et la fonction testiculaire.

L'Insulin-like Growth Factor : IGF

Le 'système IGF' comprend non seulement deux ligands, l'IGF-I et l'IGF-II, et deux récepteurs, celui de type I qui lie les IGF-I et II et celui de type II/mannose-6-phosphate qui lie l'IGF-II et d'autres ligands, mais aussi six protéines de liaisons différentes, les IGF Binding Proteins (IGFBP 1 à 6) [120]. Tous ces éléments sont produits localement dans le testicule (revues cf : [3, 121, 122]). Plus précisément, l'IGF-I a été localisé dans les cellules somatiques : cellules de Sertoli, cellules de Leydig et cellules myoïdes, ainsi que dans les spermatocytes primaires [123, 124]. *In vitro* et *in vivo*, la FSH et la LH stimulent la production d'IGF-I par les cellules de Sertoli et les cellules de Leydig [125-127]. Outre ce contrôle hormonal, plusieurs cytokines affectent la production d'IGF-I telles que le bFGF, l'IL-1 et le TNFα [39, 125, 128]. La présence de récepteurs spécifiques de l'IGF-I a été clairement mise en évidence par différentes approches expérimentales au niveau des cellules de Leydig et des cellules de Sertoli, mais aussi sur les spermatocytes primaires et secondaires, ainsi que sur les jeunes spermatides [123, 129, 130]. Une boucle d'amplification semble opérer au niveau des cellules de Leydig dans la mesure où l'hCG/LH augmente la production d'IGF-I et l'expression de son récepteur, tandis que l'IGF-I produit augmente le nombre de récepteurs à la LH à la surface de ces cellules [129, 131].

Le cas de l'IGF est rendu particulièrement intéressant par l'existence de modèles expérimentaux *in vivo* et de cas cliniques où les taux d'IGF sont quasiment indétectables, du fait de l'absence du gène codant pour l'hormone de croissance (Growth Hormone : GH). Les individus déficients en GH sont caractérisés par un retard important de la puberté associé à une faible réponse à l'hCG qui peuvent être corrigés indifféremment par l'injection de GH ou d'IGF-I [132]. Ces observations sont corroborées par des études *in vitro* démontrant un rôle majeur de l'IGF-I sur les cellules de Leydig. Ce facteur induit leur prolifération, il stimule l'activité de plusieurs enzymes de la stéroïdogénèse augmentant la production de testostérone en présence ou en absence de LH et il induit l'expression des récepteurs de la LH/hCG [129, 131, 133]. La cellule de Sertoli constitue une autre cible bien connue de l'IGF dont il stimule plusieurs fonctions : la prolifération, la production de lactate et de l'activateur du plasminogène et le transport d'hexose [134, 135]. Des récepteurs de l'IGF-I ont été localisés sur les cellules en cours de méïose [123], cependant, aucun effet direct de ce facteur sur ces cellules n'a pu être montré. Enfin, l'IGF-I est capable de stimuler la prolifération et la différenciation des spermatogonies au sein de fragments de tubules séminifères cultivés *in vitro* [136, 137].

Les Fibroblast-Growth Factors : FGF

Les FGF composent une famille de facteurs de croissance comprenant au moins neuf peptides proches, isolés en premier lieu dans les surnageants de culture de fibroblastes et qui agissent par l'intermédiaire d'une famille de récepteurs membranaires codés par quatre gènes différents. Le FGF basique (bFGF) a été clairement identifié dans le testicule à différents stades de développement [38, 139]. Fraîchement isolées, les cellules péritubulaires, les cellules de Leydig et les cellules de Sertoli produisent ce facteur. Les techniques d'immunohistochimie ont permis de démontrer que le bFGF est aussi localisé au niveau des spermatocytes pachytène [140].

Les cellules de Leydig [141], ainsi que les cellules de Sertoli, les cellules péritubulaires et les jeunes spermatides expriment le récepteur du FGF de type I [140, 142].

L'expression du bFGF comme celle de son récepteur sont élevées lors du développement testiculaire pré-pubertaire, puis elles diminuent avec la maturité sexuelle [139, 142]. Les rôles potentiels du FGF dans le testicule pourraient concerner aussi bien l'angiogénèse, la communication entre les cellules germinales à divers stades de développement, les interactions cellules de Sertoli-cellules germinales, la régulation des fonctions leydigiennes ou la prolifération de différents types cellulaires. Quelques travaux argumentent certaines de ces possibilités comme la démonstration, *in vitro*, du rôle stimulateur du bFGF de la prolifération des cellules de Sertoli immatures [134] et de l'expression de c-fos dans ces mêmes cellules [138]. Plusieurs groupes ont également tenté de définir le rôle éventuel du bFGF sur les cellules de Leydig, mais leurs résultats sont très contradictoires (cf revue [19]). Enfin, *in vitro*, le bFGF stimule la prolifération des cellules germinales primordiales et peut, en coopération avec le SCF et le LIF, maintenir leur croissance à long terme [143, 144]. Cependant, la réalité de son action *in vivo* est suspecte car, jusqu'à présent, les efforts déployés pour détecter le FGF dans la gonade foetale se sont avérés vains [145, 146].

Le Nerve Growth Factor : NGF

Le NGF ne semble pas avoir un rôle uniquement dans le développement des neurones, mais aussi probablement, dans la spermatogenèse. Les équipes ayant travaillé sur cette cytokine dans le testicule s'accordent sur les faits suivants : - le NGF de type β est produit par les cellules germinales en cours de méïose et sa production n'est pas sous le contrôle des androgènes [147-149] ; - le récepteur de basse affinité du NGF est présent sur les cellules de Sertoli, mais uniquement aux stades du cycle de l'épithélium séminifère où sont présentes les cellules germinales en prophase méïotique [150], et son expression peut être régulée négativement par la testotérone [151]. Ces données, ainsi que des travaux complémentaires [152], suggèrent donc un rôle de médiateur du NGF β dans le dialogue entre les cellules germinales et les cellules de Sertoli.

Récemment, un groupe a identifié le récepteur de basse affinité du NGF β dans une population de cellules péritubulaires isolées [153]. Ce résultat est à rapprocher des données plus anciennes de Seidl et Holstein [154] qui montraient que la présence de NGF dans des cultures de fragments de tubules séminifères humains permet, notamment, le maintien du phénotype myoïde des cellules de la *lamina propria* et la stabilisation de la cyto-architecture sertolienne et donc de la structure du tubule dans son ensemble.

Le Platelet-Derived Growth Factor : PDGF

L'importance potentielle du PDGF dans la fonction testiculaire commence à être examinée depuis quelques années. Etudié dès 1990, pour sa capacité à affecter les cellules de Leydig *in vitro* [155], le PDGF présente des activités différentes selon le stade de différenciation de ces cellules : il inhibe certains enzymes de la stéroïdogénèse dans les cellules immatures [155], tandis qu'il stimule la production de testostérone dans les cellules adultes [156]. Les cellules péritubulaires répondent aussi au PDGF en proliférant et en augmentant leur synthèse de glycosaminoglycanes [157]. Les sources testiculaires des sous-unités α et β du PDGF semblent être limitées aux cellules de Leydig et aux cellules de Sertoli, dans lesquelles ont été identifiées ARNm et protéines [158, 159] ; les cellules péritubulaires n'ont pas encore été examinées.

En accord avec les actions du PDGF sur les différents types de cellules testiculaires *in vitro*, des sites de fixation spécifique de ces facteurs ont été identifiés sur les cellules péritubulaires et sur les cellules de Leydig [158, 159]. En outre, une étude récente localise les transcrits codant pour les récepteurs aux sous-unités α et β au niveau des cellules de Sertoli [159], révélant ainsi une nouvelle cible potentielle de ce facteur.

Autres cytokines

Plusieurs études *in vitro* rapportent l'effet de différentes cytokines sur certains types de cellules testiculaires sans que, pour l'instant, ces facteurs aient été identifiés dans le testicule.

Ainsi, deux groupes ont montré que l'IL-2 est capable d'inhiber la synthèse de testostérone par les cellules de Leydig *in vitro* [49, 160]. Ces travaux sont à rapprocher des observations suivantes : - les patients traités par de fortes doses d'IL-2 présentent des taux de testostérone anormalement bas [161], - les souris mâles transgéniques pour le gène de l'IL-2 sous le contrôle du promoteur du gène de la métallothionine ont des testicules atrophiés car déplétés en cellules germinales haploïdes [162]. La présence d'IL-2 dans la circulation a donc clairement un effet sur la production de testostérone et par voie de conséquence sur la spermatogenèse. Cet effet extra-immunitaire de l'IL-2 pourrait être révélateur d'un mécanisme de protection ou d'un rôle local de l'IL-2.

L'addition de MIP-1α dans le milieu de culture de fragments de tubules séminifères stimule la synthèse de DNA dans les spermatogonies de type A, tandis qu'elle inhibe la réplication dans les spermatogonies déjà engagées dans le processus spermatogénétique (spermatogonies de type B). Cette première étude suggère par ailleurs que la protéine MIP-1α est présente dans le tubule séminifère à tous les stades du cycle de l'épithélium séminifère [163].

Nabavi et coll. [164] ont décrit l'expression spécifique de N52, un gène cible de l'IL-4 connu dans les lymphocytes, au niveau des cellules germinales en cours de différenciation.

Des quantités abondantes de HGF ont été mises en evidence dans l'épididyme, où il semble que ce facteur soit impliqué dans la maturation des spermatozoïdes [165]. Les études en immunohistochimie de Naz et coll. [165] n'ont pas permis de mettre en évidence ce facteur dans la gonade. Cependant, récemment, le récepteur de l'Hepatocyte Growth Factor (HGF) a été localisé à la surface de l'ensemble des cellules germinales humaines, mais pas au niveau des cellules de Sertoli et de Leydig [166].

En dehors du ligand de c-kit et du bFGF, une autre cytokine a été impliquée dans le contrôle de la prolifération et de la survie des cellules germinales primordiales (CGP), il s'agit du LIF [144, 167, 168]. Bien que des souris mâles fertiles déficientes en LIF soient obtenues [169], Donovan maintenait la possibilité d'un rôle du LIF ou de cytokines apparentées telles que l'Oncostatin M et le CNTF (pour revue cf [170]), en démontrant la présence du récepteur de basse affinité du LIF, commun à ces cytokines, à la surface des CGP [53]. Néanmoins, très récemment, la production de souris déficientes pour le gène du récepteur de basse affinité du LIF montre que, malgré des déficits multiples, les embryons analysés ne présentent pas d'anomalies de la population germinale [171]. Tant que la structure des complexes récepteurs de ces cytokines ne sera pas résolue, aucune conclusion définitive ne pourra être tirée de cette expérience. D'ailleurs, des études en cours renforcent l'hypothèse d'un rôle du LIF dans la régulation paracrine de la fonction testiculaire puisqu'elles montrent clairement la production de ce facteur dans le testicule pré-pubère et adulte [172].

Enfin, de nouveaux facteurs apparentés aux cytokines (Fas-L, [173]) ou à la famille des récepteurs à tyrosine kinase (FLT3/FLK2 et Tyro3, [174, 175]) ont été identifiés dans le testicule.

La liste des facteurs testiculaires plus globalement intégrés dans la famille des cytokines semble donc devoir encore s'allonger notablement.

Cytokines testiculaires, cellules péritubulaires et macrophages

Les principaux types cellulaires constituant le testicule — cellules de Sertoli, cellules de Leydig et les cellules germinales — sont aussi ceux qui ont été le mieux étudiés du point de vue de leur capacité à produire et à répondre aux cytokines (cf les paragraphes précédents). Cependant, deux autres types cellulaires testiculaires, les cellules péritubulaires et les macrophages testiculaires, pourraient intervenir de façon spécifique et importante dans le fonctionnement du réseau des cytokines testiculaires.

A la frontière entre le tubule séminifère et tissu interstitiel, les cellules péritubulaires occupent une position géographique qui leur confère un rôle clé dans la communication entre le compartiment interstitiel et les tubules séminifères. En effet, partie intégrante du réseau d'interactions paracrines testiculaires, les cellules péritubulaires ont pour principaux partenaires les cellules de Leydig et les cellules de Sertoli et elles constituent un relai important de l'action des androgènes sur le tubule [3, 5]. De nombreux travaux montrent que les cellules péritubulaires produisent des cytokines - IFN, TGF α et β, IGF-I, FGF- et qu'elles possèdent la capacité de répondre à certaines d'entre elles : TGF α et β, IL-1, NGF, PDGF et FGF (cf paragraphes précedents et pour revues [3, 5]). Cependant, le spectre d'action de cet ensemble de cytokines sur les cellules péritubulaires, à l'exception des TGF, n'est pas très bien documenté. *In vitro*, le TGFα stimule la prolifération des cellules péritubulaires, tandis que le TGFβ peut antagoniser cet effet. Le TGFβ semble également promouvoir la migration des cellules péritubulaires et leur chimiotactisme, ainsi que leur différentiation ; il stimule aussi la production de diverses protéines telles que l'inhibiteur de l'activateur du plasminogène [66, 77, 90, 176]. Récemment, il a été montré que le TGFβ stimule la synthèse des protéoglycanes par les cellules de Sertoli [87], alors que le PDGF en stimule la synthèse par les cellules péritubulaires [157]. Il est donc probable que les cytokines jouent également un rôle dans la formation et le renouvellement de la matrice extracellulaire, en agissant directement aux niveaux des cellules productrices de cette matrice : les cellules de Sertoli et les cellules péritubulaires. Ce dernier point pourrait se réveler vital étant donné le rôle clé de la matrice extracellulaire dans le maintien de la structure des tubules séminifères, de la polarité et de la fonctionnalité des cellules de Sertoli.

Comme nous l'avons indiqué précédemment (voir paragraphe "le tissu interstitiel et la production des androgènes"), le compartiment interstitiel n'est pas exclusivement constitué de cellules de Leydig. Il contient également des macrophages résidents qui, outre leurs propriétés classiques de macrophages [177-179], semblent impliqués dans la régulation de la fonction testiculaire. En effet, l'observation du testicule normal à différents stades de développement et l'étude de situations expérimentales indiquent que la présence de macrophages est nécessaire aux processus de prolifération et de différenciation des cellules de Leydig [180, 181]. De plus, les macrophages testiculaires sont sensibles à l'action de différentes hormones pour lesquelles des effets directs (FSH [182, 184]) ou indirects (GH, hCG ; [183]) ont pu être montrés. Enfin, les milieux conditionnés par les macrophages testiculaires affectent le fonctionnement des cellules de Leydig [223, 226, 227]. Il est très probable que les cytokines jouent un rôle de médiateur des interactions macrophages-cellules de Leydig. En particulier, le TNFα et l'IL-1 ont été suspectés dans ce contexte ; cependant, la réalité de leur production par les macrophages dans les conditions basales reste controversée [38, 40, 185].

TESTICULE ET IMMUNITE

Le statut immunitaire particulier du testicule

Les cellules germinales, qui représentent près de 80 % de la masse cellulaire d'un testicule adulte et n'apparaissent dans les tubules séminifères qu'après la naissance, possèdent à leur surface des autoantigènes spécifiques potentiellement reconnaissables par les lymphocytes. Néanmoins, elles n'induisent pas de réaction immunitaire dans la situation physiologique normale [186].

Par ailleurs, divers types de greffes ont été réalisées avec succès dans le testicule sans qu'aucun rejet n'ait pu être constaté pendant de longues périodes [187]. En effet, de très nombreuses expériences ont montré que des tissus aussi différents que des ovaires, l'hypophyse, le pancréas, des tissus tumoraux, les glandes surrénaliennes, la thyroïde, le testicule foetal, le placenta, le vagin, la peau et les blastocytes, peuvent être transplantés et survivre dans le testicule d'espèces telles que le rat, le lapin et le hamster. Ceci est d'autant plus étonnant que, contrairement au cerveau ou à la chambre antérieure de l'oeil où la transplantation d'organe est également possible, le testicule est abondamment irrigué, à la fois par un système vasculaire développé et par un important système lymphatique.

Enfin, il est notable que les rechutes des leucémies aiguës lymphoblastiques se produisent plus fréquemment au niveau du testicule qu'au niveau de tout autre organe, indiquant que des leucocytes ayant échappé aux traitements anticancéreux peuvent survivre et se développer dans le tissu interstitiel, durant des mois, voire des années [188].

L'ensemble de ces faits a conduit au concept *d'immunotolérance testiculaire* (pour revue cf [189, 190]). Sur la base d'expériences *in vitro* montrant que la lymphe ou des extraits testiculaires étaient capables d'inhiber l'activation lymphocytaire [179, 191], la recherche de facteurs immunosuppresseurs et plus largement, l'étude des mécanismes responsables de cette immunotolérance est en cours. L'implication éventuelle des macrophages, des cellules de Leydig, des cellules germinales et des cellules de Sertoli a été explorée en particulier.

Les macrophages testiculaires représentent jusqu'à 25 % des cellules présentes dans le tissu interstitiel. Bien que possédant des particularités qui leur sont propres, comme des relations anatomiques étroites avec les cellules de Leydig, la possibilité d'être régulée par la FSH (cf paragraphe précédent), et, semble-t-il, une plus faible capacité à être activés par les lipopolysaccharides en terme de production d'IL-1 [185, 192], les macrophages testiculaires présentent aussi les caractéristiques classiques de macrophages résidents d'autres tissus : la présence des antigènes CMH de classe II, des récepteurs du complément et de la partie Fc des IgG et une activité phagocytaire [177-179]. Il faut toutefois noter que la capacité lympho-régulatrice des macrophages testiculaires, de même que leur capacité à présenter des antigènes, n'ont pas encore été établies expérimentalement. En réalité, seules les observations suivantes suggèrent actuellement que ces macrophages sont impliqués dans le phénomène d'immuno-supression testiculaire : - l'addition de macrophages prévient l'activation des lymphocytes stimulés *in vitro* par la présence de spermatocytes préleptotène et de spermatogonies A [193] ; - le testicule de bélier, qui ne contient que peu de macrophages résidents n'est pas un sanctuaire immunologique efficace [189].

Le fait que des ilots de Langherans transplantés survivent aussi bien dans des testicules dépourvus de cellules de Leydig que dans des testicules normaux a permis à Selawry et al [194] de proposer que ces cellules ne sont pas impliquées dans le phénomène de l'immuno-protection testiculaire. Cependant, de nombreux autres arguments expérimentaux contredisent cette thèse [179]. Par exemple, les milieux conditionnés par les cellules de Leydig et des extraits de tumeur de ces mêmes cellules sont capables d'inhiber la prolifération lymphocytaire [179]. De plus, des expériences de destruction réversible des cellules de Leydig chez le rat adulte induite par l'injection d'ethane dimethane sulfonate (EDS) semblent indiquer que le nombre des macrophages et des mastocytes du tissu interstitiel est contrôlé par les cellules de Leydig, tandis que le nombre des lymphocytes ne l'est pas [195]. Les effets immuno-suppresseurs des cellules de Leydig pourraient donc s'exercer, soit de façon directe sur les macrophages et les lymphocytes dans le tissu interstitiel, soit de façon indirecte sur les lymphocytes, par l'intermédiaire de leur action sur les macrophages avec lesquels elles communiquent.

Il est bien établi que le plasma séminal et les spermatozoïdes sont capables d'altérer les réponses immunitaires et que, de ce fait, ils pourraient contribuer à la pathogénèse de certaines maladies sexuellement transmissibles [239]. Toutefois, le fait que le testicule de rat cryptorchide, qui ne contient pas ou très peu de cellules germinales, soit un site de transplantation très favorable pour les îlots de Langherans [187] rend peu probable que les cellules germinales jouent un rôle essentiel dans l'immuno-protection des greffes intra-testiculaires. Il est important de noter que les cellules germinales sont dépourvues à leur surface d'antigène du CMH de classe I rat : [198] ; homme : [197-199]). L'absence de ces molécules pourrait les protéger de la destruction par les lymphocytes T cytotoxiques [179].

Il semblerait que les cellules de Sertoli jouent un rôle très important dans les mécanismes d'immuno-suppression au sein du testicule. Chez le rat, il a été démontré que, *in vitro,* ces cellules sécrètent un/des facteur(s) immuno-suppresseur(s) capable(s) d'inhiber la prolifération et l'activité des lymphocytes, induites par la concanavaline A [194, 196, 200]. Par ailleurs, en produisant de grandes quantités d'$\alpha 2$ macroglobuline [201], une protéine connue à la fois pour pouvoir adhérer aux macrophages et pour se lier à des cytokines telles que le TGFβ1, l'inhibine, l'activine ou l'IL-6 [4], la cellule de Sertoli semble pouvoir régler l'environnement immunologique testiculaire. Outre la sécrétion de facteurs immuno-suppresseurs, il a été postulé que les cellules de Sertoli pourraient être responsables de l'intégrité du sanctuaire immunitaire testiculaire grâce à l'existence des jonctions sérrées intersertoliennes, certainement responsables de l'exclusion des IgG du compartiment adluminal des tubules [202]. Du fait de cette exclusion, les spermatocytes et les spermatides pourraient être protégés d'une réaction immunologique médiée par des anticorps anti-cellules méïotiques et / ou haploïdes. Cette hypothèse, probablement valable pour la protection des spermatocytes et des spermatides, ne peut à elle seule expliquer l'immunotolérance testiculaire dans son ensemble, dans la mesure où : - certaines régions anatomiques du testicule sont perméables aux immunoglobulines (*e.g.* le *rete testis*) ; - chez les mammifères à activité sexuelle saisonnée, les cellules germinales autoantigéniques ne sont pas détruites en contre-saison, alors que la barrière sertolienne n'est plus opérationnelle ; - les autoantigènes testiculaires sont localisés sur les cellules germinales situées dans le compartiment basal des tubules, c'est-à-dire à l'extérieur de la zone d'exclusion des macromolécules contrôlée par la barrière sertolienne [203].

A ce jour, le rôle des cellules péritubulaires dans le contexte de l'immuno-suppression testiculaire reste inconnu.

La nature des molécules immuno-régulatrices produites par les cellules de Leydig, les macrophages et les cellules de Sertoli reste hypothétique. Parmi les différentes cytokines identifiées dans le testicule, les candidates pouvant assurer l'immuno-suppression intratesticulaire pourraient être le TGFβ, les IFN ainsi que l'activine pour laquelle il a été montré un effet inhibiteur de la prolifération thymocytaire *in vitro* [203]. Le fait que les cellules testiculaires soient également capables de produire des cytokines immuno-stimulatrices et pro-inflammatoires telles que l'IL-1α et l'IL-6, suggère fortement que la capacité d'immuno-suppression dans le testicule réside, en réalité, dans l'équilibre entre les activités immuno-supressives et les activités immuno-stimulantes qui s'y exercent. Un déséquilibre entre l'action et/ou la concentration des différentes cytokines, comme cela peut se produire lors d'infections, de lésions ou de traumatismes testiculaires, pourrait expliquer la survenue d'orchites et/ou la production d'anticorps anti-spermatozoïdes, pouvant générer des stérilités masculines. En ce sens, l'élucidation des mécanismes de contrôle de l'immuno-suppression testiculaire revêt une importance tout à fait particulière.

Testicule, infection et inflammation

L'incidence réelle des orchites testiculaires chez l'homme est mal connue car, chez les patients atteints de maladies systémiques, les symptômes de l'orchite sont souvent masqués par les symptômes relatifs à d'autres organes.

Les orchites peuvent être infectieuses, auto-immunes, ou idiopathiques. Les différentes voies d'entrée des agents infectieux dans le testicule sont, soit les voies sanguines et lymphatiques dans le tissu interstitiel, soit les tubules séminifères, soit exceptionnellement l'albuginée (tissu enveloppant le parenchyme testiculaire) ou la peau du scrotum [204]. Les infections par la voie sanguine sont fréquentes dans les maladies virales, mais elles surviennent moins fréquemment dans les maladies bactériennes, alors que les infections mycoplasmiques et bactériennes du tractus uro-génital affectent plus rarement le testicule, *via* le système lymphatique et les tubules séminifères. La possibilité que des reflux infectieux puissent se produire de l'urètre aux canaux éjaculateurs (canaux déférents) et, de là, atteindre le testicule *via* l'épididyme a également été proposé [204].

Le virus le plus souvent incriminé dans la survenue d'orchites est celui des oreillons, puisque ces orchites sont rencontrées chez environ 20 % des hommes adultes affectés par cette maladie [205]. De très nombreux autres virus -e.g. virus de la roséole, virus d'Epstein Barr, adenovirus, VIH et virus des hépatites B et C- induisent des orchites et/ou ont été localisés dans le parenchyme testiculaire [206, 207]. Les conséquences des orchites virales sont souvent redoutables, puisqu'une proportion non négligeable d'hommes qui en sont affectés présentent des lésions de l'épithélium séminifère pouvant conduire à la stérilité [208, 209]. Le foyer primaire d'infection du testicule par le virus des oreillons étant le tissu interstitiel, il arrive que le fonctionnement des cellules de Leydig soit sérieusement affecté [204].

De très nombreux types de bactéries ont été associés au développement d'orchites testiculaires et la séquence des phénomènes inflammatoires testiculaires induits par une infection bactérienne expérimentale a été décrite en détail [204]. Celle-ci débute par une inflammation interstitielle, suivie d'une nécrose de l'épithélium séminifère, puis d'une invasion des tubules par des leucocytes, des neutrophiles polynucléaires et des macrophages, ces derniers types cellulaires phagocytant les bactéries, les cellules germinales et les débris cellulaires testiculaires divers. Ce phénomène d'invasion des tubules séminifères par les macrophages a été décrit chez le rat dans certaines situations expérimentales et chez l'homme, sans que la raison de cette situation ne soit connue [210, 211].

Etant donné que les cytokines sont au coeur des systèmes des défense anti-infectieux, il ne fait aucun doute qu'elles interviennent aussi dans les mécanismes d'inflammation pathologique testiculaire décrits ci-dessus. Cependant, la nature des cytokines impliquées dans le contexte de l'orchite est encore inconnue. Certaines observations indiquent que l'injection de LPS à des souris entraîne une augmentation d'IL-1β intra-testiculaire [212]. Néanmoins, cette cytokine, seule et même à forte concentration, est incapable d'induire une inflammation généralisée à ce niveau [213]. Il est donc possible que des mécanismes anti-inflammatoires très particuliers se soient développés dans le testicule afin d'éviter toute interférence entre la réaction anti-infectieuse et la régulation paracrine de la gamétogenèse. Un de ces mécanismes pourrait reposer sur le mode de sécrétion bidirectionel de l'IL-1 par les cellules de Sertoli décrit précédemment. Cette cytokine semble peut être produite, en conditions basales, à la fois du côté interstitiel et du côté adluminal; par contre, lorsque les cellules de Sertoli sont activées *in vitro,* leur sécrétion d'IL-1α s'effectue essentiellement au pôle activé (cf paragraphe Interleukine 1 : IL-1 ; [14]). Il est donc possible que, *in situ,* la présence d'agent infectieux dans le tissu interstitiel se traduise par une production d'IL-1 dirigée vers le compartiment et, de ce fait, ne puisse interférer avec le processus spermatogénétique, grâce à ce phénomène remarquable de contrôle de la sécrétion bidirectionnelle de cette cytokine.

Comme nous l'avons indiqué précédemment une exposition expérimentale des cellules de Sertoli, des cellules péritubulaires et des jeunes spermatides au virus de Sendaï *in vitro*, induit la production d'IFNα/β, les cellules de Sertoli étant de loin les cellules produisant les concentrations les plus importantes de ces cytokines [47]. Des études en cours dans notre laboratoire (Dejucq et coll., résultats non publiés) démontrent que ces mêmes cellules de Sertoli produisent trois protéines majeures de défense anti-virale : la 2'5'A synthétase, la PKR et la protéine Mx. La présence de virus ou d'IFN stimule nettement la production de ces trois protéines au niveau des cellules de Sertoli, mais aussi des cellules péritubulaires qui ne présentent aucune sécrétion en conditions basales. Il est notable que les cellules germinales sont dépourvues de ces facteurs antiviraux. Le monoxyde d'azote est un important agent pléïotropique dont un des rôles concerne la défense cellulaire contre les agents infectieux bactériens et viraux [214]. Nous venons de démontrer que les cellules de Sertoli possèdent une NO-synthase inductible responsable de la production locale de NO [215]. Les cellules péritubulaires possèdent également ce système au contraire des cellules germinales (Bauché et coll., résultats non publiés). Nous avons démontré que deux cytokines germinales, l'IFN γ et le TNFα sont ensemble capables de stimuler la NO synthase dans les cellules de Sertoli et les cellules péritubulaires. Selon notre hypothèse, les cellules germinales seraient capables de diriger leur propre défense anti-infectieuses *via* la régulation des activités NO synthase inductibles des cellules somatiques des tubules séminifères. L'ensemble de ces résultats établissent pour la première fois le concept d'une barrière anti-virale tubulaire associant les cellules péritubulaires et les cellules de Sertoli.

Les orchites non infectieuses ayant une origine allergique sont parfois observées chez l'homme. Bien qu'elles soient souvent associées à des vascularites [216], leur origine et les mécanismes cellulaires et moléculaires impliqués ne sont pas caractérisés. De telles orchites peuvent être induites expérimentalement chez l'animal par injection d'extraits testiculaires homologues.

PERSPECTIVES CLINIQUES

Le cancer du testicule

Les recherches sur les cytokines ont été particulièrement stimulées par l'observation de leurs effets tumorigènes et, selon le cas, antitumorales.

L'incidence du cancer du testicule s'est accrue de façon continue et marquée au cours des 20 dernières années au point où ce cancer est devenu la première cause de décès des hommes jeunes dans de nombreux pays [217]. Mieux connaître l'étiologie de cette maladie constitue donc un objectif majeur. Malheureusement, à ce jour, très rares sont les données permettant d'impliquer directement ou indirectement des cytokines dans le processus de cancérisation du testicule. Rajpert-De-Meyts & Skakkebaek [218] ont montré une très forte expression du proto-oncogène c-kit (voir le paragraphe 'c-kit et son ligand') dans les *carcinoma-in-situ* (CIS) du testicule humain, qui sont considérés comme étant les cellules précurseurs des tumeurs germinales invasives. Cette observation conduit ces auteurs à proposer que la protéine c-kit soit dorénavant utilisée comme nouveau marqueur *in situ* des carcinomes testiculaires. Au contraire, l'inhibine pourrait être un facteur anti-tumoral puisque l'invalidation de son gène entraine l'apparition de tumeurs testiculaires peu après la naissance [111].

Les cytokines et le diagnostic en andrologie

Il n'existe actuellement pas de méthode simple et fiable permettant le diagnostic des états inflammatoires du tractus génital. C'est la raison pour laquelle différentes tentatives visant à établir des corrélations entre les concentrations de diverses cytokines dans le plasma séminal (sperme éjaculé moins les spermatozoïdes) et certains signes cliniques en andrologie ont été réalisées. Ainsi, l'élévation des niveaux d'IL-1 et d'IL-6 dans le plasma séminal humain pourrait être un bon indicateur de l'existence d'un état infectieux des glandes annexes du tractus génital, plus facile à mesurer que la présence de leucocytes séminaux [219]. De même, plusieurs auteurs suggèrent que la mesure dans le plasma séminal de l'IL-8 [220, 221] ou du récepteur soluble de l'IL-2 [222] permettrait également le diagnostic d'un état infectieux du tractus génital.

Ce type de recherche présente une limite majeure, elle est intrinsèquement imprécise puisque les cytokines mesurées dans le plasma séminal peuvent être originaires non seulement des différentes glandes annexes du tractus génital, mais aussi du testicule et de l'épididyme. Toutefois, il est possible, qu'à terme, ce type d'approche permette l'émergence de nouveaux outils de diagnostic en andrologie.

Cytokines et protection de la spermatogenèse

Chaque année, des centaines d'hommes jeunes à bon pronostic de survie sont rendus stériles ou subissent de graves et durables dysfonctionnements de leur fonction gonadique, du fait de la très grande vulnérabilité des testicules vis-à-vis des médicaments anti-mitotiques et/ou des radiations utilisés dans le cadre de diverses thérapies (anti-cancéreuses principalement).

L'effet radioprotecteur de plusieurs cytokines telles que l'IL-1, l'IL-6 et le TNF, *via* la protection de la lignée hématopoïétique contre les effets léthaux des radiations, est désormais bien établi chez la souris [223], mais qu'en est-il de la protection des cellules souches germinales? Des études récentes de notre groupe indiquent que l'irradiation aigüe par un rayonnement gamma de 3Gy induit une augmentation nette de la sécrétion d'IL-6 par les cellules de Sertoli *in vitro*, alors que les productions sertoliennes d'IL-1 et de transferrine restent inchangées [224]. Cet effet pourrait permettre aux cellules de Sertoli de protéger la population germinale vis-à-vis des radiations. En effet, il est généralement admis que les propriétés radioprotectrices des cytokines résident dans : - la modulation de la prolifération cellulaire conduisant à la synchronisation des cellules dans une phase du cycle cellulaire radio-résistante ; - l'induction de mécanismes de défense anti-oxydative et d'hypoxie ; - l'activation d'autres systèmes de réparation cellulaire [225]. Or, dans le testicule, l'IL-6 se présente comme un inhibiteur de la synthèse d'ADN, ce qui pourrait constituer un moyen de protéger la fertilité de l'individu en mettant au repos les spermatogonies. Compte-tenu de la présence de concentrations notables d'IL-1, d'IL-6 et de TNF dans le testicule et du rôle putatif de ces cytokines dans la régulation de la fonction testiculaire (cf 'les cytokines testiculaires'), il paraît souhaitable de développer des expériences visant à établir les capacités de protection de la fonction testiculaire des cytokines contre les effets iatrogènes des thérapies anti-cancéreuses.

CONCLUSIONS

A ce stade du développement des recherches, il est difficile de dégager un schéma global, synthétique, du réseau des cytokines dans le testicule. Cette tentative est rendue d'autant plus délicate que l'organisation anatomique de cet organe est extrêmement complexe et donc que l'exploration de son fonctionnement se heurte souvent à des obstacles méthodologiques très importants tels que, par exemple, l'isolement et la culture des différents types cellulaires qui le composent. L'inventaire des cytokines présentes dans le testicule est donc sûrement loin d'être achevé. Par ailleurs, il faut noter que les espoirs qui avaient été placés dans la production de souris génétiquement déficientes en cytokines ont été quelques peu déçus puisque aucune de ces souris, jusqu'à présent, ne possède un phénotype de stérilité, excepté celles déficientes en c-kit ou son ligand. Il est probable, comme cela a été constaté dans d'autres organes, que la redondance des activités biologiques des cytokines sur les cellules testiculaires permettent la mise en place de circuits de contrôle paracrine compensatoires dans ces situations. En dépit de ces problèmes, il apparaît clairement que les cytokines testiculaires sont impliquées à la fois en tant que *support de la communication locale* dans le contrôle du processus spermatogénétique, en tant que *support du statut immunitaire* gonadique et en tant que *support de la défense anti-infectieuse*.

A l'avenir, les objectifs essentiels des recherches futures devront être à la fois de rechercher de nouvelles cytokines dans le testicule et d'établir la place réelle de l'ensemble ces molécules dans les différents aspects de la physiologie et des pathologies gonadiques. En outre, le développement des maladies sexuellement transmissibles et leurs terribles conséquences incitent à un effort particulier dans l'étude des voies de pénétration et de réplication des agents infectieux au sein de la gonade et dans l'analyse des mécanismes physiologiques de protection de celle-ci vis-à-vis de ces agents.

Il est intéressant de noter que les progrès réalisés dans le domaine de la reproduction bénéficient et bénéficieront probablement au secteur de l'immunologie dans son ensemble, puisque des facteurs que l'on croyait très spécifiques des gonades s'avèrent être produits par des cellules du système immunitaire et agir sur ces cellules. A cet égard, les exemples de l'inhibine et l'activine sont particulièrement évocateurs. La localisation extragonadique de ces facteurs suggèrent leur implication dans divers organes dont la moelle osseuse chez les mammifères [226], et la bourse de Fabricius chez le poulet [227]. En outre, l'inhibine est capable de stimuler la prolifération des thymocytes, alors que l'activine antagonise cet effet [228].

En dépit des limites actuelles des données disponibles et des obstacles méthodologiques, l'étude des cytokines dans le testicule a certainement d'ores et déjà fait progresser de façon importante les connaissances sur le fonctionnement normal et pathologique du testicule. Les retombées prévisibles des avancées futures se traduiront, sans nul doute, par des progrès décisifs dans la compréhension de l'étiologie et du diagnostic des infertilités masculines.

Nous tenons à remercier l'ensemble de nos collaborateurs au sein du GERM-INSERM U435 pour leurs contributions scientifiques et techniques et leurs conseils.

REFERENCES

[1] JÉGOU B. — The Sertoli cell. In: *The Testis*, de Kretser D.M. (ed), Baillière's Clinical Endocrinology and Metabolism. London, 1992, 6, 273-311.

[2] de KRETSER D.M., KERR J. — The cytology of the testis. In: *The Physiology of Reproduction*, Knobil E and Neill J et al (eds), Raven Press, New York, 1988, 837-932.

[3] SKINNER M.K. — Cell-cell interaction in the testis. *Endocrine Rev.*, 1991, 12, 45-77.

[4] JÉGOU B., SHARPE R.M. — Paracrine mechanism in testicular control. *In: Molecular Biology of the Male Reproduction System.*, de Kretser D.M. (ed) Academic Press, 1993, 271-310.

[5] VERHOEVEN G., HOEBEN E. — Les cellules péritubulaires. *Médecine/Sciences*, 1995, 4, 601-604.

[6] KHAN S.A., SCHMIDT K., HALLIN P. et al. — Human testis cytosol and ovarian follicular fluid contain high amounts of interleukin-1-like factor(s). *Mol. Cell. Endocrinol., 1*988, 58, 221-230.

[7] SYED V., SÖDER O., ARVER S. et al. — Ontogeny and cellular origin of an IL-1-like factor in the reproductive tract of male rats. *Int. J. Androl.*, 1988, 11, 437-447.

[8] TAKAO T., MITCHELL W.M., TRACEY D.E., DE SOUZA E.B. — Identification of interleukin-1 receptors in mouse testis. *Endocrinology,* 1990, 127, 251-264.

[9] CUNNINGHAM E.T. Jr, WADA E., CARTER D.B. et al. — Distribution of type I IL-1 receptor messenger RNA in testis: an *in situ* histochemical study in the mouse. *Neuroendocrinol.*, 1992, 56, 94-99.

[10] GÉRARD N., SYED V., BARDIN C.W. et al. — Sertoli cells are the site of interleukin-1α synthesis in rat testis. *Mol. Cell. Endocrinol.*, 1991, 82, R13-R16.

[11] SYED V., LEJEUNE H., GOMEZ E. et al. — IL-1 and IL-6 are produced by human testicular cells. Miniposter n°52. *8th European Workshop on Molecular and Cellular Endocrinology, of the Testis*, 1994, March 27-31. De Panne, Belgium.

[12] GÉRARD N., SYED V., JÉGOU B. — Lipopolysaccharide, latex beads and residual bodies are potent activators of Sertoli cell IL-1α production. *Biochem. Biophys. Res. Comm.*, 1992, 185, 154-161.

[13] SYED V., STÉPHAN J.P., GÉRARD N. et al. — Residual bodies activates Sertoli cell IL-1α release which triggers IL-6 production by an autocrine mechanism through the lipoxygenase pathway. *Endocrinology,* 1995, 136, 3070-3078.

[14] CUDICINI C., TOUZALIN A. M., BALLET F., JÉGOU B. — Sertoli cell vectorial production of IL-1α and IL-6. Miniposter n°63. *8th European Workshop on Molecular and Cellular Endocrinology, of the Testis*, 1994, March 27-31. De Panne, Belgium.

[15] LIN T., WANG D., NAGPAL M.L. — Human chorionic gonadotropin induces interleukin-1 gene expression in rat Leydig cells *in vivo. Mol. Cell. Endocrinol.*, 1993, 95, 139-145.

[16] HAUGEN T.B., LANDMARK B.F., JOSEFSEN G.M. et al. — The mature form of IL-1α is constitutively expressed in immature male germ cells from rat. *Mol. Cell. Endocrinol.*, 1994, 105, R19-R23.

[17] GOMEZ E., LEJEUNE H., STAERMAN F. et al. — Expression of IL receptor mRNAs in rat and human testicular cells. Miniposter n°53. *8th European Workshop on Molecular and Cellular Endocrinology of the Testis*, 1994, March 27-31. De Panne, Belgium.

[18] HALES D.B. — Interleukin-1 inhibits Leydig cell steroidogenesis primarily by decreasing 17α hydroxylase/C17-20 lyase cytochrome P450 expression. *Endocrinology,* 1992, 131, 2165-2172.

[19] SAEZ J.M. — Leydig cells: endocrine, paracrine and autocrine regulation. *Endocrine rev.*, 1994, 15, 574-626.

[20] OKUDA Y., SUN X.R., MORRIS P.L. — Interleukin-6 (IL-6) mRNAs expressed in Leydig and Sertoli cells are regulated by cytokines, gonadotropins and neuropeptides. *Endocrine,* 1994, 2, 617-624.

[21] BOOCKFOR F.R., WANG D., LIN T. et al. — Interleukin-6 secretion from rat Leydig cells in culture. *Endocrinology,* 1994, 134, 2150-2155.

[22] KHAN S.A., KHAN S.J., DORRINGTON J.H. — Interleukin-1 stimulates deoxyribonucleic acid synthesis in immature rat Leydig cell *in vitro. Endocrinology,* 1992, 131, 1853-1857.

[23] BERGH A., SÖDER O. — Interleukin-1β, but not interleukin-1α, induces acute inflammation-like changes in the testicular microcirculation of adult rats. *J. Reprod. Immunol.*, 1990, 17, 155-165.

[24] SYED V., GÉRARD N., KAIPIA A., et al. — Identification, ontogeny, and regulation of an interleukin-6-like (IL-6) factor in the rat testis. *Endocrinology,* 1993, 132, 293-299.

[25] KARZAI A.W., WRIGHT W.W. — Regulation of the synthesis and secretion of transferrin and cyclic protein-2/cathepsin L by mature rat Sertoli cells in culture. *Biol. Reprod.*, 1992, 47, 823-831.

[26] KHAN S.A., NIESCHLAG E. —Interleukin-1 inhibits follitropin-induced aromatase activity in immature rat Sertoli cells *in vitro. Mol. Cell. Endocrinol.,* 1991, 75, 1-7.

[27] SÖDER O., SYED V., CALLARD G.V., et al. — Production and secretion of an interleukin-1-like factor is stage-dependant and correlates with spermatogonial DNA synthesis in the rat seminiferous epithelium. *Int. J. Androl., 1*991, 14, 223-231.

[28] PÖLLANEN P., SÖDER O., PARVINEN M. — Interleukin-1α stimulation of spermatogonial proliferation in vitro. *Reprod. Fertil. Dev.*, 1989, 1, 85-87.

[29] PARVINEN M., SÖDER O., MALI P. et al. — *In vitro* stimulation of stage-specific deoxyribonucleic acid synthesis in rat seminiferous tubule segments by interleukin-1 α. *Endocrinology,* 1991, 129, 1614-1620.

[30] OKUDA Y., MORRIS P.L. — Identification of interleukin-6 receptor (IL-6R) mRNA in isolated Sertoli and Leydig cells : regulation by gonadotropin and interleukins *in vitro. Endocrinology*, 1994, 2, 1163-1168.

[31] BOOCKFOR F.R., SCHWARZ L.K., — Effects of interleukin-6, interleukin-2 and tumor necrosis factor α on transferrin release from Sertoli cells in culture. *Endocrinology,* 1991, 129, 256-262.

[32] HAKOVIRTA H., SYED V., JÉGOU B., PARVINEN M. — Function of interleukin-6 as an inhibitor of meiotic DNA synthesis in the rat seminiferous epitelium. *Mol. Cell. Endocrinol.,* 1995, 108, 193-198.

[33] CANNON J.G., TOMPKINS R.G., GELFAND J.A. et al. — Circulating interleukin-1 and tumor necrosis factor in septic shock and experimental endotoxin fever. *J. Infect. Dis.*, 1990, 161, 79-84.

[34] MARANO M.A., FONG Y., MOLDAWER L.L. et al. — Serum cachectin/tumor necrosis factor in critically ill patients with burns correlates with infection and mortality. *Surg. Gynecol. Obstet., 1*990, 170, 32-38.

[35] MEALY K., ROBINSON B., MILLETTE C.F. et al. — The testicular effects of tumor necrosis factor. *Ann. Surg*., 1990, 211, 470-475.

[36] van der POLL T., ROMIJN J.A., ENDER E., SAUERWEIN H.P. — Effects of tumor necrosis factor on the hypothalamic-pituary-testicular axis in healthy men. *Metabolism*, 1993, 42, 303-307.

[37] MAUDUIT C., HARTMANN D.J., CHAUVIN M.A. et al. — Tumor necrosis factor alpha inhibits gonadotropin action in cultured porcine Leydig cells : site(s) of action. *Endocrinology*, 1991, 129, 2933-2940f

[38] XIONG Y., HALES D.B. —The role of tumor necrosis Factor-*α* in the regulation of mouse Leydig cell steroidogenesis. *Endocrinology,* 1993, 132, 2438-2444.

[39] LIN T., WANG D., NAGPAL M.L., CHANG W. — Recombinant murine tumor necrosis factor-alpha inhibits cholesterol side-chain cleavage cytochrome and insulin-like growth factor-I gene expression in rat Leydig cells. *Mol. Cell. Endocrinol.,* 1994, 101, 111-119.

[40] DE S.K., CHEN H., L., PACE J.L. et al. — Expression of Tumor Necrosis Factor-*a* in mouse spermatogenic cells. *Endocrinology,* 1993, 131, 3091-3099.

[41] MAUDUIT C., JASPAR J.M., PONCELET E. et al. — Tumor Necrosis Factor-*a* antagonizes Follicle-Stimulating Hormone action in cultured Sertoli cells. *Endocrinology,* 1993, 133, 69-76.

[42] RICCIOLI A., FILIPPINI A., de CESARIS P. et al. — Inflammatory mediators increase surface expression of integrin ligands, adhesion to lymphocytes, and secretion of interleukin-6 in mouse Sertoli cells. *Proc. Natl. Acad. Sci. USA*, 1995, 92, 5808-5812.

[43] KAWASE E., YAMAMOTO H., HASHIMOTO K., NAKATSUJI N. Tumor Necrosis Factor (TNFα) stimulates proliferation of mouse primordial germ cells in culture. *Dev. Biol.*, 1994, 161, 91-95.

[44] WOLF F.W., SARMA V., SELDIN M. et al. — B94, a primary response gene inducible by tumor necrosis factor-alpha, is expressed in developing hematopoietic tissues and the sperm acrosome. *J. Biol. Chem.*, 1994, 269, 3633-3640.

[45] HEKMAN A.C.P., TRAPMAN J., MULDER A.H. et al. — Interferon expression in the testes of transgenic mice leads to sterility. *J. Biol. Chem.*, 1988, 263(24), 12151-12155.

[46] IWAKURA Y., ASANO M., NISHIMUNE Y., KAWADE Y. — Male sterility of transgenic mice carrying exogenous mouse interferon-β gene under the control of the metallothionein enhancer-promoter. *EMBO J*, 1988, 7(12), 3757-3762.

[47] DEJUCQ N., DUGAST I., RUFFAULT A., et al. — Interferon α and γ expression in the rat testis. *Endocrinology,* 1995, sous presse.

[48] TOKUDA N., KASHARA M., LEVY R.B. — Differential regulation and expression of major histocompatibility complex (MHC) and Ly-6 gene products on mouse testicular Leydig and Sertoli cell lines. *J. Autoimmun.*, 1990, 3, 457-471.

[49] MEIKLE A.W., CARDOSO-DE-SOUSA J.C. et al. — Direct and indirect effects of murine interleukin-2, gamma interferon and tumor necrosis factor on testosterone synthesis in mouse Leydig cells. *J. Androl.*, 1992, 13, 437-443.

[50] BRANCA A. .A, FRANKE M. A., SLUSS P.M., REICHERT L. E. Jr. — Interferon inhibits FSH-stimulated estradiol production in rat sertoli cell cultures. *Med. Sci. Res.*, 1987, 15, 739.

[51] FORESTA C., ROSSATO M. — Caution in use of interferon for male infertility. *The Lancet*, 1994, 344, 1027.

[52] BESMER P. — The kit ligand encoded at the murine Steel locus: a pleiotropic growth and differentiation factor. *Curr. Opin. Cell Biol., 1*991, 3, 939-946.

[53] DONOVAN P.J. Growth factor regulation of mouse primordial germ cell developpement. *Cur. Topics Dev. Biol.*, 1994, 29, 189-225.

[54] MARZIALI G., LAZZARO D., SORRENTINO V. — Binding of germ cells to mutand Sl^d Sertoli cells is defective and is rescued by expression of the transmembrane from of the c-kit ligand. *Develop. Biol.*, 1993, 157, 182-190.

[55] TAJIMA Y., ONOUE H., KITAMURA Y., NISHIMUNE Y. — Biologically active kit ligand growth factor is produced by mouse Sertoli cells and is defective in Sl^{d} mutant mice. *Development* 1991, 113, 1031-1035.

[56] MANOVA K., HUANG E.J., ANGELES M. et al. — The expression pattern of the c-kit ligand in gonads of mice supports a role for the c-kit receptor in oocyte growth and in proliferation of spermatogonia. *Dev. Biol.*, 1993, 157, 85-99.

[57] ROSSI P., DOLCI S., ALBANESI C,. et al. — Follicle-stimulating hormone induction of Steel factor (SLF) mRNA in mouse Sertoli cells and stimulation of DNA synthesis in spermatogonia by soluble SLF. *Dev. Biol.*, 1993, 155, 68-74.

[58] DYM M., JIA M.C., DIRAMI G. et al.— Expression of c-kit receptor and its autophosphorylation in immature rat type A spermatogonia. *Biol. Reprod.*, 1995, 52, 8-19.

[59] ROSSI P., MAVRAIL G., ALBANESI C. et al. — A novel c-kit transcript potentially endoding a truncated receptor originates within a kit gene intron in mouse spermatids. *Dev. Biol.*, 1992, 152, 203-207.

[60] YOSHINAGA K., NISHIKAWA S., OGAWA M., HAYASHI S.I. — Role of c-kit in mouse spermatogenesis: identification of spermatogonia as a specific site of c-kit expression and function. *Development,* 1991, 113, 689-699.

[61] TAJIMA Y., SAWADA K., MORIMOTO T., NISHIMUNE Y. — Switching of mouse spermatogonial proliferation from the c-kit receptor-independent type to the receptor-dependent type during differentiation. *J. Reprod. Fertil.*, 1994, 102, 117-122.

[62] STROHMEYER T., REESE D., PRESS M. et al. — Expression of the c-kit proto-oncogene and its ligand stem cell factor (SCF) in normal and malignant human testicular tissue. *J. Urol., 1*995, 153, 511-515.

[63] CARPENTER G. — Receptors for epidermal growth factor and other polypeptides mitogenes. *Annu. Rev. Biochem.*, 1987, 56, 881-914.

[64] TSUTSUMI O., KIRACHI H., OKA A. — A physiological role of epidermal growth factor in male reproductive function. *Science*, 1986, 233, 975-977.

[65] RUSSELL L.D., WEISS T., GOGH J.C., CURL J.L. — The effect of submandibular gland removal on testicular and epididymal parameters. *Tissue and Cell*, 1990, 22, 263-268.

[66] SKINNER M.K., TAKACS K., COFFEY R.J. — Transforming growth factor-alpha gene expression and action in the seminiferous tubule : peritubular cell-Sertoli cell interactions. *Endocrinology,* 1989, 124 , 845-854.

[67] TEERDS K.J., ROMMERTS F.F., DORRINGTON J.H. — Immunohistochemical detection of transforming growth factor-alpha in Leydig cells during the development of the rat testis. *Mol Cell Endocrinol.*, 1990, 69, R1-6.

[68] RADHAKRISHNAN B., OKE B.O., PAPADOPOULOS V. et al. — Characterization of epidermal growth factor in mouse testis. *Endocrinology,* 131, 1992, 3091-3099.

[69] STUBBS S.C. HARGREAVE T.B., HABIK F.K. — Localization and characterization of epidermal growth factor receptors on human testicular tissue by biochemical and immunohistochemical techniques. *J. Endocrinol.*, 1990, 125, 485-492.

[70] WELSH T.H., HSUEH A.J.W. — Mechanism of the inhibitory action of epidermal growth factor on testicular androgen biosynthesis *in vitro*. *Endocrinology*, 1982, 110, 1498-1506.

[71] AVALLET O., VIGIER M., CHATELAIN P.G., SAEZ J.M. — Regulation by growth factors of Leydig cell differentiated function. *J. Steroid. Biochem. Mol. Biol.*, 1991, 40, 453-464.

[72] SORDOILLET C., CHAUVIN M.A., HENDRICK J.C. et al. — Sites of interaction between epidermal growth factor and transforming growth factor-beta 1 in the control of steroidogenesis in cultured porcine Leydig cells. *Endocrinology*, 1992, 130, 1352-1358.

[73] MALLEA L.E., MACHADO A.J., NAVAROLI F., ROMMERTS F.F.G. — Epidermal growth factor stimulates lactate production and inhibits aromatization in cultured Sertoli cells from immature rats. *J. Androl.*, 1986, 9, 201-208.

[74] MORRIS P.L., VALE W.W., CAPPEL S., BARDIN C.W. — Inhibin production by primary Sertoli cell-enriched cultures : regulation by follicle-stimulating hormone, androgens, and epidermal growth factor. *Endocrinology*, 1988, 122, 717-725.

[75] BARTLETT J.M., SPITERI-GRECH J., NIESCHLAG E. — Regulation of IGF-I and stage-specific levels of EGF in stage synchronized rat testes. *Endocrino*logy, 1990, 127, 747-758.

[76] BENAHMED M., COCHET C., KERAMIDAS.M. et al. — Evidence for a FSH dependent secretion of a receptor-reactive transforming growth factor ß-like material by immature Sertoli cell in primary culture. *Biochem. Biophys. Res. Commun.*, 1988, 154, 1222-1231.

[77] SKINNER M.K., MOSES H.L. — Transforming growth factor-β gene expression and action in the seminiferous tubule : peritubular cell-Sertoli cell interaction. *Mol. Endocrinol.*, 1989, 3, 625-634.

[78] AVALLET O., VIGIER M., LEDUQUE P. et al. — Expression and regulation of transforming growth factor β1 mRNA and protein in cultured procine Leydig and Sertoli cells. *Endocrinology*, 1994, 134, 2079-2087.

[79] WATRIN F., SCOTTO L., ASSOIAN R.K., WOLGEMUTH D.J. — Cell lineage specificity of expression of the murine transforming growth factor β3 and transforming growth factor β1 genes. *Cell. Growth & Differenciation*, 1991, 2, 77-83.

[80] MULLANEY B.P., SKINNER M.K. — Transforming growth factor-β (β1, β2 and β3) gene expression and action during pubertal development of the seminiferous tubule, Potential role at the onset of spermatogenesis. *Mol. Endocrinol.*, 1993, 7, 67-76.

[81] GAUTIER C., LEVACHER C., AVALLET O. et al. — Immunohistochemical localization of transforming growth factor-β1 in the fetal and neonatal rat testis. *Mol. Cell. Endocr.*, 1994, 99, 55-61.

[82] TEERDS K.J., DORRINGTON J.H. — Localization of transforming growth factor β1 and β2 during testicular development in the rat. *Biol. Reprod., 1*993, 48, 40-45.

[83] MORERA A.M., COCHET C., KERAMIDAS M. et al. — Direct regulating effects of transforming growth factor beta on the Leydig cell steroidogenesis in primary culture. *J. Steroid Biochem.*, 1988, 30, 443-447.

[84] ESPOSITO G., KERAMIDAS M., MAUDUIT C. et al. — Direct regulating effects of transforming growth factor-beta 1 on lactate production in cultured porcine Sertoli cells. *Endocrinology*, 1991, 128, 1441-1449.

[85] LE MAGUERESSE-BATTISTONI B., MORERA A.M, GODDARD I., BENAHMED M. — Expression of mRNAs for transforming growth factor-β receptors in the rat testis. *Endocrinology*, 1995, 136(6), 2788-2791

[86] GODDARD I., BENHAMED M. — TGFβ (Transforming growth factor beta) and its related peptides in the local control of the testicule. *Contracetp. Fertil. Sex.*, 1994, 22, 564-570.

[87] PANTHOU P., BARBEY P., THIEBOT B., BOCQUET J. — Effects of transforming growth factor-beta I, interleukin-1 alpha and interleukin-6 on rat Sertoli cell proteoglycan synthesis. *Biochem. Mol. Biol. Int.,* 1994, 34, 603-612.

[88] GODIN I., WYLIE C.C. — TGFβ1 inhibits proliferation and has a chemotropic effect on mouse primordial germ cells in culture. *Development.*, 1991, 113, 1451-1457.

[89] KHAN S.A., TEERDS K., DORRINGTON J.H. — Growth factor requirements for DNA synthesis by Leydig cells from the immature rat. *Biol. Reprod.,* 1992, 46, 335-341.

[90] AILENBERG M., TUNG P.S., FRITZ I.B. — Transforming growth factor-beta elicits shape changes and increases contractility of testicular peritubular cells. *Biol. Reprod.*, 1990, 42, 499-509.

[91] YING S.Y. — Inhibins, activins, and follistatins : gonadal proteins modulating the secretion of FSH. *Endocrin. Rev.*, 1988, 9, 267-293.

[92] MASSAGUE J., ATTISANO L., WRANA J.L. — The TGFβ family and its composite receptors. *Trends Cell Biol.*, 1994, 4, 172-178.

[93] MOORE A., KRUMMEN L.A., MATHER J.P. — Inhibins, activins, their binding proteins and receptors : interactions underlying paracrine activity in the testis. *Mol. Cell. Endocrinol.*, 1994, 100, 81-86.

[94] KAIPIA A., PENTTILA T.L., SHIMASAKI S. et al. — Expression of inhibin βA and βB, follistatin and activin A receptor mRNA in the rat seminiferous epithelium. *Endocrinology, 1*992, 131, 2703-2710.

[95] NIEDERBERGER C.S., SHUBHADA S., KIM S.J., LAMB D.J. — Paracrine factors and the regulation of spermatogenesis. *World J. Urol.*, 1993, 11, 120-128.

[96] KLAIJ I.A., van PELT A.M., TIMMERMAN M.A., BLOK L.J., de ROOIJ D.G., de JONG F.H. — Expression of inhibin subunit mRNAs and inhibin levels in the testes of rats with stage-synchronized spermatogenesis. *J. Endocrinol.*, 1994, 141(1), 131-141.

[97] LEE W., MASON A.J., SCHWALL R., et al. — Secretion of activin by interstitial cells in the testis. *Science*, 1989, 243, 396-398.

[98] RIVIER C., CAJANDER S., VAUGHAN J. et al. — Age dependent changes in physiological action, content and immunostaining of inhibin in male rats. *Endocrinology*, 1988, 123, 120-126.

[99] SHAHA C., MORRIS P.L., CHEN C.L. et al. — Immunostainable inhibin subunits are in multiple types of testicular cells. *Endocrinology*, 1989, 125, 1941-1950.

[100] LE GAC F ., de KRETSER D.M. -- Inhibin production by Sertoli cell cultures. *Mol. Cell. Endocrinol.,* 1982, 28, 487-498.

[101] MATHER J.P., KRUMMEN L.A. — Inhibin. activin and growth factors: paracrine regulators of testicular function. In: *Spermatogenesis, Fertilization. Contraception: Molecular, Cellular and Endocrine Events in Male Reproduction*, (eds. E. Nieschlag. U. F. Habenicht), 1992, 169-200. Springer Verlag, Berlin.

[102] PINEAU C., SHARPE R.M., SAUNDERS P.T.K. et al. — Regulation of Sertoli cell inhibin production and of inhibin a-subunit mRNA levels by specific germ cell types. *Mol. Cell. Endocr.*, 1990, 72: 13-22.

[103] SAEZ J.M., LEJEUNE H., AVALLET O. et al. — Le contrôle des fonctions différenciées des cellules de Leydig. *Médecine/Sciences*, 1995, 547-553.

[104] de WINTER J.P., VANDESTICHELE H.M.J., VERHOEVEN G. et al. — Peritubular myoid cells from immature rat testes secrete activin A and express activin receptor type II *in vitro*. *Endocrinology*, 1994, 135, 759-767.

[105] WOODRUFF T.K., BORRE J., ATTI K.M., et al. — Stage-specific binding of inhibin and activin to subpopulations of rat germ cells. *Endocrinology,* 1992, 130, 871-881.

[106] de WINTER J.P., THEMMEN A.P.N., HOOGER-BRUGGE J. W. et al. — Activin receptor mRNA present in pachytene spermatocytes and early spermatids. *Mol. Cell. Endocrinol.*, 1992, 83, R1-R8.

[107] MATHER J.P., ATTIE KM.M, WOODRUFF T.K. et al. — Activin stimulates spermatogonial proliferation in germ-Sertoli cell cocultures from immature rat testis. *Endocrinology*, 1990, 127, 3206-3214.

[108] van DISSEL-EMILIANI F.M.F., GROOTENHUIS A.J., de JONG F.H., de ROOIJ D.G. — Inhibin reduces spermatogonial numbers in testis of adult mice and chinese hamsters. *Endocrinology,* 1989, 125, 1899-1903.

[109] HSUEH A.J. W., DAHL K.D., VAUGHAN J. et al. — Heterodimers and homodimers of inhibin subunits have different paracrine actions in the modulation of luteinizing hormone-stimulated androgen biosynthesis. *Proc. Natl. Acad. Sci.*, USA, 1987, 84, 5082-5086.

[110] LIN T., CALKINS J.K., MORRIS P.L. et al. — Regulation of Leydig cell function in primary culture by inhibin and activin. *Endocrinology,* 1989, 125, 2134-2140.

[111] MATZUK M.M., FINEGOLD M.J., SU J-G.J. et al. — α-inhibin is a tumor suppressor gene with gonadal specificity in mice. *Nature, 1*992, 360, 313-319.

[112] VASSALI A., MATZUK M.M., GARDNER H.A. et al. — Activin/inhibin beta B subunit gene disruption leads to defects in eyelid development and female reproduction. *Genes Dev.*, 1994, 8, 414-427.

[113] JOST. A. — Recherches sur la différenciation sexuelle de l'embryon de lapin, III. Rôle des gonades dans la différenciation sexuelle somatique. *Arch. Anat. Micr. Morph. Exp.*, 1947, 36, 271-315.

[114] JOSSO N., CATE R.L., PICARD J.-Y. et al. — Anti-Müllerian hormone: the Jost factor. *In: Recent Progress in Hormone Research.,* Bardin C.W. (ed) 1993, Academic Press. San Diego. Vol 48, 1-60.

[115] REY R., LORDEREAU-RICHARD I., CAREL J.C. et al. — Anti-müllerian hormone and testosterone serum levels are inversely related during normal and precocious pubertal developpement. *J. Cell. Endocrinol. Metab.*, 1993, 77, 1220-1226.

[116] BAARENDS W.M., VANHELMOND M.J.L, POST M., et al. — A novel member of the transmembrane serine/threonine kinase receptor family is specifically expressed in the gonads and in mesenchymal cells adjacent to Müllerian ducts. *Development*, 1994, 120, 189-197.

[117] di CLEMENTE N., WILSON C.A., FAURE E. et al. — Cloning, expression and alternative splicing of the receptor for anti-müllerian hormone. *Mol. Endocrinol.*, 1994, 8, 1006-1020.

[118] BERHINGER R.R., CATE R.L., FROELICK G.L. et al.— Müllerian-inhibiting substance fonction during mammalian sexual development. *Cell*, 1994, 79, 415-425.

[119] KNEBELMANN B., BOUSSIN L., GUERRIER D. et al. — Anti-müllerian hormone Bruxelles: a nonsense mutation associated with the persistent müllerian duct syndrome. *Proc. Natl. Acad. Sci.*, USA, 1991, 88, 3767-3771.

[120] HUMBEL R.E. — Insulin-like growth factors I and II. *Eur. J. Biochem.*, 1990, 190, 445.

[121] GRIZARD G. — IGF(s) et fonctions testiculaires ; sécrétion et action de l'IGF-I sur la cellule de Leydig. *Contracept. Fertil. Sex.*, 1994, 22(9), 551-555.

[122] LEJEUNE H., JÉGOU B., CARREAU S., SAEZ J. — Régulation paracrine et autocrine des fonctions testiculaires, In: *Endocrinologie sexuelle de l'homme.* M.A. Drosdosky (ed), Progrès en Andrologie, Douin, Paris, 1995, *sous presse.*

[123] VANELLI B.G., NATALI A., BARNI T. et al. — Insulin-like growth factor-I (IGF-I) and IGF-I receptor in human testis: an immunohistochemical study. *Fertil. Steril.*, 1988, 49, 666-669.

[124] HANSSON H.A., BILLIG H., ISGAARD J. — Insulin-like growth factor I in the developing and mature rat testis : immunohistochemical aspects. *Biol Reprod.*, 1989, 40, 1321-1328.

[125] NAVILLE D., CHATELAIN P.G., AVALLET O., SAEZ J.M. — Control of production of insulin-like growth factor-I by pig Leydig and Sertoli cells cultured alone or together. Cell-cell interactions. *Mol Cell Endocrinol,* 1990, 70, 217-224.

[126] CAILLEAU J., VERMEIRE S., VERHOEVEN G. — Independent control of the production of insulin-like growth factor I and its binding protein by cultured testicular cells. *Molecular and Cellular Endocrinology,* 1990, 69, 79-89.

[127] DOMBROWICZ D., HOOGHE-PETERS E.L., GOTHOT A. et al. -- Cellular localization of IGF-I and IGF-II mRNAs in immature hypophysectomized rat testis and epididymis after *in vivo* hormonal treatment. *Arch. Int. Physiol. Biochem. Biophys., 1*992, 100, 300.

[128] LIN T., WANG D., NAGPAL M.L. et al. — Down-regulation of Leydig cel insulin-like growth factor-I gene expression by interleukin-1. *Endocrinology*, 1992, 130, 1217-

[129] PERRARD-SAPORI M.H., CHATELAIN P., SAEZ J.M. — Modulation of Leydig cell function cocultured with pig Sertoli cells or by culture with pig Sertoli cell conditioned medium : effects of insulin, somatomedin-C and FSH. *Mol. Cell. Endocrinol.,* 1987, 50, 193-201.

[130] NAGPAL M.L., WANG D., CALKINS J.H. et al. — Human chorionic gonadotropin up-regulates insulin-like growth factor-I receptor gene expression of Leydig cells. *Endocrinology*, 1991, 129, 2820-2826.

[131] BERNIER M., CHATELAIN P.G., MATHER J.P., SAEZ J.M. — Regulation of gonadotropin responsiveness, and cell multiplication by somatomedin-C and insulin in cultured pig Leydig cells. *J Cell Physiol.*, 1986, 129, 257-263.

[132] CHATELAIN P.G., SANCHEZ P., SAEZ J.M. — Growth hormone and insulin-like growth factor I treatment increase testicular luteinizing hormone receptors and steroidogenic responsiveness of growth hormone deficient dwarf mice. *Endocrinology, 1*991, 128, 1857-1862.

[133] MOORE A, MORRIS I.D. — The involvement of IGF-I in local control of steroidogenesis and DNA synthesis of Leydig and non-Leydig cells in the rat testicular interstitium. *J. Endocrinol.*, 1993, 138, 107-114.

[134] JAILLARD C., CHATELAIN P.G., SAEZ J.M. — *In vitro* regulation of pig Sertoli cell growth and function : effects of fibroblast growth factor and somatomedin-C. *Biol Reprod.*, 1987, 37, 665-674.

[135] OONK R.B., JANSEN R., GROOTEGOED J.A. — Differential effects of follicle-stimulating hormone, insulin, and insulin-like growth factor I on hexose uptake and lactate production by rat Sertoli cells. *J Cell Physiol.*, 1989, 139, 210-218.

[136] SÖDER O., BANG P., WABAB A., PARVINEN M. — Insulin-like growth factors selectively stimulate spermatogonial, but not meiotic, deoxyribonucleic acid synthesis during rat spermatogenesis. *Endocrinology,* 1992, 131, 2344-2350.

[137] TAJIMA Y., WATANABE D., KOSHIMIZU U. et al. — IGF-I and TGF-α stimulate differentiation of type A spermatogonia in organ culture of adult mouse cryptochid testes. *Int. J. Androl.*, 1995, 18, 8-12.

[138] SMITH E.P., HALE S.H., MONOCO L. et al.— A rat Sertoli factor similar to bFGF increases c-fos mRNA in cultured Sertoli cells. *Mol. Cell. Endocrinol., 1*989, 3, 954-961.

[139] MULLANEY B.P., SKINNER M.K. — Basic fibroblast growth factor (bFGF) gene expression and protein production during pubertal development of the seminiferous tubule, follicle-stimulating hormone-induced Sertoli cell bFGF expression. *Endocrinology,* 1992, 131, 2928-2934.

[140] HAN I.S., SYLVESTER S.R., KIM K.U., et al.— Basic fibroblast growth factor is a testicular germ cell product which may regulate Sertoli cell function. *Mol. Endocrinol.*, 1993, 7, 889-897.

[141] MURONO E.P., WASHBURN A.L., GOFORTH D.P., WU N. -- Evidence for basic fibroblast growth factor receptors in cultured immature Leydig cells. *Mol. Cell. Endocrinol.,* 1992, 88, 39-45.

[142] LE MAGUERESSE-BATTISTONI B., WOLFF J., MORERA A.M., BENHAMED M. — Fibroblast growth factor receptor type 1 expression during rat testicular development and its regulation in cultured Sertoli cells. *Endocrinology*, 1994, 135, 2404-2411.

[143] MATSUI Y., ZSEBO K., HOGAN B.L.M. — Derivation of pluripotential embryonic stem cells from murine primordial germ cells in culture. *Cell*, 1992, 70, 841-847.

[144] RESNICK J.L., BIXLER L.S., CHENG L., DONOVAN P.J. — Long-term proliferation of mouse primordial germ cells in culture. *Nature*, 1992, 359, 550-551.

[145] BASILICO C., MOSCATELLI D. — The FGF family of growth factors and oncogenes. *Ad. Cancer. Res.*, 1992, 59, 115-165.

[146] KOIKE S., NOUMURA T. — Cell- and stage-specific expression of basic FGF in the developping rat gonads. *Growth. Regul.*, 1994, 4, 777-781.

[147] AYER-LELIÈVRE C., OLSON L., EBENDAL T. et al. — Nerve growth factor mRNA and protein in the testis and epididymis of mouse and rat. *Proc. Natl. Acad. Sci. USA*, 1988, 85, 2628-2632.

[148] ONODA M., PFLUG B., DJAKIEW D. — Germ cell mitogenic activity is associated with nerve growth factor-like protein(s). *J. Cell. Physiol.*, 1991, 149, 536-543.

[149] MacGROGAN D., DESPRES G., ROMAND R., DICOU E. — Expression of the β-nerve growth factor. *J. Neuros. Res.*, 1991, 28, 567-573.

[150] PARVINEN M., PELTO-HUIKKO M., SÖDER O. et al. — Expression of β-nerve growth factor and its receptor in rat seminiferous epithelium : specific function at the onset of meiosis. *J. Cell. Biol.*, 1992, 117, 629-641.

[151] PERSSON H ., AYER-LELIEVRE C. , SÖDER O . et al. — Expression of β-nerve growth factor receptor mRNA in Sertoli cells down regulated by testosterone. *Science*, 1990, 247, 704-707.

[152] LONNEBERG P., SôDER O., PARVINEN M. et al.— β-nerve growth factor influences the expression of androgen-binding protein messenger ribonucleic acid in the rat testis. *Biol Reprod.*, 1992, 47, 381-388.

[153] DJAKIEW D., PFLUG B., DIONNE C., ONODA M. — Postnatal expression of nerve growth factor receptors in the rat testis. *Biol Reprod.*, 1994, 51(2), 214-221.

[154] SEIDL K., HOLSTEIN A.F. — Organ culture of human seminiferous tubules : a useful tool to study the role of nerve growth factor in the testis. *Cell Tissue Res.*, 1990, 261, 539-547.

[155] MURONO E.P., WASHBURN A.L. — Platelet derived growth factor inhibits 5α-reductase and D5-3β-hydroxysteroid dehydrogenase activities in cultured immature Leydig cells. *Biochem. Biophys. Res. Commun.*, 1990, 169, 1229-1234.

[156] RISBRIDGER G.P. — Discrete stimulatory effects of platelet-derived growth factor (PDGF-BB) on Leydig cell steroidogenesis. *Mol. Cell. Endocrinol.*, 1993, 97, 125-128.

[157] GNESSI L., EMIDI A., SCARPA S. et al. — Platelet-derived growth factor effects on purified testicular peritubular myoid cells : binding, cytosolic Ca2+ increase, mitogenic activity, and extracelllar matrix production enhancement. *Endocrinology*, 1993, 133, 1880-1889.

[158] GNESSI L., EMIDI A., FARINI D. et al. — Rat Leydig cells bind platelet-derived growth factor through specific receptors and produce platelet-derived growth factor-like molecules. *Endocrinology,* 1992, 130, 2219-2224.

[159] LOVELAND K.L., ZLATIC K., STEINOAKLEY A. et al.— Platelet-derived growth factor ligand and receptor subunit mRNA in the Sertoli and Leydig cells of the rat testis. *Mol. Cell. Endocrinol., 1*995, 108, 155-159.

[160] GUO H., CALKINS J.H., SIGEL M.M., LIN T. — Interleukin-2 is a potent inhibitor of Leydig cell steroidogenesis. *Endocrinology*, 1990, 127(3), 1234-1239.

[161] MEIKLE A.W., de SOUSA J.C., WARD J.H. et al.— Reduction of testosterone synthesis after high-dose interleukin-2 (IL-2) therapy of metastatic cancer. *J. Clin. Endocrinol. Metab.*, 1991, 73, 931-935.

[162] OTHA M., MITOMI T., KIMURA M., HABU S., KATSUKI M. — Anomalies in transgenic mice carrying the human interleukin-2 gene. *Tokai. J. Exp. Clin. Med.*, 1990, 15, 307-315.

[163] HAKOVIRTA H., VIERULA M., WOLPE S.D., PARVINEN M. — MIP-1 alpha is a regulator of mitotic and meiotic DNA synthesis during spermatogenesis. *Mol Cell Endocrinol.*, 1994, 99(1), 119-124.

[164] NABAVI N., GRUSBY M.J., FINN P.W. et al. — Identification of an IL-4-inducible gene expressed in differentiating lymphocytes and male germ cells. *Dev. Immunol.*, 1990, 1(1), 19-30.

[165] NAZ R.K., JOSEPH A., LEE Y., AHMAD K., BHARGAVA M.M. — Expression of scatter factor/hepatocyte growth factor is regionally correlated with the initiation of sperm motility in murine male genital tract : is scatter factor/hepatocyte growth factor involved in initiation of sperm motility ? *Mol. Reprod. Dev.*, 1994, 38, 431-439.

[166] DEPUYDT C.E., ZALATA A., DE POTTER C.R. et al. — The receptor encoded by the human c-met oncogene is expressed in testicular tissue and on human spermatozoa. *Human Reprod.*, 1995. *sous presse.*

[167] MATSUI Y., TOKSOZ D., NISHIKAWA S. et al.— Effect of Steel factor and leukaemia inhibitory factor on murine primordial germ cels in culture. *Nature,* 1991, 353, 750-752.

[168] PESCE M., FARRACE M.G., PIACENTINI M., DOLCI S., DE F.M. — Stem cell factor and leukemia inhibitory factor promote primordial germ cell survival by suppressing programmed cell death (apoptosis). *Development,* 1993, 118, 1089-1094.

[169] STEWART C.L., KASPAR P., BRUNET L.J. et al.— Blastocyst implantation depends on maternal expression of leukaemia inhibitory factor. *Nature,* 1992, 359, 76-79.

[170] TAGA T., KISHIMOTO T. — Cytokine receptors and signal transduction. *FASEB J,* 1992, 6, 3387-3396.

[171] WARE C.B., HOROWITZ M.C., RENSHAW B.R. et al. — Targeted disruption of the low-affinity leukemia inhibitory factor receptor gene causes placental, skeletal, neural and metabolic defects and results in perinatal death. *Development., 1*995, 121, 1283-1299.

[172] PIQUET-PELLORCE C., JÉGOU B. — Identification of leukemia inhibitory factor (LIF) in testis. Abstract n° A382. *Cytokine*, 1995, 7, 6, 658

[173] SUDA T., OKAZAKI T., NAITO Y. et al.— Expression of the Fas ligand in cells of T cell lineage. *J. Immunol.*, 1995, 154(8), 3806-3813.

[174] HANNUM C., CULPEPPER J., CAMPBELL D. et al. — Ligand for FLT3/FLK2 receptor tyrosine kinase regulates growth of haematopoietic stem cells and is encoded by variant RNAs. *Nature*, 1994, 368, 643-648.

[175] SCHULZ N.T., PAULHIAC C.I., LEE L., ZHOU R. — Isolation and expression analysis of tyro3, a murine growth factor receptor tyrosine kinase preferentially expressed in adult brain. *Brain Res. Mol. Brain. Res.*, 1995, 28(2), 273-280.

[176] NARGOLWALLA C., McCABE D., FRITZ I.B. — Modulation of messenger RNA for tissue type plasminogen activator in rat Sertoli cells, and levels of messenger RNA for plasminogen activator inhibitor in testis peritubular cells. *Mol. Cell. Endocrinol.*, 1990, 70, 73-80.

[177] MILLER S.C., BOWMAN B.M., ROWLAND H.G. — Structure, cytochemistry, endocytic activity, and immunoglobulin (Fc) receptors of rat testicular interstitial-tissue macrophages. *Am. J. Physiol., 1*983, 168, 1-13.

[178] NIEMI M., SHARPE R.M., BROWN W.R.A. — Macrophages in the interstitial tissue of the rat testis. *Cell. Tissue Res.*, 1986, 243, 337-44.

[179] PÖLLÄNEN P., von ENLER M., SÖDER O. — Testicular immunoregulatory factors. *J. Reprod. Immunol.,* 1990, 18, 51-76.

[180] HUTSON J.C. — Development of cytoplasmic digitations between Leydig cells and testicular macrophages of the rat. *Cell. Tissue Res.*, 1992, 267, 385-389.

[181] GAYTAN F., BELLIDO C., AGUILAR E., van ROOIJEN N. — Requirement for testicular macrophages in Leydig cell proliferation and differentiation during prepubertal development in rats. *J.Reprod. Fertil.*, 1994, 102, 393-99.

[182] YEE J.B., HUTSON J.C. — Effects of testicular macrophage-conditioned medium on Leydig cells in culture. *Endocrinology*, 1985, 116, 2682-2684.

[183] GAYTAN F., ROMERO J.L., BELLIDO C. et al. — Effects of growth hormone and prolactin on testicular macrophages in long-term hypophysectomized rats. *J. Reprod. Immunol., 1*994, 227, 73-84.

[184] WATSON M.E., NEWMAN R.J., PAYNE A.M. et al. — The effect of macrophage conditioned media on Leydig cell function. *Ann. Clin. Lab. Sci., 1*994, 24, 84-95.

[185] MOORE C., HUTSON J.C. — Physiological relevance of tumor necrosis factor in mediating macrophage-Leydig cell interaction. *Endocrinology*, 1994, 134, 63-69.

[186] ALEXANDER N.J., ANDERSON D.J. — Immunology of semen. *Fertil. Steril.*, 1987, 47, 192-205.

[187] SETCHELL B.P. — The testis and tissue transplantation : historical aspects. *J. Reprod. Immunol.*, 1990, 18, 1-8.

[188] RITZÉN E.M.— Testicular relapse of acute lymphoblastic leukemia (ALL). *J. Reprod. Immunol., 1990, 18, 117-21.*

[189] HEDGER M.P., QIN J.X., ROBERTSON D.M., de KRETSER D.M. — Intragonadal regulation of immune system functions. *Reprod. Fertil. Dev.*, 1990, 2, 263-280.

[190] STREILEIN J.W. — Immune privilege as the result of local tissue barriers and immunosuppressive microenvironnements. *Curr. Opin. Immunol.*, 1993, 5, 428-32.

[191] EMOTO M., NISHIKAWA F., OKU D. et al. — Suppressive effect of a mouse testicular extract on lymphocyte proliferation. *Int. J. Androl.*, 1991, 14, 291-302.

[192] GUZZARDI V., HEDGER M.P. — Comparison of bioactive interleukin-1 secretion and MHC II ; Expression by testicular and peritoneal macrophages. *7th European Workshop on Molecular and Cellular Endocrinology of the Testis.* May 5-10, 1992, Castle Elmau, Germany.

[193] YULE T., MONTOYA G.D., RUSSELL L.D. et al. — Autoantigenic germ cells exist outside the blood-testis barrier. *J. Immunol.*, 1988, 141, 1161-67.

[194] SELAWRY H.P., KOTB M., HERROD H.G., LU Z.N. — Production of a factor, or factors, suppressing IL-2 production and T cell proliferation by Sertoli cell-enriched preparations. *Transplantation*, 1991, 52, 846-850.

[195] WANG J., WREFORD N.G., LAN HY. et al. —Leukocyte populations of the adult rat testis following removal of the Leydig cells by treatment with ethane dimethane sulfonate and subcutaneous testerone implants. *Biol. Reprod.*, 1994, 51, 551-561.

[196] WYATT C.R., LAW L., MAGNUSON J.A. et al.— Suppression of lymphocyte proliferation by proteins secreted by cultured Sertoli cells. *J. Reprod. Immunol.*, 1988, 14, 27-40.

[197] PÖLLÄNEN P., NIEMI M. — Immunohistochemical identification of macrophages, lymphoid cells and HLA antigens in the human testis. *Int. J. Androl.*, 1987, 10, 37-42.

[198] PÖLLÄNEN P., MADDOCKS S. —Macrophages, lymphocytes and MHC II antigen in the ram and the rat testis. *J. Reprod. Fert., 1*988, 437-445.

[199] GUILLAUDEUX T., GOMEZ E., DRÉNOU B. et al. — Status of DNA methylation at specific CpG sites and expression of HLA class I genes in meiotic and post-meiotic human spermatogenic cells. *Soumis.* 1995.

[200] NIKOLOVA D.B., KANCHEVA L.S., SURNEVA M.D., MARTINOVO Y.S. — Species-specific effect of proteins secreted by cultured pre-pubertal rat Sertoli cells on natural killer cell activity. *Immunopharmacology*, 1992, 23, 15-20.

[201] STAHLER M.S., CHENG C.Y., MORRIS P.L. et al. — α2 macroglobulin : a multifunctional protein of the seminiferous tubule. *Ann N.Y. Acad. Sciences,* 1991, 626, 73-80.

[202] JOHNSON M.H. —The distribution of immunoglobulin and spermatozoal autoantigen in the genital tract of the male guinea pig. *Fertil. Steril.,* 1972, 383-392.

[203] HEDGER M. — The testis : a "immunologically suppressed" tissue ? *Reprod.Fertil. Dev.*, 1989, 1, 75-79.

[204] MIKUZ G., DAMJANOV I.— Inflammation of the testis, epididymis, peritesticular membranes, and scrotum. *Pathol. Annu.*, 1982, 17, 101-28.

[205] WERNER C.A. — Mumps orchitis and testicular atrophy. I. Occurrence. *Ann. Intern. Med.*, 1950, 32 , 1066-

[206] DUTKO F.J., OLDSTONE M.B.A. — Murine cytomegalovirus infects spermatogenic cells. *Proc. Natl. Acad. Sci.*, USA, 1979, 76(6), 2988-2991.

[207] CSATA S., KULSCSAR G. — Virus-host studies in human seminal and mouse testicular cells. *Acta Chirurgica Hungarica*, 1991, 32(1), 83-90.

[208] PETERSDORF R.G., BENNETT I.L Jr. — Treatment of mumps orchitis with adrenal hormones. *Arch. Intern. Med.*, 1957, 99, 222-227

[209] BARTAK V., SKALOVA E., NEVARILOVA A. — Spermiogram changes in adults and youngsters after parotitic orchitis. *Int. J. Fertil.*, 1968, 13, 226.

[210] HOLSTEIN A.F., ROOSEN-RUNGE E.C., SCHIRREN C.S. — *Illustrated pathology of human spermatogenesis.* Grosse Verlag, Berlin, 1988, pp1-278.

[211] GRANHOLM T., CREASY D.M., PÖLLÄNEN P., SÖDER O. — Di-*n*-pentyl phthalate-induced inflammatory changes in the rat testis are accompanied by local production of a novel lymphocyte activating factor. *J. Reprod. Immunol.*, 1992, 21, 1-14.

[212] TAKAO T., NAKATA M., TOJO C., et al. —Regulation of interleukin-1 receptors and hypothamic-pituitary-adrenal axis by lipopolysaccharide treatment in the mouse. *Brain Res.*, 1994, 649, 265-270.

[213] SÖDER O. — Immune aspects of the testis. *In: Current Topics in Andrology* : Oshima H. & Burger H.G. (eds). Japan Society of Andrology. Toyo Shobou Co, Lyd Tokyo, 1993, 92-96.

[214] MONCADA S., PALMER R.M.J., HIGGS E.A. — Nitric oxide: physiology, pathophysiology, and pharmacology. *Pharmacol. Rev., 1*991, 43, 109-142.

[215] STEPHAN J-P., GUILLEMOIS C., JÉGOU B., BAUCHÉ F. — Nitric oxide production by Sertoli cells in response to cytokines and lipopolysaccharide. *Biochem. Biophys. Res. Comm.*, 1995, 213, 214-218.

[216] GUILLOT J.M., BROUILLARD M., HATRON P.Y., DEVULDER B. — Localisation testiculaire des maladies systémiques. *La Presse Médicale*, 1995, 24, 691-694.

[217] ADAMI H., BERGSTRÖM R., MÖHNER M. et al. — Testicular cancer in nine Northern European countries. *Int. J. Cancer*, 1994, 59, 33-38.

[218] RAJPERT DE-MEYTS E., SKAKKEBAECK N.E. — Expression of the c-kit protein product in carcinoma-in -situ and invasive testicular germ cell tumours. *Int. J. Androl., 1*994, 17, 85-92.

[219] COMHAIRE F., BOSMANS E., OMBELET W. et al.— Cytokines in semen of normal men and of patients with andrological diseases. *Am. J. Reprod. Immun.*, 1994, 31, 99-103.

[220] SHIMOYA K., MATSUZAKI N., TSUTSUI T. et al. -- Detection of interleukin-8 (IL-8) in seminal plasma and elevated IL-8 in seminal plasma of infertile patients with leukospermia. *Fertil. Steril.*, 1993, 59, 885-8.

[221] RAJASEKARAN M., HELLSTROM W.J.G., NAZ R.K., SIKKA S.C. — Oxidative stress and interleukins in seminal plasma during leukocytospermia. *Fertil. Steril.*, 1995, 64, 166-71.

[222] SHIMONOVITZ S., BARAK V., ZACUT D. et al. — High concentration of soluble interleukin-2 receptors in ejaculate with low sperm motility. *Hum. Reprod.*, 1994, 9, 653-5.

[223] NETA R., OPPENHEIM J.J., SCHREIBER R.D. et al. — Role of cytokines (interleukin 1, tumor necrosis factor, and transforming growth factor β) in natural and lipopolysaccharide-enhanced radioresistance. *J. Exp. Med.*, 1991, 173, 1177-1182.

[224] GUITTON N., JÉGOU B., CHENAL C. — Interleukin production by the prepubertal rat Sertoli cell irradiated *in vitro*. *In : Progress in Radio-Oncology*. Salzburg, Austria, 1995, May 10-14, 491-494.

[225] CONSTINE L.S., HARWELL S., KENG P., et al. — Interleukin 1 alpha stimulates hematopoiesis but not tumor cell proliferation and protects mice from lethal total body irradiation. *Int. J. Radiation Oncology Biol. Phys.*, 1991, 20, 447-456.

[226] MEUNIER H., RIVIER C., EVANS R.M., VALE W. — Gonadal and extragonadal expression of inhibin α, βA, and βB subunits in various tissues predicts diverse functions. *Proc. Natl. Acad. Sci. USA.*, 1988; 85, 247-251.

[227] BLAUER M., TUOHIMAA P. — Activin beta A- and beta B-subunit expression in the developing chicken bursa of Fabricius. *Endocrinology*, 1995, 136, 1482-1487.

[228] HEDGER M.P., DRUMMOND A.E., ROBERTSON D.M. et al. — Inhibin and activin regulate [^{3}H]-thymidine uptake by rat thymocytes and 3T3 cells *in vitro*. *Mol. Cell. Endocrinol.*, 1989, 61, 133-8.

Chapitre 31

CYTOKINES ET GESTATION

G. CHAOUAT ET J. MARTAL

INTRODUCTION

La reproduction chez les mammifères et son corollaire, la grossesse, représentent un paradoxe où deux cellules "coopèrent" par-dessus les barrières du CMH, abolissant par la fusion des deux gamètes la discrimination soi non soi (que l'on rencontre pourtant chez des organismes aussi primitifs que les éponges) et donnant naissance à ce que Medawar a appelé "le paradoxe de l'allogreffe naturelle" [126]. L'immunologie de la reproduction a d'abord été envisagée dans le contexte d'une immunosuppression généralisée ou non, mais on fait à présent une place capitale aux lymphokines sécrétées localement tout au long de son déroulement, avec des variations suivant les étapes.

En effet, comme nous le verrons tout au long de ce chapître, les cytokines prennent une place essentielle dans les mécanismes immuno-endocriniens qui contrôlent l'établissement de la gestation caractérisée par l'implantation du conceptus, puis le développement de l'état gravide et la parturition. Les études du rôle des cytokines au cours de la gestation ont conduit à un vaste et nouveau domaine de la physiologie de la reproduction constitué par l'immunoendocrinologie de la gestation.

LE DEBUT DE LA GESTATION

Le paradoxe immunologique du non-rejet du conceptus

Le non-rejet de l'embryon, puis du foetus, qui correspondent à une greffe semi-allogénique (moitié parternelle, moitié maternelle), représente un paradoxe immunologique encore mal compris. La découverte récente des interférons embryonnaires et l'expression par génie génétique des IFN-τ recombinants ont permis de réaliser des progrès considérables dans la compréhension des mécanismes locaux d'immunosuppression à l'interface embryo-utérine. Néanmoins, la plupart des résultats ont été obtenus en système hétérologue (r.IFN-τ ovin chez la souris) et sont donc à considérer avec prudence. D'autant plus que les IFN-τ n'ont été mis en évidence que chez les ruminants et que leur présence est discutée chez la souris et inconnue chez la femme. Notons cependant que d'autres classes d'IFN pourraient remplir certaines de leur fonction. Il n'en reste que la souris et la brebis demeurent, à l'heure actuelle, les meilleurs modèles expérimentaux d'études du non-rejet de l'embryon. Par ailleurs, il est connu depuis longtemps que le trophoblaste de diverses espèces expriment particulièrement peu d'antigènes du complexe majeur d'histocompatibilité (CMH). Ces antigènes (Ag) du CMH jouent un rôle essentiel dans la reconnaissance du non-soi : ils participent de façon indispensable à l'activation des lymphocytes T helper (ou auxilliaires, $CD4^+$, CMH restreints de classe II) et des lymphocytes T $CD8^+$ cytotoxiques ou suppressifs (CMH restreints de classe I), par exemple. Les gènes du CMH sont soit polymorphes, c'est à dire différents entre individus de la même espèce, soit monomorphes, c'est à dire invariables entre individus de la même espèce. Les gènes polymorphes du CMH sont donc particulièrement impliquées dans les allogreffes et les gènes monomorphes dans les xénogreffes. Les gènes du CMH de classe I (CMH I) codent pour des glycoprotéines présentent à la surface de toutes les cellules somatiques nucléées. Les gènes du CMH de classe II (CMH II) codent pour des glycoprotéines présentent dans diverses cellules : macrophages, cellules Langerhans de la peau, etc. Les antigènes du CMH de classe II sont absents du trophoblaste dans toutes les espèces [141], mais les IFN-γ favorisent en général leur expression à la surface membranaire. Chez l'homme, les cellules trophoblastiques envahissent l'endomètre décidualisé (placentation hémochoriale) et expriment un Ag CMH I particulier, l'HLA G [63] qui est monomorphe. Chez la souris, le spongiotrophoblaste, en contact direct avec le système immunitaire maternel (placentation hémochoriale) exprime des Ag de classe I polymorphes de type classique $H\text{-}2^K$, D, Qa et T1a. Chez les équidés et le porc, le placenta exprime des antigènes d'histocompatibilité majeur polymorphes [18,178]. Il a été démontré chez la souris que les Ag du CMH I sont présents en faible quantité même avant l'implantation, puis ils semblent disparaître pendant l'implantation et sont exprimés en post-implantation. On a donc longtemps considéré que le blastocyste était résistant à la lyse à médiation cellulaire (CTL) à cause de ce phénomène de restriction de l'expression des Ag du CMH I [184,185]. Cependant, cette restriction des Ag du CMH I ne serait peut-être pas aussi absolue car l'on vient de mettre en évidence une expression des ARNm d'Ag du CMH I par RT-PCR chez la souris pendant les stades de développement préimplantatoires [5]. Certaines cytokines peuvent par ailleurs favoriser l'expression membranaire des ARNm du CMH déjà exprimés dans le cytoplasme en augmentant la production des transporteurs cytoplasmiques. Néanmoins, si les Ag du CMH I peuvent être considérés comme généralement non exprimés à la surface cellulaire, il faut cependant souligner que divers autres Ag du trophoblaste sont exprimés : la présence de déterminants antigéniques sur le trophoblaste implique donc le risque d'une lyse cellulaire à médiation classique ou encore d'une lyse par anticorps cytotoxiques en présence du complément (ADCC). D'ailleurs un sérum polyclonal de rat anti-trophoblaste murin est abortif et anti-implantatoire [184,185]. De plus, chez la souris, pendant la phase pré-implantatoire, on voit se localiser des cellules cytotoxiques Natural Killers (NK) aux propriétés fonctionnelles normales, c'est à dire capables de lyser des cibles cellulaires comme la lignée classique K562. Ces cellules immunes "non spécifiques" au sens classique du terme (et non CMH restreintes) présentent donc un danger potentiel pour l'embryon par les cytokines cytotoxiques qu'elles peuvent produire (TNF-α, IFN-γ). Ces cellules et ces cytokines sont d'ailleurs mises en cause dans un certain nombre d'avortements immunitaires où l'on observe leur forte infiltration au niveau des tissus foetaux [68,91]. De plus, les cellules LAKC (Lymphokine Activated Killer Cells) présentent une réelle cytotoxicité pour l'embryon [90]. Ces cellules semblent dériver des cellules granulées des glandes endométriales au phénotype NK [89]. Or, si le blastocyste murin est résistant à la lyse par les cellules NK, il ne l'est plus lorsque celles-ci sont activées par l'IL-2 en cellules LAKC [58,59]. Par ailleurs, dès le stade 2 cellules chez l'embryon de souris, on observe une résistance à la lyse médiée par anticorps (ADCC). Cette résistance est notamment le fait d'une protéine anticomplémentaire, la MCP (Membrane Complement Protein ou CD46), qui bloque la fixation du complément C3b sur la chaîne constante de l'anticorps et une autre protéine, le DAF (Decay Accelerating Factor ou a55) qui accélère la destruction du complément [83,88]. Ces facteurs transforment n'importe quel anticorps se fixant sur le trophoblaste en anticorps bloquant, ce qui diminue considérablement les risques de destruction par les lymphocytes T CTL puisque les Ag trophoblastiques de surface sont masqués et que la cascade du complément (C') est bloquée. Ces protéines ont été décrites sur les gamètes, le blastocyste et le trophoblaste et ont conduit à l'hypothèse de la protection du conceptus pour éviter sa lyse par les lymphocytes T CTL maternels dirigés contre les Ag paternels. Tous les composants de la cascade du C' ont été décrits dans le liquide de l'oviducte et de l'utérus. Le composant C3 du complément est d'ailleurs produit par la cellule endométriale sous contrôle oestrogénique. Ces protéines anti-complémentaires semblent donc jouer un rôle important dans les mécanismes d'immunoprotection locale. Un modèle de souris doublement mutantes scid/scid x bg/bg, dépourvues de cellules T et B et déficientes en NK, se reproduit normalement. Ceci a pu laisser suggérer que les lymphocytes T, B et NK pourraient ne pas jouer de rôle déterminant dans l'immunotolérance de l'embryon [49]. Mais si ce modèle de souris ne produit pas de cytokines immunosuppressives par ces lymphocytes, il sécrète peu, non plus, de cytokines cytotoxiques (TNF-α, IFN-γ) par ces cellules et ainsi les phénomènes de cytotoxicité sont également très atténués. Enfin, la faible quantité de NK peut peut-être suffire à stimuler la croissance du trophoblaste car leur absence totale rend les souris stériles, bien que fécondables (cf. plus bas).

Il apparaît que les mécanismes d'immunosuppression locale qui caractérisent la tolérance maternelle du conceptus font appel à quantité de cellules de la lignée lymphoïde (T, B, NK, K...), de la lignée macrophagique ou granulocytaire, de cellules endométriales comme les cellules NK-like utérines ou GMG (Granulated Metrial Gland cells) qui sécrètent notamment du GM-CSF [145] largement impliqué dans la croissance du trophoblaste et que ce dernier produit lui-même quantité de cytokines [29,111].

Hormones et cytokines

Certaines hormones jouent un rôle non négligeable dans l'immuno-régulation de la gestation.

La progestérone (P4)

Cette hormone indispensable à toute gestation chez les mammifères est capable à fortes concentrations, de prolonger une greffe de peau allogénique [113]. Cette hormone pourrait donc participer au maintien de la semi-allogreffe naturelle. La progestérone possède une activité anti-inflammatoire locale [158]. Ainsi, après l'accouchement, lorsque le taux de P4 s'effondre, il y a réapparition progressive des macrophages alors qu'il y avait quasiment absence de ces cellules dans l'utérus gravide. La P4 est aussi capable d'inhiber la phagocytose au niveau de l'utérus [152]. On comprend aussi le rôle protecteur de cette hormone dès le début de l'implantation. La progestérone joue un rôle immunosuppresseur qui se traduit par une inhibition de la prolifération lymphocytaire. Cette action peut-être directe : à forte concentration [130,131] la P4 bloque l'activation et la prolifération des lymphocytes T auxiliaires ($CD4^+$) induite par l'IL-1 [158]. Elle inhibe à des doses non physiologiques mais compatibles avec celles existant à l'interface foeto-placentaire, des réactions lymphocytaires telle que la transformation lymphoblastique in vitro des lymphocytes T par un mitogène.

La progestérone agit aussi indirectement en faisant libérer deux facteurs immunosuppresseurs par des lymphocytes de femmes enceintes:

* un facteur sécrété par les lymphocytes T immunosuppresseurs dénommé TJ6. Purifié et cloné [104] il pourrait jouer un rôle important dans la gestation établie. Des anticorps monoclonaux anti-TJ6 sont abortifs chez les souris. La molécule mature de 80 kDa pourrait être aussi clivée sous la forme de 18 kDa.

* Le PIBF (Progestérone Induced Blocking Factor), ce facteur de 34 kDa sécrété par les lymphocytes T suppresseurs ($CD8^+$) en présence de P4 et de trophoblastes est capable de bloquer la lyse de fibroblastes embryonnaires par les cellules NK et d'inhiber des réactions lymphocytaires mixtes [161]. Ce facteur induit par la P4 diminue aussi le taux de résorption foetale des souris CBA/J x DBA/2 (cf. ci-dessous) [160]. Le PIBF agirait en

bloquant la sécrétion de TNF-α par les cellules cytotoxiques (CTL, NK, K...) (cf. plus loin gestation établie).

La P4 présente également une action immunosupressive synergique avec les prostaglandines E : en effet, ces deux hormones induisent à des concentrations physiologiques une inhibition beaucoup plus importante et plus précoce de la réponse proliférative des lymphocytes T que lorsqu'elles sont testées séparément [67,181].

La prostaglandine 2 (PGE 2)

Elle présenterait également une activité immunosuppresive propre en inhibant, d'une part, la prolifération des lymphocytes T CD4+ et leur sécrétion de cytokines pro-inflammatoires (IL-2, TNF-α, IFN-γ) et d'autre part, en réduisant, comme le TGF-β l'expression des récepteurs à l'IL-2 sur les lymphocytes T activés [173]. La PGE2 inhibe la production d'IL-12 par les cellules présentatrices d'antigènes (APC ou monocytes activés par un antigène). Cette interleukine 12 est, d'une part, un inducteur majeur de la différenciation des cellules T vers le type Th1 qui sécrètent les cytokines pro-inflammatoires (IL-2, TNF-α, IFN-γ) et supprime, d'autre part, le développement des lymphocytes T de type Th2 qui sécrètent des cytokines anti-inflammatoires (IL-4, IL-5, IL-10). L'IL-12 stimule principalement la production d'IFN-γ par les Th1 et les cellules NK. Cet IFN-γ est largement impliqué dans les mécanismes de cytotoxicité et d'expression du MHC de classe I et II. Par ailleurs, la PGE2 réduit la production d'IL-6 et stimule fortement celle d'IL-10 [170]. On sait encore que la PGE2 est abondamment sécrétée par le conceptus.

Le 1-25 dihydroxy-cholécalciférol (1,25 (OH)2 D3

Le 1,25 (OH)2 D3 produit par le trophoblaste réduit à des concentrations physiologiques compatibles avec la gestation, d'une part la lyse médiée par les cellules NK et, d'autre part, l'expansion, la prolifération et la différentiation des lymphocytes T stimulées par un mitogène. Son action immunosuppressive serait due à une action inhibitrice sur les interleukines -1 et -2 (cf. gestation établie).

Cytokines défavorables à l'implantation et au développement embryonnaire

La nature des cytokines endométriales et trophoblastiques varie selon les espèces et le moment considéré de la gestation. Elles peuvent résulter de la sécrétion de leucocytes infiltrés comme être réellement synthétisées par des cellules de l'endomètre ou du trophoblaste (Tableau 31.1).

Quelle que soit l'origine des cellules productrices, certaines cytokines sont favorables à l'implantation et au développement embryonnaire, d'autres au contraire présentent des actions délétères (Tableau 31.2). Certaines peuvent être cytotoxiques dans certains cas et ne semblent pas l'être dans d'autres : par exemple, l'IFN-β augmente le taux de résorption foetale dans le modèle de souris CBA/J x DBA/2 alors qu'il est produit physiologiquement par le conceptus porcin.

L'administration de TNF-α, d'IFN-γ, ou d'IL-2 recombinants induit des avortements chez la souris [31]. La présence de ces cytokines, à forte concentration, a été observée dans le placenta des souris CBA/J accouplées à des mâles DBA/2 (cf. ci-dessous) [166]. Ces substances sont bien présentes normalement à l'interface foeto-maternelle mais à des concentrations très faibles.

Le TNF-α

Le TNF-α induit la contraction des muscles lisses, une vasoconstriction locale, une nécrose placentaire et peut par suite engendrer des avortements [174]. Il représente un facteur de réduction de la croissance placentaire [31] et même de cytolyse du trophoblaste [73]. L'administration d'un inhibiteur de TNF-α, la pentoxifilline augmente le taux de survie embryonnaire chez les souris CBA/J x DBA/2 [26].

TABLEAU 31.1 — ESTIMATION DE LA PRODUCTION DE CYTOKINES A L'INTERFACE PLACENTA-DECIDUALE

	déciduale pré-implantatoire[1]	placenta[2]
IL-1 α et β	+++++	+++++
IL-1 like[3]		+++++
IL-2	+	
IL-2 like[3]		+++
IL-3	+++	+/-
IL-4	+	+++
IL-6		+++++
IL-8		+/-
IL-10	++	++
CSF-1	+++ à +++++	+++
GM-CSF		++
LIF	++++	+/-
TGF- β	+++++ (β-2-like : souris)	+
IFN- α/β	-	+
IFN- τ[4]	-	+++++
TNF- α	+++	+
TNF- β	+++	+/-

1, 2 Données obtenues essentiellement chez la souris.

3 Matériel à séquence IL-1 like ou IL-2 like dont les ARNm ont été détectés par hybridation *in situ* et dont la séquence est proche de l'interleukine mature, mais incomplètement établie avec certitude et d'activité biologique inconnu

4 Absent chez la souris, présence seulement chez les ruminants.

TABLEAU 31.2 — PERIODE DE SECRETION DES CYTOKINES A L'INTERFACE PLACENTA-DECIDUALE

	J1	J3	Pré-implantation	Implantation	Post-implantation	Parturition
IL-1- α et β	++	-	+/-	+++	+	++++
IL-3	+	-	++	++	+	
IL-4	+	-	-	+	+	+
IL-6	++	-	+	+	+++	
IL-8	+	+/-	+	+	+	+
IL-10			+	++	++	
CSF-1	++	+	++	+++	+++++	
GM-CSF	+	-	-	++	+++	
LIF*	+/-	+/-	+++	++++	-	-
TGF-β	+/-	+/-	++	++	++	
IFN- τ**	-	-	+	++++	-	-
IFN- α/β	-	-	-	+/-	+	+
TNF- α/β	++	-	-	+/-	+	+++

Les données présentées concernent la souris excepté pour l'IFN- τ . * Chez l'homme, la sécrétion est continue jusqu'à la parturition avec un pic pré-implantation. ** ruminants

L'IFN-γ

L'IFN-γ induit et active chez la souris les macrophages utérins et placentaires qui sécrètent le TNF-α. Il peut entraîner une expression anormalement précoce d'Ag du CMH de classe I et de classe II ou de l'HLA A, B, C chez la femme (CMH de classe I) [124]. L'administration d'anti-IFN-γ recombinant à des souris CBA/J x DBA/2 inhibe le taux de mortalité embryonnaire. L'immunosérum-anti-IFN-γ additionné de pentoxifilline réduit de façon synergique le nombre de résorptions foetales [26]. In vitro, l'IFN-γ seul n'est quasiment pas cytolytique pour le placenta, mais additionné de TNF-α, il potentialise considérablement l'action lytique ou cytostatique de ce dernier sur le trophoblaste [73].

L'IL-2

L'IL-2 joue certainement un rôle important dans le système CBA/J x DBA/2 car l'injection d'anticorps anti-IL2 entraîne une diminution du taux de résorption [43]. Cette cytokine stimule la plupart des cellules blanches dont les CTL, NK, LAK, K. En présence de TNF-α, l'IL-2 peut agir en synergie chez la souris et activer les cellules NK-like utérines en LAKC qui sont elles capables de lyser les cellules trophoblastiques [41]. Il existe en effet une corrélation fortement positive entre l'infiltration des cellules NK-like et l'augmentation du taux d'avortements [68] (voir plus loin, les avortement immunitaires).

A côté de ces cytokines à effet délétère pour l'embryon, il faut noter que certaines cytokines normalement favorables au développement du conceptus peuvent se révéler abortives à fortes doses, tel que le CSF-1 par exemple, ou bien certaines cytokines immunosuppressives tel que l'IFN-τ injecté au moment de l'implantation dans le modèle CBA/J x DBA/2, peuvent favoriser la mortalité embryonnaire et la résorption foetale quand l'IFN-τ est administrée après l'implantation (J8, J10) dans le même modèle. Les notions de doses et de fenêtre d'injection sont donc essentielles dans l'approche de ces mécanismes immunosuppressifs locaux.

Cytokines favorables à l'implantation et au développement embryonnaire

Nous traiterons des CSF, du LIF, de plusieurs interleukines-clé (IL-1, IL-3, IL-4, IL-6, IL-10), du TGFβ et des IFN embryonnaires (IFN-τ, IFN-γ, IFN-spl).

Les CSF :

Le CSF1 (ou M-CSF, Macrophage Colony Stimulating Factor) favorise la croissance du trophoblaste. Il est sécrété par les cellules T et les cellules épithéliales utérines [4,137]. Cependant, sa présence ne semble pas indispensable à la réussite de la gestation mais l'optimise. Son administration diminue le taux de résorption foetale dans le modèle de souris CBA/J xDBA/2 [31,176]. Mais, à fortes doses il est même abortif durant les stades pré-implantatoires [137].

Le GM-CSF (Granulocyte Macrophage-CSF) est sécrété par les cellules endométriales et le trophoblaste lui-même. Il joue un rôle direct sur l'attachement du trophoblaste et sa croissance in vitro [138] et sur la survie embryonnaire in vivo [31,176].

Le G-CSF (Granulocyte-CSF) est sécrété depuis la pré- à la post-implantation. L'altération de ses récepteurs présents sur les gamètes, l'oeuf fécondé, le trophoblaste et la décidua, rend ces souris stériles [138] .

Les interleukines

L'interleukine-1 (IL-1) : un antagoniste du récepteur à l'IL-1 empèche toute implantation chez la souris [151]. En fait l'IL-1 serait nécessaire pour induire la production de LIF dans l'utérus. Cette cytokine est produite, comme le GM-CSF, à la fois par le trophoblaste et l'endomètre.

L'interleukine-3 (IL-3) stimule la croissance de l'unité foeto-placentaire et diminue le taux de résorptions foetales dans le modèle CBA/J x DBA/2 [31].

L'interleukine-4 (IL-4) est produite par le placenta murin et les Th2. Elle semble jouer un rôle déterminant dans la balance Th-1/Th-2 en inhibant la fonction Th-1. Elle est abondamment sécrétée durant la gestation chez les rongeurs [57]. Sa production est amplifiée dans le placenta de souris CBA/J x DBA/2) traitées par l'IFN-τ [26].

L'interleukine-6 (IL-6) est produite par le trophoblaste. Malgré ses propriétés pro inflammatoires (activation des lymphocytes B, CTL, NK, augmentation des récepteurs à l'IL-2), cette cytokine est considérée néanmoins globalement parmi les cytokines anti-inflammatoires en raison de sa capacité à stimuler la production d'inhibiteurs de protéases et du complément. Ces dernières propriétés jouent peut-être un rôle déterminant dans les différences de placentation (épithéliochoriale, hémochoriale) selon les espèces. Chez les ruminants, espèce à placentation épithéliochoriale, la synthèse d'IL-6 par le placenta a été particulièrement bien démontrée [123]. L'IL-6 serait également capable, du moins dans certaines lignées cellulaires, de stimuler l'expression de molécules d'adhésion (ICAM), ce qui pourrait être favorable à l'implantation.

L'Interleukine-10 : le modèle murin de souris CBA/J saillies par des mâles DBA/2 présente une déficience en IL-4, IL-5 et IL-10, cytokines anti-inflammatoires produites par les lymphocytes T helper $CD4^+$ de type Th2 [166]. Après administration intrapéritonale d'IL10, les taux de forte mortalité embryonnaire (50%-70%) sont ramenés à ceux de la normale (5%) [26]. Il a été montré que l'IL-10 est un antagoniste des cytokines inflammatoires (IFN-γ TNF-α). Elle joue un rôle clé dans la prévention des résorptions foetales correspondant à une insuffisance de sécrétion de cytokines anti-inflammatoires à l'interface foeto-maternelle. Sa production est stimulée par l'o.IFN-τ [8,26].

Le LIF (Leukemia Inhibitor Factor)

Cette lymphokine est indispensable à l'implantation chez la souris [154] et probablement dans l'espèce humaine [55,56]. Elle est sécrétée par l'endomètre murin et sa production est oestrogéno-progestérono-dépendante [19]. Les souris dépourvues, par recombinaison homologue, du gène LIF sont stériles : les embryons sont normaux mais il ne peuvent s'implanter. Une administration substitutive de LIF peut cependant compenser son absence. Cette cytokine favoriserait l'expression d'intégrines à la surface du trophoblaste et dans la déciduale, ainsi que la production d'inhibiteurs de protéases et du complément.

Le TGF-β2(Transforming Growth Factor β2)

Il joue également un rôle important dans la prévention du rejet des conceptus. Cette protéine de 20 kDa est classée à la fois parmi les facteurs de croissance et les cytokines. Comme facteur de croissance, le TGF-β1 permet un meilleur développement des cellules totipotentes du bouton embryonnaire du blastocyste chez les bovins [114]. Chez la souris, un TGF-β2-like présente de réelles propriétés immunosuppressives : en modulant l'expression cellulaire des Ag d'histocompatibilité [183], en inhibant la production des lymphocytes T cytotoxiques (CTL, $CD8^+$) par diminution de l'expression du récepteur à l'IL-2 qui active leur prolifération [99], en bloquant l'activation des cellules NK et la prolifération des lymphocytes B, ce qui limite celle des immunoglobulines [13]. Le TGF-β2 est produit par des cellules Naturelles Suppressives (NS) en présence du trophoblaste dès la pré-implantation [41]. L'absence de cellules NS et de TGF-β serait observée dans les avortements murins où semblent impliqués les cellules NK et NK-like [68] ainsi que dans certaines fausses-couches humaines [53]. Notons encore que le trophoblaste et l'endomètre de ruminant exprime les ARNm de TGF-β1 et β2 [38,79].

L'IFN-τ et les autres IFN trophoblastiques

Les IFN sont classés en deux types, le type II correspondant à l'IFNγ le type I correspondant à toutes les autres classes d'IFN (α, β, ω, τ et spI). Les IFN les plus connus sont les IFN-α, β, γ, (Tableau 31. 3).

TABLEAU 31.3 — COMPARAISON ENTRE LES PRINCIPALES PROPRIETES DES IFN

Propriétés	Espèces	IFN de type I					IFN de type II
		IFN- α	IFN- ω	IFN- τ	spl IFN	IFN- β	IFN- γ
Nombre d'amino-acides des protéines natures	Homme	65-166	172	-	-	166	143
	Souris	166-167 excepté IFN- α4 161	-	-	-	161	136
	Ruminant	166	172	172	-	166	143
	Porc	166	172	-	149	165	143
Nombre de cystéines	Homme	4	4		-	3	0
	Souris	5	-	-	-	1	1
	Ruminant	4	4	4	-	3	0
	Porc	4	5	-	7	3	0
Nombre de gènes structuraux fonctionnels	Homme	> 15	1	-	-	1	1
	Souris	au moins 12	-	-	-	1	1
	Ruminant	plusieurs	plusieurs	plusieurs	-	3	1
	Porc	plusieurs	plusieurs	-	1	1	1
Localisation chromosomique	Homme	9 p 21	9 p 21		-	9 p 21	12 q 24
	Souris	4	-	-	-	4	10
	Ruminant B	8 q 15	8 q 15	8 q 15	-	8 q 15	5 q 22-24
	Ruminant O	2 p 15	2 p 15	2 p 15	-		-
	Ruminant C	8 q 15	8 q 15	8 q 15	-		
	Porc	1	1	-	-		
Stabilité à pH 2	Toutes	+	+	+	+	+	-
Présence d'introns	Toutes	-	-	-	-	-	+
Poids moléculaire apparent	Toutes	20 kDa	20 kDa	20-22 kDa	20 kDa	20 kDa	20-25 kDa
N-glycosylation variable selon les espèces	Toutes	+	+	+ excepté o.IFN- τ	+	+	+
Sécrété par	Toutes	Leucocytes Macrophages Cellules de la lignée lymphoblastoïde	Leucocytes	Trophecto-derme	Trophecto-derme	Fibroblastes ou cellules épithéliales	Lymphocytes activés, NK, trophectoderme chez le Porc
Inducteurs	Toutes	virus à ADN ou ARN	virus à ADN ou ARN	Gestation	Gestation	Virus,ARN à double brin	Lectines, mitogènes, antigènes

Adapté à partir de 84,85,105,112,121

Les placentas humains [2,21,33,60,102,103,165] et murins [12,66,179,182] sécrètent constitutivement, sans induction virale, des IFN-α et β à des stades avancés de la gestation. Mais il n'a pas été démontré que les trophoblastes humains [34] sécrètent un IFN dès le moment de l'implantation. Les trophoblastes murins semblent produire très précocement un IFN de type I dont la nature est encore incertaine [11,47,97,136,142,144].

L'IFN-γ et l'IFN spI trophoblastiques porcins. Chez le porc une activité antivirale a été mise en évidence à la fois dans les lavages utérins et dans les milieux de culture de conceptus durant la période péri-implantatoire (J12-J20) avec une production maximale du 14e au 16e jour de gestation. Après le 20e jour, l'activité antivirale devient presque indétectable [48,98,128]. L'activité antivirale produite par les conceptus porcins au 15e jour est instable [48] et apparemment plus faible que celle du conceptus ovin au même stade gestatif dans un système classique d'analyse de cellules bovines (MDBK) et VSV. En réalité, la nature des IFN trophoblastiques du porc est très différente de celle des ruminants. Le conceptus porcin sécrète de l'IFN-γ, [98,106] dont la séquence nucléotidique codante est strictement identique à celle de l'IFN-γ classique des lymphocytes porcins activés. Il possède 146 aa et son gène présente plusieurs introns. Dosé dans un système ELISA avec un standard IFN-γ, le conceptuso- porcin produit, comme celui de ruminant, environ 10^8 UI par conceptus au maximum de sa sécrétion [51]. L'activité antivirale du conceptus porcin n'est pas complètement neutralisée par un immunsérum anti-IFN-γ (IFN-γ porcin recombinant). Elle est aussi faiblement immuno neutralisée par un immunsérum anti-IFN leucocytaire (IFN-α et IFN-ω) [98]. Quoique exprimé environ 100 fois plus faiblement que l'ARNm d'IFN-γ, l'ARNm de cet IFN trophoblastique de porc est de type I, il correspond à une nouvelle famille d'IFN différent des IFN α, β, ω, et τ.Sa séquence en amino acides déduite de son ADNc révèle un polypeptide de 149 aa donc beaucoup plus court que celui des autres IFN de type I. Il présente une homologie de 27 à 42% avec les IFN α, β, ω et τ. Le nom actuel de cet IFN est spI pour "short porcine IFN de type I". Excepté le fait que cet IFN spI semble être de structure primitive, plus proche du gène ancestral commun des IFN de type I que les IFN-α, IFN-ω, IFN-τ (Figure 31.1), on ne connaît que fort peu de chose sur l'activité biologique de cet IFN [105]. La co-expression d'IFN de type I et de type II dans le trophectoderme de porc suggère une régulation tissu-spécifique unique de ces gènes d'IFN. Comme les autres IFN de type I, le gène d'IFN spI ne comprend pas d'intron.

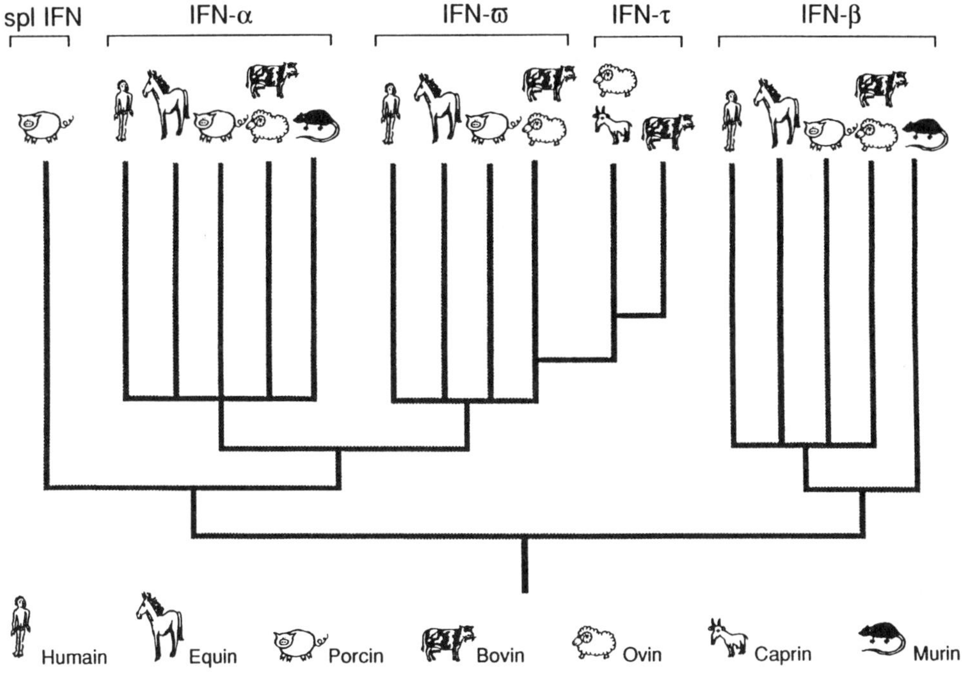

FIG. *31.1 — Arbre phylogénétique des IFN mammaliens de type I*
[Adapté de 105]

Chez le porc, le maintien du corps jaune gestatif serait dû, à la différence des ruminants, à un mécanisme dépendant des oestrogènes trophoblastiques qui feraient changer de direction la sécrétion endométriale de PGF-2α, du sens endocrine vers le sens exocrine (dans la lumière utérine) [15]. A la différence des ruminants, l'administration d'homogénats de trophoblastes porcins à des truies cycliques ne prolonge pas la durée de la fonction lutéale [14]. Les IFN trophoblastiques porcins (γ et spI) ne semblent pas impliqués dans le contrôle de la fonction lutéale. Leurs effets physiologiques n'est pas clair à l'heure actuelle.

Les IFN-τ, d'abord appelés trophoblastines [122] puis oTP1 [71,72] ne sont connus actuellement que chez les ruminants et représentent une nouvelle classe d'IFN de type I, d'après la Commission Internationale de Nomenclature des IFN (Toronto 1992). Ils sont exprimés uniquement par les cellules du trophectoderme durant seulement la période péri-implantatoire : 9-21 jours chez la brebis [64,70,71,74,76,122], 15-24 jours chez la vache [80] (Tableau 31.4). L'induction de l'expression d'IFN-τ semble être génétiquement déterminée car les transcripts d'ARNm de trophoblastine bovine (bTP) sont présents chez des blastocystes bovins entièrement cultivés *in vitro* à partir de maturation ovocytaire puis de fécondation *in vitro* [81]. Il n'empèche que les niveaux d'expression d'IFN-τ pourraient ètre modulés *in vivo* par l'environnement maternel utérin. L'inhibition de l'expression d'oTP est d'ailleurs étroitement dépendant de l'implantation du trophoblaste aux caroncules maternelles [74]. Plusieurs facteurs de croissance ont été impliqués dans le contrôle positif de la sécrétion d'oTP tels que l'IGF1 et l'IGF2[95], le GM-CSF et l'IL-3 [86,133]. Ces facteurs (IGF1, IGF2, GM-CSF) sont d'ailleurs produits à la fois par le trophoblaste et l'endomètre ovins durant la période péri-implantatoire [38].On sait que l'IL-6 qui est produite par le trophoblaste ovin [123] et le LIF [154] sont capables d'induire la production d'IRF-1(Interferon Regulatory Factor-1) qui augmente l'expression des IFN [1]. Du point de vue structural, la séquence N terminale des IFN-τ [37,155] ainsi que leur structure primaire déduite de leur ADNc [36,87,93,100, 101,157,180] présente une forte homologie avec les IFN-ω (70%) et les IFN-α (55%), et environ 40% avec les IFN-β. Les IFN-τ ovins et bovins présentent une très forte identité structurale entre eux (82%), supérieure à celle de leur homologue : IFN-ω bovins (72%) et bovins (69%) [36,87]. Comme les autres gènes d'IFN de type I, les IFN-τ sont dépourvus d'introns et constituent une famille multigénique [35,156]. Les séquences flanquantes 5' et 3' des gènes d'oIFN-τ et ceux de b IFN-τ présentent une beaucoup plus forte homologie entre eux (89% et 81%) qu'entre les gènes d'IFN-τ et ceux d'IFN-ω de la même espèce (58% et 62% entre oIFN-τ et oIFN-ω et 55% et 68% entre bIFN-τ et bIFN-ω). Ces données structurales ajoutées aux propriétés physiologiques des IFN-τ expliquent pourquoi l'on considère que ces trophoblastines constituent une nouvelle classe d'IFN de type I. Ces IFN-τ possèdent, comme les autres IFN, une activité anti-virale élevée [117,118,139]. A l'opposé de la plupart des autres IFN, cette activité anti-virale n'est pas spécifique d'espèces, l' IFN-τ est actif sur des cellules bovines, ovines, porcines, humaines, murines, canines et félines en présence, notamment, d'un virus standard, celui de la Stomatite Vésiculaire (VSV). De plus, l'expression de cette activité antivirale a été également rigoureusement démontrée dans le milieu de cellules CHO transfectées par l'ADNc de l'oIFN-τ [36].

Les IFN-τ présentent comme les IFN-ω une chaîne polypeptidique de 172 aa à la différence de celle des IFN-β de 166 aa (Tableau 31.4). Les IFN-τ possèdent les deux ponts disulfures des IFN-α et des IFN-ω (1-99, 29-139) et la séquence consensus caractéristique des IFN entre les positions 139 et 146 de leur structure primaire : Cys-Ala-Trp-Glu-Ile-Val-Arg-Val) ainsi qu'un peptide signal de 23 aa. Les IFN-ω possèdent aussi la séquence nucléotidique consensus caractéristique des médiateurs de l'inflammation : TTATTTAT : IFN, TNF-α et interleukines. D'après la structure primaire des IFN-τ, leurs diagrammes d'hydrophobicité se confondent sensiblement avec ceux des IFN-α et des IFN-ω [143]. L'IFN-τ entre en compétition avec les IFN-α pour se lier à l'épithélium utérin [108,155]. L'oIFN-τ se fixe sur deux sortes de récepteurs endométriaux, l'un de haute affinité et l'autre de faible affinité alors que l'IFN-α n'est lié que par les récepteurs de haute affinité [77,94]. Les IFN-τ ont été produits sous forme recombinante (r.IFN-τ) par génie génétique dans divers systèmes d'expression : le bIFN-τ chez E. Coli [92] l'oIFN-τ en système levures [120,54,135] et en système baculovirus-vers à soie [23,110].

TABLEAU 31.4 — MISE EN EVIDENCE DES IFN AU DEBUT DE LA GESTATION DANS DIFFERENTES ESPECES

Espèce	Origine	Activité antivirale moyenne (UI)*	Stade de sécrétion maximale d'IFN (jours de gestation)	Début de l'implantation	Nature de l'IFN	Type d'IFN
Brebis	Trophectoderme	10^7	J15-J16	J15	oTP = o.IFN- t	I
Vache	Trophectoderme	10^7	J19	J19	bTP = b.IFN- t	I
Chèvre	Trophectoderme	10^7	J17	J17	cTP = c.IFN- t	I
Porc	Trophectoderme	10^7	J14-J16	J14	IFN-g + spl	II et I
Cheval	Trophectoderme	10^3	J15-J17	J30	IFN	
Lapin	Endomètre (fibroblastes)	10^2	J6-J7	J6,5	? ?	

* Activité antivirale par conceptus ou par utérus de lapine gestante ou pseudogestante au moment de la sécrétion maximale d'IFN

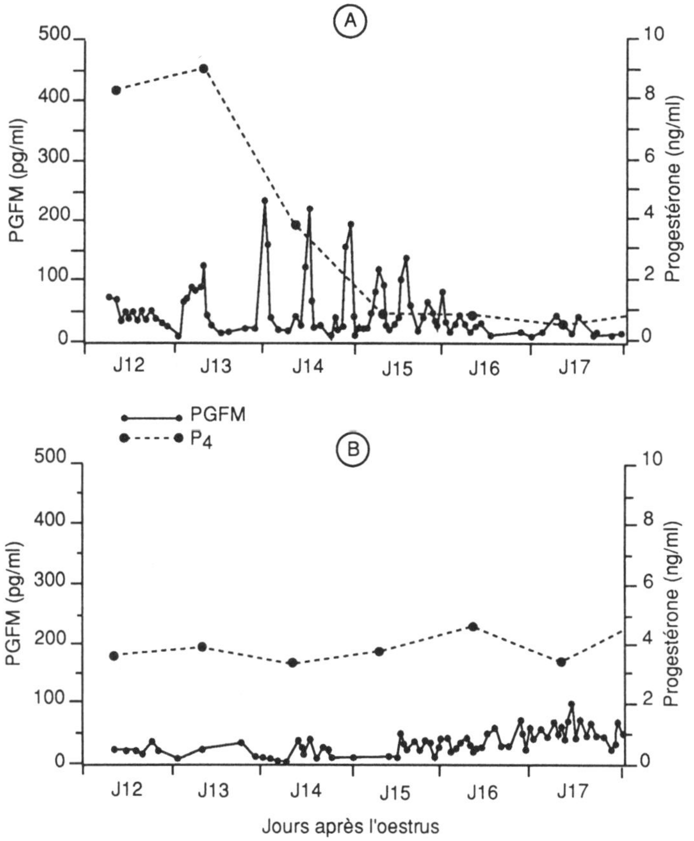

FIG. 31.2 — *Comparaison des profils plasmatiques de progestérone (P4) et de prostaglandine F-2a (PGFM) de brebis cyclique (A) et cyclique traitée par l'IFN-τ recombinant (B). La brebis cyclique témoin reáoit 350 µg/j de sérumalbumine bovine et traitée 350 µg/j de r.oIFN-τ par cathéter intra-utérin, du 10e au 17e jour post-oestrus*

Pour une raison encore mal comprise l'oIFN-τ présente un taux d'expression particulièrement faible , à la différence du bIFN-τ en système colibacilles. La production de r.oIFN-τ a permis de démontrer, sans ambiguüté, que cet IFN trophoblastique était bien le signal embryonnaire de gestation chez les ruminants. En effet, son administration par voie intra-utérine à des brebis, à partir du 10e jour du cycle oestrien, provoque l'inhibition de la lutéolyse cyclique et le maintien du corps jaune et de sa sécrétion de progestérone, mimant ainsi la transformation du corps jaune cyclique en corps jaune gestatif, étape critique de l'établissement de l'état de gravidité. Cette propriété antilutéolytique des IFN-τ correspond à une activité inhibitrice paracrine de l'IFN trophoblastique sur la sécrétion pulsatile de la PGF-2a endométriale [115] (Figure 31.2).

En absence de progestérone (P4), l'augmentation de l'expression des récepteurs aux oestrogènes et à l'ocytocine, stimulée par l'oestradiol 17-β , est partiellement empêchée. L'IFN-τ, en présence de P4, empêche complètement l'expression, stimulée par les oestrogènes, des récepteurs aux oestrogènes et à l'ocytocine. L'IFN-τ peut directement réguler la transcription du gène des récepteurs aux oestrogènes pour supprimer la transcription du gène des récepteurs à l'ocytocine dans l'endomètre [153] (Figure 31.3).

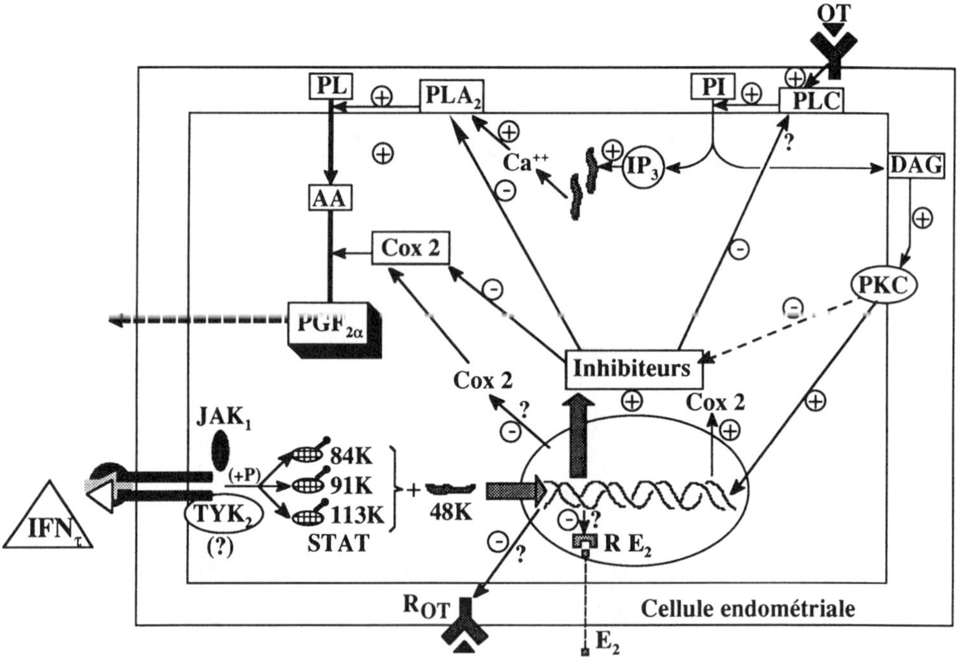

FIG. 31.3 — *Mécanisme hypothétique de l'inhibition de PGF2a par la trophoblastine (IFN-τ)*

La fonction immunorégulatrice de l'oIFN-τ a été largement explorée en système hétérologue mais aussi en système homologue. L'oIFN-τ inhibe la prolifération induite par un mitogène, la phytohémagglutinine A (PHA) des lymphocytes T humains, murins et ovins. Il inhibe la prolifération des lymphocytes T CD8+ homologues ovins mais pas celle des CD8+ humains et murins [7,65]. En revanche, l'oIFN-τ inhibe la prolifération induite par la PHA des lymphocytes T CD4+ humains, murins et ovins. L'oIFN-τ semble donc pouvoir jouer un rôle dans l'inhibition du rejet de la semi-allogreffe embryonnaire, en inhibant, d'une part, la prolifération de lymphocytes T auxiliaires (helper) sans doute de type Th1 et les lymphocytes T cytotoxiques homologues (CTL, CD8+). De plus son activité paracrine antilutéolytique permet le maintien de la sécrétion de progestérone dont nous avons présenté l'activité immunosuppressive (Figure 31.7). En permettant l'environnement progestéronique nécessaire au développement embryonnaire, l'oIFN-τ favorise indirectement la croissance du trophoblaste et par suite sa production de prostaglandine E. L'oIFN-τ renforcerait donc par voie directe et indirecte son action immunosuppressive.

L'oIFN-τ naturel ou recombinant inhibe également in vitro une Réaction Lymphocytaire Mixte à partir de deux populations allogéniques murines ou ovines. Cette réaction est équivalente au début d'une réaction de rejet [8]. De même, in vivo, l'oIFN-τ recombi-nant est capable d'inhiber fortement la réaction de rejet du ganglion lymphatique poplité (PLN) chez la souris (RGVH locale : Graft versus Host Reaction), lorsque l'on injecte des cellules spléniques allogéniques dans le coussinet plantaire [8]. Récemment, dans le modèle murin de souris CBA/J x DBA/2 à forte résorption foetale, l'oIFN-τ recombinant inhibe fortement la mortalité embryonnaire quand il est injecté dès le moment de l'implantation à J5 et J8 (la résorption foetale chute de 65 % à environ 15%) (Figure 31.4)

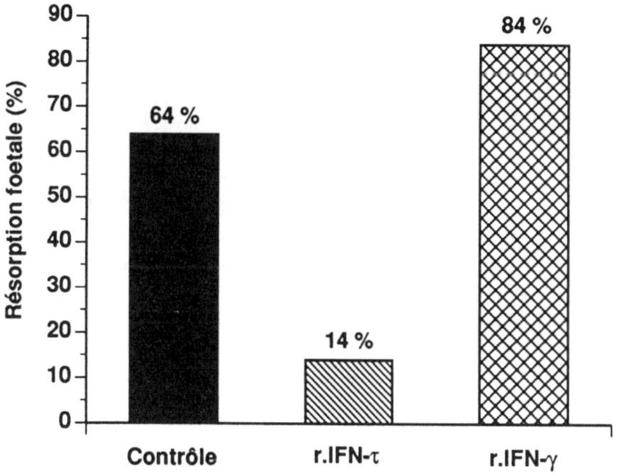

FIG. 31.4 — *Résorption foetale chez les souris CBA/J (femelles) saillies par des mâles DBA/2 traitées par de l'IFN-τ ou de l'IFN-γ recombinants, injecté par voie intra-péritonéale (IP) au 5e et 8e jour de gestation. Chaque lot comprend 10 souris. Les foetus sont observés au 15e jour de la gestation*

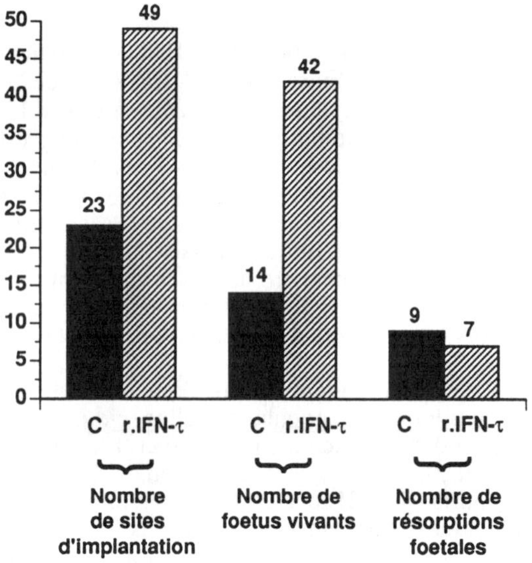

FIG. 31.5 — *Augmentation de la survie embryonnaire et foetale par injection d'IFN-τ recombinant (IP) administré aux 5e et 8e jours de gestation à des souris CBA/J (femelles) x DBA/2 (mâles). Chaque lot comprend 10 souris. Les foetus sont observés au 15e jour de la gestation*

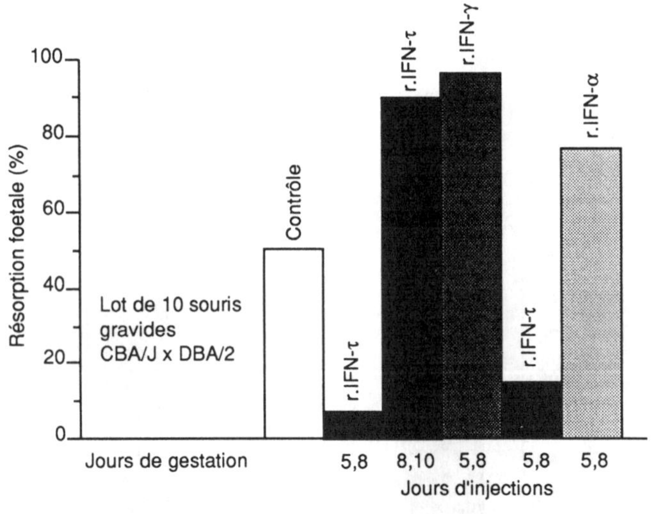

FIG. 31.6 — *Résorptions foetales chez des souris CBA/J x DBA/2 traitées par des IFN-τ ovins et IFN-α et -γ murins recombinants (r) aux jours 5 et 8 ou 8 et 10 de la gestation. Les observations sont faites au 15e jour de la gestation*

En effet, l'administration intrapéritonéale de trophoblastine recombinante ovine double le nombre de sites d'implantation et triple environ le nombre de foetus vivants [8] (Figure 31.5). L'IFN-τ agit donc dès le stade implantatoire sur la survie embryonnaire et ensuite sur la survie foetale. Le moment des injections d'IFN-τ est très important, car lorsque cet IFN est injecté après l'implantation qui a lieu à J5 chez la souris (J8, J10 au lieu de J5, J8) (Figure 31.6), il augmente au contraire la résorption foetale, probablement par un mécanisme de stimulation de la population NK. Bien qu'à un moindre degré que les IFN-γ et IFN-α, l'IFN-τ peut stimuler l'activation des cellules NK sur la lignée cellulaire cible K462 [115,172]. A la différence des IFN-τ, lorsque l'IFN-α ou l'IFN-γ murins recombinants sont injectés dès J5, ces IFN augmentent la résorption foetale (Figure 31.6).

Cette propriété nouvelle de l'IFN-τ sur la survie embryonnaire, le distingue considérablement des autres IFN de type I (IFN-α) en dépit de leur forte homologie structurale (55%).

Récemment, en collaboration avec T. WEGMANN, la nature des cytokines a été analysée à l'interface placenta-déciduale chez la souris CBA/J x DBA/2 traitées par l'oIFN-τ. Cet IFN-τ augmente la production placentaire d'IL-3, d'IL-4 et d'IL-10 dont les propriétés immunosuppressives ont été largement démontrées [26].Ces résultats suggèrent que l'IFN-τ pourrait peut-être aussi agir sur les lymphocytes T $CD4^+$ de type Th-2 en augmentant leur production de cytokines anti-inflammatoires (IL-3, IL-4, IL-10).
Des données expérimentales récentes suggèrent qu'il pourrait aussi augmenter la production de TGF-β2 décidual. La figure 31.7 résume, dans un schéma synthétique, les diverses propriétés immunosuppressives potentielles des IFN-τ.

Théorie de l'immunotrophisme

BEER et al. [17] avaient noté que, contrairement aux idées classiques sur la gestation considérée comme une allogreffe, le poids des placentas et des nouveaux-nés était plus gros chez les animaux préimmunisés contre le futur père. Cette observation suggérait déjà un mécanisme actif de la relation materno-foetale.

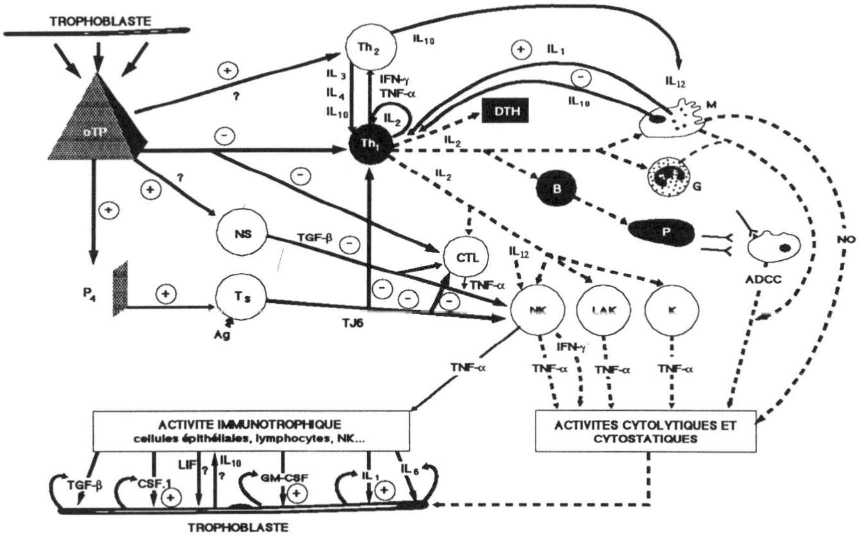

FIG. 31.7. — *Hypothèse synthétique de travail sur la fonction immuno-endocrine de la trophoblastine ovine (oTP, oIFN-τ) dans les mécanismes de la tolérance immunologique de l'embryon*

Abréviations utilisées :
P_4 : progestérone ; TH_1/TH_2 : lymphocytes T auxilliaires de type 1 ou 2 (Helper, CD^+_4) ; Ts : lymphocytes T suppresseurs (CD^8_+) ; NS : lymphocytes Naturels Suppresseurs ; CTL : lymphocytes T cytotoxiques (CD^8_+, interleukine-2 dépendants) ; NK (lymphocytes Naturels Tueurs, Killers) ; LAK : lymphocytes tueurs activés par Interleukine) ; K : cellules tueuses (Killers) ; ADCC : cellules à cytotoxicité anticorps-dépendante ; B : lymphocyte B ; P : plasmocytes ; M : macrophages ; G : granulocytes ; Ag : antigènes ; DTH : réaction de type hypersensibilité retardée (delayed type hypersensitivity) ; IL-1, IL-2, IL-3, IL-4, IL-6, IL-10, IL-12 : Interleukine-1,-2,-3,-4,-6,-10,-12 ; TGF-β : facteur de croissance transformant (Transforming Growth Factor-β) ; TNF-α : facteur de nécrose des tumeurs (Tumor Necrosis Growth Factor) ; IFN-γ : interféron-γ ; GM-CSF (Granulocyte Macrophage Colony Stimulating Factor) ; CSF-1 (Macrophage Colony Stimulating Factor) ; LIF (Leukemia Inhibiting Factor) ; NO : monoxyde d'azote ; TJ6 : facteur immunosuppresseur progestérono-dépendant ; + voie d'activation ; - voie d'inhibition ; ? présence ou voie non démontrée en système homologue.

La découverte concomittante que les animaux tolérants par délétion clonale (donc sans réactivité T auxilliaire, ainsi que T suppressive cytotoxique et sans anticorps circulants) donnaient naissance à des animaux de poids inférieur et de placentas plus petits que les contrôles conduit T. WEGMANN à suspecter un mécanisme parallèle à celui postulé dans l'immunostimulation de certaines tumeurs [140].

L'observation que les souris de combinaisons abortives (cf. ci-dessous, les avortements immunitaires) avaient des placentas hypotrophiques et que cette anomalie pouvait être corrigée par allo-immunisation [28] (Figure 31.8) était tout à fait hérétique en Immunologie "classique". Elle amena T. WEGMANN à énoncer que les cytokines et, plus particulièrement, certaines lymphokines pouvaient être en fait nécessaires à l'optimisation de la croissance placentaire, parce qu'elles étaient en fait des facteurs de croissance pour le placenta. C'est la théorie de l'"Immunotrophisme" [175]. Des cellules immunitaires sont responsables de la croissance physiologique du placenta. Elle vient de se révéler totalement justifiée (cf. ci-dessous, Immunotrophisme établi).

LE MAINTIEN DE LA GESTATION

Le contexte de la grossesse établie

La gestation établie se caractérise par un profil immunologique très particulier, à l'exception notable des primates où le trophoblaste n'exprime sur le syncytium qu'un antigène très particulier, l'HLA-G, monomorphe et à distribution tissulaire restreinte [62], le trophoblaste exprime des antigènes d'histocompatibilité de classe I en contact direct avec le sang maternel. Pourtant, il n'y a pas de rejet de cette "allogreffe" et il n'y a dans AUCUNE espèce présence de cellules cytotoxiques circulantes maternelles anti-paternelles. Quand la réponse anticorps maternelle anti-paternelle se produit, elle est très souvent soumise à une régulation isotypique (chez la souris, elle est physiologiquement à prédominance IgG1) [18]. L'activité NK et les réactions d'hypersensibilité sont alors statistiquement abaissées. Enfin, le poids des placentas est de plus en plus gros, de gestation en gestation. On explique ces phénomènes par l'existence conjointe d'un fort gradient immunosuppresseur local, décidual et placentaire, avec une contribution "immunotrophique" de la déciduale et du placenta et, enfin, par un profil général de réponse de type Th2 que nous allons examiner.

Immunosuppression déciduale

Il est à présent bien établi, en système murin, comme nous l'avons déjà dit, que des cellules spécialisées de la déciduale produisent un facteur apparenté au TGF-β2 classique, sécrété sous des formes moléculaires "anormales" [45]. Rappelons que le TGF-β2 est à la fois facteur de croissance pour les fibroblastes embryonnaires du placenta, par exemple, et un très puissant facteur immunosuppresseur local.

Ce facteur TGF-β2-like empêche l'action des cellules NK et l'activation de celles-ci par l'IL-2 en LAKC qui pourraient détruire le trophoblaste comme elles le font avec une grande efficacité dans certaines immunothérapies des tumeurs chez la souris, efficacité toutefois plus limitée chez l'homme. En effet, si le trophoblaste murin ainsi que le trophoblaste humain résistent à la lyse, ils sont par contre sensibles à la lyse par des LAKC [58,59].

Un mécanisme de contrôle de l'IL-2 tel que celui fourni par le TGF-β2 est donc indispensable.

De fait, dans les modèles murins d'avortements d'origine immunitaire tels CBA/J x DBA/2 et, semble-t-il, certains avortements immunitaires humains, le recrutement de cellules produisant du TGF-β2 et la production même de TGF-β2 dans la déciduale semblent bien être diminués [44].

Un antisérum ou des anticorps monoclonaux anti-TGF-β2 augmentent d'ailleurs le taux d'avortements CBA/J x DBA/2. Toutefois, cette augmentation, comparée àcelle observée avec de l'interféron gamma ou du TNFα, est faible.

Signalons que d'autres immunosuppresseurs déciduaux ont été évoqués. Citons, entre autres, les PGE2 dont le rôle réel a été controversé car l'indométhacine, un inhibiteur non spécifique de sa synthèse, n'est pas abortive chez de nombreuses espèces (dont l'homme).

Immunosuppression par un facteur placentaire de faible PM (0,7 kDa)

De nombreux auteurs ont décrit des immunosuppresseurs sécrétés par le placenta lui-même, ou par certaines tumeurs gestationnelles d'origine placentaire, les chorio-carcinomes notamment, à activité "anti IL-2". Un tel matériel peut facilement être obtenu à partir de cultures de trophoblaste murin ou humain.

Les propriétés fonctionelles des produits sécrétés par ces tumeurs sont très proches de celles du TGF-β2 car ils comprennent un peu de TGF-β1, -β2 et -β3 : ce matériel inhibe les fonctions d'activation et de différenciation des lymphocytes T, la lyse au stade effecteur des cellules NK et celle de certains clones tueurs T. Il inhibe aussi la génération de LAKC après traitement par l'IL-2 ou après activation par l'IFN-γ ou les ARN double-brin et, de façon générale, l'action des interleukines sur les lymphocytes T ou les lignées B [127].

In vivo, ce matériel corrige certains avortements immunitaires murins et prévient une GVH locale ou générale (d'où son intérèt potentiel en greffes de moelle). Il agit en induisant une anergie dans les cellules T matures, mais seulement si celles-ci sont activées.

Des expériences *in vitro* suggèrent que ce matériel pourrait être impliqué dans les rémissions de certaines maladies auto-immunes observées en cours de gestation.
Ce matériel n'est ni de l'interféron, ni une prostaglandine, ni un membre de la famille des TGF-β. C'est, en fait, un immunosuppresseur de très faible poids moléculaire (722 daltons), résistant à la chaleur et aux protéases, qui vient d'être isolé. Il peut se coupler à de nombreuses protéines porteuses, d'où des poids moléculaires "apparents" variables. Toutefois, de nombreux auteurs affirment en fait que l'activité résiderait dans des pics protéiques plus caractéristiques de cytokines [50,75,171].

Produits des lymphocytes T suppresseurs (PIBF, TJ-6) sécrétés sous l'influence de progestérone

Les lymphocytes de femmes enceintes, mais non les lymphocytes au repos, expriment des récepteurs à la progestérone détectables par binding (travail mené en collaboration avec D. PHILIBERT de Roussel Uclaf ; données non publiées) ou par immunohistochimie avec l'anticorps monoclonal mprI, ou encore à la trieuse automatique de cellules (FACS) après perméation ménagée des cellules à la lyso-lécithine ou la saponine (ce qui est indispensable car il s'agit de récepteurs nucléaires).

ous l'action de la progestérone, ces lymphocytes sécrètent un facteur de 34 kDa, dit PIBF (Progesterone Induced Blocking Factor). Il est fonctionnellement apparenté à la lipocortine et bloque une lyse NK, une MLR, active les cellules T suppressives ainsi que la lyse NK de fibroblastes embryonnaires humains [159,161].

L'apparition de récepteurs à la progestérone sur les lymphocytes T activés est observée sur les lymphocytes $CD8^+$ et peut être considérée comme un marqueur des événements précoces de l'activation par antigènes des lymphocytes [39,163].

Le rôle physiologique du PIBF est suggéré par le fait qu'il prévient, en système souris, des avortements naturels ou induits par activation des cellules NK, et même des avortements provoqués par le RU 486 [160,164].

De leur côté, aux USA, BEAMAN et LOVELAND ont récemment purifié et cloné un facteur TJ-6 immunosuppresseur de 70 kDa environ, dont la séquence a été établie [104].

L'analyse par sondes spécifiques montre que la transcription des ARNm codant pour ce facteur est progestérono-dépendante. Sa régulation passe par des récepteurs lymphocytaires à la progestérone. Le facteur TJ-6 existe sous forme soluble et sous forme membranaire, chez l'homme et la souris.

Un anticorps monoclonal contre TJ-6 est abortif chez la souris [16]. Il reste à déterminer si TJ-6 et le facteur PIBF de 34 kDa sont des membres de la même famille (dimère et monomère ou processing transcriptionnel différent) ou bien s'ils correspondent à des entités différentes agissant en redondance.

Signalons encore que cet anticorps monoclonal anti-TJ-6 n'affecte pas le développement embryonnaire précoce. On peut quantifier l'augmentation de ce facteur dès le début de la grossesse dans les organes lymphoïdes murins.

Enfin, la progestérone influence encore, par ailleurs, l'équilibre Th1/Th2 (cf. ci-dessous).

Immunotrophisme "établi"

Ces mécanismes immunosuppresseurs laissent intacts et même, dans certains cas, potentialisent, ce qui est heureux, la sécrétion de certaines lymphokines de la famille des CSF.

En effet, ces lymphokines sont des facteurs de croissance pour le placenta tant mature que précoce.

Dans les espèces hémochoriales, les cellules trophoblastiques sont un peu comparables à une tumeur macrophagique envahissante: le trophoblaste montre, en effet, une importante activité phagocytaire (mesurable par phagocytose de billes de latex fluorescentes), qui contribue à la stérilité de l'environnement utéro-placentaire. On observe un rythme assez élevé de divisions spontanées, plus important lors de la constitution du cône ectoplacentaire chez la souris que sur un placenta à terme. De plus, ces cellules présentent un antigène de macrophages, Mac-1 [ATHANASSAKIS et al., communication personnelle). Comme les macrophages, les cellules trophoblastiques répondent au facteur de croissance CSF-1 (M-CSF), qui est sécrété alors de façon autocrine par le placenta et paracrine dans la déciduale. Il y a une très forte augmentation de la sécrétion de CSF-1 (d'un facteur 1 000) dans l'utérus après la préimplantation et pendant toute la grossesse, plus particulièrement, près de la zone d'implantation [4,137]. Il en est de même pour l'IL-3. Enfin, un rôle important doit être laissé au GM-CSF. Signalons que les souris CSF-1 déficientes présentent de graves troubles de reproduction [138]. L'émergence d'oncogènes tel que le *c.fms*, qui est le récepteur de ce facteur de croissance (CSF-1), représente un tout nouveau pan de la biologie de la reproduction.

On peut prouver un tel rôle des CSF par élimination des lymphocytes T *in vivo* [10] et l'on constate qu'*in vitro* et *in vivo* les CSF augmentent le développement et la phagocytose du trophoblaste : l'IL-3 et le GM-CSF, sont surtout impliqués [3,9].

La réponse optimale à ces facteurs chez les rongeurs a lieu durant les jours entourant l'implantation, pendant la période "invasive" du trophoblaste [3].

Ces faits ont été la première confirmation de "l'immunotrophisme" placentaire formulée originellement par T. Wegmann [175].

En effet, ces lymphokines sont produites par les cellules T après activation par reconnaissance d'antigènes étrangers (alloactivation) et par les cellules NK, pour le GM-CSF, ce qui correspond à un facteur de croissance autocrine.

En effet, l'activité co-stimulatrice de la croissance des cellules de placenta mature est quasi totalement abolie par un sérum de lapin anti-GM-CSF.

Fait encore plus intéressant, il y a davantage de GM-CSF dans une déciduale de gestation allogénique que dans une déciduale de gestation syngénique et, a fortiori, que dans une combinaison "abortive" (telle CBA/J x DBA/2). Il y a également corrélation de ces taux de cytokines avec le poids des placentas.

Or, la déciduale est infiltrée pendant la période péri- et post-implantatoire par des cellules NK "recrutées" par le trophoblaste, dont nous avons vu plus haut que les fonctions lytiques sont inhibées par le placenta (activité TGFβ-like, ...), mais non nécessairement les fonctions de production de facteurs de croissance. Il existe dans la déciduale, par ailleurs, peu de cellules T. Et, si l'on ne trouve plus que peu ou pas d'IL-3 dans une déciduale "établie", l'on trouve toujours du GM-CSF et du CSF-1.

Très récemment, A. CROY (8e Congrès d'Immunologie de la Reproduction, Washington, 1995) a pu présenter ses études sur les premières souris dépourvues de cellules NK, obtenues par knock out génique. Ces souris sont fécondables, mais avortent toutes. Leurs placentas sont à mi-gestation, de morphologie normale, mais de taille deux fois plus petite. Ces souris finissent toutes par voir leur foetus mourir d'hypotrophie. Ce trouble est corrélé au déficit en lymphokines "immunotrophiques". Ces résultats démontrent complètement la théorie de Wegmann, mais ce sont les cellules NK et non les cellules T, les principales cellules immunitaires à fort pouvoir immunotrophique. Cette hypothèse est encore confirmée par certaines expériences d'allo-immunisation que nous avons conduites avec des mutants MHC. Ces résultats suggèrent, incidemment, que les NKs sont capables d'alloreconnaissance non classique.

Balance Th1/Th2

Le profil immunologique de la gestation que nous avons décrit en introduction a conduit T. Wegmann à émettre l'hypothèse que le profil de la gestation était en fait celui d'une réponse à médiation Th2 [177]. En effet, il a démontré une synthèse placentaire des lymphokines de type Th2 : IL-10, IL-4, IL-3 [109]. Des résultats similaires sont obtenus par ATHANASSAKIS (Regional Immunology, in press) au niveau systémique et par DELASSUS et al. par PCR quantitative [57]. Toutefois, ces derniers auteurs ne retrouvent pas la prédominance des sécrétions placentaires qu'observaient les premiers cités. Pour notre compte, nous avons, en coopération avec T. Wegmann et T. Mossmann, montré que l'IL-10 corrigeait les avortements immunitaires spontanés (modèle CBA/J x DBA/2) et que l'IFN-γ le TNF-α, à l'inverse, présentaient une action synergique en provoquant des avortements précoces ou tardifs. L'IL-10 recombinante bloque aussi les effets abortifs du LPS (Lipopolysaccharide de membranes bactériennes). Nous avons alors dosé l'IL-10 dans les surnageants de culture, de courte durée, de déciduale et de placenta, de souris de diverses souches et à diverses étapes de la gestation. On observe une absence d'IL-10 localement chez les souris avorteuses CBA/J x DBA/2 par rapport aux souches non avorteuses.

Il existe, corrélativement, un excès d'IFN-γ de TNF-α déciduaux chez les souris CBA/J x DBA/2. On obtient la normalisation de ces taux d'IL-10 par alloimmunisation ou, ce qui est encore plus récent et important, par injection d'interférons placentaires de type tau. Cette correction des taux d'IL-10 est accompagnée par la normalisation des taux de résorptions foetales [26]. Ce dernier point pourrait assigner un rôle très large aux interférons placentaires et expliquer leur conservation inter-espèces. Chez les ruminants, il permet de regrouper en un mécanisme unique les signaux précoces de gestation "endocrines" et les signaux induisant la tolérance immunologique du conceptus.

Avortements immunitaires

A l'inverse, certaines lymphokines, produites par les NK et les cellules cytotoxiques, peuvent agir in vitro et in vivo comme signal d'arrêt de la croissance placentaire et apparaître donc comme abortives.

C'est le cas de fortes doses d'IFN-γ[124], dont il est intéressant de rappeler qu'il peut, même sur des cellules placentaires MHC négatives (le labyrinthe murin), entraîner une expression anormale, ou anormalement précoce, d'antigènes du MHC de classe I essentiellement.

C'est aussi le cas du TNF-α. Cette lymphokine entraîne la nécrose de certaines tumeurs et s'est révélée fortement cytostatique pour certaines cellules. De fortes doses de TNF-α sont inhibitrices de la croissance placentaire in vitro et, in vivo. Cette lymphokine est abortive chez la souris et, de fait, on en retrouve dans la déciduale des combinaisons "abortives" [31]. Signalons, par ailleurs, que le TNF-α est aussi sperme-immobilisant et spermotoxique, ce qui rend difficile la distinction entre stérilités et avortements précoces infra-cliniques chez l'homme [82]. Or, en cas d'infection endo-utérines, on trouve localement des quantités anormales de LPS. Celui-ci, à fortes doses, est abortif et ce mécanisme est précisément médié par le TNF-α [69].

De même, un excès d'IL-2 est abortif, très probablement en faisant se différencier les cellules déciduales NK-like Asialo GM1+ (chez la souris) en LAKCs. Il existe une controverse à ce sujet , mais celle-ci porte sur les doses.
Des rapports ont été publiés qui concernent des avortements avec des doses très faibles d'IL-2 (100 UI i.p.). Ces résultats ne sont pas confirmés, pas plus que ceux qui associent l'IL-2 à faible dose avec de l'indométhacine.

Divers auteurs ont décrit des avortements immunitaires et leurs traitements dans l'espèce humaine ; mais la réalité de ces observations reste à établir de façon définitive.
Retenons donc que certaines lymphokines peuvent agir comme co-stimulatrices de la croissance placentaire in vitro et, semble-t-il, in vivo, d'autres lymphokines peuvent au contraire être cytotoxiques et cytostatiques pour le placenta.

Ainsi la théorie de "l'immunotrophisme", avancée par T. Wegmann, explique par la sécrétion de tels facteurs de croissance en réponse au stimulus allogénique induit par une allogestation le fait, bien connu, dit "vigueur hybride" : les portées sont, dans de nombreuses espèces, plus grandes et le poids des petits et du placenta plus important, lorsqu'il existe une différence antigénique père/mère plus marquée.

Il existe des cas, chez l'animal, où ces mécanismes échappent à leur régulation normale: c'est l'avortement immunitaire; si on accouple à une souris CBA/J ($H\text{-}2^k$) un mâle DBA/2 ($H\text{-}2^d$), on obtient 40-70 % de résorption foetale contre 5-10 % dans les combinaisons CBA/J accouplées avec Balb/c ($H\text{-}2^d$) ou C3H ($H\text{-}2^k$) accouplées avec DBA/2 ou Balb/c (Figure 31.8). De surcroît, le placenta CBA/J x DBA/2 est plus petit que le placenta CBA/J x Balb/c ou C3H x DBA/2 et, surtout, l'immunisation de CBA/J contre des lymphocytes Balb/c avant l'accouplement avec DBA/2 permet de normaliser le taux d'avortement CBA/J x DBA/2.

Ces faits prouvent que le mécanisme est bien immunologique, car l'effet est transférable par du sérum ou des cellules d'une CBA/J immunisée [32].
A l'inverse, les surnageants de culture de splénocytes CBA/J cultivés contre des placentas CBA/J x DBA/2 (mais non contre des CBA/J x BALB/c) sont abortifs par excès de TNF-α et d'IFN-γ .

En système xénogénique, il existe de tels modèles. Ainsi, si on procède au transfert d'un blastocyste âne x âne chez une jument, il y a toujours rejet de l'embryon, précédé d'un arrêt de la sécrétion d'eCG et de la croissance du trophoblaste.
Par contre, si la jument a été immunisée contre un âne, la croissance des villosités choriales et leur attachement à l'utérus se produisent et la gestation a lieu normalement. A l'inverse, chez la souris, on peut induire des avortements en immunisant contre des tumeurs de type fibrosarcome murin syngénique.

L'immunisation anti-fibrosarcome peut être remplacée par un excès d'IL-2 ou par de fortes doses de CSF-1 [169].

On a, depuis, remplacé les immunisations thérapeutiques par l'utilisation de lymphokines elles-mêmes ; ainsi le GM-CSF est anti-abortif [31].

Il en est de même de certaines cytokines (IL-10, IL-3, PIBF...), y compris dans le cas d'avortements induits par un excès d'IFN-γ décidual ou provoqués par le poly (I).poly (C12U).

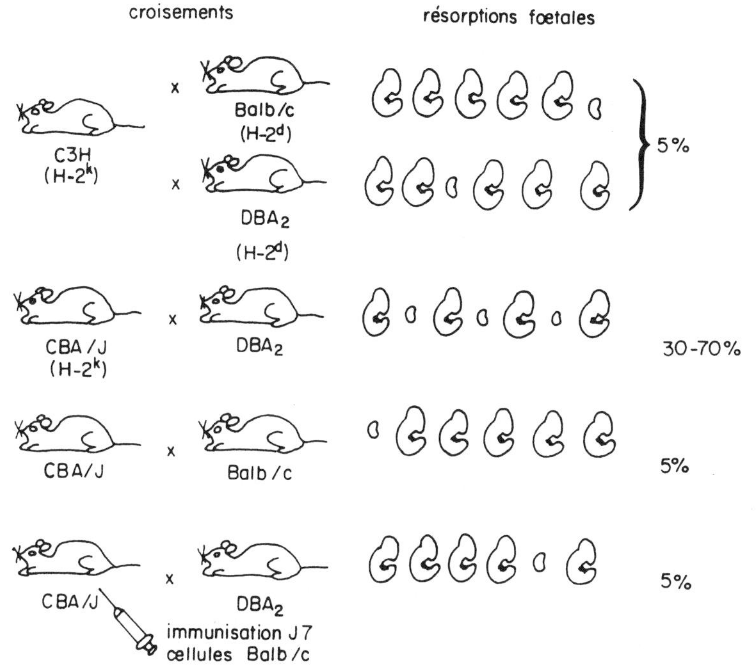

FIG. 31.8 — *Le système d'avortements CBA/J x DBA/2. Le taux d'avortement anormal des souris CBA/J x DBA/2 ligne 3 ne s'observe pas dans d'autres combinaisons $H\text{-}2^k$ x $H\text{-}2^d$ (lignes 1, 2 et 4). L'immunisation préalable des femelles CBA/J contre Balb/c (ligne 5) normalise le taux d'avortement*

LA PARTURITION

L'assimilation de la parturition à un rejet de greffe est presque aussi vieille que la notion "d'allogreffe foetale". Elle est évidemment, sous cette formulation, excessive, mais la plus grande surprise des dernières années a été de découvrir qu'elle recèlait une part de vérité.

Ainsi, les récepteurs lymphocytaires à la progestérone (et les taux circulants de PIBF qui inhibe la production de TNF-α) chutent brutalement au début des contractions de l'accouchement [29]. Dans la mesure où le TNF-α, libéré par les cellules NK activées, est un facteur de motricité du muscle lisse et de la vaso-constriction, cette chute du PIBF suggèrait, sans la démontrer, la possibilité d'événements immunitaires dans la parturition, hypothèse renforcée par le fait que, dans le même temps, les taux d'IL-1 et de TNF-α circulants augmentent.

Il est possible de faire disparaître les récepteurs à la progestérone sur des lymphocytes T lectine ou allo- activés par incubation dans du sérum de femmes enceintes en travail, ce qui fait chuter aussi le PIBF [162,164]. De plus, ces expériences ont été complétées par d'autres observations: ainsi, dans différentes espèces animales, l'injection de TNF-α au milieu de la gestation provoque des avortements prématurés et, près du terme, on peut induire un véritable travail précoce, avec mise-bas d'embryons vivants. Des résultats similaires ont été obtenus avec l'interleukine-1, l'interleukine-6 et l'interleukine-8. C'est le cas chez la souris, le rat mais aussi le lapin et le cobaye [40,61,148]. Fait que nous jugeons très important, l'administration systémique de TGF-β2 permet d'empêcher le travail prématuré induit par le TNF-α ou l'interleukine-1 [22]. Chez le cobaye, d'autre part, on a pu, grâce à la facilité avec laquelle on peut mesurer la dilatation cervicale au moyen de sondes implantées dans le cervix, transmettant des données directement à un ordinateur, observer - en séparant bien les étapes - une sorte de "répartition des rôles " entre les différentes lymphokines, l'IL-8 déclenchant la dilatation cervicale [40].

Chez l'homme, le travail essentiel a été celui de l'équipe de ROMERO [146,147,148]. Ils ont mesuré une augmentation très nette du TNF-α dans le liquide amniotique de femmes en travail prématuré, cependant, à ceci près, qu'elle a quasi toujours utilisé des femmes chez qui il existait en fait une infection clinique ou subclinique du dit liquide.

Nous avons étudié la concentration plasmatique du TNF-α en gestation normale et observé, comme de nombreux auteurs, qu'elle augmente tout au long de la gestation. Elle augmente encore lors du travail spontané, puis décroît lors de la parturition et après l'expulsion, bien que nous manquions de données précises sur la cinétique. Nous avons surtout pu étudier les prélèvements sériques faits au cours d'un protocole de déclenchement du travail en double aveugle par 3 doses de RU 486 et par un placebo. Les dosages ont été évidemment réalisés alors que l'anonymat n'était pas encore levé.

Fait nouveau et capital, car il suggère une nouvelle régulation immunoendocrine, nous avons pu observer que l'administration de RU 486 se traduisait par un effet similaire: montée du TNF-α sous RU 486, chute lors de la parturition ainsi induite, puis accentuation de cette chute après la délivrance. Les taux ne reviennent toutefois pas à la valeur basale immédiatement. En se fixant sur les récepteurs à la progestérone, le RU 486 bloque l'action de cette hormone et semble provoquer la baisse des facteurs (PIBF) progestérono-dépendants, inhibiteurs de la production de TNF-α par les cellules cytotoxiques (NK...), ce qui permet alors la montée du TNF-α.

Nous avons en parallèle dosé les récepteurs solubles au TNF-α dont on sait qu'il existe deux formes, l'une de 55 kDa, l'autre, spécifique de la gestation, de 85 kDa. Rappelons que les récepteurs solubles de TNF-α en se complexant à celui-ci rendent la molécule biologiquement inactive. Or, fait presque plus important encore que les variations absolues de TNF-α et totalement inattendu, les taux de TNF-α sériques s'élèvent lors de la gestation parallèlement au taux de récepteurs solubles au TNF-α [107]. Ces résultat sont confirmés par des expériences en cours au Royaume-Uni, aux USA et au Canada.

L'ensemble de ces données suggèrent donc fortement une très forte composante immunoendocrine dans le déclenchement de la parturition.

CONCLUSION

Le fait nouveau très important des dernières années a été l'émergence d'un concept de réseau de régulations immuno-neuroendocrines pendant la grossesse. Il commence seulement à peine à être décrit dans la grossesse établie. On n'en comprend pas encore ni toute son ampleur, ni ses régulations. Il apparaît également en début de gestation, du moins chez les ruminants et les rongeurs. Le stress par ultrasons est quantifiable chez ces derniers et abortif de façon dose dépendente. Ces avortement sont corrélés à une baisse de TGF-β2 décidual, une montée de TNF-α, due à un déficit induit par le stress en substance P et en cathepsine déciduale avec, selon des expériences récentes, un relais mastocytaire très probable. On peut enfin éviter ces avortements par alloimmunisatuion qui corrige alors le déficit local en TGF-β2 [6,42].

Ainsi, en prolongement de l'intuition géniale de T. Wegmann, la gestation chez les mammifères est de plus en plus considérée comme un phénomène où les événements immunologiques et les cytokines font partie intégrante des processus endocriniens.
Les implications en clinique et en médecine vétérinaire commencent seulement à être entre-aperçues.

REFERENCES

[1] ABDOLLAHI A., LORD K.A., HOFFMAN-LIEBERMANN B., LIEBERMANN D.A. — Interferon regulatory factor-1 is a myeloid differentiation primary response gene induced by interleukin-6 and leukemia inhibitory factor-role in growth inhibition. *Cell Growth Diff.*, 1991, 2, 401-407.

[2] ABOAGYE-MATHIESEN G., TOTH F.D., ZDRAVKOVIC M., EBBESEN P. — Production of Interferons in Human Placental Trophoblast Subpopulations and Their Possible Roles in Pregnancy. *Clinical and Diagnostic Laboratory Immunology,* 1994, 1, 650-669.

[3] AMSTRONG D.T.A., CHAOUAT G. — Effects of lymphokines and immune complexes on murine placental cell growth *in vitro. Biol. Reprod.,* 1989, 401, 460-475.

[4] ARCECI B., SHANAHAN F., STANLEY E.R., POLLARD J.W. — The temporal expression and ocalisation of colony stimulating factor (CSF-1) and its receptor in the femal reproductive tract are consistent with CSF-1 regulated placental development. *P.N.A.S.,* 1989, 86, 8811-8818.

[5] ARCELLANA-PANLILIO M.Y., SCHULTZ G.A. — Temporal and spatial expression of major histocompatibility complex class I H-2K in the early mouse embyo. *Biol. Reprod.,* 1994, 51, 169-183.

[6] ARCK P.C., MERALI F.S., MANUEL J.S., et al. — Stress triggered abortion : inhibition of protective suppression and promotion of Tumor Necrosis Factor alpha (TNF alpha) release as a mechanism triggering resorptions in mice. *Am. J. Reprod. Immunol.,* 1994, 33, 74-81.

[7] ASSAL-MELIANI A., CHARPIGNY G., REINAUD P., et al. — Recombinant ovine Trophoblastin (r.oTP) inhibits ovine and murine lymphocyte proliferation. *J. Reprod. Immunol.,* 1993, 25, 149-165.

[8] ASSAL-MELIANI A., KINSKY R., MARTAL J., CHAOUAT G. — *In vivo* immunosuppressive effects of recombinant ovine interferon-tau (trophoblastin): r.oTP inhibits local GVH reaction in mice (PLN assay), prevents fetal resorptions and favours embryo survival and implantation in the CBA/J x DBA/2 mice combination. *Am. J. Reprod. Immunol., 1995*, 33, 267-275.

[9] ATHANASSAKIS I., BLEACKLEY R.C., PAETKAU V., et al. — The immunostimulatory effects of T cells and T cell lymphokines on murine fetally derived placental cells. *J. Immunol.,* 1987, 138, 37-44.

[10] ATHANASSAKIS I.,CHAOUAT G., WEGMANN T.G. — The effects of anti CD4 and anti CD8 antibody treatment on placental growth and function in allogenic and syngenic pregnancy. *Cell. Immunol.,* 1990, 129, 13-21.

[11] BAKER D.J., NIEDER G.L. — Interferon activity is not detected in blastocyst secretions and does not induce decidualization in mice. *J. Reprod. Fertil.,* 1990, 88, 307-313.

[12] BARLOW D.P., RANDLE B.J., BURKE D.C. — Interferon synthesis in the early post-implantation mouse embryo. *Differentiation,* 1984, 27, 229-235.

[13] BARNARD J.A., LYONS R.M., MOSES H.M. — The cell biology of transforming growth factor- . *Biochim. Biophys. Acta.,* 1990, 1032, 79-87.

[14] BAZER F.W. — Establishment of pregnancy in sheep and pigs. *Reprod. Fertil. Dev.,* 1989, 1, 237-242.

[15] BAZER F.W., THATCHER W.W. — Theory of maternal recognition of pregnancy in swine based on estrogen controlled endocrine versus exocrine secretion of prostaglandin F-2a by the uterine endometrium. *Prostaglandins,* 1977, 14, 397-400.

[16] BEAMAN K.D., HOVERSLAND R.C. — Induction of "spontaneous" abortion by blocking antigen specific suppression. *J. Reprod. Fert.,* 1998, 82, 135-139.

[17] BEER A.E., SCOTT J.R, BILLINGHAM R.E. — Histocompatibility and maternal immunological status as determinants of foeto-placental size and litter weight in rodents. *J. Exp. Med.,* 1975. 142, 180-198.

[18] BELL S.C, BILLINGTON W.D. — Major antipaternal allo antibody induced by pregnancy is non complement fixing IgG1. *Nature (London),* 1980, 288, 387-388.

[19] BHATT H., BINNET L.J., STEWART C.L. — Uterine expression of leukemia inhibitory factor coincides with the onset of blastocyst implantation. *P.N.A.S. USA,* 1991, 88, 11408 11412.

[20] BILLINGTON W.D. Evidence for trophoblast immunogicity in the induction of maternal antibody formation in murine pregnancy. *In Immunology de la reproduction : relation materno-foetale*, G. CHAOUAT Ed., Colloque INSERM Paris, 1987, 154, 17-23.

[21] BOCCI V., PAULESCU L., RICCI M.G. — The physiological interferon response. IV: Production of interferon by the perfused human placenta at term. *Proc. Soc. Exp. Biol. Med.*, 1985, 180, 137-143.

[22] BRY K., HALLMAN M. — Transforming growth factor beta 2 prevents preterm delivery induced by interleukin 1α and tumor necrosis factor alpha in the rabbit. *Am. J. Obst. Gyanaecol.*, 1993, 168, 1318-1322.

[23] CERUTTI M., HUE D., CHARLIER M., et al. — Expression of a biologically active ovine trophoblastic interferon (oTP) using a Baculovirus expression system. *Bioch. Biophys. Res. Commun.*, 1991, 181, 443-448.

[24] CHAOUAT G. — Low doses of LPS synergises with inflammatory cytokines in induction of murine resorbtions or labour. Alloimmunisation can prevent the abortifacient effects, but not the induction of preterm delivery. *Cell. Immunol.*, 19b, 157, 328-340.

[25] CHAOUAT G., ASSAL-MELIANI A., MARTAL J., et al. — IL-10 prevents naturally occuring fetal loss in the CBA x DBA/2 mating combination, and local defect in IL-10 production in this abortion-prone combination is corrected by *in vivo* injection of IFN-τ. *J. Immunol.*, 1995, 154, 4261-4268.

[26] CHAOUAT G., ASSAL MELIANI A, MARTAL J.,et al. — Il-10 prevents inflammatory cytokine-mediated fetal death and is inducible by tau interferon. *J. Immunol.*, 1995, 154, 4261-4268.

[27] CHAOUAT G., DELAGE G., LELAIDIER C., et al. — Bases immunologiques de la mise en route du travail. *In IX JTA*. JTA ARETEM eds. M. AZOULAY, A. IOIAN, R. MEZIN Eds., 1994, Tome 1., 57-79.

[28] CHAOUAT, G., KOLB, J.P., KIGER, N.,et al. — Immunological concomitants of vaccination against abortion in mice. *J. Immunol.*, 1985, 134, 1594-1598.

[29] CHAOUAT G. MENU E., DJIAN V., et al — Immune control of pregnancy. *In Basic mechanisms controlling term and preterm birth.* K. CHWALISZ and R.E. GARFIELD Eds, E. Shering Research Foundation Workshops 7, Springer-Vehrlag, Berlin, 1994, 241-268.

[30] CHAOUAT G., MENU E., DJIAN V., et al. — Lymphokines, cytokines, MHC allorecognition and successfull early and late pregnancy. *5th Intern. Congress Reproductive Immunology.* Serono Symposia Eds. F. DONDERO and D. LENZI Eds, 1993, 107-112.

[31] CHAOUAT G., MENU E., DY M., MINKOWSKI M., et al. — Control of foetal survival in CBA/DBA/2 mice by lymphokine therapy. *J. Fert. Steril.*, 1990, 89, 447-458.

[32] CHAOUAT G., SZEKERES-BARTHO J., MENU E., et al. — Placental interactions with maternal immune system. Experimental models in Obstetrics and gynaecology. *An International workshop.* C. ROMANINI Ed. Parthenon Publishing Ltd., 1992.

[33] CHARD T., CRAIG P.H., MENABAWAY M., LEE C. — Alpha interferon in human pregnancy, Br. *J. Obstet. Gynaecol.*, 1986, 93, 1145-1149.

[34] CHARD T., ILES R. — Interferon as a fetoplacental signal in pregnancy. Troph. Res., 6 : 55-72. *In Placental signals autocrine and paracrine control of pregnancy*. L. CEDARD and A. FIRTH Eds, University of Rochester Press, 1992.

[35] CHARLIER M., HUE D., BOISNARD M., et al. — Cloning and structural analysis of two distinct families of ovine interferon-α genes encoding functional class II and trophoblast (oTP-1) α-interferons. *Mol. Cell. Endocrinol.*, 1991, 76, 161-171.

[36] CHARLIER M., HUE D., MARTAL J., GAYE P. — Cloning and expression of cDNA encoding ovine trophoblastin. Its identity with class II interferons. *Gene*, 1989, 77, 341-348.

[37] CHARPIGNY G., REINAUD P., HUET J.C., et al. — High homology between a trophoblastic protein (trophoblastin) isolated from ovine embryo and interferons. *FEBS Lett.*, 1988, 228, 12-16.

[38] CHENE N., HAMROUCHE N., PUISSANT C., et al. — Distribution of growth factors (IGF-I, IGF-II, TGF beta 1 and TGF beta 2) mRNAs in the ovine conceptus during periimplantation. *J. Reprod. Fert.* 1991, suppl. serie 8, A107.

[39] CHIU L., NISHIMURA M., UCHIDA SH., et al. — Production of progesterone induced suppressor factor from female peripheral blood mononuclear cells. *9th Intern. Congress of Immunology.* 19 , "book of Abstract", 860 (Abst. 5102).

[40] CHWALISZ K., SCHOLZ P., HEGELE-HARTUNG C.H., et al. — Cervical ripening with IL- 1 beta, IL-8, and TNF alpha in pregnancy guinea pigs. *Human Reprod.*, 1994, 9, 2173-2181.

[41] CLARK D.A. — Are there immune abortions? *Res. Immunol.*, 1990, 141, 202-207.

[42] CLARK D.A., BANWATT D., CHAOUAT G. — Stress triggered abortion in mice is prevented by alloimmunisation. *Am. J. Reprod. Immunol.*, 1993, 29, 141-148.

[43] CLARK D.A., CHAOUAT G. — What do we know about spontaneous abortion mechanism? *Am. J. Reprod. Immunol.*, 1989, 19, 28-37.

[44] CLARK D.A., CHAPUT A., TUTTON B. — Active suppression of host versus graft reaction in pregnant mice. VII: Spontaneous abortion of CBA/J x DBA/2 fetuses in the uterus of CBA/J mice correlates with deficient non-T suppressor cell activity. *J. Immunol.,* 1986, 136, 1668-1771.
[45] CLARK D.A., FLANDERS K.C., BANWATT D., et al. — Murine pregnancy decidua produces a unique immunosuppressive molecule related to TGF β-2.*J. Immunol.,* 1990, 144, 3004-3008.
[46] CLARK D.A, FLANDERS K.C., HIRTE H., et al. — Characterisation of murine pregnancy decidua transforming growth factor beta. Transforming growth factor beta 2 like molecules of unusual molecular size released in bioactive form. *Biol Reprod.,* 1995, 95, 1380-1388.
[47] CROSS J.C., FARIN C.E., SHARIF S.F., ROBERTS R.M. — Characterization of the antiviral activity constitutively produced by murine conceptuses: absence of placental mRNAs for interferon alpha and beta. *Mol. Reprod. Dev.,* 1990, 26, 122-128.
[48] CROSS J.C., ROBERTS R.M. — Porcine coneptuses secrete an interferon during the pre-attachment period of early pregnancy. *Biol. Reprod.;* 1989, 40, 1109-1118.
[49] CROY B.A., CHAPEAU C. — Evaluation of the pregnancy immunotrophism hypothesis by assessment of the reproductive performance of young adult mice of genotype scid/scid./bg/bg *J. Reprod. Fert.,* 1990, 88, 231-239.
[50] CULOUSCOU J.M., REMACLE BONNET M.M., POMMIER G., et al. — Immunosuppressive properties of human placenta : study of supernatants from short term syncytiotrophoblast cultures. *Cell. Immunol.,* 1986, 9, 33-41.
[51] D'ANDREA S. — Contribution à l'étude du rôle des interferons trophoblastiques porcins : recherche des cellules cibles et étude de l'expression du récepteur de l'interféron gamma dans la sphère foeto-endométriale. *Thèse de Doctorat INA-Paris-Grignon,* 1995.
[52] DAYA S., CLARK D.A. — Production of immunosuppressor factors by preimplantation human embryos. *Am. J. Reprod. Immunol. Microbiol.,* 1986, 11, 98-101.
[53] DAYA S., ROSENTHAL K.L., CLARK D.A. — Immunosuppressor factor produced by decidua-associated suppressor cells. A proposed mechanism for fetal allograft survival. Am. *J. Obstet. Gynecol.,* 1987, 56, 344-350.
[54] DEGRYSE E., DIETRICH M., NGUYEN M.,et al. — Addition of a dipeptide spacer significantly improves secretion of ovine trophoblast interferon in yeast. *Gene,* 1992, 118, 47-53.
[55] DELAGE G., MOREAU J.F., TAUPIN J.L., et al. — *In vitro* endometrial secretion of human interleukin for DA cells/leukemia inhibitory factor by explant cultures from fertile and infertile women. *Human Reprod.,* 1995, 10 (in press).
[56] DELAGE G., TAUPIN J.L., FREITAS S., et al. — *In vitro* HILDA/LIF secretion by human endometrial explant cultures: Early development, uterus preparation and role of cytokines in implantation and labour. Fondation Marcel Mérieux Ed. Lyon, 1995, 53-65.
[57] DELASSUS S, COUNTINHO G.S., SAUCIER S., et al. — Differential cytokine expression in maternal blood and placenta during murine gestation. *J. Immunol.,* 1994, 152, 2411-2420
[58] DRAKE B.L., HEAD J.R. — Murine trophoblast are susceptible to Lymphokine Activated Killer (LAK) cell lysis. *Am. J. Reprod. Immunol.,* 1988, 16, Abstr. 63, 114.
[59] DRAKE B.L., HEAD J.R. — Murine trophoblast can be killed by allospecific cytotoxic T lymphocytes generated in Gibco OPTI MEM medium. *J. Reprod. Immunol.,* 1989, 15, 71-77.
[60] DUC-GOIRAN P., ROBERT-GALLIOT B., LOPEZ J., CHANY C. — Unusual apparently constitutive interferons and antagonists in human placental blood. *P.N.A.S. USA,* 1985, 82, 5010-5014.
[61] DUDLEY J.D., CHIH-LI C., WARE BRANCH D., et al. — A murine model of preterm labour: Inflammatory mediators regulate the production of Prostaglandin E2 and Interleukin 6 by murine decidua. *Biol. Reprod.,* 1993, 48, 33-39.
[62] ELLIS S.A. — HLA-G : at the interface. *Am. J. Reprod. Immunol.,* 1990, 23, 84-86.
[63] ELLIS S.A., SARGENT I.L., REDMAN C.W.G., McMICHAEL A.J. — Evidence for a novel HLA antigen found on human extravillous trophoblast and charcinoma cell line. *Immunology,* 1986, 59, 595-601.
[64] FARIN C.E., IMAKAWA K., ROBERTS R.M. — *In situ* localization of mRNA for the interferon, ovine Trophoblast Protein-1, during early embryonic development of the sheep. *Mol. Endocr.,* 1989, 3,1099-1107.
[65] FILLION C., CHAOUAT G., CHARPIGNY G., et al. — Immunoregulatory effects of trophoblastin (oTP): all 5 isoforms are immunosuppressive of PHA driven lymphocyte proliferation, *J. Reprod. Immunol.,* 1990, 19, 237-249.
[66] FOWLER A.K., REED C.D., GIRON D.J. — Identification of an interferon in murine placentas. *Nature,* 1980, 296, 266-267.
[67] FUSIJAKIS, KAWANO K., HARUAMA Y. — Synergistic effect of progesterone on prostaglandin E modulation of the mitogenic response of human peripheral lymphocytes. *J. Reprod. Immunol.,* 1985, 7, 15-26.

[68] GENDRON R., BAINES M. — Infiltrating decidual Natural Killer cells are associated with spontaneous abortions in mice. *Cell. Immunol.,* 1988, 113, 261-265.

[69] GENDRON R.L., NESTEL F.P., LAPP W.S., BAINES M.G. — Lipopolysaccharide induced fetal resorbtion involves embryo associated production of Tumor Necrosis Factor. *Proc. 7th Intern. Congr. Immunol. Berlin.,* 1989 (Abstr. 118/017).

[70] GODKIN J.D., BAZER F.W., MOFFATT J., et al. — Purification and properties of a major, low component weight protein released by the trophoblast of sheep blastocysts at day 13-21. *J. Reprod. Fert.,* 1982, 65, 141-150.

[71] GODKIN J.D., BAZER F.W., ROBERTS R.M. — Ovine Trophoblast Protein 1, an early secreted blastocyst protein binds specifically to uterine endometrium and affects protein synthesis. *Endocrinology,* 1984a, 114, 120-130.

[72] GODKIN J.D., BAZER F.W., THATCHER W.W., ROBERTS R.M. — Proteins released by cultured day 15-16 conceptuses prolong luteal maintenance when introduced into uterine lumen of cyclic ewes. *J. Reprod. Fert.,* 1984b, 71, 57-64.

[73] GUILBERT L.J., YUI J., WEGMANN T.G., et al. — Inflammatory cytokine induced damage to human villous trophoblasts, Proc. 6th Congress of Reproductive Immunology, Washington, American. *J. Reprod. Immunol.,* 1995, 33, 6A.

[74] GUILLOMOT M., MICHEL C., GAYE P., et al. — Cellular localization of an embryonic interferon, ovine trophoblastin and its m-RNA in sheep embryos during early pregnancy. *Biol. Cell.,* 1990, 68, 205-211.

[75] HAMAOKA T., MAJUSAKI N., ITOH S., et al. — Human trophoblast and tumor cell derived immunoregulatory factor. *In Reproductive Immunology.* S. ISOJIMA and W.D. BILLINGTON Eds. Elsevier, 1983, 33.

[76] HANSEN T.R., IMAKAWA K., POLITES H.G., et al. — Interferon RNA of embryonic origin is expressed transciently during early pregnancy in the ewe. *J. Biol. Chem.,* 1988, 263, 12801-12804.

[77] HANSEN T.R., KAZEMI M., KEISLER D.H., et al. — Complex binding of the embryonic interferon, ovine Trophoblast Protein-1, to endometrial receptors. *J. IFN Res.,* 1989, 9, 215-225.

[78] HARADA H., WILLISON K., SAKAKIBARA J., et al. — Absence of type I interferon system in EC cells: transcriptional activator (IRF1) and repressor (IRF2) are developmentally regulated.*Cell, 1990*, 63, 303-312.

[79] HARBISSON L.A., TAMURA K., KHAN S., et al. — Conceptus production of immuno- and bioactive transforming growth factor β (TGF-β) during peri-implantation period. Proc. Soc. Study Reprod. Biol. *Biol. Reprod.,* 1995, 52, suppl 1, A152.

[80] HELMER S.D., HANSEN P.J., ANTHONY R.V., et al. — Identification of bovine Trophoblast Protein-1, a secretory protein immunologically related to ovine Trophoblast Protein-1.*J. Reprod.Fert.,* 1987, 79, 83-91.

[81] HERNANDEZ-LEDEZMA J.J., SIKES J.D., MURPHY C.N., et al. — Expression of bovine tropho-blast interferon in conceptuses derived by *in vitro* techniques. *Biol. Reprod.,* 1992, 47, 374-380.

[82] HILL J., ANDERSON D.A. — Implications of cytokines in male and female sterility. *In Biologie cellulaire et moléculaire de la relation materno fetale.* INSERM John Libbey., 1991, 123-131.

[83] HOLMES C.H., SIMPSON K.L., WAINWRIGHT S.D., et al. — Preferential expression of the complement regulatory protein Decay Accelerating Factor at the feto maternal interface during human pregnancy. *J. Immunol.,* 1990, 144, 3099-3115.

[84] IANNUZZI L., DIMEO G.P., GALLAGHER D.S., et al. — Chromosomal localization of omega and trophoblast interferon genes in goat and sheep by fluorescent *in situ* hybridization. *J. Hered.,* 1993, 84, 301-304.

[85] IANNUZZI L., GALLAGHER D.S., RYAN A.M., et al. — Chromosomal localization of omega and trophoblast interferon genes in cattle and river buffalo by sequential R-banding and fluorescent *in situ* hybridization. Cytogenet. *Cell Genet.,* 1993a, 62, 224-227.

[86] IMAKAWA K., CARLSON K., CHRISTENSON R.K., TAYLOR A. — Molecular mechanisms responsible for the induction of ovine trophoblast IFN (oIFNτ) gene by GM-CSF and IL-3. *Proc. Soc. Study Biol. Reprod.,* 1995, 52 suppl. 1, A125.

[87] IMAKAWA K., HANSEN T.R., MALATHY P.C., et al. — Molecular cloning and characterization of complementary deoxyribonucleic acids corresponding to bovine trophoblast protein-1 and bovine interferon-αII. *Mol. Endocrinol.,* 1989, 3, 127-139.

[88] JOHNSON P.M., RISK J.M., MWENDA J.M., et al. — Human trophoblast expression of retroviral like activity and CD 46 (membrane cofactor protein, Hu Ly-m5 and H316 TLX antigen). *In Repro-ductive Immunologyb* L. METTLER & W.D. BILLINGTON Eds. Amsterdam, 1990, 125-131.

[89] KING A., BAJENDRAN N., WOODING P., et al. — Phenotypic and morphologic characterization of novel CD3-bright lymphocytes in the pregnant human uterus. *Dev. Immunol.*, 1991, 1, 169-190.
[90] KING A., LOKE Y.W. — Uterine large granular lymphocytes: a possible role in embryonic implantation. *Am. J. Obstet. Gynecol.*, 1990, 162, 308-310.
[91] KINSKY R., DELAGE G., ROSIN N., et al. — A murine model of NK mediated fetal resorbtion. *Am. J. Reprod. Immunol.*, 1990, 23, 73-77.
[92] KLEMANN S.W., LI J., IMAKAWAT K., CROSS J.C., et al. — The production, purification, and bioactivity of recombinant bovine Trophoblast Protein-1 (Bovine Trophoblast Interferon). *Mol. Endocrin.*, 1990, 4, 1506-1514.
[93] KLEMANN S.W., IMAKAWA K., ROBERTS R.M. — Sequence variability among ovine trophoblast interferon cDNA. *Nucleic Acids Res.*, 1990, 18, 22.
[94] KNICKERBOCKER J.J., NISWENDER G.D. — Characterization of endometrial receptors for ovine Trophoblast Protein-1 during the oestrous cycle and early pregnancy in sheep. *Biol. Reprod.*, 1989, 40, 361-369.
[95] KO Y., LEE C.Y., OTT T.L., et al. — Insulin-like growth factors in sheep uterine fluids: concentrations and relationship to ovine Trophoblast Protein-1 production during early pregnancy. *Biol. Reprod.*, 1991, 45, 135-142.
[96] KOVACS L., SAS M., RESCH B., et al. — Termination of very early pregnancy by RU 486 - an antiprogestational compound. *Contraception*, 1984, 29, 399.
[97] LA BONNARDIERE C. — No detection of interferon-bactivity during early pregnancy in the mouse. *Am. J. Reprod. Immunol.*, 1993, 30, 26-31.
[98] LA BONNARDIERE C., MARTINAT-BOTTE F., TERQUI M., et al. — Production of two species of interferon by Large White and Meishan pig conceptuses during the peri-attachment period. *J. Reprod. Fert.*, 1991, 91, 469-478.
[99] LAWRENCE D.A. — Transforming growth factor-β. *In Les cytokines.* J.M. CAVAILLON ed., Masson, Paris, 1996.
[100] LEAMAN D.W., CROSS J.C., ROBERTS R.M. — Multiple regulatory elements are required to direct trophoblast interferon gene expression in choriocarcinoma cells and trophectoderm. *Mol. Endocrinol.*, 1994, 8, 456-468.
[101] LEAMAN D., ROBERTS R.M. — Genes for the trophoblast interferons in sheep, goat and musk ox, and distribution of related genes among mammals. *J. IFN Res.*, 1992, 12, 1-11.
[102] LEBON P., DAFFOS F., CHECOURY A., et al. — Presence of an acid-labile alpha-interferon in sera from fetuses and children with congenital rubella. *J. Clin. Microbiol.*, 1985, 21, 775-778.
[103] LEBON P., GIRARD S., THEPOT F., CHANY C. — The presence of α-interferon in human amniotic fluid. *J. Gen. Virol.*, 1982, 59, 393-396.
[104] LEE C.K., GHOSHAL K., BEAMAN K.D. — Cloning of a cDNA coding for a T cell molecule with putative immunoregulatory role. *Mol. Immunol.*, 1990, 27, 1134-1137.
[105] LEFEVRE F., BOULAY V. — A novel and atypical type one interferon gene expressed by trophoblast during early pregnancy. *J. Biol. Chem.*, 1993, 268, 19760-19768.
[106] LEFEVRE F., MARTINAT-BOTTE F., GUILLOMOT M., et al. — Interferon-gamma gene and protein are spontaneously expressed by the porcine trophectoderm early in gestation. *Eur. J. Immunol.*, 1990, 20, 2485-2490.
[107] LELAIDIER C., DELAGE G., BERTRAND C., et al. — TNF variations observed in the medical induction of labour. *In Early embryo development, Uterus preparation and role of cytokines in implantation and labour.* Fondation Mérieux., 1995, 187-195.
[108] LI J., ROBERTS R.M. — Interferon τ and interferon α interact with the same receptor in bovine endometrium. Use of a readily iodinable form of recombinant interferon τ for binding studies. *J. Biol. Chem.*, 1994, 269, 13544-13550.
[109] LIN H., MOSSMAN T.R., GUILBERT L., et al. — Synthesis of T Helper -2 cytokines at the maternal fetal interface. *J. Immunol.*, 1993, 151, 4562-4568.
[110] MACHIN S.J., MANN G.E., LAMMING G.E., et al. — Production of recombinant ovine trophoblast interferon-τ (oIFN-τ) in silkworms (*Bombyx mori*) using a baculovirus expression system. *J. Reprod. Fert.*, 1995, suppl. 219.
[111] MAC MASTER M.T., NEWTON R.C., DEY S.K., ANDREWS G.K. — Activation and distribution of inflammatory cells in the mouse uterus during the preimplantation period. *J. Immunol.*, 1992, 148, 1699-1705.
[112] MAEYER-GUIGNARD (de) J. — Interferon alpha et béta. *In Les cytokines.* J.M. CAVAILLON Ed., Masson Paris, 1996.
[113] MANOLAGAS S.C., PROVEDINNI D.M., TSOUKAS C.D. — Interaction of 1,25 dihydroxy vitamin D3 and the immune system. *Mol. Cell. Endocrinol.*, 1985, 43, 113-128.

[114] MARQUANT-LE GUIENNE B., GERARD M., SOLARI A., THIBAULT C. — *In vitro* culture of bovine egg fertilized either *in vivo* or *in vitro*. *Reprod. Nutr. Dev.*, 1989, 29, 559-568.
[115] MARTAL J., ASSAL N.E., ASSAL A., et al. — Immunoendocrine functions of trophoblast interferons (IFN-τ or TP-1 or trophoblastins) in the maternal recognition of pregnancy. *In: Endocrinology of embryo-endometrium interactions.* GLASSER S.R., MULHOLLAND J. and PSYCHOYOS A. Ed., Plenum Press, New York, 1994.
[116] MARTAL J., CHARPIGNY C., FILLION C., et al. — Purification et clonage de la trophoblastine et de ses 5 isoformes. Activités lutéolytiques, antivirales, immunologiques. *In: Biologie cellulaire et moléculaire de la relation materno fetale.* Editions INSERM/John Libbey, 1991, 317-325.
[117] MARTAL J., CHARPIGNY G., REINAUD P., et al. — Embryonic signals and corpus luteum: Why three isoforms of trophoblastin can be considered as interferons a of class II. *J. Reprod. Fert.*, 1988, 2, Abstr. 11.
[118] MARTAL J., CHENE N. — Functions of embryonic interferons and of the main serum proteins specific for pregnancy. *In: Placental signals autocrine and paracrine control of pregnancy.* L. CEDARD and A. FIRTH eds, University of Rochester Press, 1992. *Troph. Res.*, 6, 73-122.
[119] MARTAL J., CHENE G., CHARLIER M., et al. — Trophoblastin, oTP, embryonic interferons. *In: Placental communications: biochemical, morphological and cellular aspects.* L. CEDARD and al. Colloque INSERM/John Libbey, 1990, 125-131.
[120] MARTAL J., DEGRYSE E., CHARPIGNY G., et al. — Evidence for extended maintenance of the corpus luteum by uterine infusion of a recombinant trophoblast α-interferon (trophoblastin) in sheep. *J. Endocrinol.*, 1990, 127, R5-R8.
[121] MARTAL J., DE LA LLOSA-HERMIER M.P., CHENE N., et al. — Les interférons trophoblastiques et la tolérance immunologique embryonnaire. *Contracept. Fertil. Sex.*, 1995, 23, 562-572.
[122] MARTAL J., LACROIX M.C., LOUDES C., et al. — Trophoblastin, an antiluteolytic protein present in early pregnancy in sheep. *J. Reprod. Fert.*, 1979, 56, 63-73.
[123] MATHIALAGAN N., BIXBY J.A., ROBERTS R.M. — Expression of interleukin-6 in porcine, ovine, and bovine preimplantation conceptuses. *Mol. Reprod. Dev.*, 1992, 32, 324-330.
[124] MATTSSON R., HOLMDAHL R., SCHEYNIUS A., et al. — Allopregnancy in mice treated with recombinant rat interferon-gamma. 4th intern. Congress of Reproductive Immunology. *J. Reprod. Immunol.*, 1989 (Supp.), 151.
[125] MAYUMI T., BITOH S., ANAN S., et al. — Suppressor T lymphocyte induction by a factor released from cultured blastocysts. *J. Immunol.*, 1985, 134, 404-408.
[126] MEDAWAR P.B. — Some immunological and endocrinological problems raised by the evolution of viviparity in vertebrates. *Symp. Soc. Exp. Biol.*, 1953, 7, 320-338.
[127] MENU E., JANKOVIC D.L., THEZE J., et al. — Immunoactive products of human placenta. III: Characterization of an inhibitor affecting lymphocyte proliferation. *Regional Immunology.*, 1991, 3, 254-259.
[128] MIRANDO M.A., HARNEY J.P., BEERS S., et al. — Onset of secretion of proteins with antiviral activity by pig conceptuses. *J. Reprod. Fert.*, 1990, 88, 197-203.
[129] MIRANDO M.A., SHORT E.C. Jr, GEISERT R.D., et al. — Stimulation of 2',5'-oligoadenylate synthetase activity in sheep endometrium during pregnancy, by intrauterine infusion of ovine trophoblast protein-1, and by intramuscular administration of recombinant bovine interferon-α1. *J. Reprod. Fert.*, 1991, 93, 599- 607.
[130] MORI T., KOBAYASHI H., NASHIMOTO H., et al. — Inhibitory effect of progesterone and 20-alpha hydoxypregn-4-en-3-one on the phytohemagglutinin-induced transformation of human lympho-cytes. *Am. J. Obstet. Gynecol.*, 1977, 127, 151-157.
[131] NEIFELD J.P., LIPPMAN L.E., TOROMEY D.C. — Steroid hormone receptors in normal human lymphocytes. Induction of glucocorticoid receptor activity by PHA stimulation. *J. Biol. Chem*, 1977, 252, 2972-2977.
[132] NEKI R., MATSUSAKI N., MASUHIRO K., et al. — Analysis of the mechanism of Tumor Necrosis Factor alpha induced release of human chorionic gonadotropohin from normal human trophoblasts. *5th Ann. Meeting of Japan Society for Basic Reproductive Immunology and Japan Society for MedicalbReproductive Immunology. Joint meeting 1990.* K. HONJO and S. KASAHURA Eds. JSBR and JSMR. Editions Mure Printing., 1991, 108-114.
[133] NEPHEW K.P., WHALEY A.E., CHRISTENSON R.K., IMAKAWA K. — Differential expression of distinct mRNAs for ovine Trophoblast Protein-1 and related sheep type I interferons. *Biol. Reprod.*, 1993, 48, 768-778.
[134] NISHINO E., MATSUZAKI N., MASUHIRO K., et al. — Trophoblast derived interleukin 6 regulates Human Chorionic gonadotrophin release through IL-6 receptors on Human Trophoblast. *J. Clin. End. Metab.*, 1990, 71, 436-440.

[135] OTT T.L., VAN HEEKE G., JOHNSON H.M., BAZER F.W. — Cloning and expression in *Saccharomycescerevisiae* of a synthetic gene for the type-I trophoblast interferon ovine Trophoblast Protein-1: purification and antiviral activity. *J. IFN Res.,* 1991, 11, 357-364.

[136] PEREZ A., RIEGO E., MARTINEZ R., et al. — Presence of mRNAs homologous to IFN-α, but not to IFN-β in preimplantation mouse embryos. *J. Interferon Res.,* 1991, 11 suppl. 1 (Abst. 62).

[137] POLLARD J.W., BARTOCCI A., ARCECI R.,et al. — Apparent role of the macrophage growth factor, CSF-1. *In placental development. Nature,* 1987, 330, 484-486.

[138] POLLARD J.W., PAMPFER S., ARCECI R.J. — Class III tyrosine kinase receptors at materno fetal interface. *Biologie cellulaire et moléculaire de la relation materno fetale.* Editions INSERM/John Libbey., 1991, 81-91

[139] PONTZER C.H., TORRES R.A., VALLET J.L., et al. — Antiviral activity of the pregnancy recognition hormone ovine trophoblast protein-1. *B.B.R.C.,* 1988, 152, 801-807.

[140] PREHN R.T. — The immune reaction as a stimulator of tumor growth. *Science,* 1972, 176, 170-172.

[141] RAGHUPATHY R., SINGH B., LEIGH J.B., WEGMANN T.G. — The ontogeny and turn over kinetics on paternal H-2K antigenic determinants on the allogeneic murine placenta. *J. Immunol.,* 1981, 127, 2074-2079.

[142] ROBERTS R.M., CROSS J.C., LEAMAN D.W. — Interferons as hormones of pregnancy. *Endocr. Rev.,* 1992, 13, 432-452.

[143] ROBERTS R.M., FARIN C.E., CROSS J.C. — Trophoblast proteins and maternal recognition of pregnancy. *Oxford Rev. Reprod. Biol.,* 1992, 14, 147-180.

[144] ROBERTS R.M., LEAMAN D.W., CROSS J.C. — Role of interferons in maternal recognition of pregnancy in ruminants. *Proc. Soc. Exp. Biol. Med.,* 1992, 200, 7-18.

[145] ROBERTSON S.A., SEAMARK R.F. — Uterine granulocyte macrophage colony stimulating factor (GM-CSF) in early pregnancy. Cellular origin and potential regulators. *In Biologie cellulaire de la relation materno fetale.* Editions INSERM/John Libbey, 1991, 113-123.

[146] ROMERO R., GOMEZ R., BAUMEN P., et al. — The role of infection and cytokines in preterm parturition. *Ernst Schering Research Foundation workshop.* CHWALICZ K. and GARFIELD R.E. Eds, Springer-Verlag, 1994, 7, 197-241.

[147] ROMERO R., MAZOR M., SEPULVEDA W. et al. — Tumor Necrosis Factor in the amniotic fluid in term and preterm labour. *Am J. Obst. Gynecol.,* 1992, 166, 336-341.

[148] ROMERO R., MAZOR M., TARTAKOWSKY B. — Systemic administration of interleukin 1 induces preterm parturition in mice. *Am. J. Obst. Gyn.,* 1991, 165, 969-971.

[149] SANFORD T.R., DE M., WOOD G. — Expression of colony stimulating factors and inflammatory cytokines in the uterus of CD1 mice during days 1 to days 3 of pregnancy. *J. Reprod. Fert.,* 1992, 94, 213-220

[150] SHORTER S.C., VINCE G.S., STARKEY P.M. — The identification of mRNA for the IL-3 related cytokines in placental and decidual tissues. *Proc. 3rd Meeting European Placenta group.* L. CEDARD, G. CHAOUAT, J.C. CHALLIER, C. NEISMANN Eds. INSERM, 1989, Abst., 128.

[151] SIMON C., FRANCES A., PIQUETTE G.N.,et al. — IL-1 receptor antagonist prevents successful implantation in mice. *Endocrinology,* 1994, 134, 521-528.

[152] SMITH M.A., LUCIE N.P., FERGUSSION M.M. — Progesterone inhibits proliferation of human marrow colony forming cells (CFU-GM) through increased prostaglandin production by marrow monocytes. *Br. J. Haematol.,* 1986, 63, 649-658.

[153] SPENCER T.E., ING N.H., MIRANDO G.H., et al. — Ovine interferon tau (oIFNτ) regulates endometrial estrogen receptor (ER) and oxytocin receptor (OTR) gene transcription. *Proc. Soc. Reprod. Biol. Biol. Reprod.,* 1995, 52, A125.

[154] STEWART C.L., KASPAR P., BRULET L.J., et al. — Blastocyst implantation depends on maternal expression of leukaemia inhibitory factor. *Nature,* 1992, 359, 76-79.

[155] STEWART H.J., Mc CANN S.H.E., et al. — Interferon sequence homology and receptor binding activity of ovine trophoblast antiluteolytic protein. *J. Endocrinol.,* 1987, 115, R13-R15.

[156] STEWART H.J., Mc CANN S.H.E., FLINT A.P.F. — Structure of an interferon-αII gene expressed in the bovine conceptus early in gestation. *J. Mol. Endocrinol.,* 1990, 2, 65-70.

[157] STEWART H.J., Mc CANN S.H.E., NORTHROP A.J., et al. — Sheep antiluteolytic interferon cDNA sequence and analysis of mRNA levels. *Mol. Endocrinol.,* 1989, 2, 65-70.

[158] STITES D.P., SIITERI P.K. — Steroïds as immunosuppressants in pregnancy. *Immunol. Rev.,* 1983, 75, 117-137.

[159] SZEKERES-BARTHO J., AUTRAN B., DEBRE P., et al. — Immunoregulatory effects of a suppressor factor from healthy pregnant women's lymphocytes after progesterone induction. *Cell. Immunol.,* 1989, 122, 281-294.

[160] SZEKERES-BARTHO J., CHAOUAT G. A. — T cell derived progesterone induced blocking factor correct resorbtions in a murine abortion system. *Am. J. Reprod. Immunol.,* 1990, 23, 26-29.

[161] SZEKERES-BARTHO J., KILAR F., FALKAY G., et al. — Progesterone treated lymphocytes release a substance inhibiting cytotoxicity and prostaglandin synthesis. *Am. J. Reprod. Immunol.*, 1985, 9, 15-21.
[162] SZEKERES-BARTHO J., REZNIKOFF ETIEVANT M., VARGA P., et al. — Lymphocytic progesterone receptors in human pregnancy. *J. Reprod. Immunol.*, 1989, 16, 239-247.
[163] SZEKERES-BARTHO J., SZEKERES G., DEBRE P., et al. — Reactivity of lymphocytes to a progesterone receptor specific monoclonal antibody. *Cell. Immunol.*, 1990, 125, 273-283.
[164] SZEKERES-BARTHO J., VARGA P., KINSKY R., et al. — Immunomodulation dépendente de la progestérone durant la grossesse. *Biologie cellulaire et moléculaire de la relation materno fetale.* Editions INSERM/John Libbey, 1991, 309-317.
[165] TAGUCHI F., KAJIOKA J., SHIMADA N. — Presence of interferon and antibodies to BK virus in amniotic fluid of normal pregnant women. *Acta Virol.*, 1985, 29, 299-304.
[166] TANGRI S., RAGHUPATHY R. — Expression of cytokines in placentas of mice undergoing immunologically mediated spontaneous fetal resorptions. *Biol. Reprod.*, 1993, 49, 850-856.
[167] TANGRI S., WEGMANN T.G., LIN H., RAGHUPATHY R. — Maternal anti placental activity in natural, immunologically mediated fetal resorption. *J. Immunol.*, 1994, 152, 4903-4911.
[168] TARTAKOWSKY B., GOLDSTEIN B., BEN YAIR B. — *In vivo* modulation of pre embryonic development by cytokines. *Biologie cellulaire et moléculaire de la relation materno fetale.* Editions INSERM/John Libbey, 1991, 239-245.
[169] TARTAKOWSKY B., GORELIK E. — Murine models of immunologically induced abortions.b*Immunologie de la relation materno fetale.* Colloque INSERM CNRS. G. CHAOUAT Ed. INSERM Ed., 1987, 154, 399-412.
[170] TINEKE C.T.M., VAN DER POUW KRAAN, BOEIJE L.C.M., et al. — Prostaglandin-E2 is a potent inhibitor of human interleukin 12 production. *J. Exp. Med.*, 1995, 181, 775-779.
[171] TSUJI S., LEE Y., NAKAGAWA S., SATOMI S., ISOJIMA S. — IL-2 receptor-inhibiting substance in the sedimented fraction (105,000g) of culture medium of choriocarcinoma cell line. *6th Intern. Congr. Immunol. National Research Council of Canada,* 1986, 6,14 et 21.
[172] TUO W., OTT T.L., BAZER F.W. — Natural Killer cell activity of lymphocytes exposed to ovine, type I, trophoblast interferon. *Am. J. Reprod. Immunol.*, 1993, 29, 26-34.
[173] VINATIER D., MONNIER J.C. — Reconnaissance immunologique de la grossesse: Physiologie. *J. Gynecol. Obstet. Biol. Reprod.*, 1993, 22, 709-721.
[174] WARNER S.J.C., LIBBY P. — Human vascular smooth muscle. Target for and source of tumor necrosis factor. *J. Immunol.*, 1989, 142, 100-110.
[175] WEGMANN T.G. — Fetal protection against abortion : is it immunosuppression or immunostimu-lation? *Ann. Immunol. Inst. Pasteur,* 1984, 135D, 309-311.
[176] WEGMANN T.G., ATHANASSAKIS I., GUILBERT L., et al. — The role of M-CSF and GM-CSF in fostering placental growth, and fetal survival. *Transplantation Proceeding,* 1989, 21, 566-568.
[177] WEGMANN T.G., LIN H., GUILBERT L., MOSSMAN T.H. — Bi-directional cytokines interactions in the materno fetal relationship: successful allopregnancy is a Th2 phenomenon. *Immunol. Today.*, 1993, 14, 353-355.
[178] WEGMANN T.G., MOSSMAN T.R., CARLSON G., et al. — The ability of the murine placenta to absorb monoclonal anti fetal H-2 K antibody from the maternal circulation. *J. Immunol.*, 1979, 122, 270-277.
[179] WEISLOW O.S., KISER R., ALLEN P.T., FOWLER A.K. — Partial purification of a placental interferon with atypical characteristics. *J. Interferon Res.*, 1983, 3, 291-298.
[180] WHALEY A.E., CARROLL R.S., NEPHEW K.P., IMAKAWA K. — Molecular cloning of unique interferons from human placenta. *J. IFN Res.*, 1991, 11, Abstr. 69.
[181] YAGEL S., ROSSENN H.B., KEISER N. — Progesterone enhancement of prostaglandin E2 production by fetal placental macrophages. *Am. J. Reprod. Immunol. Microbiol.*, 1987, 14, 45-48.
[182] YAMADA K., SHIMIZU Y., OKAMURA K., et al. — Study of IFN production during pregnancy inmice and antiviral activity in the placenta. *Am. J. Obstet. Gynecol.*, 1985, 153, 335-341.
[183] ZUBER P., KUPPNER M.C., de TRIBOLET N. — TGF-β2 downregulates HLA-DR antigen expression on human malignant glioma cells. *Eur. J. Immunol.*, 1988, 18, 1623-1626.
[184] ZUCKERMAN F.A., HEAD J.R. — Murine trophoblast resist cell mediated lysis. I. Resistance to allospecific cytotoxic T lymphocytes. *J. Immunol.*, 1987, 139, 2856-2859.
[185] ZUCKERMAN F.A., HEAD J.R. — Murine trophoblast resist cell mediated lysis. II. Resistance to natural cell mediated cytotoxicity. *Cell. Immunol.*, 1988, 116, 274-286.

Chapitre 32

CYTOKINES ET INFLAMMATION

N. HAEFFNER-CAVAILLON, J.-M. CAVAILLON

INTRODUCTION

La réponse inflammatoire est une réponse normale immédiate et transitoire à toute agression exterieure. Elle peut, toutefois, s'exprimer de façon pathologique et chronique. Quatre manifestations décrites dès le 1er siècle après J.C. par Cornélius Celsus (mais mentionnées déjà par les égyptiens en 1650 avant J.C.): rubor et tumor cum calore et dolore, caractérisent l'aspect clinique de l'inflammation (figure 32.1). Durant ces dix dernières années, on a identifié de nombreuses molécules impliquées dans la réponse inflammatoire qui permettent d'en mieux comprendre la complexité. Ces molécules déclenchent:

- une vasodilatation des capillaires sanguins,
- une exsudation des protéines plasmatiques,
- une attraction par chimiotactisme des globules blancs et leur activation,
- une élimination de la particule étrangère (phagocytose),
- une phase de réparation (cicatrisation).

La pénétration d'un corps étranger dans l'organisme est décelée par deux types de molécules intrinsèques (opsonines) capables de réagir avec de nombreux récepteurs présents à la surface des cellules du système immunitaire. Ces interactions opsonines - récepteurs déclenchent et maintiennent la réponse inflammatoire jusqu'à l'élimination de la particule étrangère. Deux familles de molécules représentent les opsonines: d'une part les anticorps naturels (présents en absence de stimulation volontaire) et les anticorps résultant d'une immunisation, d'autre part les fragments de clivage des composants C3 et C5 produits lors de l'activation du complément. Les anticorps sont des protéines (immunoglobulines) aptes à reconnaître certaines structures spécifiques (épitopes) présentes à la surface de la particule étrangère. Ils font partie de l'immunité spécifique. Le système du complément appartient à l'immunité non-spécifique des défenses humorales et cellulaires, et il est capable de reconnaître toute particule étrangère en absence de spécificité antigènique.

L'activation du complément est à l'origine de la réponse inflammatoire puisqu'elle conduit à la formation des anaphylatoxines C5a, C3a et C4a capables de provoquer une vasodilatation, la synthèse de substances chimiotactiques, l'activation des cellules phagocytaires et enfin la libération de cytokines. Ces dernières vont permettre la production

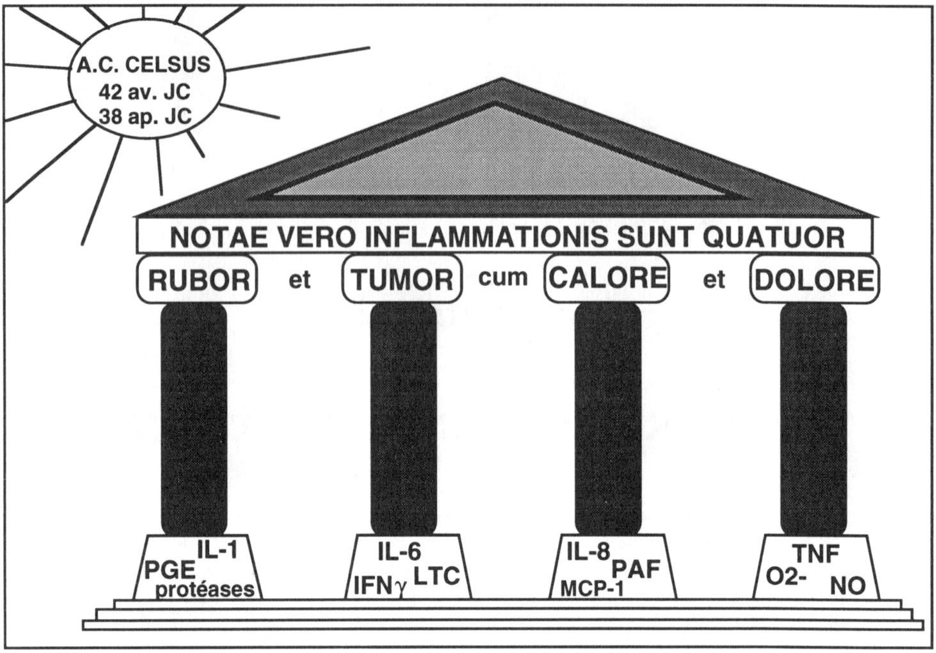

FIG. 32.1 — *La définition de l'inflammation revient à un écrivain du 1er siècle avant J.-C.; il a fallu 20 siècles pour que les médiateurs des manifestations qui la caractérisent soient connus.*

en cascade d'autres cytokines impliquées dans l'amplification ou l'inhibition de la réponse inflammatoire. La production de tous les médiateurs de la réponse inflammatoire harmonieusement équilibrée va permettre d'éliminer la particule étrangère et d'aboutir à une cicatrisation des tissus et au retour d'un équilibre physiologique du réseau des cytokines. Au contraire, une amplification non contrôlée de la production de ces médiateurs entraîne parfois une production de cytokines pouvant aller jusqu'à l'état de choc.

DÉCLENCHEMENT DE LA REPONSE INFLAMMATOIRE

Très souvent le concept de l'inflammation est étroitement lié à l'infection; néanmoins l'inflammation est déclenchée par toute agression pouvant léser les cellules. De l'agresseur dépend la nature et l'intensité de cette réponse inflammatoire. L'intensité de la réponse est corrélée à la capacité d'activer localement les réactions de défenses comme le système du complément, la sécrétion de cytokines, la libération des médiateurs lipidiques et des radicaux libres du stress oxydatif, etc.. Les molécules responsables du déclenchement immédiat de cette réponse inflammatoire sont, sans aucun doute, les amines vasoactives libérées par les mastocytes et les plaquettes des tissus et des capillaires lésés (figure 32.2). L'activation du complément, du facteur XII et du facteur de Hageman par les substances présentes au site inflammatoire permet la formation en cascade des kinines qui provoquent une dilatation de certains vaisseaux et la contraction des muscles lisses. Ces médiateurs agissant sur les terminaisons des neurones afférents sont en partie responsables de la douleur associée à l'inflammation et interviennent dans l'apparition de l'oedème et dans l'augmentation de la chaleur locale. La complexité de la réponse inflammatoire provient du fait que ces médiateurs vont provoquer la libération d'autres substances activatrices réalisant une boucle amplificatrice et un entretien autocrine des phénomènes inflammatoires.

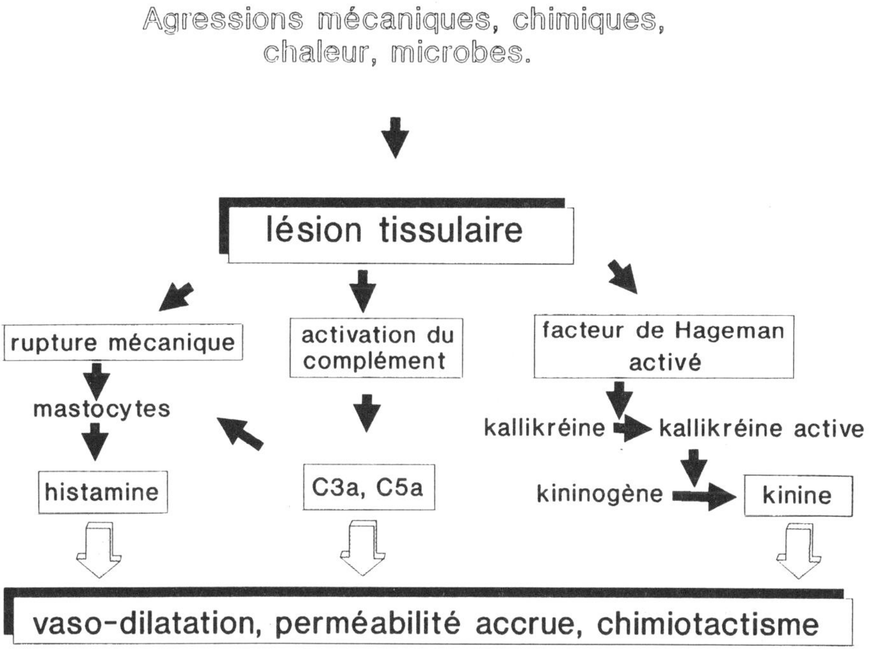

FIG. 32.2 — *Représentation schématique des mécanismes indépendants des cytokines impliqués dans le déclenchement de la réponse inflammatoire.*

Les signaux d'activation précoces et immédiats sont pris en relais par les cytokines libérées par les leucocytes et les cellules endothéliales activées. La réponse inflammatoire produit elle-même des lésions qui détruisent la paroi vasculaire et les tissus adjacents par l'activation d'enzymes hydrolytiques. Cette production et cette activation sont régulées par les cytokines. La réaction inflammatoire aiguë permet à l'organisme de contenir et d'éliminer les agents infectieux ou les composés étrangers (matériel implantable) dans les tissus grâce à l'infiltration leucocytaire. Trente à soixante minutes après l'instauration de l'inflammation, les neutrophiles adhérent aux parois endothéliales et manifestent une activité amiboïde, puis les cellules pénètrent dans les zones tissulaires enflammées. L'exsudation des monocytes se fait plus tard (> 24 h). Les leucocytes du sang périphérique constituent une force de cellules recrutables très rapidement qui migrent en réponse à des facteurs chimiotactiques comme l'IL-8 et le MCP-1 produits en partie par les cellules endothéliales activées au site inflammatoire. Les facteurs chimiotactiques induisent une polarisation des cellules endothéliales, un relargage du contenu de leurs granules et augmentent leur capacité adhésive. La cinétique des phénomènes impliqués dans une réaction inflammatoire déclenchée par une injection chez l'animal de bactéries vivantes (E. coli) est schématisée sur la figure 32.3. On obtient des résultats analogues en injectant du C5a ou de l'IL-1 recombinante, indiquant le rôle de ces facteurs dans l'origine de la réaction inflammatoire.

La compréhension des mécanismes qui gouvernent la réponse inflammatoire passe donc obligatoirement par celle des fonctions de l'endothélium, barrière qui régit les échanges entre le sang et les tissus. Ces dernières années ont montré le rôle actif crucial des cellules endothéliales dans la régulation de la perméabilité transcapillaire, le contrôle de la prolifération des cellules hématopoïetiques et toutes les phases de la réponse inflammatoire.

Ces cellules endothéliales sont simultanément, les cibles des médiateurs et des cytokines de l'inflammation qui vont provoquer leur activation, et les cellules produisant

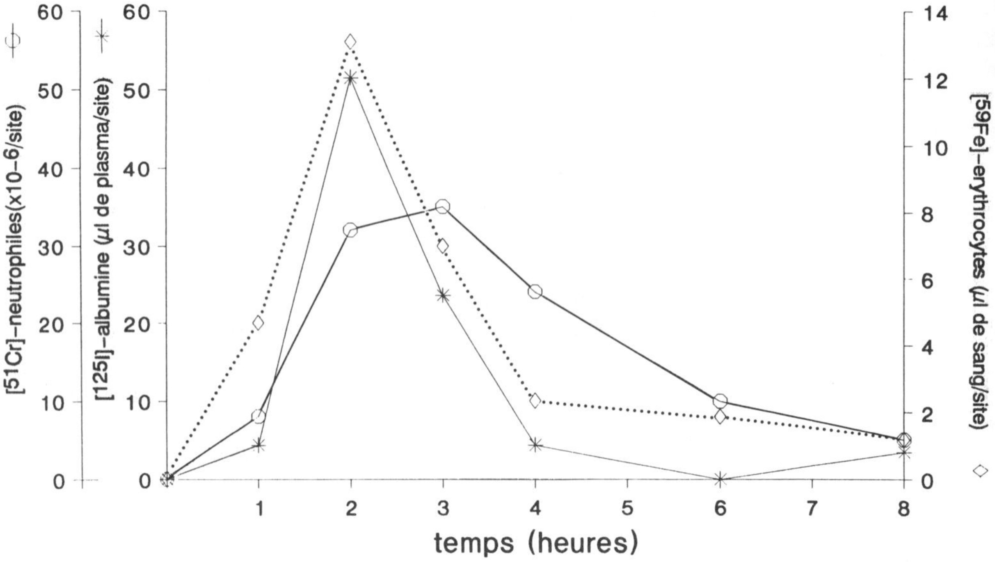

FIG. 32.3 — *Cinétique des réactions inflammatoires chez le lapin à la suite d'une injection sous-cutanée de bactéries vivantes (2x10^7 E. coli), de C5a ou d'IL-1ß recombinante. L'exsudation plasmatique a été déterminée à la suite d'une injection i.v. d'albumine radiomarquée (^{125}I-Alb) 15 minutes avant le sacrifice de l'animal. L'accumulation des neutrophiles au site inflammatoire a été évaluée à la suite d'une injection i.v. de neutrophiles autologues marqués (^{51}Cr-N) 60 minutes avant le sacrifice. Des globules rouges autologues marqués injectés (I.V.) 60 minutes avant le sacrifice ont permis de mesurer la microhémorragie. Le temps représente l'âge de la lésion.*

et sécrétant une partie de ces mêmes molécules. La présence de tous ces processus d'auto-entretien, d'amplification et d'inhibition contrôlés par les cytokines à actions synergiques ou opposées est responsable de la complexité du contrôle de la réponse inflammatoire.

PRESENCE DES CYTOKINES AU SEIN DU FOYER INFLAMMATOIRE

Induction des cytokines dans le foyer inflammatoire

Les résidus bactériens (endotoxines, LPS) et les fragments qui résultent du clivage du complément sont capables d'induire la synthèse des cytokines au niveau des foyers inflammatoires. Deux types de ligands sont produits au cours de l'activation du complément : les uns, les anaphylatoxines C3a et C5a, participent au déclenchement de la réaction inflammatoire par leurs propriétés chimiotactiques et activatrices de cellules pro-inflammatoires et phagocytaires; les autres, C3b et C3bi, participent plus particulièrement à l'activation des cellules *in situ* puisqu'ils interagissent avec des récepteurs spécifiques présents sur les cellules du site inflammatoire.

Parmi les cibles des anaphylatoxines, les mastocytes, dont le rôle dans l'hypersensibilité immédiate dépendante des IgE est bien connu, sont des cellules de choix participant à la réaction inflammatoire. On les trouve dans tous les tissus vascularisés et plus particulièrement dans la peau. Ces cellules contiennent un grand nombre d'enzymes lysosomiales, des hydrolases acides, une superoxyde dismutase et une myéloperoxydase libérées en même temps que l'histamine lors de l'activation des cellules par les anaphylatoxines. Ces mastocytes produisent aussi un certain nombre de médiateurs dérivés du métabolisme de l'acide arachidonique (PGD2, LTB4 et LTC4) et un grand nombre de cytokines (IL-1α, IL-3, IL-4, IL-5, IL-6, IL-8, IL-13, TNFα, GM-CSF, IFNγ, MCP-1, MIP-1, RANTES ...).

Les anaphylatoxines sont capables aussi d'activer les monocytes et les neutrophiles. In vitro, le C5a est chimiotactique pour les neutrophiles, le C5adesArg inactif. Celui-ci est le dérivé du C5a inactivé par la carboxypeptidase N qui élimine son résidu COOH-arginine terminal. Cette inactivation n'a probablement lieu, in vivo, que dans la circulation. Par contre, la migration des monocytes humains in vitro est aussi efficace en présence de C5a que de C5adesArg, bien que l'affinité du C5a pour ses récepteurs exprimés à la surface des monocytes soit supérieure à celle du C5adesArg. La stimulation des monocytes par le C5a naturel ou recombinant, de même que par le C3a ou C3adesArg induit une production d'IL-1. Il existe une synergie entre les LPS et les anaphylatoxines dans l'induction d'IL-1 et du TNFα.

Les circulations extracorporelles utilisées en clinique humaine ont permis de démontrer in vivo la participation des anaphylatoxines au déclenchement de la réaction inflammatoire. On observe chez les patients hémodialysés sur des membranes activatrices du complément une apparition de C3a et C5a dans le plasma qui coïncide avec une augmentation à la surface des neutrophiles des récepteurs CR1 (CD35) et CR3 (CD11b /CD18) impliqués dans les phénomènes de phagocytose et d'adhésion cellulaire [4]. Cette augmentation d'expression des récepteurs corrèle avec la leucopénie transitoire observée au cours de l'hémodialyse. Il existe une augmentation du taux de TNFα et d'IL-6 sérique et une activation des monocytes circulants qui se traduit par la présence d'IL-1 intracellulaire. Au cours des circulations extracorporelles (CEC), lors d'interventions chirurgicales à coeur ouvert, on a décrit une augmentation de la perméabilité vasculaire, une accumulation de liquides interstitiels, une leucocytose et un état fébrile désignés par le terme "syndrome post-CEC". La production d'anaphylatoxines au cours des circulations extracorporelles a été observée depuis de nombreuses années. Elle coïncide avec une margination transitoire des polynucléaires. On sait, depuis peu, que cette production de C3a et C5a est suivie d'une production d'IL-1 qui coïncide avec une augmentation de la température corporelle et qui pourrait être le reflet de l'activité pyrogène de l'IL-1. Cette production d'IL-1 est suivie d'une augmentation du nombre relatif de monocytes circulants, manifestant la capacité de l'IL-1 à induire la synthèse de facteurs hématopoïétiques tels que le GM-CSF et le M-CSF. Toutes ces données suggèrent la participation, in vivo, de l'activation du complément dans la genèse de la réaction inflammatoire [18].

Le clivage du composé C3 par les C3 convertases est le point de convergence de l'activation du système du complément par la voie classique et la voie alterne. Ce clivage libère l'anaphylatoxine C3a, soluble et qui peut diffuser, et un fragment C3b, qui se lie de façon covalente à la surface activatrice et va, de ce fait, rester préférentiellement au site d'activation. Ce fragment peut se lier aux neutrophiles et aux macrophages par l'intermédiaire des récepteurs CR1 (CD35) et activer les cellules. CR1 (CD35) est une glycoprotéine polymorphe dont le gène a été cloné [2]. Deux sites de liaison pour C3b et un site de liaison C4b ont été localisés sur la forme allotypique majeure qui consiste en 4 unités répétitives de forte homologie (long homologous repeats; LHR). CR1 (CD35) prévient la formation des C3 convertases, joue un rôle majeur dans l'élimination des complexes immuns et participe à la régulation de la synthèse d'immunoglobulines par les lymphocytes B et à la phagocytose par les monocytes/macrophages de cibles opsonisées. Le récepteur CR1 (CD35) acquiert sa capacité phagocytaire après activation des cellules par des cytokines T ou par le PAF, autre médiateur de l'inflammation qui active la protéine kinase C et induit une phosphorylation des récepteurs. L'expression de CR1 (CD35) est modulée par les cytokines [20]. A la surface des neutrophiles, cette expression est augmentée de 5 à 10 fois en présence de TNFα, de leucotriène B4, et de C5a. Sur les monocytes, elle augmente en présence d'IL-4 et diminue en présence d'IFNγ. L'activation des récepteurs CR1 (CD35) provoque sa liaison au cytosquelette, sa phosphorylation et induit la production de facteur nucléaire NF-κB, ainsi que la synthèse et la sécrétion d'IL-1. Ce récepteur participe à la genèse et à la boucle amplificatrice de la réaction inflammatoire. Le fragment C3b, lié à une cible, peut être clivé par le facteur I en présence d'un cofacteur H ou du récepteur CR1 (CD35), en un fragment C3bi qui reste lié à la surface activatrice. Ce fragment est un des ligands du récepteur CR3 (CD11b/CD18).

Le récepteur CR3 (CD11b/CD18) appartient à la famille des intégrines (αm/β2) [20]. Les sous-unités α et β sont synthétisées sous forme de précurseurs et subissent une maturation avant d'être exprimées sous la forme d'un complexe non covalent à la surface des cellules phagocytaires et des cellules impliquées dans la cytotoxicité dépendante d'anticorps. Comme pour le récepteur CR1 (CD35) il existe un pool de récepteurs intracellulaire. L'IL-4, le PDGF (platelet derived growth factor), les anaphylatoxines et les lipopolysaccharides induisent une augmentation de l'expression de CR3 (CD11b /CD18). La stimulation de CR3 (CD11b/CD18) entraîne une synthèse et une production d'IL-1 qui reste exclusivement intracellulaire et membranaire [10].

Production des cytokines au site inflammatoire

La présence de cytokines dans les liquides biologiques environnant un foyer inflammatoire a été détectée en 1982 par quantification de l'activité biologique de l'IL-1 dans le fluide gingival de patients atteints de parodontites. La présence d'IL-1β a été confirmée ultérieurement par des dosages immunoenzymatiques. De même la présence de TNFα a été révélée dans les tissus environnants. Le liquide synovial prélevé chez des patients présentant des pathologies articulaires inflammatoires contient de l'IL-1, du TNFα, de l'IL-6, de l'IL-8, du GM-CSF, du TGFβ et les interférons alpha et gamma. L'IL-1 est présente non seulement dans l'environnement immédiat du site de l'inflammation mais aussi dans la circulation générale au cours des arthrites rhumatoïdes par exemple. La possibilité de détecter la présence de cytokines dans les liquides physiopathologiques et dans le plasma reflète d'une part la production excessive de ces cytokines et d'autre part une saturation des sites récepteurs ou une diminution de leur expression. La présence de cytokines comme l'IL-1 et le TNFα a été également décrite dans les selles de patients souffrant d'inflammation intestinale (maladie de Crohn, entérocolite) et dans les lavages broncho-alvéolaires dans différentes pathologies pulmonaires inflammatoires. Plus récemment, les ARNm de ces cytokines ont été mis directement en évidence dans les tissus sièges de foyers inflammatoires.

Au vu du grand nombre d'activités inflammatoires stimulées par l'IL-1 et le TNFα et en raison de leur capacité à produire une réaction au site d'injection, ces deux cytokines jouent un rôle fondamental dans la genèse de la réaction inflammatoire, dans son "auto-entretien" et dans la boucle de rétroinhibition impliquant l'axe neuroendocrinien. Sous l'effet de l'IL-1, du TNFα et de l'IL-6, l'hypothalamus produit un facteur (corticotropin-releasing factor : CRF) qui agit au niveau des cellules de l'hypophyse et leur fait produire l'hormone adrénocorticotrope (ACTH). Cette dernière génère une production de glucocorticoïdes qui sont de puissants inhibiteurs de la synthèse de cytokines.

L'IL-1 et le TNFα ne sont pas les seules cytokines présentes au site inflammatoire. Elles provoquent la synthèse d'IL-6 et de facteurs chimiotactiques comme les molécules de la famille de l'IL-8 (molécules Gro et PBP) et de la famille des molécules MCP-1/ MIP/ RANTES, par les macrophages et les cellules endothéliales. Ces molécules chimiotactiques participent non seulement au recrutement cellulaire au site inflammatoire, mais aussi à l'activation des cellules. L'IL-8 et les molécules apparentées provoquent la dégranulation des neutrophiles et stimulent le stress oxydatif permettant la formation de radicaux libres alors que le MCP-1 induit une libération d'histamine et une dégranulation des basophiles amplifiant ainsi les mécanismes permettant l'augmentation de la perméabilité vasculaire et la formation de médiateurs de l'inflammation.

Par des boucles amplificatrices autocrines, l'IL-1 et le TNFα augmentent la transcription de messagers d'IL-1 et de TNFα. Cette amplification de production est accrue par l'arrivée massive d'autres macrophages et de lymphocytes qui vont participer à la réponse inflammatoire en produisant de l'IFNγ, de l'IL-3 et d'autres facteurs de differenciation tels les GM-CSF et M-CSF qui agissent en synergie avec des signaux d'activation exogènes. L'IL-2 et l'IL-7 sont aussi à l'origine de la production d'IL-1, d'IL-6, d'IL-8 et de TNFα. Lors du passage de la barrière endothéliale, les monocytes sont stimulés par l'intermédiaire des molécules adhésives et certains gènes sont activés comme le gène du M-CSF; un deuxième signal, qui peut être produit par le LPS, est nécessaire pour provoquer la sécrétion du M-CSF. Lors de l'interaction des monocytes avec les molécules adhésives ou les protéines de la matrice, il se produit une première stimulation (priming) qui permet aux cellules d'être plus sensibles au deuxième signal. In vitro, l'IFNγ et l'IL-4 peuvent induire cette première étape de différenciation. L'IL-4 provoque de profonds changements sur les monocytes/macrophages et peut ainsi jouer un rôle modulateur de leur réponse dans la réaction inflammatoire. L'IL-4 augmente l'expression des récepteurs du complément, des molécules HLA-DR du récepteur Fcε (CD23) et leur confère une susceptibilité plus grande aux glucocorticoïdes. Elle contrebalance aussi l'augmentation des récepteurs Fcγ III (CD16) provoquée par le TGFβ. Enfin elle diminue la synthèse d'IL-1, d'IL-6 et de TNFα, la production de prostaglandines et des molécules réactives d'oxygène par les monocytes/macrophages alors qu'elle augmente la production d'IL-6 par les cellules endothéliales. L'IL-4 régule aussi l'apoptose des monocytes activés [26]. Le phénomène d'apoptose est une des voies naturelles de la régulation de leur viabilité (environ de 3 à 4 jours chez l'homme). Certains stimulateurs comme l'IL-1 et le TNFα permettent d'inhiber ce phénomène en permettant la survie des monocytes in vitro même en absence de sérum. L'IL-4 est capable de contrecarrer cette résistance induite par les cytokines et cet effet peut à son tour être inhibé par l'IFNγ. Le rôle anti-inflammatoire de l'IL-4 peut donc être dû en partie à sa capacité de réduire le nombre de monocytes/macrophages dans les tissus, au niveau du site inflammatoire et par le déclenchement des signaux responsables de l'apoptose des monocytes/macrophages activés produisant des cytokines pro-inflammatoires.

ROLE DES CYTOKINES AU SITE INFLAMMATOIRE

Activation des cellules endothéliales par les cytokines

L'endothélium vasculaire représente une barrière sélective qui permet les échanges continus de molécules et de cellules entre le sang et les tissus ou organes. L'endothélium assure le transfert des substances et participe à la margination cellulaire. Il repose sur la membrane basale qui joue un rôle de tamis moléculaire. Cette membrane basale permet l'attachement des cellules endothéliales sur un support de collagène (de type VI) par l'intermédiaire de glycoprotéines et protéoglycanes tels la fibronectine et l'héparanesulfate. La cellule endothéliale est polarisée; son versant en contact avec le sang (pôle luminal) sécrète des composés en rapport avec les phénomènes d'interactions plaquette-endothélium comme le Facteur de Willebrand ainsi que des prostaglandines et la prostacycline qui ont un pouvoir vasodilatateur et sont de puissants inhibiteurs de l'agrégation plaquettaire. Enfin il sécrète la thrombomoduline qui joue un rôle clé dans les mécanismes de défense vasculaire antithrombotiques. Le pôle luminal exprime une activité procoagulante due à des phospholipides qui peuvent être libérés dans le sang. La cellule

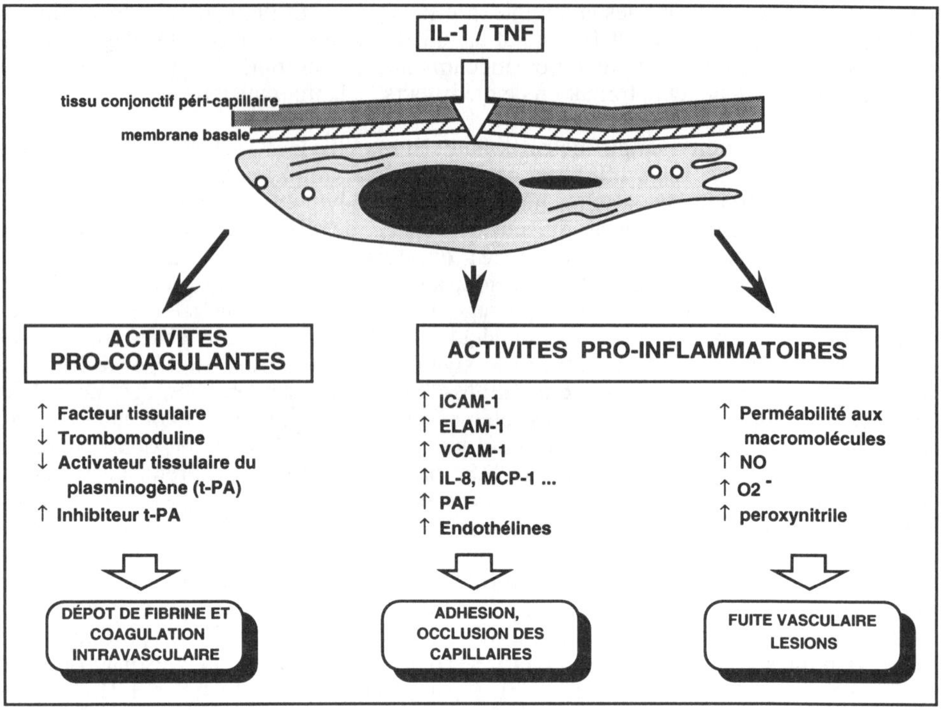

FIG. 32.4 — *Représentation schématique des effets du TNFα et de l'IL-1 sur les cellules endothéliales.*

endothéliale présente à sa surface l'enzyme de conversion qui convertit l'angiotensine I en angiotensine II et permet à l'endothélium de jouer un rôle majeur dans la régulation de la pression vasculaire. Par leur versant en contact avec la membrane basale, les cellules endothéliales produisent des glycosaminoglycanes tels l'héparane-sulfate. Les fonctions et les propriétés des cellules endothéliales sont variées et importantes puisqu'elles régissent l'équilibre thrombogènique/antithrombogènique (figure 32.4.).

L'IL-1, le TNFα et le TNFβ induisent l'augmentation de la synthèse des PGI2, la stimulation de sécrétion d'IL-8, la synthèse et la production d'IL-1 intracellulaire et membranaire et des changements morphologiques accompagnés d'une réorganisation du cytosquelette. Ces changements morphologiques provoqués aussi par l'IFNγ sont réversibles. En outre les cytokines jouent un rôle sur l'expression des molécules permettant l'adhésion des globules blancs à la surface endothéliale et leur margination.

Rôle régulateur des cytokines dans les mécanismes d'adhésion

L'adhésion leucocytaire, phénomène indispensable à la migration des leucocytes vers la zone inflammatoire, dépend de processus étroitement régulés par les cytokines [24]. Ces processus font intervenir des interactions cellules-cellules et des reconnaissances cellules-protéines de la matrice (tableau 32.1). L'adhésion des cellules dépend de l'expression de récepteurs dont l'avidité pour leurs ligands fluctue en fonction de l'état d'activation de la cellule [32]. Parmi les facteurs qui contrôlent l'expression et/ou l'avidité des récepteurs membranaires, les cytokines jouent un rôle clé (figure 32.5). La diapédèse requiert non seulement une capacité de liaison des cellules aux cellules endothéliales, mais aussi la régulation de l'expression de ligands à la surface de ces cellules. Parmi les molécules bien caractérisées impliquées dans les phénomènes d'adhérence, on trouve les intégrines leucocytaires (molécules Leu-CAM; leukocyte cell adhesion molecule) (tableau 32.1).

Les intégrines sont des hétérodimères constitués d'une chaîne α et d'une chaîne ß [6]. Il existe trois chaînes ß caractérisées qui peuvent s'associer avec différentes chaînes α définissant trois grandes classes d'intégrines, (Leu-CAM (CD11/CD18), VLA (CD49/CD29) et gpIIb/IIIa (CD41/CD61)). On a longtemps supposé que le rôle des intégrines était de renforcer, dans le cas des lymphocytes, l'interaction antigène/récepteur cellulaire par de nombreuses interactions de basse affinité produisant une liaison thermodynamiquement stable. On pense aujourd'hui que les intégrines peuvent, à la suite de changements de conformation provoqués par activation cellulaire, transformer une cellule non-adhésive en cellule adhésive capable de lier les ligands présents sur la cellule cible avec une forte affinité [35]. Ces interactions de forte affinité sont capables de transmettre des signaux intracellulaires en synergie avec d'autres signaux permettant la prolifération des lymphocytes T. Une des conséquences directe de l'interaction des lymphocytes T avec la matrice extracellulaire est l'induction de la transcription de facteurs nucléaires (AP-1) et d'interféron gamma. Dans le cas des neutrophiles, ces interactions provoquent des oscillations transitoires de production de calcium intracellulaire associées, entre autre, à des phénomènes d'exocytose. Ces interactions jouent probablement aussi un rôle important dans la différenciation des cellules.

Divers modèles de coopération positive ont été décrits. Ainsi, l'adhésion des neutrophiles aux cellules endothéliales par l'intermédiaire des E-sélectines augmente l'affinité de CR3 (CD11b/CD18) à son ligand. De même la stimulation du récepteur à la fibronectine α5β1 à la surface des macrophages induit une augmentation de CR3 (CD11b/CD18) indiquant des transmissions de signaux entre les intégrines au sein même d'une cellule. Il

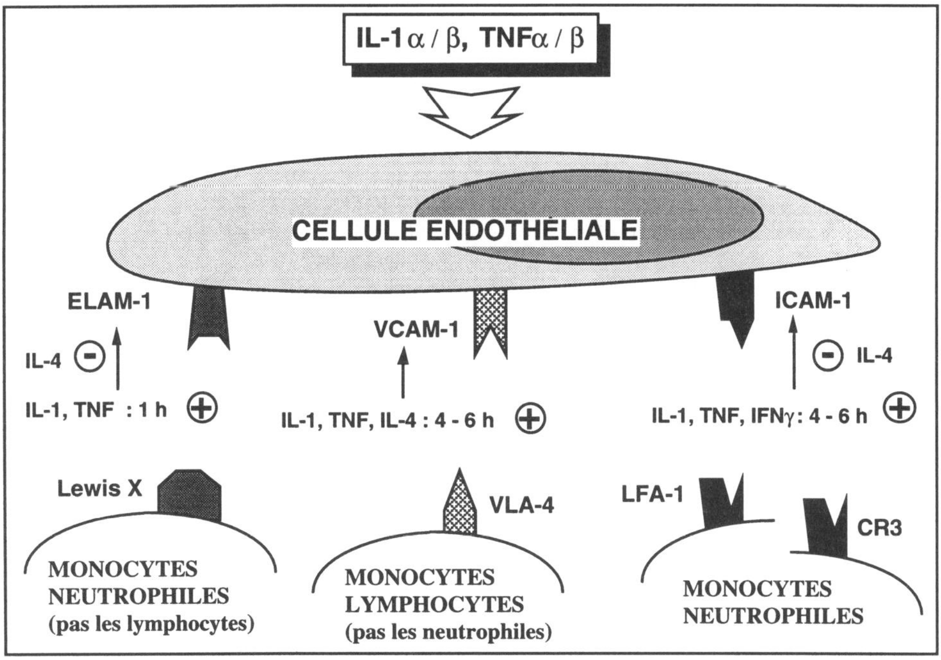

FIG. 32.5 — *Régulation par les cytokines des molécules impliquées dans l'adhésion leucocytaire.*

existerait donc une régulation en cascade de l'affinité des diverses intégrines qui pourrait permettre d'ajouter un niveau de contrôle de l'activation cellulaire, cette cascade d'événements étant elle-même sous la régulation probable du réseau des cytokines. L'expression des intégrines leucocytaires peut, en effet, être régulée par une synthèse de novo et par une augmentation à partir d'un pool préformé.

Trois intégrines sont présentes à la surface des lymphocytes, des monocytes et des neutrophiles: les molécules LFA-1 (CD11a/CD18), CR3 (CD11B/CD18; Mac-1) et p150-95 (CD11c/CD18; CR4). L'expression de CR3(CD11b/CD18) et p150-95 est très augmentée à la surface des monocytes et des neutrophiles en présence de facteurs chimiotactiques comme le C5a, les leucotriènes B4 et en présence d'IL-4. Cette induction très rapide provient d'un pool intracellulaire associé à des granules peroxidase-négatifs. Le niveau d'expression de la molécule LFA-1 est doublée à la surface des monocytes activés mais n'est pas modifiée dans le cas des neutrophiles. La capacité des intégrines à permettre l'adhésion aux cellules endothéliales ne dépend pas seulement du nombre de molécules exprimées mais également de leur conformation. Dans le cas des intégrines LFA-1 et CR3 (CD11b/CD18), une activation de la cellule est nécessaire pour que le récepteur ait une avidité suffisante pour son ligand et pour lui permettre d'adhérer. Les cytokines jouent un rôle déterminant dans l'expression et la modulation de la conformation de ces récepteurs [39]. Ainsi, l'IFNγ dimininue l'affinité de CR3 (CD11b/CD18)

TABLEAU 32.1 — FAMILLES DES RÉCEPTEURS MEMBRANAIRES INTERVENANT DANS LES PHÉNOMENES D'ADHÉSION CELLULAIRE

MOLÉCULES ADHÉSIVES	LIGANDS
Famille des Ig	
CD2	LFA-3
LFA-3 (CD58)	CD2
ICAM-1 (CD54)	LFA-1 , CR3 (CD11b/CD18)
ICAM-2, ICAM-3	LFA-1
VCAM-1	VLA-4
Intégrines	
LFA-1 (CD11a/CD18; αLβ2)	ICAM-1, ICAM-2
CR3(CD11b/CD18) (CD11b/CD18;αmβ2)	C3bi, ICAM-1, LPS
p150,95 (CD11c/CD18; αxβ2)	C3dg, C3bi
VLA-1 (CD4a/CD29; α1β1)	laminine, collagène
VLA-2 (CD49b/CD29; α2β1)	laminine, collagène
VLA-3 (CD49c/CD29; α3β1)	laminine, collagène, fibronectine
VLA-4 (CD49d/CD29; α4β1)	fibronectine, VCAM-1
VLA-5 (CD49e/CD29; α5β1)	fibronectine
VLA-6 (CD49f/CD29; α6β1)	laminine
GpIIb/IIIa (CD41/CD61; αIIbβ3)	fibrinogène, facteur VIII
CD51/CD29	fibronectine
CD51/CD61(αvβ3)	vitronectine, facteur VIII, fibrinogène, thrombospondine, osteopontine
Sélectines	
E-sélectine (ELAM-1)	antigène LewisX
L-sélectine (LECAM-1)	adressines vasculaires
P-sélectine (GMP-140, CD62)	3-sulfated galactosyl ceramide, Fucosyl N-acetyl lactosamine, Lewis X, (CD15)

pour son ligand sans changer le nombre de molécules exprimées à la surface des cellules. Dans le cas de la molécule LFA-1, l'activation des lymphocytes par le récepteur de l'antigène induit une activation de cette molécule. De nombreuses intégrines comme les récepteurs à la fibronectine (α5ß1) ou la laminine (α6ß1), nécessitent également une activation des leucocytes pour adopter une conformation active. Cette nécessité de prendre une conformation adéquate pour fixer son ligand est probablement une des voies de régulation qui permettent aux leucocytes circulants de ne pas s'agréger, entre eux ou à d'autres cellules, tant qu'un autre signal d'activation n'est pas présent. La plupart de ces signaux d'activation proviennent des cytokines. Les intégrines se lient aux cellules endothéliales par l'intermédiaire de ligands dont l'expression est aussi modulée par les cytokines (figure 32.5). La molécule LFA-1 a pour ligands les molécules ICAM-1 et ICAM-2 dont l'expression est augmentée par l'IL-1, le TNFα et l'IFNγ. Dans le cas des molécules ICAM-1, l'IL-4 induit une diminution d'expression.

D'autres molécules impliquées dans les phénomènes d'adhésion ne sont présentes qu'à la surface des cellules endothéliales activées par l'IL-1 ou le TNFα. Les molécules VCAM-1 (induites par l'IL-1, le TNFα mais non par l'IFNγ) se lient à l'intégrine α4ß1 (VLA4) présente sur les éosinophiles et les lymphocytes T mais pas sur les neutrophiles. L'expression de la molécule ELAM-1 (E-sélectine), dont l'intégrine ou la molécule adhésive correspondante n'est pas identifiée, est augmentée par l'IL-1 et le TNFα à la surface des cellules endothéliales; comme pour les molécules ICAM-1, cette augmentation de l'expression d'ELAM-1 induite par l'IL-1 ou le TNF α est contrebalancée en présence d'IL-4. Cette molécule ELAM-1 fait partie d'une famille de molécules, les sélectines, qui sont probablement les molécules adhésives les plus précocément impliquées dans les phénomènes inflammatoires. Il existe trois sortes de sélectines: les L-sélectines, les E-sélectines et les P-sélectines. L'IL-8, facteur chimiotactique des neutrophiles, amplifie l'expression des molécules ß2 (CD18), augmente l'adhésion des neutrophiles aux cellules endothéliales et aux matrices extracellulaires mais réduit l'adhésion des neutrophiles aux cellules endothéliales activées exprimant les E-selectines.

L'ensemble des évènements qui implique la capture des leucocytes circulants, leur roulement sur l'endothélium vasculaire, et leur adhésion ferme est schématisé sur la figure

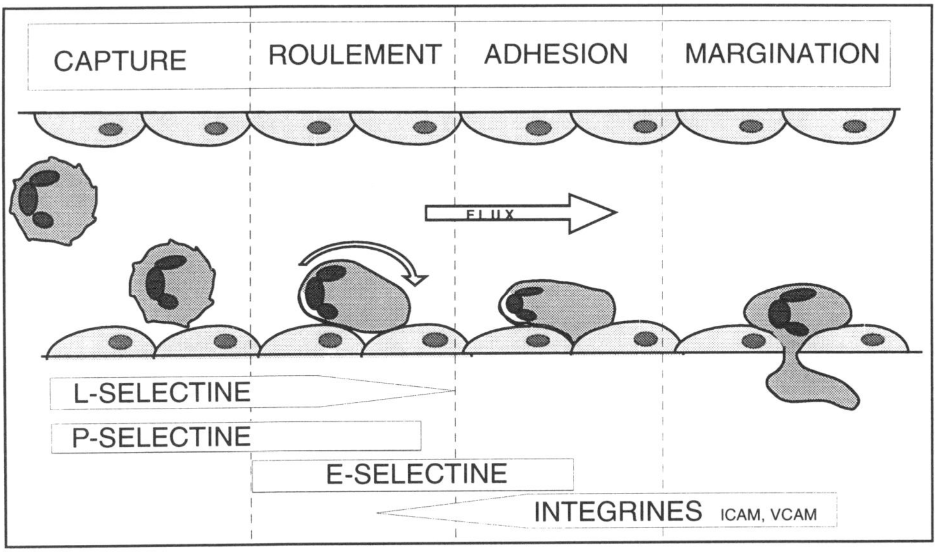

FIG. 32.6 — *La participation séquentielle des sélectines et des intégrines dans la capture, le roulement et l'arrêt des leucocytes circulants à la surface de l'endothélium.*

32.6. A la suite des phénomènes d'adhésion les cellules doivent passer la barrière endothéliale pour migrer vers les tissus de la zone inflammatoire. Ces mécanismes requièrent aussi la participation des cytokines. Le TNFα et l'IFNγ permettent une adhésion des lymphocytes, stable pendant plus de deux heures; l'IL-1ß induit une adhésion transitoire. Seuls le TNFα et l'IFN peuvent induire une transmigration des cellules indiquant que ce sont des mécanismes différents qui régulent ces phénomènes [27].

L'étude clinique de patients atteints d'un déficit d'expression des molécules Leu-CAM à la surface des leucocytes a permis de comprendre le rôle crucial de ces molécules dans les phénomènes d'adhésion et dans l'activation des cellules du système immunitaire. Ces malades présentent un déficit d'expression de la chaîne ß2 à la suite de mutations ou de délétions dans les gènes codants pour cette chaîne. Leurs polynucléaires ne sont plus capables d'adhérer aux cellules endothéliales ni de phagocyter ou de produire une réponse oxydative à des particules opsonisées par des fragments du complément; enfin, leurs cellules ne peuvent plus migrer vers les sites inflammatoires.

De la coordination de l'ensemble des événements qui régissent l'expression fonctionelle des molécules adhésives dépend une réponse appropriée et rapide des cellules circulantes.

Rôle des cytokines dans la coagulation

Les premières études concernant le rôle des cytokines sur les fonctions des cellules endothéliales ont démontré que l'IL-1 et le TNFα augmentent les fonctions procoagulantes; cet effet est transitoire et inhibé en présence de cycloheximide ce qui indique la nécessité d'une synthèse protéique. Cette coagulation induite par l'IL-1 et le TNFα implique l'induction du facteur tissulaire, qui peut être observée non seulement à la surface des cellules endothéliales mais également à la surface des monocytes. Ces deux cytokines diminuent la présence de thrombomoduline à la surface des cellules endothéliales, augmentent la sécrétion d'un inhibiteur de l'activateur tissulaire du plasminogène (tPA) et diminuent la sécrétion de tPA. Tous ces effets modifient l'équilibre thrombogénique induisant un dépôt de fibrine et une coagulation intravasculaire. Il s'avère que l'IL-1 et le TNF stimulent séquentiellement la fibrinolyse avant la coagulation (figure 32.7). L'IL-6 est également capable d'initier la coagulation, mais sans effets directs sur l'expression du facteur tissulaire [45,46].

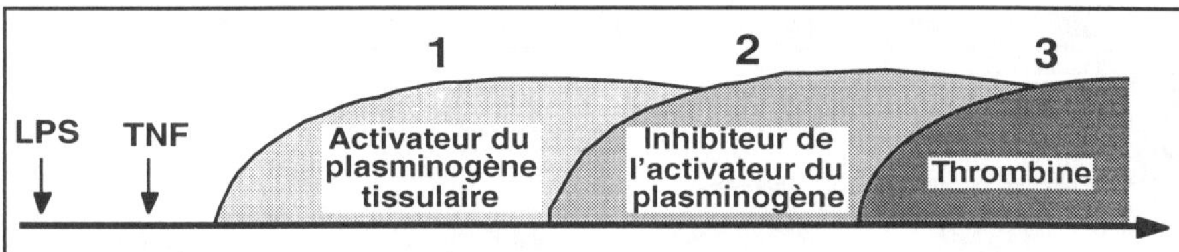

	coagulation	fibrinolyse
TNF	+ *	+
IL-1	+ *	+
IL-6	+	-

* via l'induction du facteur tissulaire

FIG 32.7 — *Résumé des relations entre cytokines et coagulation*

Rôle des cytokines dans la production de médiateurs lipidiques et de radicaux libres

Au cours des processus inflammatoires les cellules phagocytaires libèrent des médiateurs dérivés du métabolisme de l'acide arachidonique. Parmi ceux-ci les leucotriènes, les prostaglandines et les thromboxanes font partie du groupe des eicosanoïdes. La première étape de production des prostaglandines et des thromboxanes est catalysée par la cyclooxygénase alors que la voie de production des leucotriènes est régulée par la lipooxygénase. Bien des effets attribués à l'IL-1 et/ou au TNFα sont provoqués par la production de prostaglandines par les cellules cibles de ces cytokines. Certaines activités de l'IL-1 peuvent être ainsi stoppées par des inhibiteurs de l'activité de la cyclooxygénase comme l'aspirine. Celle-ci stoppe l'activité de la cyclooxygénase en acétylant le groupe NH_2 terminal de l'enzyme. Les médiateurs lipidiques jouent un rôle primordial dans les effets précoces de l'inflammation puisque ces molécules sont impliquées,- dans l'équilibre vasoconstriction / vasodilatation et agrégation plaquettaire / désagrégation. Le TNF et l'IL-1 induisent une production de PGE_2 (vasodilatateur) par de très nombreuses cellules cibles comme les cellules endothéliales, les macrophages, les cellules synoviales, les fibroblastes etc... L'IL-1 et le TGFß, comme la thrombine, l'adrénaline et l'angiotensine II induisent la production d'endothéline qui provoque une vasoconstriction et augmente la pression sanguine. L'endothéline décrite en 1988, fait partie d'une nouvelle famille de cytokines [28]. Quatre endothelines ont été décrites. Il s'agit de peptides de 21 a.a. dérivant d'un précurseur de 39 a.a. agissant via des récepteurs présentant 7 domaines transmembranaires et couplés à la protéine G. Outre les cellules endothéliales, les monocytes, les cellules de Kupffer, les hépatocytes, les cellules de l'épithélium de la thyroïde, les cellules gliales et les astrocytes produisent l'endothéline. Au delà de ses propriétés de constriction sur le muscle lisse, l'endothéline possède diverses activités sur le poumon, le rein, l'hypophyse et le foie.

L'activation des cellules endothéliales par les cytokines permet la libération de vasoconstricteurs: le thromboxane A_2, la PGH_2 et l'anion superoxyde. Il faut noter que la durée de vie de ces médiateurs lipidiques est très courte (demi-vie inférieure à 30 secondes pour le thromboxane A_2 à un pH physiologique). L'IL-1 est aussi capable d'induire une activation par les neutrophiles de la voie de la lipoxygénase libérant des leucotriènes (LTC_4 vasoconstricteur, LTB_4 chimiotactique, ou LTD_4 amplificateur de la perméabilité vasculaire) et une augmentation par les cellules endothéliales des prostacyclines (PGI_2) (vasodilatatrices et désagrégantes plaquettaires).

Un autre lipide impliqué pharmacologiquement très actif, est le PAF-acéther. Le PAF est un bronchoconstricteur puissant qui entraîne une activation des plaquettes provoquant une activité procoagulante plaquettaire. Il n'est pas présent dans les cellules endothéliales au repos, il se forme dans les minutes qui suivent une stimulation des cellules par la thrombine, l'histamine ou les leucotriènes C_4. Il reste présent à la surface des cellules endothéliales et sert de costimulateur des neutrophiles qui adhérent à la paroi endothéliale [52]. L'interaction du PAF avec son récepteur sur les neutrophiles augmente l'expression des molécules CD11a/CD18 et CD11b/CD18. Ce phénomène a été désigné sous le terme d'activation juxtacrine. Relargué dans la circulation, le PAF induit un relargage des L-sélectines puis se lie aux neutrophiles par un récepteur de forte affinité lié à une protéine G initiant les signaux d'activation. Ce récepteur influence aussi le niveau de calcium intracellulaire. Ces mécanismes ont été constatés sur des cultures de cellules endothéliales comme *in vivo*. Le PAF est ensuite détruit par les cellules endothéliales qui limite sa durée de vie. Il est également produit par des monocytes et les cellules endothéliales activés par l'IL-1 et le TNF. L'augmentation de la perméabilité vasculaire induite par l'IL-1 est probablement due en partie à l'action combinée des prostaglandines et du PAF (tableau 32.2).

La production de radicaux libres toxiques ($O_2^{\cdot}$) au cours du stress oxydatif, par les polynucléaires, les monocytes / macrophages, les cellules endothéliales et les fibroblastes

TABLEAU 32.2 — L'AUGMENTATION DE LA PERMEABILITE VASCULAIRE INDUITE PAR L'IL-1 EST LE RÉSULTAT D'UNE ACTION COMBINÉE DES PROSTAGLANDINES ET DU PAF [36]

INTERLEUKINE-1α *	+	+	+	+
PAF ANTAGONISTE	-	+	-	+
IBUPROFEN (inhibiteur cyclooxygénase)	-	-	+	+
PERMEABILITE VASCULAIRE (mg protéines/ ml humeur)	15	4.5	5	0.5

* L'IL-1α était injectée par voie intravitreuse chez le lapin

stimulés par les cytokines contribue à l'activité microbicide mais exerce aussi une destruction des tissus environnants
stimulés par l'IL-1 et le TNF, permet de produire localement au site inflammatoire un environnement toxique. La production des dérivés de l'oxygène par les cellules phagocytaires stimulées par les cytokines contribue à l'activité microbicide mais exerce aussi une destruction des tissus environnants. La peroxydation des acides gras insaturés des phospholipides de membranes provoque une altération de la fluidité et de la perméabilité s'accompagnant d'une libération des constituants cytoplasmiques. L'oxydation des acides aminés provoque aussi des altérations dans les protéines. L'IL-1, l'IL-6 et le TNF activent la manganèse-superoxyde dismutase qui convertit l'anion superoxyde en peroxyde d'hydrogène (H_2O_2). Des études récentes ont montré que la stimulation des cellules par le TNFα induit une transcription des messagers pour la manganèse-superoxyde dismutase. Cette augmentation de production de l'enzyme corrèle avec l'augmentation d'une résistance des cellules à l'action cytolytique du TNFα. Les cytokines exercent donc une action régulatrice intracellulaire entre l'induction de la production de radicaux libres de l'oxygène aux effets toxiques et l'augmentation de la production de la manganèse-superoxyde dismutase qui inhibe cette activité.

Rôle dans le catabolisme

Les neutrophiles dont l'action contre la réplication bactérienne ou fongique est bénéfique à l'individu dans les processus inflammatoires d'origine infectieuse, jouent cependant un rôle très important dans de nombreuses pathologies en dégradant les tissus et en provoquant un syndrome inflammatoire empêchant même les processus de cicatrisation. Ces processus de dégradation incluent, outre les produits oxydants, l'élastase et des enzymes protéolytiques et glycolytiques (tableau 32.3). L'activation des neutrophiles par les cytokines, et particulièrement par le TNFα, entretient tous les effets secondaires provoqués par les médiateurs de l'inflammation produits par ces cellules [25]. La dégradation du cartilage, au cours des arthropathies inflammatoires, est le résultat de l'activation cellulaire et de la production de médiateurs toxiques (protéases et oxydants). Les chondrocytes participent directement à l'initiation et à l'entretien de la réaction inflammatoire puisqu'ils peuvent produire de l'IL-1, de l'IL-6 et du TGFß.

De plus l'IL-1β et le TNFα stimulent la transcription des gènes de l'IL-8 dans des cultures de chondrocytes humains. L'IL-8, outre son activité chimiotactique pour les neutrophiles, provoque une dégranulation des cellules et une activation du stress respiratoire. Il semble que les chondrocytes puissent être à l'origine de la chondrolyse lors des pathologies articulaires inflammatoires.

TABLEAU 32.3 — MEDIATEURS DE L'INFLAMMATION PRODUITS PAR DES NEUTROPHILES ACTIVES PAR LES CYTOKINES.

MÉDIATEURS	EFFETS
stress oxydatif	
O2-	bactéricide, lésions endothéliales et tissulaires
H2O2	
OH.	
dégranulation	
PAF	agrégation plaquettaire
Cathepsines	dégradation de fibrilles de collagène
Collagènase	destruction du collagène
Lysozyme	activité bactéricide, inhibition de la chimiotaxie
Lactoferrine	fixation du fer, adhérence, peroxydase
Myéloperoxydase	augmente H2O2
dérivés de l'acide arachidonique	
prostaglandines E2	vasodilatation
prostacyclines	
thromboxane	agrégation plaquettaire
leucotriènes	augmentation de la perméabilité vasculaire,
vasoconstriction, agrégation..	
HETE	chimiotaxie, perméabilité

L'IL-1 comme le TNF est aussi à l'origine de l'ostéolyse. La résorption osseuse résulte d'une activation des ostéoclastes par les cytokines. Les parodontites sont un exemple de l'action d'ostéolyse de l'IL-1 et du TNFα dont la production a été décelée dans le fluide gingival. Il existe des messagers pour l'IL-1α et l'IL-1β dans les tissus gingivaux et les monocytes du sang périphérique de patients atteints de parodontites. Ces monocytes en culture sécrètent de l'IL-1β.

Des études concernant la protéolyse musculaire montrent que le TNF diminue la synthèse des chaînes de myosine alors que l'activité protéolytique de l'IL-1 semble moindre.

Rôle des cytokines dans la production des proteines de la phase aiguë

Lors d'une réaction inflammatoire, la réaction locale est caractérisée par les phénomènes de perméabilité vasculaire, de migration cellulaire, d'activation des cellules et production des médiateurs de l'inflammation. Puis survient une réaction systémique qui se caractérise par des modifications hématologiques, une diminution des taux plasmatique de fer et de zinc et un changement important caractéristique de la concentration de certaines protéines appelées protéines de la phase aiguë inflammatoire. Ces protéines sont synthétisées majoritairement par le foie. De nombreuses cytokines agissent au niveau des hépatocytes pour accroître la production des protéines de la phase aiguë de l'inflammation (tableau 32.4).

In vivo, chez le rat, 15 minutes après une injection intraveineuse de cytokine, 41% de l'IL-6, 33% du TNFα et seulement 8% de l'IL-1ß injectée apparaissent dans le foie. Le foie est donc un organe cible privilégié pour l'IL-6. Bien que l'IL-1, le TNF et l'IL-6 soient capables d'induire la production de certaines protéines de la phase aiguë, il semble que seule l'IL-6 puisse provoquer la stimulation du spectre complet de ces protéines chez

TABLEAU 32.4 — SYNTHÈSE DES PROTÉINES DE LA PHASE AIGUË INFLAMMATOIRE PAR LES HÉPATOCYTES HUMAINS OU LIGNÉES HÉPATOCYTAIRES HUMAINES HEPG2.

	IL-6	IL-1	TNFα
Hépatocyte			
C-reactive proteine	+++*	0	0
Serum amyloïde A	+++	0	0
Haptoglobine	++	0	0
α1-antichymotrypsine	+	0	0
Fibrinogène	++	-	-
α1-antitrypsine	+	0	0
α2-macroglobuline	0	0	-
α1-glycoprotéine acide	+	0	0
Fibronectine	-	0	0
Transferrine	-	-	-
Albumine	-	-	-
HEPG2			
Facteur B	+	+	+
Composant C3 du complément	-	+	+
Haptoglobine	+	+	nd
α1-glycoprotéine acide	+	++	nd

* Synthèse accrue (+); pas de changement de synthèse (0); diminution de synthèse (-); non déterminée (nd).

l'homme. L'existence d'une synergie entre les cytokines indique que ces médiateurs de l'inflammation agissent de concert dans la régulation de la phase systémique de l'inflammation. Ces protéines ont essentiellement un rôle anti-inflammatoire en limitant les effets délétères d'enzymes et de produits microbiens.

RÉGULATION NÉGATIVE

Les inhibiteurs et antagonistes naturels des cytokines

Il existe des inhibiteurs naturels de l'inflammation qui agissent spécifiquement pour contrecarrer les activités de l'IL-1 et du TNF. Le clonage d'une molécule ayant une forte homologie avec les IL-1α et IL-1β fut décrit en 1990. Cette molécule, l'IL-1 receptor antagonist (IL-1ra) se fixe aux mêmes récepteurs que l'IL-1 mais n'induit aucun signal d'activation cellulaire [14]. La capacité de l'IL-1ra à occuper les récepteurs de l'IL-1 sans déclencher aucune des activités induites par celle-ci est à l'origine d'une potentialité à réduire le choc hémodynamique, le choc septique, l'ostéolyse, la production de prostaglandines et de nombreuses pathologies inflammatoires telles que celles du tube digestif ou des articulations [12]. L'IL-1ra réduit la létalité dans les modèles de choc endotoxinique [31] et réduit les taux de TNFα et d'IL-1β circulants [3]. Cette dernière observation illustre les boucles d'amplification dont l'IL-1 et le TNF sont à l'origine. En effet, ces deux cytokines ont la capacité de s'induire mutuellement et de s'auto-induire. Les cellules capables de produire de l'IL-1 sont également des sources potentielles d'IL-1ra. L'IL-1 et l'IL-1ra peuvent être induits par des activateurs communs. Mais il faut souligner que l'IL-4, l'IL-10, l'IL-13 et le TGFβ qui inhibent la production d'IL-1 sont capables d'induire la production d'IL-1ra [43,48]. Enfin, contrairement aux cytokines de l'inflammation dont la production est réduite sous l'effet des corticoïdes, la production d'IL-1ra n'est pas affectée par un traitement à l'hydrocortisone [37]. Ainsi, alors que l'IL-1ra appartient à la famille de l'IL-1 (homologie de structure, gène sur le même chromosome 2), il est assez remarquable de constater que les signaux anti-inflammatoires qui limitent la production d'IL-1, favorisent la production d'IL-1ra. Cependant pour être efficace l'IL-1ra doit être produite en quantités largement supérieures à celles de l'IL-1 afin de bloquer de façon efficace l'ensemble des récepteurs pour l'IL-1. Il est à ce propos intéressant de souligner qu'il existe deux types de récepteurs pour l'IL-1 (80 et 60 kDa) dont l'un semble essentiellement jouer un rôle de leurre puisqu'il ne transmet pas de signaux intracellulaires après avoir fixé l'IL-1. Ces récepteurs existent également sous forme de molécules solubles qui peuvent ainsi neutraliser l'IL-1.

C'est en 1990 qu'il fut démontré que l'inhibiteur naturel du TNF n'était autre que la forme soluble de chacun des deux types de récepteurs pour le TNF (s TNF R) [21]. De nombreuses cellules sont capables de libérer leurs récepteurs de leur surface membranaire. C'est ainsi le cas des neutrophiles au cours de leur activation [33]. De nombreuses approches expérimentales ont démontré que les s TNF R inhibaient les activités biologiques du TNF et en particulier les activités pro-inflammatoires de cette cytokine [44]. Les formes solubles du TNF R sont détectables dans la circulation au cours de l'inflammation expérimentale et clinique et protègent contre les effets d'une production excessive de TNF [47]. Des molécules chimériques comprenant deux formes solubles du TNF R associées par un domaine Fc d'IgG possèdent la potentialité de protéger contre la létalité induite par les endotoxines [23]. Il n'en demeure pas moins qu'une certaine ambiguïté existe pour ce qui est du rôle physiologique des s TNF R. Il a en effet été rapporté que ceux-ci pouvaient également stabiliser la structure du TNF, préservant ainsi son activité [1].

Les cytokines aux potentialités anti-inflammatoires.

Un certain nombre de cytokines sont capables d'inhiber la production in vitro des cytokines pro-inflammatoires par les monocytes / macrophages (figure 32.8). C'est le cas de l'IL-4 [50], de l'IL-10 [11], de l'IL-13 [29] et du TGFβ [7,8]. Il faut cependant éviter de généraliser ces observations effectuées avec des monocytes / macrophages à l'ensemble des cellules. On sait ainsi que l'IL-4 inhibe la production d'IL-6 par les monocytes, mais au contraire induit la production de cette cytokine par les fibroblastes et les lymphocytes B. De telles différences pourraient ainsi expliquer pourquoi le TGFβ inhibe la production de TNF par le macrophage alors qu'*in vivo* l'injection de TGFβ semble induire l'apparition de TNFα circulant [9]. L'inhibition de la production de TNFα par l'IL-10 et les effets bénéfiques de l'administration de cette cytokine ont eux été démontrés *in vivo* dans le modèle du choc endotoxinique [17]. Des souris traitées par des anticorps anti-IL-10 montrent une sensibilité accrue au choc endotoxinique. Les mécanismes par lesquels agissent le TGFβ, l'IL-10 et l'IL-4 sont différents : le TGFβ réprime la traduction, l'IL-10 inhibe l'activation de NFκB et l'IL-4 favorise la dégradation des ARNm [7,49].

Les activités anti-inflammatoires de ces cytokines peuvent également être le fait d'une activité antagoniste au niveau de la cellule cible à l'encontre des cytokines pro-inflammatoires. Ainsi l'IL-4 inhibe l'augmentation de l'expression des molécules d'adhésion ICAM-1 et ELAM-1 à la surface des cellules endothéliales en réponse à l'IL-1 et au TNFα [41]. Cependant, l'IL-4 agit en synergie avec l'IL-1 et le TNF pour accroître l'expression des molécules VCAM-1. De même le TGFβ inhibe l'expression d'ELAM-1 à la surface des cellules endothéliales [15]. Par ailleurs, le TGFβ bloque la production de monoxyde d'azote par les macrophages activés par l'IFNγ [13]. De plus, l'IL-4, l'IL10 et l'IL-13 limitent l'induction de la coagulation en inhibant l'induction de l'expression du facteur tissulaire à la surface des monocytes et des cellules endothéliales [19,34]. Le fac-

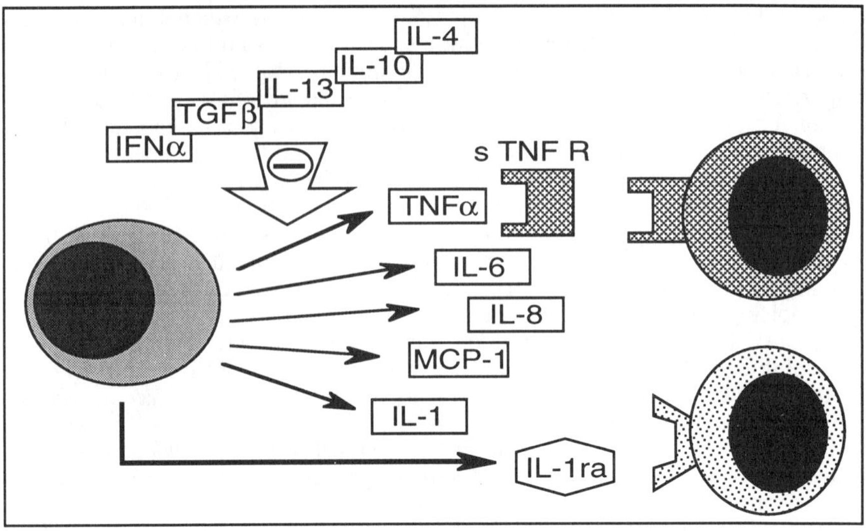

FIG. 32.8 — *Les cytokines "anti-inflammatoires" inhibent la production des cytokines de l'inflammation produites par les monocytes/ macrophages. De plus elles peuvent induire la production d'IL-1ra et libérer les formes solubles des récepteurs du TNF.*

teur tissulaire, induit par l'IL-1 et le TNF favorise le processus de la coagulation. Dans un élégant modèle d'alvéolite à complexes immuns, il fut démontré que l'instillation intra-trachéale d'IL-4 et d'IL-10 limitait le processus d'inflammation pulmonaire [30]. L'expression locale d'ARNm pour l'IL-10, la mise en évidence de l'IL-10 et les effets aggravants de l'administration d'anticorps anti-IL-10 illustrent la contribution naturelle de l'IL-10 dans ce modèle d'inflammation à complexes immuns [38]. L'interféron-α joue également un rôle anti-inflammatoire en limitant la production de certaines cytokines pro-inflammatoires comme le TNFα et en accroissant la présence des s TNF R [42]. Le rôle anti-inflammatoire du TGFβ1 ou de l'IL-10 a été mis en évidence chez des souris génétiquement invalidées pour l'expression des gènes de ces cytokines. Ces souris qui meurent rapidement avec les signes d'une inflammation multi-focale [40] ou qui développent une inflammation localisée du tube digestif [22], illustrent la contribution de ces cytokines anti-inflammatoires au maintien de l'homéostasie.

Les glucocorticoïdes

Sous l'effet de l'IL-1, de l'IL-6 et du TNF, l'hypothalamus produit le "corticotropin-releasing factor" (CRF) qui agit sur les cellules de l'hypophyse pour leur faire produire l'hormone adrénocorticotrope (ACTH). Cette dernière, agissant sur les surrénales, est responsable de la production des glucocorticoïdes, puissants inhibiteurs de la production des cytokines. Ainsi, ces cytokines sont à l'origine d'une boucle de rétro-inhibition impliquant l'axe neuro-endocrinien.

De nombreux travaux *in vitro* ont clairement établi que l'addition de glucocorticoïdes à des cultures de monocytes / macrophages inhibait la capacité de ces derniers à produire toute sorte de cytokines. Face à ces dogmes établis dans le tube à essais, le travail de Barber et coll. [5] revêt une importance toute particulière. Ils démontrent en effet que la production du TNFα et d'IL-6 est au contraire accentuée de façon

TABLEAU 32.5 — MÉCANISMES D'INHIBITION DES EFFETS PRO-INFLAMMATOIRES DES CYTOKINES

inhibition transcriptionnelle et post-transcriptionnelle:		
glucocorticoïdes	PGE2	
IL-4	IL-10	IL-13
TGFß	IFNα	Heat shock proteins
processing, sécrétion:		
α2-macroglobuline	inhibiteurs de protéases	
inhibiteurs de l'activité:		
α2-macroglobulines	autoanticorps anticytokines	
forme soluble du récepteur du TNF	IL-1ra	
forme soluble du récepteur de l'IL-1	diminution de l'expression des récepteurs sur les cellules cibles	
protéases		

très significative lors d'une stimulation effectuée peu de temps après l'arrêt d'un traitement aux corticoïdes *in vivo* chez l'homme.

Il est important de souligner que la séquence des signaux reçus par les cellules influe sur les fonctions suscitées. Ainsi, la dexaméthasone inhibe *in vitro* la production d'IL-1 par des monocytes activés par l'endotoxine des bactéries à Gram négatif. Cependant, si ces cellules ont été préalablement en contact avec de l'interféron-γ, l'inhibition n'est pratiquement pas observée [16]. La même observation a été faite en utilisant l'IL-4. De nombreux autres exemples illustrent l'importance de la chronologie des signaux reçus par les cellules.

CONCLUSION

La réaction inflammatoire est mise en place pour l'élimination par l'organisme d'une particule étrangère (bactérie, virus, biomatériaux); l'ampleur de cette réaction dépend de l'équilibre de la production des cytokines pro-inflammatoires (IL-1, TNF), chimiotactiques (IL-8) et anti-inflammatoires (IL-4, IL-6, IL-10). Que la réaction inflammatoire soit locale ou systémique, elle provoque la synthèse de protéines de la phase aiguë. Ces protéines jouent un rôle fondamental dans l'inhibition de l'inflammation par leur activité anti-oxydante et anti-protéases et par leur possibilité de complexer des molécules pro-inflammatoires; de ce fait, l'IL-6 doit être considérée comme une cytokine anti-inflammatoire. Ainsi le réseau des cytokines est impliqué dans l'initiation, l'amplification, le maintien et la disparition de la réaction inflammatoire qui, lorsque la réponse est coordonnée et harmonieusement régulée, élimine l'agent responsable, sans dommage pour l'organisme. Dans un contexte de cascade de cytokines qui "s'auto-perpétue", de nouvelles cytokines sont régulièrement décrites. C'est ainsi le cas pour l'**INTERLEUKINE-17**, une cytokine de 155 acides aminés qui présente une homologie de 72% avec un produit du virus Herpès de Saimiri (HSV13) [51]. L'IL-17 murine (CTLA8) présente 63% d'homologie avec la molécule humaine. Produite par les lymphocytes CD4+CD45RO+, elle induit la production d'IL-6 et d'IL-8 par les fibroblastes et l'expression d'ICAM-1 à leur surface, ainsi que la production d'IL-6, d'IL-8, de LIF et de PGE2 par les cellules synoviales (P. Chomarat et al. sous presse).

Comme cela est illustré dans la figure 32.9, l'inflammation est la résultante d'un équilibre précaire entre signaux amplificateurs et signaux d'inhibition.

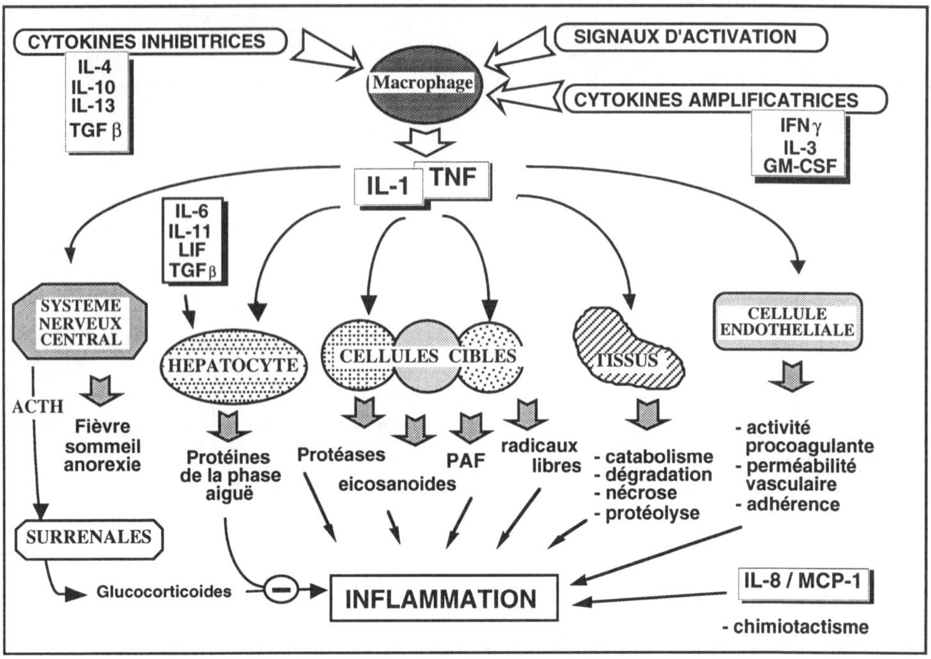

FIG. 32.9 — *Représentation schématique de la participation des cytokines dans la réaction inflammatoire.*

REFERENCES

[1] ADERKA D., ENGELMANN H., MAOR Y., et al. — Stabilization of the bioactivity of tumor necrosis factor by its soluble receptors. *J. Exp. Med.,* 1992, 175, 323-329.

[2] HEARN J.M., FEARON D.T. — Structure and function of the complement receptors CR1 (CD35) and CR2 (CD21). *Adv. Immunol.,* 1989, 46, 183-218.

[3] AIURA K., GELFAND J.A., BURKE J.F., et al. — Interleukin-1 receptor antagonist prevents S. epidermidis-induced hypotension and reduces circulating levels of TNF and IL-1ß in rabbits. *Infect. Immun.,* 1993, 61, 3342-3350.

[4] ARNAOULT M.A., HAKIM R.M., TODD R.F., DANA N., COLTEN H.R. — Increased expression of an adhesion-promoting surface glycoprotein in the granulocytopenia of hemodialysis. *New. Engl. J. Med.,* 1985, 312, 457-462.

[5] BARBER A.E., COYLE S.M., MARANO M.A., et al. — Glucocorticoid therapy alters hormonal and cytokine responses to endotoxin in man. *J. Immunol.,* 1993, 150, 1999-2006.

[6] BERGER M., WETZIER E.M., WALLIS R.S. — TNF is the major monocyte product that increases complement receptor expression on mature human neutrophils. *Blood,* 1988, 71, 151-158.

[7] BOGDAN C., PAIK J., VODOVOTZ Y., NATHAN C. — Contrasting mechanisms for supression of macrophage cytokine release by transforming growth factor-β and interleukin-10. *J. Biol. Chem.,* 1992, 267, 23301-23308.

[8] CHANTRY D., TURNER M., ABNEY E., FELDMANN M. — Modulation of cytokine production by transforming growth factor- β. *J. Immunol.,* 1989, 142, 4295-4300.

[9] CHUNCHARUNEE S., CARTER C., STUDTMANN K.E., et al. — Chronic administration of transforming growth factor-beta suppresses erythropoietin-dependent erythropoiesis and induces tumour necrosis factor *in vivo*. *Brit. J. Haematol.,* 1993, 84, 374-380.

[10] COUTURIER C., HAEFFNER-CAVAILLON N., WEISS L., KAZATCHKINE M.D. — Induction of cell-associated IL-1 through stimulation of the adhesion-promoting protein LFA (CD11a/CD18) and CR3 (CD11b/CD18) of human monocytes. *Eur. J. Immunol.*, 1990, 20, 999-1005.

[11] DE WAAL MALEFYT R., ABRAMS J., BENNET B., et al. — Interleukin-10 inhibits cytokine synthesis by human monocytes : an autoregulatory role of IL-10 produced by monocytes. *J. Exp. Med.*, 1991, 174, 1209-1220.

[12] DINARELLO C.A. — Interleukin-1 and interleukin-1 antagonism. *Blood*, 1991, 77, 1627-1652.

[13] DING A., NATHAN C.F., GRAYCAR J., et al. — Macrophage deactivating factor and transforming growth factor-ß1, ß2, and ß3 inhibit induction of macrophage nitrogen oxide synthesis by IFNγ. *J. Immunol.*, 1990, 145, 940-944.

[14] DRIPPS D.J., BRANDHUBER B.J., THOMPSON R.C., EISENBERG S.P. — Interleukin-1 receptor antagonist binds to the 80 kDa IL-1 receptor but does not initiate IL-1 signal transduction. *J. Biol. Chem.*, 1991, 266, 10331-10336.

[15] GAMBLE J.R., KHEW-GOODALL Y., VADAS M.A. — Transforming growth factor-ß inhibits E-selectin expression on human endothelial cells. *J. Immunol.*, 1993, 150, 4494-4503.

[16] GEIGER T., ARNOLD J., RORDORF C., et al. — Interferon-γ overcomes the glucocorticoid-mediated and the interleukin-4 - mediated inhibition of interleukin-1β synthesis in human monocytes. *Lymph. Cytok. Res.*, 1993, 12, 271-278.

[17] GÉRARD C., BRUYNS C., MARCHANT A., et al. — Interleukin-10 reduces the release of tumor necrosis factor and prevents lethality in experimental endotoxemia. *J. Exp. Med.*, 1993, 177, 547-550.

[18] HAEFFNER-CAVAILLON, N., ROUSSELIER N., PONZIO M.D., et al. — Induction of interleukin-1 production in patients undergoing cardiopulmonary bypass. *J. Thorac. Cardiovasc. Surg.*, 1990, 98, 1100-1106.

[19] HERBERT J.M., SAVI P., LAPLACE M.C., et al. — IL-4 and IL-13 exhibit comparable abilities to reduce pyrogen-induced expression of procoagulant activity in endothelial cells and monocytes. *FEBS*, 1993, 328, 268-270

[20] KISHIMOTO T.K., LARSON R.S., CORDI A.L., et al. — The leukocyte Integrins. *Adv. Immunol.*, 1992, 46, 149-182.

[21] KOHNO T., BREWER M.T., BAKER S.L., et al. — A second tumor necrosis factor receptor gene product can shed a naturally occuring tumor necrosis factor inhibitor. *Proc. Natl. Acad. Sci. USA*, 1990, 87, 8331-8335.

[22] KÜHN R., LÖHLER J., RENNICK D., et al. — Interleukin-10-deficient mice develop chronic enterocolitis. *Cell.*, 1993, 75, 263-274

[23] LESSLAUER W., TABUCHI H., GENTZ R., et al. — Recombinant soluble tumor necrosis factor receptor proteins protect mice from lipopolysacharide-induced lethality. *Eur. J. Immunol.*, 1991, 21, 2883-2886.

[24] MAKGOBA I.W., BERNARD, SANDERS M.E. — Cell adhesion/signalling : biology and clinical applications. *Eur. J. Clin. Invest.*, 1992, 22, 443-453.

[25] MALECH H.L., GALLIN J.I. — Current concepts : immunology, neutrophils in human diseases. *New Engl. J. Med.*, 1987, 317, 687-694.

[26] MANGAN D.F., ROBERTSON B., WAHL S.M. — Enhances programmed cell death (apoptosis) in stimulated human monocytes. *J. Immunol.*, 1992, 148, 1812-1816

[27] MAY M.J., AGER A. — ICAM-independent lymphocyte transmigration across high endothelium : differential up-regulation by interferom γtumor necrosis factor-α and interleukin 1ß. *Eur. J. Immunol.*, 1992, 22, 219-226.

[28] McLILLEN M.A., SUMPIO B.E. — Endothelins : polyfunctional cytokines. *J.. Am. Coll. Surgeons*, 1995, 180, 621-637.

[29] MINTY A., CHALON P., DEROCQ J.M., et al. — Interleukin-13 is a new human lymphokine regulating inflammatory and immune response. *Nature*, 1993, 362, 248-250.

[30] MULLIGAN M.S., JONES M.L., VAPORCIYAN A.A., et al. — Protective effects of IL-4 and IL-10 against immune complex-induced injury. *J. Immunol.*, 1993, 151, 5666-5674.

[31] OHLSSON K., BJÖRK P., BERGENFELDT, et al. — Interleukin-1 receptor antagonist reduces mortality from endotoxin shock. *Nature*, 1990, 348, 550-552.

[32] PARDI R., INVERARDI L., BENDER J.R. — Regulatory mechanisms in leukocyte adhesion : flexible receptors for sophisticated travelers. *Immunology Today* , 1992, 13, 224-230.

[33] PORTEU F., NATHAN C. — Shedding of tumor necrosis factor receptors by activated human neutrophils. *J. Exp. Med.*, 1990, 172, 599-607.

[34] PRADIER O., GÉRARD C., DELVAUX A., et al. — Interleukin-10 inhibits the induction of monocyte pro-coagulant activity by bacterial lipopolysaccharide. *Eur. J. Immunol.*, 1993, 23, 2700-2703.
[35] ROTH G.J. — Platelets and blood vessels : The adhesion event. *Immunology Today*, 1992, 13, 100-105.
[36] RUBIN R.M., ROSENBAUM J.T. — A platelet-activating factor antagonist inhibits interleukin-1 induced inflammation. *Biochem. Biophys. Res. Comm.*, 1988, 154, 429-436.
[37] SANTOS A.A., SCHELTINGA M.R., LYNCH E., et al. — Elaboration of interleukin-1 receptor antagonist is not attenuated by glucocorticoids after endotoxemia. *Arch. Surg.*, 1993, 128, 138-144.
[38] SHANLEY T.P., SCHMAL H., FRIEDL H.P., et al. - Regulatory effetcs of intrinsic IL-10 in IgG immune complex-induced lung injury. *J. Immunol.*, 1995, 154, 3454-3460.
[39] SHIMIZU Y., NEWMAN W., TANAKA Y., SHAW S. — Lymphocyte interactions with endothelial cells. *Immunology Today*, 1992, 13, 106-112.
[40] SHULL M.M., ORMSBY I., KIER A.B., et al. — Targeted disruption of the mouse transforming growth factor-β1 gene results in multifocal inflammatory disease. *Nature,* 1992, 359, 693-699.
[41] THORNHILL M.H., HASKARD D.O. — IL-4 regulates endothelial cell activation by IL-1, tumor necrosis factor, or IFNγ. *J. Immunol.*, 1990,145,865-872.
[42] TILG H., VOGEL W., DINARELLO C.A. — Interferon-α induces circulating tumor necrosis factor receptor p55 in humans. *Blood*, 1995, 85, 433-435.
[43] TURNER M., CHANTRY D., KATSIKIS P.,et al. — Induction of the interleukin-1 receptor antagonist protein by transforming growth factor-ß. *Eur. J. Immunol.*, 1991, 21, 1635-1639.
[44] ULICH T.R., YIN S., REMICK D.G., et al. — Intratracheal administration of endotoxin and cytokines. IV. The soluble tumor necrosis factor receptor type I inhibits acute inflammation. *Am. J. Pathol.*, 1993, 142, 1335-1338.
[45] VAN DER POLL T., BöLLER H.R., TEN CATE H. et al. — Activation of coagulation after administration of tumor necrosis factor to normal subjects. *N. Engl. J. Med.*, 1990, 322, 1622-1627.
[46] VAN DER POLL T., LEVI M., HACK C.E., et al. — Elimination of interleukin-6 attenuates coagulation activation in experimental endotoxemia in chimpanzees. *J. Exp. Med.*, 1994, 179, 1253-1259.
[47] VAN ZEE K.J., KOHNO T., FISCHER E., et al. — Tumor necrosis factor soluble receptors circulate during experimental and clinical inflammation and can protect against excessive tumor necrosis factor-a in vitro and in vivo. *Proc. Natl. Acad. Sci. USA*, 1992,89,4845-4849.
[48] VANNIER E., MILLER L.C., DINARELLO C.A. — Coordinated anti-inflammatory effects of interleukin-4 : interleukin-4 suppresses interleukin-1 production but up-regulates gene expression and synthesis of interleukin-1 receptor antagonist. *Proc. Natl. Acad. Sci. USA*, 1992, 89, 4076-7080.
[49] WANG P., WU P., SIEGEL M.I. et al. — Interleukin-10 inhibitis nuclear factor κB activation in monocytes. IL-10 and IL-4 suppress cytokine synthesis by different mechanisms. *J. Biol. Chem.*, 1995, 270, 9558-9563.
[50] WEISS L., HAEFFNER-CAVAILLON N., LAUDE M., et al. — Human T cells and interleukin-4 inhibit the relase of interleukin-1 induced by lipopolysaccharide in serum-free cultures of autologous monocytes *Eur. J. Immunol.*, 1989,19, 1347-1350.
[51] YAO Z., PAINTER S.L., FANSLOW W.C. et al. — Human Il-17: a novel cytokine derived from T cells. *J. Immunol.*, 1995, 155, 5483-5486.
[52] ZIMMERMAN G.A., PRESCOTT S.M., Mc INTYRE T.M. — Endothelial cell interactions with granulocytes. *Immunology Today,* 1992, 13, 93-99.

Chapitre 33

CYTOKINES ET ALLERGIE

J.-M. CAVAILLON

LA SYNTHESE D'IgE : REGULATION PAR L'IL-4, L'IL-13 et L'IFNγ

L'interleukine-4 favorise la synthèse des IgE et des IgG4 [25,54]. L'IL-4 accroît la fréquence des précurseurs des cellules sécrétant l'IgE tout comme elle augmente l'expression du récepteur pour la portion Fc des IgE (FcεR II ou CD23) à la surface des lymphocytes B et des monocytes. Au contraire, l'IFNγ inhibe la production d'IgE tout comme l'expression du CD23 sous l'égide de l'IL-4 [20,30] (figure 33.1). D'autres médiateurs comme le platelet activating factor (PAF) [27], l'IL-10 [3] ou la forme soluble du récepteur de l'IL-4 [72] peuvent également inhiber la production d'IgE induite par l'IL-4. En contre-partie, l'IL-4 est capable d'empêcher la production IFNγ par les lymphocytes T. L'interleukine-13, une cytokine nouvellement décrite et présentant un certain degré d'homologie avec l'IL-4, partage avec cette dernière la capacité d'induire la production d'IgE et l'expression du CD23 par les lymphocytes B [68].

La synthèse d'IgE n'est pas sous le contrôle unique de médiateurs solubles; des contacts cellulaires entre cellules présentatrices de l'antigène, lymphocytes T et lymphocytes B sont indispensables pour une production optima d'IgE. Celle-ci nécessite effectivement des interactions entre CD23 et CD21 [2] et entre CD40 et son ligand (CD40 L) essentiellement présent à la surface des lymphocytes T [31,39].

In vitro, il n'a pas été noté de différence entre sujets normaux et sujets atopiques quant à l'effet de l'IL-4 sur la production d'IgE par les cellules mononucléées sanguines [22]. Par contre, dans le cas de la dermatite atopique, la production spontanée d'IgE *in vitro* est supérieure à celle observée à partir de cellules de sujets sains et est diminuée par l'addition d'anticorps anti-IL-4 ou d'IFNγ [80]. Au cours de la saison pollinique, il a été montré qu'un allergène préparé à partir de pollen pouvait induire la production d'IL-4 par les cellules mononucléées de sujets allergiques mais pas à partir de cellules de sujets normaux [29]. La synthèse d'IFNγ induite par l'allergène, est elle, semblable dans les deux groupes de sujets. Une autre observation, faite chez des enfants présentant une allergie sévère indique que les cellules mononucléées de ceux-ci , activées non spécifiquement par un mitogène, produisent une quantité plus importante d'IL-4 et une

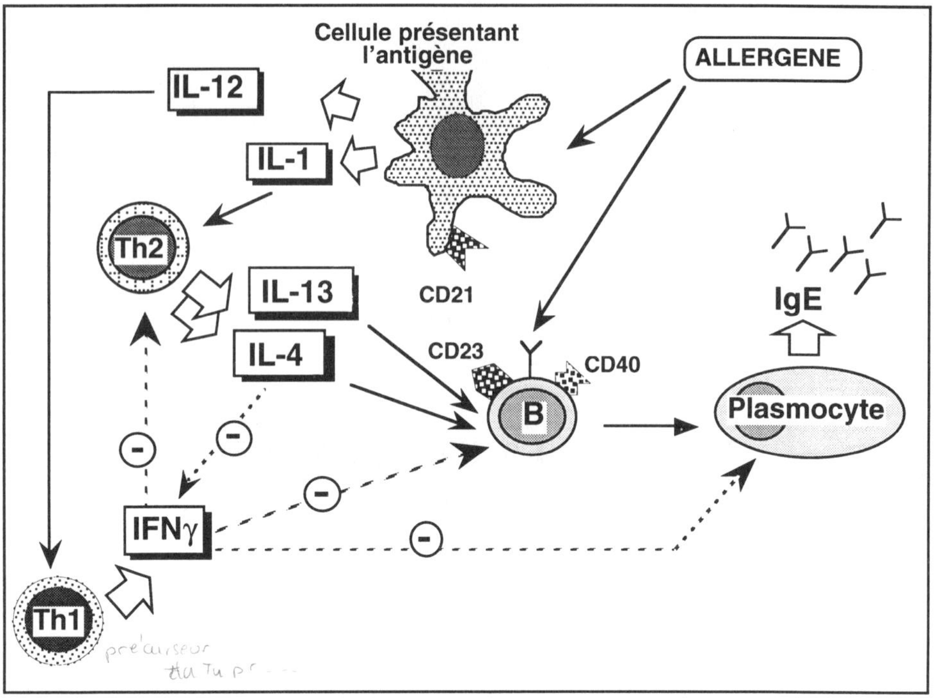

FIG. 33.1 — *La production d'IgE par les plasmocytes dérivant des lymphocytes B est sous le contrôle positif de l'IL-4 et de l'IL-13. L'IL-4 induit également l'expression du récepteur pour la portion Fc des IgE (Fcε R II ou CD23). Des signaux membranaires induits lors de contacts cellulaires, impliquant des interactions CD21 / CD23 et CD40 avec son ligand (CD40 L) sont également requis lors de l'induction de la sécrétion d'IgE. Une régulation négative de cette production d'IgE est assurée par l'interféron-γ (IFNγ) et l'interleukine-12 (IL-12).*

quantité moindre d'IFNγ que les cellules d'enfants témoins [76]. Il n'a pas été rapporté de différence pour les enfants présentant une allergie modérée. Il apparaît donc clairement que chez certains sujets allergiques, il est possible de mettre en évidence une production accrue d'IL-4.

LES POPULATIONS Th1 / Th2.

L'existence de sous-populations de lymphocytes T helper (Th) décrite en fonction de leur profil de production de cytokines a été rapportée en 1986 par T. Mosmann et Col. [61] lors de l'analyse de clones T murins (cf chapitre 26). A cette classification, il faut aujourd'hui ajouter des cellules Thp et Th0, sans doute précurseurs des Th1 et Th2; il est aussi probable que d'autres types cellulaires existent également. Cette classification a pu être étendue aux lymphocytes T humains. Les cellules Th1 produisent de l'IL-2, de l'interféron-γ, de la lymphotoxine-α (ou TNFβ), tandis que les lymphocytes Th2 sécrètent les IL-4, IL-5, IL-6, IL-10 et IL-13; les deux sous-populations produisent de l'IL-3 et du GM-CSF. Les Th1 contrôlent la réponse cellulaire, telle que la réponse d'hypersensibilité retardée, et certaines réponses humorales. Les Th2, de par leur capacité à produire de l'IL-4 et de l'IL-13, favorisent donc la production d'IgE. L'orientation vers une réponse de type Th1 ou de type Th2 se fait elle-même sous l'influence de cytokines. L'IL-4 favorise la différenciation des lymphocytes Th vers le profil Th2 [1,55]. Ceci est illustré

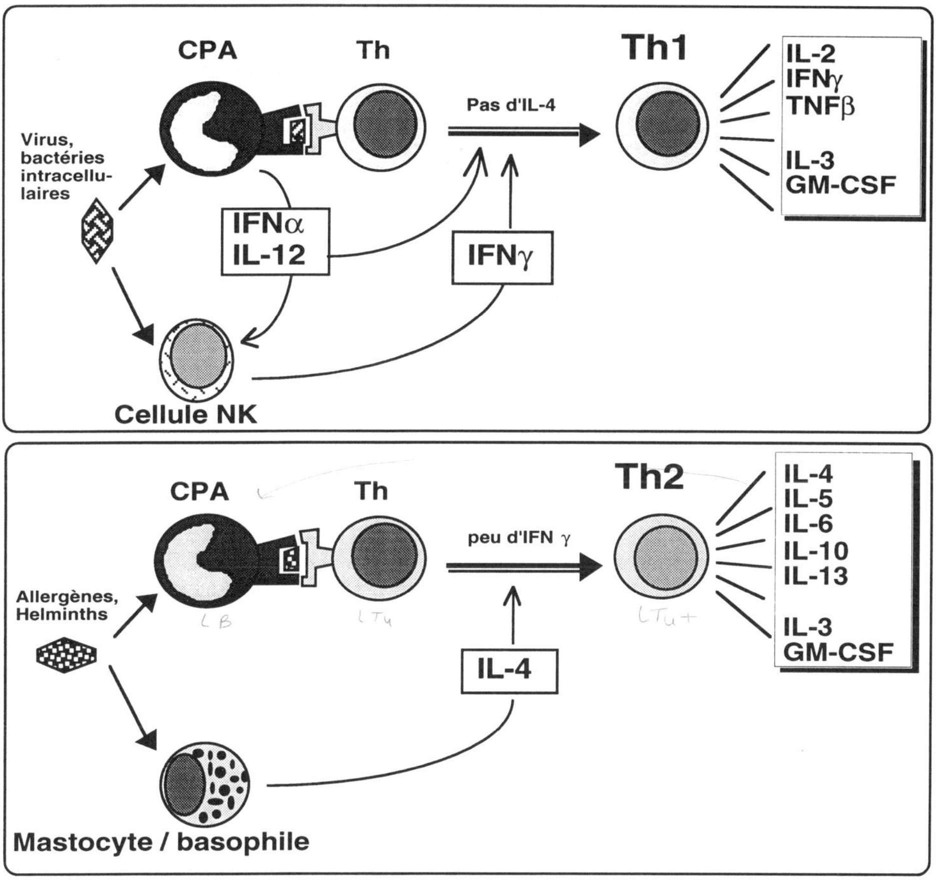

FIG. 33.2 — *Lors de la réponse immunitaire impliquant les cellules présentant l'antigène (CPA), la différenciation des lymphocytes T vers le profil Th1 ou Th2, caratérisée par la nature des cytokines produites, s'effectue sous l'influence dominante de l'interféron-γ (IFNγ) et de l'IL-12 (Th1) ou de l'IL-4 (Th2). Romagnani [71] propose une participation des cellules NK et des mastocytes/basophiles lors de ce processus.*

par le modèle des souris génétiquement invalidées pour le gène de l'IL-4 qui ont, outre leur incapacité à produire de l'IL-4, une capacité très réduite à produire des cytokines dérivant des lymphocytes Th2 [45]. L'interféron-γ [55], et plus encore l'interleukine-12 [36,56], favorisent au contraire la maturation des populations de type Th1. L'IL-12 reéprime la production d'IL-4 et d'IL10 par des clones T spécifiques de l'allergène [58]. Ainsi, l'IL-12 supprime la synthèse d'IgE en induisant la production d'IFN-γ et selon des mécanismes indépendants de l'IFNγ [43] (Figure 33.2).

La recherche de cellules T produisant de l'IL-4 (Th2) et de cellules T produisant de l'IFNγ (Th1) a mis en évidence un déséquilibre en faveur des populations Th2 chez les sujets allergiques. La fréquence notable de cellules T produisant de l'IL-4, donc favorisant la synthèse d'IgE, a été montrée parmi des clones T spécifiques de l'allergène dérivant de sujets allergiques [64,83]. Ces clones produisent essentiellement les cytokines correspondant au profil Th2. Au contraire, les clones T spécifiques d'allergènes comme

Dermatophagoides pteronysinus, dérivant de sujets non allergiques, ont davantage un profil de type Th1 bien qu'ils puissent produire aussi de l'IL-6 [84]. Une majorité de cellules produisant de l'IL-4 a également été identifiée dans les biopsies cutanées lors de la phase tardive de la réaction induite par l'allergène [41], dans des biopsies nasales de sujets allergiques après un test de provocation local [28] ou dans les lésions de dermatite atopique [79]. Un même déséquilibre IL-4 / IFNγ est rapporté pour ce qui est des cellules du sang périphérique de sujets présentant une dermatite atopique [40]. Dans les lavages broncho-alvéolaires de sujets asthmatiques, la présence d'IL-4 est essentiellement retrouvée chez les sujets présentant un asthme d'origine allergique alors que c'est surtout de l'IL-2 qui a été détectée chez les sujets ayant un asthme non-allergique [81]. Il semble donc qu'il y ait une compartimentalisation des cellules de type Th2 dans les organes cibles spécifiques des allergènes [70]. Les populations CD4+ dérivant de sujets allergiques et spécifiques d'antigènes tels la protéine PPD de *Mycobacterium tuberculosis* ou la streptokinase du streptocoque présentent également un profil de type Th2 que l'on ne retrouve pas chez les sujets non allergiques [65]. L'IL-13 a également été détectée dans les lavages broncho-alvéolaires après stimulation allergénique, chez les sujets allergiques mais pas chez des sujets normaux [37].

EOSINOPHILES : SOURCES ET CIBLES DE CYTOKINES

Les éosinophiles sont des acteurs importants dans la pathogénèse de l'asthme et de l'inflammation bronchique. Ils sont à l'origine de nombreux médiateurs impliqués dans la pathophysiologie. C'est en particulier le cas des leucotriènes LTC4 et du PAF, responsable de la bronchoconstriction. En outre les LTC4 induisent la sécrétion de mucus. Les éosinophiles libèrent également des médiateurs préformés, stockés dans leurs granules basiques. Parmi ceux-ci, la "major basic protein" (MBP) et l'"eosinophil peroxydase" sont toxiques pour les cellules épithéliales respiratoires et les pneumocytes. Le profil Th2 observé lors de la réponse allergique et asthmatique est non seulement associé avec la production d'IL-4 mais aussi avec celle d'IL-5. Des lymphocytes CD4+, sources d'IL-5 ont été retrouvés dans la circulation sanguine de sujets asthmatiques [23]. Or l'interleukine-5 (chapitre 12) est un facteur de différenciation et de maturation des éosinophiles, de même qu'un facteur chémoattractant et un activateur de ces cellules. La présence d'ARNm pour l'IL-5 a été mise en évidence dans des cellules présentes dans les lavages broncho-alvéolaires [41] et dans des biopsies de muqueuses bronchiques [35] de sujets asthmatiques. Il est à souligner que les éosinophiles eux-mêmes sont une source d'IL-5 [13]. Parmi les autres cytokines potentiellement produites par les éosinophiles notons les TGFβ, MIP-1α, GM-CSF, IL-1α, -3, -6 et -8 [60]. Il est probable que RANTES, un puissant chémoattractant pour les éosinophiles, soit également impliqué dans le recrutement des éosinophiles lors des processus associés à l'asthme.

BASOPHILES / MASTOCYTES : SOURCES DE CYTOKINES

Les premières observations concernant la production de cytokines par les mastocytes furent rapportées avec des lignées cellulaires. Il s'agissait en particulier de la production d'IL-4 qui, outre ses activités au niveau lymphocytaire, est un co-facteur de croissance des mastocytes [14]. D'autres travaux utilisant des mastocytes péritonéaux murins ou dérivant de la moelle osseuse confirmèrent ces premières observations. La capacité des mastocytes et des basophiles à produire de l'IL-4 a été confirmée chez l'homme, en particulier lors d'une activation de ces cellules via les IgE de surface [7,15]. Au cours d'une telle stimulation, bien d'autres cytokines pouvent être produites, à savoir, l'IL-1, l'IL-3, l'IL-5, l'IL-6, l'IL-8, l'IL-13, l'IFNγ, le GM-CSF et le TNFα [17,63]. D'autres activateurs comme l'IL-4 et les prostanoïdes induisent la production de cytokines par les mastocytes [16,51]. Pour ce qui est du TNFα, il peut être libéré non seulement par les mastocytes activés via l'IgE, mais il existe également constitutivement de façon préformée au sein de la cellule [32]. Chez l'homme, la présence de TNFα biologiquement actif et de son mRNA, a également été rapportée au sein de mastocytes cutanés [82] et dans des mastocytes de la muqueuse nasale [8]. Plus récemment, il a été montré que l'IL-4 existait également de façon préformée dans les mastocytes. Alors que sa synthèse par les lymphocytes est relativement lente, cette IL-4 est disponible pour une action immédiate et peut servir de "starter" à la réaction allergique, favorisant le développement des populations Th2. La sous-population Tryptase + / chymase + est, au sein des mastocytes, la principale source d'IL-4, tandis que l'IL-5 et l'IL-6 sont produites par la sous-population tryptase + / chymase - [9].

BASOPHILES / MASTOCYTES : CIBLES DE CYTOKINES

- au cours de l'hématopoïèse

Si bien sûr l'IL-3 est la cytokine essentielle à la différenciation des mastocytes à partir des cellules souches hématopoïétiques [44], l'IL-4 peut agir comme co-facteur de cette différenciation en synergie avec l'IL-3 [69]. C'est également le cas pour l'IL-9 [38], l'IL-5 [26], l'IL-10 [77] ou le stem cell factor [78] qui, associés à l'IL-3, augmentent la différenciation et la prolifération des mastocytes dérivant de la moelle osseuse. Des cytokines comme l'IL-1 et l'IL-6, associées à l'IL-3, agissent plus précocément et accroissent la prolifération des progéniteurs multipotentiels. D'autres cytokines au contraire, comme le GM-CSF [10] contrecarrent les effets de l'IL-3 sur la différenciation des mastocytes à partir des cellules de la moelle osseuse. Le TGFβ semble posséder des effets inhibiteurs sur la prolifération [11] mais amplificateurs sur la différenciation [74].

- libération d'histamine

Au cours des annnées 80 de nombreux "Histamine Releasing Factors" furent identifiés. Par la suite des études avec des cytokines recombinantes furent menées afin d'identifier lesquelles parmi celles-ci avaient la capacité d'induire la dégranulation des basophiles / mastocytes. Certains résultats furent contradictoires, en particulier pour ce qui est des activités de l'IL-1 *in vitro. In vivo,* l'IL-1 induit la dégranulation des mastocytes au site d'injection mais il est possible que ce phénomène soit le reflet de l'induction d'autres médiateurs par cette cytokine. Par contre, des données unanimes furent obtenues avec l'IL-3. Celle-ci est non seulement capable par elle-même d'induire la libération d'histamine à forte concentration, mais aussi, à de plus faibles concentrations, prépare les basophiles pour une libération plus importante ("priming effect") lors d'une rencontre ultérieure de ces cellules avec les anaphylatoxines C3a et C5a, les anticorps anti-IgE, le "platelet activating factor" (PAF) ou l'IL-8 [24]. À un moindre degré, le GM-CSF partage avec l'IL-3 cette propriété. Si la chronologie des évènements est inversée pour ce qui est de l'IL-8 et de l'IL-3, il apparaît qu'un prétraitement avec l'IL-8 inhibe la libération d'histamine sous l'effet de l'IL-3 [47]. Notons enfin les effets de l'IL-3, du GM-CSF et de l'IL-5 en synergie avec les anticorps anti-IgE. Les cytokines capables d'induire par elles-mêmes la libération d'histamine par les basophiles humains appartiennent à la famille des chémokines telles que le "monocyte-chemoattractant protein-1 (MCP-1) (Figure 33.3). Les capacités d'autres chémokines telles que RANTES, MIP-1α, MIP-1β, NAP-2, GRO, IP-10 et CTAP III à induire la libération d'histamine par les basophiles demeure un sujet controversé [48,49]. Il a été souvent observé que la réactivité des basophiles de sujets allergiques à l'égard de ces chémokines était plus grande que celle de basophiles provenant de sujets normaux. L'effet d'amorçage par l'IL-3 peut favoriser la réactivité des basophiles à certaines chémokines. Ces résultats observés sur les basophiles ne sont pas retrouvés avec les mastocytes. En définitive, Le stem cell factor est une des rares cytokines actives sur les mastocytes humains.

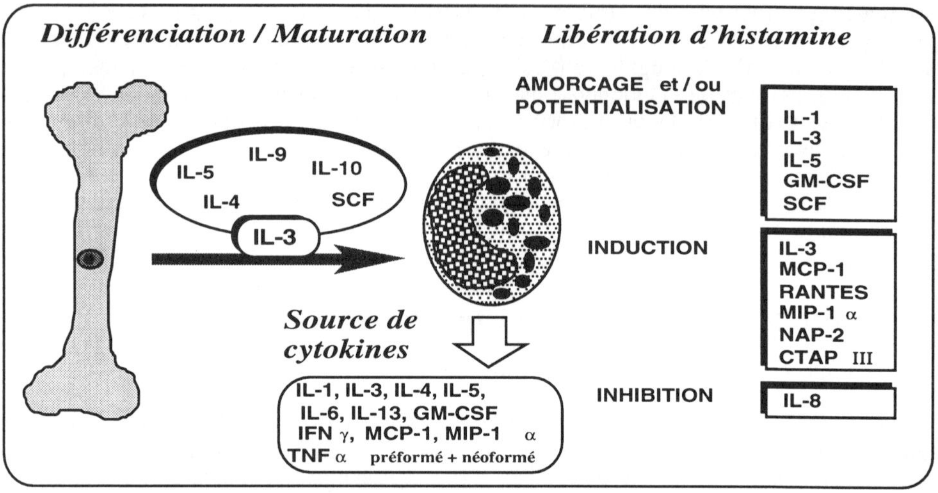

FIG. 33.3 — *Les basophiles / mastocytes sont des acteurs privilégiés de la réponse allergique. Issus de la différenciation de précurseurs hématopoïétiques sous l'influence de l'interleukine-3 (IL-3) et amplifiée par plusieurs autres cytokines, les basophiles / mastocytes sont eux-mêmes sources de nombreuses cytokines. La libération d'histamine par les basophiles humains est elle-même sous le contrôle de cytokines variées qui peuvent l'induire, la potentialiser ou la rendre plus importante lors de la rencontre avec d'autres stimuli (allergène, C5a, anti-IgE...) ("priming effect"), ou enfin la réprimer.*

- modulation des fonctions biologiques

La capacité qu'ont les mastocytes à libérer du TNFα explique parfaitement les observations déjà anciennes de propriétés cytotoxiques de ces cellules. Cette fonction peut être modulée par d'autres cytokines; c'est en particulier le cas des différents IFN α, β, γ qui amplifient cette cytotoxicité. Les basophiles ont la capacité d'adhérer aux cellules endothéliales et de migrer vers les sites inflammatoires sous l'effet de cytokines chimiotactiques comme l'IL-8 ou le MCP-1 [53]. L'augmentation de leur adhésivité vis à vis des cellules endothéliales est sous l'égide de cytokines telle que l'IL-3 ou l'IL-4 qui accroissent des molécules de surface comme le CD11b ou l'ICAM-1 impliquées dans les mécanismes d'adhérence [4].

LA REACTION INFLAMMATOIRE ALLERGIQUE : LE ROLE DES CYTOKINES

Les phénomènes inflammatoires associés à l'asthme sont principalement dus aux effets de l'histamine, des leucotriènes, du PAF et des prostaglandines. Or, nombre de ces médiateurs peuvent être produits par différentes cellules sous l'effet de certaines cytokines. La réactivité cellulaire semble être accrue chez les sujets allergiques. Ainsi, les neutrophiles des sujets présentant une dermatite atopique libèrent davantage de leucotriènes LTB4 et LTC4 sous l'effet de l'IL-3 et de l'IL-8 que les polynucléaires des sujets sains [62]. L'IL-1 est une cytokin présentant de fortes potentialités pro-inflammatoires [18], induisant la production de prostaglandines par les cellules endothéliales, les fibroblastes, les macrophages, les cellules pulmonaires, les cellules du muscle lisse, ou la production de PAF par les monocytes et les cellules endothéliales. De plus, l'IL-1 augmente l'expression des molécules d'adhérence à la surface des cellules endothéliales (ICAM-1, ELAM-1, VCAM-1...), favorisant ainsi la margination des neutrophiles, des éosinophiles, des lymphocytes et aussi des basophiles. Dans des biopsies, au site de la phase tardive de la réaction induite par l'allergène, on trouve chez des sujets allergiques une expression accrue de molécules ICAM-1 et ELAM-1 [50]. L'IL-4 peut également contribuer à accroître l'adhérence des éosinophiles et des basophiles circulants en stimulant l'expression des molécules VCAM-1 à la surface des cellules endothéliales [73]. Par contre l'IL-4 s'oppose aux effets de l'IL-1 et du TNF pour ce qui est de l'expression d'ELAM-1 et d'ICAM-1.

L'IL-1 peut être produite dans le contexte de la réponse de type allergique. En effet les complexes immuns à IgE sont capables d'induire la production d'IL-1 par les monocytes. Cette production est d'ailleurs essentiellement observée chez les sujets allergiques dont un plus fort pourcentage de monocytes présente des récepteurs Fcε [6]. Cette observation est À rapprochée des expérimentations *in vivo* pratiquées chez l'homme: chez des sujets allergiques mais pas chez des sujets normaux, l'IL-1 fut mise en évidence dans le liquide de chambres cutanées où l'allergène avait été déposé [5]. Par ailleurs, le fait que des monocytes ou des macrophages alvéolaires de sujets asthmatiques produisent spontanément de l'IL-1 *in vitro* [33,67] suggère, soit une "hyper-réactivité" de ces cellules aux conditions de culture, soit l'existence d'une IL-1 préformée *in vivo.*

Le tumor necrosis factor-α est une autre cytokine pro-inflammatoire produite de façon significative lors de la phase inflammatoire de la réponse allergique. C'est ainsi que Sun Ying et Col. [75] mirent en évidence par hybridation *in situ* l'expression de l'ARNm pour le TNFα dans des biopsies cutanées et nasales lors de la phase tardive de la réponse à une stimulation allergénique. De la même façon, ces auteurs observèrent une fréquence accrue de cellules exprimant les ARN messagers pour le TNFα dans le lavage broncho-alvéolaire de sujets asthmatiques par rapport à des sujets normaux. La présence effective de TNFα dans les lavages broncho-alvéolaires de sujets asthmatiques symptomatiques fut démontrée par Broide et al. [12], tandis que Cembrzynska-Nowak et al. [19] mirent en évidence une libération spontanée importante de TNFα par les leucocytes isolés des lavages broncho-alvéolaires de tels patients. Ces cellules ne libèrent pas uniquement du TNFα; une production accrue d'interféron-γ fut également observée. De même d'autres cytokines telles que le GM-CSF, l'IL-1β, l'IL-2,l'IL-6 furent détectées en quantité abondante dans les lavages broncho-alvéolaires des sujets asthmatiques [12]. De même des facteurs chémoattractants tels que MIP-1α et l'IL-16 furent retrouvés dans les lavages broncho-alvéolaires après stimulation antigéniques chez des sujets asthmatiques [23a]. De nombreuses cellules sont potentiellement capables de contribuer à cette production exacerbée de cytokines : les macrophages bien sûr, mais aussi les neutrophiles, les mastocytes et les cellules épithéliales bronchiques. C'est ainsi que Marini et al. [57] observèrent par immunocytochimie dans les biopsies bronchiques, un pourcentage important de cellules épithéliales produisant du GM-CSF, de l'IL-8 et de l'IL-6. L'IL-6 et le TNFα sont aussi produits par les macrophages alvéolaires lors de la réaction asthmatique tardive consécutive à une provocation allergénique bronchique [34]. L'IL-6 [52] et le GM-CSF [59] ont également été détectés dans le fluide des chambres cutanées après challenge allergénique.

L'HYPERSENSIBILITE RETARDEE : LA PLACE DES CYTOKINES

Le MIF (migration inhibitory factor), l'une des toutes premières cytokines à avoir été découverte, avait été essentiellement décrit associé aux phénomènes d'hypersensibilité retardée (HR) (cf chapitre 1). D'autres cytokines sont produites dans le contexte de la réaction d'HR. Ainsi, dans le modèle murin, l'hypersensibilité de contact sous l'effet de l'oxazolone aboutit à la présence d'IL-6 plasmatique [42]. Le TNFα apparaît être particulièrement responsable des phénomènes physiologiques associées à l'hypersensibilité de contact au trinitrochlorobenzène. En effet, des anticorps anti-TNFα inhibent l'épaississement tissulaire, réduisent la nécrose épithéliale et l'infiltration leucocytaire. Des anticorps anti-INFγ se révèlent moins efficaces [66]. La majorité des cellules de Langerhans, et sans doute également les macrophages, contribuent à la production des cytokines telles que l'IL-1, l'IL-6 et le TNFα lors de la réaction d'hypersensibilité induite par la tuberculine. [21].

CONCLUSIONS

Sachant que le dialogue inter-cellulaire s'effectue à l'aide de cytokines, il n'était donc pas étonnant de les retrouver nombreuses dans le réseau de communications spécifiques à la réponse allergique. L'allergie implique en effet de nombreux événements immunologiques et inflammatoires; aussi est-il logique de retrouver certaines cytokines, connues pour leur implication au sein de chacune de ces réponses. L'IL-4 et l'IL-5 (et sans doute l'IL-13, nouvellement décrite) jouent sans doute un rôle plus spécifique, d'importance majeure, au cours de la réponse allergique et asthmatique. Ceci reflète une participation privilégiée des lymphocytes Th2, sources principales de ces cytokines. Ce déséquilibre de la réponse immunitaire qui favorise l'expression des populations CD4 de type Th2 est lui-même sous le contrôle de nombreux facteurs, dont certains, d'ordre génétique, restent à décrypter. On peut cependant envisager que dans un proche avenir il sera possible d'influer sur cette prédisposition à mettre en place une réponse de type Th2 observée chez les sujets allergiques et de modifier le profil de cytokines produites lors d'une rencontre avec les allergènes.

REFERENCES

[1] ABEHSIRA-AMAR O., GIBERT M., JOLIY M., et al. — IL-4 plays a dominant role in the differential development of Tho into Th1 and Th2 cells. *J Immunol.*, 1992, 148, 3820-3829.

[2] AUBRY J.P., POCHON S., GRABER P., et al. — CD21 is a ligand for CD23 and regulates IgE production. *Nature*, 1992, 358, 505-507.

[3] BOBER LA, GRACE MJ, PUGLIESE-SIVO C. et al. — Human IL-10 reduces the number of IL-4-induced IgE B cells in cultures of atopic mononuclear cells. *Int. Arch. Allergy Immunol.*, 1994, 105, 26-31.

[4] BOCHNER B.S., MCKELVEY A.A., STERBINSKY S.A., et al. — IL-3 augments adhesiveness for endothelium and CD11b expression in human basophils but not neutrophils. *J Immunol.*, 1990, 145, 1832-1837.

[5] BOCHNER B.S., CHARLESWORTH E.N., LICHTENSTEIN L.M., et al. — Interleukin-1 is released at sites of human cutaneous allergic reactions. *J Allergy Clin Immunol.*, 1990, 86, 830-839.

[6] BORISH L., MASCALI J.J., ROSENWASSER L.J. — IgE-dependent cytokine production by human peripheral blood mononuclear phagocytes. *J Immunol.*, 1991, 146, 63-67.

[7] BRADDING P., FEATHER I.H., HOWARTH P.H., et al. — Interleukin-4 is localized to and released by human mast cells. *J Exp Med.*, 1992, 176, 1381-1386.

[8] BRADDING P., MEDIWAKE R., FEATHER I.H., et al. — TNFα is localized to nasal mucosal mast cells and is released in acute allergic rhinitis. *Clin Exp. Allergy*, 1995, 25, 406-415.

[9] BRADDING P., OKOYAMA Y., HOWARTH P.H., et al. — Heterogeneity of human mast cells based on cytokine content. *J. Immunol.*, 1995, 155, 297-307.

[10] BRESSLER RB, THOMPSON HL, KEFFER JM, METCALFE DD — Inhibition of the growth of IL-3 dependent mast cells from murine bone marrow by recombinant granulocyte macrophage-colony-stimulating factor. *J Immunol.*, 1989, 143, 135-139.

[11] BROIDE D.H., WASSERMAN S.I., ALVARRO-GRACIA J., et al. — Transforming growth factor-β1 selectively inhibits IL-3-dependent mast cell proliferation without affecting mast cell function or differentiation. *J Immunol.*, 1989, 143, 1591-1597.

[12] BROIDE D.H., LOTZ M., CUOMO A.J., et al. — Cytokines in symptomatic asthma airways. *J Allergy Clin Immunol.*, 1989, 89, 958-967.

[13] BROIDE D.H., PAINE M.M., FIRESTEIN G.S. — Eosinophils express interleukin 5 and granulocyte macrophage-colony-stimulating factor mRNA at sites of allergic inflammation in asthmatics. *J Clin Invest* , 1992, 90, 1414-1424.

[14] BROWN M.A., PIERCE J.H., WATSON C.J., et al. — B Cell stimulatory factor-1/IL-4 mRNA is expressed by normal and transformed mast cells. *Cell.*, 1987, 50, 809-818.

[15] BRUNNER T., HEUSSER C.H., DAHINDEN C.A. — Human peripheral blood basophils primed by interleukin 3 (IL-3) produce IL-4 in response to immunoglobulin E receptor stimulation. *J Exp Med.*, 1993, 177, 605-611.

[16] BUCKLEY M.G., WILLIAMS C.M.M., THOMPSON J., et al. — IL-4 enhances IL-3 and IL-8 gene expression in a human leukemic mast cell line. *Immunology.*, 1995, 84, 410-415.

[17] BURD P.R., ROGERS H.W., GORDON J.R., et al. — Interleukin 3 dependent and -independent mast cells stimulated with IgE and antigen express multiple cytokines. *J Exp Med.*, 1989, 170, 245-257.

[18] CAVAILLON J.M. — The interaction of interleukin-1 with the actors of asthma. In : New Concepts in asthma. The Macmillan Press Ltd p., 1993, 182-199.

[19] CEMBRZYNSKA-NOWAK M., SZKLARZ E., INGLOT A.D., TEODORCZYK-INJEYAN J.A. — Elevated release of tumor necrosis factor-alpha and interferon-gamma by bronchoalveolar leukocytes from patients with bronchial asthma. *Am Rev Respir Dis.*, 1993, 147, 291-295.

[20] CHRETIEN I., PÈNE J., BRIÈRE F., et al. — Regulation of human IgE synthesis. I human IgE synthesis in vitro is determined by the reciprocal antagonistic effects of interleukin 4 and interferon- γ *Eur J Immunol.*, 1990, 20, 243-251.

[21] CHU C.Q., FIELD M., ANDREW E., et al. — Detection of cytokines at the site of tuberculin-induced delayed-type hypersensitivity in man. *Clin Exp Immunol.*, 1992, 90, 522-529.

[22] CLAASSEN J.L., LEVINE A.D., BUCKLEY R.H. — Recombinant human IL-4 induces IgE and IgG synthesis by normal and atopic donor mononuclear cells. Similar dose response, time course, requirement for T Cells, and effect of pokeweed mitogen. *J Immunol.*, 1990, 144, 2123-2130.

[23] CORRIGAN C.J., HACZKU A., GEMOU-ENGESAETH V., et al. — CD4 T-Lymphocyte activation in asthma Is accompanied by increased serum concentrations of interleukin-5. Effect of glucocorticoid therapy. *Am Rev Respir Dis.*, 1993, 147, 540-547.

[23a] CRUIKSHANK W.W., LONG A., TARPY R.E. et al. — Early identification of IL-16 and MIP-1α in bronchoalveolar lavage fluid of antigen-challenged asthmatics. *Am. J. Respir. Cell. Mol. Biol.,*. 1995, 13, 738-47.

[24] DAHINDEN C.A., KURIMOTO Y., DE WECK A.L., et al — The neutrophil-activating peptide NAF/NAP-1 induces histamine and leukotriene release by interleukin 3-primed basophils. *J Exp Med.*, 1989, 170, 1787-1792.

[25] DEL PRETE G., MAGGI E., PARRONCHI P., et al. — IL-4 is an essential factor for the IgE synthesis induced in vitro by human T cell clones and their supernatants. *J Immunol.*, 1988, 140, 1193-1198.

[26] DENBURG J.A., SILVER J.E., ABRAMS J.S. — Interleukin-5 is a human basophilopoietin Induction of histamine content and basophilic differentiation of HL-60 cells and of peripheral blood basophil-Eosinophil Progenitors. *Blood.*, 1991, 77, 1462-1468.

[27] DERYCKX S., DE WAAL MALEFYT, GAUCHAT J.F., et al. — Immunoregulatory functions of paf-acether. VIII. Inhibition of IL-4-induced human IgE synthesis *in vitro*. *J Immunol.*, 1992, 148, 1465-1470.

[28] DURHAM S.R., SUN YING VARNEY V.A., JACOBSON M.R., et al. — Cytokine messenger RNA expression for IL-3, IL-4, IL-5, and granulocyte/macrophage-colony-stimulating factor in the nasal mucosa after local allergen provocation: relationship to tissue eosinophilia. *J Immunol.*, 1992, 148, 2390-2394.

[29] GAGNON R., AKOUM A., HÉBERT J. — *Lolp* I-Induced IL-4 and IFNγ production by peripheral blood mononuclear cells of atopic and nonatopic subjects during and out of the pollen season. *J Allergy Clin Immunol.*, 1993, 91, 950-956.

[30] GALIZZI J.P., CABRILLAT H., ROUSSET F., et al. — IFN-γ and prostaglandin E2 inhibit IL-4-induced expression of Fcε R2/CD23 on B lymphocytes through different mechanisms without altering binding of IL-4 to its receptor. *J Immunol.*, 1988, 141, 1982-1988.

[31] GAUCHAT J.F., AUBRY J.P., MAZZEI G., et al. — Human CD40-ligand: molecular cloning, cellular distribution and regulation of expression by factors controlling IgE production. *F.E.B.S.*, 1993, 315, 259-266.

[32] GORDON J.R., GALLI S.J. — Mast cells as a source of both preformed and immunologically inducible TNF- α/cachectin. *Nature*, 1990, 346, 274-276.

[33] GOSSET P., LASSALLE P., TONNEL A.B., et al. — Production of an Interleukin-1 inhibitory factor by human alveolar macrophages from normals and allergic asthmatic patients. *Am Rev Respir Dis.*, 1988, 138, 40-46.

[34] GOSSET P., TSICOPOULOS A., WALLAERT B., et al. — Increased secretion of tumor necrosis factor-α and interleukin-6 by alveolar macrophages consecutive to the development of the late asthmatic reaction. *J Allergy Clin Immunol.*, 1991, 88, 561-571.

[35] HAMID Q., AZZAWI M., YING S., et al. — Interleukin-5 mRNA in mucosal bronchial biopsies from asthmatic subjects. *Int Arch Allergy Appl Immunol.*, 1991, 94, 169-170.

[36] HSIEH C.S., MACATONIA S.E., TRIPP C.S., et al. — Development of Th1 CD4+T Cells through IL-12 produced by Listeria-induced macrophages. *Science*, 1993, 260, 547-549.

[37] HUANG S.K., CXIAO H.Q., KLEINE-TEBBE J., et al. — IL-13 expression at the sites of allergen challenge in patients with asthma. *J Immunol.*, 1995, 155, 2688-2694.

[38] HÜLTNER L., DRUEZ C., MOELLER J., et al. — Mast cell growth-enhancing activity (MEA) is structurally related and functionnally identical to the novel mouse T cell growth factor P40/TCGFIII (interleukin 9). *Eur J Immunol.*, 1990, 20, 1413-1416.

[39] JABARA H.H., MAN FU S., GEHA R.S., VERCELLI D. — CD40 and IgE : Synergism between Anti-CD40 monoclonal antibody and interleukin-4 in the induction of IgE synthesis by highly purified human B Cells. *J Exp Med.*, 1990, 172, 1861-1864.

[40] JUJO K., RENZ H., ABE J., GELFAND E.W., LEUNG DYM — Decreased interferon gamma and increased interleukin-4 production in atopic dermatitis promotes IgE synthesis. *J Allergy Clin Immunol.*, 1992, 90, 323-331.

[41] KAY A.B., YING S., VARNEY V., et al. — Messenger RNA expression of the cytokine gene cluster interleukin 3 (IL-3), IL-4, IL-5, and granulocyte/macrophage colony-stimulating factor, in allergen-induced late-phase cutaneous reactions in atopic subjects. *J Exp Med.*, 1991, 173, 775-778.

[42] KIMBER I., CUMBERBATCH M., HUMPHREYS M., HOPKINS S.J. — Contact hypersensitivity induces plasma interleukin 6. *Int Arch Allergy Appl Immunol.*, 1990, 92, 97-99.

[43] KINIWA M., GATELY M., GUBLER U., et al. — Recombinant interleukin-12 suppresses the synthesis of immunoglobulin E by interleukin-4 stimulated human lymphocytes. *J Clin Invest.*, 1992, 90, 262-266.

[44] KIRSHENBAUM A., GOFF J.P., DRESKIN S.C., et al. — IL-3 dependent growth of basophil-like cells and mastlike cells from human bone marrow. *J Immunol.*, 1989, 142, 2424-2429.

[45] KOPF M., LE GROS G., BACHMANN M., et al. — Disruption of the murine IL-4 gene blocks Th2 cytokine responses. *Nature*, 1993, 362, 245-247.

[46] KRISNASWAMI G, LIU MC, SU SN et al. (1993) Analysis of cytokine transcripts in the bronchoalveolar lavage cells of patients with asthma. *Am J.Respir Cell Mol Biol* 9, 279-286

[47] KUNA P., REDDIGARI S.R., KORNFELD D., KAPLAN A.P. — IL-8 Inhibits histamine release from human basophils induced by histamine-releasing factors, connective tissue activating peptide III, and IL-3. *J Immunol.*, 1991, 147, 1920-1924.

[48] KUNA P., REDDIGARI S.R., SCHALL T.J. — Characterization of the human basophil response to cytokines, growth factors and histamine releasing factors of the intercrine/chemokine family. *J Immunol.*, 1993, 150, 1932-1938.

[49] KUNA P., REDDIGARI S.R., RUCINSKI D., et al. — Chemokines of the a, b -subclass inhibit human basophils responsiveness to MCP-1. *J Allergy Clin Immunol.*, 1995, 95, 574-586

[50] KYAN-AUNG U., HASKARD D.O., POSTON R.N., et al. — Endothelial leukocyte adhesion molecule-1 and intercellular adhesion molecule-1 mediate the adhesion of eosinophils to endothelial cells in vitro and are expressed by endothelium in allergic cutaneous inflammation *in vivo*. *J Immunol.*, 1991, 146, 521-528.

[51] LEAL-BERUMEN I., O'BYRNE P., GUPTA A., et al. — Prostanoid enhancement of IL-6 production by rat peritoneal mast cells. *J Immunol.*, 1995, 154, 4759-4767.

[52] LEE C.E., NEULAND M.E., TEAFORD H.G., et al. — Interleukin-6 is released in the cutaneous response to allergen challenge in atopic individuals. *J Allergy Clin Immunol.*, 1992, 89, 1010-1020.

[53] LEONARD E.J., SKEEL A., YOSHIMURA T., et al. — Leukocyte specifity and bindding of human neutrophil attractant/activation protein-1. *J Immunol.*, 1990, 144, 1323-1330.

[54] LUNDGREN M., PERSSON U., LARSSON P., et al. — Interleukin 4 induces synthesis of IgE and IgG4 in human B cells. *Eur J Immunol.*, 1989, 19, 1311-1315.

[55] MAGGI E., PARRONCHI P., MANETTI R., et al. — Reciprocal regulatory effects of IFN-γ and IL-4 on the in vitro development of human Th1 and Th2 clones. *J Immunol.*, 1992, 148, 2142-2147.

[56] MANETTI R., PARRONCHI P., GIUDIZI M.G., et al. — Natural killer cell stimulatory factor (Interleukin 12 [IL-12]) Induces T helper type 1 (Th1)-specific immune responses and inhibits the development of IL-4-producing Th cells. *J Exp Med.*, 1993, 177, 1199-1204.
[57] MARINI M., VITTORI E., HOLLEMBORG J., MATTOLI S. — Expression of the potent inflammatory cytokines, GM-CSF, and interleukin-6 and interleukin-8, in bronchial epithelial cells of patients with asthma. *J Allergy Clin Immunol.*, 1992, 89, 1001-1009.
[58] MARSHALL J.D., SECRIST H., DEKRUYFF R.H., et al. — IL-12 inhibits the production of IL-4 and IL-10 in allergen-specific human CD4+ T lymphocytes. *J. Immunol.*, 1995, 155, 111-117.
[59] MASSEY W., FRIEDMAN B., KATO M., et al. — Appearance of granulocyte-macrophage colony-stimulating factor activity at allergen-challenged cutaneous late-phase reaction sites. *J Immunol.*, 1993, 150, 1084-1092.
[60] MOQBEL R., LEVI-SCHAFFER F., KAY A.B. — Cytokine generation by eosinophils. *J allergy Clin Immunol.*,1994, 94, 1183-1188.
[61] MOSMANN T.R., CHERWINSKI H., BOND M.W., et al. — Two types of murine helper T cell clone. I. Definition according to profiles of lymphokine activities and secreted proteins. *J Immunol.*, 1986, 136, 2348-2357.
[62] NEUBER K., HILGER R.A., KÖNIG W. — Interleukin-3, interleukin-8, FMLP and C5a enhance the release of leukotrienes from neutrophils of patients with atopic dermatitis. *Immunology*, 1991, 73, 83-87
[63] OKOYAMA Y., SEMPER A., HOLGATE S.T., CHURCH M.K. — Multiple cytokine mRNA expression in human mast cells stimulated via FcεRI. Int. Arch. *Allergy Immunol.*, 1995, 107, 158-159
[64] PARRONCHI P., MACCHIA D., PICCINNI M.P., et al. — Allergen- and bacterial antigen-specific T-cell clones established from atopic donors show a different profile of cytokine production. *Proc Natl Acad Sci USA.*, 1991, 88, 4538-4542.
[65] PARRONCHI P., DE CARLI M., MANETTI R., et al. — Aberrant interleukin (IL)-4 and IL-5 production in vitro by CD4+ helper T cells from atopic subjects. *Eur J Immunol.*, 1992, 22, 1615-1620.
[66] PIGUET P.F., GRAU G.E., HAUSER C., VASSALLI P. — Tumor necrosis factor is a critical mediator in hapten-induced irritant and contact hypersensitivity reactions. *J Exp Med.*, 1991, 173, 673-679.
[67] PUJOL J.L., COSSO B., DAURÈS J.P., et al. — Interleukin-1 release by alveolar macrophages in asthmatic patients and healthy subjects. *Int Arch Allergy Appl Immunol.*, 1990, 91, 207-210.
[68] PUNNONEN J., AVERSA G., COCKS B.G., et al. — Interleukin-13 induces interleukin 4-independent IgG4 and IgE synthesis and CD23 expression by human B cells. *Proc Natl Acad Sci USA.*, 1993, 90, 3730-3734.
[69] RENNICK D., YANG G., MULLER-SIEBURG C., et al. — Interleukin 4 (B-cell stimulatory factor 1) can enhance or antagonize the factor-dependent growth of hemopoietic progenitor cells. *Proc. Natl. Acad.Sci. USA*, 1987, 84, 6889-6893.-
[70] ROMAGNANI S., MAGGI E., PARRONCHI P., et al. — Increased numbers of Th2-like CD4+ T Cells in target organs and in the allergen-specific repertoire of allergic patients. *Int Arch Allergy Appl Immunol.*, 1991, 94, 133-136.
[71] ROMAGNANI S. — Induction of TH1 and TH2 responses : a key role for the 'natural' immune response ? *Immunology Today*, 1992, 13, 379-381.
[72] SATO T.A., WIDMER M.B., FINKELMAN F.D., et al. — Recombinant soluble murine IL-4 receptor can inhibit or enhance IgE responses *in vivo*. *J Immunol.*, 1993, 150, 2717-2723.
[73] SCHLEIMER R.P., STERBINSKY S.A., KAISER J., et al. — IL-4 induces adherence of human eosinophils and basophils but not neutrophils to endothelium. *J Immunol.*, 1992, 148, 1086-1092.
[74] ILLABER C., GEISSLER K., SCHERRER R., et al. — Transforming growth factors-β promote interleukin-3 (IL-3)-dependent differentiation of human basophils but inhibit IL-3-dependent differentiation of human eosinophils. *Blood.*, 1992, 80, 634-641.
[75] SUN YING, ROBINSON D.S., VARNEY V., et al. — TNFα mRNA expression in allergic inflammation. *Clin Exp Allergy*, 1991, 21, 745-750.
[76] TANG M., KEMP A., VARIGOS G. — IL-4 and interferon-gamma production in children with atopic disease. *Clin Exp Immunol.*, 1993, 92, 120-124.
[77] THOMPSON-SNIPES L.A., DHAR V., BOND M.W., et al. — Interleukin 10: A novel stimulatory factor for mast cells and their progenitors. *J Exp Med.*, 1991, 173, 507-510.
[78] TSUJI K., ZSEBO K.M., OGAWA M. Murine mast cell colony formation supported by IL 3, IL-4, and recombinant rat stem cell factor, ligand for c-kit. *J Cell Physiol*, 1991, 148, 362-369.

[79] VAN DER HEIDJEN F.L., WIERENGA E.A., BOS J.D., KAPSENBERG M.L. — High frequency of IL-4-producing CD4+ Allergen-specific T lymphocytes in atopic dermatitis. *J Invest Dermatol*, 1991, 97, 389-394.

[80] VOLLENWEIDER S., SAURAT J.H., RÖCKEN M., HAUSER C. — Evidence suggesting involvement of interleukin-4 (IL-4) production in spontaneous in vitro IgE synthesis in patients with atopic dermatitis. *J Allergy Clin Immunol.*, 1991, 87, 1088-1095.

[81] WALKER C., BODE E., BOER L., et al. — Allergic and nonallergic asthmatics have distinct patterns of T-cell activation and cytokine production in peripheral blood and bronchoalveolar lavage. *Am Rev Respir Dis.*, 1992, 146, 109-115.

[82] WALSH L.J., TRINCHIERI G., WALDORF H.A., et al. — Human dermal mast cells contain and release tumor necrosis factor which induces endothelial leukocyte adhesion molecule 1. *Proc Natl Acad Sci USA*, 1991, 88, 4220-4224.

[83] WIERENGA E.A., SNOEK M., DE GROOT C., et al. — Evidence for compartmentalization of functional subsets of CD4+ T lymphocytes in atopic patients. *J Immunol.*, 1990, 144, 4651-4656.

[84] WIERENGA E.A., SNOEK M., JANSEN H.M., et al. — Human allergen-specific types 1 and 2 T helper cell clones. *J Immunol.*, 1991, 147, 2942-2949.

Chapitre 34

CYTOKINES ET INFECTIONS BACTERIENNES ET PARASITAIRES

D. HEUMANN

INTRODUCTION

L'homéostasie est généralement maintenue par une relation concertée de divers signaux impliquant principalement les systèmes immun, nerveux et endocrinien. Ces dernières années ont vu la naissance d'un système distinct de signaux qui orchestre la réponse de l'organisme à une invasion bactérienne, virale ou parasitaire. On a longtemps cru que les pathogènes envahisseurs endommageaient les tissus de l'hôte par une action directe. On sait maintenant que les microorganismes affectent profondément le métabolisme de l'hôte, en interférant avec les mecanismes de l'homéostasie.

Il est apparu depuis longtemps que la thérapie antimicrobienne n'était pas une réponse nécessairement adéquate à la réduction de la haute mortalité constatée chez les patients en choc septique. En fait chez ces patients, la cause de la mortalité est rarement due à un échec de la thérapie antimicrobienne mais plutôt la conséquence d'une réponse non appropriée de l'hôte à la stimulation microbienne. Lorsqu'un hôte est soumis à une attaque microbienne, il monte une réponse inflammatoire qui apparait résulter de l'interaction de plusieurs cellules qui communiquent entre elles par l'intermédiaire de médiateurs et de cytokines, qui agissent en cascade. Ce mécanisme efficace, mais potentiellement aussi dangereux, doit être contrôlé en permanence. Il arrive qu'une activation anarchique des signaux échappe au contrôle. Paradoxalement alors, lorsqu'un individu succombe suite à une invasion microbienne aiguë, c'est en fait lui-même qui a semé les propres semances de sa destruction. Un épisode de choc se caractérise par une succession de réponses métaboliques incluant une acidose métabolique, de la fièvre, une hypotension, une élévation des catécholamines et du lactate, une coagulation disséminée intravasculaire, ainsi que de fréquents dérèglements des systèmes rénal, hépatique et pulmonaire. Tous ces éléments s'associent pour produire un tableau de choc pouvant conduire à la mort de l'hôte.

A cause du relatif échec de la thérapie antimicrobienne, la compréhension de la pathophysiologie du choc devint un objectif proritaire et nécessaire à l'identification de nouveaux agents thérapeutiques. Les résultats ont été spectaculaires et nous avons appris que le nombre de cibles thérapeutiques est potentiellement infini. Une revue extensive de la littérature traitant de toutes ces modalités thérapeutiques dans les infections bactériennes et parasitaires dépasserait les limites de ce chapitre. Nous aborderons donc essentiellement les approches qui ont été à l'origine d'études cliniques multicentriques extensives, et ceci dans le sujet restreint des cytokines.

Au cours d'une infection, soit localement soit de façon généralisée, pratiquement tous les gènes qui codent pour les cytokines sont exprimés. On pense généralement que les cytokines qui jouent un rôle majeur sont le TNF et l'IL-1. La contribution des autres cytokines est moins bien connue, mais il paraît à l'évidence que ces cytokines ainsi que d'autres cytokines, qui attendent une future identification, pourraient modifier la vision relativement sommaire que nous avons actuellement de la physiopathologie de l'inflammation en général et du choc en particulier. Certaines cytokines vont contribuer à la destruction de l'hôte, d'autres à sa protection. Une extrême prudence doit être de mise et une stricte classification devrait être évitée, car une cytokine peut être à la fois bonne ou mauvaise pour l'hôte en fonction de sa concentration, du temps d'apparition dans la circulation, ou encore en fonction du type d'infection. En tenant compte de cette restriction, certaines cytokines apparaissent cependant primairement pro-inflammatoires, telles l'interleukine-1 et le TNF.

D'une manière simplificatrice, les études cliniques visant à bloquer le TNF ou l'IL-1 chez les patients en choc ont conduit à des résultats décevants, voire négatifs. De nombreuses expériences animales dans des conditions bien contrôlées suggèrent au contraire que leur bloquage peut prévenir la léthalité. Dans ce chapitre nous nous centrerons essentiellement sur le TNF et l'IL-1, l'étude desquels a fourni les bases qui ont permis l'édification d'études cliniques. Nous tenterons d'abord de mettre en lumière les approches de base. Nous évoquerons ensuite brièvement ces études cliniques, avant de discuter les raisons de leur échec apparent.

Si l'effort principal de ce chapitre porte sur le TNF et l'IL-1, on ne saurait passer sous silence le rôle que pourraient jouer entre autres cytokines, l'IFNγ, l'IL-8, l'IL-6, l'IL-10 le LIF ou le MIF. De fortes évidences expérimentales suggèrent une action modulatrice de ces dernières dans les processus inflammatoires. La détection de celles-ci dans le plasma de patients présentant un syndrome septique ne constitue que l'observation du sommet de l'iceberg [18]. De potentielles études cliniques nous dévoileront peut-être un jour leur rôle dans le choc septique.

LE TNF DANS LE CHOC SEPTIQUE

Rôle du TNF dans le choc septique à bactéries Gram-négatif

Expérimentalement, les premières approches dans le domaine du choc se sont concentrées sur les bactéries Gram-négatif et plus principalement sur l'endotoxine (lipopolysaccharide, LPS), le principal constituant toxique de la paroi de ces dernières. Il y a plusieurs types d'arguments qui plaident pour un rôle potentiel du TNF dans le choc septique à bactéries Gram-négatif ou dans le choc endotoxémique provoqué par l'injection de LPS.

Induction de TNF in vitro et in vivo par l'endotoxine

Expérimentalement, du TNF est produit in vitro par les cellules de la lignée monocytaire, ainsi que par d'autres cellules, en réponse à une exposition au LPS [9]. Après injection de LPS, le TNF apparaît dans le sérum avant toute autre cytokine chez l'animal [10,42,68,76,95] et chez l'homme [51,69]. Le TNF est détectable déjà à 30 minutes, avec un maximum après 1 à 2 heures. Le taux diminue ensuite rapidement, et le TNF n'est plus détectable après 4 à 6 heures. L'IL-1 et l'IL-6 apparaissent un peu plus tardivement. Les cinétiques d'apparitions d'IL-1β, d'IL-6, d'IL-8 et de TNFα chez des volontaires humains ou chez des babouins recevant respectivement du LPS ou des germes entiers vivants, sont illustrées dans la figure 34.1 [19].

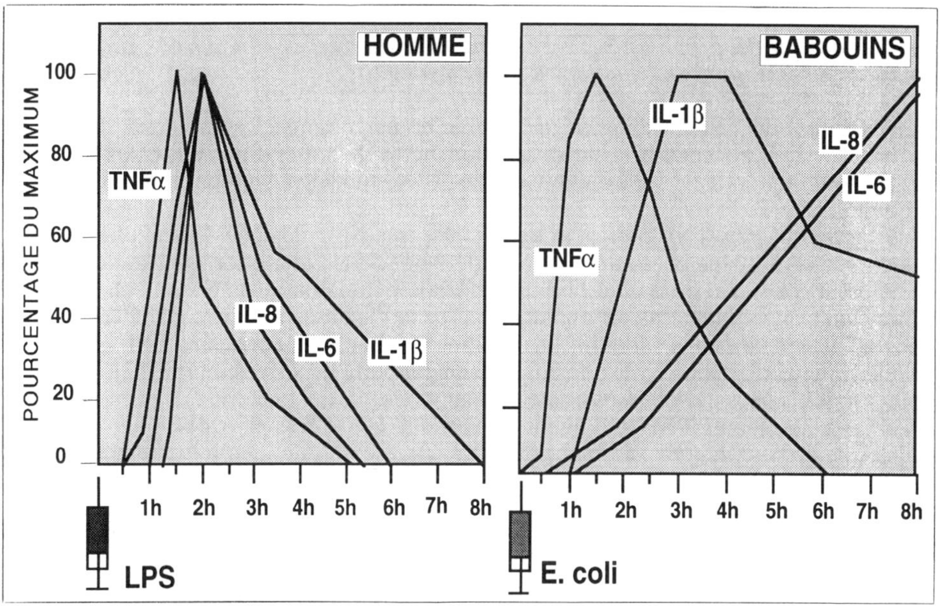

FIG. 34.1 — *Cinétique d'apparition des cytokines plasmatiques in vivo après injection de LPS chez des volontaires humains, ou après injection de bactéries à Gram négatif chez le babouin (Les résultats sont exprimés en pourcentage maximum relatif pour chaque cytokine)*
[Adapté de J-M. Cavaillon, IN : *États infectieux graves, perspectives thérapeutiques*, Carlet J, Martin, C, & Offenstadt G, Eds, Masson 1995)

Chez des malades atteints de méningococcémie [44,81,91] ou de choc septique d'autre origine [15,16,25,26], les taux de TNF corrèlent avec la survie, comme cela a été démontré dans plusieurs études. Par exemple, les valeurs de TNF mesurées chez 70 malades en choc septique à l'entrée dans l'étude étaient plus élevées dans les cas d'évolution fatale que chez les survivants [15]. Cependant, les valeurs mesurées se chevauchaient de manière importante, de sorte que la détermination du TNF ne peut pas être utilisée pour définir le pronostic d'un malade isolé [72]. En outre, dans un modèle multivariable, la mesure du TNF à la randomisation avait un pouvoir prédicteur moindre que 5 facteurs cliniques faciles à obtenir (sévérité des maladies sous-jacentes, présence ou non d'une bactériémie, âge, diurèse et pH artériel). Cette étude a montré que plutôt que la valeur de TNF à un moment donné, c'était son évolution qui correspondait le mieux avec la gravité du choc. En effet, alors que le TNF retournait rapidement à des valeurs normales chez les survivants, les taux restaient élevés en cas d'évolution défavorable, parfois pendant des périodes prolongées jusqu'à 10 jours [15].

Effets biologiques de l'injection de TNF

L'injection de TNF chez l'animal et chez l'homme imite en bien des aspects les événements observés au cours du choc septique. L'injection de TNF recombinant humain à des rats ou à des chiens en quantité semblable à celle qui est produite en réponse à l'endotoxine s'accompagne d'une hypotension, d'une acidose métabolique, d'une hémoconcentration et d'une issue fatale en quelques heures [85,87]. Ces approches directes impliquent le TNF comme un médiateur pathogène du choc septique. De plus, le TNF est la seule cytokine, qui injectée seule, permet de reproduire expérimentalement le choc.

Effet des anticorps anti-TNF dans des modèles de choc induit par l'endotoxine ou par des bactéries Gram-négatif

Le bloquage du TNF a été investigué dans de nombreux modèles impliquant le LPS ou des bactéries Gram-négatif. Une distinction nette doit être faite entre les modèles d'injection parentérale de LPS ou de bactéries et les modèles d'infection focale (surtout péritonite).

Les anticorps anti-TNF protègent de manière très nette des conséquences fatales de l'injection d'endotoxine chez l'animal [6,11,31,36,68,95], à condition que l'anticorps soit donné en prophylaxie ou durant la phase intitiale d'infusion du LPS. Un échec ne fut rapporté qu'à une seule occasion, quoique dans ce cas la dose extrêmement élevée de LPS (100 mg/kg) pût en être la cause [32]. L'addition différée d'anticorps anti-TNF ne protège pas les animaux du choc. Seule une observation rapporte un succès relatif [11], alors que la plupart des échecs ne sont sans doute pas rapportés.

Les anticorps anti-TNF protègent également des effets mortels d'une infusion parentérale de *E. coli* chez l'animal [53,54,83,86], à condition que le traitement ne soit pas différé de plus de 30 minutes suivant l'infusion bactérienne. Ces expériences constituent l'argument le plus fort en faveur d'un rôle central du TNF dans le choc septique. Une administration différée de l'anticorps anti-TNF s'est révélée inopérante chez la souris [83], et modeste chez le babouin [82]. Suite à l'infusion de souches bactériennes autres que *E. coli*, un traitement avec un anticorps anti-TNF s'est montré protecteur dans un modèle utilisant du *Pseudomonas aeruginosa* chez le rat neutropénique [83], mais inefficace dans un modèle faisant usage de *Klebsiella* chez la souris.

Effet du bloquage du TNF au moyen de récepteurs solubles du TNF dans des modèles de choc induit par l'endotoxine ou par des bactéries Gram-négatif

Une approche plus récente du bloquage du TNF est basée sur l'utilisation de constructions impliquant les récepteurs solubles du TNF. Deux formes distinctes de récepteurs du TNF (une forme p55 et une forme p75, voir chapitres précédents) sont libérées des surfaces cellulaires durant les réactions inflammatoires. Ce mécanisme pourrait être un mécanisme régulateur visant à prévenir l'interaction du TNF avec ses récepteurs cellulaires, atténuant en quelque sorte les effets d'une production excessive de TNF. Des protéines de fusion ont été développées, chacune consistant en une construction formée de deux récepteurs reliés par la partie Fc d'une IgG. Cette construction dimérique étend la demi-vie de la molécule in vivo et augmente son affinité pour le TNF. En d'autres termes, elles sont plus neutralisantes qu'un anticorps anti-TNF. Quatre variantes ont ainsi été fabriquées, utilisant soit IgG1 ou IgG3 comme partenaire de fusion: sTNFR-IgG1 p75, sTNFR-IgG3 p75, sTNFR-IgG1 p55, sTNF-IgG3, p55.

Ces constructions ont été testées chez l'animal, spécialement chez la souris, la plupart des modèles faisant usage d'injections parentérales de LPS. En ce qui concerne les constructions utilisant la forme p55, une protection très efficace fut observée contre un choc induit par LPS, à condition de donner la construction en prophylaxie [5,34,55,56,62]. Cette même construction fut trouvée effective dans un modèle d'injection parentérale de *E. coli* [34].

Les expériences impliquant l'autre forme du récepteur, la forme p75 ont été moins convainquantes. Alors que dans une étude le sTNFR75-IgG1 protégeait les souris d'un choc induit par le LPS [71], dans une autre étude le sTNFR75-IgG3 ne montrait aucun pouvoir protecteur [62]. Par contre ce même TNFR75-IgG1 ne diminuait pas la mortalité des souris suite à une infusion de *E. coli*, quoiqu'en retardant le décès [34].

Bloquage du TNF dans des modèles d'infection focale

Si les modèles expérimentaux utilisant des injections parentérales de LPS ou de bactéries Gram-négatif concordent tous, quoiqu'à des degrés divers, à montrer le rôle toxique joué par le TNF, il n'en va pas de même lorsque l'on pose les mêmes questions dans des modèles d'infection focale. Dans des modèles de péritonite chez la souris ou chez le rat, le bloquage du TNF s'est montré totalement inopérant, voire même délètère [6,14,30,33,95]. Une seule étude rapporte un effet protecteur de ce bloquage dans un modèle de péritonite causé par *Neisseria meningitidis* [75].

Rôle du TNF dans les infections à bactéries Gram-positif

Les bactéries Gram-positif ne synthétisent pas d'endotoxine, mais cependant les manifestations cliniques induites par ce type de bactérie sont très semblables à celles observées dans le choc induit par les bactéries Gram-négatif, suggérant une grande similitude de réponses biologiques. Il apparait aujourd'hui que de nombreux constituants du coque Gram-positif sont capables d'induire la production de TNF par les macrophages. Les exotoxines, le peptidoglycane et les acides lipoteichoiques en sont un exemple [12,24,70,79]. De récentes études expérimentales chez l'animal suggèrent fortement que le TNF serait un médiateur commun essentiel au développement du choc léthal produit par les bactéries Gram-positif et les bactéries Gram-négatif [43,70,93]. Ces observations expérimentales confirment les mesures de TNF effectuées chez des patients présentant un choc septique à bactéries Gram-positif. Dans une étude rapportant les mesures de TNF chez des patients septiques, le TNF est détecté avec une égale fréquence lorsque le choc est asocié à une bactérie Gram-négatif ou à une bactérie Gram-positif [65].

Expérimentalement, les conclusions relatives au bloquage du TNF dans les infections causées par les bactéries Gram positif ne sont pas définitives. Une étude rapporte une protection [52], l'autre non [66].

Rôle du TNF dans les infections causées par des bactéries intracellulaires

La *Listeria monocytogenes* est une bactérie Gram- positif, qui est un prototype de bactérie intracellulaire. La septicémie et la méningite sont les manifestations cliniques de la présence de ce pathogène chez les patients immunocompromis. 30 minutes après injection de *Listeria* chez la souris, 80% des microorganismes sont éliminés par le foie et la rate, où les macrophages résidents et les neutrophiles sont en première ligne de défense. Par la suite, l'hôte développe un mécanisme de défense qui est largement dépendant de cellules T spécifiques. Le rôle essentiel que joue le TNF dans les mécanismes de défense contre la *Listeria* a été clairement démontré par de nombreuses approches expérimentales. Lorsque l'on bloque le TNF au moyen d'anticorps, une injection sous-léthale de *Listeria* induit une prolifération accrue des microorganismes dans la rate et le foie, induisant la mort de ces animaux [48,49,74,88]. De même, la disruption du gène du récepteur p55 du TNF conduit aux mêmes résultats [81].

Rôle du TNF dans les infections mycobactériennes et parasitaires.

Le TNF est également produit, à la fois in vitro et in vivo, lorsque les macrophages rencontrent divers produits mycobactériens ou parasitaires. Il en va de même pour la détection de TNF chez les malades souffrant de malaria, de lèpre, de tuberculose ou de leishmaniose [22,35,46,61]. Le rôle exact que tient le TNF dans ces maladies est encore plus difficile à cerner que celui qu'il tient dans le choc septique. L'administration de TNF induit les changements pathologiques qui rappellent les stades terminaux de la malaria et péjore des souris infectées par *Plasmodium falciparum* [22]. Des anticorps monoclonaux bloquant le TNF ont clairement montré que le TNF était impliqué dans la pathologie de la malaria cérébrale chez la souris [45]. Cependant, il semble aussi évident que le TNF pourrait jouer un rôle protecteur en réduisant le développement des lésions cutanées et en activant les macrophages à détruire les parasites, lors de leishmanioses experimentales chez la souris [61]. Des observations similaires montrent un effet destructeur du TNF sur les parasites malariens [22]. En ce qui concerne les mycobactéries, certains résultats supportent une action protective du TNF dans l'immunité contre les bactéries, mais d'autres au contraire montrent que le TNF contribue aux manifestations pathologiques des maladies mycobactériennes [46]. Plus particulièrement, le TNF apporte une contribution importante dans la formation de granulomes et le bloquage du TNF entraîne une dissémination de *Mycobacterium bovis (BCG)* chez la souris [56].

Etudes cliniques visant à bloquer l'effet du TNF

1. L'étude CB006: 80 patients atteints de sepsis sévère ou en choc septique ont reçu 4 régimes d'anticorps anti-TNF CB006, à savoir 0.1, 1, 10 mg/kg, ou 1 mg/kg initialement puis une seconde dose de 1 mg/kg 24h plus tard [39]. Aucun avantage dans la survie de ces patients ne fut montré avec des doses croissantes d'anticorps. Cependant, l'analyse des résultats montrait un bénéfice de l'intervention dans un sous-groupe de patients. En effet, la survie était meilleure chez les patients présentant des valeurs sériques élevées de TNF (>50 pg/ml).

2. L'étude Bay x 1351 (NORASEPT): Des patients atteints de syndrome septique ont été prospectivement stratifiés en un groupe "présence de choc" et en un groupe "absence de choc" et à recevoir soit 15 mg/kg, soit 7.5 mg/kg d'un anticorps murin anti-TNF, ou un placebo. L'enrôlement final a été de 971 patients, avec 49% de patients dans le groupe en choc et 51% dans l'autre [1]. L'infusion d'anticorps ou de placebo n'eut aucune influence sur la mortalité à 28 jours chez les patients en choc ou dans la population totale. Cependant, si aucune différence ne fut observée à 28 jours, une tendance à la réduction de mortalité fut observée à 3 jours (15 mg/kg: réduction de 44% *vs* placebo; 7.5 mg/kg: réduction de 49% *vs* placebo).

3. L'étude sTNFR p75: 141 patients atteints de sepsis sévère et d'hypotension ont reçu soit un placebo soit des doses croissantes d'une construction faite entre le fragment Fc d'une immunoglobuline et du récepteur soluble p75 du TNF [2]. Aucune prévention de la mortalité à 28 jours ne fut observée, et même une augmentation de la mortalité fut remarquée à des doses croissantes de la construction.

4. Autres études en cours d'investigation: Deux études impliquant des anticorps anti-TNF sont soit en cours d'investigation ou d'analyse: l'étude INTERSEPT avec l'anticorps Bay x 1351 et l'étude Knoll avec l'anticorps murin MAK 195 F. Des rapports préliminaires de ces études ont montré un effet protecteur de ces anticorps dans des sous-groupes de patients, cependant sans montrer un effet prouvé statistiquement. Une seconde étude impliquant le récepteur soluble du TNFRp55 est en cours d'investigation.

L'INTERLEUKINE-1 DANS LE CHOC SEPTIQUE

Rôle de l'IL-1 dans le choc septique

Les arguments concernant le rôle du TNF dans le choc septique peuvent être repris pratiquement intégralement pour l'IL-1 [28], si ce n'est peut-être le fait qu'une injection seule d'IL-1 n'entraîne pas à elle seule expérimentalement la léthalité chez l'animal. En effet, les macrophages mis en présence d'endotoxine secrètent de l'IL-1, et l'injection de LPS ou de bactéries déclenche la libération d'IL-1 in vivo [28,47]. L'injection d'IL-1 recombinante à des lapins produit une hypotension, une diminution des résistances systémiques vasculaires et une augmentation du débit cardiaque [78]. Des résultats similaires sont obtenus chez la souris [82].

Ces résultats ne constituent pas une surprise, si l'on compare la liste impressionante d'effets biologiques résultant de la synthèse de ces deux cytokines (Tableau 34.1). Le chevauchement de fonctions pour ces deux cytokines est sans doute le résultat d'une adaptation biologique, une cytokine pouvant induire la synthèse de l'autre. Il devient dès lors difficile de dissocier leur action individuelle, et le plus souvent on assiste alors à un synergisme d'action. Bien qu'il ne soit pas établi si une telle redondance est bénéfique pour l'organisme, implicitement elle laisse supposer une régulation différente, encore inconnue, pour ces deux cytokines.

Presque toutes les cellules de l'organisme synthétisent de l'IL-1 et cette synthèse n'est pas confinée uniquement à une stimulation par de l'endotoxine. Les organismes Gram-positif produisent des exotoxines puissantes qui stimulent la production d'IL-1 et de TNF [27].

Il n'est pas facile d'obtenir des anticorps monoclonaux capables de bloquer l'activité biologique de l'IL-1. Cependant, pour palier ce défaut, de nombreux inhibiteurs naturels de l'IL-1 sont détectés notamment dans le sérum de volontaires humains injectés avec de l'endotoxine ou dans l'urine de patients fébriles. Parmi ces derniers, une molécule appelée "IL-1 recepteur antagonist" (IL-1ra) a été purifiée à partir d'urine de patients atteints de leucémie monocytaire. Le gène codant pour cette molécule a été cloné et la protéine recombinante bloque la liaison de l'IL-1 à son récepteur, se comportant comme un véritable antagoniste de l'IL-1 [27]. Il n'est donc pas surprenant que l'Il-1ra s'est montré efficace dans de nombreux modèles animaux, dans lesquels l'administration de l'IL-1ra prévient le choc induit par le LPS ou par des injections i.v. d'*Escherichia coli* [3,4,37,77,92]. Cependant, un effet délétère d'administration de l'IL-1 ra a également été observé. En effet, alors qu'une injection unique de l'inhibiteur reduisait la léthalité dans un modèle d'infection à *Klebsiella pneumoniae* chez le lapin, une seconde injection répétée 24h plus tard au contraire en accentuait la léthalité [63].

Dans les pathologies causées par des bactéries intracellulaires, l'IL-1 apparemment se comporte comme le TNF. De très récents travaux ont montré que l'IL-1 participe au développement de la résistance à *Listeria monocytogenes* et que le bloquage de l'IL-1 exacerbe la listeriose murine [50,80].

Etudes cliniques visant à bloquer l'IL-1

Trois études cliniques visant à bloquer les effets de l'IL-1 par l'IL-1 ra sont à terme. Dans une première étude préliminaire de phase II, 99 patients en sepsis sévère ou en choc ont été traités soit avec un placebo soit avec des doses croissantes d'IL-1 ra [40]. Le résultat en fut un bénéfice de survie à 28 jours, associé à des doses croissantes de l'inhibiteur. Une seconde étude confirmatrice de phase III, en double aveugle fut entreprise avec 893 patients [34]. Cette étude ne confirma pas la précédente, puisque les taux de mortalité furent de 34% dans le groupe reçevant le placebo et de 29% dans le groupe traité avec la plus haute dose d'IL-1- ra. En retraitant rétrospectivement les résultats de l'étude préliminaire et de l'étude de phase III, il apparut que l'avantage dans la survie pouvait s'appliquer à un sous-groupe de patients très sévèrement malades [38,40]. Cependant, une seconde étude multicentrique de phase III ayant pour but de confirmer prospectivement cette observation fut prématurément stoppée après une analyse intérimaire pour absence d'effet.

TABLEAU 34.1 — Effets biologiques du TNF et de l'IL-1. [adaptés des références 28 et 29].

Activité biologique	IL-1	TNF
Activation des lymphocytes T	+	+
Activation des lymphocytes B	+	+
Induction de protéines hépatiques de phase aiguë	+	+
Pyrogène endogène	+	+
Activation des monocytes	+	+
Adhésivité des cellules endothéliales	+	+
Activation des ostéoclastes	+	+
Dégradation du cartilage	+	+
Fibroplasie et angiogenèse	+	+
Activation des cellules synoviales	+	+
Induction de "colony-stimulating factors"	+	+
Radioprotection	+	+
Cytostase tumorale	+	+
Effet adjuvant	+	+
Induction de sommeil lent	+	+
Résistance non spécifique à l'infection	+	+
Induction de IL-1, TNF, IL-6 et IL-8	+	+
Induction de cyclooxygènase	+	+
Lipolyse - cachexie	+	+
Réaction de Shwartzman	+	+
Neutrophilie	+	+
Induction d'états de choc	+	+
Libération de corticotrophine hypothalamique	+	-
Libération d'ACTH et de glucocorticoïdes surrénaliens	+	-
Production d'insuline	+	-
Stimulation des cellules dendritiques	+	-
Stimulation des précurseurs hématopoiétiques	+	-
Différenciation des précurseurs hématopoiétiques	-	+
Activation des neutrophiles	-	+
Nécrose tumorale	-	+
Facteur de croissance plasmocytaire	-	-
Activation des cellules NK	-	-
Radiosensibilisation	-	-

DIFFERENCES ENTRE LES MODELES ANIMAUX ET LES ETUDES CLINIQUES

Malgré de grands espoirs, les études cliniques n'ont pas confirmé les observations très longues et très soignées de la recherche de base et de la recherche animale. De nombreuses causes sont certainement à la base ce ce découragement relatif et peut-être temporaire [21].

Comparaison entre les modèles expérimentaux

Il apparaît extrêmement simpliste d'envisager les rôles à la fois protecteur et pathologique des cytokines comme mutuellement exclusifs. La plupart des approches expérimentales impliquent le TNF comme un facteur dévaforable dans le pronostic du choc septique. Cependant, ces conclusions devraient être nuancées pour un certain nombre de raisons. Le TNF peut exercer son action de façon autocrine, paracrine ou endocrine. A faible concentration, il serait bénéfique dans le tissu en orchestrant les événements lors d'une inflammation locale. On pense généralement que c'est de sa synthèse exagérée que naît la destruction tissulaire et le choc léthal. D'autre part, il existe d'autres situations cliniques ou le TNF joue un rôle important dans la résistance à l'infection. Lors d'infections avec des bactéries Gram-positif de type *Listeria monocytogenes*, le bloquage du TNF au moyen d'anticorps est associé à un mauvais pronostic chez la souris [48].

De manière plus générale, lorsqu'il s'agit d'évaluer l'efficacité potentielle des stratégies visant à bloquer les cytokines, une distinction nette semble émerger entre les divers modèles, un point qui n'a sans doute pas été suffisamment pris en compte dans le design des études cliniques. D'une part les modèles d'injection parentérale de LPS ou de bactéries ne sont pas à proprement parler des modèles d'infection, mais plutôt des modèles d'intoxication. Dans ce type d'approche, la charge bactérienne injectée est de l'ordre de 10^9 à 10^{12} CFU/kg. De ce fait, les concentrations de cytokines produites sont démesurées, et il va de soit que de telles quantités de cytokines sont toxiques pour l'hôte, puisque leur neutralisation entraîne généralement une survie des animaux. D'autre part, les modèles d'infection localisée, modèles où la charge bactérienne est plus faible ($<10^6$ CFU/kg), ressemblent sans doute plus à des modèles d'infection. Dans ce cas, les bactéries vont d'abord se multipier avant d'envahir la circulation. Il en résulte un production de cytokines plus faible que précédemment, mais soutenue durant toute la période d'observation. Dans ce type d'approche, péritonite notamment, le bloquage des cytokines ne confère aucun avantage. Bien au contraire, il pourrait même s'avérer néfaste, en empêchant la mise en place des mécanismes naturels de défense de l'hôte.

Comparaison entre les modèles animaux et les études cliniques

Dans les modèles animaux à injection parentérale de LPS ou de bactéries, la cascade des événements partant du stimulus initial et se terminant généralement par le décès de l'animal suit une course prédictible. La production de cytokines suit aussi une course bien définie et les approches expérimentales visant à bloquer l'une ou l'autre de ces cascades sont relativement aisées. Le choc est habituellement de courte durée, de quelques heures, au plus de quelques jours. La seule situation qui suit une telle évolution en clinique pourrait être le purpura fulminans chez l'enfant. Aucune étude contrôlée de bloquage de cytokines dans ce type d'affection n'a été publiée à ce jour.

Dans les modèles expérimentaux d'infection focale, l'évolution est plus lente à cause de la période nécessaire à la croissance bactérienne. Ce type de modèle suit une course plus similaire à celle que l'on observe en clinique, où le choc se développe sur plusieurs jours. Dans ce type de modèle expérimental, le bloquage des cytokines ne s'est pas avéré efficace. Il en est largement de même pour les patients en choc, qui sans doute pour la plupart se présentent avec des pneumonies ou des péritonites sévères.
De ce fait, une raison simple expliquant l'échec des études cliniques pourrait simplement être dûe au fait que dans ces études le collectif était vraisemblablement composé de patients avec infections focales.

Organismes, sites d'infection, et maladies sous-jacentes

Dans les modèles animaux, les organismes et les sites d'infection sont clairement programmés. Et encore, il apparaît expérimentalement que le bloquage des cytokines n'entraîne pas forcément une protection dans les modèles d'infection parentérale en fonction du type de bactérie utilisé. De manière importante, des animaux sains sont utilisés dans ces expériences. Tout est très différent chez les patients, où souvent les organismes responsables du choc restent non identifiés de même que leur localisation. De plus, la plupart de ces patients présentent une constellation de maladies sous-jacentes graves.

Temps d'intervention

Les expériences animales nous disent qu'il faut intervenir rapidement au début du choc. Rien de tel n'est vraiment possible en clinique. Expérimentalement, dans les modèles aigus, les animaux sont mis en état de choc rapide qui induit une issue fatale rapide. Chez les patients de soins intensifs, l'évolution de la maladie est rarement rapidement fatale. Il n'en reste pas moins que dans tous ces cas, il est difficile de préciser à quel stade de l'évolution du choc s'est faite l'injection d'agent bloquant les cytokines.

Problèmes liés au recrutement des patients

Il y a de nombreux problèmes inhérents au design des études cliniques. Sans entrer dans les détails, mentionnons les critères utilisés pour la définition du syndrome septique, la sélection des patients (recrutement large *vs* sélection étroite de patients présentant des maladies bien définies), la sélection des buts fixés (analyse d'intention de traitement *vs* décès dû au choc), l'existence de facteurs confondants, tels l'intervention chirurgicale ou la présence d'une maldie sous-jacente.

Pour toutes ces raisons, et sans doute pour beaucoup d'autres, il est très difficile d'extrapoler les observations faites chez l'animal aux observations cliniques.

LES AUTRES CYTOKINES DANS LE CHOC SEPTIQUE

Il n'existe en fait aucune cytokine qui n'ait été trouvée présente dans le plasma de patients en choc. Cette observation à elle seule illustre la difficulté de simplifier le choc à une seule manifestation de certaines d'entre elles, TNF et IL-1 notamment.
L'IFNγ, s'il n'est généralement pas considéré en soi comme un médiateur pro-inflammatoire, produit un synergisme puissant avec le TNF et l'IL-1 dans la réponse inflammatoire à l'endotoxine. En effet, cette cytokine sensibilise les macrophages aux produits bactériens, en accroissant la synthèse des cytokines pro-inflammatoires. De ce fait, le bloquage de l'IFNγ au moyen d'anticorps ou la disruption du gène ou de son récepteur cellulaire s'est montré efficace dans de nombreux modèles utilisant soit du LPS, soit des bactéries [13,17,57,84]. En revanche, il ne faudrait pas oublier que cette cytokine a une importance cruciale dans l'éradication des bactéries intracellulaires et que son bloquage induit des effets désastreux lors d'infection à *Listeria* ou à mycobactéries par exemple [23,41,59].

L'IL-6 en soi n'induit pas de réponse pro-inflammatoire, et toute intervention destinée soit à la bloquer soit à l'induire n'a apporté expérimentalement aucune réponse définitive quant'à son rôle protecteur ou délétère. Cependant, une récente attention s'est reportée sur son utilisation dans un score permettant de définir la sévérité du choc [7]. Cette récente attention est due à au fait que nous avons à disposition un test rapide de diagnostic, mais aussi au fait que cette cytokine tend à persister plus longtemps dans la circulation que le TNF. Comme la mesure de l'IL-6 permet souvent de faire la différence entre les patients qui vont mourir et ceux qui vont survivre [16,47,89], sa mesure pourrait se révéler utile dans de nouvelles approches thérapeutiques.

Le rôle précis joué par l'IL-8 et les chemokines, s'il est assez bien établi dans les processus inflammatoires [58] reste très incompris dans le choc. Mais des taux élevés sont retrouvés chez les patients présentant un syndrome septique, en corrélation avec la gravité et le pronostic vital [67]. Il en est de même de celui de l'IL-10 [64], qui pourrait représenter un mécanisme de régulation des cytokines inflammatoires. Il est à ce propos intéressant de noter l'hyporéactivité des cellules des patients présentant un syndrome septique en terme de production de cytokines lors d'une stimulation *in vitro* [73]. Il reste à démontrer si cette observation est le reflet de l'action de l'IL-10 ou plus généralement du phénomène dit de tolérance aux endotoxines [20].

Mentionnons encore le MIF qui pourrait être une cheville entre les systèmes endocrinien et immun, et dont le bloquage entraîne la protection contre une injection de LPS chez la souris [8]. Enfin le LIF est également trouvé en abondance dans le plasma de patients septiques [94]. Pour toutes ces cytokines, aucune étude clinique n'a été entreprise ou programmée à ce jour dans le domaine du choc.

CONCLUSION

Ce bref survol laisse supposer une large unicité de réponses biologiques à l'inflammation lors d'invasions bactériennes ou parasitaires. L'activité pléïotropique des cytokines joue sans doute un rôle central dans ce processus. En effet, toute cellule possède la panoplie quasiment complète des récepteurs pour les cytokines, et est capable de produire ces cytokines dans des conditions déterminées. On peut dès lors comprendre l'état d'amplification générale qui va être déclenché par une activation généralisée du système inflammatoire. Ce système est très vraisemblablement contrôlé par un grand nombre de régulations subtiles, qui nous échappent pour la plupart, et qui modulent l'inextricable enchevêtrement des cytokines produites en fonction du type d'invasion.

La chaîne d'amplification de la réponse aux microbes ou aux dérivés microbiens par la présence simultanée des cytokines contribue à la gravité du choc. L'effet pleïotropique de ces molécules et leur capacité à induire la synthèse des molécules d'adhésion des cellules endothéliales et la production de peptides chimiotactiques pour les neutrophiles joue un rôle critique dans la physiopathologie et la pathogenèse de ces maladies. Les protéases ou radicaux actifs provenant des neutrophiles activés tissulaires contribuent sans doute grandement à l'atteinte tissulaire des patients en choc. D'autre part, les cytokines induisent la synthèse ou la répression de la synthèse d'une constellation de protéines qui caractérise la phase aiguë et l'inflammation. De nombreux efforts dans la compréhension de ces phénomènes doivent être entrepris pour aborder avec plus de finesse la pathophysiologie du syndrome.

Le risque théorique, jugé faible, de bloquer les cytokines pro-inflammatoires, donc à priori un des mécanismes de défense anti-infectieuses, n'a pas empêché la mise en place des études cliniques. L'analyse des premières études cliniques semble indiquer que le bloquage des cytokines chez les patients à faible risque pourrait être néfaste. Cependant, cette même analyse laisse aussi supposer que chez les malades à haut risque un tel bloquage pourrait être salutaire. La communauté scientifique et médicale reste sceptique et dubitative devant les résultats des études cliniques, qui n'ont pas confirmé les grands espoirs nés de l'expérimentation animale. Cependant tout porte à continuer à croire qu'un excès de cytokines pro-inflammatoires est mauvais pour l'hôte et qu'il est sans doute utile de le bloquer, et ceci peut-être même chez des patients qui se présentent avec des infections focales. Rien ne nous permet actuellement de conclure s'il est possible d'extrapoler les conclusions faites dans les modèles expérimentaux aux situations complexes de la clinique.

En conclusion, on pourrait également interpréter les modèles animaux de la manière suivante: " *Les modèles sont bons, mais les études cliniques sont inappropriées".* Ce que nous avons tenté de faire, est d'étendre les observations conduites chez l'animal, et de les extrapoler à une population très hétérogène de patients. En d'autres termes, les études cliniques ont été pensées de manière erronée, et nous testons des drogues dans la mauvaise configuration. Une meilleure délimitation des sous-groupes de patients en choc permettrait sans doute d'apporter des éléments de réponse.

REFERENCES

[1] ABRAHAM E., WUNDERICK R., SLIVERMAN H., et al. — Efficacy and safety of monoclonal antibody to human tumor necrosis factor alpha in patients with sepsis syndrome. A randomized, controlled, double.blind, multicenter clinical trial. *JAMA*, 1995, 273, 934-941.

[2] AGOSTI J.M., FISHER C.J., OPAL S.M., et al — Treatment of patients with sepsis syndrome with soluble TNF receptors (sTNFR). *Program and abstracts of the 34th nterscience conference on antimicrobial and chemotherapy.*, 1994, 65. (Abstract)

[3] AIURA K., GELFAND J.A., BURKE J.F., et al. — Interleukin-1 (IL-1) receptor antagonist prevents Staphylococcus epidermidis- induced hypotension and reduces circulating levels of tumor necrosis factor and IL-1 beta in rabbits. *Infect.Immun.*, 1993, 61, 3342-3350.

[4] ALEXANDER H.R., DOHERTY G.M., BURESH C.M., et al. — A recombinant human receptor antagonist to interleukin 1 improves survival after lethal endotoxemia in mice. *J.Exp.Med.*, 1991, 173, 1029-1032.

[5] ASHKENAZI A., MARSTERS S.A., CAPON D.J., et al — Protection against endotoxin shock by a necrosis factor receptor immunoadhesin. *Proc.Natl.Acad.Sci.USA*, 1991, 88, 10535-10539.

[6] BAGBY G.J., PLESSALA K.J., WILSON L.A., et al. — Divergent efficacy of antibody to tumor necrosis factor-a in intravascular and peritonitis models of sepsis. *J.Infect.Dis.*, 1991, 163, 83-88.

[7] BARRIERE S.L., et LOWRY S.F. — An overview of mortality risk prediction in sepsis.*Crit.Care Med.*, 1995, 23, 376-393.

[8] BERNHAGEN J., CALANDRA T., MITCHELL R.A., et al. — Macrophage migration inhibitory f actor (MIF) is a pituitary-derived cytokine that potentiates lethal endotoxaemia. *Nature*, 1993, 365, 756-759.

[9] BEUTLER B., MAHONEY J., LE TRANG N., et al. — Purification of cachectin, a lipoprotein lipase-suppressing hormone secreted by endotoxin-induced RAW 264.7 cells. *J.Exp.Med.*, 1985, 161, 984-995.

[10] BEUTLER B., MILSARK I.W., CERAMI A. — Cachectin/tumor necrosis factor. Production, distribution and metabolic fate in vivo. *J.Immunol.*, 1985, 135, 3972-3977.

[11] BEUTLER B., MILSARK I.W., CERAMI A. — Passive immunization against cachectin/tumor necrosis factor protects mice from lethal effect of endotoxin. *Science*, 1985, 229, 869-871.

[12] BHAHKDI S., KLONISCH T., NUBER P., FISCHER W. — Stimulation of monokine production by lipoteichoic acids. *Infect.Immun.*, 1991, 59, 4614-4620.

[13] BILLIAU A., HEREMANS H., VANDEKERCKHOVE F., DILLEN C.— Anti-interferon-gamma antibody protects mice against the generalized Schwartzman reaction. *Eur.J.Immunol.*, 1987, 17, 1851-1854.

[14] BIRKENMAIER C., HONG Y.S., et HORN J.K. — Modulation of the endotoxin receptor (CD14) in septic patients. *J.Trauma.*, 1992, 32, 473-479.

[15] CALANDRA T., BAUMGARTNER J.D., GRAU G.E., et al — Prognostic values of tumor necrosis factor/cachectin, interleukin-1, alpha-interferon and gamma-interferon in the serum of patients with septic shock. *J.Infect.Dis.*, 1990, 161, 982-987.

[16] CALANDRA T., GERAIN J., HEUMANN D.,et al. — High circulating levels of interleukin-6 in patients with septic shock: Evolution during sepsis, prognostic value and interplay with other cytokines. *Am.J.Med.*, 1991, 91, 23-29.

[17] CAR B.D., ENG V.M., SCHNYDER B., et al — Interferon gamma receptor deficient mice are resistant to endotoxin shock. *J.Exp.Med.*, 1994, 179, 1437-1444.

[18] CAVAILLON J-M., MUNOZ C., FITTING C., et al. — Circulating cytokines : The tip of the iceberg ? *Circulatory Shock* 1992, 38, 145-152

[19]CAVAILLON J-M. — *Cytokines et infections graves "Etats infectieux graves. Perspectives thérapeutiques"* (J. Carlet, C. Martin, G. Offenstadt Editeurs); Collection d'Anesthésiologie et de Réanimation, Vol. 41. Editions Masson , Paris 1995, pp 44-64

[20] CAVAILLON J-M. The non specific nature of endotoxin tolerance. *Trends in Microbiol.* 1995, 3, 320-324

[21] CAVAILLON J-M. Controversies surrounding current therapies for septis syndrome. *Bull. Inst. Pasteur* 1995, 93, 21-41

[22] CLARK IA., ROCKETT KA., COWDEN WB. — TNF in malaria. In: Beutler B: *Tumor necrosis factors: the molecules and their emerging role in medicine.* New York, Raven Press, Ltd, 1992: 303-328.

[23] COOPER A.M., DALTON D.K., STEWART T.A., et al. — Disseminated tuberculosis in interferon gamma gene-disrupted mice. *J.Exp.Med.*, 1993, 178, 2243-2247.

[24] DE AZEVEDO J.C.S., DRUMM A., JUPIN C., et al. — Induction of tumour necrosis factor by staphylococcal toxic shock toxin 1. *FEMS Microbiol.Immunol.*, 1988, 47, 69-74.

[25] DE GROOTE M.A., MARTIN M.A., DENSEN P., et al. — Plasma tumor necrosis factor levels in patients with presumed sepsis. *J.A.M.A.*, 1989, 262, 249-251.

[26] DEBETS J.M.H., KAMPMEIJER R., VAN DER LINDEN M.P.M.H., et al. — Plasma tumor necrosis factor and mortality in critically ill septic patients. *Crit.Care Med.*, 1989, 17, 489-494.

[27] DINARELLO C.A. — Interleukin-1 and interleukin-1 antagonism. *Blood*, 1991, 77, 1627-1652.

[28] DINARELLO C.A. — The proinflammatory cytokines interleukin-1 and tumor necrosis factor and treatment of the septic shock syndrome. *J.Infect.Dis.*, 1991, 163, 1177-1184.

[29] DURUM SK., OPPENHEIM JJ. — Macrophage-derived mediators: interleukin-1, tumor necrosis factor, interleukin 6, interferon, and related cytokines. In: Paul WE: *Fundamental immunology*. New York, Raven Press Ldt., 1989: 639-661.
[30] ECHTENACHER B., FALK W., MÄNNEL D.N., KRAMMER P.H. — Requirement of endogenous tumor necrosis factor/cachectin for recovery from experimental peritonitis. *J.Immunol.*, 1990, 145, 3762-3766.
[31] EMERSON T.E., LINDSEY D.C., JESMOK G.J., et al. — Efficacy of monoclonal antibody against tumor necrosis factor alpha in an endotoxemic baboon model. *Circ.Shock*, 1992, 38, 75-84.
[32] ESKANDARI M.K., BOLGOS G., MILLER C., et al. — Anti-tumor necrosis factor antibody therapy fails to prevent lethality after cecal ligation and puncture or endotoxemia. *J.Immunol.*, 1992, 148, 2724-2730.
[33] EVANS G.F., SNYDER Y.M., BUTLER L.D., ZUCKERMAN S.H. — Differential expression of interleukin-1 and tumor necrosis factor in murine septic shock models.*Circ.Shock*, 1989, 29, 279-290.
[34] EVANS T.J., MOYES D., CARPENTER A., et al — Protective effect of 55- but not 75-kD soluble tumor necrosis factor receptor-immunoglobulin G fusion proteins in an animal model of Gram-negative sepsis. *J.Exp.Med.*, 1994, 180, 2173-2179.
[35] FERRANTE A., STAUGAS R.E.M., ROWAN-KELLY B., et al — Production of tumor necrosis factors alpha and beta by human mononuclear leukocytes stimulated with mitogens, bacteria, and malarial parasites. *Infect.Immun.*, 1990, 58, 3996-4003.
[36] FIEDLER V.B., LOOF I., SANDER E., et al. — Monoclonal antibody to tumor necrosis factor-alpha prevents lethal endotoxin sepsis in adult rhesus monkeys. *J.Lab.Clin.Med.*, 1991, 120, 574-588.
[37] FISCHER E., MARANO M.A., VAN ZEE K.J., et al — Interleukin-1 receptor blockade improves survival and hemodynamic performance in *Escherchia coli* septic shock, but fails to alter host responses to sublethal endotoxemia. *J.Clin.Invest.*, 1992, 89, 1551-1557.
[38] FISHER C.J., DHAINAUT J.F., OPAL S.M., et al. — Recombinant human interleukin 1 receptor antagonist in the treatment of patients with sepsis syndrome. Results from a randomized, double- blind, placebo-controlled trial. *JAMA*, 1994, 271, 1836-1843.
[39] FISHER C.J., OPAL S.M., DHAINAUT J.F., et al. — Influence of an anti-tumor necrosis factor monoclonal antibody on cytokine levels in patients with sepsis. *Crit.Care Med.*, 1993, 21, 318-327.
[40] FISHER C.J., SLOTMAN G.J., OPAL S.M., et al. — Initial evaluation of human recombinant interleukin-1 receptor anatagonist in the treatment od sepsis syndrome: a randomized, open-label, placebo-controlled multicenter trial. *Crit.Care Med.*, 1994, 22, 12-21.
[41] FLYNN J.L., CHAN J., TRIEBOLD K.J., et al. — An essential role for interferon gamma in resistance to *Mycobacterium tuberculosis* infection. *J.Exp.Med.*, 1993, 178, 2249-2254.
[42] FONG Y., TRACEY K.J., MOLDAWER L.L., et al. — Antibodies to cachectin/tumor necrosis factor reduce interleukin 1 and interleukin 6 appearance during lethal bacteremia. *J.Exp.Med.*, 1989, 170, 1627-1633.
[43] FREUDENBERG M.A., et GALANOS C. — Tumor necrosis factor alpha mediates lethal activity of killed gram-negative and gram-positive bacteria in D-galactosamine-treated mice. *Infect.Immun.* 1991, 59, 2110-2115.
[44] GIRARDIN E., GRAU G., DAYER J., et al. — Tumor necrosis factor and interleukin-1 in serum of children with severe infectious purpura. *N.Engl.J.Med.*, 1988, 319, 397-400.
[45] GRAU G.E., FAJARDO L.F., PIGUET P.F.,et al. — Tumor necrosis factor (cachectin) as an essential mediator in murine cerebral malaria. *Science*, 1987, 237, 1210-1212.
[46] GRAU.GE., PARIDA SK., POINTAIRE P., et al. — TNF and mycobacteria. In: Beutler B: *Tumor necrosis factors: the molecules and their emerging role in medicine*. New York, Raven Press, Ltd, 1992: 329-339.
[47] HACK C.E., DE GROOT E.R., FELT-BERSMA R.J.F., et al. — Increased plasma levels of interleukin-6 in sepsis. *Blood*, 1989, 74, 1704-1710.
[48] HAVELL E.A. — Production of tumor necrosis factor during murine listeriosis. *J.Immunol.*, 1987, 139, 4225-4231.
[49] HAVELL E.A. — Evidence that tumor necrosis factor has an important role in antibacterial resistance. *J.Immunol.*, 1989, 143, 2894-2899.
[50] HAVELL E.A., MOLDAWER L.L., HELFGOTT D., et al. — Type I IL-1 receptor blockade exacerbates murine listeriosis. *J.Immunol.*, 1992, 148, 1486-1492.
[51] HESSE D.G., TRACEY K.J., FONG Y., et al — Cytokine appearance in human endotoxemia and primate bacteremia. *Surg Gynecol Obstet*, 1988, 166, 147-153.

[52] HINSHAW L.B., EMERSON T.E.JR., TAYLOR F.B., et al. — Lethal *Staphylococcus aureus-induced shock in primates*: prevention of death with anti-TNF antibody. *J.Trauma.*, 1992, 33, 568-573.

[53] HINSHAW L.B., TEKAMP-OLSON P., CHANG A.C.K., et al — Survival of primates in LD_{100} septic shock following therapy with antibody to tumor necrosis factor (TNF alpha). *Circ.Shock*, 1990, 30, 279-292.

[54] JESMOK G., LINDSEY C., DUERR M., et al. — Efficacy of monoclonal antibody against human recombinant tumor necrosis factor in *E. coli-* challenged swine. *Am.J.Pathol.*, 1992, 141, 1197-1207.

[55] JIN H., YANG R., MARSTERS S.A., et al. — Protection against rat endotoxic shock by p55 tumor necrosis factor (TNF) receptor immunoadhesin: comparison with anti-TNF monoclonal antibody. *J.Infect.Dis.*, 1994, 170, 1323-1326.

[56] KINDLER V., SAPPINO A.P., GRAU G.E., et al. — The inducing role of tumor necrosis factor in the development of bacterial granulomas during BCG infection. *Cell*, 1989, 56, 731-740.

[57] KOHLER J., HEUMANN D., GAROTTA G., et al — Interferon-gamma involvement in the severity of Gram-negative infections in mice. *J.Immunol.*, 1993, 151, 916-921.

[58] KUNKEL S.L., LUKACS N.W., et STRIETER R.M. — The role of interleukin-8 in the infectious process. *Ann.NY Acad.Sci.*, 1994, 730, 134-143.

[59] LANGERMANS J.A.M., MAYANSKI D.M., HIBBERING P.H., et al. — Effect of IFN-gamma and endogenous TNF on the histopathological changes in the liver of *Listeria monocytogenes-infected* mice. *Immunology*, 1994, 81, 192-197.

[60] LESSLAUER W., TABUCHI H., GENTZ R., et al. — Recombinant soluble tumor necrosis factor receptor proteins protect mice from lipopolysaccharide-induced lethality. *Eur.J.Immunol.*, 1991, 21, 2883-2886.

[61] LIEW F.Y., PARKINSON C., MILLOTT S., et al. — Tumour necrosis factor (TNF) in leishmanias. I. TNF mediates host protection against cutaneous leishmanias. *Immunology*, 1990, 69, 570-573.

[62] LOETSCHER H., ANGEHRN P., SCHLAEGER EJ., GENTZ R., et LESSLAUER W. — Efficacy of a chimeric TNFR-IgG fusion protein to inhibit TNF activity in animal models of septic shock. In: Levin J, Alving CR, Munford RS Stütz PL: Bacterial endotoxin: recognition and effector mechanisms. B.V., Elsevier Science, 1993: 455-462.

[63] MANCILLA J., GARCIA P., DINARELLO C.A. — The interleukin-1 receptor antagonist can either reduce or enhance the lethality of *Klebsiella pneumoniae* sepsis in newborn rats. *Infect.Immun.*, 1993, 61, 926-932.

[64] MARCHANT A., DEVIÈRE J., BYL B. et al. — Interleukin-10 production during septicaemia. *Lancet* 1994, 343, 707-708

[65] MARKS J.D., MARKS C.B., LUCE J.M., et al.. — Plasma tumor necrosis factor in patients with septic shock: mortality rate, incidence of adult respiratory distress syndrome. *Am. Rev. Resp. Dis.*, 1990, 141, 94-97.

[66] MARTIN R.A., SILVA A.T., COHEN J. — Effect of anti-TNF-alpha treatment in an antibiotic treated murine model of shock due to *Streptococcus pyogenes*. *FEMS Microbiol.Lett.*, 1993, 110, 175-178.

[67] MARTY C., MISSET B., TAMION F., FITTING C., CARLET J., CAVAILLON J-M. — Circulating interleukin-8 concentrations in patients with multiple organ failure of septic and non septic origin. *Crit. Care Med* 1994, 20,22, 673-679

[68] MATHISON J.C., WOLFSON E., et ULEVITCH R.J. — Participation of tumor necrosis factor in the mediation of bacterial lipopolysaccharide-induced injury in rabbits. *J.Clin.Invest.*, 1988, 81, 1925-1937.

[69] MICHIE H.R., MANOGUE K.R., SPRIGGS D.R., et al — Detection of circulating tumor necrosis factor after endotoxin administration. *N.Engl.J.Med.*, 1988, 318, 1481-1486.

[70] MIETHKE T., WAHL C., HEEG K., et al. — T cell-mediated lethal shock triggered in mice by the superantigen staphylococcal enterotoxin B: critical role of tumor necrosis factor. *J.Exp.Med.*, 1992, 175, 91-98.

[71] MOHLER K.M., TORRANCE D.S., SMITH C.A., et al. — Soluble tumor necrosis factor (TNF) receptors are effective therapeutic agents in lethal endotoxemia and function simultaneously as both TNF carriers and TNF antagonists. *J.Immunol.*, 1993, 151, 1548-1561.

[72] MUNOZ C., MISSET B., FITTING C., BLERIOT J-P., CARLET J., CAVAILLON JM. — Dissociation between plasma and monocyte-associated cytokines during sepsis. *Eur. J. Immunol.*, 1991, 21, 2177-2184

[73] MUNOZ C., CARLET J., FITTING C, MISSET B, BLERIOT J-P., CAVAILLON J-M. — Disregulation of in vitro cytokine production by monocytes during sepsis. *J. Clin. Invest.* 1991, 88, 1747-1754

[74] NAKANE A., MINAGAWA T., et KATO K. — Endogenous tumor necrosis factor (cachectin) is essential to host resistance against *Listeria monocytogenes* infection. *Infect.Immun.*, 1988, 56, 2563-2569.

[75] NASSIF X., MATHISON J.C., WOLFSON E., et al. — Tumour necrosis factor alpha antibody protects against lethal meningococcaemia. *Mol.Microbiol.*, 1992, 6, 591-597.

[76] NATANSON C., EICHENHOLZ P.W., DANNER R.L., EICHACKER P.Q. — Endotoxin and tumor necrosis factor challenges in dogs simulate the cardiovascular profile of human septic shock. *J. Exp. Med*, 1989, 169, 823-832.

[77] OHLSSON K., BJORK P., BERGENFELDT M., et al. — Interleukin-1 receptor antagonist reduces mortality from endotoxin shock. *Nature*, 1990, 348, 550-552.

[78] OKUSAWA S., GELFAND J.A., IKEJIMA T., et al. — Interleukin-1 induces a shock-like state in rabbits. Synergism with tumor necrosis factor and the effect of cyclooxygenase inhibition. *J. Clin. Invest.*, 1988, 81, 1162-1172.

[79] PUGIN J., HEUMANN D., TOMASZ A., et al — CD14 is a pattern recognition receptor. *Immunity*, 1994, 1, 509-516.

[80] ROGERS H.W., SHEEHAN K.C.F., BRUNT L.M., et al. — Interleukin-1 participates in the development of anti-Listeria responses in normal and SCID mice. *Proc.Natl.Acad.Sci.USA*, 1992, 89, 1011-1015.

[81] ROTHE J., LESSLAUER W., LOTSCHER H., et al. — Mice lacking the tumour necrosis factor receptor 1 are resistant to TNF-mediated toxicity but highly susceptible to infection by *Listeria monocytogenes*. *Nature*, 1993, 364, 798-802.

[82] SCHLAG G., REDL H., DAVIES J., et HALLER I. — Anti-tumor necrosis factor antibody treatment of recurrent bacteremia in a baboon model. *Shock*, 1994, 2, 10-18.

[83] SILVA A.T., BAYSTON K.F., et COHEN J. — Prophylactic and therapeutic effects of a monoclonal antibody to tumor necrosis factor-a in experimental gram-negative shock. *J.Infect.Dis.*, 1990, 162, 421-427.

[84] SILVA A.T., et COHEN J. — Role of interferon-gamma in experimental Gram-negative sepsis. *J.Infect.Dis.*, 1992, 166, 331-335.

[85] TRACEY K.J., BEUTLER B., LOWRY S.F., etal. — Shock and tissue injury induced by recombinant human cachectin. *Science*, 1986, 234, 470-474.

[86] TRACEY K.J., FONG Y., HESSE D.G., et al — Anti-cachectin/TNF monoclonal antibodies prevent septic shock during lethal bacteraemia. *Nature*, 1987, 330, 662-664.

[87] TRACEY K.J., LOWRY S.F., FAHEY III T.J., et al — Cachectin/tumor necrosis factor induces lethal shock and stress hormone in the dog. *Surg Gynecol Obstet*, 1987, 164, 415-422.

[88] VAN FURTH R., VAN ZWET T.L., BUISMAN A.M., VAN DISSEL J.T. — Anti-tumor necrosis factor antibodies inhibit the influx of granulocytes and monocytes into an inflammatory exudate and enhance the growth of *Listeria monocytogenes* in various organs. *J.Infect.Dis.*, 1994, 170, 234-237.

[89] WAAGE A., BRAENDTZAEG P., HALSTENSEN A., KIERLUF P., et ESPEVIK T. — The complex pattern of cytokines in serum from patients with meningococcal septic shock. Association between interleukin 6, interleukin 1, and fatal outcome. *J.Exp.Med.*, 1989, 169, 333-338.

[90] WAAGE A., et ESPEVIK T. — Interleukin-1 potentiates the lethal effect of TNF-alpha/cachectin in mice. *J.Exp.Med.*, 1988, 167, 1987-1992.

[91] WAAGE A., HALSTENSEN A., et ESPEVIK T. — Association between tumor necrosis factor in serum and fatal outcome in patients with meningococcal disease. *Lancet*, 1987, 1, 355-357.

[92] WAKABAYASHI G., GELFAND J.A., BURKE J.F., et al. — A specific receptor antagonist for interleukin 1 prevents *Escherichia coli*-induced shock in rabbits. *FASEB J.*, 1991, 5, 338-343.

[93] WAKABAYASHI G., GELFAND J.A., JUNG W.K., et al. — *Staphylococcus epidermidis* induces complement activation, tumor necrosis factor and interleukin-1, a shock-like state and tissue injury in rabbits without endotoxemia. Comparison to *Escherichia coli*. *J.Clin.Invest.*, 1991, 87, 1 925-1935.

[94] WARING P., WYCGERLEY K., CARY D. et al. — Leukemia Inhibitory factor levels are elevated in septic shock and various inflammatory body fluids. *J. Clin. Invest.* 1992, 90, 2031-2037.

[95] ZANETTI G., HEUMANN D., GERAIN J., et al. — Cytokine production after intravenous or peritoneal Gram negative bacterial challenge in mice. Comparative protective efficacy of antibodies to TNF and to LPS. *J.Immunol.* 1992, 148, 1890 1897.

Chapitre 35

CYTOKINES ET INFECTION PAR LE VIH

L. WEISS, N. HAEFFNER-CAVAILLON

INTRODUCTION

En 1983, l'agent responsable du SIDA a été identifié comme étant un rétrovirus dénommé virus de l'immunodéficience humaine ou VIH [7]. Au 30 Juillet 1995, 1.169811 cas de SIDA ont été déclarés à l'OMS. Les estimations sont de 18.5 millions de sujets infectés et 4.5 millions de patients atteints de SIDA dans le monde.En France, 36982 cas cumulés de SIDA avéré ont été déclarés à la Direction Générale de la Santé au 30 Juin 1995. Les estimations sont de 43000 à 46000 cas si l'on tient compte des délais de déclaration et de la vraisemblable sous- déclaration (BEH 8/95).

La cible préférentielle du VIH est le lymphocyte T CD4+ mais le VIH infecte aussi les monocytes/macrophages [27, 34, 40]. Les cellules de la lignée monocytaire expriment plus faiblement la molécule CD4 qui serait le principal récepteur du virus [12, 41]. L'effet cytopathique du virus sur les lymphocytes T CD4+ et d'autres mécanismes cytolytiques, particulièrement ceux médiés par les lymphocytes T cytotoxiques CD8+, aboutissent à un déficit progressif en cette sous-population lymphocytaire T qui joue un rôle clé dans les réponses immunes humorales et cellulaires. Contrairement au lymphocyte T CD4+, les monocytes/macrophages infectés et les cellules folliculaires dendritiques ne sont pas détruits et ces cellules représentent ainsi *in vivo* le principal réservoir de virus [25].

Les manifestations cliniques du SIDA surviennent plusieurs années après l'infection quand le déficit CD4 est marqué avec des chiffres de lymphocytes T CD4+ inférieurs à 200/mm3. Les principales complications du SIDA sont les infections opportunistes et les néoplasmes principalement les sarcomes de Kaposi et les lymphomes .

VIH-1 et VIH-2 sont des rétrovirus humains appartenant à la famille des lentivirus. Les virus VISNA du mouton, de l'anémie infectieuse du cheval, le virus de l'immunodéficience du chat (FIV) et du singe (SIV) sont également des lentivirus [48]. Les lentivirus sont responsables d'infections lentes caractéristiques par la longue latence clinique et l'atteinte fréquente du système nerveux central.

Le génome du VIH est extrêmement complexe. Il comprend, outre les 3 gènes essentiels (gag, pol, env) codant pour les protéines de la nucléocapside, de l'enveloppe et pour les enzymes virales, au moins 6 gènes additionnels impliqués dans la régulation du génome viral.

Les particules virales de VIH-1 ont une forme icosahédrique. L'ARN viral simple brin est associé aux enzymes virales (transcriptase inverse, intégrase et protéase) et aux protéines de la nucléocapside: p24, p17, p9 et p7 qui proviennent d'un précurseur de 53 kDa clivé par une protéase virale. L'enveloppe virale est constituée par les glycoprotéines gp 120 et gp41 provenant de gp 160. Ces glycoprotéines sont insérées dans une double couche lipidique, qui peut contenir des protéines de l'hôte (antigènes HLA). Gp 120 est la plus exposée en surface; gp 41 est transmembranaire [31].

La molécule CD4 lie gp 120 avec une forte affinité [12] et représente le principal récepteur du VIH à la surface cellulaire. Le VIH opsonisé par des anticorps et/ou des fragments du composant C3 du complément peut aussi pénétrer dans les monocytes et dans les lymphocytes T par d'autres récepteurs comme les récepteurs pour le fragment Fc des IgG et les récepteurs C3 [71]. Une fois le virus internalisé, l'ARN viral est libéré, rétro-transcrit en ADN par la trancriptase inverse. L' ADN est polymérisé en ADN double brin et peut ainsi être intégré dans le génome de la cellule-hôte grace à l'intégrase virale. Néanmoins, il persiste habituellement des quantités considérables d'ADN viral non intégré dans le cytoplasme de la cellule.

Le génome proviral, une fois intégré, peut rester latent ou se répliquer activement sous l'influence de facteurs d'origine virale et/ou cellulaire. Les protéines régulatrices du virus comprennent les protéines Tat, Nef et Rev. Les produits des gènes Vpr, Vpu et Vif ont également un rôle régulateur de la réplication virale dont le mécanisme est plus ou moins bien connu. Le gène Tat code pour une protéine nucléaire de 86 acides aminés essentielle à la réplication du VIH. Cette protéine agit sur le TAR, élément transactivateur situé dans le "Long Terminal Repeat "(LTR) viral. La protéine Tat pourrait agir au niveau de l' initiation de la transcription et/ou de l'élongation des ARN messagers. Le produit du gène Nef est également exprimé tôt dans l'infection VIH. Il régule négativement la transcription du VIH. Toutefois, sa fonction *in vivo* est mal connue. La transition entre la synthèse précoce des protéines régulatrices et la synthèse plus tardive des protéines de structure du virus serait dépendante de la protéine Rev, protéine essentielle à la réplication du VIH. Rev agirait au niveau post-transcriptionnel en activant l'expression de messagers intracytoplasmiques matures. Les produits des gènes Vpu et Vif jouent un rôle tardif dans la maturation et la morphogenèse des virions .

Des données récentes indiquent que la réplication du VIH *in vivo* est très intense et permanente. Environ un milliard de particules virales peut être produit chaque jour chez un sujet infecté. Compte-tenu de la demi-vie d'élimination du virus et des cellules infectées, estimée de 2 jours, au moins 30% des lymphocytes T $CD4^{+}$ doivent être remplacés chaque jour, soit en moyenne un turn-over de 2 milliards de cellules/jour. Deux études indépendantes ont abouti aux mêmes conclusions [35, 77].

RÉGULATION DE LA TRANSCRIPTION DES GÈNES DU VIH PAR LES CYTOKINES

L'infection productive par le VIH est le reflet d'un équilibre délicat entre les besoins de la cellule hôte et les nécessités du virus. Cet équilibre n'est pas gouverné au hasard mais dépend de stratégies sophistiquées qui apparaissent pour altérer la transcription cellulaire aux dépens d'une facilitation de la transcription virale. De nombreuses protéines cellulaires contribuent à la réplication du virus. Les facteurs nucléaires ne sont pas les seuls impliqués dans la réplication du virus puisque des molécules virales transactivatrices tat, art/trs jouent un rôle essentiel dans la réplication et la transcription du virus.

La régulation de la transcription des gènes du VIH est sous le contrôle du LTR situé entre les positions -454 et +184 (figure 35.1) [28, 30]. Les séquences régulatrices comprennent trois régions: région modulatrice (-454 à -78), une région contenant le promoteur de la RNA polymérase (-8 à -1) et la région TAR (+1 à +60). Ces régions contiennent des séquences qui interagissent avec de nombreux facteurs nucléaires cellulaires incluant les facteurs NF-κB (nuclear factor kappa B), AP-1 (activator protein-1), USF (Upstream stimulatory factor), NF-AT-1 (Nuclear factor of activated T cells), TCF-1α (T-cell factor 1α) et COUP (chicken ovalbumin upstream promoter) dans la région modulatrice comprenant des éléments à régulation positive et négative. La région à régulation négative se situerait entre les positions -185 à -340. Dans la région TAR se situent des séquences fixant les éléments UBP-1/LBP-1, UBP-2 et CTF/NF-1. La fixation de ces facteurs aux séquences présentes dans le LTR détermine le niveau final d'activité promotrice de réplication du virus dans la cellule hôte.

Le VIH code aussi pour des éléments régulateurs incluant les facteurs Tat, Nef et Rev. Tat est un transactivateur essentiel à la croissance virale, et agit sur la séquence TAR. Des mutants de la région Nef présentent une surproduction de virus suggérant une activité inhibitrice de Nef sur la transcription virale. Rev agit de façon post transcriptionnelle en induisant l'expression cytoplasmique de gag, pol, env et vif en

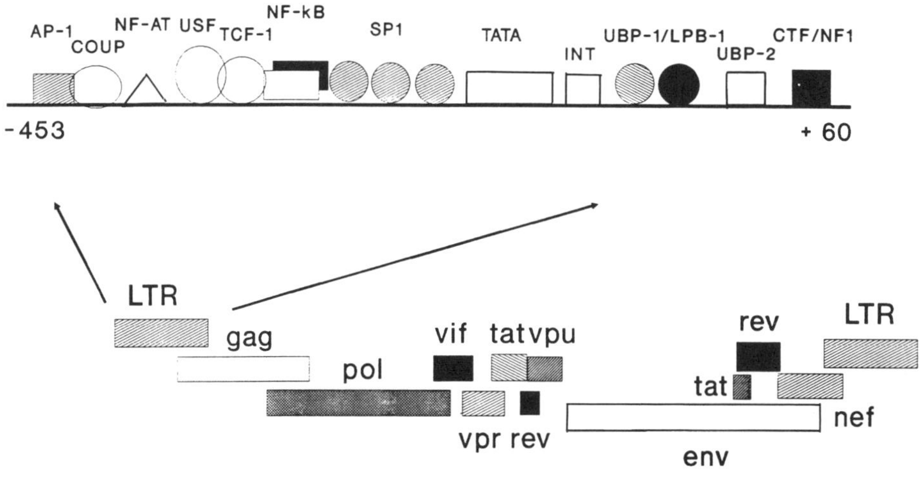

FIG. 35.1 — *Organisation des séquences régulatrices (LTR) du génome du VIH-1.*

activant un processus d'export nucléaire des ARN messagers codant pour ces protéines. Le niveau d'expression de ces protéines sert de régulation à la réplication.

L'activation des lymphocytes T et des monocytes par les cytokines induit une production et/ou une activation des facteurs nucléaires de la cellule hôte capables de réactiver la transcription virale (tableau 35.1). Cette réactivation virale induite par l'IL-1 et le TNFα dépend en partie de l'activation du facteur NF-κB. L'utilisation de constructions plasmidiques comprenant des délétions dans les sites de liaison des facteurs NF-κB du LTR viral indiquent que ces séquences jouent un rôle important dans la transcription du VIH. Ces facteurs nucléaires NF-κB sont aussi impliqués dans la production de cytokines telles l'IL-1, le TNFα et l'IFNß. Les facteurs NF-κB sont des hétérodimères présents dans le cytoplasme sous une forme inactive complexée à un inhibiteur I-κB. C'est la protéine p65 qui se lie au facteur I-κB. L'activation de la cellule par les cytokines provoque la phosphorylation de la molécule I-κB qui se dissocie de la protéine p65 et permet la translocation nucléaire des facteurs NF-κB. Il existe un grand nombre de facteurs nucléaires capables de se fixer aux séquences NF-κB qui font partie d'une famille de molécules (rel) codée par l'oncogène v-rel [6]. Cette famille inclut les protéines nucléaires p85, p76, p65, p55 et p 50 kD capables de se lier aux séquences NF-κB. Dans les cellules T, la translocation des protéines p55 et p75 est très rapide (quelques minutes) alors que les protéines p50 et p85 n'apparaissent dans le noyau qu'après plusieurs heures. La protéine p50 peut se lier aux sites NF-κB avec une faible affinité, la dimérisation du complexe p50/p65 permet une fixation de forte affinité. Il n'est pas clairement établi que le dimère p50/p65 peut, à lui seul, activer l'expression du génome viral; par contre des études ont montré que la translocation de p85 active l'expression des gènes du VIH-1 [28]. L'association p49/p65 peut aussi augmenter l'expression des gènes viraux. La protéine p49 dérive d'un précurseur de 100kD.

L'activation de protéases du VIH permet directement le clivage du précurseur p105 de la protéine p50 du complexe NF-κB et peut produire une boucle amplificatrice de la transcription des gènes viraux. Nous avons montré que la stimulation des récepteurs pour

TABLEAU 35.1 — EFFET DES CYTOKINES SUR LA REPLICATION DU VIH DANS DIFFERENTES CELLULES

	lignées T	lignées pro-monocytaires	PBMC	macrophages
TNFα	++++	++	++++	+++
TNFβ	++++	nd	+++	nd
GM-CSF	0	++ ou -	+++	nd
M-CSF	nd	nd	nd	+
IL-1	+ ou 0	0	nd	nd
IL-2	0	0	+	nd
IL-3	0	nd	nd	++
IL-4	0	nd	nd	++ ou -
IL-6	0	++	nd	+++
IL-10	nd	+	nd	---
IL-13	nd	nd	nd	---
IFNα	---	---	---	---
IFNβ	–	---	---	nd
IFNγ	- ou 0	-	+ ou -	+
PDGF	0	nd	nd	nd
TGFβ	0	--	nd	--

adapté de [40]. (+ à ++++) : augmentation de la réplication; (- à ---) : diminution de la réplication; (0) : pas de modification de la réplication; n.d. : non déterminé.

les fragments de clivage du composant C3 du complément (CR1-CD35 et CR3-CD11b/CD18) induit de façon concomitante la translocation nucléaire du dimère p50/p65 et la réactivation virale [70].

Dans des conditions physiologiques, le TNFα est capable d'induire la production de NF-κB dans des cellules T immatures et de ce fait, l'expression des récepteurs à l'IL-2. Dans les cellules infectées par le VIH, le LTR peut utiliser ce facteur nucléaire plus efficacement que les sites de l'hôte car le LTR possède un tandem de deux séquences de liaison du NF-κB. Le LTR du VIH peut donc être stimulé par des quantités de TNFα incapables d'induire une production d'IL-2. Si le LTR ne possède qu'un seul site, le virus adopte un phénotype plus latent comme cela s'observe pour le VIH-2 et le SIV [72]. Une souche de SIV qui contient 2 sites en tandem de liaison NF-κB est plus virulente.

L'activation de lignées cellulaires T par des esters de phorbol (PMA) et du TNFα ou du TNFβ induit une translocation des facteurs NF-κB et une transcription virale. Les voies d'activation de cette réplication virale sont toutefois différentes puisqu'un inhibiteur de la PKC, la staurosporine, inhibe la transcription virale induite par le PMA mais pas celle induite par le TNF [52].

Dans les lignées promonocytaires, l'IL-3, le GM-CSF et le M-CSF augmentent la réplication virale (tableau 35.1). Dans ces lignées, l'induction de la différenciation des cellules provoque une production constitutive des facteurs de type NF-κB. De même une stimulation des lignées U937 et HL60 par le TNFα entraîne une différenciation des cellules concomitante à une activation des facteurs NF-κB et à une réplication virale. Dans la lignée promonocytaire U1 chroniquement infectée par le VIH1, il a été montré que le GM-CSF peut augmenter la transcription virale. Dans ce cas, la transcription ne dépend pas d'une augmentation de la translocation du NF-κB puisque le GM-CSF n'induit pas d'activation des protéines NF-κB.

PRODUCTION DES CYTOKINES *IN VIVO*

Le rôle vraisemblable joué *in vivo* par les cytokines dans la régulation de la réplication du VIH est attesté par la mise en évidence de nombreuses cytokines *in vivo* chez les patients infectés par le VIH.

Tumor necrosis factor-α

Plusieurs équipes ont montré que le TNFα était élevé dans le sérum de patients infectés par le VIH [36, 44, 66]. Les taux les plus élevés étaient observés, dans certaines études, chez les patients présentant des infections secondaires ou une perte de poids importante. Le TNF pourrait être responsable des états cachectiques de plus en plus fréquemment observés au cours du SIDA. Depuis la mise en route sytématique de la prophylaxie des infections opportunistes les plus fréquentes, la cachexie et les manifestations neurologiques se présentent souvent au premier plan à un stade évolué. Inversement, le TNFα pourrait avoir des effets bénéfiques en stimulant les neutrophiles et en augmentant la cytotoxicité vis à vis de cibles infectées. Les monocytes isolés de patients atteints de SIDA sécrètent spontanément du TNF et cette sécrétion est corrélée à une cytotoxicité accrue. Les monocytes de ces patients sont activés *in vivo* mais restent stimulables *in vitro* par l'interferon-γ [81]. La production de TNF mesurée dans le sérum et *in vitro* dans des surnageants de culture de monocytes stimulés par le LPS, est significativement augmentée chez les patients symptomatiques et corrélée à une augmentation de la cytotoxicité. Hober et coll. [36] ont par ailleurs montré que la production de TNF par des cellules de la lignée promonocytaire U937, stimulées par le phorbol 12-myristate 13 acétate (PMA) était augmentée en présence du surnageant d'une lignée CD4+ infectée. Le TNFα produit par les cellules U937 stimulées par l'association

PMA plus LPS induit la lyse des cellules infectées. Les gènes du TNFα sont surexprimés dans les cellules mononucléées des sujets infectés du fait d'une augmentation de la durée de vie des gènes transcrits [74]. Les monocytes des patients atteints de SIDA sécrètent des quantités accrues de TNFα, comparés à des monocytes de donneurs séronégatifs, en réponse à une stimulation par le LPS, l'IFNγ ou l'association de ces deux inducteurs. Il a par ailleurs été montré que l'IFNα acide-labile, présent en grandes quantités dans le sérum des patients atteints de SIDA pouvait induire une sécrétion de TNF, seul ou en synergie avec le LPS [24, 45]

Les macrophages alvéolaires, comme les monocytes des sujets infectés produisent *in vitro* spontanément du TNF, lorsque ces macrophages sont isolés du liquide de lavage bronchoalvéolaire de patients présentant une pneumocystose pulmonaire [43]. La sécrétion de TNF par les macrophages alvéolaires est effectivement corrélée à la présence d'infections opportunistes pulmonaires et à l'expression du VIH dans ces cellules [39]. Comme les monocytes/macrophages, les lymphocytes B activés, présents dans la circulation des sujets infectés hypergammaglobulinémiques produisent, en l'absence d'inducteur, du TNFα et de l'IL-6 [65]. Le TNFα peut inhiber la prolifération des lymphocytes B activés par le VIH et des lymphokines T (IL-2 ou BCGF-12kD) [18]. Le VIH, en synergie avec l'IL-4 induit une production d'IL-6 et à moindre degré de TNFα par des lymphocytes B hautement purifiés provenant de sujets normaux. Il semble que la stimulation par VIH + IL-4 induise une sécrétion préférentielle d'IL-6 alors que la stimulation des cellules B par *Staphylococcus aureus* cowan (SAC) + IL-2 entraîne une production équivalente d'IL-6 et de TNFα. Contrairement à ce qui était suggéré pour les cellules B activées par l' IL-2 + SAC, la production d'IL-6, suite à l'activation par VIH+IL-4 semble indépendante du TNFα [10].

Interleukine-1

La production et la sécrétion d'IL-1 par les monocytes des sujets infectés par le VIH ont également été étudiées [21, 47, 66, 67, 79]. Il a été montré que les monocytes des sujets infectés sécrétaient des taux élevés d'IL-1β lorsqu'ils étaient cultivés 24 heures en présence de sérum [47, 66]. Nous avons par ailleurs montré que les monocytes des patients étaient activés *in vivo* à produire de l'IL-1 [79]. En effet, des taux élevés d'IL-1α et d'IL-1β, fonctionnellement actives sont retrouvés dans les lysats cellulaires de monocytes purifiés, en l'absence de culture. Cette activité IL-1 intracellulaire spontanée reflète une activation monocytaire *in vivo*. Les monocytes des patients séropositifs sécrétent spontanément de l'IL-1, lorsqu'ils sont cultivés 24 heures en l'absence d'inducteur. L'activation monocytaire observée n'était pas liée à des infections intercurrentes puisque les patients étudiés ne présentaient pas d'infection déclarée au moment du prélévement et que des taux élevés d'IL-1 spontanée étaient aussi observés chez des patients asymptomatiques.

Nous avons identifié, dans la circulation des patients atteints de SIDA, une sous-population de monocytes exprimant faiblement la molécule CD14 et co-exprimant des molécules normalement exprimées par les macrophages tissulaires (CD16, HLA-DR, Max-1, 25F9). Ces monocytes $CD14^{\pm}CD16^{+}$ produisent des quantités supérieures d'IL-1α et de TNF, comparées aux monocytes $CD14^{++}CD16^{-}$ des mêmes patients [72].

La stimulation *in vivo* de la production d'IL-1 pourrait dépendre de la glycoprotéine d'enveloppe gp120 puisqu'il a été montré que gp120 induit la sécrétion d'IL-1 par des monocytes humains normaux [75]. L'augmentation de la production d'IL-1 pourrait aussi dépendre, au moins en partie, d'un défaut de régulation par les lymphocytes T qui, chez les sujets normaux, peuvent moduler la sécrétion d'IL-1 [78].

Les monocytes des sujets infectés sont toujours capables de répondre à la stimulation par le LPS mais sécrètent toutefois des taux moindres d'IL-1β par rapport à des monocytes de sujets séronégatifs. Surtout, contrairement aux monocytes normaux qui sécrètent quasi exclusivement de l'IL-1β, les monocytes des patients sécrètent des quantités considérables d'IL-1α spontanément et en réponse à la stimulation par le LPS [79]. L'IL-1α a d'ailleurs été détectée dans le sérum des patients infectés, même asymptomatiques. Ainsi, l'infection VIH est associée à un défaut dans les mécanismes intracellulaires encore mal connus régulant la sécrétion d'IL-1. Nous avons observé que la production d'IL-1α est associée à une transcription constitutive des gènes de l'IL-1α avec un rapport des messagers IL-1α/IL-1β inversé par rapport à des monocytes stimulés provenant de sujets séronégatifs. Cette anomalie pourrait en partie dépendre d'une augmentation de la translocation du facteur HSF, qui physiologiquement diminue la transcrition du gène de l'IL-1β [33].

L'IL-1 comme le TNFα spontanément sécrétés pourraient être à l'origine des fièvres inexpliquées, fréquentes chez les patients infectés par le VIH. L'IL-1 sécrétée peut participer à l'induction de la production de TNF. La production accrue d'IL-1 s'accompagne toutefois d'une augmentation de la production d'IL-1ra et d'IL-8. La production de ces cytokines dépend de la présence de lymphocytes T [51] et de la présence relative des sous-populations lymphocytaires T $CD4^+$ et $CD8^+$ [68].

Il a été suggéré que l'IL-1, le TNF et l'IL-6 sécrétés par les macrophages du système nerveux central pourraient être impliqués dans la pathogénie de la symptomatologie neurologique et des lésions tissulaires observées au cours du SIDA.

Transforming growth factor-β

Le TGFβ a également été impliqué dans les mécanismes immunopathologiques responsables des lésions du système nerveux central au cours du SIDA. En effet, cette cytokine a été identifiée dans les tissus nerveux de 4 patients atteints de SIDA, mais pas dans les tissus contrôles. Le marquage TGFβ était localisé dans les cellules de la lignée monocytaire, notamment les astrocytes et plus particulièrement dans les zones de lésions tissulaires. Par hybridation in situ, les tissus nerveux des patients atteints de SIDA contenaient des transcrits de VIH-1 suggérant une corrélation entre la présence de TGFβ et l'expression de VIH. Ces auteurs ont d'ailleurs montré que des monocytes humains purifiés, infectés *in vitro* par VIH-1 sécrètent des taux accrus de TGFβ et un facteur capable d'induire la sécrétion de TGFβ par des astrocytes non infectés en culture [76]. Le TGFβ, puissant facteur chimiotactique, pourrait contribuer au recrutement de macrophages infectés dans le système nerveux central et ainsi participer à la dissémination virale. Des taux élevés de TGFβ ont été retrouvés dans le sérum de patients atteints de SIDA. Le TGFβ semble responsable de l'augmentation *in vivo* de l'expression de CD16 à la surface des monocytes [2]. Toutefois, le TGF-β ne peut être rendu responsable de l'expansion chez les patients atteints de SIDA, de la sous-population monocytaire $CD14^{\pm}CD16^+$, puisque cette cytokine ne module pas l'expression de CD14 [72].

Interleukine-6

L'IL-6 a été mesurée dans le plasma des patients infectés. En effet, une élévation des taux sériques d'IL-6 pourrait être responsable de l'activation polyclonale des lymphocytes B fréquemment observée au cours du SIDA et de l'infection VIH. Amadori et al. [3] ont montré que l'activation *in vitro* des lymphocytes B de patients infectés était inhibée par des anticorps neutralisants anti-IL-6. L'IL-6, en favorisant la prolifération des lymphocytes B-EBV+ pourrait ainsi contribuer au développement de lymphomes B [49].

L'IL-6 mesurée en dosage fonctionnel dans le plasma de sujets infectés, a été trouvée élevée, comparée à des donneurs séronégatifs [9, 38, 64]. Les taux d'IL-6 n'étaient pas corrélés au stade de l'infection VIH ni à la survenue d'une infection intercurrente. Il n'a pas non plus été observée de corrélation entre les taux d'IL-6 et ceux de la C-Reactive Protéine. Les messagers de l'IL-6 sont détectés dans les monocytes isolés de sujets séropositifs, en l'absence de stimulation *in vitro,* suggérant que l'augmentation de ces messagers aboutit *in vivo* à une sécrétion d'IL-6 [11]. La présence de taux sériques élevés d'IL-6 au cours de l'infection VIH a été confirmée sauf à un stade avancé chez les patients symptomatiques. Ce résultat est au premier abord surprenant. Il pourrait résulter d'une altération fonctionnelle des monocytes, de la perte d'un cofacteur nécessaire à l'induction d'IL-6 ou encore du relargage d'IL-6 non fonctionnelle. Les taux d'IL-6 étaient corrélés aux taux sériques d'IgG, à l'isolement de souches monocytotropes mais non aux taux sériques de récepteurs solubles à l'IL-2 [9].

La fréquence des complications neurologiques au cours du SIDA a motivé la recherche d'une sécrétion intrathécale de cytokines. Une activité IL-6 et de l'IL-1β ont été détectées dans le liquide céphalo-rachidien de patients à un stade précoce de l'infection VIH. La présence d'IL-6 n'a toutefois pas toujours été corrélée à une sécrétion intrathécale d'immunoglobulines [9, 26].

La production in situ d'IL-6 par différents types de lymphomes survenant au cours du SIDA a également été étudiée [19]. Les gènes de l'IL-6 étaient exprimés dans tous les tissus lymphomateux. Les gènes de l'IL-6 étaient 22 fois plus exprimés dans les lymphomes qui n'étaient pas de type Burkitt par rapport aux lymphomes de Burkitt. L'expression des gènes de l'IL-6 était augmentée d'un facteur 60 dans les lymphomes du SIDA, comparée à des ganglions normaux. L'expression des gènes de l'IL-6 était corrélée à la présence d'immunoblastes mais pas à la présence du génome du virus d'Epstein-Barr ni au chiffre des lymphocytes $CD4^+$ circulants. L'IL-6 est produite par les macrophages et les cellules endothéliales infiltrant la tumeur alors que les cellules malignes produisent la chaîne de 80 kD du récepteur à l'IL-6. L'IL-6 pourrait donc se comporter comme un facteur de croissance paracrine pour certains lymphomes, notamment immunoblastiques. L'IL-10 a également été impliquée dans la physiopathologie des lymphomes du SIDA car il a plus récemment été montré que des lignées B-EBV positives provenant de patients VIH+ atteints de lymphomes sécrétaient des quantités considérables d'IL-10 [8].

Miles et coll. [55] ont rapporté que les cellules provenant de sarcome de Kaposi (SK) produisent de l'IL-6 et répondent à cette cytokine. Ces auteurs suggèrent que l'IL-6 pourrait se comporter comme un facteur de croissance autocrine pour les cellules Kaposiennes. Les taux sériques d'IL-6 n'ont pas été rapportés comme étant particulièrement élevés chez les patients atteints de SIDA avec sarcome de Kaposi. Il s'agirait plutôt d'une sécrétion *in situ* et une étude immunopathologique a mis en évidence que l'IL-6 et du TNFα étaient présents en grande quantité dans les éléments Kaposiens [62]. Le TNFα peut être produit par les kératinocytes et peut contribuer à l'induction d'IL-6 dans la peau et au développement des nodules Kaposiens. La protéine Tat, à très faibles concentrations, est également capable d'induire la prolifération des cellules de SK [22]. Toutefois, l' IL-6 et la protéine Tat sont incapables de promouvoir la croissance à long terme des cellules de SK. Deux groupes ont identifié l'oncostatine M comme étant le principal facteur de croissance des cellules Kaposiennes [13, 54]. Cette protéine de 30 kD est produite par les lymphocytes T activés, les lymphocytes T infectés par HTLV II et les cellules de la lignée monocytaire stimulées par le PMA. L'oncostatine M recombinante inhibe la croissance d'une grande variété de cellules cancéreuses et au contraire stimule la croissance de fibroblastes normaux. L'oncostatine M est un puissant mitogène des cellules de SK, dérivées de cellules mésenchymateuses. Cette cytokine augmente l'expression de l'IL- 6 dans des cellules endothéliales humaines en culture. Néanmoins, les oligonucléotides anti-IL-6 n'inhibent que 50% des effets mitogéniques de l'oncostatine M sur les cellules de SK suggérant que son effet n'est qu'en partie médié par l'IL-6 [54]. L'oncostatine M induit des modifications morphologiques des cellules en culture leur conférant un aspect fusiforme caractéristique des cellules de SK. Comme d'autres cytokines, l'oncostatine M (ARNm et protéine) a été mise en évidence dans certaines cellules de SK. Ainsi, cette molécule pourrait agir *in vivo* comme un facteur de croissance autocrine et paracrine. Toutefois, il existe une hétérogénéité dans la capacité de synthèse des différentes lignées et il est possible que l'oncostatine M exogène joue un rôle important. Il a plus récemment été montré que la protéine Tat, en synergie avec le b-FGF induit la croissance des cellules de SK [23]. La synthèse de ces cytokines pourrait être influencée par des agents infectieux sexuellement transmissibles dont le rôle est depuis longtemps discuté compte tenu des caractéristiques épidémiologiques du SK au cours du SIDA. A l'heure actuelle, les recherches sont plus orientées vers une étiologie virale du SK en raison de la mise en évidence récente de séquences d'ADN d'un nouveau type de virus herpès (HHV8) dans les lésions [14].

Interleukine-2

Parmi les anomalies fonctionnelles qui peuvent apparaître tôt dans l'histoire naturelle de l'infection VIH, un déficit de la production de l'IL-2 a été l'une des premières anomalies mises en évidence chez les patients atteints d'ARC et de SIDA [1, 59]. En réaction lymphocytaire mixte autologue, la réponse proliférative des cellules de patients atteints d'ARC est faible. Elle peut être restaurée par l'addition d'IL-2 [32]. Parallèlement à la diminution de la production d'IL-2, une diminution de l'expression du récepteur à l'IL-2 a été rapportée sur les cellules au repos et les cellules activées des patients infectés [63]. Inversement, la chaîne α du récepteur à l'IL-2 est retrouvée sous forme soluble dans le plasma. Les taux de sIL-2R seraient corrélés aux chiffres de CD4 et à la charge virale appréciée par l'antigénémie p24.

Interféron-γ

La production d'interféron-γ (IFNγ) est diminuée au cours de l'infection VIH. Ce déficit de production de l'IFNγ existe chez les patients atteints d'ARC mais est particulièrement net chez les patients atteints de SIDA compliqué d'infections opportunistes. La production d'IFNγ a été mesurée chez des patients aux différents stades de l'infection VIH. Le chiffre de lymphocytes $CD4^+$ et la capacité à produire de l'IFNγ en réponse à une stimulation antigène-spécifique étaient corrélés au stade clinique de l'infection [60]. Par contre, la production d'IFNγ en réponse à un mitogène peut être relativement conservée même à un stade évolué de l'infection, alors même qu'il existe un déficit quantitatif profond en lymphocytes T $CD4^+$. Murray et coll. [58] ont par ailleurs montré que les macrophages alvéolaires des patients atteints de SIDA restent stimulables *in vitro* par l'IFNγ recombinant.

La diminution de la production d'INF-γ pourrait être en partie secondaire à une diminution de la production d'IL-12. Un déficit de production de l'IL-12, cytokine principalement sécrétée par les monocytes/macrophages et puissant inducteur des réponses Th1, a été récemment décrit chez les sujets infectés par le VIH. Une diminution de la production d'IL-12 pourrait ainsi induire une diminution des réponses Th1. Toutefois, le déficit de production d'IL-12 est observé quelque soit le stade de l'infection.

Détection de cytokines *in situ*

La production de cytokines a été étudiée par hybridation *in situ* dans les ganglions de patients séropositifs au stade de lymphadénopathie généralisée persistante (tableau 35-2). Le nombre et la localisation des cellules produisant l'IL-1β et l'IL-6 ne se différenciaient pas de ceux des ganglions réactionnels de sujets séronégatifs. Des cellules produisant de l'IL-2 ont été localisées en quantités identiques à celles des ganglions hyperplasiques de

TABLEAU 35.2 — PRODUCTION DE CYTOKINES IN VIVO CHEZ LES SUJETS INFECTES PAR LE VIH

	Sérum	PBMC		Ganglions
		Protéines	Messagers	
TNFα	++	++	++	ND
IL-1α	+	++	++	ND
IL-1β	-	++	+	±
IL-6	+	++	++	±
TGF-β	++	++	ND	ND
IL-12	-	↓	ND	ND
IL-2	-	±	-	+
IFN-γ	-	±	++	++
IL-4	-	+/-	+/-	
IL-10	+	++	+	++

sujets séronégatifs, dans les zones folliculaires et interfolliculaires. Ceci contraste avec le déficit profond de la production d'IL-2 par les lymphocytes périphériques. Celui-ci se majore avec la progression de la maladie. L'IL-2 semble requise pour le développement de l'hyperplasie ganglionnaire qui souvent disparaît au stade de SIDA. Les ganglions des patients VIH+ contiennent en outre de nombreuses cellules produisant des messagers de l'IFNγ suggérant que la synthèse de cette cytokine est conservée *in vivo* chez les patients lymphadénopathiques. Les cellules $CD8^+$ qui infiltrent les centres germinatifs des ganglions VIH+ semblent directement impliquées dans cette production d'IFNγ. Les cellules qui produisent l'IFNγ sont en contact direct avec les cellules contenant de l'antigène p24 et des ARN messagers du VIH. Les cellules $CD8^+$ présentes dans les centres germinatifs pourraient être impliquées dans la réponse cytotoxique anti-VIH [20].

L'hypothèse Th1 ⇒ Th2

En 1993, Clerici et Shaerer [16] ont fait l'hypothèse que le déficit immunitaire observé chez les patients atteints de SIDA était associé à un profil cytokinique de type Th2 prédominant et qu'un profil de type Th1 était au contraire associé à une protection vis à vis de la progression de la maladie. L'existence d'un switch Th1⇒Th2 associé à la progression vers le SIDA a depuis, été très controversée [29, 50]. Certaines équipes comme celle de Fauci, ont mesuré les cytokines produites *in vitro* par les cellules mononucléees non fractionnées stimulées ou non. Ces auteurs n'ont pas détecté de production d'IL-2 et d'IL-4 mais ont observé la production de grandes quantités d'IFN-γ et d'IL-10, quelque soit le stade de l'infection. Des résultats analogues ont été obtenus par l'étude des cellules ganglionnaires [29]. Ces résultats plaident contre l'hypothèse d'un switch Th1⇒Th2 au cours de l'évolution de la maladie. La détermination des cytokines dans des surnageants de culture de cellules mononucléées n'est toutefois qu'un reflet indirect de la production de cytokines *in vivo*. Le type de stimulus utilisé peut d'ailleurs aussi influencer le type de réponses. D'autres groupes ont étudié des clones dérivés des cellules mononucléees de sujets à différents stades de l'infection. C'est le cas de l'équipe de Romagnani [50] qui retrouve au cours de l'infection par le VIH, une diminution du nombre de clones Th1 et Th2 avec, à un stade avancé de la maladie, une diminution préférentielle des clones produisant de l'IL-4 et de l'IL-5, donc de type Th2. Les conditions expérimentales nécessaires à l'obtention de clones pourraient toutefois favoriser une des sous-populations lymphocytaires T. Le VIH induirait un phénotype Th0 prédominant. Il a également été rapporté que les cellules T $CD4^+CD7^-$, dont le pourcentage est augmenté chez les sujets séropositifs, présentent un profil cytokinique de type Th0/Th2 [5].

Maggi et al [51] ont par ailleurs montré que le VIH se réplique préférentiellement dans les cellules de type Th2, ceci pouvant expliquer la déplétion préférentielle des clones Th2 à un stade avancé de la maladie. Les clones Th1 aurait, au contraire, un effet protecteur sur l'infection par VIH *in vitro*. L'IFN-γ, produit par les cellules Th1 pourrait contribuer à cette protection. Inversement, les cytokines de type Th2 et notamment l'IL-10 pourraient inhiber l'activité du facteur soluble décrit par Jay Levy, produit par les lymphocytes T CD8+ et qui inhibe la réplication virale [80]. La perte progressive des cellules Th1 et la prédominance Th2 au cours de la progression de l'infection par le VIH pourrait ainsi être associé à une amplification de la réplication virale. Plusieurs groupes ont rapporté une apoptose accrue des lymphocytes T chez les patients infectés par le VIH. Les cytokines sont capables de réguler la susceptibilité à l'apoptose. Il a en effet été montré que les cytokines de type Th1 (IL-2, IL-12, IFN-γ) préviennent l'apoptose induite par la stimulation cellulaire tandis que les cytokines de type Th2 (IL-4, IL-10) l'augmentent au contraire [15]. Ces résultats ont conduit Clerici et Shearer à proposer l'hypothèse que les cellules Th1 seraient préférentiellement détruites par un phénomène d'apoptose induit par les cytokines Th2 tandis que les cellules Th2 seraient détruites directement par l'infection virale.

Malgré les progrès faits ces dernières années dans la compréhension de la physiopathologie de l'infection par le VIH, de nombreuses incertitudes persistent. La définition d'un profil Th1 ou Th2 prédominant peut être rendue difficile du fait de la discordance possible dans l'expression des différentes cytokines lymphocytaires, par exemple diminution de la production d'IL-2 associée à une augmentation de la production d'IFN-γ. En effet, les cytokines produites par ces sous-populations lymphocytaires sont parallèlement produites par d'autres types cellulaires. Les lymphocytes T $CD8^+$ et les cellules NK produisent de l'IFN-γ. Les monocytes /macrophages représentent une source importante d'IL-10. Ceci peut expliquer, au moins en partie, les résultats discordants obtenus par différents groupes.

Il est certain que l'infection par le VIH induit une forte activation du système immunitaire qui est en partie bénéfique car elle contribue largement à la clairance du virus. Néanmoins, l'activation du système immunitaire peut également favoriser la propagation virale et la réplication virale, notamment par l'intermédiaire de la production de cytokines. Parmi les mécanismes proposés pour expliquer la progression de la maladie VIH, à côté de l'effet cytopathique direct du VIH et des éventuels cofacteurs tels que le mycoplasme ou le virus HHV6. des mécanismes immunologiques au premier plan desquels figurent le switch Th1⇒Th2 et l'apoptose accrue associée à la stimulation du système immunitaire, ont une place importante. Aucun de ces mécanismes n'est exclusif. Il est toutefois peu vraisemblable que l'un de ces mécanismes soit un phénomène primitivement associé à la progression de la maladie. Le rôle important de l'immunité à médiation cellulaire dans la protection vis à vis la progression de l'infection, a conduit à débuter des essais thérapeutiques utilisant l'IL-2 recombinante dans le but de restaurer les fonctions Th1 [42].

PRODUCTION DE CYTOKINES *IN VITRO*

Les travaux *in vitro* sur l'induction de la production de cytokines par la glycoprotéine d'enveloppe virale sont, en première analyse, contradictoires. En effet, plusieurs groupes ont montré que le VIH ou la glycoprotéine d'enveloppe virale gp120 étaient capables d'induire la sécrétion d'IL-1, de prostaglandines [75] et d'IL-6 [9, 61] par des cellules mononucléées. Merill et coll. [53] ont montré que l'induction d'IL-1 et de TNFα était indépendante d'une infection productive mais dépendait d'une interaction entre gp120 et la molécule CD4. La sécrétion de ces cytokines était bloquée par le CD4 soluble et reproduite par la stimulation du récepteur CD4 par un anticorps monoclonal anti-CD4 (OKT4A). Ces travaux ont été controversés par Molina et coll. [56] qui n'ont pu induire de sécrétion d'IL-1β, de TNFα, d'IL-6 ou de GM-CSF après stimulation par gp120 de cellules mononucléées provenant de sujets non infectés. Les monocytes/ macrophages ne produisaient pas ces cytokines de façon constitutive après infection *in vitro* par le VIH-1. Dans un autre système de culture de macrophages, ces cellules, cinq jours après infection par une souche monocytotropique de VIH-1, ne produisaient pas de TNFα ni n'exprimaient de messagers du TNFα en l'absence de stimulation par le LPS [57]. Une étude récente a montré que la stimulation de cellules mononucléees de sujets séronégatifs par gp120 induit la production d'INF-α, d'IFN-γ, de TNF-α, d'IL-6, d'IL-1 et d'IL-10 [4]. La capacité des cellules à produire des cytokines après l'infection virale ou suite à la stimulation par la glycoprotéine d'enveloppe semble dépendre du stade de maturation des cellules. La production de cytokines dépend également de la source de la glycoprotéine virale utilisée, de sa glycosylation et de sa capacité à se lier à CD4 [17].

Les cytokines produites en excès ou par défaut au cours de l'infection par le VIH influencent la progression vers le déficit immunitaire et parallèlement l'intensité de la réplication virale. Une meilleure compréhension des mécanismes immunopathologiques pourra permettre d'associer à un traitement antirétroviral, une immunothérapie de façon à corriger le déficit immunitaire. Des résultats préliminaires des essais d'immunothérapie par l'IL-2, l'IL-4, des inhibiteurs du TNF-α et de l'IL-6 ont déjà été rapportés; sont discutés actuellement des protocoles utilisant l'IL-10, l'IL-12 et l'IL-15.

REFERENCES

[1] ALCOCER-VARELA J., ALCARCON-SEGOVIA D., ABID-MENDOZA C. - Immunoregulatory circuits in the acquired immune deficiency syndrome and related complex. Production of and response to interleukins 1 and 2. NK function and its enhancement by interleukin 2 and kinetics of the autologous mixed lymphocyte reaction. *Clin. Exp. Immunol.*, 1985, 60, 31-38.

[2] ALLEN J.B., WONG H.L., GUYRE P.M., SIMON G.L., WAHL S.M. - Association of circulating receptor Fc gamma RIII-positive monocytes in AIDS patients with elevated levels of transforming growth factor-ß. *J. Clin. Invest.*, 1991, 87, 1773-1779.

[3] AMADORI A., ZAMARCHI R., VERONESE M.L. et al. - B cell activation during HIV-infection. Cell to cell interactions and cytokine requirement. *J. Immunol.*, 1991, 146, 57-62.

[4] AMEGLIO F., CAPOBIANCHI M.R., CASTILLETI C.et al. - Recombinant gp120 induces IL-10 in resting peripheral blood mononuclear cells ; correlation with the induction of other cytokines. *Clin Exp Immunol.*, 1994, 95, 455-458.

[5] AUTRAN B., LEGAC E., BLANC C., DEBRE P. - A Th0/Th2-like function of $CD4^+$ $CD7^-$ T helper cells from normal donors and HIV-infected patients. *J. Imunol.*, 1995, 1408-1417.

[6] BALLARD D.W., WALKER W.H., DOERRE S. - The v-rel oncogene encodes a kB enhancer binding protein that inhibits NF-kB functions. *Cell.*, 1990, 63, 803-814.

[7] BARRE-SINOUSSI F., CHERMANN J.C., REY F. et al. - Isolation of a T-lymphocyte retrovirus from a patient at risk for acquired immune deficiency syndrome (AIDS). *Science*, 1983, 220, 868-871.

[8] BENJAMIN D., KNOBLOCH T.J., ABRAMS J., DAYTON M.A. - Human B cell IL-10 : B cell lines derived from patients with AIDS and Burkitt's lymphoma constitutively secrete large quantities of IL-10. *Blood*, 1991, 78, 384a (abstr.).

[9] BIRX D.L., REDFIELD R.R., TENCER K. et al. - Induction of Interleukin-6 during human immunodeficiency virus infection. *Blood*, 1990, 76, 2303-2310.

[10] BOUE F., WALLON C., GOUJARD C. et al. - HIV induces IL-6 production by human B lymphocytes. *J. Immunol.*, 1992, 148, 3761-3767.

[11] BREEN E.C., REZAI A.R., NAKAJIMA K. et al. - Infection with HIV is associated with elevated IL-6 levels and production. *J. Immunol.*, 1990, 144, 480-484.

[12] CAPON D.J., WARD R.H. - The CD4-gp120 interaction and AIDS pathogenesis. *Ann. Rev. Immunol.*, 1991, 9, 649-678.

[13] CHANDRAN NAIR B., DE VICO A.L., NAKAMURA S. et al. - Identification of a major growth factor for AIDS-Kaposi's sarcoma cells as Oncostatin M. *Nature,* 1992, 255, 1430-1432.

[14] CHANG Y., CESARMAN E., PESSIN M.S. et al. - Identification of herpes virus-like DNA sequences in AIDS-associated Kaposi's sarcoma. *Science*, 1994, 266, 1865-1869.

[15] CLERICI M., SARIN A., COFFMAN R.L.et al. - Type 1/type 2 cytokine modulation of T-cell programed cell death as a model for human immunodeficiency virus pathogenesis. *Proc Natl Acad Sci,* 1994, 91, 11811-11815.

[16] CLERICI M., SHEARER G. - The Th1-Th2 hypothesis of HIV infection: new insights. *Immunol Today,* 1994, 15, 575-581.

[17] CLOUSE K.A., COSENTINO L.M., WEIH K.A. et al. - The HIV-1 gp120 envelope protein has the intrinsic capacity to stimulate monokine secretion. *J. Immunol.,* 1991, 147, 2892-2901.

[18] DELFRAISSY J.F., WALLON C., BOUE F., BARRE-SINOUSSI F., GALANAUD P. - Tumor necrosis factor-α inhibits the competence signal delivered by HIV to normal B cells. *J. Immunol.,* 1991, 146, 1516-1521.

[19] EMILIE D., COUMBARAS J., RAPHAEL M. et al. - Interleukin-6 production in high-grade B lymphomas : Correlation with the presence of malignant immunoblasts in acquired immunodeficiency syndrome and in human immunodeficiency virus-seronegative patients. *Blood,*, 1992, 80, 498-504.

[20] EMILIE D., PEUCHMAUR M., MAILLOT M.C. et al. - Production of interleukins in human immunodeficiency virus-1-replicating lymph nodes. *J. Clin. Invest.*, 1990, 86, 148-159.

[21] ENK C., GERSTOFT J., MOLLER S., REMVIG L. - Interleukin-1 activity in the acquired immunodeficiency syndrome. *Scand. J. Immunol.*, 1986, 23, 491-497.

[22] ENSOLI B., BARILLARI G., SALAHUDDIN Z.S., GALLO R.C., WONG-STAAL F. - Tat protein of HIV-1 stimulates growth of cells derived from Kaposi's sarcoma lesions of AIDS patients. *Nature,* 1990, 345, 345-347.

[23] ENSOLI B., GENDELMAN R., MARKHAM P. et al. - Synergy between basic fibroblast growth factor and HIV-1 Tat protein in induction of Kaposi's sarcoma. *Nature*, 1994, 371, 674-680.

[24] EYSTER M.E., GOEDERT J.J., POON M.C., PREBLE O.T. - Acid-labile interferon : a possible preclinical marker for the acquired immune deficiency syndrome in hemophiliac patients. *N. Engl. J. Med.*, 1983, 309, 583-586.

[25] FAUCI A.S., SCHNITTMAN S.M., POLI G. et al. - Immunopathogenic mechanisms in human immunodeficiency virus (HIV) infection. *Ann. of Intern. Med.,* 1991, 114, 678-693.

[26] GALLO P., FREI K., RORDORF C. et al. - Human immunodeficiency virus type I (HIV-1) infection of the central nervous system : an evaluation of cytokines in cerebrospinal fluid. *J. Neuroimmunol.,* 1989, 23, 109-116.

[27] GARTNER S., MARKOVITS P., MARKOVITZ D.M. et al. - The role of mononuclear phagocytes in HTLV-III/LAV infection. *Science,* 1986, 233, 216-219.

[28] GAYNOR R. - Cellular transcription factors involved in the regulation of HIV-1 gene expression. *AIDS,* 1992, 6, 347-363.

[29] GRAZIOSI C., PANTALEO G., GANTT K.R., FORTIN J.P., DEMAREST J.F., COHEN O.J., SEKALY R.P., FAUCI A.S. - Lack of evidence for the dichotomy of T_H1 and T_H2 predominance in HIV-infected individuals. *Science,* 1994, 265, 248-252.

[30] GREENE W.C. - Regulation of HIV-1 gene expression. *Annu. Rev. Immunol.,* 1990, 8, 453-475.

[31] GREENE W.C. - The molecular biology of human immunodeficiency virus type I infection. *N. Engl. J. Med.,* 1991, 324, 308-317.

[32] GUPTA S., GILLIS S., THORNTON M., GOLDBERG M. - Autologous mixed lymphocyte reaction in man. XIV. Deficiency of the autologous mixed lymphocyte reaction in acquired immune deficiency syndrome (AIDS) and AIDS-related complex (ARC). In vitro effect of purified interleukin-1 and interleukin-2. *Clin. Exp. Immunol.*, 1984, 58, 395-401.

[33] HAEFFNER-CAVAILLON N., HAEFFNER A., CHOLLEY B., WEISS L., THIEBLEMONT N. - Constitutive production of IL-1 by monocytes from HIV-infected patients is dependent on dysregulation of translocation of nuclear factors. *Proceedings of the First International Symposium on HIV and cytokines, INSERM Ed.* : in press.

[34] HO D.D., ROTA T.R., HIRSCH M.S. - Infection of monocyte/macrophages by Human T Lymphotropic virus type III. *J. Clin. Invest.*, 1986, 77, 1712-1715.

[35] HO D.H., NEUMANN A.U., PERELSON A.S., CHEN W., LEONARD J.M., MARKOWITZ M. - Rapid turnover of plasma virions and CD4 lymphocytes in HIV-infection. *Nature,* 1995, 373, 123-126.

[36] HOBER D., HAQUE A., WATTRE P. et al. - Production of tumour necrosis factor-alpha (TNFα) and interleukin-1 (IL-1) in patients with AIDS. Enhanced level of TNFa is related to a higher cytotoxic activity. *Clin. Exp. Immunol.,* 1989, 78, 329-333.

[37] HOBER D., LUCAS B., WATTRE P., CAPRON A., HAQUE A. - TNFα production by U937 promonocytes is enhanced by factors released from HIV-infected T4 lymphocytes : TNFα is one of the mediators causing lysis of HIV-infected T4 cells. *Clin. Immunol. Immunopath.,* 1992, 62, 168-175.

[38] HONDA M., KITAMURA K., MIZUTANI Y. et al. - Quantitative analysis of serum IL-6 and its correlation with increased levels of serum IL-2R in HIV-induced diseases. *J. Immunol.,* 1990, 145, 4059-4064.

[39] ISRAEL-BIET D., CADRANEL J., BELDJORD K. et al. - Tumor necrosis factor production in HIV-seropositive subjects. Relationship with lung opportunistic infections and HIV expression in alveolar macrophages. *J. Immunol.,* 1991, 147, 490-494.

[40] KLATZMANN D., BARRE-SINOUSSI F., NUGEYRE M.T. et al. - Selective tropism of lymphadenopathy-associated virus (LAV) for helper T lymphocytes. *Science,* 1984, 225, 59-63.

[41] KLATZMANN D., CHAMPAGNE E., CHAMARET S. et al. - T-lymphocyte T4 molecule behaves as the receptor for human retrovirus LAV. *Nature,* 1984, 312, 767-768.

[42] KOVACS J.A., BASELER M., DEWAR RJ et al. - Increases in CD4 T lymphocytes with intermittent courses of Interleukin-2 in patients with human immunodeficiency virus infection. *New Engl. J. Med.*, 1995, 332, 567-575.

[43] KRISHNAN V.L., MEAGER A., MITCHELL D.M., PINCHING A.J. - Alveolar macrophages in AIDS patients : increased spontaneous tumour necrosis factor-alpha production in *Pneumocystis carinii* pneumonia. *Clin. exp. Immunol.,* 1990, 80, 156-160.

[44] LAHDEVIRTA J., MAURY C.P.J., TEPPO A.M., REPO H. - Elevated levels of circulating cachectin/tumor necrosis factor in patients with acquired immunodeficiency syndrome. *Am. J. Med.,* 1988, 85, 289-291.

[45] LAU A.S., LIVESEY J.F. - Endotoxin induction of tumor necrosis factor is enhanced by acid-labile interferon-α in acquired immunodeficiency syndrome. *J. Clin. Invest.*, 1989, 84, 738-743.

[46] LAURENZI M.A., SIDEN A., PERSSON M.A.A. et al. - Cerebrospinal fluid Interleukin-6 activity in HIV infection and inflammatory and noninflammatory diseases of the nervous system. *Clin. Immunol. Immunopath.,* 1990, 57, 233-241.

[47] LEPE-ZUNIGA J.L., MANSELL P.W.A., HERSH E.M. - Idiopathic production of interleukin-1 in acquired immunodeficiency syndrome. *J. Clin Microbiol.*, 1987, 25, 1965-1700.

[48] LETVIN N.L. - Animal models for AIDS. *Immunol. Today,* 1990, 11, 322-326.

[49] LEVINE A.M. - Acquired immunodeficiency syndrome-related lymphoma. *Blood,* 1992, 80, 8-20.

[50] LI

[51] MAGGI E, MAZZETTI M., RAVINA A.et al. - Ability of HIV to promote a T_H1 to T_H0 shift and to replicate preferentially in T_H2 and T_H0 cells. *Science,* 1994, 265, 244-248.

[52] MATSUYAMA T., KOBAYASHI N., YAMAMOTO N. - Cytokines and HIV infection: is AIDS a TNF disease? *AIDS,* 1991, 5, 1405-1417.

[53] MERRILL J.E., KOYANAGI Y. CHEN I.S.Y. - Interleukin-1 and tumor necrosis factor α can be induced from mononuclear phagocytes by human immunodeficiency virus type I binding to the CD4 receptor. *J. Virol.,* 1989, 63, 4404-4408.

[54] MILES S.A., MARTINEZ-MAZA O, REZAI A. et al. - Oncostatin M as a potent mitogen for AIDS-Kaposi's sarcoma-derived cells. *Nature,* 1992, 255, 1432-1434.

[55] MILES S.A., REZAI A.R., SALAZAR-GONZALES J.F. et al. - AIDS Kaposi sarcoma-derived cells produce and respond to interleukin 6. *Proc. Natl. Acad. Sci.*, USA, 1990, 87, 4068-4072.

[56] MOLINA J.M., SCADDEN D.T., AMIRAULT C. et al. - Human immunodeficiency virus does not induce interleukin-1, interleukin-6, or tumor necrosis factor in mononuclear cells. *J. Virol.,* 1990, 64, 2901-2906.

[57] MUNIS J.R., RICHMAN D.D., KORNBLUTH R.S. - Human immunodeficiency virus-1 infection of macrophages in vitro neither induces tumor necrosis factor (TNF)/cachectin gene expression nor alters TNF/cachectin induction by lipopolysaccharide. *J. Clin. Invest.,* 1990, 85, 591-596.

[58] MURRAY H.W., GELLENE R.A., LIBBY D.M., ROTHERMEL C.D., RUBIN B.Y. - Activation of tissue macrophages from AIDS patients : in vitro response of AIDS alveolar macrophages to lymphokines and interferon-gamma. *J. Immunol.*, 1985, 135, 2374-2377.

[59] MURRAY H.W., RUBIN B.Y., MASUR H., ROBERTS R.B. - Impaired production of lymphokines and immune (gamma) interferon in the acquired immunodeficiency syndrome. *N. Eng. J. Med.*, 1984, 310, 883-889.

[60] MURRAY H.W., SCAVUZZO D.A., KELLY C.D., RUBIN B.Y., ROBERTS R.B. - T4+ cell production of interferon gamma and the clinical spectrum of patients at risk for and with acquired immunodeficiency syndrome. *Arch. Intern. Med.*, 1988, 148, 1613-1616.

[61] NAKAJIMA K., MARTINEZ-MAZA O. HIRANO T. et al. - Induction of IL-6 (B cell stimulatory factor-2/IFN-ß2) production by HIV. *J. Immunol.,* 1989, 142, 531-536.

[62] OXHOLM A., OXHOLM P., PERKIN H. et al. - Epidermal tumour necrosis factor and interleukin-6 like activities in AIDS-related Kaposi's sarcoma. *APMIS,* 1989, 97, 533-538.

[63] PRINCE H.E., JOHN J.K. - Abnormalities of interleukin-2 receptor expression associated with decreased antigen-induced lymphocyte proliferation in patients with AIDS and related disorders. *Clin. Exp. Immunol.*, 1987, 67, 59-65.

[64] RAUTONEN J., RAUTONEN N., MARTIN N.L., PHILIP R., WARA D.W. - Serum interleukin-6 concentrations are elevated and associated with elevated tumor necrosis factor-α and immunoglobulin G and A concentrations in children with HIV infection. *AIDS,* 1991, 5, 1319-1325.

[65] RIECKMANN P., POLI G., KEHRL J.H., FAUCI A.S. - Activated B lymphocytes from human immunodeficiency virus-infected individuals induce virus expression in infected T cells and a promonocytic cell line, U1. *J. Exp. Med.,* 1991, 173, 1-5.

[66] ROUX-LOMBARD P., MODOUX C., CRUCHAUD A. DAYER J.M. - Purified blood monocytes from HIV 1-infected patients produce high levels of TNFα and IL-1. *Clin. Immunol. Immunopath.,* 1989, 50, 374-384.

[67] ROY S., FITZ GIBBON K.L., POULIN L., WAINBERG M.A. - Infection of human monocytes/macrophages by HIV-1 : effect on secretion of IL-1 activity. *Immunology*, 1988, 64, 233-239.

[68] SADEGHI H.M., WEISS L., THIEBLEMONT N., LEDUR A., HAEFFNER-CAVAILLON N. - Constitutive production of cytokines by monocytes from HIV infected individuals is modulated by CD4/CD8 ratio.*Proceedings of the First International Symposium on HIV and cytokines, INSERM Ed.* : in press.

[69] SCOTT-ALGARA D., VUILLIER F., MARASESCU M., de SAINT MARTIN J., DIGHIERO G. - Serum Levels of IL-2, IL-1a, and soluble receptor of IL-2 in HIV-1-infected patients. *AIDS Res. and Hum. Retrov.*, 1991, 7, 381.

[70] THIEBLEMONT N., HAEFFNER-CAVAILLON N., HAEFFNER A., CHOLLEY B., WEISS L., KAZATCHKINE M.D. - Triggering of complement receptors CR1(CD35) and CR3 (CD11b/CD18) induces nuclear translocation of NF-κB (p50/p65) in human monocytes and enhances viral replication in HIV-infected monocytic cells. *J. Immunol* : in press.

[71] THIEBLEMONT N., HAEFFNER-CAVAILLON N., LEDUR A., L'AGE-STEHR J., ZIEGLER-HIETBROCK H.W.L., KAZATCHKINE M.D. CR1 (CD35) and CR3 (CD11b/CD18) mediate infection of human monocytes and monocytic cell lines with complement opsonized-HIV independantly of CD4. *Clin. Exp. Immunol.*, 1993, 92, 106-113.

[72] THIEBLEMONT N., WEISS L., SADEGHI H., ESTCOURT C., HAEFFNER-CAVAILLON N. - $CD14^{low}/CD16^{high}$: a cytokine producing monocyte subset which expands during human immunodeficiency virus infection. *Eur. J. Immunol.* : in press.

[73] TONG-STARKSEN S.E., WELSH T.M., PETERLIN B.M. Differences in the transcriptional enhancer of HIV-1 and HIV-2. Response to T-cell activation signals. *J. Immunol.,* 1990, 145, 57-62.

[74] VOTH R., ROSSOL S. KLEIN K. et al. - Differential gene expression of IFN-α and tumor necrosis factor-α in peripheral blood mononuclear cells from patients with AIDS related complex and AIDS. *J. Immunol.,* 1990, 144, 970-975.

[75] WAHL L.M., CORCORAN M.L., PYLE S.W. et al. - Human immunodeficiency virus glycoprotein (gp120) induction of monocyte arachidonic acid metabolites and interleukin 1. *Proc. Natl. Acad. Sci.* USA, 1989, 86, 621-625.

[76] WAHL S.M., ALLEN J.B., Mc CARTNEY-FRANCIS N. et al. - Macrophage and astrocyte-derived transforming growth factor ß as a mediator of central nervous system dysfunction in acquired immune deficiency syndrome. *J. Exp. Med.*, 1991, 173, 981-991.

[77] WEI X., GHOSH S.K., TAYLOR M.E. et al. - Viral dynamics in human immunodeficiency virus type 1 infection. *Nature,* 1995, 373, 117-122.

[78] WEISS L., HAEFFNER-CAVAILLON N., LAUDE M., CAVAILLON J.M., KAZATCHKINE M.D. - Human T cells and interleukin-4 inhibit the release of interleukin-1 induced by lipopolysaccharide in serum-free cultures of autologous monocytes. *Eur. J. Immunol.*, 1989, 19, 1347-1350.

[79] WEISS L., HAEFFNER-CAVAILLON N., LAUDE M., KAZATCHKINE M.D. - HIV infection is associated with the spontaneous production of interleukin-1 (IL-1) in vivo and with an abnormal release of IL-1α in vitro. *AIDS*, 1989, 3, 695-699.

[80] WIVIOTT L.D., WALKER C.M., LEVY J.A. - $CD8^+$ lymphocytes suppress HIV production by autologous $CD4^+$ T cells without eliminating the infected cells from culture. *Cell. Immunol.,*, 1990, 128, 628-634.

[81] WRIGHT S.C., HEWETT A., MITSUYASU R., BONAVIDA B. - Spontaneous cytotoxicity and tumor necrosis factor production by peripheral blood monocytes from AIDS patients. *J. Immunol.,* 1988, 141, 99-104.

Chapitre 36

CYTOKINES ET TRANSPLANTATION

L. CHATENOUD

INTRODUCTION

Toute allogreffe (ou greffe d'organe entre individus génétiquement différents d'une même espèce), lorsqu'elle est effectuée en l'absence de traitement immunosuppresseur, a pour conséquence inéluctable le rejet. Il s'agit d'un phénomène de nature exclusivement immunologique, fruit d'une coopération efficace entre des populations fonctionnellement distinctes de cellules de l'immunité (cellules présentatrices de l'antigène, lymphocytes T auxiliaires et lymphocytes effecteurs). C'est, d'une part, l'interaction entre les récepteurs exprimés de manière sélective à la membrane de ces cellules et, d'autre part, la production de diverses cytokines qui constituent les bases moléculaires de cette coopération cellulaire responsable du rejet.

Le rejet présente des aspects très divers selon les différences d'histocompatibilité entre donneur et receveur, les caractéristiques du greffon (greffe vascularisée de coeur, de rein ou de foie versus greffe non vascularisée de peau ou d'îlots de Langerhans) et le niveau d'immunocompétence du receveur. On distingue ainsi les rejets aigus, suraigus et chroniques. Le rejet aigu survient en l'absence de présensibilisation et d'immunosuppression vers le 10-20e jour post-greffe en fonction des différences d'histocompatibilité. Les crises de rejet observées chez les patients receveurs d'allogreffe traités par des immunosuppresseurs se présentent comme des rejets aigus retardés et le plus souvent réversibles sous l'influence d'un traitement immunosuppresseur adapté. Le rejet suraigu survient brutalement dès l'implantation de l'organe et traduit un état de présensibilisation caractérisé par la présence d'anticorps dirigés contre les antigènes d'histocompatibilité du donneur. Enfin, le rejet chronique est défini par une diminution progressive de la capacité fonctionnelle de l'organe greffé. Il s'agit le plus souvent de la conséquence d'une réaction immunologique qui se développe à bas bruit et éventuellement aggravée par les séquelles des lésions du rejet aigu imparfaitement traité.

Nous traiterons dans ce chapitre le rôle effecteur et/ou modulateur des cytokines en transplantation en portant notre attention essentiellement sur la situation du rejet aigu qui représente l'archétype de la réaction d'allogreffe. Les lymphocytes T en sont les acteurs principaux comme en témoignent la possibilité de transférer l'immunité de greffe par des lymphocytes T purifiés, l'absence de rejet chez des souris dépourvues de cellules T (souris athymiques nudes ou thymectomisées à la naissance) et la possibilité de prolonger la survie des greffes par des immunosuppresseurs ayant une action sélective sur les lymphocytes T (anticorps anti-lymphocytes polyclonaux ou monoclonaux, ciclosporine A).

Par souci de clarté, nous allons dans un premier temps retracer de manière succincte la séquence présumée des évènements immunologiques qui conduisent au rejet d'allogreffe en situant l'intervention des cytokines au sein de chaque étape.

LES DIFFÉRENTES ÉTAPES DU REJET D'ALLOGREFFE

De manière schématique, la réaction de rejet peut être divisée en deux phases principales : la phase de sensibilisation, au cours de laquelle les cellules T prolifèrent et se différencient en réponse à l'alloantigène et la phase effectrice, au cours de laquelle va s'opérer la destruction du tissu cible.

Parmi les antigènes de transplantation pouvant donner lieu à une réaction d'allogreffe, les antigènes dits majeurs, c'est à dire les produits de classe I et de classe II des gènes du complexe majeur d'histocompatibilité (CMH), suscitent les réponses de plus forte intensité. Des réponses de plus faible intensité, visibles essentiellement en cas d'identité des produits du CMH, peuvent faire intervenir d'autres types d'alloantigènes. C'est le cas des antigènes mineurs d'histocompatibilité tels que l'antigène mâle H-Y, codé par un gène situé sur le chromosome Y, des alloantigènes spécifiques d'organe (la peau) ou de certains types cellulaires (monocytes et cellules endothéliales).

Ainsi, l'extrême diversité des antigènes présentés au cours d'une greffe d'organe donnée est un des éléments qui explique la complexité au niveau moléculaire des phénomènes qui sous-tendent la reconnaissance de l'alloantigène par les cellules T. A ceci se surajoute un deuxième niveau de complexité puisque les alloantigènes peuvent être présentés soit sous forme "intacte" à la surface des cellules présentatrices du donneur (on parle alors d'alloreconnaissance directe), soit après avoir subi, à l'instar de tout antigène conventionnel, une dégradation (ou "processing") par les cellules présentatrices du receveur (alloreconnaissance indirecte). Une présentation plus approfondie des bases moléculaires de l'alloreconnaissance dépasserait le cadre du présent chapitre et il est donc conseillé pour plus de détails de consulter les références bibliographiques 1 et 2.

Nous allons nous limiter dans ce chapitre aux événements qui découlent de l'alloreconnaissance directe car non seulement elle constitue de loin dans la période précoce qui suit l'implantation d'une première greffe le principal stimulus de l'induction du rejet aigu mais également parce qu'il s'agit par ailleurs de la situation pour laquelle le plus de données sont disponibles en ce qui concerne la mise en jeu des cytokines.

Phase de sensibilisation

Dans la période précoce post-greffe, les cellules présentatrices de l'antigène, responsables de la sensibilisation des lymphocytes du receveur vis-à-vis des antigènes d'histocompatibilité du donneur, sont les cellules dendritiques résidentes dans le greffon. En effet, les autres populations de cellules présentatrices, telles que les macrophages ou les lymphocytes B, sont peu efficaces dans leur capacité de stimuler une réponse T allogénique primaire. Ainsi, la déplétion en cellules dendritiques (après culture in vitro ou traitement avec des anticorps monoclonaux reconnaissant des antigènes exprimés par les cellules dendritiques : antigènes de classe II du CMH et CD45) est un moyen efficace pour prolonger de manière significative la survie d'allogreffes (3).

La différenciation d'une cellule T naïve en effecteur alloréactif requiert deux signaux de stimulation distincts (4-5). Le premier (ou signal 1) résulte de l'interaction entre le récepteur pour l'antigène et le peptide dans le contexte des molécules du CMH. Le deuxième signal, ou signal de costimulation, implique vraisemblablement l'interaction entre des récepteurs tels que B7-1, à la membrane de la cellule dendritique et leurs ligands spécifiques CD28 ou CTLA4 à la surface du lymphocyte T. On donne désormais moins de crédit aux hypothèses qui impliquaient certaines cytokines telles que l'IL-1 comme médiateurs de costimulation et dont on n'a jamais pu démontrer clairement la production par les cellules dendritiques. Les cellules dendritiques, originaires de la moelle osseuse, sont retrouvées dans la plupart des tissus et possèdent la capacité de migrer dans les tissus lymphoïdes où elles transportent les antigènes captés en périphérie. En fonction du site anatomique d'origine, elles empruntent lors de leur migration, soit la voie lymphatique, où elles sont plus connues sous le terme de cellules "voilées", soit la voie sanguine. En cas de traumatisme ou d'inflammation, le débit de migration augmente. Ainsi, après une greffe de peau, on remarque très rapidement une augmentation du niveau d'expression des antigènes de classe II du CMH à la surface des cellules dendritiques, dénommées dans la peau cellules de Langerhans, suivie de leur migration dans les vaisseaux lymphatiques du derme.

De nombreux travaux ont désormais bien démontré que la sensibilisation vis-à-vis de l'allogreffe est un phénomène dit "central" qui a lieu dans les tissus lymphoïdes du receveur où vont migrer les cellules dendritiques du donneur, ceci par opposition à l'hypothèse de la sensibilisation "périphérique" qui proposait que les lymphocytes du receveur rencontrent l'antigène in situ dans le greffon. Dans le cas des allogreffes non vascularisées, comme les greffes de peau, le transit des cellules dendritiques se fait par la lymphe vers les ganglions lymphatiques. En revanche, dans le cas des organes vascularisés tels que le coeur, le foie ou le rein, l'émigration des cellules dendritiques du donneur se fait par voie sanguine vers la rate (toute cellule dendritique retrouvée dans la rate ne peut y parvenir que par le torrent sanguin puisque cet organe ne possède pas de vaisseaux lymphatiques afférents) (1-2). Bien qu'in vitro, l'émigration à partir d'explants tissulaires des cellules dendritiques et leur maturation soit dépendante du GM-CSF, de l'IL-1 et du TNF, les médiateurs qui opèrent in vivo sont encore mal identifiés.

Une fois sensibilisées, les cellules regagnent le greffon. Des expériences de transfert cellulaire, utilisant des cellules radiomarquées, ont montré qu'à l'instar de ce que l'on observe dans les réactions d'hypersensibilité retardée, seule une minorité (environ 5%) des cellules infiltrant un greffon "siège d'un rejet aigu" sont effectivement spécifiques des alloantigènes du donneur. La grande majorité des cellules de l'infiltrat sont donc le reflet de mécanismes d'amplification de la réaction d'origine essentiellement inflammatoire où les cytokines jouent à l'évidence un rôle déterminant.

De grands progrès ont été accomplis au cours des dernières années concernant les bases moléculaires des interactions lymphocytes/cellules endothéliales et lymphocytes/matrice extracellulaire (fibronectine, laminine...) qui sont essentielles au processus d'envahissement de l'allogreffe (6). La complexité du phénomène est bien illustrée par la diversité des récepteurs de surface impliqués : sélectines, intégrines et divers membres de la superfamille des immunoglobulines (ICAM pour "intercellular adhesion molecule"-1, ICAM-2 et VCAM pour "vascular cell adhesion molecule"-1).

Bien que la capacité de recirculer des cellules lymphocytaires soit physiologique, les cellules sensibilisées migrent préférentiellement dans les sites où se trouve l'antigène. Cette capacité de migration sélective des cellules sensibilisées et des cellules mémoires, contrairement aux lymphocytes naïfs, est, au moins en partie, expliquée par l'expression augmentée à leur surface de molécules d'adhésion telles que LFA-1, VLA-4, VLA-5 et VLA-6. Les signaux pouvant moduler l'expression des intégrines sur le lymphocyte T sont transduits par divers récepteurs : CD3/TCR, CD2, CD28, CD31 et VLA-4 (dont le ligand est VCAM-1) (6). Parallèlement, des modifications majeures du phénotype des cellules endothéliales qui vont promouvoir l'adhésion lymphocytaire, s'opèrent au niveau des tissus "siège de la réaction inflammatoire" (6). On remarque en particulier l'expression de novo de molécules telles que la sélectine-E, VCAM-1 et l'augmentation d'expression d'ICAM-1. L'IL-1, le TNF (qui est produit en particulier par les cellules endothéliales activées) ainsi que l'IL-4 et l'IFN-γ (qui sont produits par les lymphocytes T activés) sont certainement parmi les principaux stimuli qui modulent l'expression des molécules d'adhésion sur l'endothélium.

Mécanismes de destruction du greffon

Il est désormais bien établi que les lymphocytes T cytotoxiques spécifiques (ou CTL pour "cytotoxic T lymphocytes"), bien qu'ils ne représentent, comme évoqué précédemment, qu'une proportion faible des cellules infiltrantes, jouent un rôle majeur dans le rejet aigu des allogreffes histoincompatibles (1-2). Il n'en reste pas moins vrai que de nombreux autres mécanismes effecteurs, non seulement immunitaires mais également inflammatoires, participent activement à la destruction du greffon. Il est important de souligner que seuls les mécanismes effecteurs immunitaires spécifiques cellulaires ou humoraux vont nécessiter l'expression de l'alloantigène par les cellules cibles. On peut donc citer parmi les éléments pouvant assurer la lésion d'organe, outre les CTL, les cellules participant aux réactions d'hypersensibilité retardée : les lymphocytes T auxiliaires, les monocytes/macrophages activés et de façon plus hypothétique des cellules NK (pour "natural killer") ou LAK (pour "lymphokine activated killer") activées par des cytokines. Les anticorps spécifiques des antigènes de transplantation, produits par les plasmocytes, peuvent être à l'origine de phénomènes de cytotoxicité anticorps-dépendant (ADCC pour "antibody-dependent cell cytotoxicity") pouvant mettre en jeu le complément.

Aucun de ces mécanismes effecteurs ne pourrait s'exprimer sans l'intervention de cytokines produites par les cellules activées de l'immunité et/ou par les cellules constitutives de l'allogreffe (cellules endothéliales, diverses cellules parenchymateuses). Les cytokines constituent en particulier le pivot sur lequel repose la prolifération et la différenciation des lymphocytes spécifiques ainsi que la mise en place et l'expression des phénomènes d'hypersensibilité retardée associés au rejet.

Suivant le schéma actuel, la génération des CTL effectrices à partir de cellules précurseurs (généralement des lymphocytes $CD8^+$) implique deux signaux. Le premier signal est constitué par la reconnaissance de l'antigène qui rapidement conduit à l'induction de l'expression de différents gènes parmi lesquels des oncogènes et des gènes codant pour diverses cytokines et leurs récepteurs (notamment le récepteur de l'IL-2). Ces cellules activées ne pourront proliférer que suite à l'apport du deuxième signal qui n'est autre que l'IL-2. L'IL-2 est produite par des cellules T auxiliaires $CD4^+$ qui, du stade de précurseurs, se différencient en effecteurs matures après la reconnaissance des antigènes de classe II du CMH à la surface des cellules présentatrices. Sous l'effet de l'IL-2, in vitro, les CTL activées acquièrent des granulations azurophiles, synthétisent la sérine protéase, sont cytotoxiques et se différencient en effecteurs de petite à moyenne taille puis finalement en cellules mémoire (7).

Les modèles classiques d'hypersensibilité retardée impliquent en tout premier lieu des lymphocytes T $CD4^+$ essentiellement de type Th1 (producteurs d'IL-2 et d'IFN-γ) (8). Les images histologiques des lésions d'hypersensibilité retardée montrent également la participation de monocytes/macrophages et d'autres cellules de l'inflammation (polymorphonucléaires neutrophiles et basophiles) dont le nombre, en général, prédomine largement sur celui des lymphocytes. L'augmentation de la perméabilité vasculaire, l'œdème et les dépôts de fibrine sont autant de manifestations typiques de l'hypersensibilité retardée et du rejet aigu. Les cellules T $CD4^+$, via la libération de cytokines, sont capables d'exercer rapidement à elles seules (2 à 4 heures après l'activation) une action vasoactive sérotonine-dépendante. La sérotonine, libérée par les mastocytes, altère l'intégrité de l'endothélium et facilite la migration de cellules mononucléées. Les monocytes sanguins sont les précurseurs des macrophages activés retrouvés dans les lésions. Des cytokines telles que l'IFN-γ, le GM-CSF, l'IL-4, l'IL-1, le TNF et le CSF-1 participent à leur différenciation in situ en macrophages activés sécrétant toute une série de produits (cytokines, radicaux oxygénés et diverses enzymes protéolytiques) qui peuvent conduire à une lésion d'organe. Le macrophage activé peut également, en présence d'anticorps spécifiques, être l'effecteur de réactions d'ADCC.

L'hypersensibilité retardée repose donc sur un ensemble complexe d'interactions cellulaires sous le contrôle d'un réseau de cytokines non moins intriqué. Une fois enclenché, le système est d'autant plus enchevêtré que les cytokines en question sont produites non seulement par les cellules effectrices (lymphocytes et macrophages activés) mais également par les cellules cibles (cellules endothéliales, fibroblastes, diverses cellules parenchymateuses comme les cellules tubulaires rénales).

LES CYTOKINES DANS LA MODULATION DE L'ANTIGÉNICITÉ DU GREFFON

La distribution tissulaire des produits de classe I et de classe II du CMH est totalement différente. Les antigènes de classe I se retrouvent, en densité variable, à la surface de la quasi-totalité des cellules nucléées de l'organisme alors que les antigènes de classe II sont plus sélectifs dans leur distribution, qui varie également en fonction des espèces. Ils sont présents de manière constitutive uniquement sur les lymphocytes B et les cellules phagocytaires (les monocytes, les macrophages et les cellules dendritiques). Fait essentiel, l'expression des antigènes de classe I et de classe II est modulable; elle peut être induite de novo et/ou augmentée de manière significative. En ce qui concerne les antigènes de classe II, cette induction a lieu sur de nombreux types cellulaires qui incluent les cellules endothéliales, épithéliales et parenchymateuses, ceci en particulier sous l'effet de différentes cytokines et en tout premier lieu de l'IFN-γ (9-11). Le TNF présente une synergie nette avec l'IFN-γ pour cette activité d'induction de l'expression d'antigènes de transplantation.

Ainsi, chez l'homme, la réaction inflammatoire qui accompagne la réaction de rejet cellulaire aigu est souvent associée à l'apparition d'antigènes d'histocompatibilité HLA de classe II sur les cellules de l'allogreffe (9-11). C'est en 1984 que Hall et coll. démontrèrent l'expression accrue d'antigènes HLA-DR sur les cellules tubulaires au cours de rejets d'allogreffes rénales (9). Une étude plus détaillée a démontré que dans le rein normal, les antigènes HLA-DR sont présents au niveau de l'endothélium glomérulaire, du mésangium, des cellules tubulaires et des structures intertubulaires (10). Les produits HLA-DP et DQ sont absents des structures tubulaires dans le rein normal et sont retrouvés en revanche, en proportions variables, dans les glomérules et les structures intertubulaires. Le rejet est marqué par l'expression accrue des produits HLA-DR, DP et D non seulement dans le cytoplasme mais aussi à la surface des cellules tubulaires (10). De même, l'analyse séquentielle de biopsies d'allogreffes de coeur a confirmé l'expression accrue d'antigènes HLA de classe II sur l'endothélium et les myocytes au moment du rejet (11). Tous ces travaux indiquent que l'expression de novo d'antigènes HLA de classe II corrèle avec l'intensité de l'infiltration lymphocytaire T, ce qui suggère un rôle clef de l'IFN-γ produit par ces cellules (9-11). Toute cellule du donneur exprimant le phénotype HLA de classe II devient particulièrement immunogénique car elle acquiert la propriété de présenter les antigènes aux cellules T. Par ailleurs, il existe des lymphocytes T cytotoxiques spécifiques de produits HLA-DR, DP ou DQ, et l'induction d'antigènes de classe II au sein de l'allogreffe expose une plus grande densité de structures cibles à l'action de ces cellules cytotoxiques.

On comprend donc comment, très rapidement, toutes les conditions sont remplies pour que s'instaure un cercle vicieux où l'inflammation conduit à l'induction et/ou à l'amplification d'un phénomène de rejet.

LES CYTOKINES SONT-ELLES UN BON PARAMETRE POUR LE DIAGNOSTIC PRÉCOCE DU REJET D'ALLOGREFFE?

En clinique, le rejet d'une greffe se manifeste par la diminution plus ou moins rapide de la capacité fonctionnelle de l'organe transplanté. Malheureusement, il s'agit là d'un critère diagnostique qui manque totalement de spécificité puisqu'il existe diverses causes, en dehors du rejet, pouvant aboutir au même résultat. Bien que certains critères cliniques tels que la fièvre, un greffon augmenté de volume et douloureux, suggèrent la présence d'un rejet, il est évident que seule l'identification de paramètres immunologiques ciblant les mécanismes impliqués constituerait un élément diagnostique spécifique. Il s'agit là d'un problème crucial puisque plus le diagnostic de rejet est précoce, plus le traitement immunosuppresseur, augmenté en la circonstance, est efficace.

De nombreux auteurs se sont penchés sur l'intérêt des cytokines comme paramètres prédictifs de la survenue d'un rejet aigu d'allogreffe. Par souci de simplicité, s'agissant de transplantation clinique, les premières études ont utilisé comme matériel divers liquides biologiques comme le plasma, l'urine ou la bile. Si dans un bon nombre de cas, la survenue du rejet s'accompagne d'une augmentation des taux d'IL-1, d'IL-6 ou de TNF en circulation, il n'en reste pas moins que les épisodes infectieux en général, et les infections virales en particulier, ont le même effet (1). Le manque de spécificité de cette approche est compréhensible étant donné l'importance de l'IL-1, l'IL-6 ou du TNF dans toute réaction inflammatoire.

Les études du profil de cytokines exprimées au sein des allogreffes qui sont le siège d'un rejet se sont révélées plus intéressantes. Différentes techniques ont été employées, surtout celle de la réaction en chaîne de la polymérase (PCR) utilisant des amorces spécifiques et dans une moindre mesure l'immunohistochimie et l'hybridation in situ (12-14). Des conclusions importantes ressortent de l'analyse comparée des résultats obtenus avec ces différentes techniques non seulement en transplantation clinique mais également dans des modèles expérimentaux (chez la souris et le rat) de greffes de coeur, de rein ou d'îlots de Langerhans. Le consensus qui émerge semble indiquer que la présence de transcrits spécifiques de l'IL-2 et de l'IFN-γ est un marqueur précoce du rejet mais qu'il s'agit là d'un phénomène transitoire observé essentiellement dans les phases précoces du processus de l'infiltration (15-16). En effet, l'expression diminue rapidement et dans un bon nombre de cas, a totalement disparu au moment où l'infiltrat cellulaire est bien établi. Ceci souligne, notamment en clinique, que la cinétique de prélèvement des échantillons constitue un paramètre crucial qui conditionne l'interprétation des résultats. Une étude effectuée chez des patients receveurs d'allogreffe rénale chez qui une ponction aspiration a été réalisée quotidiennement, illustre très clairement ce point (16). Sur un total de 5 patients ayant développé au cours de l'étude un épisode de rejet aigu avéré, tous ont montré, dans les jours qui ont précédé l'apparition des signes cliniques, des transcrits spécifiques de l'IL-2. En revanche, une fois les signes cliniques présents, seuls certains patients ont conservé une expression d'ARN messagers spécifiques (16).

De la même manière, la détection de transcrits spécifiques de l'IL-1α/β, de l'IL-6, du TNF et de l'IL-8 indique la présence de phénomènes inflammatoires associés non seulement au rejet aigu mais aussi au rejet chronique ou tout simplement au traumatisme chirurgical lié à l'implantation de la greffe (15).

Bien que la PCR offre l'avantage de son extrême sensibilité et permette l'utilisation d'une source minime de matériel, elle pose un problème evident de standardisation surtout dans le but de constituer un diagnostic. Des méthodes de quantification des produits d'amplification sont disponibles mais elles sont délicates dans leur réalisation et leur interprétation. Un problème plus fondamental de la PCR est l'impossibilité de localiser le produit d'amplification au niveau cellulaire au sein du tissu analysé. L'hybridation in situ qui devrait être la réponse à ce problème demeure une technique coûteuse et laborieuse à mettre en œuvre ce qui explique le nombre limité de données publiées. Enfin, de manière beaucoup plus générale, on considère peut-être trop facilement que l'expression d'un transcrit pour une cytokine donnée implique la production et la libération, par la cellule impliquée, d'une protéine mature capable d'assurer les effets biologiques escomptés. Il s'agit là d'un raisonnement un peu hâtif puisqu'on sait que la demi-vie et la stabilité des ARN messagers sont soumises à différents processus de régulation et que leur expression n'est donc pas nécessairement synonyme de synthèse protéique.

Certaines études ont utilisé l'immunohistochimie mais l'interprétation des résultats est souvent compliquée par le manque de contrôles internes de spécificité adaptés et une capacité parfois médiocre des anticorps utilisés à fournir des images de marquage avec la netteté voulue. Une technique intéressante, l'ELISPOT, qui n'est autre qu'une modification de la technique ELISA (pour "enzyme linked immunosorbent assay") qui rend celle-ci applicable à l'échelle cellulaire, a été utilisée par Merville et coll. (17) pour étudier la fréquence des cellules productrices d'IFN-γ, d'IL-6 et d'IL-10 au sein de reins dégreffés au terme de rejets irréversibles. Ces auteurs ont également analysé la capacité de l'IL-2 et de l'IL-4 exogènes de moduler la synthèse d'IFN-γ par les cellules infiltrantes (17). Le matériel utilisé étant constitué d'allogreffes rénales à un stade très avancé du processus de rejet, les résultats ne sont pas fondamentalement différents de ceux que nous avons déjà évoqués. Cependant, cette étude souligne la faisabilité de cette approche qui pourrait constituer à l'avenir une alternative technique pour l'étude des cytokines dans les greffons.

LES CYTOKINES DANS LE CONTRÔLE DE LA RÉACTION D'ALLOGREFFE

Les lymphocytes $CD4^+$ activés sont fonctionnellement hétérogènes et peuvent être distingués sur la base du profil de cytokines qu'ils produisent. On distingue ainsi deux grandes catégories de cellules T auxiliaires, d'une part, les cellules Th1 (pour T "helper" de type 1) produisant de l'IL-2 et de l'IFN-γ, essentielles aux réactions d'immunité cellulaire, et d'autre part, les cellules Th2, productrices d'IL-4, d'IL-5, d'IL-6 et d'IL-10, impliquées dans les réactions d'immunité humorale. Les cellules Th1 et Th2 sont issues d'un précurseur commun, la cellule Th0 qui produit l'ensemble des cytokines de type Th1 et Th2. Fait essentiel, les cellules Th1 et Th2 sont auto-régulées grâce à des mécanismes de rétrocontrôle assurés par certaines des cytokines sécrétées. Ainsi, l'IFN-γ produit par les cellules Th1, inhibe la prolifération et la différenciation des lymphocytes Th2. Inversement, l'IL-10, en agissant sur les cellules présentatrices de l'antigène, empêche l'expansion des cellules Th1.

Comme nous l'avons précédemment détaillé, la réaction d'allogreffe fait intervenir préférentiellement des cellules $CD4^+$ de phénotype Th1 productrices d'IL-2 et d'IFN-γ. En corollaire, une hypothèse, qui suscite un grand intérêt à l'heure actuelle, propose que toute stratégie permettant de faire basculer la réponse alloréactive d'un phénotype Th1 vers un phénotype Th2 aboutit non pas au rejet mais à un état de tolérance immunitaire (défini comme le maintien à long terme des capacités fonctionnelles de l'allogreffe en l'absence de tout traitement immunosuppresseur du receveur).

Grâce à diverses stratégies d'immunointervention qui ciblent préférentiellement soit les lymphocytes T, soit l'interaction cellules T/cellules présentatrices de l'antigène (1,18-22), les modèles expérimentaux conduisant le sujet receveur adulte à un état de tolérance vis-à-vis d'alloantigènes sont nombreux. Un point commun d'un bon nombre de ces stratégies est l'administration d'un traitement immunosuppresseur puissant, bien que de courte durée, au moment du premier contact des cellules du receveur avec les cellules ou le tissu greffé exprimant les antigènes du MHC de classe I et de classe II allogéniques. Les protocoles diffèrent cependant en fonction de la nature de l'alloantigène (cellules de moelle osseuse, sang total ou greffe d'un organe) et du traitement immunosuppresseur administrés. L'état de non-réponse spécifique observé dans la plupart de ces modèles est caractérisé soit par une tolérance dite "périphérique", dont l'induction et le maintien ne dépendent pas de la présence du thymus, soit par une tolérance qui se développe et persiste en l'absence de délétion clonale (les cellules alloréactives ne sont pas éliminées mais deviennent non pathogènes). De fait, on observe souvent chez les animaux tolérants une infiltration cellulaire des greffons par des cellules immunitaires qui n'altèrent pas la capacité fonctionnelle du greffon bien qu'in vitro elles montrent souvent une activité cytotoxique spécifique (18-22). Ces observations suggèrent donc que la tolérance chez l'adulte implique la mise en place de phénomènes actifs de contrôle des réponses spécifiques mettant en jeu des mécanismes immunitaires tels que l'anergie ou tels que des phénomènes de suppression révélés classiquement dans des systèmes expérimentaux de transfert cellulaire. Si les bases moléculaires de ces phénomènes actifs de contrôle de l'alloréactivité demeurent encore mal compris, nombreux sont les travaux qui suggèrent fortement la présence chez le receveur, durant la phase d'induction de la tolérance immunitaire, d'une nette diminution de la production de cytokines de type Th1 associée à une augmentation de celle des cytokines de type Th2. Ainsi, on décrit au sein des infiltrats "bénins" qui siègent dans les allogreffes chez les animaux tolérants, par rapport à l'image typique observée au cours d'un rejet aigu, un nombre significativement réduit de cellules exprimant le messager de l'IFN-γ et une augmentation relative des cellules exprimant les messagers de l'IL-4 et/ou de l'IL-10 (18-

21). S'il est donc vraisemblable que durant l'induction de tolérances immunitaires, les réponses de type Th2 sont activées alors que celles de type Th1 deviennent "silencieuses", ceci ne prouve pas pour autant, de manière directe, que les cytokines de type Th2, notamment l'IL-4 et l'IL-10, sont les médiateurs de ce type de tolérance immunitaire. Il est intéressant de citer dans ce contexte certains résultats récents qui alimentent le débat (22, 24-25).

Dans un modèle murin d'induction de tolérance vis-à-vis d'allogreffes de peau par des cocktails d'anticorps monoclonaux anti-CD4 et anti-CD8, les résultats du groupe de Waldmann montrent que l'état de tolérance ne peut être abrogé par l'injection de lymphocytes syngéniques naïfs (22). De plus, le transfert adoptif des splénocytes $CD4^+$ de souris tolérantes à des receveurs non traités et ayant subi une greffe de peau prévient le rejet. Les animaux tolérants possèdent donc des cellules qui, d'un point de vue fonctionnel, sont en mesure de "supprimer" la réaction spécifique d'allogreffe, non seulement chez le premier hôte traité par les anticorps, mais également chez un receveur naïf non traité. Tout se passe donc comme si les lymphocytes tolérants pouvaient "transmettre" aux cellules naïves leur capacité tolérogène, expliquant que le terme de "tolérance infectieuse" proposé initialement par Gershon en 1971 lorsqu'il a décrit la suppression (23) ait été choisi pour désigner ce phénomène (22). Une des hypothèses de travail actuelle propose que la base moléculaire de cette capacité "infectante" des cellules tolérogènes ne soit autre qu'une production de cytokines "inhibitrices" de type Th2. Des données préliminaires, qui néanmoins nécessitent confirmation, en suggérant l'inhibition du phénomène par l'injection d'anticorps anti-IL-4 ou anti-IL-10, sont compatibles avec cette hypothèse.

Enfin, il semble intéressant de citer également certains résultats obtenus dans des modèles de tolérance induite non pas vis-à-vis d'alloantigènes mais vis-à-vis d'autoantigènes. En effet, dans le cadre de certaines pathologies autoimmunes spécifiques d'organe, les lymphocytes T constituent les principaux effecteurs de la maladie. C'est le cas en particulier pour l'encéphalomyélite allergique expérimentale qui est un modèle de sclérose en plaque ou du diabète insulinodépendant qui apparaît spontanément chez la souris NOD (pour "non-obese diabetic") et qui reproduit fidèlement la maladie humaine. Dans ces situations, on peut à l'instar de ce que nous avons décrit pour les allogreffes, grâce à diverses stratégies d'immunointervention (administration de l'autoantigène par voie orale, injection d'anticorps monoclonaux spécifiques des lymphocytes T), induire chez l'animal adulte greffé un état de tolérance immunitaire. Les résultats du groupe de Weiner montrent, dans le cas de l'encéphalomyélite allergique expérimentale, que la tolérance qui suit l'administration par voie orale de la protéine basique de la myéline est associée avec l'apparition de lymphocytes $CD8^+$ producteurs de TGF-β (24). Le TGF-β est bien connu pour sa capacité de bloquer la prolifération lymphocytaire induite par l'IL-2 et l'IL-4, interprétée comme l'un des mécanismes au travers duquel il exerce son effet inhibiteur sur les réponses immunes. Chez la souris NOD protégée du diabète après divers traitements, l'état de tolérance peut s'accompagner d'une infiltration "bénigne" des îlots de Langerhans qui, contrairement à ce que l'on observe chez les animaux qui évoluent vers le diabète, ne donne pas lieu à la destruction caractéristique des cellules β insulinosécrétrices. Cet infiltrat non destructeur est souvent caractérisé, comme dans les modèles de transplantation que nous avons décrit plus haut, par une faible proportion de cellules productrices d'IFN-γ (25). Par ailleurs, bien que méritant confirmation, l'administration exogène d'IL-4 est un des traitements qui semble protéger de la maladie (25).

L'enjeu des années à venir est donc de trouver les situations expérimentales qui pourront confirmer ou infirmer le rôle direct des cytokines de type Th2 dans l'induction de tolérance. A l'évidence, une réponse affirmative à cette question placerait les cytokines et, plus généralement, les stratégies thérapeutiques visant la modulation de leurs effets biologiques, au centre de l'immunothérapie appliquée non seulement en transplantation mais également dans le traitement des maladies autoimmunes.

L'INHIBITION DE LA PRODUCTION DE CYTOKINES : IMPACT THERAPEUTIQUE

Un élément qui illustre de manière très concrète le rôle fondamental des cytokines dans le rejet d'allogreffe concerne l'effet thérapeutique de médicaments immunosuppresseurs qui bloquent de manière sélective l'induction des gènes codant pour certaines cytokines, et en particulier l'IL-2. C'est le cas de la cyclosporine (CsA) qui est certainement un des médicaments immunosuppresseurs qui a très largement contribué, au cours de la dernière décennie, au développement des greffes d'organe. La CsA est utilisée en transplantation clinique depuis les années 80 et représente le chef de file d'une nouvelle famille d'immunosuppresseurs chimiques qui inclut également le FK 506 et la rapamycine (26).

La CsA, le FK506 et la rapamycine sont des produits d'origine microbienne. Bien qu'éloignés de par leur structure chimique, la CsA (un peptide cyclique) et le FK 506 (un macrolide) partagent la capacité de bloquer la voie de transduction calcium-dépendante qui émane de l'activation du complexe récepteur T pour l'antigène/CD3 (26-28). En revanche, la rapamycine, qui a une structure moléculaire proche de celle du FK 506 puisqu'il s'agit également d'un macrolide, semble plutôt agir au niveau de la transduction des signaux émanant des récepteurs de certaines cytokines tels que le récepteur de l'IL-2 (26).

La cyclophiline, protéine intracellulaire qui est le ligand de la CsA, a été isolée en 1984 par Handschumacher et coll. (29) à partir du thymus de boeuf. Il s'agit d'une protéine de 18 kDa, appartenant la famille des immunophilines, qui possède une activité enzymatique peptidyl-prolyl cis-trans isomérase ou activité rotamase, impliquée dans le repliement des proteines. Le récepteur intracellulaire du FK 506 est également une rotamase, distincte de la cyclophiline, dénommée protéine liant le FK (FKBP pour "FK binding protein"). Cependant, les effets immunosuppresseurs de la CsA et du FK 506 ne sont pas expliqués par l'inhibition de l'activité rotamase qui résulte de leur fixation à la cyclophiline et au FKBP. A l'heure actuelle, le modèle le plus probable repose sur l'interaction des complexes CsA-cyclophiline et FK 506-FKBP avec une protéine calcium-dépendante, la calcineurine dont l'activité phosphatase est inhibée par cette interaction. La modification de l'activité enzymatique de la calcineurine est en mesure de bloquer la synthèse et/ou le transport vers le noyau de la composante cytosolique d'une protéine fixant le DNA ou NF-AT (pour "nuclear factor of activated T cells"), dont le rôle est d'amorcer la transcription des gènes codant pour diverses cytokines et en particulier pour l'IL-2 (30). L'inhibition de la production de cytokines par le lymphocyte T constitue donc l'effet pharmacologique principal de la CsA et du FK506 et explique vraisemblablement leur grande efficacité dans la prévention du rejet d'allogreffe.

La rapamycine a pour ligand intracellulaire la même immunophiline que le FK 506, le FKBP. Néanmoins, en aval, le complexe rapamycine-FKBP n'interagit pas avec la calcineurine; le ligand n'a pas encore été identifié. Reste le fait très important du double point de vue fondamental et des perspectives thérapeutiques que la rapamycine, contrairement à la CsA et au FK 506, est en mesure d'inhiber l'action de lymphocytes activés (26).

A l'heure actuelle, plusieurs groupes concentrent leurs efforts sur la meilleure définition des différentes voies de transduction des signaux d'activation lymphocytaire, ce qui conduira certainement à la caractérisation d'immunosuppresseurs agissant de manière encore plus sélective sur la production des cytokines.

RÉFÉRENCES

[1] CHATENOUD L. — Immunité de greffe dans *Traité d'Immunologie*, J.F. Bach, Flammarion, Paris, 1993, 683-724.

[2] AUCHINCLOSS H., SACHS D.H. — Transplantation and graft rejection, in *Fundamental Immunology,* W. Paul, Raven Press, New York, 1993, 1099-1142.

[3] ROAKE, J.A. et AUSTYN, J.M. — The role of dendritic cells and T cell activation in allograft rejection. Exp. *Nephrol.*, 1993, 1, 90-101.

[4] STEINMAN R.M. — The dendritic cell system and its role in immunogenicity. *Annu. Rev. Immunol.*, 1991, 9 , 271-296.
[5] JANEWAY C.A., BOTTOMLY K. — Signals and signs for lymphocyte responses. *Cell,* 1994, 76, 275-285.
[6] SHIMIZU Y., NEWMAN W., TANAKA Y., SHAW S. — Lymphocytes interactions with endothelial cells, *Immunol. Today*, 1992, 13, 106.
[7] GOLSTEIN P. — Cellules cytotoxiques naturelles, dans *Traité d'Immunologie*, J.F.Bach, Flammarion, Paris, 1993, 459-470.
[8] REVILLARD J.-P. — Hypersensibilité retardée, dans *Traité d'Immunologie*, J.F. Bach, Flammarion, Paris, 1993, 481-504.
[9] HALL B.M., DUGGIN G.G., PHILLIPS J. — Increased expression of HLA-DR antigens on renal tubular cells in renal transplants : relevance to the rejection response. *Lancet,* 1984, 2, 247-251.
[10] FUGGLE S.V., McWHINNIE D.L., MORRIS P.J. — Precise specificity of induced tubular HLA-class II antigens in renal allografts. *Transplantation,* 1987, 44, 214-220.
[11] AHMED-ANSARI A., TADROS T.S., KNOFF W.D. — Major histocompatibility complex class I and class II expression by myocytes in cardiac biopsies posttransplantation. *Transplantation,* 1988, 45, 972-978.
[12] NICKERSON P.W., MUGGIA R.A., BASTOS M., et al. — Unmodified pancreatic islet allograft rejection results in the preferential expression of certain T Cell activation transcripts. *J Immunol,* 1993, 150, 1093-1104.
[13] TAKEUCHI T., LOWRY R.P., KONIECZNY B. — Heart allografts in murine systems: the differential activation of Th2-like effector cells in peripheral tolerance. *Transplantation,* 1992, 53, 1281-1294.
[14] DALLMAN M.J., LARSEN C.P., MORRIS P.J. — Cytokine gene transcription in vascularised organ grafts: Analysis using semiquantitative polymerase chain reaction. *J Exp Med.,* 1991, 174, 493-496.
[15] DALLMAN M.J. — Cytokines as mediators of organ graft rejection and tolerance. *Current Opinion in Immunology,* 1993, 5, 788-793.
[16] DALLMAN M.J., ROAKE J., HUGHES D., et al. — Sequential analysis of IL-2 gene transcription in renal transplants. *Transplantation,* 1992, 53, 683-685.
[17] MERVILLE P., POUTEIL-NOBLE C., WIDJENES J., et al. — Detection of single cells secreting IFNg, IL-6 and IL-10 in irriversibly rejected human kidney allografts and their modulation by IL-2 and IL-4. *Transplantation* , 1993, 55, 639-646.
[18] DALLMAN M.J., SHIHO O., PAGE T.H., et al. — Peripheral tolerance to alloantigen results from altered regulation of the interleukin-2 pathway. *J Exp Med.,* 1991, 173 , 79- 87.
[19] NICKERSON P.W., STEURER W., STROM T.B. — Analysis of cytokine transcripts in pancreatic islet cell allografts during rejection and tolerance induction. *Transplant Proc,* 1993, 25, 984-985.
[20] BUGEON L., CUTURI M.C., HALLET M.M., et al. — Peripheral tolerance of an allograft in adult rats. *Transplantation,* 1992, 54, 219-225.
[21] WASOWSKA B., PAPP I., SCHMIDBAUER G., et al. — CD4 mAb therapy modulates alloantibody production and intracardiac graft deposition in association with selective inhibition of Th1 lymphokines. *J Immunol,* 1993, 151 , 5053-5061.
[22] QIN S., COBBOLD S.P., POPE H., et al. — 'Infectious' transplantation tolerance. *Science,* 1993, 259, 974-977.
[23] GERSHON R.K., KONDO K. — Infectious immunological tolerance. *Immunology,* 1971, 21, 903-914.
[24] HANCOCK W.W., SAYEGH M.H., KWOK C.A., et al. — Oral, but not intravenous, alloantigen prevents accelerated allograft rejection by selective intragraft Th2 cell activation, *Transplantation,* 1993, 55, 1112 1118.
[25] BACH J.F. — Insulin-dependent diabetes mellitus as an autoimmune disease. *Endocrine Rev.,* 1994, 15, 516-542.
[26] SIGAL N.H., DUMONT F.J. CYCLOSPORIN A. — FK-506 and rapamycin: Pharmacologic probes of lymphocytes signal transduction. *Annu. Rev. Immunol.*, 1992, 10, 519-560.
[27] GRANELLI-PIPERNO — A cellular mode of action of cyclosporin A. in *T-Cell directed immunointervention* edited by J.F. Bach. Blackwell Scientific Publications, Oxford, 1993, 3-25.
[28] THOMSON A.W. — Immunological effects of cyclosporin A. in *T-cell Directed Immunoi-ntervention* edited by J.F. Bach., 1993, 26-50.
[29] HANDSCHUMACHER R.E., HARDING M.W., RICE J., et al. — Cyclophilin. A specific cytosolic binding protein for cyclosporin. *Science,*.1984, 226, 544-547.
[30] LIU J. — FK506 and cyclosporin, molecular proves for studying intracellular signal transduction. *Immunology Today,*.1993,14, 290-295.

Chapitre 37

APPLICATION CLINIQUE DES CYTOKINES EN CANCÉROLOGIE

C. MATHIOT, E. TARTOUR, W.H. FRIDMAN

Le clonage des gènes et la disponibilité des cytokines recombinantes ont réactualisé les tentatives d'immunothérapie anti-cancéreuse. A ce jour, seuls les cancers généralisés ont fait l'objet d'essais thérapeutiques et l'interleukine-2 (IL-2) a été la plus utilisée. Dans ce chapitre, l'accent sera donc mis sur ce produit, les autres cytokines, utilisées seules ou en association seront discutées à la fin.

L'INTERLEUKINE-2

Les applications cliniques de l'interleukine-2 (IL-2) reposent sur les observations de Rosenberg montrant le développement de cellules cytotoxiques vis à vis de cellules tumorales fraîches, NK résistantes [28] à partir de cellules mononucléées cultivées en présence d'IL-2 ; ce phénomène dénommé phénomène LAK ou Lymphokine Activated Killer est effectué par des cellules de phénotype CD3-NKH1+(CD56) FcRγ+(CD16) [29] ; d'autres populations cellulaires peuvent être activées, des cellules NK CD3-CD56+ CD16+/- ou des lymphocytes T cytotoxiques (CTL) CD3+CD8+ CD56+/-CD16+/- [43,45,53,90]. L'expression du CD16 diminue avec le temps au cours du phénomène LAK et le retrait de la population CD16+ ne modifie pas l'activité cytotoxique de façon notable [92]. Chez la souris, 3 constatations ont été faites :

1- L'administration d'IL-2 seule ou associée à des cellules LAK, entraîne la régression de métastases pulmonaires et hépatiques de différentes tumeurs [48,65].

2- L'effet antitumoral est dose-dépendant .

3- Les cellules immunitaires sont essentielles puisque l'injection d'IL-2 à une souris préalablement irradiée n'a aucune action antitumorale, cette dernière ne réapparaît que si les cellules LAK sont injectées simultanément [65]. De plus, lorsque l'IL-2 est mise en culture avec des fragments tumoraux, des "Tumor Infiltrating Lymphocytes" ou TIL se développent dont le phénotype peut être soit CD3+CD8+ soit CD3+CD4+CD8+ soit CD3+ CD8+/- CD56+/- selon les individus et l'origine des tumeurs ; ainsi dans le mélanome le phénotype des TIL est plus souvent CD3+CD8+ alors que dans le carcinome rénal le phénotype est plutôt CD3+ CD56+ ou CD3+ CD4+. La cytotoxicité est 50 à 100 fois supérieure à celle des cellules LAK et dans 30% des TIL de mélanome, elle est spécifique de la tumeur [33,66,87].

L'IL-2 est également un inducteur de cytokines dont le rôle précis est encore discuté tant au niveau de leur responsabilité dans la toxicité que dans l'efficacité thérapeutique ; ainsi sont produits Tumor necrosis factor (TNF), Interférons (IFN) [17,23] mais aussi Interleukine-5 (IL-5), GM-CSF, Interleukine-6 (IL-6) [73].

Les premiers essais chez l'homme avec de l'IL-2 naturelle hautement purifiée ont permis d'authentifier l'immunostimulation mais aucune réponse clinique n'avait été observée[43]. Puis le clonage du gène de l'IL-2 a permis sa fabrication sous forme recombinante et l'administration de doses pharmacologiques dans des essais thérapeutiques ; ces derniers comportent soit de l'IL-2 seule soit associée à des cellules LAK ou TIL. Les principales tumeurs étudiées ont été le mélanome et le carcinome rénal métastasés ; d'autres localisations tumorales ont néammoins été étudiées mais les séries sont moins importantes.

DANS LE MÉLANOME

Les principales séries et leurs résultats sont résumés dans le tableau 37.1. Le pourcentage de réponse est au tour de 20 à 25% selon les essais. Si la différence entre IL-2 seule et IL-2+LAK en % de réponses ne semble pas évidente, en terme de survie l'association IL-2 et LAK semble supérieure avec un p à 0,06 [67]; en effet, une étude randomisée IL-2 forte dose bolus versus IL-2 + LAK [68] montre une différence de survie dans le mélanome en faveur du traitement par IL-2 + LAK : à 24 mois 32% de survie versus 15% dans le bras IL-2 et à 48 mois 18% versus 4%.

TABLEAU 37.1 — PRINCIPAUX RÉSULTATS DE L'IL-2 SEULE OU EN ASSOCIATION AU COURS DU MÉLANOME

Nom	Réf	IL-2+	N*	RC°	RP‡
West	94	iv	10	0	5
Rosenberg	64	bolus	16	0	5
Parkinson	51	iv	46	2	8
Rosenberg	67	bolus	41	1	9
Dorval	13	iv	24	0	8
Rosenberg	68	bolus	22	0	6
Bar	6	LAK	50	1	6
Dutcher	14	LAK	32	1	5
Dutcher	15	LAK	33	0	1
Rosenberg	67	LAK	48	4	6
Rosenberg	68	LAK	27	3	3

* nombre de malades évaluables,+ mode d'administration de l'IL-2, ° réponse complète,‡ réponse partielle

DANS LE CARCINOME RÉNAL

les principaux résultats sont résumés dans le tableau 37.2a. Le pourcentage de réponses semble un peu supérieur chez les patients traités par IL-2 + LAK mais la survie n'est pas significativement différente [67,68].

TABLEAU 37.2a — PRINCIPAUX RÉSULTATS DE L'IL-2 SEULE OU EN ASSOCIATION AU COURS DES CARCINOMES RÉNAUX

Nom	Réf.	IL-2+	N*	RC	RP‡
Rosenberg	63	bolus	21	1	0
Rosenberg	67	bolus	60	5	6
West	94	IV	6	0	3
Rosenberg	68	bolus	41	4	6
Rosenberg	63	LAK	36	4	8
Rosenberg	67	LAK	72	8	17
Weiss	93	LAK	94	5	11
Rosenberg	68	LAK	46	7	8

* nombre de patients évaluables, + modalité d'administration de l'IL-2,° réponse complète, ‡ réponse partielle

Au total : Une étude rétrospective de Rosenberg [69] portant sur 283 malades atteints de mélanome et de carcinome rénal métastasés traités par la même forte dose d'IL-2, administrée en bolus conclue à l'importance de l'obtention d'une réponse complète puisque la médiane de durée de réponse n'est toujours pas atteinte ; la survie actuarielle de tous les patients est représentée dans le tableau 37-2b :

TABLEAU 37.2b — SURVIE ACTUARIELLE ESTIMÉE DE TOUS LES PATIENTS TRAITÉS EN 1985 ET 1992 PAR IL2 FORTE DOSE EN BOLUS

	% à 3 ans	% à 5 ans
mélanome	22 %	11 %
carcinome rénal	34 %	23 %

DANS LES AUTRES LOCALISATIONS comme le cancer colorectal (tableau 37.3) un très faible taux de réponses est observé ; quant aux autres localisations : sein, sarcome, poumons, de très petites séries ont été réalisées sans résultat.

TABLEAU 37.3 — RÉSULTATS DU TRAITEMENT PAR L'IL-2 SEULE OU EN ASSOCIATION DANS DIVERSES LOCALISATIONS

	Nom	Réf.	IL-2+	N*	RC°	RP‡
COLON						
	West	94	CIV	13	0	0
	Rosenberg	67	bolus	12	0	0
	Rosenberg	67	LAK	30	1	3
	Rosenberg	68	bolus	10	0	2
	Rosenberg	68	LAK	8	0	0
SEIN						
	West	94	CIV	1	0	0
	Rosenberg	67	bolus	3	0	0
	Rosenberg	67	LAK	1	0	0

* nombre de patients évaluable, + perfusion continue, ° réponse complète, ‡ réponse partielle

DANS LES HÉMOPATHIES

L'IL-2 a été utilisée en particulier dans le traitement des lymphomes et de la leucémie lymphoïde chronique (LLC) (Tableau 37.4). Peu de patients ont été traités, les quelques réponses observées l'ont été avec l'association IL-2+LAK, mais les résultats d'une étude randomisée [68] ne confirment pas les observations précédentes.

TABLEAU 37.4 — PRINCIPAUX RÉSULTATS DE L'IMMUNOTHÉRAPIE PAR L'IL-2 AU COURS DE CERTAINES HÉMOPATHIES

	Nom	Réf.	IL-2+	N*	RC°	RP‡
Lymphomes						
	West	94	CIV	2		2
	Rosenberg	67	bolus	11	0	0
	Rosenberg	67	LAK	7	1	3
	Rosenberg	68	bolus	4	0	0
	Rosenberg	68	LAK	3	0	1
	Allison	2	faible dose	7	0	3
LLC						
	Allison	2	faible dose	5	0	1

* nombre de patients évaluables, + perfusion continue, °réponse complète, ‡ réponse partielle

IL-2 + TIL

Cette technique lourde n'a pu être étudiée que par un petit nombre d'équipes. Le tableau 37.5 résume les principaux résultats ; la première série de Rosenberg [67] regroupe des patients préalablement traités par l'IL-2 et des patients non traités, ces derniers étant les plus nombreux. La série de Dorval bien que faible est intéressante car elle concerne des patients n'ayant pas répondu à l'IL-2 par voie générale ; si aucune réponse clinique n'a été observée, les patients avaient gardé la capacité de développer des TIL in vitro en présence d'IL-2.

La dernière série publiée par Rosenberg dans le mélanome [70] isole certains facteurs pronostiques en rapport avec le culture des TIL : la durée de celle-ci, le temps de doublement des cellules, la cytotoxicité autologue et l'origine des TIL [14].

Moins d'études ont concerné le carcinome rénal : les résultats sont d'interprétation délicate du fait de la variabilité des modalités thérapeutiques tant au niveau de la culture de TIL que de la dose d'IL-2 administrée en complément [8,49].

TABLEAU 37.5 — RÉSULTATS DES TRAITEMENTS PAR L'ASSOCIATION IL-2+TIL

	Nom	Réf.	N*	RC°	RP‡
MELANOME					
	Topalian	86	6	0	1
	Dorval	12	7	0	0
	Rosenberg	67	50	0	19
	Rosenberg	70	86	5	24

* nombre de patients évaluables, ° réponse complète, ‡ réponse partielle

Au terme de ces essais cliniques, la démonstration a été faite que l'immunostimulation in vitro et in vivo était réalisable, mais il n'a pu être démontré de corrélation entre le degré de l'immunostimulation et la réponse clinique ; par ailleurs, la toxicité du traitement à forte dose, même si elle est actuellement mieux maîtrisée, reste importante [67], aussi est-il nécessaire de développer de nouvelles approches thérapeutiques moins toxiques et plus efficaces.

IL-2 : VOIE D'ADMINISTRATION

Systémique

- A forte dose, l'IL-2 administrée soit en bolus soit en perfusion continue induit une forte immunostimulation peu spécifique mais aussi une forte toxicité. La perfusion continue entraîne une immunostimulation supérieure [85] alors que le bolus est responsable d'une production plus importante mais moins durable de cytokines [23]. Par ailleurs, le taux de réponses complètes rapporté plus élevé avec l'administration en bolus n'a pas été retrouvé dans des études randomisées [93].

- A dose réduite, l'immunostimulation est plus faible, mais plus prolongée et peut être plus spécifique : seules 10% des cellules NK possèdent spontanément le récepteur à haute affinité pour l'IL-2, l'expansion de cette population est plus étalée dans le temps mais atteint 60 à 80% des cellules mononucléées à la 12e semaine [35]. La capacité cytotoxique serait tout aussi efficace et la toxicité moindre [9]. La limite aux traitements par voie sous-cutanée ou intramusculaire est que seule 30% de la dose injectée est retrouvée dans la circulation [39].

Des approches thérapeutiques se sont développées avec de l'IL-2 à faible dose en IV; la toxicité est moindre, une efficacité intéressante est constatée dans le traitement des carcinomes rénaux où des taux de réponse de 46% ont été rapportés [25,75,80].

TABLEAU 37.6 — FAIBLES DOSES D'IL-2 EN MONOTHERAPIE

Nom	Réf.	N	N réponse(RC)	% réponse(RC)
Lissoni	44	65	19(1)	29(2)
Sleijfer	79	26	6(2)	23(8)
Sosman	81	18	1(0)	6(0)
Stoter	83	18	3(1)	17(6)

Le tableau 37-6 rassemble les résultats d'essais de Phase 2 comprenant plus de 15 malades. Une étude randomisée est actuellement en cours au National Cancer Institute visant à comparer dans le carcinome rénal, IL-2 en bolus à forte et faible doses ; les résultats de l'analyse intermédiaire sur 125 malades montrent des différences dans les effets secondaires ; au niveau des réponses 7 % de RC sont rapportées dans le bras faible dose versus 3 % dans le bras forte dose [96] .

L'administration loco-régionale a été proposée afin de réduire la toxicité générale :

- Par voie intrapéritonéale, la toxicité de l'IL-2 semble équivalente à celle par voie parentérale ; sur 10 cancers de l'ovaire seules 2 réponses partielles ont été obtenues et 5 sur 12 dans le cancer colorectal. De plus, une fibrose péritonéale s'installe rapidement [82].

- L'administration locale d'IL-2 + LAK dans le traitement de métastases hépatiques de mélanome a également été testée avec des résultats préliminaires intéressants : 2 RC sur 9 malades traités [36].
- La voie intrapleurale a été utilisée dans quelques carcinomes bronchiques avec succès mais peu de séries ont été publiées [97].
- La voie intravésicale a également été utilisée au cours de carcinomes de la vessie ; une immunomodulation a été observée sans réponse clinique [32,54].
- Enfin, en cas de tumeurs cérébrales, l'IL-2 a été administrée dans le lit tumoral, les réponses ont été faibles et la toxicité notable pour certains auteurs [34]. D'autres auteurs ont injecté localement l'association IL-2 et cellules LAK avec des effets secondaires moindres et quelques réponses [98].

IL-2 en association à d'autres cytokines

Elle a été envisagée dans le but de potentialiser l'action cytotoxique ou d'adjoindre une action antiproliférative suivant la cytokine utilisée. L'association pourrait permettre de réduire les doses d'IL-2 voire d'envisager des traitements externes. Parmi celles-ci :

L'interféron α avec des réponses variables semblant plus importantes dans le carcinome rénal ; à doses élevées, Rosenberg rapporte 25 réponses sur 94 patients [64] avec une toxicité semblable à celle de l'IL-2 seule à faible dose, des taux de réponse de 36% (RC+RP) ont été initialement rapportés au cours du carcinome rénal.

Le tableau 37-7 rassemble les résultats d'essais de Phase 2 comprenant plus de 15 patients.

TABLEAU 37.7 — ASSOCIATION IL2 FAIBLE DOSE ET α INTERFERON DANS LE CARCINOME RENAL

Nom	Réf.	N	N réponse(RC)	% réponse(RC)
Atzpodien	4	34	10(4)	29(12)
Demchak	10	29	5(0)	17(0)
Figlin	19	30	9(2)	30(7)
Lipton	41	39	13(6)	33(15)
Vogelzang	89	42	5(2)	12(5)
Ilson	30	34	4(1)	12(3)

Au cours du mélanome 14% de réponses sont rapportés.

L'interféron γ: il augmente l'expression des molécules de classe I et de classe II [24] et induit des récepteurs pour l'IL-2 sur les cellules mononucléées [57], par ailleurs l'association IFNγ-rIL-2 augmente l'activité NK[77]; peu d'études ont été publiées et souvent des phases I ne permettant pas d'apprécier l'efficacité thérapeutique [18,58,88].

Le TNF : seuls des essais de phase I ont également été publiés . La toxicité de l'association est équivalente à celle de chaque cytokine administrée isolément [76,46] ; sur 37 patients Rosenberg rapporte 4 réponses partielles.

IL-2 en association à la chimiothérapie

Dans le mélanome : l'association DTIC+IL-2 ou DTIC+IL-2+LAK n'est pas supérieure à l'IL-2 seule puisque des taux de 26% de réponse ont été rapportés [11].

L'association DTIC cisDDP IL-2 n'abolit pas l'immunostimulation; bien que le nombre de malades soit faible [17] 5 réponses ont été rapportées [59].

L'association carmustine cisDDP IL-2 et IFNα sur de petits effectifs ne semble pas donner des taux de réponse supérieurs à l'IL-2 seule [60].

L'association IL-2 et cyclophosphamide à petite dose dans le mélanome donne un taux de réponse assez voisin de celui de l'IL-2 seule [47].

Les associations chimiothérapie-immunothérapie semblent donner un taux de réponse plus élevé : aussi dans l'étude de Khayat portant sur 39 mélanomes, l'association cisDDP, IL-2 et IFNα donne 13% de RC et 41% de RP [37].

D'autres études associent une polychimiothérapie par cisDDP, Vinblastine et DTIC et immunothérapie par rIL-2 et IFNα [40] et rapportent des taux de réponse de 33% ; ces taux augmentent lorsque polychimiothérapie et immunothérapie sont couplées et administrées de façon séquentielle [61].

IL-2 en association à des anticorps

Des anticorps monoclonaux réagissant avec des cellules tumorales peuvent augmenter la cytotoxicité des cellules activées par l'IL-2 à travers un mécanisme d'ADCC [78]; des régressions tumorales ont été observées chez la souris ; chez l'homme un essai de phase I associant anti-GD3 murin et IL-2 a été réalisé chez des patients atteints de mélanome [5] mais l'évaluation des réponses n'a pas été possible et d'autres essais sont en cours.

LA THERAPIE CELLULAIRE

L'utilisation thérapeutique des TIL a permis d'obtenir dans certains cas des régressions tumorales ; il a également été possible d'affirmer la localisation préférentielle de ces cellules au site tumoral et donc d'envisager leur place en thérapie génique.

La faisabilité du transfert de gènes a été vérifiée par plusieurs équipes en utilisant un gène marqueur [48,64]. Des tentatives de transfert du gène du TNF dans des TIL ont ensuite été faites mais les concentrations de cytokine obtenues sont encore insuffisantes [32] de plus après plusieurs semaines in vivo, les cellules transduites perdent l'expression du gène transféré par des mécanismes encore mal connus [53].

A coté de l'utilisation des TIL, des gènes de cytokines ont été transférés à des cellules tumorales, ces dernières étant alors utilisées comme agent vaccinal ; des résultats intéressants ont été obtenus dans des modèles murins [28,35] néanmoins l'application clinique est limitée par la nécessité pour chaque patient, d'isoler, de cultiver et de modifier génétiquement ses propres cellules tumorales ; il a été alors proposé d'utiliser une lignée cellulaire allogénique ou xénogénique universelle exprimant la cytokine à haut niveau et capable après injection dans la zone tumorale d'induire un rejet de la tumeur. Chez l'animal, des regressions tumorales ont été obtenues [92] ; des protocoles sont donc en cours d'évaluation [98].

LES AUTRES CYTOKINES

L'INTERFÉRON ALPHA (IFNα)

Administré en monothérapie dans le cancer du rein, il donne 15 à 20% de réponses avec une médiane de réponse de 8 à 10 mois ; un certain nombre de facteurs de pronostic ont été rapportés qui sont la néphrectomie préalable, un intervalle libre important entre celle-ci et l'apparition de métastases, les localisations pulmonaires des métastases [20]. L'association vinblastine-IFNα donne des résultats assez voisins [7].

Dans le mélanome des taux de 12 à 20% ont été rapportés sans lien avec le mode d'administration. L'association chimiothérapie IFN ne modifie pas sensiblement ce taux de réponse [38].

Dans le cancer du côlon, l'association de l'IFNα au 5-fluorouracile semble intéressante, d'après certains auteurs [52,91].

Enfin c'est dans le traitement de certaines hémopathies que l'interféron alpha semble particulièrement intéressant.

Dans la leucémie à tricholeucocytes, c'est en 1984 que sont rapportées les premières réponses à l'IFNα. Celles-ci sont pour la majorité des réponses partielles avec persistance d'un discret envahissement médullaire. Le tableau 37.8 montre les résultats des principales études.

TABLEAU 37.8 — TRAITEMENT DE LA LEUCEMIE À TRICHOLEUCOCYTES PAR L'IFN ALPHA

Nom	Ref.	N*	RC°	RP+	RM†
Quesada	55	30	9	17	4
Foon	21	14	1	12	0
Rai	56	25	7	6	12
Golomb	26	195	7	152	10

* nombre de patients évaluables,° réponse complète, + réponse partielle, † réponse mineure.

L'ensemble des études confirme l'efficacité de l'IFNα avec 89% de réponses qui se répartissent en 9% de RC et 71% de RP ; la toxicité est modérée. Le point non résolu est celui de la durée du traitement. Un grand nombre d'auteurs s'accordent sur 12 mois de traitement avec reprise en cas de réévolution, d'autres proposent le maintien d'un traitement continu à doses réduites compte tenu de la très faible fréquence de normalisation de la moelle osseuse [72]

Dans la leucémie myéloïde chronique (LMC), en phase chronique, l'administration quotidienne d'IFNα induit de 50 à 70% de réponse complète (RC) avec disparition du chromosome Ph1 dans 50% des RC. La survie à 3 ans serait de 94% pour les patients en RC et de 45% pour les patients en réponse partielle [1,49].

L'INTERFÉRON GAMMA (IFNγ)

Son action immunomodulatrice et ses effets cytostatiques sont bien connus ; en monothérapie des essais de phase I font état de toxicité assez importante ; un essai de phase II a été rapporté dans le cancer du côlon sur 30 patients sans aucune réponse [90]. Par contre il semble avoir un effet thérapeutique dans le mésothéliome ainsi que dans le traitement du cancer de l'ovaire résistant.

LE "TUMOR NECROSIS FACTOR" (TNF)

Des études de phase I ont montré une toxicité certaine et une modulation de la réponse biologique avec augmentation de l'antigène d'histocompatibilité de classe I et une activation monocytaire [74] ; un essai a été rapporté dans le côlon [95] : sur 22 malades évaluables aucune réponse ni complète, ni partielle n'a été observée et la toxicité était de grade 3 OMS.

REFERENCES

[1] ALIMENA G., MORRA E., LAZZARINO M., LIBERATI A.M. et al. — Interferon Alpha-2b as therapy for Ph'-positive Chronic Myelogenous Leukemia. A study of 82 patients treated with intermittent or daily administration. *Blood.*, 1988, 72, 642-647.

[2] ALLISON M.A.K., JONES E.J., Mc GUFFEY P. — Phase II trial of outpatient Interleukin-2 in malignant lymphoma, Chronic Lymphocytic Leukemia and selected solid tumors. *J. Clin. Oncol.*, 1989, 7, 75-80.

[3] ATZPODIEN J., KÖRFER A., FRANKS C.R., et al. — Home therapy with recombinant interleukin-2 and interferon-α2b in advanced human malignancies. *Lancet*, 1990, 335, 1509-1512.

[4] ATZPODIEN J., POLIWODA H., KIRCHNER H. — Alpha-interferon and interleukin-2 in renal cell carcinoma : Studies in nonhospitalized patients. *Sem. Oncol.*, 1991, 18, 108-112.

[5] BAJORIN D., CHAPMAN P., KUNICKA J. et al. — Phase I trial of antiGD3 mouse monoclonal antibody and IL-2 in patients with melanoma. *Proc. Am. Soc. Clin. Oncol.*, 1988 , 7, 250 (abstr).

[6] BAR M.H., SZNOL M., ATKINS M.B., et al. — Metastatic malignant melanoma treated with combined bolus and continuous infusion interleukin-2 and lymphokine-activated killer cells. *J. Clin. Oncol.*, 1990, 8, 1138-1147.

[7] BERGERAT J.P., HERBRECHT R., DUFOUR P. et al. — Combination of recombinant interferon alpha-2A and vinblastine in advanced renal cell cancer. *Cancer,* 1988, 62, 2320-2324.

[8] BUKOWSKI R.M., SHARFMAN W., MURTHY S., et al. — Clinical results and characterization of tumor-infiltrating lymphocytes with or without recombinant interleukin-2 in human metastatic renal cell carcinoma. *Cancer Res.*, 1991, 51, 4199-4205.

[9] CALIGIURI M.A., MURRAY C., SOIFFER R.J., et al. — Extended continuous infusion low-dose recombinant Interleukin-2 in advanced cancer : Prolonged immunomodulation without significant toxicity. *J. Clin. Oncol.*, 1991, 9, 2110-2119.

[10] DEMCHAK P., ATKINS M., SELL K., et al. — Phase II study of Interleukin-2 (IL-2) and interferon alpha-2a (IFN-α) as outpatient therapy for metastatic renal cancer. *Proc. Am. Soc. Clin. Oncol.*, 1991, 10, 175.

[11] DILLMAN R.O., OLDHAM R.K., BARTH N.M.,et al. — Recombinant Interleukin-2 and adoptive immunotherapy alternated with Dacarbazine therapy in melanoma : a National Biotherapy Study Group Trial. *J. Natl Cancer Inst.*, 1990, 82, 1345-1349.

[12] DORVAL T., MATHIOT C., BRANDELY M., et al. — Lack of effect of tumor infiltrating lymphocytes in patients with metastatic melanoma who failed to respond to Interleukin-2. *Eur. J. Cancer,* 1992, 28, 615-616.(letter)

[13] DORVAL T., MATHIOT C., CHOSIDOW O., et al. — IL-2 Phase II trial in metastatic melanoma ; analysis of clinical and immunological parameters. *Biotechnology Therapeutics*, 1992,3, 63-79.

[14] DOUGLAS J., SCHWARTZENTRUBER, HOM S.S., et al. — In vitro predictors of therapeutic response in melanoma patients receiving tumor-infiltrating lymphocytes and interleukin-2. *J. Clin. Oncol.*, 1994, 12, 1475-1483.

[15] DUTCHER J.P., CREEKMORE S., WEISS G.R., et al. — A phase II study of Interleukin-2 and Lymphokine-activated killer cells in patients with metastatic malignant melanoma. *J. Clin. Oncol.*, 1989, 7, 477-485.

[16] DUTCHER J.P., GAYNOR E.R., BOLDT D.H., et al. — A phase II study of High-dose continuous infusion Interleukin-2 with Lymphokine-activated killer cells in patients with metastatic melanoma. *J. Clin. Oncol.*, 1991, 9, 641-648.

[17] ECONOMOU J.S., HOBAN M., LEE J.D., et al. — Production of tumor necrosis factor α and interferon γ in interleukin-2-treated melanoma patients : correlation with clinical toxicity. *Cancer Immunol. Immunother.*, 1991, 34, 49-52.

[18] FARACE F., MATHIOT C., BRANDELY M., et al. — Phase I trial with recombinant interleukin-2 (rIL2) : immune activation by rIL-2 alone or following pretreatment with recombinant interferon-gamma. *Clin. Exp Immunol.*, 1990, 82, 194-199.

[19] FIGLIN R.A., ABI-AAD A.S., BELLDEGRUN A., DEKERNION J.B. — The role of interferon and interleukin-2 in the immunotherapeutic approach to renal cell carcinoma. *Sem. Oncol.*, 1991, 18, 102-107.

[20] FIGLIN R.A., BELLDEGRUN A., MOLDAWER N., et al. — Concomitant administration of recombinant human interleukin-2 and recombinant Interferon alfa-2A : An active outpatient regimen in metastatic renal cell carcinoma. *J. Clin. Oncol.*, 1992, 10, 414-421.

[21] FOON K.A., MALUISH A.E., ABRAMS P.G., et al. — Recombinant leucocyte Alpha Interferon therapy for advanced hairy cell leukemia. Therapeutic and immunologic results. *Am. J. Med.*, 1986, 80, 351.

[22] GANSBACHER B., ZIER K., DANIELS B., et al. — Interleukin-2 gene transfer into tumor cells abrogates tumorigenicity and induces protective immunity. *J. Exp. Med.*, 1990, 172, 1217-1224.

[23] GEMLO B.T., PALLADINO M.A., JAFFE H.S., et al. — Circulating cytokines in patients with metastatic cancer treated with recombinant interleukin-2 and Lymphokine-activated Killer cells. *Canc. Res.*, 1988, 48, 5864-5867.

[24] GERRARD T.L.,DYER D.R., ZOON K.C., et al. — Modulation of class I and class II histocompatibility antigens on human T cell lines by IFN gamma. *J. Immunol.*, 1988, 140, 3450-3455.

[25] GOLDSTEIN D., SOSMAN J.A., HANK J.A., et al. — Repetitive weekly cycles of Interleukin-2 : Effect of outpatient treatment with a lower dose of Interleukin-2 on non-major histocompatibility complex-restricted killer activity. *Cancer Res.*, 1989, 49, 6832-6839.

[26] GOLOMB H.M., FEFER A., GOLDE D.W., OZER H. et al. — Update of a multiinstitutional of 195 patients with hairy cell leukemia treated with interferon-alpha2b. *Proc. Am. Soc. Clin. Oncol.*, 1990, 6, 215.

[27] GOLUMBEK P.T., LAZENBY A.J., LEVITSKY H.I. — Treatment of established renal cancer by tumor cells engineered to secrete interleukin-4. *Science*, 1991, 254, 713-716.

[28] GRIMM E.A., MAZUMDER A., ZHANG H.Z., ROSENBERG S. — Lymphokine-Activated Killer Cell phenomenon : Lysis of Natural Killer-resistant Fresh Solid Tumor Cells by Interleukin-2 activated autologous human peripheral blood lymphocytes. *J. Exp. Med.*, 1982, 155, 1823-1841.

[29] GRIMM E.A., RAMSEY K.M., MAZUMBER A., et al. — Lymphokine-Activated Killer cell phenomenon II Precursor phenotype is serologically distinct from peripheral T Lymphocytes, memory cytotoxic Thymus-derived lymphocytes, and Natural Killer cells. *J.Exp. Med.*, 1983, 157, 884-897.

[30] HULAND E., HULAND H. — Local continuous high dose interleukin-2: A new therapeutic model for the treatment of advanced bladder carcinoma. *Cancer Res.*, 1989, 49, 5469-5474.

[31] HWU P., YANNELLI J., KRIEGLER M., et al. — Functional and molecular characterization of tumor-infiltrating lymphocytes transduced with tumor necrosis factor-α cDNA for the gene therapy of cancer in humans. *J. Immunol.*, 1993, 150, 4104-4115.

[32] ILSON D.H., MOTZER R.J., KRALIN R.L., et al. — A phase II trial of interleukin-2 and interferon alpha 2a in patients with advanced renal cell carcinoma. *J. Clin. Oncol.*, 1992, 10, 1124-1130.

[33] ITOH K., PLATSOUCAS C.D., BALCH C.M. — Autologous tumor-specific cytotoxic T lymphocytes in the infiltrate of human metastatic melanomas. Activation by Interleukin-2 and autologous tumor cells and involvement of the T cell receptor. *J. Exp. Med.*, 1988, 168, 1419-1441.

[34] JACOBS S.K., WILSON D.J., KORNBLITH P.L. et al. — Interleukin-2 or autologous Lymphokine-activated killer cells in treatment of malignant glioma : a phase I trial. *Cancer Res.*, 1986, 46, 2101-2114.

[35] KAPLAN G., COHN Z.A., SMITH K.A. — Rational immunotherapy with interleukin-2 *Bio/Technology*, 1992, 10, 157-162.

[36] KEILHOLZ U., SCHEIBENBOGEN C., BRADO M., et al. — Regional adoptive immunotherapy with Interleukin-2 and Lymphokine-Activated Killer (LAK) Cells for Liver Metastases. *Eur. J. Cancer*, 1994, 30, 103-105.

[37] KHAYAT C., BOREL C., TOURANI J.M., et al. — Sequential chemoimmunotherapy with cisplatin, interleukin-2, and interferon alfa-2a for metastatic melanoma. *J. Clin. Oncol.*, 1993, 11, 2173-2180.

[38] KIRKWOOD J.M. — Studies of Interferons in the therapy of melanoma. *Sem. Oncol.*, 1991, 18, 83-90

[39] KONRAD M.W., HEMSTREET G., HERSCH E.M., et al. — Pharmacokinetics of recombinant Interleukin-2 in humans. *Canc. Res.*, 1990, 50, 2009-2017.

[40] LEGHA S.S., BUZAID A.C. — Role of recombinant interleukin-2 in combination with interferon-alpha and chemotherapy in the treatment of advanced melanoma. *Sem. Oncol.*, 1993, 20, 27-32.

[41] LIPTON A., HARVEY H., GIVANT E., et al. — Interleukin-2 (IL-2) and interferon alpha-2a (IFNα) outpatient therapy for metastatic renal cell carcinoma. *J Immunother.* 1993, 13, 122-129.

[42] LISSONI P., BARNI S., ARDIZZOIA A., et al. — Second line therapy with low-dose subcutaneous interleukin-2 alone in advanced renal cancer patients resistant to interferon-alpha. *Eur. J. Cancer*, 1992, 28, 92-96.

[43] LOTZE M.T., CUSTER M.C., SHARROW S.O., et al. — *In vivo* administration of purified human Interleukin-2 to patients with cancer : development of Interleukin-2 receptors positive cells and circulating soluble interleukin-2 receptors following Interleukin-2 administration *Canc.Res.*, 1987, 47, 2188-2195.

[44] MARKOWITZ A., PARKINSON D., MILLER L. et al. — Phase I study of recombinant Interleukin-2 (rIL-2) and recombinant tumor necrosis factor (rTNF). *Proc. Am. Soc. Clin. Oncol.*, 1989, 8, 195 (abstr).

[45] Mc DANNIS J.D., FISHER R.I., CREEKMORE S.P., et al. — *In vivo* effects of Interleukin-2 I. Isolation of circulating Leu-19+ lymphokine-activated killer effector cells from cancer patients receiving recombinant IL-2. *J. Immunol.* 1988, 140, 1335-1340.

[46] MERROUCHE Y., NEGRIER S., BAIN C., et al. — Clinical application of retroviral gene transfer in oncology : Results in a french study with tumor-infiltrating lymphocytes transduced with the gene of resistance to neomycin. *J. Clin. Oncol.*, 1995, 13, 410-418.

[47] MITCHELL M.S., KEMPF R.A., HAREL W., SET al. — Effectiveness and tolerability of low-dose Cyclophosphamide and Low-dose intravenous Interleukin-2 disseminated melanoma. *J. Clin. Oncol.*, 1988, 6, 409-424.

[48] MULE J.J., YANG J.C., LAFRENIERE R.L., et al. — Identification of cellular mechanisms operational *in vivo* during the regression of established pulmonary metastases by the systemic administration of high-dose recombinant of Interleukin-2. *J. Immunol.*, 1987, 139, 285-294.

[49] OLENCKI T., FINKE J., LORENZI V., et al. — Adoptive immunotherapy (AIT) for renal cell carcinoma (RCC) tumor infiltrating lymphocytes (TIL's) cultured in vitro with rIL-2, rhIL-4, and autologous tumor : A phase II trial. *Proc. Am. Soc. Clin. Oncol.*, 1994, 13, 244.

[50] PALMER T.D., ROSMAN G.J., OSBORNE W.R.A. et al. — Genetically modified skin fibroblasts persist long after transplantation but gradually inactivate introduced genes. *Proc. Natl. Acad. Sci USA*, 1991, 88, 1330-1334.

[51] PARKINSON D.R., ABRAMS J.F., WIERNIK P.H., et al. — Interleukin-2 therapy in patients with metastatic malignant melanoma : A phase II study. *J. Clin. Oncol.*, 1990, 8, 1650-1656.

[52] PAZDUR R., AJANI J.A., PATT Y.Z., et al. — Phase II study of fluorouracil and recombinant interferon alpha-2a in previously untreated colorectal carcinoma. *J. Clin. Oncol.*, 1990, 8, 2027-2031.

[53] PHILLIPS J.H., LANIER L.L. — Dissection of the Lymphokine-activated killer phenomenon. Relative contribution of peripheral blood natural killer cells and TILymphocytes to cytolysis. *J. Exp. Med.*, 1986, 164, 814-825.

[54] PIZZA G., SEVERINI G., MENNITI D., et al. — Tumor regression after intralesional injection of Interleukin-2 (IL-2) in bladder cancer. Preliminary report. *Int. J. Cancer*, 1984, 34, 359-367.

[55] QUESADA J.R., HERSCH E.M., MANNING J., et al. — Treatment of hairy cell leukemia with recombinant alpha-interferon. *Blood*, 1986, 68, 493.

[56] RAI K., MICK R.,OZER H., SET al. — Alpha-interferon therapy in untreated active hairy cell leukemia . A Cancer and Leukemia Group B study. *Proc. Am. Soc.Clin. Oncol.*, 1987, 6, 159.

[57] RAMBALDI A., YOUNG D., HERRMANN F., et al. — Interferon induces expression of the Interleukin-2 receptor gene in human monocytes. *Eur. J. Immunol.*, 1987, 17, 153-156.

[58] REDMAN B.G., FLAHERTY L., CHOU T.H., et al. — phase I trial of recombinant Interleukin-2 combined with recombinant interferon-gamma in patients with cancer. *J. Clin. Oncol.*, 1990, 8, 1261-1276.

[59] REDMAN B.G., FLAHERTY L., CHOU T.H., et al. — Sequential Dacarbazine/Cisplatin and Interleukin-2 in metastatic melanoma : Immunological effects of therapy. *J. Immunother.*, 1991, 10, 147-151.

[60] RICHARDS J.M. — Sequential Chemoimmunotherapy for metastatic melanoma. *Sem. Oncol.*, 1991, 18, 91-95.

[61] RICHARDS J.M., MEHTA N., RAMMING K., et al. — Sequential chemoimmunotherapy in the treatment of metastatic melanoma. *J. Clin. Oncol.* 1992, 10, 1338-1343.

[62] ROSENBERG S.A., AEBERSOLD P., CORNETTA K., et al. — Gene transfer into humans. Immunotherapy of patients with advanced melanoma using tumor-infiltrating lymphocytes modified by retroviral gene transduction. *N. Engl. J. Med.*, 1990, 323, 570-578.

[63] ROSENBERG S.A., LOTZE M.T., MUUL L.M., et al. — A progress report on the treatment of 157 patients with advanced cancer using lymphokine-activated killer cells and interleukin-2 or high dose interleukin-2 alone. *N. Engl. J. Med.*, 1987, 316, 889-897.

[64] ROSENBERG S.A., LOTZE M.T., YANG J.C., et al. — Combination therapy with Interleukin-2 and alpha-interferon for the treatment of patients with advanced cancer. *J. Clin. Oncol.*, 1989, 7, 1863-1874.

[65] ROSENBERG S.A., MULE J.J., SPIESS P.S. et al. — Regression of established pulmonary metastases and subcutaneous tumor mediated by the systemic administration of high-dose recombinant Interleukin-2. *J. Exp. Med.*, 1985, 161, 1169-1188.

[66] ROSENBERG S.A., SPIESS P., LAFRENIERE R.A. — new approach to the adaptive immunotherapy of cancer with Tumor-Infiltrating Lymphocytes. *Science.*, 1986, 233, 1318-1321.

[67] ROSENBERG S.A. — The immunotherapy and gene therapy of cancer *J. Clin. Oncol.*, 1992, 10, 180-199.

[68] ROSENBERG S.A., Lotze M.T., Yang J.C., et al. — Prospective randomized trial of high-dose interleukin-2 alone or in conjunction with lymphokine-activated killer cells for the treatment of patients with advanced cancer. *J. Natl. Cancer Inst.*, 1993, 85, 622-632.

[69] ROSENBERG S.A., YANG J.C., TOPALIAN S.L., et al. — Treatment of 283 consecutive patients with metastatic melanoma or renal cell cancer using high-dose bolus interleukin-2. *JAMA*, 1994, 271, 907-913.

[70] ROSENBERG S.A., YANNELLI J.R., YANG J.C., et al. — Treatment of patients with metastatic melanoma with autologous tumor-infiltrating lymphocytes and interleukin-2. *J. Natl. Cancer Inst.*, 1994, 86, 15, 1159-1167.

[71] ROTH C.L., MIR M., CRESSENT F., et al. — Inhibition of tumor growth by histoincompatible cells expressing interleukin-2. *Int Imm.*, 1992, 4, 1429-1436.

[72] SAVEN A., PIRO L.D. — Treatment of hairy cell leukemia *Blood,* 1992, 79, 1111-1120.

[73] SCHAAFSMA M.R., FALKENBURG J.H.F., LANDEGENT J.E., et al. — *In vivo* production of Interleukin-5, Granulocyte-Macrophage-Colony-Stimulating Factor, Macrophage Colony-Stimulating Factor and Interleukin-6 during intavenous administration of high-dose Interleukin-2 in cancer patients. *Blood*, 1991,78,1981-1987.

[74] SCHILLER J.H., STORER B.E., WITT P., et al. — Biological and clinical effects of intravenous tumor necrosis factor-α administered three times weekly. *Cancer Res.*, 1991, 51, 1651-1658.

[75] SCHOOF D.D., GRAMOLINI B.A., DAVDSON D.L., et al. — Adoptive immunotherapy of human cancer using low-dose recombinant interleukin-2 and lymphokine-activated killer cells. *Cancer Res.*, 1988, 48, 5007-5010.

[76] SCHWATZBERG L., TAUER K., BIRCH R. et al. — Phase I study of sequential recombinant tumor necrosis factor (rTNF) and recombinant interleukin-2 (rIL-2) in patients with advanced malignancy. *Proc. Am. Soc. Clin. Oncol.*, 1989, 8, 183 (abstr).

[77] SHALABY R., SVEDERSKY L., MACKAY P., et al. — *In vivo* augmentation of natural killer activity by combined treatment with recombinant gamma interferon and interleukine-2. *J. Interferon Res.*, 1985, 5, 571-581.

[78] SHINOLI E., EISENTHAL A., SACHS D. et al. — Antibody-dependant cellular cytotoxicity mediated by murine lymphocytes activated in recombinant interleukin-2. *J. Immunol.*, 1987, 138 1992-1998.

[79] SLEIJFER D.T., JANSSEN R.A.J., BUTER J., et al. — Phase II study of subcutaneous interleukin-2 in unselected patients with advanced renal cell cancer on an outpatient basis. *J Clin Oncol.*, 1992, 10, 1119-1123.

[80] SONDEL P.M., KOLHER P.C., HANK J.A., et al. — Clinical and Immunological effects of recombinant Interleukin-2 given by repetitive weekly cycles to patients with cancer. *Cancer. Res.*, 1988, 48, 2561-2567.

[81] SOSMAN J.A., KOLHER P.C., HANK J., et al. — Repetitive weekly cycles of recombinant Human Interleukin-2 : Responses of renal carcinoma with acceptable toxicity. *J. Natl Cancer Inst.*, 1988, 80, 60-63.

[82] STEIS R.G., URBA W.J., VANDERMOLEN L.A., et al. — Intraperitoneal lymphokine-activated killer cells and interleukin-2 therapy for malignancies limited to the peritoneal cavity. *J. Clin. Oncol.*, 1990, 8, 1618-1629.

[83] STOTER G., FOSSA S.D., RUGARLI C., et al. — Metastatic renal cell cancer treated with low-dose interleukin-2. A phase II multicentre study. *Cancer Treat Rev.*, 1989, 16, 111-113.

[84] TALPAZ M., KANTARJIAN H.M., Mc CREDIE K.B., et al. — Clinical investigation of human alpha interferon in chronic myelogenous leukemia. *Blood*, 1987, 69, 1280-1288.

[85] THOMPSON J.A., LEE D.J., LINDGREN C.G., et al. — Influence of dose and duration of infusion of interleukin-2 on toxicity and immunomodulation. *J. Clin. Oncol.*, 1988, 6, 669-678.

[86] TOPALIAN S.L., SOLOMON D., AVIS F.P., et al. — Immunotherapy of patients with advanced cancer using tumor-infiltrating lymphocytes and recombinant interleukin-2 : A pilot study. *J. Clin. Oncol.*, 1988, 6, 839-853.

[87] TOPALIAN S.L., SOLOMON D., ROSENBERG S.A. — Tumor-specific cytolysis by lymphocytes infiltrating human melanomas. *J. Immunol.*, 1989, 142, 3714-3725.

[88] VIENS P., BLAISE D., STOPPA A.M., et al. — Interleukin-2 in association with increasing doses of interferon-gamma in patients with advanced cancer. *J. Immunother.*, 1992, 11, 218-224.

[89] VOGELZANG N.J., LIPTON A., FIGLIN R.A. — Subcutaneous interleukin-2 plus interferon alpha-2a in metastatic renal cancer : An outpatient multicenter trial. *J Clin Oncol.*, 1993, 11, 1809-1816.

[90] Von HOFF D.D., FLEMING T.R., MACDONALD J.S., et al. — Phase II evaluation of recombinant γ-interferon in patients with advanced pancreatic carcinoma : a Southwest Oncology Group Study. *J.Biol. Response Modifiers*, 1990, 9, 584-587.

[91] WADLER S.,LEMBERSKY B., KIRKWOOD J., et al. — Phase II trial of fluorouracil (5FU) and recombinant alpha-2interferon (IFN) in patients with advanced colorectal carcinoma : an Eastern Cooperative Oncology Group (ECOG) study. *Proceeding of ASCO*, 1991, 10, 136.

[92] WEIL-HILMAN G., FISH P., PRIEVE A.F., et al. — Lymphokine-activated killer activity induced by *in vivo* Interleukin-2 therapy : Predominant role for lymphocytes with increased expression of CD2 and Leu19 antigens but negative expression of CD16 antigens. *Canc.Res.*, 1989, 49, 3680-3688.

[93] WEISS G.R., MARGOLIN K.A., ARONSON F.R., et al. — A randomized phase II trial of continuous infusion interleukin-2 or bolus injection interleukin-2 plus lymphokine-activated killer cells for advanced renal cell carcinoma. *J. Clin. Oncol.*, 1992, 10, 275-281.

[94] WEST W.H., TAUER K.W., YANNELLI J.R., et al. — Constant-infusion recombinant interleukin-2 in adoptive immunotherapy of advanced cancer. *N.Engl. J. Med.*, 1987, 316, 898-905.

[95] WHITEHEAD R.P., FLEMING T., MACDONALD J.S., et al. — A phase II trial of recombinant tumor necrosis factor in patients with metastatic colorectal adenocarcinoma : a Southwest Oncology Group Study. *J. Biol. Response Modifiers*, 1990, 9, 588-591.

[96] YANG J.C., TOPALIAN S.L., PARKINSON D., et al. — Randomized comparison of high-dose and low-dose intravenous interleukin-2 for the therapy of metastatic renal cell carcinoma : An interim report. *J. Clin. Oncol.*, 1994, 12, 1572-1576.

[97] YASUMOTO K., MIYAZAKI K., NAGASHIMA A., et al. — Induction of LAK cells by intrapleural instillations of recombinant IL-2 in patients with malignant pleurisy due to lung cancer. *Cancer Res.*, 1987, 47, 2184 2187.

[98] YOSHIDA S., TANAKA R., TAKAI N., ONO K. — Local administration of autologous Lymphokine-activated killer cells and recombinant Interleukin-2 to patients with malignant brain tumors. *Cancer Res.*, 1988, 48, 5011-5016.

[99] ZWIEBEL J.A., SU N., MACPHERSON A., et al. — The gene therapy of cancer : Transgenic immunotherapy. *Sem. hematol*, 1993, 30, 119-129.

INDEX

A

B

G

H

MASSON Éditeur
120, boulevard Saint-Germain
75280 Paris Cedex 06
Dépôt légal : juin 1996

SNEL S.A.
Rue Saint-Vincent 12 – 4020 Liège
tél. 32(0)41 43 76 91 - fax 32(0)41 43 77 50
juin 1996